国家卫生计生委卫生发展研究中心
卫生技术评估项目系列丛书

卫生技术评估与卫生政策评价

——实证篇

主　审　傅　卫

主　编　赵　琨

副主编　张　莹　肖　月　隋宾艳　赵　锐

编　者（按姓氏笔画排序）

史黎炜　齐雪然　李　雪　李雨钊　邱英鹏
张珠惠　陈彦竹　侯薇薇　郭武栋

人民卫生出版社

图书在版编目（CIP）数据

卫生技术评估与卫生政策评价. 实证篇 / 赵琨主编.
—北京：人民卫生出版社，2016
ISBN 978-7-117-24822-8

Ⅰ. ①卫…　Ⅱ. ①赵…　Ⅲ. ①卫生保健－技术评估
②卫生工作－方针政策－评估　Ⅳ. ①R161②R-01

中国版本图书馆 CIP 数据核字（2017）第 199516 号

卫生技术评估与卫生政策评价
——实证篇

主　　编：赵　琨
出版发行：人民卫生出版社（中继线 010-59780011）
地　　址：北京市朝阳区潘家园南里 19 号
邮　　编：100021
E - mail：pmph @ pmph.com
购书热线：010-59787592　010-59787584　010-65264830
印　　刷：三河市宏达印刷有限公司（胜利）
经　　销：新华书店
开　　本：787 × 1092　1/16　　**印张**：38
字　　数：948 千字
版　　次：2017 年 9 月第 1 版　2017 年 9 月第 1 版第 1 次印刷
标准书号：ISBN 978-7-117-24822-8/R · 24823
定　　价：96.00 元
打击盗版举报电话：010-59787491　E-mail：WQ @ pmph.com
（凡属印装质量问题请与本社市场营销中心联系退换）

前　言

国家卫生计生委卫生发展研究中心（原卫生部卫生经济研究所），于 1991 年经国家编委批准成立，是隶属于中华人民共和国国家卫生和计划生育委员会的国家级研究机构，是国家卫生计生委的技术咨询和智囊机构。

卫生技术评估研究室是国家卫生计生委卫生发展研究中心的重要研究部门，承担国家卫生政策与技术评估的研究与实践工作。该中心的主要研究方向包括两方面：

一是开展卫生政策评价研究，包括政策或重大项目的实施过程及效果评价研究，为决策者提供政策或项目调整和完善的科学依据。

二是开展卫生技术评估研究，利用循证医学、卫生经济学、公共政策分析、管理学和伦理学等多学科知识，从临床效果、经济性和社会伦理公平性等多个维度评估医药、设备和临床操作技术，并为有关技术的应用、管理决策提供证据。

近年来卫生技术评估研究室承担了国家卫生计生委规划信息司、医政医管局、科教司、法制司、妇幼司等多个司局的重大政策和项目的评价工作，同时接受了世界银行（WB）、世界卫生组织（WHO），联合国儿童基金会（UNICEF）、英国海外发展署（DFID）、加拿大国际发展研究中心（IDRC）等机构资助和委托的多项研究课题；开展了多项国家重大医药技术、高精尖医疗设备及手术和临床操作技术适宜性评估研究工作，为国家卫生管理决策提供了重要的依据。

研究室在卫生政策评价以及卫生技术评估领域产出了多篇政策研究报告，我们汇总成册，将研究结果与读者分享。本书可作为卫生行政、卫生经济、医疗保险、药政管理、医院管理专业人员的参考书，为从事卫生事业管理专业相关人员在管理、教学与科研等方面提供大量案例。

研究结果共分为两个部分，第一部分为理论与方法篇，第二部分为卫生政策评价与卫生技术评估实证篇。本书系第二部分实证篇。

本书主要由十一个研究报告组成，分别是：中英一体化诊疗路径与支付方式改革实践与传播项目研究报告；达·芬奇手术机器人设备快速评估研究报告；部分高精尖放射治疗设备快速评估报告；终末期肾病（ESRD）透析治疗技术评估及支付方式探索研究报告；青岛市创建国家健康服务业试验区预评估项目研究报告；东部某省县级公立医院医药价格改革评价；建立完善全国康复医疗服务体系末期评估报告；国家卫生计生委临床路径试点工作第三方评估报告；我国部分地区基层妇幼和计划生育工作整合机制和结果评估报告；我国甲型 H1N1 流感联防联控措施阶段性成本 - 效益分析报告；社会组织开展艾滋病防治工作费用测算研究报告。

本书的编写由中英全球卫生支持项目（GHSP）支持，得到了国家卫生计生委相关领导以及所有编委和编写人员的大力帮助，在此一并感谢。

卫生政策评价与卫生技术评估在我国发展时间较晚，系一门年轻的学科。由于我们理论水平以及实践经验有限，书中难免会有一些错误或不成熟之处，诚恳各位同仁和读者不吝指正！

赵　琨

2017年4月20日

目　录

中英一体化诊疗路径与支付方式改革实践与传播项目研究报告

第一章　背景与目标

一、中国农村医疗卫生背景

（一）历史沿革概览

新中国成立初期，我国农村卫生状况非常恶劣，人民健康水平极其低下，卫生机构残缺不全且分布不均，诊疗技术水平相当落后，缺医少药，卫生管理缺乏经验、管理方式落后，农村医疗卫生工作面临严峻形势和任务。新中国成立以来，我国农村医疗卫生事业经历了从无到有的发展，建成了金字塔形的县、乡、村农村三级医疗卫生服务网络；开创性地建立了农村合作医疗制度；涌现了扎根农村的赤脚医生大军；开展了疾病预防和诊疗及爱国卫生运动和妇幼保健等工作，农民健康状况明显提高，就医需求在很大程度上得到释放。

改革开放以来，农村基层医疗卫生工作取得一定成效，但一些领域的矛盾也日益突出。随着新农合保障水平和范围不断提升，农村基层医疗卫生服务供给不足与农民群众就医需求之间的矛盾日趋显著。“看病难、看病贵”问题不断凸显[1]。

2009 年 4 月，中共中央国务院出台《关于深化医药卫生体制改革的意见》（简称《意见》）和《医药卫生体制改革近期重点实施方案（2009—2011 年）》，正式启动我国新一轮的深化医药卫生体制改革。

农村基层医疗卫生服务体系建设是本次改革的重要内容，《意见》提出“保基本、强基层、建机制”的工作要求，加快农村三级医疗卫生服务网络建设，发挥县级医院的龙头作用，用 3 年时间建成比较完善的基层医疗卫生服务体系。加强基层医疗卫生人才队伍建设，着力提高基层医疗卫生机构服务水平和质量。转变基层医疗卫生机构运行机制和服务模式，完善补偿机制。逐步建立分级诊疗和双向转诊制度，为群众提供便捷、低成本的基本医疗卫生服务。

2012 年 6 月，国务院办公厅印发《关于县级公立医院综合改革试点的意见》（国办发〔2012〕33 号），在全国确定了第一批 311 个试点县开展综合改革。2014 年 3 月，国家卫生计生委、财政部等 5 个部门联合印发了《关于推进县级公立医院综合改革的意见》（国卫体改发〔2014〕12 号），在继续推动首批试点县综合改革的基础上，进一步在全国确定了 700 个试点县开展综合改革，并在 2015 年全面推开县级公立医院综合改革工作。

县级公立医院综合改革的主要目标包括：一是破除“以药补医”机制，减少群众医药费用负担，保障医院可持续发展，建立综合补偿机制。二是建立县级医院运行发展新机制，同步推进管理、监管、运行等机制创新，发挥政策的合力作用。三是以改革促发展，通过机制创新推动县级医院能力提升，切实提升县级医院的技术、管理、服务等各方面能力。四是以县级医院为龙头，统筹发展县域医疗服务体系。在县级医院与乡镇卫生院间建立多种形式的分工协作机制，推动形成上下联动、防治结合的服务格局。使一般常见病、慢性病、康复等患者下沉到基层医疗卫生机构，逐步形成基层首诊、双向转诊的分级医疗服务模式。

（二）取得的进展

通过2009年新医改以来的各项政策和举措，我国农村医疗卫生工作取得长足发展。农村居民医疗保障制度更加健全，基本药物制度基本建立，基层医疗机构服务能力不断加强，基本公共卫生服务均等化水平提高，县级公立医院综合改革稳步推进。

1. 全民基本医保制度框架建成，保障水平不断提高　2009年新医改以来，我国推行了全民医保制度。城镇职工基本医疗保险、城镇居民基本医疗保险和新型农村合作医疗三项基本医疗保险覆盖率达95%以上，新农合人均政府补助标准和个人缴费标准达到320元和90元，保障水平稳步提高，新农合政策范围内住院费用报销比达到75%，人民群众就医需求得到释放，患者“有病不医”状况改善。

2. 国家基本药物制度基本建立，基层医疗卫生机构综合改革持续深化　通过实施基本药物制度，减轻了群众用药负担。基本药物价格比改革前下降30%左右，基本药物质量安全也得到较好保障。同步推动基层医疗卫生机构管理、人事和经费保障等综合改革，改革后，基层医务人员工资水平普遍提高，村医收入有了保障，从医人员积极性得到有效调动，进一步筑牢了农村医疗卫生服务的网底。

3. 基层医疗卫生服务体系建设加强，服务能力得到提升　2009—2013年，中央财政投入近940亿元支持2600多所县级医院、6.4万多所基层医疗卫生机构建设。启动实施了基层中药服务能力提升工程，推进了基层医疗卫生信息化建设，实施农村订单定向免费医学生培养，加强以全科医生为重点的基层医疗卫生人才队伍建设。基层医疗卫生服务“软硬件”明显加强，基层医疗卫生机构综合改革取得初步成效。

4. 基本公共卫生服务深入开展，均等化水平提高　政府从2009年开始面向城乡居民免费提供包括健康档案管理在内的9类基本公共卫生服务。国家对基本公共卫生服务的财政投入从2009年的全国人均15元提高到2014年的35元，服务项目从9大类增加到11大类，推动了卫生发展模式从危重疾病治疗向全面健康管理转变，对保障群众不生病、少生病正在发挥积极的效应。

5. 公立医院改革不断深化，顶层设计不断完善　县级公立医院改革试点启动以来，各地开展了形式多样的探索，取得了积极进展。全国66%的县（市）取消了药品加成，各地按照“总量控制、结构调整、有升有降、逐步到位”的原则调整医疗服务价格。60%以上的试点县推进了按病种、按人头等多种形式的支付方式改革。多地探索建立县乡医疗联合体，提升基层服务能力，促进分级诊疗格局。

（三）面临的挑战

经过长期发展，我国已经建立了由县医院、乡镇卫生院、村卫生室，以及公共卫生机构等组成的覆盖农村的医疗卫生服务体系，农村居民医疗保障覆盖率和保障水平也逐年提高，但农村医疗卫生工作仍然面临很多挑战。目前，我国慢性病高发等健康问题形势严峻；医疗费用上涨过快，个人负担过重；医疗卫生资源总量相对不足，医疗服务质量亟待提高，医疗行为不规范；医疗机构运行机制不完善；各级各类医疗卫生机构之间缺乏有效合作，联动性不强，碎片化的问题比较突出，影响卫生服务提供的质量和效率。

1. 慢性非传染性疾病高发　人口老龄化、城镇化、工业化、不良生活方式等因素导致我国慢性非传染性疾病（以下简称慢性病）高发。2013 年，我国 15 岁及以上居民慢性病患病率为 24.52%，其中农村为 22.72%；高血压患病率为 14.25%，农村为 12.31%；糖尿病患病率为 3.51%，农村为 2.13%；呼吸系统疾病患病率为 1.56%，农村地区为 1.55%。与 2003 年相比，我国慢性病患病率大幅上升。心脑血管病、癌症和慢性呼吸系统疾病等慢性病已成为农村居民的主要死因，占总死亡的 80.8%[2]。

慢性病是一组发病率、致残率和死亡率高，严重耗费社会资源，危害人类健康的疾病，也是可预防、可控制的疾病。慢性病高发给我国医疗卫生服务体系建设、卫生资源配置、服务模式转变以及体制机制改革等带来了前所未有的挑战。

我国卫生总费用在近十年快速上涨，2013 年，全国卫生总费用占 GDP 比重为 5.57%，比 2012 年增长 12.6%。公立医院门诊和住院费用分别上涨 4.8% 和 4.6%，乡镇卫生院门诊和住院费用分别上涨 4.4% 和 8.3%[3]。如何转变医疗卫生机构的运行机制，有效控制医疗费用的不合理增长，是当前农村卫生工作亟待解决的问题，既是新农合的重要工作，也是基层医疗机构的改革重点。

2. 医疗服务价格不合理　当前我国医疗服务价格面临的突出问题有：

（1）收费方式单一，对医疗费用上涨的约束作用有限。目前，医疗服务还主要是按照项目计价，医疗机构按照提供的医疗服务项目向患者收取费用。在现行体制下按项目收费，对临床不合理的诊疗和检查无法形成有效制约。

（2）部分医疗服务价格尚不能弥补成本。医疗技术发展很快，高新设备大量应用，群众对医疗需求不断增加，医疗机构建设及运行成本增长快。但医疗服务价格调整相对滞后，部分医疗服务项目价格不能弥补成本。特别是体现医生技术劳务价值的项目价格偏低，如护理、手术、诊疗等项目。

（3）部分医疗检查价格偏高。从 20 世纪 80 年代开始，对医疗服务的新技术、新设备按补偿完全成本制定价格。但在实践中，部分检查治疗项目价格与成本相比偏离较大，或没有随着技术成熟、成本降低而调低价格。一些大型医用设备检查治疗价格明显偏高。

（4）医用耗材价格秩序比较混乱。医用耗材价格属于市场调节。部分高值特殊医用耗材允许在医疗服务项目之外单独向患者收取费用。这类医用耗材的技术差异性强，秩序混乱，价格较高，群众负担较重。

3. 医疗服务行为不规范　目前，受医院补偿机制、医疗服务价格、医疗水平、社会文化及医患双方信息不对称等多方面因素影响，我国基层医疗机构仍存在很多不规范医疗服务行为，医疗过度和不足并存。目前临床医疗中，大约有 70% 以上的患者存在过度检查和用药现象[4]，造成医疗资源浪费，增加群众经济负担，有的甚至危害群众身体健康。同时，必要的医疗服务如医疗护理和临床评估服务因价格不合理导致提供不足，如县级医院脑卒中病人很少得到必要的生理功能评估。

4. 各级医疗机构缺乏有效协作　我国医疗资源总体不足，分布不均衡，基层医疗机构服务能力仍然比较薄弱；医疗服务价格和医保报销比例的经济激励对患者分流作用不明显；多种因素导致我国大量患者流向上级医院。患者无序就医、各级医疗机构间无序竞争比较严重，缺乏有效合作，农村基层医疗卫生机构在竞争中处于弱势。我国亟需建立分级诊疗制度，合理配置医疗资源、促进基本医疗卫生服务均等化，促进“小病到基层、大病住医院”格局的形成。

二、项目理论依据

（一）临床路径是改善提高农村医疗质量的最佳选择

临床路径是医师、护士及其他专业人员针对某些病种或手术，以循证医学依据为基础，以提高医疗质量、减少行为变异、控制医疗风险和提高医疗资源利用效率为目的，制定的有严格工作顺序和准确时间要求的程序化、规范化的诊疗计划，以达到规范医疗服务行为、减少医疗资源浪费、使患者获得适宜的医疗护理服务的目的。临床路径是规范医疗行为的主要途径，特别在医疗资源欠发达的农村地区，临床路径管理病人显得尤为重要。

对某些特定疾病而言，临床路径是一种减少不必要诊疗差异的重要工具。国际文献研究证明，临床路径可以有效改善患者健康结果，提高医疗资源使用效率[5]。此外，基于循证医学原则制定的临床路径被认定为是提升医疗质量、控制医疗费用、配合支付方式改革的一种有效的质量控制工具。

因此，临床路径是解决农村医疗机构当前面临医疗技术和医保资金短缺困境的一种现实性选择，可以用来优化诊疗技术，使病人知晓治疗过程，辅助支付方式改革。临床路径与其他公立医院改革措施一并被作为解决中国农村地区医疗服务过度和不足的应对办法。

过去二十年，防治康一体化医疗服务路径在北美、欧洲及其他地区兴起，被视为一种完善医疗卫生体系的重要手段[6]。国际上一体化诊疗路径的开发和应用是伴随着医疗服务碎片化、人口老龄化、医疗费用上涨和慢性病疾病负担加重等问题应运而生。通过一体化医疗服务路径，协同各级医疗卫生机构对病人提供及时的、连续的、专业的预防、治疗和康复全病程管理。中国正面临着同样的挑战，中国临床路径的发展也必须以解决上述问题为导向，采取一体化医疗服务路径，协调机构和学科间功能，整合资源，提高体系运行效率和效能，满足病人医疗卫生需求。

（二）支付方式改革是临床路径有效实施的保障

支付方式在医疗行为改变上发挥重要的经济杠杆作用，是国际上抑制医药费用过快增长的重要手段。英国、美国、澳大利亚、德国、法国以及一些亚洲国家和地区进行不同支付方式改革探索，如引进了按病种、DRGs、按绩效等支付方式。目前，我国医疗服务大多是以项目付费为主，部分地区正在探索总额预付、按人头付费、按床日付费、单病种付费等多种支付方式改革。国内外支付方式改革的历程表明，没有任何一种支付方式可以覆盖全部疾病，各种支付方式都存在着自身的优缺点。我国未来采用的医疗服务支付方式必将是多种支付方式组合的混合支付方式，支付制度将从按项目付费为主的后付制，逐渐过渡到以打包付费等预付制为主的多种支付方式并存的格局。

基于临床路径制定的病种定额付费方式改革，在中国农村已经被证明是一种有效的撬动医疗行为改变的工具，可以提高不同利益相关者规则意识、控制不合理医疗费用发生，最大化各种医改政策的叠加效应[7]。因此，本项目选择基于循证证据的临床路径和支付方式相结合的改革方式，以期在农村地区控制不合理医疗费用上涨、提高医疗效率、规范医疗行为并保证医疗质量。

三、项目合作概述

（一）第一阶段（2009—2012 年）：简单病种的临床路径与支付方式改革

2009 年，在英国政府赠款 / 世界银行贷款中国农村卫生发展项目（卫Ⅺ项目）背景下，国家卫生计生委项目资金监管服务中心（原卫生部国外项目资金监管服务中心）、国家卫生计生委卫生发展研究中心（原卫生部卫生经济研究所）和英国国家卫生与临床优化研究院（NICE）共同启动了“农村医疗机构临床诊治技术优化和补偿机制改革试点工作”，该研究是顺应我国医药卫生体制改革的要求，在县级公立医院大胆探索临床路径和支付方式改革相结合模式，旨在通过试点工作不断优化农村医疗机构临床诊治技术，改革支付方式，规范医疗行为，保证医疗质量和安全，控制不合理医药费用，调动医务人员积极性，提高新农合保险资金的使用效率。

第一阶段项目在重庆市黔江中心医院和陕西省安康市汉滨区第一医院开展试点，在中英临床医学、卫生经济及政策专家技术支持下，首批实施了10+X个简单病种的临床路径与定额支付方式改革，10为项目组重点监测的病种，X为试点地区自行探索的试点病种。这些简单病种主要为外科和妇产科简单手术病种如阑尾炎、胆囊良性病变和剖宫产及无并发症脑梗死等。

第一阶段项目取得积极成效，项目评估结果显示：临床路径管理病人安全有效，医务人员行为得到规范，医疗质量得以改善，医疗费用的不合理上涨趋势得以抑制，医疗保障资金使用效率提高。第一阶段的项目模式已经在国内得到推广，包括试点地区病种范围和机构的扩大以及向非试点地区的推广使用。

（二）第二阶段（2012—2016年）：慢性非传染性疾病一体化医疗服务路径与支付方式改革

为顺应国务院关于县级公立医院综合改革试点的要求，2012年11月，国家卫生计生委卫生发展研究中心在英国国际发展署（DFID）资金支持下，在国家卫生计生委国际合作司、体改司和医政医管局的监督指导下，在英国国家卫生与临床优化研究院（NICE）的技术支持下，开展了“加强循证决策实现人人享有基本医疗服务—中国临床路径与支付方式改革实践与传播项目”（以下简称项目）。

在总结第一阶段临床路径与支付方式改革成功经验的基础上，项目针对脑卒中和慢性阻塞性肺疾病两类慢性疾病及其合并症开展了一体化的医疗服务路径管理，并同步推进支付方式改革，在陕西省安康市汉滨区和重庆市黔江区试点基础上，纳入青岛市黄岛区和河南省温县进入第二阶段试点。探索建立符合我国国情的慢性病县乡村一体化医疗服务管理模式及相应支付方式，提高区域卫生资源配置效率，为我国县级公立医院改革提供循证决策依据。并将试点改革经验向国内非试点地区和其他发展中国家进行传播。

1. 总目标　通过在县乡村医疗机构实施疾病预防 - 治疗 - 康复医疗服务一体化管理，合理规划和配置农村卫生资源，规范服务行为，改进医疗质量，控制不合理医疗费用，提高医保资金使用效率，推动农村医疗卫生事业健康持续发展，满足广大农村居民的医疗卫生需求。

2. 具体目标　通过在陕西、山东、重庆、河南省四个县的县乡村医疗机构实施预防、治疗和康复一体化的医疗服务路径，同步推进路径下门诊总额、住院病种定额和总额支付方式改革，并采用信息化监管和结余归己激励措施，促进医务人员在一体化医疗服务路径规制下，改变医疗服务行为、主动控制不合理医疗费用、提高医保公共资金使用效率、促进卫生资源合理使用。通过一体化医疗服务路径和支付方式改革及信息化监管同步推进，促进县乡村医疗机构协同管理病人和双向转诊、提高区域卫生资源整体效率[7]。

（撰写人：齐雪然　赵　琨）

参考文献

1. 鲁铁. 改革开放以来中国农村基层医疗卫生工作的历史考察. 武汉大学，2012.
2. 2014年中国卫生和计划生育统计年鉴.
3. 2013年卫生计生统计公报.
4. 黄胜利，徐建维. 过度医疗行为的表现、成因及监管路径选择. 中国卫生事业管理，2009(10)：686-687.
5. Rotter，T.，et al. Clinical pathways：effects on professional practice，patient outcomes，length of stay and hospital costs. Cochrane Database Syst Rev，2010，(3)：CD006632.
6. Nolte，E.，E. Pitchforth，What we know：a brief review of the evidence of approaches to chronic care，in Assessing chronic disease management in European health systems：concepts and approaches，E. Nolte，C.c. Knai，and R.B. Saltman，Editors，WHO：Geneva，2014.
7. Barber，S.L.，et al. The hospital of the future in China：China's reform of public hospitals and trends from industrialized countries. Health Policy and Planning，2014，29(3)：367-378.

第二章　项目设计与方法

一、项目理论框架

本项目理论框架设计采用健康干预项目中广泛应用的格林模式（PRECEDE-PROCEEDModel），形成本项目理论基础，并制定了县乡村医疗服务一体化管理框架（见图1、图2）

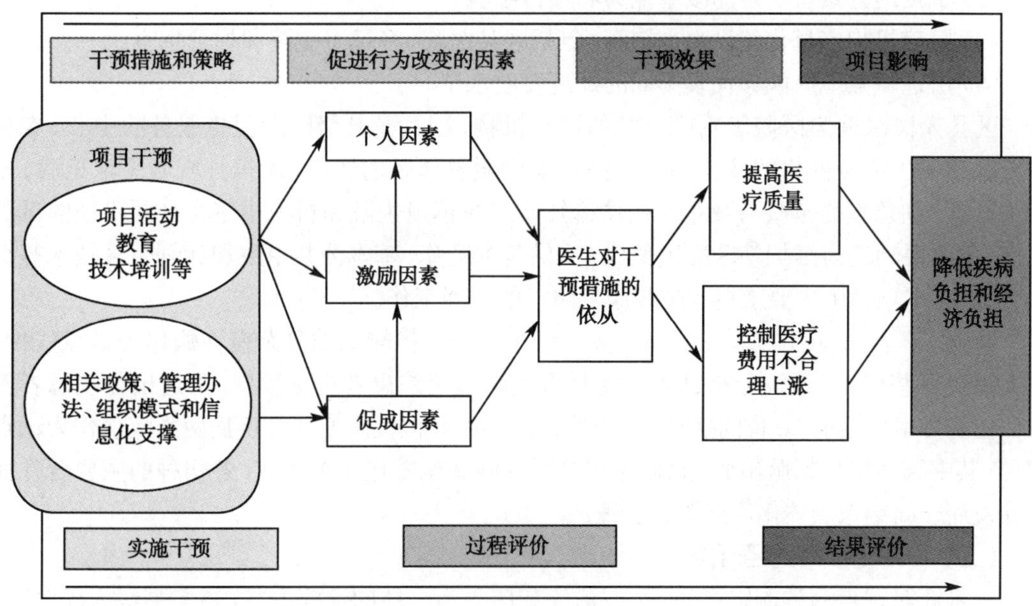

图1　项目理论框架

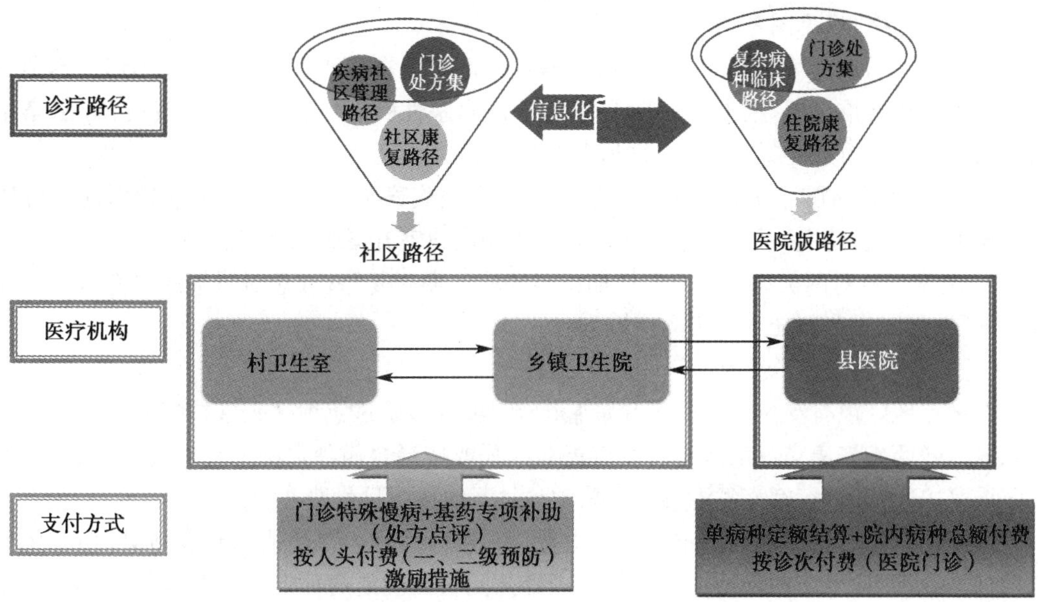

图2　县乡村医疗服务一体化管理框架

二、干预措施概述

（一）试点地区与病种的选择

1. 试点地区　作为一项中国农村医疗卫生服务体系的干预项目，本项目从我国东、中、西部地区共选择了4个区县开展试点，分别为：陕西省安康市汉滨区、重庆市黔江区、青岛市黄岛区和河南省温县。试点地区的选择标准如下：

（1）主要相关部门要有强烈的参与意愿。

（2）试点地区具备一定的改革能力和项目经验。

（3）医疗机构信息化建设水平较高，包括区县医院，乡镇卫生院和村卫生室。

（4）所选试点地区能够代表不同的经济发展水平。

区县人民医院为医院版临床路径的试点机构，因其是县级医疗卫生服务的中心、农村三级医疗卫生服务网络的龙头和城乡医疗卫生服务体系的纽带，承担县域居民常见病、多发病诊疗，危急重症抢救与疑难疾病接诊转诊。乡镇卫生院和村卫生室为社区路径的试点机构，其主要功能为维护辖区居民健康，提供基本医疗、基本公共卫生和计划生育技术等综合服务，在本项目中主要承担预防和康复路径的开展工作。

2. 试点病种　项目选择患病率较高、疾病经济负担较重的复杂慢性病作为试点病种。在文献研究基础上，通过分析试点地区县人民医院住院患者历史数据，筛选出住院患者例数和住院费用排名前20位的病种，从中确定脑卒中和慢性阻塞性肺疾病两类疾病作为试点病种，其中脑卒中包括脑出血、脑梗死和短暂性脑缺血发作3个疾病，各病种的主要合并症及并发症一同纳入一体化诊疗路径管理。

（二）一体化诊疗路径开发

项目针对试点病种制定了集预防、治疗和康复为一体的诊疗方案，覆盖县级人民医院、乡镇卫生院和村卫生室三级医疗卫生机构。根据县乡特点，制定双向转诊制度和县乡一体化管理双向转诊实施办法。急性期治疗在县人民医院，稳定期转到乡镇卫生院，促进形成分级诊疗就医秩序（见图3、图4）。

1. 预防　在国家基本公共卫生服务、慢性病高危人群筛查和干预项目基础上，本项目针对试点病种开展了多项预防措施，包括为慢性阻塞性肺疾病患者注射肺炎疫苗，脑卒中患者筛查和高危因素控制及日常免费服药等措施。

2. 治疗　针对脑卒中和慢性阻塞性肺疾病两类疾病及其主要合并症制定医院版临床路径表单，嵌入医院现有信息系统，在试点病种相应科室开展临床路径管理。

3. 康复　针对两类疾病制定急性期康复和稳定期康复路径，患者早期康复介入治疗在医院开展，稳定期康复转至下级医疗机构。

（三）支付方式改革设计

在试点地区现有支付方式改革政策基础上，项目鼓励试点地区采取按病种定额支付方式结算。陕西省安康市汉滨区和青岛市黄岛区采取按混合病种定额付费方式，而重庆市黔江区采取按项目付费，河南省温县采取总额预付下的按项目付费方式。

按病种定额付费标准的确定基于历史费用和临床路径表单的成本测算结果，由卫生行政部门、医疗保险管理机构及医疗机构管理者共同协商确定病种定额付费标准，并按照“结余归己、超支自付”原则给予结算。

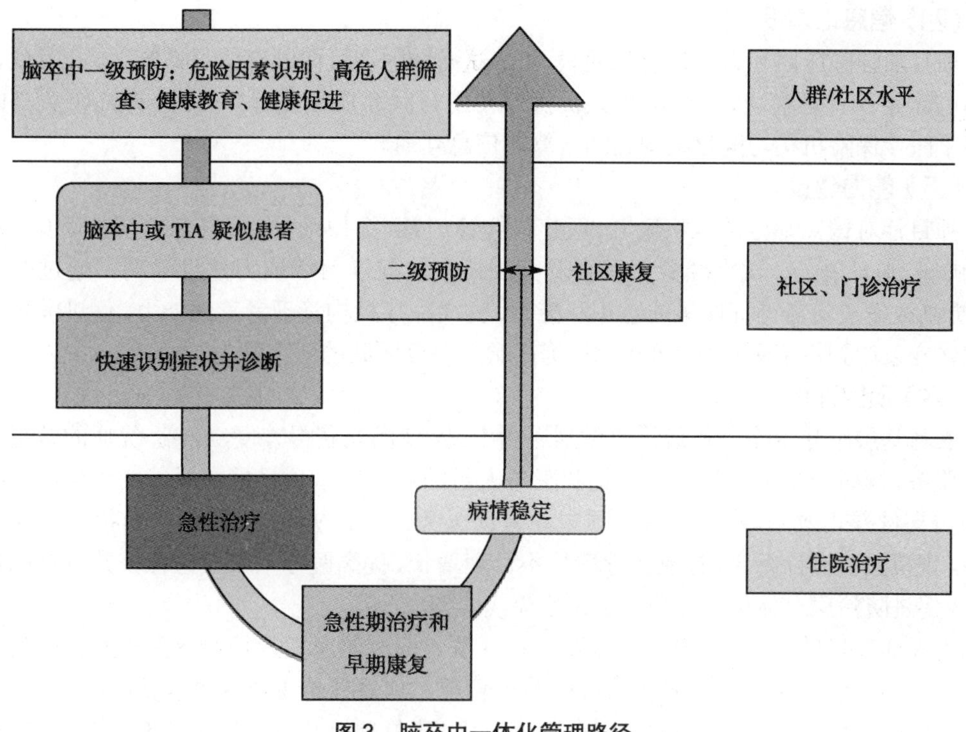

图3　脑卒中一体化管理路径

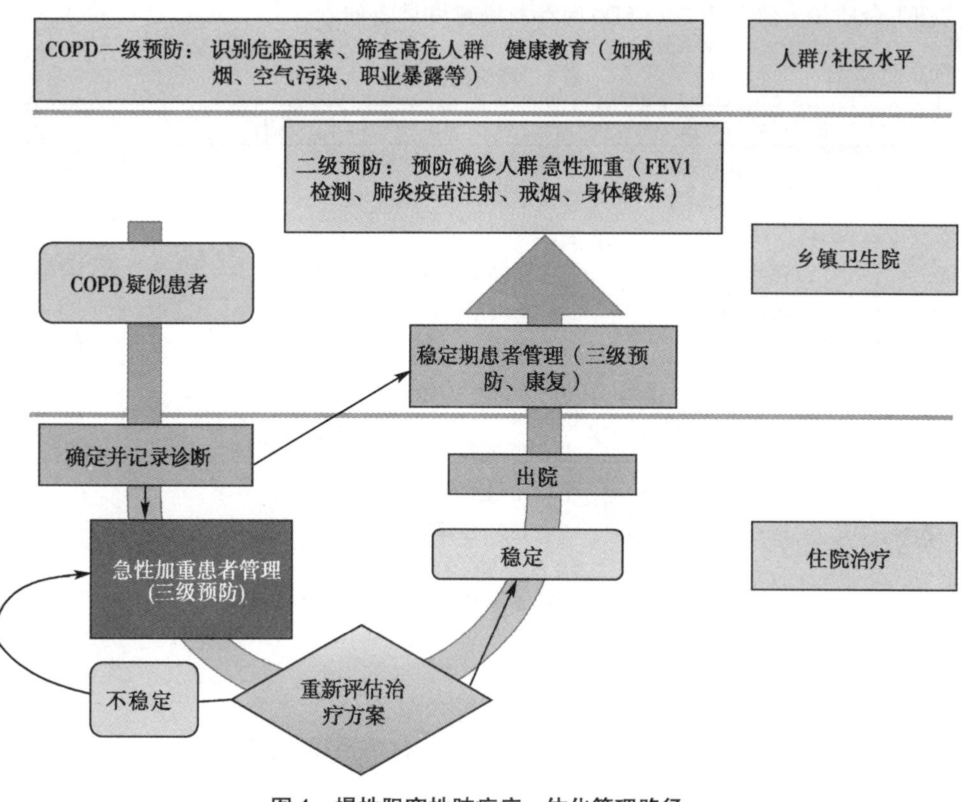

图4　慢性阻塞性肺疾病一体化管理路径

（四）信息化建设

项目加强临床路径管理信息化建设，4 个试点地区在医院既有信息系统上，开发项目适用的临床路径管理模块，方便医护人员操作使用与医疗质量监管。另外，青岛市黄岛区还实现了医疗保险机构与医疗机构之间结算的信息互通。

（五）能力建设

项目针对试点地区政策决策者、医疗机构管理者、医护人员、研究人员分别开展了培训班、讲座、临床指导、试点经验交流会及英国短期访问学习等能力建设活动。通过能力建设，提高政策决策者循证决策的意识和能力，提高医疗机构管理者管理能力，促进医护人员意识转变以达到规范医疗行为的作用，提高项目研究团队的研究能力。

（六）项目评价

农村基层医疗卫生工作最终要做到还利于民，使民众获得方便、经济、优质的基层医疗卫生服务，同时要保证基层医疗机构和医务人员的利益。本项目旨在通过一体化诊疗路径管理与支付方式改革，在保证医疗质量和调动医务人员积极性、患者经济负担不增加的前提下，规范医生诊疗行为，控制医疗费用不合理增长，提高医疗效率及医保公共资金的使用效率，促进防治康一体化管理和分级诊疗模式的形成。

为保证项目的覆盖率，符合临床路径管理纳入标准的患者入径率及完成率目标值均设为 80%，最终保证 64% 的患者完成临床路径管理。项目评价主要内容包括：项目总体实施情况、医疗行为、医疗费用、医疗效率、医疗质量、康复项目和双向转诊开展情况、患者满意度（见表 1）。

数据来源包括：2012—2015 年住院患者病案首页、住院患者日清单、试点工作月度报表、欧洲生命质量五维量表（EQ-5D）问卷及满意度调查问卷。

表 1　评价指标体系

序号	评价维度	指标
1	项目实施情况	入径率 完成率 管理率
2	医疗行为	临床路径中关键必选项及可选项的使用比例、数量和费用
3	医疗费用	住院总费用 分项费用 患者自付比 药占比 检查费占比
4	医疗效率	平均住院天数
5	医疗质量	患者 EQ-5D 量表得分 30 天再入院率 医院感染发病率 疾病死亡率
6	康复项目	脑卒中患者早期康复比例
7	双向转诊	县级医院患者下转率
8	预防干预	肺炎疫苗接种率、住院费用、门诊人次
9	患者满意度	患者满意率

三、研究方法

（一）定性方法

定性研究方法采用焦点小组访谈、关键知情人访谈和问卷调查法。在项目开展的前期、中期和末期多次开展访谈研究，了解利益相关者对项目的观点、问题、成因及解决办法。焦点小组访谈主持人由国家卫生计生委卫生发展研究中心项目组人员承担，访谈对象包括：卫生行政管理人员、医保部门管理人员、医疗机构管理者、试点科室医生、护士及患者代表，每次访谈约8～10人参加，每次访谈时间约为1.5小时。关键知情人访谈对象包括：医保管理中心负责人、县医院分管院长、试点科室医生、护士、患者，每次访谈时间约0.5～1小时。焦点小组访谈和关键知情人访谈均采用半结构访谈提纲，访谈内容全部录音并转录为文字，用于定性结果分析。问卷调查法主要用于患者满意度调查。问卷调查工具采用项目满意度调查问卷。

（二）定量方法

定量方法主要通过项目设计的数据提取表从医院信息系统收集试点病种病案首页、日清单；应用生活质量量表收集病人住院前后生活质量信息。具体分析方法有：

1. 间断时间序列分析（interrupted time series，ITS） 使用间断时间序列分析方法分析2012年1月至2015年5月期间试点病种医疗费用、药占比、检查比、患者自付比、住院天数，以及特定药品和检查的使用比例、数量与费用等变化，对比试点前后指标的变化趋势，并评价干预对这些指标的影响。

2. 回归分析（regression analysis） 采用回归分析对患者欧洲五维健康量表EQ-5D分值进行分析，对比试点前后入院与出院患者生活质量情况，评价试点对患者生活质量的影响。

3. 卡方检验 使用卡方检验对试点前后相关指标的构成比和率进行检验，包括30天再入院率、特定药品和检查使用比例等指标。

4. 方差分析 对试点前后多组样本均值的检验采用方差分析，包括：医疗费用、住院天数和处方数量等指标。

（撰写人：齐雪然　赵　琨）

第三章　研究结果与发现

一、情境分析

中英合作第Ⅱ期一体化诊疗路径项目选择陕西省汉滨区、重庆市黔江区、山东省黄岛区以及河南省温县4个区县作为试点地区，覆盖中国东、中、西部不同经济水平，各试点地区间的人口、地理、社会经济状况、卫生资源和卫生政策等也有较大差异。

（一）地区特征

就4个区县的试点基础来看，陕西省汉滨区和重庆市黔江区是中英临床路径合作项目的老试点地区，具有较高的临床路径管理及支付方式改革基础，项目实施经验丰富。但两者均处于我国西部经济欠发达地区，同属于国家级贫困县，医疗服务的利用受到经济水平的约束；其中黔江区属于老、少、边、穷地区，以山区为主，人口稀少，少数民族占总人口70%以上，全人群医疗保险覆盖率仅有92%，远低于全国平均水平；汉滨区人均GDP不及14 000元，属于国家级贫困县。与前两者相比，新加入到中英项目试点行列的山东省黄岛区和河南省温县则分别位于我国东部和中部，人口密度和经济水平较高，特别是黄岛区作为全国百强县之一，2012年人均GDP达到74 508元，接近上海、江苏等发达地区水平（见表1）。

表1　试点地区社会经济及健康状况

	陕西省汉滨区	重庆市黔江区	山东省黄岛区	河南省温县
人口数（万人）	101.26	52.68	146.52	42.18
人均GDP（元）	13 554	28 990	74 508	50 000
新型农村合作医疗保险人群覆盖率（%）	97	92	100	96.6
40岁以上COPD患病率（%）*	8.2	8.2	8.2	8.2
40岁以上脑卒中患病率（%）**	2.0	2.0	2.0	2.0

* 系全国数据，数据来源：2002—2004年人群COPD横断面调查

** 系全国数据，数据来源：《中国脑卒中防治报告2015》

（二）医院特征

各试点医疗机构所处的生存环境和面临的问题不尽相同。黄岛区和汉滨区优质医疗资源丰富，试点医疗机构面临多家三级医疗机构以及同级别公立以及民营医疗机构的激烈竞争，项目试点医疗机构所占的市场份额有限，亟需通过提高自身医疗质量以及出台惠民的费用措施来吸引更多的患者。而黔江区和温县的试点医院则分别作为一枝独秀，成为了当地唯一的区域性医疗中心。黔江区更是借助中英合作项目试点的契机，持续改善医疗质量和提高服务效率，从中英合作项目Ⅰ期试点前的二级甲等医院，蓬勃发展为该地区唯一的一家三级甲等医院，住院床位已高达1500张，极大提升了全区县的疾病救治能力，如表2。

（三）政策环境

在第二期中英合作项目“加强循证决策，促进人人享有基本医疗服务研究”开展前后，正适逢国家新一轮医药卫生体制改革如火如荼进行中，各地医改政策百花齐放，不尽相同，试点过程中也都分别经历了一些外部政策变化带来的影响，见表3。其中，影响第二期中英

合作项目的重大医改政策主要有：基本公共卫生服务均等化，基本药物制度，医疗保险支付方式与管理的改革，全国临床路径管理试点工作以及药占比控制政策。有些政策对试点工作效果带来叠加作用，有些政策给项目带来非预期影响。如公共卫生均等化政策中健康教育项目对试点病种脑卒中和慢阻肺疾病的预防起到叠加作用效果；而医保管理方式的改革如青岛黄岛地区和重庆黔江地区医保资金统筹与管理水平提升到市级，对试点病种实施的病种打包定额支付的实施带来了挑战，临床路径管理的病人又回到按项目支付。

表 2　项目试点前各医疗机构基本情况（2013 年）

	汉滨区第一医院	重庆市黔江区中心医院	青岛市黄岛区人民医院	温县人民医院
医院类别	综合医院	综合医院	综合医院	综合医院
医院等级	二级甲等	三级甲等	二级甲等	二级甲等
开放床位数（张）	382	1500	926	855
年门诊量（万人次）	15	28	50	30
年住院量（万人次）	1.2	2.2	3.8	2.93
临床路径管理病种数（个）	77	79	49	62
主要补偿来源	单病种打包定额付费	按项目付费	按项目付费	按项目付费

表 3　影响试点项目开展的重大政策、项目和制度

政策	文件编号	文件名称	内容提要
基本公共卫生服务均等化项目	卫妇社发〔2009〕70 号	《关于促进基本公共卫生服务逐步均等化的意见》	实施国家基本公共卫生服务项目和重大公共卫生服务项目，使城乡居民逐步享有均等化的基本公共卫生服务，服务项目包括建立居民健康档案、健康教育、预防接种、传染病防治、儿童保健、孕产妇保健、老年人保健、慢性病管理以及重性精神疾病管理 9 项内容。
基本药物制度	卫药政发〔2009〕79 号	《国家基本药物目录管理办法（暂行）》	促进公立医院优先配备、合理使用基本药物。
	卫生部令第 93 号	《国家基本药物目录》（2012 年版）	2013 年 5 月 1 日起施行的新版国家基本药物目录包括 317 个化学药品和生物制品、203 个中成药以及中药饮片（未列具体品种）。
医疗保险支付方式改革	卫农卫发〔2012〕28 号	《关于推进新型农村合作医疗支付方式改革工作的指导意见》	通过推行按病种付费、按床日付费、按人头付费、总额预付等支付方式，将新农合的支付方式由单纯的按项目付费向混合支付方式转变，其核心是由后付制转向预付制，充分发挥基本医保的基础性作用，实现医疗机构补偿机制和激励机制的转换。
	人社部发〔2012〕70 号	《关于开展基本医疗保险付费总额控制的意见》	深化医疗保险付费方式改革，结合基本医疗保险基金预算管理的全面施行，开展基本医疗保险付费总额控制。在开展总额控制的同时，积极推进按人头、按病种等付费方式改革。因地制宜选择与当地医疗保险和卫生管理现状相匹配的付费方式，不断提高医疗保险付费方式的科学性，提高基金绩效和管理效率。

续表

政策	文件编号	文件名称	内容提要
全国临床路径管理试点项目	卫医政发〔2009〕116号	《卫生部关于开展临床路径管理试点工作的通知》	2009年启动了临床路径管理试点工作，2009-2011年，卫生部共制定下发22个专业331个病种的临床路径。首批在23个省份110家医院开展临床路径管理试点，截至2011年底，全国有3467家医疗机构，共计25 503个科室开展临床路径管理。
药占比控制政策	卫医发〔2008〕27号	《医院管理评价指南（2008版）》	该指南是建立我国医院管理评价指标体系的重要基础，医院管理评价指标体系是国家医疗质量保障与持续改进体系的重要组成部分，文件规定三级医院药品收入占医疗总收入比例≤45%
		卫生部9项控费措施	9项控费措施之一包括：三级和二级综合医疗机构药占比分别控制在45%和50%以内

（四）项目干预措施

在各地开展医疗卫生体制改革的基础上，中英合作项目主要通过开展以信息化为支撑的临床路径管理，配套以混合病种打包支付方式改革和医院内部奖励分配制度改革，充分调动医务人员积极性，提高医疗质量，遏制医疗费用过快增长，降低患者费用负担，提高医疗保险资金使用效率。同时，以我国疾病负担前两位病种——脑卒中（含短暂性脑缺血发作、脑出血和脑梗死）和慢性阻塞性肺疾病（COPD）作为抓手，在Ⅰ期项目“3+1”模式管理简单病种基础上，探索带有合并症的复杂病种的一体化诊治路径和疾病管理模式，开展防、治、康一体化服务。为加强国内目前普遍短缺和不规范的COPD和脑卒中预防及康复治疗服务，分别通过医院内部康复科与临床科室的合作以及大医院与基层医疗卫生机构间建立的协作网络来实现急性期脑卒中患者和COPD患者的早期康复介入以及稳定期康复治疗。同时，受各地医疗保险支付制度改革过程中市级统筹的影响，黔江和温县的医保部门未对项目试点病种实行单病种打包定额支付，而仍沿用按项目付费的支付方式，如表4。

表4　各试点地区主要项目干预措施一览（2014年以后）

	汉滨区（2013.11—　）	黔江区（2013.11—　）	黄岛区（2014.1—　）	温县（2013.12—　）
试点参保人群	新型农村合作医疗保险	城乡居民基本医疗保险	新型农村合作医疗保险	新型农村合作医疗保险
急性期治疗路径（主路径＋合并症路径）	√	√	√	√
医保支付方式及支付标准	单病种打包定额结算： COPD：6200元； TIA：3200元； 脑出血：7000元； 脑梗死：6900元；	按项目付费	单病种打包定额结算： COPD：11 000元； TIA：6700元； 脑出血：14 100元； 脑梗死：10 200元；	总额预付＋按项目付费

续表4　各试点地区主要项目干预措施一览

	汉滨区（2013.11—　）	黔江区（2013.11—　）	黄岛区（2014.1—　）	温县（2013.12—　）
医院内部配套奖惩制度	√	√	√	√
临床路径管理信息系统	√	√	√	√
一体化网络	试点医院＋8家城市社区卫生服务中心/乡镇卫生院	试点医院+6个城市社区卫生服务中心+24家乡镇卫生院	试点医院＋区级疾病预防控制中心+1家中心卫生院+62家村卫生室	试点医院+2家乡镇卫生院＋下属村卫生室
COPD疫苗接种	√	√	√	√
社区脑卒中筛查			√	√
COPD患者规范化管理	√			
脑卒中患者规范化管理	√			
康复治疗路径	√	√	√	√

二、总体实施情况

自2013年11月试点项目在临床层面正式启动以来，4个试点地区全面开展了COPD和脑卒中的防、治、康一体化诊疗服务，取得了良好成效。

截至2015年5月，4个试点地区适宜肺炎疫苗接种的COPD人数为1613例，实施肺炎疫苗接种的COPD患者860例，接种率达53.29%；共收治试点病种住院患者10 158例，其中完成临床路径管理的脑卒中和COPD患者共5490例，试点病种住院患者临床路径管理率（完成路径管理人数占住院总人数比例）达54.05%；急性期脑卒中患者早期康复治疗介入（建议不超过72小时）比例达90%以上；向基层医疗机构下转稳定期COPD和脑卒中患者下转率最高可达41.54%。在完成临床路径管理的患者中，急性COPD患者1246例，管理率达60.57%；急性脑卒中患者4244例，管理率达52.39%。

（一）预防

试点期间，4个试点地区在国家基本公共卫生服务项目社区一级预防的基础上积极开展COPD和脑卒中的二级预防，主要措施包括COPD患者疫苗接种、脑卒中筛查、脑卒中预防性用药以及社区COPD、脑卒中患者规范化管理等等。

1. 肺炎疫苗接种　慢性阻塞性肺疾病（COPD）是一种常见的可以预防和治疗的慢性呼吸道疾病。鉴于COPD的慢性特征，其严重的后果，长期大量的医疗开支，患者劳动力的丧失和生活质量的下降，COPD成为严重影响民众健康的重要疾病，对国民经济的影响也不容忽视。循证医学证据显示，肺炎疫苗接种可以有效预防COPD的急性发作[1,2,3,4]。

2014年1月，4个项目试点地区根据自愿原则为县域内参加新农合的COPD患者提供了23价肺炎疫苗免费接种。接种患者的纳入标准如下：

（1）年龄为60周以上。

（2）过往一年中曾因COPD急性发作而住院治疗。

（3）无肺炎疫苗接种禁忌且三年内未接种过23价肺炎疫苗者。接种后，各地进行了为期1年的跟踪随访，每6个月随访1次。随访信息包括接种者因COPD发作而接受门诊和住院治疗的情况，包括就医次数和费用等。4个地区COPD患者疫苗接种和随访情况如表5所示。

表5 试点地区肺炎疫苗接种情况(单位:例)(n, %)

地区	接种人数	接种率(%)	第1次随访	第2次随访	失访率(%)
汉滨区	258	80.63	258	251	0.78
黔江区	54	36.73	54	52	3.70
黄岛区	328	44.69	328	322	1.83
温县	220	—	220	220	0.00

疫苗接种带来的直接效果是COPD急性发作次数的减少[1,2,3,4]及其节省的医疗费用;即使出现再次发病则其严重程度也显著降低;同时,患者生活质量也得到改善,见表6。

表6 黄岛区322名COPD患者接种23价肺炎疫苗前后效果的对比

指标	接种前(2013年)	接种后(2014年)	差值
人均门诊次数	0.51±0.59	0.35±0.58	−0.16±0.82*
人均住院次数	1.25±0.54	0.27±0.52	−0.97±0.69*
平均住院日(天)	9.43±4.43	8.05±3.67	−2.2±5.60*
EQ-5D得分	0.71±0.16	0.75±0.14	0.04±0.18*

*$P<0.05$

2. 脑卒中筛查 2014年开始,温县人民医院借助“脑卒中高危人群筛查和干预项目”,对县域内40岁以上的常住居民进行了筛查。筛查内容主要包括脑卒中危险因素初筛和高危人群复筛两大部分。其中,脑卒中危险因素初筛具体包含体格检查、部分实验室检查、个体危险水平分级等项目;脑卒中高危人群复筛具体包含了部分实验室检查以及颈动脉超声检查等。同时,在此基础上,针对筛查出的不同程度的高危人群进行个体化的干预,即对于脑颈部血管病变者、疑似脑卒中或TIA者转诊至当地县医院;对于需要服药者进行指导;对于其他高危人群进行行为干预。截至2015年10月,共筛查3000人,发现高危人群448人,并对全部高危者进行了干预和随访。

3. 预防性用药 为提高农村高血压、糖尿病患者的健康管理率和管理人群的血压/血糖控制率,黄岛区在前期高血压、糖尿病综合防治项目工作的基础上选择了6种基础药物(复方利血平片、卡托普利、尼群地平、二甲双胍、格列吡嗪和阿司匹林肠溶性片)向高血压和糖尿病患者免费提供。6种基础药物由镇(街道)卫生院统一购进,按照辖区内确诊的高血压、糖尿病患者数量配送给村卫生室,再由乡村医生根据病情免费推荐给患者使用。截至2015年5月,全区共有5.1万名高血压患者、1.6万名糖尿病患者接受使用上述6大类基础药物治疗,免费发放6种基础药物价值达到56.5万余元。

4. COPD、脑卒中患者规范化管理 汉滨区配套实施了COPD和脑卒中患者规范化干预管理项目,通过健康教育和行为干预对确诊的COPD和脑卒中患者在社区进行规范化管理。健康教育的内容包括疾病危害、危险因素和应对措施等;行为干预则主要针对戒烟、膳食、运动、控制体重、限酒和心理因素。截至2015年6月,汉滨区已规范化管理COPD患者16 895例,脑卒中患者7216例。

(二)急性期住院治疗

试点期间,4家试点医院共收治试点病种住院患者10 158例,其中完成临床路径管理患者5490例,临床路径管理率达54.05%,其中,除黄岛区的管理率不足20%以外,其它三个地区的管理率均远远达到60%以上(见表7)。

从各试点医院分别来看，4个试点医院中，住院患者最多的是温县人民医院，其试点病种总住院人次数高达4622人次，约为黔江区中心医院或黄岛区人民医院的2倍，是汉滨区第一医院的5倍多。而在临床路径管理方面，则以未开展单病种打包定额付费支付方式改革的两个地区—温县和黔江完成的临床路径管理人数最多，分别占4个地区完成临床路径管理的总人数的53.30%和28.43%。而形成鲜明对比的是，实行单病种打包定额付费的黄岛区人民医院虽然试点病种住院患者数占项目地区总数的四分之一，但其完成临床路径管理的患者数所占比例却不足十分之一(见表7)。

表7　4家医院试点病种住院患者患者临床路径管理情况(n，%)

	试点病种住院人数	完成临床路径管理人数	临床路径管理率(%)
汉滨区	881(8.67%)	571(10.40%)	64.80
黔江区	2047(20.15%)	1561(28.43%)	76.26
黄岛区	2608(25.67%)	432(7.87%)	16.60
温县	4622(45.50%)	2926(53.30%)	63.30
合计	10 158(100%)	5490(100%)	54.05

注：管理率＝某病种完成临床路径管理的病例数/该病种住院病例总数*100%。

究其原因，主要有两个相辅相承的方面。首先，与各试点医院面临的竞争环境息息相关。温县人民医院和黔江区中心医院都属于当地的医疗中心，没有实力相当或更强的医疗机构与之竞争，在当地医疗资源配置方面具有独占地位，因而住院患者较多，另外，试点病种均收住在这两家医院的试点科室(神经内科和呼吸内科)，患者能够集中在试点科室内管理。而黄岛区人民医院和汉滨区第一医院所处的地理位置优质医疗资源丰富，医院均处于同多家更高级别医疗机构激烈竞争的生存环境中，市场份额有限，病源相对较少，特别是急性发作的脑卒中患者通常直接送往当地三级医疗机构，平日住院脑卒中患者多为稳定期患者，而本次项目试点临床路径管理的对象为急性脑卒中患者，是以入径率很低，直接导致较低的临床路径管理率(见表7)，另一原因是试点病种被散落地收住在几个临床科室如神经内科、中西医结合科，急诊科、中医保健科，导致试点病种患者不能在试点科室内集中管理，入径率不高。其次，与支付方式有关。单病种打包定额付费制度对于开展临床路径管理来说是把双刃剑。一方面，科学适宜的打包付费标准可以鼓励医务人员通过实施临床路径管理来保证质量的同时控制医疗成本，获得最大的结余分配，从而有利于临床路径管理工作的开展；另一方面，医保部门打包定额结余是有限度的。虽然医疗机构可能在谈判阶段博弈成功，谈定了较高的支付标准，但当打包定额支付标准过高时，医疗保险部门对于达不到最低医疗费用的临床路径管理病例将不会予以单病种打包定额支付，而改由按项目付费；而在按项目付费制度下，如果仍对患者按照临床路径管理则会给医疗机构和医务人员的收入造成损失，因此挫伤了医院和医务人员开展临床路径管理的积极性。黄岛区人民医院4个试点病种的单病种打包定额付费标准远远超出了临床实际，更是比汉滨同类病种费用标准高出3500～7000元不等，COPD和脑出血的打包费用标准甚至是汉滨的2倍上下(见表8)。这种严重偏离实际的打包定额支付标准不但无法调动医务人员积极性，反而阻碍了临床路径管理工作的开展。再加上当地三级医疗机构对于急性脑卒中患者的虹吸作用，所以黄岛区人民医院脑卒中三个子病种的临床路径管理率都非常低。

表 8　试点期间 4 家医院各病种临床路径管理住院患者数及管理率（n，%）

	汉滨区	黔江区	黄岛区	温县
COPD	281（67.1%）	437（56.83%）	196（92.5%）	332（50.5%）
TIA	—	709（92.44%）	38（5.1%）	267（37%）
脑出血	34（54.8%）	134（65.05%）	15（4.9%）	201（59.3%）
脑梗死	252（64.5%）	281（92.13%）	183（13.71%）	2126（73.2%）

与试点前相比，试点后住院患者的基本特征无显著改变，仅在医疗保险类型上，入径患者中新农合患者比例提高了大约 5 个百分点。（见表 9、表 10）。

从住院患者的性别构成来看，COPD 和脑梗死的住院比例均是男性高于女性，或是因为在 COPD 和脑梗死这两个病种方面，男性较女性更多地暴露于各种危险因素。从年龄来看，50 岁以上人群是住院的主要人群，分别占到了 COPD 和脑梗死住院患者的 95% 以上。其中，71 岁及以上住院患者的比例也占到了总住院人数的 50% 左右，提示随着老龄化加剧和人均期望寿命的增长，住院患者中将有相当一部分的老年人，他们往往合并有多种常年存在的基础性疾病，单一的临床路径无法完全解决问题，这就使得本次中英项目所开展的主路径 + 合并症路径这样的临床路径管理模式显得格外尤为有必要。

试点后，入径患者中新农合病人所占比例显著提升，特别是在实行单病种打包定额付费的两个地区—黄岛区和汉滨区尤为明显，主要原因是中英临床路径和单病种打包定额付费项目的开展使得医疗服务内容和医疗费用更加透明，患者不再完全处于被动的地位，而是有了更多自主选择权。同时，作为当地政府的民生工程之一，项目的实施也使得医疗质量更有保障，患者医疗费用负担不会增加，因而收到了良好的口碑，吸引了更多患者。

表 9　试点前后 COPD 住院患者基本特征（%）

	试点前（n=744）	试点后		
		合计（n=1390）	路径组（n=918）	非路径组（n=472）
性别				
男	52.97	57.73*	57.28*	58.61*
女	47.03	42.27	42.72	41.39
年龄				
30～50 岁	3.01	5.52	6.41	3.81
51～70 岁	40.04	45.25	46.54	42.59
71 岁以上	56.95	49.24*	47.05*	53.59
保险类型				
新农合	73.39	78.22	81.05*	72.86
城镇职工医保	14.68	17.55	15.80	20.88
其他	11.93	4.23	3.15	6.26

* 与试点前比较，$P<0.05$

表 10 试点前后脑梗死住院患者基本特征（%）

	试点前（n=964）	试点后		
		合计（n=4222）	路径组（n=2652）	非路径组（n=1564）
性别				
男	53.57	61.11*	66.41*	59.53*
女	46.43	38.89	33.59	40.47
年龄				
30～50 岁	5.32	4.86	6.24	1.73
51～70 岁	31.19	43.78*	46.58*	47.95*
71 岁及以上	63.45	51.37	47.18	50.31
保险类型				
新农合	77.68	80.83*	78.25	78.22
城镇职工医保	13.98	12.90	15.86	12.81
其他	15.57	10.26	8.86	15.09

*与试点前比较，$P<0.05$

（三）康复

脑卒中除了是中国第一位死因外，还具有高致残率和高复发率的特点，严重威胁患者生命和健康生活质量。早期康复介入以及科学的康复治疗可以有效改善脑卒中患者的预后，有利于最终实现重归社会的目标。作为脑卒中一体化诊疗路径实施的重要组成部分，中英项目特别制定了独立的脑卒中康复路径，强调神经内科与康复治疗师的密切协作，并建议在脑卒中急性期治疗过程中尽早开始康复介入，推荐早日下床活动、吞咽功能障碍评定、偏瘫肢体综合训练或运动疗法等康复内容。但是受国内康复医学发展相对滞后的影响，各地康复医疗服务项目纳入收费价格目录的情况不尽一致，各地或多或少存在中英项目推荐的康复服务无法收费或不能报销问题，但项目特别推荐的吞咽功能评估项目都在收费目录范围内（详见表 11）。

1. 康复医疗服务能力建设　虽然国内康复医疗发展总体处于学科建设阶段，尚未形成完善的康复医学服务体系，但借助中英项目的技术力量，各试点地区积极加强康复医学特别是神经内科康复治疗的能力建设。在项目支持下，4 家试点医院接受了英国 NICE 专家的康复治疗技术指导，中央康复医学专家的专业培训，并派人员到国内神经内科康复实力最强的医院—宣武医院进修。

目前，四个试点地区均建立了一体化的康复网络，试点医院内部也成立了独立的康复医疗科室。为配合急性期脑卒中患者临床路径中早期康复介入的实施，试点医院合理安排康复科与神经内科的协作，通常康复理疗师上午在康复科出诊，下午则通过会诊形式参与神经内科的急性期康复治疗。此外，神经内科受过系统培训的康复治疗师也能够独立开展吞咽功能评估等项目。脑卒中患者早期康复介入的比例均达到 90% 以上；开展吞咽功能评估的比例达到 95% 以上。

2. 风险评估能力的提升　4 个试点医院使用 NIHSS 评分开展脑卒中患者风险评估的比例从试点前的完全缺失到接近 100%。

3. 稳定期康复　试点后，试点医院通过与下一级基层医疗卫生机构建立了协作关系，开展急性期脑卒中患者出院后的康复医疗服务。

表 11　试点地区各类脑卒中康复项目纳入医疗价格收费目录情况

项目名称	推荐使用类型	汉滨区	黔江区	黄岛区	温县
徒手平衡功能检查	必选项	√	√	√	√
日常生活能力评定	必选项	√	√	√	√
吞咽功能障碍评定	必选项	√	√	√	√
肌力检查	必选项				√
肌张力测定	必选项				
关节活动度检查	必选项				
偏瘫全身运动功能评定（简化 Fugl-Meyer 运动功能评定量表）	必选项				
言语能力评定	可选	√	√	√	√
手功能训练	必选项	√	√	√	√
偏瘫肢体综合训练	必选项	√	√	√	√
减重支持系统训练	可选项	√	√	√	√
电动起立床训练	可选项	√	√	√	
平衡功能训练	可选项	√	√	√	√
作业疗法	可选项		√	√	√
言语训练	可选项		√	√	√
构音障碍训练	可选项		√	√	√
吞咽功能障碍训练	可选项		√	√	√
低频脉冲治疗	可选项	√	√	√	√
中频脉冲电治疗	可选项	√	√	√	√

注：“√”表示“是”

2014 年 6 月至 2015 年 5 月期间，汉滨区第一医院共下转 366 名脑卒中患者继续进行康复治疗，占住院患者的 41.54%。各月下转到基层医疗卫生机构继续进行康复的患者比例均在 30% 以上，最高时可达 80%。

截至 2015 年 5 月 31 日，黔江区中心医院共下转 COPD 患者 174 例，脑卒中 524 例，其中 TIA、脑出血和脑梗死分别为 348 例、22 例、154 例。

三、过度医疗与医疗不足

过度医疗和医疗不足是当前我国医疗服务行业中存在的普遍现象。医疗服务行为不规范的现状，既有国内临床诊疗指南更新相对滞后这一技术层面的原因，也有医疗质量监管体系、医疗保险报销政策以及公立医疗机构筹资补偿机制不完善等体制机制层面的原因。究其根源，与我国长期扭曲的医疗价格服务体系不足息息相关。

在我国当前既定的体制机制下，中英项目实施的单病种打包定额付费支付方式改革，可以弥补或削弱医疗服务价格体系中重物轻人的缺陷，充分调动广大医务人员仅仅专注于医疗服务质量的积极性。在此基础上，辅以临床路径管理信息系统，为临床医务人员提供更科学、可靠的循证医学证据，辅助临床决策，保证医疗服务行为规范和医疗质量。但同时我们也需要认识到，在当前国内医患关系剑拔弩张的恶劣环境下，规范医疗服务行为，需要政府、医疗保险部门、医疗机构、医务人员和患者长期的共同努力，不可能一蹴而就。

需要强调的是，间断时间序列分析结果没有在此处呈现。由于数据的局限性，所得结果不足以支持现有结论。

（一）中英项目COPD及脑卒中临床路径管理推荐意见

项目实施前，试点医疗机构COPD和脑卒中急性住院治疗服务行为中存在过度服务和服务不足的情况。以脑卒中为例，已经研究证实治疗效果明确的吞咽功能评估、早日下床活动、早期康复介入等干预措施试点前在4家试点医疗机构却极少开展；而试点前常规使用的治疗措施中，很多已被研究证实是无效的，如神经细胞营养药物，脑卒中抗凝血药物（房颤药物除外），电刺激，类固醇或甘露醇治疗脑水肿等。

与项目实施前相比，中英一体化诊疗路径项目的核心推荐意见是：对于COPD急性发作住院患者，加强肺功能检测在COPD诊断中的应用，规范抗生素的使用，并倡导早日康复介入和社区二级预防措施；对于急性脑卒中患者（包括TIA、脑出血和脑梗死），应加强阿司匹林、他汀类药物的使用，减少或避免无效或效果不明确的技术的使用，倡导吞咽功能评估和早日下床活动。因此，为加强医疗服务行为监管，在临床路径管理信息系统开发过程中将肺功能检测、无创通气作为必选项纳入。可选项中可分为两类，一类是有条件的推荐项目，即满足特殊病情的患者才推荐使用的服务项目；还有一类是国际主要诊疗指南不推荐，但基于国内医疗保险报销目录、患者长期以来形成的就医习惯以及当前紧张的医患关系等现实因素，不得已留下的出口，但在医务人员培训时已明确说明不推荐使用（如吸氧，神经细胞营养类药物等）。

（二）医疗服务行为变化

通过对试点医院4类试点病种住院患者日清单数据分析结果发现，项目实施一年多来，总体上强化了项目推荐的医疗服务的使用，保证了医疗质量。推荐使用的服务项目中，使用比例提高最明显的是脑卒中治疗中他汀类药物、抗血小板药物以及入院24小时内头颅影像学检查的使用，其中以TIA患者治疗中尤为显著。另一方面，不推荐使用的吸氧、脱水剂药物的使用无显著变化，神经营养性药物的使用比例略有上升（见表12）。

表12　试点前后各病种部分医疗服务使用比例变化情况（%）

病种	项目	黔江区		汉滨区		黄岛区		温县	
		试点前	试点后	试点前	试点后	试点前	试点后	试点前	试点后
COPD	肺功能检查*	16.94	13.33	—	—	36.43	13.41	7.95	26.74#
	祛痰剂*	94.35	94.00	—	—	35.71	25.00#	89.77	95.97#
TIA	抗血小板药物*	19.28	25.12#	—	—	—	—	20.00	76.52#
	他汀类药物*	25.30	34.48#	—	—	—	—	58.00	73.48#
	神经细胞营养剂**	43.37	44.83	—	—	—	—	55.33	73.86
脑出血	头颅影像学检查*	10.77	10.45	73.44	88.57#	—	—	70.97	84.33#
	吸氧**	89.23	87.06	—	—	—	—	93.55	90.10
	脱水剂**	90.77	83.58#	86.72	91.43	—	—	85.48	80.73
脑梗死	头颅影像学检查*	87.88	92.49	75.37	67.53	58.93	87.00#	66.94	64.81
	抗血小板药物*	84.85	90.17#	—	—	7.74	76.53#	27.33	68.79
	他汀类药物*	84.85	89.02#	56.72	62.89#	24.4	87.73#	64.00	61.41
	神经细胞营养剂**	45.45	57.23#	58.21	68.04#	20.83	64.98#	43.55	70.97
	吸氧**	57.58	60.12	39.55	38.66			9.33	15.77

*有效的服务

**无效的服务

#与试点前比较，$P<0.05$

四、医疗费用

临床路径管理的目标除了规范医疗行为、保证医疗质量之外，其另一个核心目标就是提高资金的使用效率、控制医疗费用的不合理增长。病案首页数据分析结果显示，总体上，试点医院4类试点病种住院费用过快增长趋势得到有效控制，患者自付比例降低。

（一）次均住院费用水平

与试点前比较，黄岛和温县的COPD以及汉滨的脑梗死次均住院费用水平显著上升。

按病种来看，试点前后COPD住院患者次均住院费用在黔江无显著变化，黄岛和温县有所上升，汉滨因住院病例太少而未纳入分析。其中，以黄岛上升幅度最大，较试点前约上升了2500元，这与黄岛单病种打包付费标准过高，医院为达到医保支付的最低住院费用标准而不得不将服务包填充到一定水平密切相关。黄岛的结果也再次印证了单病种打包支付标准不合理对于开展临床路径管理工作带来的负面影响。脑卒中总体次均住院费用水平无显著变化，控制费用过快增长的效果明显。特别是TIA和脑出血次均住院费用在4个试点地区均无显著变化。脑梗死次均住院费用在汉滨上升了约1000元，在其他3个试点地区与试点前比较差异无统计学意义，如表13。

表13　试点前后各病种住院费用水平（元）

项目	汉滨区		黔江区		黄岛区		温县	
	试点前	试点后	试点前	试点后	试点前	试点后	试点前	试点后
COPD	—	—	5629	6071	6678	9165*	3673	4508*
TIA	—	—	3408	4129	6280	5247	2989	2887
脑出血	5037	5055	11 644	11 720	10 766	10 485	9558	10 014
脑梗死	4327	5474*	9095	10 523	6120	7215	3763	3690

* 与试点前比较，$P<0.05$

临床路径管理另一作用是建立治疗的规则意识。减少治疗的随意性，控制医疗行为变异特别是不必要的变异，随之控制医疗费用的变异。通过试点地区临床路径实施，如4个试点地区试点后路径组病人COPD、TIA、脑出血和脑梗死总医疗费用标准差上看出，各地试点病种医疗费用变异程度普遍小于试点前，其中黄岛以脑出血和COPD、温县以脑梗死、汉滨以脑出血、黔江以脑出血和COPD最明显。

（二）住院费用构成

为进一步规范医疗服务行为，试点项目强化了对4类试点病种治疗过程中有效检查和药物的使用，但同时受到国家药占比控制政策的影响。从汉滨、黄岛和温县4个病种合计的次均住院费用构成分析结果来看，与试点前相比，总体上试点地区药费比例普遍降低、检查费用水平普遍下降。其中黄岛区和温县的药费比例分别下降了3.8个百分点和2.1个百分点，汉滨和温县的检查费用比例分别上升了6个百分点和2个百分点（见表14）。

表14　汉滨、黄岛和温县试点前后4病种合计次均住院费用构成（%）

项目	汉滨区		黄岛区		温县	
	试点前	试点后	试点前	试点后	试点前	试点后
药费比例	50.01	49.08	51.80	47.98*	48.22	46.10*
检查费用比例	23.99	29.94*	23.95	22.91	25.72	27.86*

* 与试点前比较，$P<0.05$

从黔江区各病种次均住院费用构成情况来看，试点前后COPD、TIA和脑出血的费用构成无显著变化，脑梗死的药费比例上升了近10个百分点，原因可能与其试点后他汀类药物和抗血小板药物的使用比例大幅提高有关，如表15。

表15 黔江区中心医院试点前后4个病种次均住院费用构成(%)

病种	费用类别	试点前	试点后		
			合计	其中：路径组	非路径组
COPD	检查化验费	28.31	31.10	30.04	33.21
	药费	44.83	45.83	48.10	43.30
TIA	检查化验费	36.68	40.80	40.49	44.24
	药费	47.75	45.21	45.55	41.40
脑出血	检查化验费	20.65	26.52	26.19	27.01
	药费	40.53	39.95	38.99	41.42
脑梗死	检查化验费	22.74	25.38	25.12	28.60
	药费	38.27	47.81*	48.01	45.31

* 与试点前比较，P<0.05

（三）患者自付比

汉滨区、黄岛区和温县4个病种合计住院患者自付比例分析结果显示，试点后黄岛区和温县的试点病种住院患者自付比例显著降低，但下降幅度不大，均在2个百分点以内（见表16）。

表16 试点前后4病种合计患者自付比(%)

	试点前	试点后
汉滨区	28.8	28.5
黄岛区	51.05	29.14*
温县	46.89	46.72*

* 与试点前比较，P<0.05

黔江区4个病种住院患者自付比例分析结果显示，与试点前比较，除TIA患者自付比例下降2个百分点外，其它病种住院患者自付比例变化无统计学意义（见表17）。

表17 试点前后黔江区中心医院TIA患者次均住院费用及其构成(%)

病种	试点前	试点后		
		合计	其中：路径组	非路径组
COPD	41.62±24.01	40.36±20.52	39.49±19.26	41.50±22.04
TIA	49.12±19.18	47.33±21.54*	47.13±21.36	40.53±11.13
脑出血	47.81±22.24	45.81±17.35	44.21±17.61	35.66±14.03
脑梗死	50.21±19.18	46.3±18.1	46.41±18.51	45.04±16.28

* 与试点前比较，P<0.05

五、住院天数

通过比较试点前后实际平均住院天数看（表18），黔江区中心医院住院天数减少最多。

温县人民医院TIA住院天数显著降低。试点前后黄岛和汉滨的试点病种住院天数变化均无统计学意义。

另外，与试点项目临床路径规定的标准住院天数相比，试点后，平均住院天数小于最低标准住院天数的情况非常普遍。汉滨区第一医院的脑出血、脑梗死，黔江区中心医院的COPD、TIA，温县人民医院的COPD住院患者平均住院天数均低于标准住院天数最小值（见表19），提示在项目实施初期保守制定的最小住院天数可在保证医疗质量的前提下对临床路径住院天数标准进行合理调整，以进一步提升医疗效率。

表18　试点前后各病种平均住院天数（天）

项目	汉滨区		黔江区		黄岛区		温县	
	试点前	试点后	试点前	试点后	试点前	试点后	试点前	试点后
COPD	—	—	10.37	8.51*	6.85	7.26	8.85	9.23
TIA	—	—	5.15	5.11	7.57	7.09	9.02	8.31*
脑出血	14.72	15.17	16.84	13.82*	14.67	13.86	22.76	20.5
脑梗死	12.81	12.85	12.46	11.97*	8.83	9.32	11.61	11.12

* 与试点前比较，$P<0.05$

表19　试点医院4个试点病种住院患者标准住院天数（天）

	汉滨区	黔江区	黄岛区	温县
COPD	7～12	10～21	7～21	10～21
TIA	5～10	9～14	5～10	5～10
脑出血	15～25	14～21	8～18	7～20
脑梗死	15～25	8～14	8～12	10～15

六、健康相关的生存质量

通过对黔江区中心医院COPD、脑出血、脑梗死3个病种试点前后共1045例住院患者以及汉滨区第一医院脑出血和脑梗死患者应用欧洲五维健康量表（EQ-5D）对项目实施的总体健康效果进行测量，并使用回归分析进行效果评价，回归模型如下所示：

$$Q=a+b1*Time+b2*Group+b3*Time*Group+e$$

模型中各变量解释如下，Q = 生存质量得分，Time= 临床路径项目试点前VS试点后，Group= 入院VS出院，T*G= Time* Group= 试点前后住院患者生命质量改善的净效果，e为其它影响影响Q的混杂因素。

回归分析结果显示，尚不能认为试点前后3个试点病种住院患者的生命质量改善幅度有显著性差异（见表20、表21）；但在试点前和试点后住院患者出院较入院时的生命质量均有显著改善。

与试点前比较，COPD住院患者的生活质量改善显著优于试点前患者，脑出血、脑梗死住院患者的生活质量改善无显著差异；而VAS量表回归分析结果则显示，试点后脑出血住院患者的生活质量改善显著优于试点前患者，COPD、脑梗死住院患者的生活质量改善幅度与试点前无显著性差异。

表 20　试点前后黔江区中心医院 3 个试点病种住院患者生活质量得分变化（EQ-5D）

病种	常数项	Time	Group	T*G		
				非标准化系数	*t* 值	*P* 值
COPD	0.595	−0.093	0.067	0.191	6.164	0.000
脑出血	0.33	−0.065	0.246	0.086	1.045	0.297
脑梗死	0.381	−0.053	0.261	−0.041	−0.660	0.509

表 21　试点前后黔江区中心医院 3 个试点病种住院患者生活质量得分变化（VAS）

病种	常数项	Time	Group	T*G		
				非标准化系数	*t* 值	*P* 值
COPD	52.86	−1.944	15.826	2.708	1.545	0.123
脑出血	47.189	−5.768	21.111	9.705	2.186	0.030
脑梗死	51.095	−6.787	22.635	1.883	0.644	0.520

汉滨区第一医院脑出血、脑梗死住院患者评价结果显示，试点前后入出院生活质量改善无显著差异，应用 EQ-5D 量表描述性分析和 VAS 量表测量得到的结果一致（见表 22、表 23）。

表 22　试点前后汉滨区第一医院 3 个试点病种住院患者生活质量得分变化（EQ-5D）

病种	常数项	Time	Group	T*G		
				非标准化系数	*t* 值	*P* 值
脑出血	0.131	−0.068	0.401	0.088	0.965	0.336
脑梗死	0.399	−0.029	0.302	0.052	1.844	0.065

表 23　试点前后汉滨区第一医院脑出血、脑梗死住院患者生活质量得分变化（VAS）

病种	常数项	Time	Group	T*G		
				非标准化系数	*t* 值	*P* 值
脑出血	30.077	−1.353	31.5	1.293	0.202	0.840
脑梗死	42.6	−0.781	31.986	−1.012	−0.554	0.580

（撰写人：隋宾艳　赵　琨　郭武栋）

参考文献

1. World Health Organization position paper. Pneumococcal polysaccharidevaccine.[Internet]. 2008[cited 2014 November 18].
2. Varkey J, et al. Prophylactic vaccinations in chronic obstructive pulmonary disease: current status. Current opinion in pulmonary medicine, 2009, 15(2): 90-99.
3. Alfageme I, et al. Clinical efficacy of anti-pneumococcal vaccination in patients with COPD. Thorax Journal, 2006, 61(3): 189-195.
4. Inoue S, et al. Heterogeneity of the efficacy of the 23-valent pneumococcal polysaccharide vaccine caused by various underlying conditions of chronic pulmonary disease in older patients: prospective cohort study. The British Medical Journal, 2011, 1(1).

第四章 项 目 传 播

按照项目设计，总结提炼试点工作做法和经验，通过多种渠道对外分享和传播。目的是为中国医疗改革探索经验，加强与中低收入国家间的沟通交流。因此，项目传播工作主要分为两部分，一是向国内非试点地区传播，二是与国际合作伙伴展开协作互动，如图 5 所示。

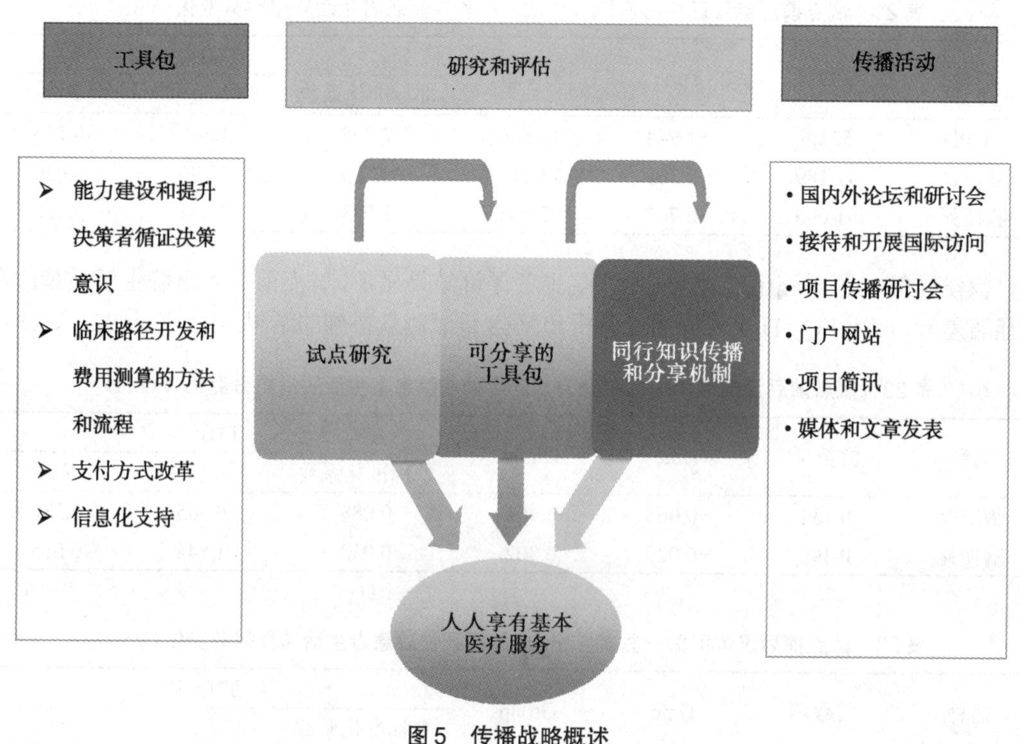

图 5 传播战略概述

一、国内传播策略

CNHDRC 和 NICE 合作项目旨在国家医改的宏观背景下，在现有农村医疗卫生服务体系框架内，探索一种有效改善医疗质量和控制费用变异的方法。项目先从试点研究开始，逐步扩大试点研究内容，定期监测与评价，最终通过知识转化和传播，将项目经验在更大范围内推广、复制和验证。项目组期望试点研究发现通过积极的传播方式和有效的传播渠道，向国内其他非试点地区推广，并最终实现政策转化。

为实现此目的，项目组将临床决策者，管理决策者和政策决策者作为重点传播人群，通过诸如政策简报、会议宣讲、媒体采访、网站宣传、文章发表、咨询服务等多种形式向这些潜在用户进行定向传播。具体的传播活动如下：

（一）与决策者的互动

长久以来，我国卫生政策研究面临的一个很大挑战是如何将研究发现及时转化和有效传播，并被纳入到循证决策过程。为在这方面进行积极探索，项目组采取多种方式，积极将项目研究发现和实践经验在决策者人群中进行广泛宣传，并力图实现向决策的转化。

1. 项目组从项目伊始就与临床和政策决策者保持着良好互动和紧密捆绑，使其充分参与项目设计和实施过程，并将其提出的合理建议在设计和实施环节中有所体现，强化其作为项目利益相关者的参与和转化意识。项目实施过程中，决策者多次受邀参加项目工作会议和现场调研，这不仅使决策者能够及时了解试点做法和经验，转化决策的证据，也间接提升了项目在其工作中的关注程度。

2. 项目组定期向国家卫计委项目资金监管服务中心提交项目进展报告，借助全球卫生支持项目（Global Health Support Programme，GHSP）的沟通传播机制，将项目阶段性进展及时送达 GHSP 的利益相关者层面。同时，在 GHSP 项目内部，项目年度会议也为项目进展与其他兄弟项目共享提供了交流平台。这些机制都促进了项目与国内卫生决策者和研究者之间的交流，提高了项目在潜在用户人群中的知名度和传播效力。

3. 作为国家卫计委智囊机构，项目组利用 CNHDRC 给委领导递送研究发现的《送阅件》制度，详细介绍了项目进展和经验，收到了决策者的批复，要求为下一步扩大试点范围积累经验。同时在 2014 年 7 月国家卫计委医政医管局组织召开的分级诊疗体系建设研讨会议上，项目组介绍试点工作做法和经验，并得到马晓伟副主任关注并给予肯定，认为试点方向正确，以慢性病种为抓手，以临床路径为技术管理手段，改革支付方式，建立合理补偿机制。并要求报送试点经验资料，并于 2015 年 5 月邀请四个试点地区项目负责同事到国家卫计委向医政医局领导汇报试点工作经验。

4. CNHDRC 一直积极为国家和地方相关卫生政策的制定提供决策信息和咨询服务。这就使得项目组有机会将一体化诊疗路径的原则和思想，在协助进行政策制定的过程中有所体现。CNHDRC 赵琨教授和其他研究人员通过各种机会和渠道（例如：国家和省级政策咨询和学术会议），向更多决策者和研究者介绍项目的试点工作和成绩，如表 1。

表 1　2014—2015 年与项目推介相关重要会议统计

会议名称	时间	网站链接
未来卫生服务体系年度会议	8-12.06.15	http://www.nhei.cn/nhei/center/web/content.jsp?news_id=4028e4814ddc62c7014eb0b2e3f2013b&f_page=search_list
一体化诊疗路径和支付方式经验介绍会	22.01.15	http://www.nhei.cn/nhei/center/web/content.jsp?news_id=4028e4814b53ac25014c2b9e96970107&f_page=yjs_kyhd&page_type=wsjspg&
第三届中国卫生发展论坛“分级诊疗体系建设”研讨会	26.12.14	http://www.nhei.cn/nhei/center/web/content.jsp?news_id=4028e4814ab333d4014ab35eb6560004&f_page=zxxw
卫生公平性研讨会	12.04.14	http://www.wldsb.com/news/content_47964.html

CNHDRC 作为 2014 年 12 月第三届卫生发展论坛“分级诊疗体系建设”主题研讨会的主办机构，邀请了包括中央和省市卫生决策者，公立医院院长，大专院校和科研机构研究人员在内的 300 多名嘉宾参会，共同讨论如何构建有效的分级诊疗服务体系。在研讨会十二个报告演讲中，三个来自于项目试点地区的经验介绍，引起了媒体的关注和报道。项目试点地区代表在发言中提到，项目所作的实践探索可以帮助卫生管理者和服务提供者识别当地医疗卫生服务提供体系中存在的主要障碍，并且对如何解决这些问题提出了有效地应对办法（例如，与信息化结合进行双向转诊标准的制定和实施，县乡村各级医疗机构间通过支付手段实现利益和责任的分担机制等）。因为目前类似实践经验较少，试点地区代表的发言

引起与会者关注，并且引起广泛的讨论，并收获了很多富有建设性的意见。通过这些一系列对外传播的努力，部分项目研究发现已经实现了向实际政策的转化。例如，项目各试点地区试行的一体化诊疗路径运行机制，经过提炼吸收后，其原理被纳入至国家卫计委下发的“关于印发进一步改善医疗服务行动计划”文件中，文中提到要通过各种方式进行探索，在适宜情况下进行一体化诊疗路径的实践，以期实现分级诊疗。

此外，通过提供咨询服务，项目组与其他卫生政策研究者展开了良好互动和经验分享。项目组受邀为浙江省卫计委、重庆市卫计委、成都市卫计委、青岛市卫计委、厦门市卫计委、镇江市卫计委、深圳罗湖区卫计委、北京大学、首都医科大学儿研所、国家卫计委信息统计中心所主持的相关项目活动提供了咨询服务，与其分享了项目理论、方法学设计和实施经验，利用咨询契机传播了项目，达到了对外宣传的目的。

（二）在非试点地区开展的技术援助活动

项目在对外传播时，鼓励非试点地区在项目运行模式基础上进行优化创新，非试点地区可以根据项目原理，选择与自身条件适宜的方式开展改革工作。虽然一些地方和医院选择遵循项目既有模式和工作机制来进行医疗卫生服务改善，也有一些地方和医院则根据自身所处环境对项目模式和机制做了一定程度的本土化开发，但都保持了与项目原理的一致性。项目试点的经验主要用来帮助改革者识别优先问题，寻求问题解决方案，并不受限于其自身特有结果和环境。

例如，2013 年，项目受安徽省卫计委邀请，赴安徽介绍项目实施经验，并协助其设计实施安徽省 9 个县级公立医院改革临床路径试点工作。为便于安徽试点县决策与实施者对项目的理解，项目团队邀请项目试点地区实践者与项目团队共同介绍了项目设计、测算方法、路径开发流程、信息化管理、内部管理机制、以及实践经验等。富有针对性的讲解和答疑，引起与会者的共鸣和好评，对安徽试点地区后期的自我实践更具有针对性和实操性。会后，安徽省卫计委下发了关于首批 6 个试点县实施公立医院临床路径与支付方式改革文件，截至 2015 年 9 月，安徽将 100 个路径管理病种推广至全省所有区县。

（三）媒体报道和文章发表

学术文章是一个向决策者和研究者传播项目经验的重要渠道，从学术研究层面为政策实践提供理论指导和经验借鉴，项目一期发表在《中国卫生经济》《中国社会保险》《卫生事务（英文）》的 20 篇相关文章都有较高的引用次数。项目组正在撰写的相关项目二期文章将会对一体化诊疗路径及其相关领域进行详细的介绍，期待能够引起更多读者的关注。

项目试点地区黔江中心医院刘忠和院长根据本院项目试点实践经验，撰写了《3+1 模式县级医疗机构综合改革》一书，对项目运行机制、内部管理措施，支付方式改革等进行了详细介绍，此书已正式公开发表并上市销售。

项目也借助媒体的采访机会，对项目进行了积极的宣传。例如，2013 年，青岛半岛城市日报对项目试点地区黄岛区临床路径试点工作和取得的成绩进行了专题报道，并称之为青岛公立医院改革的创新实践。

（四）试点模式的自我复制

项目在试点地区采用的是“2+X”实践模式，“2”指的是项目组重点监控的脑卒中和慢阻肺两种疾病，“X”指的是试点地区在此工作经验基础上，可以自行开展更多病种路径管理病人和支付方式改革，达到“授之以渔”的目的。脑卒中和慢阻肺病人路径管理和支付方式改革得到了地方政府和卫生行政部门的认可和大力支持。试点地区按照试点模式，陆续将更多的疾病纳入路径管理中，并进行了相应支付方式改革。目前黔江区和汉滨区的试点病种均已超过了80种，路径患者占到了出院患者的一半以上。

此外，试点地区很多原本没参加试点工作的医疗机构也陆续积极参与到试点实践工作中来，工作内容包括路径信息化管理，支付方式改革，激励措施配套等试点干预措施。以汉滨为例，除了初期参与试点工作的汉滨区第一人民医院，另两家县级医疗机构（区第二人民医院和第三人民医院）也主动要求在院内实施临床路径管理实践。此外，超过20家乡镇卫生院及所属村卫生室也开展了对慢阻肺和脑卒中一体化诊疗模式的实践工作。

二、国际传播与合作

在全球卫生支持项目框架下，DFID和国家卫计委建立了战略合作伙伴关系，以共同加强对国际卫生援助的支持。作为框架内一个创新子项目，一体化诊疗路径项目被要求将研究发现与其他国家，重点是中低收入国家，进行交流分享。

在2012年项目启动会上，NICE和CNHDRC同期制定并启动了项目的“南南合作战略”，目的是借助项目契机与一些南南国家如金砖国家的印度和南非建立长期双向交流机制。随着项目的深入开展和传播工作的推进，一些非金砖国家要求学习了解项目做法与经验，因此传播范围扩大至中低收入国家（例如越南和印度尼西亚），如图6。

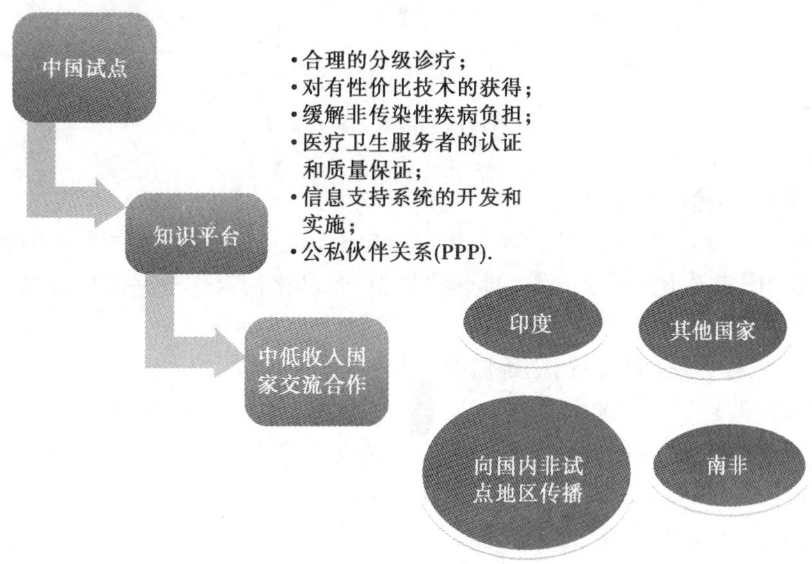

图6　南南合作战略示图

伴随着项目的实施开展，项目组通过国际访问、来访接待、媒体、学术文章、国际会议、独立外部评估报告等媒介将研究进展和成果向国际社会进行了广泛全面的介绍和宣传。除了既定传播对象（印度和南非）外，来自其他中低收入国家如越南和印度尼西亚主动表达试点现场考察学习意愿。通过各种形式的传播和努力，项目已引起更多国际同行的了解和关注，如图7。

2013年，中国国家主席习近平提出了“丝绸之路经济带和21世纪海上丝绸之路”（简称一带一路）雄伟发展战略，其核心是以旧时丝绸之路为符号，与沿线国家共同构建经济发展纽带，同时与有关国家在妇幼健康、残疾人康复等领域开展务实合作。这一战略在中国外交框架中处于重要地位，目的是扩大中国在世界事务中的影响，包括促进全球卫生外交和合作。结合这样的战略背景，项目组为贯彻落实国家卫计委卫生国际合作工作重点，进一步开展与更多中低收入国家接触和交流，传播项目做法与经验及卫生技术评估在卫生体系决策中的重要作用。目前项目组在已有传播对象和范围基础上，进一步推动扩大宣传与传播工作。项目组利用国际药物经济与结果研究协会（ISPOR）和亚洲卫生技术评估联盟交流平台，将向更多亚洲国家如泰国、韩国、新加坡、马来西亚、菲律宾、日本和俄罗斯及哈沙克斯坦国家代表介绍了项目试点经验。这些国家代表将被邀请参加 2015 年 10 月项目传播大会。

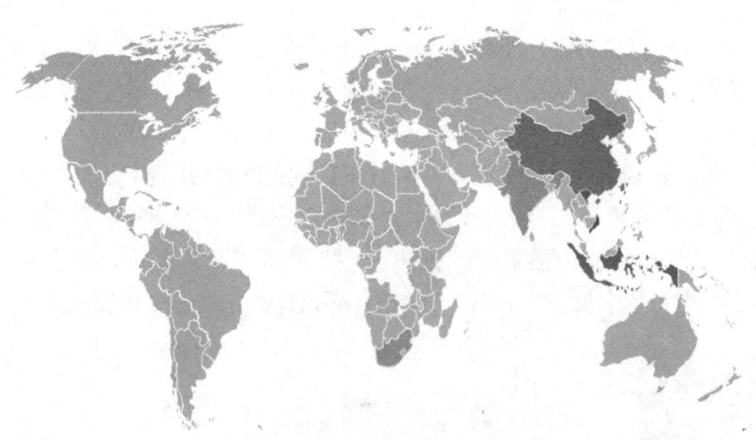

图 7　传播活动涉及国家示意图

（一）项目南南合作战略

在为期两天的项目启动会期间，项目组与来自于印度、尼泊尔、加纳和英国等国家和地区的代表，就中国农村卫生改革、慢性非传染性疾病、和南南合作战略等事宜进行了深入研讨，一系列合作的技术和政策优先领域经与会代表讨论被确定出来，并初步确定了传播原则，合作对象，工作方法和传播活动等内容。“南南合作战略”的主要目的是在以临床路径管理和医疗质量改善试点经验为抓手，促进与新兴经济体之间的双向卫生合作与交流，分享卫生研究成果和经验，最终促进这些国家实现人人享有基本医疗服务，如表 2。

为有效传播中国试点工作做法和经验，确保南南国家汲取到适合本国实际情况的试点经验与做法，项目组采取“走出去、请进来”的方式向南南国家传播试点工作。“走出去”采取了主动和被邀请方式传播项目。

2014 年 10 月项目组负责人赵琨教授受印度卫生与福利部邀请，在印度国家举办的“卫生技术评估与优先领域确定使人人享有基本医疗服务”大会上介绍了试点工作经验，引起与会者的高度关注与共鸣，并决定选派代表到中国实地考察学习。“请进来”采取“全程跟踪观察”传播模式。来自于金砖国家的南非和印度代表从项目之初即参与进来，充分了解和掌握试点工作目的和动机，试点工作内容、设计和操作，实施中遇到的政策环境变化与调整及应对措施，他们将参与试点的实施、评价和干预工具包的制定。随后，他们将成为项目传播的火种，协助 NICE 和 CNHDRC 将干预工具包在当地落地生根。除了这些计划中的传播活动，通过其他渠道开展的项目推介和国际交流，使得一些计划外的国家也对这项综合改革干预表示出极大的兴趣，例如以下越南和印尼的案例介绍，见表 3。

表2　2012年启动会上所制定合作战略小结

参与者： CNHDRC，NICE，DFID China，尼泊尔，加纳药品可及联盟（代表沙哈拉以南非洲国家）	**政策领域：** 关注医疗质量和效率的分级诊疗；有性价比的技术；非传染性疾病；医疗卫生服务的认证；信息系统；公私伙伴关系（PPP）和对私人医疗服务提供的管理和监管；支付方式改革
交流活动： 相互学习访问，国际会议演讲，在传播目的国组织技术研讨会，开拓其他外部资金支持扩大合作交流	**传播目的国：** 印度，南非

表3　与印度和南非计划开展的交流合作相关活动

国家	活动内容	主要工作对象
印度	在印度 Andhra Pradesh，Tamil Nadu and Karnataka 保险系统内，分享临床路径、支付方式改革和电子数据收集方面的经验，据此印度方将开发和优化与自身条件和环境相匹配的路径管理体系，以降低服务提供者自身行为异化带来的不合理医疗需求。此外，NICE 将与印度国家卫生与家庭福利部沟通联络，寻求印度 DFID 办公室在扩展试点和深化合作方面的资金支持。	印度 AP，TN and Karnataka 三个邦的医疗保险机构 印度国家卫生与家庭福利部、MoHFW/ 印度国家卫生体系资源中心 / 印度国家农村卫生使命项目（德里）
南非	将临床路径经验与南非 Gauteng 等省和国家卫生部进行分享，重点关注于诊断实验和在卫生体系应用中的成本效益分析	国家卫生部 / 国家处方委员会；国家实验室服务中心；Gaiteng 省卫生当局

（二）ITAD 独立外部评估

在项目实施初始阶段，英国专业外部评估和管理团队—ITAD 受 DFID 指派，对其资金支持下的 NICE 和 CNHDRC 合作项目提供外部独立评估。通过对预设指标的分析和试点地区现场调研，ITAD 对项目的进展进行了全程审计，并将结果报告对外公示。这也为项目在国际社会进行了客观推介。

2015 ITAD 报告结论摘取

The NICE/CNHDRC pilot is a pilot of a strong composite reform with potential to solve problems of real relevance to Chinese stakeholders. NICE 和 CNHRDC 合作项目是一项综合的改革，为解决中国利益相关者所关心的实际问题提供了借鉴。

Influence of NICE International's work in China appears to be broader than simple scale up of this pilot. NICE 国际部在中国所开展工作的影响，超出了项目单纯意义上的试点范围扩大化。

National policy influence: As clearly stated by Liang Wannian (vice-director of the medical reform office under the State Council and a senior official with China's National Health and Family Planning Commission), this pilot is providing a model for development of national policy and will be replicated in 1, 000 counties and 100 cities nationwide. This is a very substantial achievement. 对国家政策的影响：正如梁万年（国家卫计委体改司司长）指出，这一试点项目为国家县级公立医院改革的发展提供了借鉴，将会在国家范围内100个城市和1000个区县进行推广，这是取得的一个非常重要的成绩。

（三）国际会议和研讨会

CNHDRC和NICE利用卫生研究领域内相关国际会议和研讨会的机会，向国际社会介绍项目设计和进展，同时也借机扩大与国际同行间的沟通网络。为了达到最大程度推介项目的目的，研究团队利用申请到的主旨发言、演讲、专题讨论和海报展示等各种机会吸引国际同行对项目的关注。

1. 国际卫生技术评估组织（HTAi）年度会议（2013年） HTAi是一个全球范围内从事研究与应用卫生技术评估的机构形成的专业联盟。每一次年度会议都吸引全球范围内约1000位卫生决策者和卫生研究人员参会，相互分享各自研究发现，讨论知识转化和循证决策，并扩大国家间卫生技术评估交流网络。2013年的HTAi年度会议在首尔召开，项目组成功申请到一个独立讨论专题，CNHDRC和NICE代表联合向国际同行介绍了项目设计和实施进展。独立讨论专题的发言演讲内容包括项目设计综述、路径的开发和测算、支付方式改革支持系统以及评估框架。现场的观众针对这些发言内容，提出了很多技术问题和富有建设性的评论，特别是对评价框架和支付方式改革给予了很大的关注。此外，一些发展中国家政府机构代表，例如越南和印度，表达了他们希望到试点地区开展实际现场调研的兴趣，并表示希望能够结合当地卫生体系运行状况探索将干预措施移植的可能性和适宜性。

2. 亚洲卫生技术评估联盟（HTAsiaLink）年会（2013—2015） HTAsialink是一个亚洲区域内卫生技术评估联合组织。在其连续三年（2013—2015）的年度会议上，CNHDRC项目组将项目的研究进展和发现与其他亚洲国家和地区代表进行了介绍。HTAsialink大部分成员国家和地区也都在经历各自不同的卫生改革，因此项目引起与会者的持续关注，也为有意合作的亚洲国家和地区开展类似干预措施提供了有益的信息。此外，HTAsialink也为构建亚洲中低收入国家间卫生研究传播网络提供了平台，这为项目在亚洲范围内的传播提供了便利。2014年，CNHDRC赵琨教授作为HTAsialink的轮值国主席，代表CNHDRC在北京主办了当年年会，项目试点地区代表也受邀出席了会议，并结合自身实践和经历对项目实施过程和初步结果做了主题介绍，引起了与会者极大兴趣和积极提问。

GIN和PMAC会议（2015—2016） 国际指南网络（Guidelines International Network，GIN）是一个领导、加强和支持临床指南开发、采纳和实践的专业国际组织，成员组织间的沟通联系通过年度会议得以加强。经过会议组织者审阅，CNHDRC和NICE在2015年度会议，“与利益相关者互动，社会角度下的指南”主题环节进行发言，发言的主要内容将围绕项目中期结果展开。

PMAC是一个专注于卫生事物决策的年度国际会议。项目团队向2016年PMAC会议提交了项目摘要，并被会议组织者接受，并将受邀进行演讲发言。今年大会的主旨是“全民健康覆盖的优先领域设定”，研究团队希望通过专题组发言和会议海报形式，与其他与会者开展充分的交流学习。

3. 项目交流国际研讨会（2015） 按照项目设计，项目组召开2015年项目经验交流国际研讨会，对国内外决策者介绍研究发现和中期实施结果。国际与会人员将包括英国、印度、南非及其他中低收入国家（越南、泰国等）代表等。这既是对前期试点工作和对外传播活动的小结，同时也是一个进一步扩大项目影响和传播范围的良机。

4. 国际同行所开展的现场调研 由于上述传播努力，一些来自于中低收入国家的代表赴中国及试点地区开展现场调研，以便实地了解项目实施情况和真实效果。

（1）越南：2014年2月，来自于越南卫生部的代表团来华对项目组进行访问，并与中国卫生政策决策者就项目设计、运行机制原理和所需支持系统进行了深入交流，并对将项目模式植入越南卫生体系的可操作性进行了讨论。由于越南与中国卫生体系的诸多相似性，越南代表团成员对综合干预机制在试点地区的建立和运行产生浓厚兴趣和深刻印象。项目组与代表团达成了初步合作意向，项目组将视对方需求为越南开展类似探索提供技术援助，双方的合作计划和具体活动正在洽谈中。

（2）南非：2014年11月，南非人力科学研究委员会人口健康、卫生体系和创新中心副主任Priscilla Reddy教授，和南非国家卫生部医疗保险卫生经济专家Dr. AquinaThulare博士按照项目战略的安排，来中国现场与中国卫生决策者和项目实践者开展了经验交流，并赴项目试点地区进行了现场调研。访问期间，他们与国家卫计委决策者就综合干预的动因和目的进行了深入分析，并就此模式在南非复制的可能性进行了交流。此后，两位访问者到试点地区就项目实际运行情况进行了现场考察，并对试点地区项目实践人员进行了一系列的访谈，例如，医护人员，地方卫生决策者和医疗机构管理者。在返回南非向卫生部官员进行汇报后，卫生决策者表示可以借鉴项目支付方式改革的模式，在南非部分农村区县进行试点。

（3）印度：2015年3月，印度中央政府卫生研究部秘书长Nagesh Prabhu博士，和印度喀拉拉邦医疗保险局医疗专员Raju Sukumaran博士对中国进行了与南非代表团行程类似的考察活动。他们对如此复杂的综合干预的运行机制和项目取得的初步成功表示出极大的兴趣，因为在印度农村地区也正在面临着医疗费用快速上涨和有效医疗质量控制机制缺乏所带来的挑战。在其对项目组进行访问反馈时，他们表示会重点向喀拉拉邦卫生决策者介绍项目模式及支付方式改革模式，选择部分试点医院选择部分病种进行与项目类似干预措施。在不久的将来，印度喀拉拉邦将组织另一代表团，来具体考察临床路径管理和支付方式改革的技术细节。

（4）印度尼西亚：印度尼西亚日惹Gajah Madah大学卫生政策和管理高级研究员Putu博士和印尼雅加达Atma Jaya大学艾滋病研究中心主任Gaby博士经项目传播网络介绍，主动联系项目组要求对临床路径管理和支付方式改革进行现场实地考察。利用同期NICE来访的机会，CNHDRC和NICE项目组成员共同对项目整体进行了详细介绍。双方讨论的题目包括，项目运行环境，实施机制，变革理论、支付方式改革原理，以及所需支持体系。此外，双方在社区卫生促进领域达成初步合作协议。因为印尼在研究向政策转化方面存在短板，NICE，CNHDRC和来自于泰国卫生干预和技术评估项目（HITAP）的同事经商议决定在2016年在印尼召开知识转化专题研讨会，将项目经验和泰国政策转化的经验向印度尼西亚国会相关成员和高级官员进行宣讲。

三、媒体

除了与国际同行间的面对面接触，项目组也通过媒体和网站开展了相关宣传传播活动。2014年，NICE国际部主任Kalipos Chalkidou接受中国日报关于农村卫生和医院改革为主题的访谈，她说道："NICE国际部正在与中国政府在疾病预防方面开展项目合作，项目在中国卫生体系中取得初步效果，并且在其他新兴经济体国家中引起关注，例如越南正在从这样的探索模式中有所裨益。"更多关于项目的更新信息均可在NICE和CNHDRC网站上获知。

项目也录制了英文的录像短片，对项目概况，初步实施结果，及其影响进行了形象介绍。中英两国的项目利益相关者也受邀出镜对项目进行了阐述，并从各自专业角度对项目给出了评价。这一短片已经在多次国际会议上播放，对项目在更大范围内获得关注起到了积极的作用。

四、更多国际活动

（一）2014年英国和德国访问

2014年2月和11月，项目组组织了由中央和地方决策者，以及项目地方实践者组成的中国考察团赴英国和德国访问，学习两国在医疗卫生体系改革和医疗质量监管方面的经验和做法。代表团还访问了基层医院和社区服务中心，深入了解区域卫生规划和卫生指南在实践中的执行和应用。在与英国和德国政策制定者和卫生工作者的沟通过程中，代表团成员不仅能够将项目心得和所关心的问题与对方进行分享，更能够从英德在指南管理和支付方式改革的相关做法中进行分析、总结和提炼，为这些做法在项目试点地区环境中实现本土化起到了积极作用。

Excerpt from MoU between Qingdao Municipal Health Bureau（QMHB）and the UK's National Institute for Health and Clinical Excellence（NICE），signed 27.02.2014	**Excerpt from MoU between Qingdao Municipal Health Bureau（QMHB）and NHS London，signed 27.02.2014**
The two parties will exchange their institutional expertise and experiences concerning the application of health technology assessment（HTA）and clinical guideline/disease management pathway development，including topic selection，evidence assessment and appraisal，economic evaluation，the implementation of evidence-informed decisions into practice as well as impact assessment and uptake monitoring. They will also explore self-funded opportunities for conducting collaborative technical and academic projects for strengthening evidence-informed policy-making in other resource-limited countries，particularly in Asia and Africa.	Based on the existing health collaboration which is benefiting both citizens through sharing expertise，supporting joint projects，promoting better understating and deepened friendship，the two parties wish to extend their cooperation in this Memorandum of Understanding（hereafter referred as"MOU"）.

在与英国同行的交流互动中，项目被认为是双边卫生合作的突出代表。在代表团2014年2月访问英国之时，国家卫计委陈啸宏副主任也赴NICE考察，在NICE的协调沟通下，项目试点地区之一青岛市卫计委与NICE和NHS伦敦在国家卫计委副主任和英国公共卫生国会秘书的见证下，分别签署了双边备忘录。与NHS伦敦签署的备忘录目的是以脑卒中为抓手，在临床服务、教育与培训、专业认证和专业继续教育方面深化双边合作伙伴关系，分

享伦敦NHS在脑卒中护理方面所作出的组织创新。

（二）2015年英国访问

2015年9月10～22日，CNHDRC在NICE和英国使馆的协助下，组织了来自中央和地方卫计委领导及发展研究中心的领导组成的25人代表团，对英国国家卫生服务体系、卫生技术评估体系、NICE的作用与机制、医疗服务提供体系、药品采购与定价体系、医学科研转化、医学信息化体系、抗生素治理体系进行全方位系统学习及交流，并参观了英国皇家医院、社区诊所和药店。同时代表团参加了中英卫生高级对话会。代表团成员与NICE和使馆同事聆听了刘延东副总理、Jeremy Hunt卫生大臣及陈冯富珍的大会发言及指示要求。同时CNHDRC李滔主任和NICE国际部主任Kalipso女士对CNHDRC与NICE合作的试点项目分别进行了介绍，再次在中英两国政府高级别会议上传播项目试点工作做法与经验。

（撰写人：郭武栋　赵　琨　Francis Ruiz）

第五章　思考、讨论与未来合作计划

一、思考

随着社会经济的发展，医药卫生体制改革不断深入，医疗保障机制逐步完善，保障水平逐年提高，新医疗技术的不断涌现，人口老龄化以及慢性非传染性疾病负担的加剧，特别是农村医疗机构循证医学意识的淡薄，表现出临床决策的随意性和不合理性，造成整体医疗资源利用不合理，导致医疗行为低成本效益和医疗费用的持续攀升。作为一项干预综合研究，项目从医疗机构宏观管理和微观运行两个方面推进，采取一揽子干预措施。从微观层面，通过规范医务人员医疗行为，在统一医疗规则下，提供标准化的医疗服务，以确保医疗服务质量持续改进。从宏观层面，通过建立合理补偿机制和监管方式以及政府各部门间的联动机制，为改善和改变微观医疗行为，使其向着宏观管理期待的方向发展或转变营造制度环境，试图从点上突破引发公立医院补偿机制、分级诊疗等相关政策的调整与变革是本项干预研究的初衷。从项目阶段性研究成果看，以下几点因素对项目的顺利开展提供了关键支撑：

（一）试点地区各方利益主体对改革的热情与决心是项目推进的先决条件

在深化医药卫生体制改革和推进县级公立医院改革的背景下，试点地区政府及相关部门和医疗机构表现出了积极推进改革的强烈意愿和实施路径管理工作的热情，试点地区各方对各层级医疗机构协作实施“防、治、康”一体化诊疗路径管理，以此为突破口深化县级公立医院改革和探索分级诊疗，为医疗机构寻找一条科学的可持续发展道路抱有极大的兴趣和信心，为试点工作顺利推进提供了重要的先决条件。

在具体工作中，医疗机构宏观管理部门为推进临床路径管理，积极调整医疗机构补偿机制和相关政策，弱化对医疗机构约束性条款，增加相容激励的内容。医疗保险经办机构与医疗机构作为平等的利益主体协商确定补偿水平。实现了政府部门之间互动响应、政府与医疗机构之间互动响应、利益主体之间互动响应和医疗机构与医务人员之间互动响应的预期目的。

宏观管理部门和医疗保险经办机构在试点改革方案设计中，充分考虑了医疗机构的业务收入问题，从根本上打消了医疗服务供方的顾虑。试点病种定额打包付费标准是以循证为原则，根据临床诊疗过程的程序步骤和地方医疗服务项目收费标准，参考相关病种过往三年的历史费用信息和覆盖80%病人费用信息科学测算。从医保、财政、发改以及试点医院等利益相关者最终制定的单病种定价结果来看，各试点病种定额打包付费标准均不低于上年平均治疗费用，这就从经济角度为改革方案的顺利实施提供了充分条件，实现了相容激励。

应对竞争压力也是医疗机构积极参与试点的原因之一。近几年试点医疗机构一直面临着扩张迅猛的民营和新体制医疗机构的竞争压力，甚至有时就业务收入而言，二者不相上下。在患者资源相对固定的情况下，如何通过合理竞争手段，寻找到一条能够保持区域内业界领先地位的科学可持续发展之路成为试点医疗机构管理者需要迫切解决的问题，而路径管理和优化诊疗技术的改革措施，为医疗机构提供了新的手段和思路。

（二）合理的补偿机制是顺利推进临床路径管理的重要激励手段

以试点医疗机构临床路径成本核算和以往80%病人费用为基础，制定了试点疾病单病种定额打包支付标准。试点医疗机构按定额打包标准收费，通过临床路径管理和加强成本核算，所产生的结余纳入医疗机构的正常业务收入，超出收费标准的部分由医疗机构自行承担。此外，为调动医务人员开展试点工作积极性，试点医疗机构制定了质量控制办法和奖励分配政策。

（三）各方面的利益平衡是临床路径顺利实施的组织保障

临床路径能否顺利推进，关键在于试点方案的设计能否平衡各方面的利益，包括政府各个部门之间、医疗机构与政府部门以及与医疗保障经办机构之间、医疗机构与医务人员之间、医务人员各专业之间、病人与相关部门和机构之间各方利益关系。试点方案平衡各方面利益的原则是：病人一定要受益，患者自付医疗费用水平保持不变或有所下降；医务人员积极性受到鼓舞，临床路径入径率和依从性逐步提高；社保和农合资金得到安全有效使用。通过试点结果分析看，脑卒中和慢阻肺病人的自付医疗费用水平没有上升，同物价上涨速度比，自付费用水平相对下降。定额打包支付方式使医务人员由被动控费变成主动控费。通过日清单处方行为分析结果看，临床路径中具有循证医学证据的必选项医疗行为得以加强，而不必要甚至不鼓励的可选项医疗动作得以一定程度纠正。在保障医疗质量前提下，结余激励措施充分调动了医院和医务人员工作积极性。

（四）临床路径管理信息系统的开发和使用是推进试点工作的技术支撑

试点工作在不断完善政策环境和激励手段同时，积极推进临床路径管理信息系统的开发与使用。根据临床路径文本中设计的诊治“必选项”和应对病人个体差异及病情变化的“可选项”，系统设计了每日诊疗动作，并对动作的执行情况进行自动实时监控。另外，为满足病人的特殊治疗需求，系统设置了“增补项”功能。临床路径管理信息系统的使用也带动了医疗机构信息化管理水平整体提升，提高医疗保障部门和卫生行政部门的管理效率。医院管理者凭借临床路径管理信息系统的后台系统监测入径率和医嘱项及时掌握临床路径实施进展情况和医生诊治行为，以便及时纠偏；当地社保和合管办凭借临床路径信息系统平台，对医院临床操作进行远程及时监控，使其在透明的机制下对医院进行合理补偿。同时这种监控手段和定额打包支付方式迫使医生按照临床路径自行规范医疗行为。

二、讨论

研究结果转化决策依据，进而付诸实践，始终是循证决策的现实挑战。世界上不同经济发展水平国家都面临同样问题。国家卫计委卫生发展研究中心领导的临床路径和支付方式改革项目，探索以病种为抓手，临床路径为载体，将循证证据应用到医疗卫生服务决策过程中，并通过相应支付方式改革、能力培训、技术支援和案例研究不断强化其应用的广度和深度，力图从个人和机构层面影响决策行为的改变，为改善宏观政策环境和微观运行机制提供局部示范。临床路径二期项目突出对慢性病“防、治、康”全程化管理，是一个具有前瞻性且复杂的干预措施，不仅需要将最佳临床实践应用到患者管理流程中，而且还要赋予相应的支付方式改革、医疗机构间管理信息共享、医疗机构内监管新机制建立、及地方实践能力提升相融合，以期达到“组合拳”的效力。因此评价临床路径项目是一个非常具有挑战性的命题，项目所处环境的复杂性、不稳定性，以及项目各环节的高度相关性也使得评价结果更具有现实意义。

第三章节的初步分析结果显示，虽然有些方面尚需改进或时间检验，但项目为试点地区脑卒中和慢阻肺的疾病管理理念、循证医学认知、医疗实践规则意识、医疗行为改变、监管新机制建立等均带来了积极的变化。基于对综合干预措施和多种干预结果出现时间点的认知和了解，仅就干预组前后各一年的时间间断序列分析，还不能准确识别和量化综合干预措施及其中某一具体举措对患者健康结果和医生行为改变的归因度。目前的评价结果是暂时的，还需要进一步长时间的观察和验证及更多试点数据。但项目愿意将实施过程中收集到的证据、经验和感悟与大家分享，以期为县级公立医院综合改革和分级诊疗制度建立进行机制和技术上的探索创新。

通过初步定量分析看到临床路径管理病人是一项安全技术，对患者健康结果改善有一定促进作用。通过生活质量量表 EQ-5D 分值、30 日再住院率、死亡率、院内感染率、平均住院日等医疗质量和效率指标的评价分析结果可以看出病人生活质量和诊疗效率都有所改善。从医疗费用分析结果看，路径管理对减缓不合理医疗费用的上涨趋势起到了积极作用，而且实施干预后患者医疗费用自付水平没有增加。临床路径管理不仅能减少医疗行为变异同时还能抑制医疗费用的变异，具有双刃剑功能。实施临床路径管理，重点是干预那些缺乏循证医学证据支持的不合理诊疗动作。通过试点医疗机构日清单分析结果显示，路径中设定的“必选项”动作得以强化，脑卒中患者吞咽功能评估、早日下床活动、早期康复介入；脑卒中治疗中他汀类药物、抗血小板药物以及入院 24 小时内头颅影像学检查的使用远远高于干预前。促成这些医疗行为改变一是通过临床路径信息系统对医嘱项目“必选项”和“可选项”的设置及执行权限设置，二是归因于病种支付方式改革，从按项目支付改为定额打包支付及“结余归己”的激励措施和强大的监管信息系统。这些综合配套举措有效引导和规范了医生医疗行为，进而对抑制不合理医疗费用发生产生直接影响。

通过定性资料初步分析，可以看到项目利益相关者，尤其是试点地区实践者，对循证决策重要性的认知正在逐渐产生，正如 DFID 外部评估组 ITAD 在其外审报告中所说，“通过对中央和地方决策者的访谈和现场调研，发现他们使用循证证据的意识正在逐渐增强，正在尝试将循证决策的理念和方法融合到日程决策过程中去，但循证决策的方法和技巧还需要通过持续不断的能力建设进行提高”。试点地区病种支付标准的确定，完全是依据临床路径表单估算出的各种参数，医保与医疗机构进行博弈商定。不是医保单一利益主体决定，而是在证据基础上，医保与医院作为同等利益主体在公开透明的机制下，循证决定，以确保实现医（实现医疗价格扭曲下的合理价值补偿）、患（满足医疗安全、医疗质量和自付比不增加）、保（降低医保资金风险和提高效率）三方利益平衡。这也为项目的可持续发展和对外传播提供了坚实的理论基础。通过对脑卒中和慢阻肺为代表的非传染性疾病的防治康一体化全程管理，对重构试点地区医疗卫生服务提供模式，整合区域医疗资源，实现分工协作的分级诊疗模式进行了积极探索。在慢性疾病负担日益严重的情况下，为分级诊疗制度下的一体化服务模式，缓解“看病难、看病贵”打下工作基础。

三、下一步工作与政策建议

（一）积极探索县级公立医院改革机制和措施

项目目标之一是将农村基层医疗机构可承担的疾病预防，非急性期治疗和康复与综合医院的疾病急性期诊疗进行有效衔接和一体化统筹，这也与当前医改提倡的“基层首诊、双向转诊、急慢分治、上下联动”的分级诊疗模式相通。未来卫生发展研究中心继续深化试点工作，强化农村基层医疗机构在慢性阻塞性肺病和脑卒中等慢性病全疾病周期管理中的作用，探索病人统一病案号完成疾病全程治疗信息系统和病种全程定额打包支付方式改革，探索分级诊疗体系下紧密医联体实现路径。为使卫生资源和患者下沉至基层，盘活基层闲置资源，提高区域内卫生资源总体效率，改善医疗服务体系总体运行效率，需要财政部门继续加大对基层卫生机构基础实施、信息系统、人力资源等方面投入；医保部门改变医保经费管理理念，改革支付方式，在分级诊疗制度框架下，探索医联体内病种全程治疗定额打包支付，采取委托代理人制度，由医联体管理控制区域内病种全程医疗费用；卫生行政部门建立更为适宜的疾病全程治疗质量指标和各级医疗机构差异化的考核指标并进行监管，以深化县级公立医院综合改革。

（二）继续完善县级公立医院分级诊疗服务技术工具

虽然试点研究重点关注脑卒中和慢阻肺病种，但项目的整个研发和实施过程为其他慢性病一体化服务提供非常有益借鉴。一体化路径开发实施流程环节众多，专业痕迹较重，涉及临床医学和卫生政策与卫生经济等多学科。作为探索性研究，目的是探索干预内容的可行性，提高循证证据的质量。在向非试点地区复制实践时，考虑地方政策环境和技术能力方面的差异，项目组建议采用与英国 NHS 相类似的疾病路径质量标准体系来简化实施流程，提高工作效率，提升可复制性。针对试点病种，试点机构可结合国内现行临床指南、国际最佳实践和所面临现实条件，以循证医学为原则，开发一系列为各方所接受的质量标准指标。质量标准覆盖疾病全病程管理，涉及不同层级农村医疗机构，通过关键医疗质量指标的管控，保证患者安全，提高医疗质量，并将其完成情况和执行质量作为医保资金支付依据。这类质量指标可以是临床路径中“必选项”，通过与支付方式和激励机制挂钩，形成一种更简洁更实用的考核机制促使医疗行为的良性改变。

（三）转化研究结果，强化循证决策

脑卒中和慢阻肺及其急性发作是可预防的而且具有明确预防干预措施的疾病。在试点病种的疾病预防上，项目组在已有的两种疾病健康教育和促进措施基础上，在试点地区疾病控制中心的协助下，向四个试点地区慢阻肺急性发作高危人群提供了肺炎疫苗干预措施。跟踪观察慢阻肺急性发作高危队列人群一年后干预效果，通过卫生经济学评价发现，肺炎疫苗的实施能够有效减少慢阻肺急性发作高危人群 0.16 人次门诊和 0.97 人次住院，平均住院天数显著较少了 9.8 天。从社会角度看，投入 1 元钱的疫苗干预措施，至少可以带来 11.9 元总医疗费用的节省。说明疫苗干预措施预防慢阻肺急性发作具有较高的成本效益。项目组将需要汇总提炼相关关键证据和信息，与当地医保和财政部门分享研究发现，协助当地循证决策，将公共资金配置到最具有成本效果的优先领域，将疫苗干预列入地方公共卫生服务范畴，对慢阻肺急性发作高危人群免费提供。通过各种传播渠道，扩大宣传疫苗干预慢阻肺急性发作的经济学效果，促进循证证据转化决策，使更多群体受益。

四、下一步工作技术和合作

（一）坚持疾病“防、治、康”一体化管理理念，探索和优化疾病一体化路径

由于与卫生决策者持续性的紧密互动，卫生发展研究中心和英国 NICE 合作开展的临床路径与支付方式改革同步推进项目引起了国家卫计委决策者的关注。为确保试点工作模式推广的可持续，项目探索出的临床路径管理模式和配套支持体系，将在更大人群范围和不同环境下进行效力检验。将继续疾病“防、治、康”一体化管理理念，鼓励试点地区进一步探索和优化与自身技术能力相匹配的脑卒中和慢阻肺一体化路径，协调县乡村不同医疗机构分工协作管理病人，进一步完善双向转诊标准和流程、健康教育、危险因素高危人群管

理、远程电子诊疗、支付方式改革和激励机制设置等。例如：慢阻肺和脑卒中部分住院患者的复查和随访在区县医疗机构门诊进行；下一步通过信息化的延伸支撑作用，将这部分患者的日常管理纳入社区卫生服务范畴。

（二）落实发展研究中心与英国 NICE2015 签署的合作谅解备忘录（MOU）

在 2015 年 9 月 17 日伦敦举行的中英政府“人文对话（The People to People Dialogue（P2P）”交流平台上，国家卫计委李斌主任主持了中英卫生对话会。国务院副总理刘延东女士、英国卫生国务大臣 Rt Hon Jeremy Hunt 和 WHO 总干事陈冯富珍女士做了主旨发言，所有的发言嘉宾对中英卫生合作寄予厚望和期待。刘延东副总理希望中国能够从与“英国模式”的沟通合作中，找出解决医改难题的“中国办法”。Rt Hon Jeremy Hunt MP 在发言中将 NICE 和发展研究中心的合作项目作为中英卫生合作的典范，他特意强调 NICE 和发展研究中心在此次 P2P 对话期间签署新一轮的合作谅解备忘录，以继续加强双方在卫生循证决策领域的国际合作。

在临床路径与支付方式改革试点项目基础上，发展研究中心与 NICE 在中英两国政府合作框架下，依托中英政府“人文对话”交流平台，发展研究中心李滔主任和 NICE 首席执行官 Andrew Dillon 爵士代表双方机构签署新一轮的为期 5 年的合作谅解备忘录。基于此前良好的合作基础，双方将继续在临床指南开发和质量指标体系方面深度合作，建立区域优先干预中心。

在 2015 年人文交流对话平台卫生论坛上，受邀发言的国家卫计委医政医管局张宗久局长和发展研究中心李滔主任均高度称赞 NICE 在 NHS 体系方面发挥的重要作用，亦希望能够扩大双方合作范围和深度，协助发展研究中心进一步提升卫生技术评估能力，更好地服务于国家和地方卫生决策机构。为此，在国际决策支持联盟（International Decision Support Initiative（IDSI）的支持下，NICE 将在下一周期合作中，协助国家卫计委，将发展研究中心在优先领域确定和卫生技术评估领域内打造为区域知名智囊机构，以便更好配合“一带一路”和落实习近平主席 2015 年 10 月访英提出的中英医疗领域合作的卫生外交战略的布局实施。

（撰写人：郭武栋　赵　琨　Francis Ruiz）

达·芬奇手术机器人设备快速评估研究报告

国家卫生计生委卫生发展研究中心
华西医院中国循证医学中心
2012年11月

一、背景

微创治疗，指利用胸、腹腔镜等现代医疗器械及相关设备进行手术治疗，是医学领域近年发展起来的一种新治疗手段，代表医学的新方向。与传统手术相比，微创治疗伤口小、瘢痕细、手术中出血少、术后患者疼痛轻、恢复快，受到越来越多医生和患者的推崇。

伴随医学技术的发展，近期国际上出现了微创手术机器人设备，如达·芬奇手术机器人设备（Da Vinci surgical robot），逐渐在全球应用，带动了微创治疗模式的进一步发展。

达·芬奇手术刀这一类高端智能手术治疗设备造价昂贵，同时其应用会涉及技术引进培训、应用监管和医保支付等系列问题，已成为各国卫生体系管理的重点内容。国际上已有研究通过与传统手术方法（开放性和腔镜手术）进行比较，进行相关设备的临床功效、成本和效果的比较分析。

"十二五"期间我国政府更加注重民生改善，为满足人民群众不同层次医疗需求，将逐步增加对高新技术引进和应用的投入。作为重大复杂疾病尤其是中晚期肿瘤的可能有效治疗手段，微创治疗技术将成为增加投入的目标项目。

为协助政府推行相关决策者制定有关采购政策，我中心与华西医院中国循证医学中心合作组织相关研究人员对达·芬奇刀开展快速卫生技术评估，分析成本效果及预算影响，并形成相关政策建议供决策者使用。

二、评估目的和目标

基于当前可获同类技术的文献资料，分析达·芬奇机器人辅助手术设备的主要技术特点和临床推广应用特性，临床应用安全性，有效性，经济性，为决策者在引进、操作和监管方面提供决策参考。

三、评估角度

从卫生部门角度收集分析达·芬奇刀临床效果和成本效果证据，评估其本土化应用的适应证和应用前景。

四、评估内容

1. 分析相关设备的国际范围内应用现状，包括现有数量、国家间分布、各国应用和支付情况等。

2. 分析相关设备的临床特性，包括适应证、适用人群、临床应用特点等。

3. 分析相关设备成本效果和成本效益。

4. 分析相关设备应用的政策影响层面问题，包括对我国监管体系、医保支付体系、卫生预算体系等影响。

五、评估方法

1. 文献法　包括系统文献综述和一般文献综述。利用关键词搜集检索国内外相关文献，分析国内外肿瘤流行病学现状、主要大型肿瘤放疗设备的全球应用情况、费用信息、配置情况、支付情况、临床安全性、临床有效性、经济学评价情况等。

2. 专家咨询法　咨询国际卫生技术评估专家，国内临床专家和医疗设备专家对相关技术和设备适应证和适用人群的意见和建议，咨询医院财务管理专家对设备费用测算方法和流程的意见和建议，并咨询医保相关决策者对于大型医疗设备支付政策的意见和建议。

3. 预算影响分析法　利用国内外文献中的二手数据，包括流行病数据、设备应用的临床数据和成本数据等，结合专家咨询法获得的参数信息，分析相关设备在我国应用的前景及对卫生预算的潜在影响。

六、评估结果

（一）设备介绍

1. 技术特性　达•芬奇刀是全球目前唯一在售的手术机器人设备，主要用于执行微创手术，生产商为美国 Intuitive Surgical 公司。设备结构主要包括三部分：一个安装了手脚控制装置的医生操作台，一个可提供手术区域三维立体图像的 InsiteVision 系统，和 3-4 条巨大机械摇臂（其中一个是摄像头机械臂，两个是手术操作臂，还有一个是额外的操作助手臂）。

目前使用的达•芬奇手术刀包括以下四种机型：

达•芬奇刀标准型（3 条机械手臂，可增加第 4 根手臂）。

达•芬奇刀 S 型（3 条机械手臂，可增加第 4 根手臂）。

达•芬奇刀 Si 型（4 条机械手臂）。

达•芬奇刀 Si-e 型（3 条机械手臂，可增加第 4 根手臂）。

达•芬奇系统将医生面部完全包围在操作台内，通过两个监视器分别获得两个摄像装置获得的手术部位图像，给医生完全的内腹腔镜视野，免受外界干扰。达•芬奇刀的手术臂比传统腹腔镜灵活，在缝合和组织操作上可进行手眼坐标系转换，并有三维的深度成像。同时还提供了高倍图像放大功能和手部抖动过滤功能，提高了组织切割和缝合的精准性、可重复性、灵活性和舒适性。但该系统主要缺点是无触觉反馈，操作者感受不到手术操作力的大小，只能依赖视觉信息判断，因此无法开展微血管手术[1-2]。

2. 应用范围及适应证　第一代达•芬奇刀 1999 年 1 月获得欧盟 CE 认证后开始上市，获得美国 FDA 审批，广泛用于心胸、泌尿、妇科、儿科等外科手术操作（表 1）。

表1　达·芬奇刀应用范围审批情况

时间	审批机构	批准内容
1999年1月	欧盟	CE认证
2000年7月	美国FDA	开展成人腹腔镜手术
2001年3月		非心脏部位胸部手术
2001年5月		前列腺切除术
2002年11月		心脏切开术
2004年7月		心脏血管重建手术
2005年3月		泌尿外科手术
2005年4月		妇科手术
2005年6月		儿科手术操作
2006年7月		升级版达·芬奇刀应用
2009年12月		口腔及舌咽部手术

文献提出达·芬奇刀的主要适应证包括泌尿外科手术（前列腺手术为主）、妇科手术（子宫切除术为主）、直结肠癌手术、肾切除手术、心胸手术、腹部复杂手术等[3-5]。

由于达·芬奇刀对医生的操控能力要求较高，因此有明显的学习期（learning curve）和团队合作磨合期要求。达·芬奇刀手术操作时间长短取决于医生的技能和经验。有研究认为芬奇刀的技术训练需要开展一定例数的手术才能完成。医生掌握机器人手术系统操作技能后，机器人辅助手术时间一般比开腹手术长，但短于腹腔镜手术[6]（表2）。

表2　各类机器人手术训练所需手术例数（例）

操作名称	训练所需手术例数
子宫良性或未知病变切除术	20～50
子宫恶性肿瘤切除	4～24
肾切除术	19～30
胆囊切除术	11～30
前列腺切除术（功能性结果）	10～500
前列腺切除术（病理性结果）	30～300

来源：美国循证医学研究所（ECRI）内部报告[6]

（二）国内外应用、定价和支付情况

达·芬奇刀在全球的应用逐步扩大。据统计，截止2011年6月底全球共有33个国家安装了1933台达·芬奇刀，其中美国有1411台设备，欧洲国家342台，其余国家180台[6]。该设备在亚洲经济较发达国家或地区分布也较广，如韩国和我国台湾地区，仅我国台湾地区就有13台达·芬奇刀。

2007-2009年，美国达·芬奇刀装机量从800台增加到1400台，其他国家和地区的装机量也翻倍，由200台变为400台[7]。全球机器人辅助手术例数也由2007年的8万例增加到2010年的20.5万，其中9万为前列腺切除术，6.9万子宫切除术。目前美国80%的前列腺切除术由机器人手术系统完成[3]。达·芬奇刀应用推广速度非常快，但美国、韩国等国也报道了存在技术滥用的问题[7-8]。

解放军总医院于2006年底最早引进达·芬奇刀，2009年二炮总医院、北京天坛医院、上海胸科医院、瑞金医院、华山医院、华东医院、长海医院、重庆西南医院、南京军区总医院、沈阳军区总医院等陆续也引进该设备。目前国内共有 11 台达·芬奇刀，经专门技术培训具有手术操作资格的外科医生 100 余名。

目前国内已开展心胸外科、肝胆外科、胰腺外科、胃肠外科等手术机器人手术千余例，其中心脏手术例数最多，几乎占一半，其次为妇科、胰腺癌、肝癌、前列腺癌、直肠癌和胃癌手术[9]。

由于技术专利垄断，达·芬奇刀的价格昂贵，购置均价在 180-290 万美元 / 台，年维护费为 10-18 万美元[10]，相关器械约为 2000 美元[2]，因设备较大（高 1.8 米），往往需要对手术室进行改造。我国医院达·芬奇刀设备购置费平均为每台 2000 万～2200 万元人民币[11-12]。

造成设备购置价格居高不下的原因是缺乏市场竞争，然而这种情况即将被打破。据报道加拿大安大略 Titan 医疗用品公司在生产一种机器人手术设备 Amadeus Composer，将于近期上市。据称该技术的蛇形机械手臂将比达·芬奇刀更灵活，同时将在技术上克服达·芬奇刀触觉缺失的问题，有望在肿瘤治疗和普通外科手术方面扩大机器人手术设备的应用范围。

目前澳洲和美国等卫生部门制定了有关机器人辅助手术的临床指南，包括澳新妇产科协会的指南（2009），美国机器人辅助泌尿外科医师协会指南（2009），美国胃肠和内镜医师协会和微创机器人手术协会指南（2008），三个指南从临床操作角度规范了手术机器人的应用，都提到了培训问题。马萨诸塞州于 2012 年 10 月 31 日通过法案，规定机器人手术操作人员的培训要求[6]。

包括我国在内的大多数国家现在还没有专门针对达·芬奇刀手术操作的定价、收费和支付项目。有这些项目的国家大多针对具体的临床操作治疗纳入报销范围。例如加拿大安大略省将机器人辅助子宫切除术纳入医保报销项目。

日本一直未将达·芬奇刀手术纳入医保报销目录，这也是导致日本目前仅有 3 台设备的原因。

总体看，机器人手术收费比传统手术贵得多。2007 年美国 20 种常见机器人辅助手术的例均费用比传统手术增加 3200 美元（含设备折旧费）[7]。在爱尔兰，机器人辅助前列腺切除术和子宫切除术的费用比传统手术分别增加 2487 欧元和 3019 欧元（含设备折旧费）[3]。

在我国当前定价和收费机制下，机器人手术收费为 5 万～10 万元人民币，往往比传统手术贵 2 万～5 万元[13]，每台手术平均收费为 4.2 万元。

（三）临床效果证据

采用系统文献综述法，通过设定文献纳入和排除标准，利用关键词在主要的国外文献库：PUBMED、EMBASE、The Cochrane Library 和 7 个卫生技术评估网站；国内文献库：中国生物医学文献库（CBM）、中国期刊全文数据库（CNKI）、中文科技期刊数据库（VIP）和万方数字化期刊全文数据库（WanFang Data）进行数据检索。

由两组评估人员独立提取达·芬奇刀手术设备安全性、有效性等研究数据，有分歧时第三人复查判定。利用 GRADE 证据分级标准，对收集卫生技术评估（HTA）数据和信息进行质量评级和推荐强度评价，用 AMSTAR 对系统文献综述 / 荟萃分析（SR/Meta）进行评估。

1. 安全性和有效性证据　初检获文献 272 篇，对 272 篇阅读题目和摘要，依据纳入和排除标准排除文献 222 篇，纳入文献 50 篇，对纳入文献进行全文阅读，其中 HTA 报告 27 篇，SR/Meta 分析 23 篇，阅读全文后最终纳入 HTA7 篇[14-20]（表 3），SR/Meta 分析 14 篇[21-34]（表 4）。

表 3　HTA 纳入文献基本信息表

作者及年代	国家	对照措施	研究类型	有效性及安全性		经济性	
				研究结局	研究结论	研究结局	研究结论
ASERNIP-S，2004[3]（n=1541）	澳大利亚	C1；C2	①④⑤⑥	①② Ⅰ Ⅲ Ⅳ	I vs C1，DVSS 优势明显（住院时间缩短，失血量减少）；I vs C2，无显著差异	（1）	购买、维护设备费用贵，更新软件、人员培训均增加成本。目前尚无高质量的研究比较不同干预措施的经济学效应
CADTH，2008[4]（n=4945）	加拿大	C1；C2	①②③	①② Ⅰ Ⅲ Ⅳ	前列腺根治术临床疗效优于C1，C2，证据基于观察性研究质量不佳；有限的对照试验未发现其优势	（1）（3）（4）	与对照相比，DVSS 费用更高（主要是安装和操作），但这些研究都有方法学限制
CADTH，2011[5]（n=26013）	加拿大	C1；C2	④	①②③ Ⅰ Ⅱ Ⅲ	前列腺根治术、部分肾切除及子宫切除临床疗效部分指标优于 C1，C2，但因证据有限及不确定性，是否采用该手术需慎重	（1）（2）（3）（5）	DVSS 缩短住院时间会降低住院费用，但安装、操作、维护费用贵。使用机构若增加使用病人数，延长使用时间，可降低费用
Llanos Méndez，2010[6]（心血管）	西班牙	C1；C2	⑤⑦	①② Ⅲ	尚无足够证据证明 DVSS 比传统腹腔镜手术或开放式手术更有效、安全	（2）	当年购买费 110-120 万欧元，年均维护费是购买费的1/4，手术费用会随医生手术技术成熟而降低
Llanos Méndez，2010[7]（普外 / 消化）	西班牙	C2	⑦⑧	①②③ Ⅲ	与腹腔镜手术相比，在手术时间、肠功能恢复、住院时间、淋巴结数量上无统计学差异，并发症更高	（5）	购买及维护设备的费用较高，住院期间费用无差异
Llanos Méndez，2010[8]（子宫切除）	西班牙	C1；C2	⑤⑥⑧	① Ⅰ	尚无足够证据证明 DVSS 比传统腹腔镜手术或开放式手术更有效、安全	—	—

续表

作者及年代	国家	对照措施	研究类型	有效性及安全性		经济性	
				研究结局	研究结论	研究结局	研究结论
Llanos Méndez, 2010 [9](前列腺切除)	西班牙	C1; C2	⑨	②③ Ⅰ	与所有对照组相比，DVSS术后病理分数无差异，但失血量更少，住院时间更短，疼痛评分更低，性功能恢复更快	(1)	不同的研究结果不一致，1个成本效益分析的研究认为DVSS较高；另1个考虑住院和干预时间认为二者无差异；第三个研究仅考虑住院费用，认为DVSS更低
合计		C1: 6 C2: 7	①×2; ②×1 ③×1; ④×2 ⑤×3; ⑥×2 ⑦×2; ⑧×2 ⑨×1	①×6; ②×6 ③×3 Ⅰ×5; Ⅱ×1 Ⅲ×5; Ⅳ×2		(1)×4 (2)×2 (3)×2 (4)×1 (5)×2	

对照措施：C1：开放式手术；C2：腹腔镜手术

研究类型：① RCT；② Meta分析；③ SR；④对照试验；⑤病例系列；⑥病例报告；⑦队列研究；⑧推荐意见；⑨ NR

有效性研究结局：①手术时间；②住院时间；③其他（肠功能恢复时间；淋巴结切除数量；疼痛分值；性功能恢复）

安全性研究结局：Ⅰ失血量；Ⅱ输血率；Ⅲ并发症；Ⅳ术中转换率

经济性研究结局：(1)成本效益；(2)成本效果；(3)成本效用；(4)成本比较；(5)成本最小化分析

表4　SR纳入研究的基本信息表

作者，时间	国家	病种	文献类型	受试人数（研究数）	对照措施	结局指标	结论
Ortiz-Oshiro E, 2012	西班牙	直肠癌	SR/Meta	486(5)	C2	①②③；ⅠⅣⅤ	与常规腹腔镜手术(C2)比，DVSS能降低向开放手术的转换率
Yang YZ, 2012	中国	直肠癌 结直肠疾病	Meta	1493(16)	C2	①②③；ⅠⅢⅣ	与常规腹腔镜手术(C2)比，DVSS是一个有前景的工具，尤其对直肠癌患者
AlAsari, 2012	韩国	结直肠癌	SR	1681(41)	无	①②③；ⅠⅢⅣ	安全、可靠、有前景的技术领域；但尚需前瞻性RCT证据
Antioniu SA, 2012	德国	结直肠癌	SR	1031(39)	无	①②；ⅠⅢⅣ	可靠、适用；尚需进一步研究其肿瘤学和以病人为中心的结果

续表

作者，时间	国家	病种	文献类型	受试人数（研究数）	对照措施	结局指标	结论
Memon S，2012	澳大利亚	直肠癌	Meta	754（7）	C2	①②；Ⅲ Ⅳ	与常规腹腔镜手术（C2）比，DVSS 能降低转换率；但其他临床结果两组相当
Kanji A，2011	加拿大	结直肠疾病	SR	854（20）	无	①②；Ⅲ Ⅳ Ⅴ	安全、可行
El-Hakim A，2006	美国	前列腺癌	SR	4679（18）	C1；C2	①③；Ⅰ Ⅲ Ⅳ Ⅴ	DVSS 对患有局限前列腺癌的男性是有前景的手术方法；且短期临床和病理结果较开放式手术好
Ficarra V，2007	意大利	前列腺癌	SR	（8）8	C1；C2	①②③；Ⅰ Ⅲ Ⅳ	DVSS 学习周期短，术后结果有效，尤其对控尿功能恢复。但现有的性功能和肿瘤随访数据仍不充足
Liu H，2012	中国	良性妇科疾病	SR	158（2）	C2	①②③；Ⅰ Ⅲ Ⅳ Ⅴ	与常规腹腔镜手术（C2）比，有限的证据显示 DVSS 不能使患有良性妇科疾病的妇女受益（有效性、安全性）
Braga L，2009	加拿大	肾盂成形术	SR/Meta	326（8）	C2	①②；Ⅲ	DVSS 与对照（C2）等效（术后输尿管瘘、再住院、成功率和手术时间）
Weinberg L，2011	美国	妇科疾病	SR	（33）8	C1；C2	①②；Ⅰ Ⅲ Ⅳ	通过正确的技能培训和合理病人选择，DVSS 非常有利，与开放（C1）和腹腔镜手术（C2）相比，DVSS 具有失血量，术后疼痛更少，恢复更快，并发症更少。但尚需大样本、设计良好的观察性或 RCT 研究报告其长期结果
Carvalho L，2012	美国	子宫内膜异位	SR	81（4）	无	①；Ⅰ Ⅲ Ⅳ	可行，甚至对严重子宫内膜异位症患者亦无手术转换；尚需 RCT 研究报告其长期结果
Gill RS，2011	加拿大	肥胖病	SR	1253（22）	无	①②③；Ⅲ Ⅳ	对严重肥胖病患者安全、可行
Wang ZH，2O12	中国	胃食道反流病	Meta	221（6）	C2	①③；Ⅲ	DVSS 比得上常规腹腔镜手术（C2），但其将延长手术时间。目前，因 RALF 的证据尚不充分，CLF 应该常规使用
合计					C1：3 C2：9	①×14；②×11；③×8 Ⅰ×9；Ⅲ×13；Ⅳ×11 Ⅴ×4	

对照措施：C1：开放式手术；C2：腹腔镜手术

有效性研究结局：①手术时间；②住院时间；③其他（生活质量，设备启动时间，安装时间，留导尿管时间，肛门排气时间，恢复饮食时间）

安全性研究结局：Ⅰ失血量；Ⅱ输血率；Ⅲ并发症；Ⅳ术中转换率；Ⅴ死亡率

*：文献未报道纳入人数

HTA 无质量评价标准，借鉴 GRADE 标准，3 篇 HTA 均纳入观察性研究为低质量证据，仅 1 篇 HTA（CADTH，2011）报道了 meta 分析的结果，因效应量大可调高一级，评为中级证据，其余两篇均为低级证据。

根据 AMSTAR 对纳入的 14 篇 SR 进行质量评价，A 级 2 篇，B 级 8 篇，C 级 4 篇，但 14 篇 SR 纳入的文献质量本身不高，会影响其推荐强度。

HTA 证据分析：

HTA 证据主要纳入疾病包括前列腺根治术、肾切除术、子宫切除术、冠状动脉旁路移植术、胃底折反术等（表 5）。

表 5　HTA 纳入疾病基本信息表

疾病	ASERNIP-S		CADTH（2008）		CADTH（2011）		合计	
	N	N	N	n	N	n	N	n
前列腺根治术*	10	351	2*	4679*	51	21 470	79	26 500
肾切除术*	2	13	0	0	10	1812	12	1825
肾上腺切除术	2	3	1	20	0	0	3	23
肾盂成形术	2	17	0	0	0	0	2	17
膀胱前列腺切除术	1	17	0	0	0	0	1	17
耻骨阴道固定术	1	5	0	0	0	0	1	5
合计	18	406	3	4699	61	23 282	98	28 387
冠状动脉旁路移植术*	11	385	0	0	1	200	12	585
心房间隔缺损修复术	4	35	0	0	0	0	4	35
二尖瓣锁闭不全修复术	2	55	0	0	0	0	2	55
主动脉股动脉旁路移植术	1	5	0	0	0	0	1	5
主动脉重建	1	1	0	0	0	0	1	1
合计	19	481	0	0	0	0	19	681
输卵管再造术	2	NR	0	0	0	0	2	NR
子宫切除术*	1	NR	0	0	26	2731	27	2731
合计	3	NR	0	0	26	2731	27	2731
胃底折反术*	7	183	4	160	0	0	11	343
胃旁路手术	5	55	0	0	0	0	5	55
胃空肠吻合术	0	0	1	50	0	0	1	50
直肠固定术	2	5	0	0	0	0	2	5
直肠系膜切除术	0	0	1	36	0	0	1	36
合计	14	243	6	246	0	0	20	489

续表

疾病	ASERNIP-S		CADTH（2008）		CADTH（2011）		合计	
	N	N	N	n	N	n	N	n
胆囊切除术	12	281	0	0	0	0	12	281
Heller 肌层切开术	3	26	0	0	0	0	3	26
胰腺手术	3	38	0	0	0	0	3	38
腹股沟疝修复术	2	5	0	0	0	0	2	5
胸腔镜手术	7	27	0	0	0	0	7	27
儿科手术	2	34	0	0	0	0	2	34

* 纳入的研究中，前列腺根治术研究数最多，其次是子宫切除术、肾切除术、冠状动脉旁路移植术和胃底折反术。本技术评估重点讨论这5种疾病

前列腺根治术。HTA 结果表明，与开放式手术相比，达·芬奇刀手术延长手术时间，缩短住院时间，降低手术失血量和输血率，差异有统计学意义。与腹腔镜手术相比，达·芬奇刀手术缩短手术时间和住院时间，降低手术并发症、失血量和输血率，差异有统计学意义。但纳入对照试验质量都不高，降低其结论的可靠性（表 6）。

肾切除术。与开放式手术与腹腔镜手术相比，达·芬奇刀手术延长了手术时间，缩短了住院时间，但与腹腔镜全切除术和开放全切除术的比较中住院时间差异无统计学意义。与腹腔镜手术相比，增加了手术并发症发生率，与开放式手术相比，降低了并发症发生率；除在全切除术中有 1 个研究表明达·芬奇手术增加失血量，其余研究均认为达·芬奇刀手术降低了失血率。部分切除术研究认为达·芬奇刀手术降低输血率，其余研究认为输血率无统计学差异（表 7）。

子宫切除术。仅 1 篇 HTA 报道子宫切除术的结果，与开放式手术和腹腔镜手术相比，达·芬奇刀手术增加手术时间，缩短手术时间，降低并发症发生率，失血量和输血率（表 8）。

SR/Meta 证据分析

结直肠手术。①与传统腹腔镜手术相比，DVSS 治疗结直肠癌的住院时间、手术时间和手术中改变治疗方式差异均无统计学意义；失血量降低，并发症发生率差异无统计学意义。②治疗结直肠疾病，住院时间缩短（在良性疾病中差异无统计学意义），手术时间延长（在良性疾病中差异无统计学意义），失血量减少，并发症总发生率差异均无统计学意义。③治疗结肠疾病，手术时间延长，住院时间、失血量和并发症总发生率差异均无统计学意义（表 9）。

前列腺癌。文献在前述 HTA 评价中均纳入，结果与之前的研究一致，手术时间差异无统计学意义，降低失血量和并发症发生率。

妇科疾病。治疗良性妇科疾病，达·芬奇刀延长了手术时间和住院时间；术中转换率和术中并发症差异均无统计学意义；术后并发症差异有统计学意义。

其他疾病。与常规腹腔镜手术相比，达·芬奇刀手术缩短肾盂输尿管连接部梗阻的手术时间和住院时间，降低并发症发生率；对胃食道反流病（GORD），达·芬奇刀手术时间和并发症发生率差异均无统计学意义。

表6 达·芬奇刀治疗前列腺根治术结果

研究结果	RARP vs ORP									RARP VS LRP					
	CADTH，2011			CADTH，2008			ASERNIP-S			CADTH，2011			CADTH，2008		
	N	n	Meta 结果	N	n	比较结果									
手术时间（min）	19	5201	WMD 37.74 ［17.13，58.34］	13	3573	222vs 182	1	60	288（240-420）138（90-300）	9	1415	WMD −22.79［−44.36，−1.22］	15	1479	222 vs 225
住院时间（day）	19	5554	WMD −1.54［−2.13，−0.94］	—	—	—	1	60	1.5（1-4）2.3（2-4）	7	1235	WMD −0.80［−1.33，−0.27］	—	—	—
术中转换率	—	—	—	13	3573	1.4% vs NS	1	60	2/30 vs 9/30	—	—	—	15	1479	1.1% vs 1.4%
并发症发生率	15	5662	RR 0.73［0.54，1.00］	13	3573	8.3% vs 10.3%	1	60	7/30（23%）11/30（37%）	9	1845	RR：0.85［0.50，1.44］	15	1479	8.3% vs10.3%
失血量（ml）	21	5568	WMD−470.26［−587.98，−352.53］	13	3573	231 vs 727	1	60	329（75-1050）970（400-2200）	10	1655	WMD−89.52［−157.54，−21.49］	15	1479	231 vs 505
输血率	18	8730	RR：0.20［0.14，0.30］	13	3573	3.9% vs 24%	1	60	2/30（6.7%）9/30（30%）	7	1820	RR：0.54［0.31，0.94］	15	1479	3.9% vs 8.4%
切缘阳性率	20	1174	RR 1.04［0.80，1.34］	—	—	—	1	60	—	10	1061	RR：0.89［0.66，1.19］	—	—	—
排尿节制（3个月）	5	845	RR：1.15［0.99，1.34］	—	—	—	—	—	—	3	556	RR：1.10［0.90，1.34］	—	—	—
排尿节制（12个月）	8	2022	RR：1.06［1.02，1.10］	—	—	—	—	—	—	2	400	RR：1.08［0.99，1.18］	—	—	—
性功能恢复	7	1726	RR：1.55［1.20，1.99］	—	—	—	—	—	—	9	1415	—	—	—	—

RARP：robot-assisted radical prostatectomy；ORP：open radical prostatectomy；LRP：laparoscopic radical prostatectomy

表7 达·芬奇刀肾切除结果

研究结果	RAPN VS LPN			RARN VS LRN			RARN VS ORN			RALLDP VS LLDP			RALLDP VS OLDP		
	CADTH，2011			CADTH，2011			CADTH，2011			ASERNIP-S，2004			ASERNIP-S，2004		
	N	n	Meta 结果	N	n	比较结果	N	n	比较结果						
手术时间（min）	9	717	WMD 1.42［−15，78，18.62］	2	66	221 vs 175 345 vs 237	1	24	345 vs 202	1	33	166 vs 110	1	37	166 vs 95
住院时间（day）	9	717	WMD−0.25［−0.47，−0.03］	2	66	3.5 vs 3.4 3 vs 4	1	24	3 vs 5	1	33	1.9 vs 2.5	1	37	1.9 vs 5.1
并发症发生率	6	611	RR 1.24［0.79，1.93］	2	66	20% vs 13% NR	1	24	16% vs 16%	1	33	8% vs 4%	1	37	4% vs 16%
失血量（ml）	9	717	WMD −17.44［−53.63，18.75］	2	66	210 vs 195 125 vs 125	1	24	125 vs500	1	33	68 vs<100	1	37	68 vs>100
输血率	4	434	RR 0.85（0.24，3.09）	2	66	20% vs 13% 16% vs 17%	1	24	16% vs 16%	—	—	—	—	—	—
热缺血时间（min）	8	658	WMD−4.18［−8.17，−0.18］	—	—	—	—	—	—	—	—	—	—	—	—

RAPN：robot-assisted partial nephrectomy；LPN：laparoscopic partial nephrectomy；RARN：robot-assisted radical nephrectomy；LRN：laparoscopic partial nephrectomy；ORN：open radical nephrectomy；RALLDP：robotic-assisted laparoscopic live-donor nephrectomy；LLDP：laparoscopic live-donor nephrectomy；OLDP：open live-donor nephrectomy

表8 达·芬奇刀子宫切除术分析结果

研究结果	RARH VS ORH			RARH VS LRH		
	CADTH，2011			CADTH，2011		
	N	n	Meta-分析	N	n	Meta-分析
手术时间（min）	16	1561	WMD：63.57［40.91，86.22］	13	1314	WMD：11.46［−7.95，30.87］
住院时间（day）	15	1335	WMD：−2.60［−2.99，−2.21］	11	1080	WMD：−0.22［−0.38，−0.06］
并发症发生率	14	1345	RR：0.38［0.27，0.52］	5	389	0.54［0.31，0.95］
失血量（ml）	14	1450	WMD：−222.03［−270.84，−173.22］	11	1080	WMD：-60.96［−78.37，−43.54］
输血率	11	1025	RR：0.25［0.15，0.41］	5	595	0.62［0.26，1.49］

RARH：robot-assisted radical hysterectomy；ORH：open radical hysterectomy；LRH：laparoscopic radical hysterectomy

表 9 达·芬奇刀治疗直肠癌手术结果

研究结果	机器人辅助腹腔镜手术（RALS）vs 传统腹腔镜手术（CLS）														
	结直肠癌									结直肠疾病			结肠疾病		
	Memon S, 2012			Ortiz-Oshiro E, 2012			Yang YZ, 2012			Yang YZ, 2012			Yang YZ, 2012		
	N	n	结果	N	n	结果	N	n	结果	N	n	结果	N	n	结果
手术时间 Mean（range） min	7	R: 351 L: 401	MD: 2.96 （−0.12, 0.01）,	5	R: 203 L: 283	MD-6.03 （−10.77, −1.28）	7	R: 300 L: 420	MD15.61（−10.73, 41.94）	5	R: 79 L: 190	MD 34.92（18.49, 51.36） MD 21.66（−1.17, 44.49）Φ MD60.5（47.78, 72.71）Φ Φ	5	R: 79 L: 190	MD50.84（34.63, 67.06）
住院时间 Mean（range） day	3	NR	MD: −0.57 （−1.83, 0.69）,	5	R: 203 L: 283	MD-0.06 （−2.38, 2.26）	5	R: 185 L: 310	MD=0.07（−0.79, 0.93）	4	R: 75 L: 167	MD-0.46（−0.82, −0.10） MD-0.67（−1.75, 0.42）Φ	4	R: 75 L: 167	MD-0.03（−0.66, 0.59）
估计失血量 Mean（range） ml			NR			ND	3	R: 108 L: 162	MD-47.26（−65.76, −28.75）	5	R: 79 L: 190	MD-17.7（−34.16, −1.23）	5	R: 79 L: 190	MD-3.53（−18.00, 10.93）
转换率（%） Events/Total patient	7	R: 351 L: 401	RD: −7% （−1%, 12%）,	5	R: 204 L: 284	RR 0.31（0.12, 0.78）	7	R: 300 L: 426	0.9% vs. 3.7% RD-0.07（−0.13, 0.00）;	3	R: 98 L: 115	3.7% vs. 5.7% RD0.01（−0.05, 0.08）; p=0.7Φ Φ	5	R: 79 L: 190	RD0.03（−0.04, 0.09）
并发症发生率（rate%） Events/Total patient	1	NR	RR 0.93（0.67, 1.29）	5	R: 186 L: 236	ND ★ .Anastomotic leakage: RR1.12（0.49, 2.56）	7 7 5 5	R: 300 L: 426 R: 300 L: 426 R: 192 L: 246 R: 237 L: 317	OR1.07（0.73, 1.56）★ .Anastomotic leaks: RD 0.01（−0.03, 0.05） Wound infection rate: RD-0.00（−0.03, 0.04） Bowel obstruction rates: RD0.01（−0.02, 0.04）	5 5		OR0.94（0.71, 1.26）; P=0.69 ★ Anastomotic leaks: RD 0.01（−0.02, 0.03）; P=0.66 Wound infection rate: RD-0.01（−0.04, 0.02）; P=0.66 Bowel obstruction rates: RD0.00（−0.02, 0.03）; P=0.79	4 3 4 3	R: 74 L: 185 R: 70 L: 162 R: 74 L: 185 R: 70 L: 162	OR1.12（0.55, 2.28）★; Anastomotic leaks: RD-0.00（−0.05, 0.05） Wound infection rate: RD-0.03（−0.1, 0.04） Bowel obstruction rates: RD-0.02（−0.09, 0.06）
死亡率			NR			NR			NR			NR			NR
费用			NR			NR	5	R: 107 L: 165	MD 1.31（−0.06, 2.67）	5	R: 107 L: 165	MD-17.7（−34.16, −1.23）	5	R: 107 L: 165	MD1.31（−0.06, 2.67）

Φ: Malignant colorectal disease; Φ Φ: benign colorectal disease: ▲: intraoperative complications; ★ postoperative complications; NR: Not reported; ND-No differences

2. 证据综合　HTA 综合评价结果（表 10）

根据 GRADE 最终证据质量级别，平衡利弊及成本资源配置情况对达•芬奇刀做出弱推荐。需要指出的是，达•芬奇刀能明显降低失血量和输血率，且效应量大，故这两个指标强推荐。但因缺乏高质量证据，决策者仍应根据实际经济情况进行决策。

表 10　HTA 证据概要表及结果总结表

作者及年代	受试者人数（研究数）	有效性指标		安全性指标			经济学结果	证据质量	推荐强度
		住院时间	手术时间	失血量	输血率	并发症			
ASERNIP-S，2004[3]	1541（67）	不确定	缩短	降低	降低	不确定	高于对照	低 ++	弱
CADTH，2008[4]	4945（19）	不确定	缩短	降低	降低	不确定	高于对照	低 ++	弱
CADTH，2011[5]	26 013（95）	不确定	缩短	降低	降低	不确定	高于对照	中 +++	强

SR 综合评价结果（表 11）

借鉴 AMSTAR 的标准对纳入 SR 的方法学进行质量评价，但多数 SR 纳入的都是观察性研究，质量不高，再综合考虑效应量及费用昂贵，作出弱推荐。

表 11　SR 证据概要表及结果总结表

作者及年代	受试者人数（研究数）	有效性指标			安全性指标		证据质量	推荐强度
		住院时间	手术时间	术中转换率	失血量	并发症发生率		
AlAsari，2012	1681（41）	NC	NC	NC	NC	NC	C	弱
Antioniu SA，2012	1031（39）	NC	NC	NC	NC	NC	C	弱
Liu H，2012	158（2）	ND	延长	ND	NR	增加	A	强
Kanji A，2011	854（20）	NC	NC	NC	NC	NC	B	弱
Braga L H.P.，2009	326（8）	缩短	缩短	NR	NR	ND	A	强
EI-Hakim A，2006	4679（18）	不确定	NR	ND	降低	降低	C	弱
Ficarra V，2007	（8）8	NC	NC	NC	NC	NC	C	弱
Weinberg L，2011	（33）8	不确定	不确定	ND	不确定	不确定	B	弱
Carvalho L，2012	81（4）	NC	NC	NC	NC	NC	B	弱
Memon S，2012	754（7）	ND	NR	ND	ND	ND	B	弱
Ortiz-Oshiro E，2012	486（5）	ND	缩短	降低	ND	ND	B	弱
Gill RS，2011	1253（22）	NC	NC	NC	NC	NC	B	弱
Wang ZH，2O12	221（6）	ND	NR	NR	NR	ND	B	弱
Yang YZ，2012	1493（16）	缩短	延长	ND	降低	ND	B	弱

NC：Not comparision；NR：Not reported；ND-No differences；* 未报道研究人数

3. 小结　HTA 及 SR 结果显示针对不同系统疾病达•芬奇刀的有效性和安全性结果不一致。目前的研究主要针对前列腺根治术、肾切除术、子宫切除术和结直肠手术，其余疾病的手术因缺乏证据无法证明达•芬奇刀的临床效果。

不同疾病的达·芬奇刀治疗选用的结局指标不一致，且难以统一。HTA中报道最完整的有效性指标为手术时间、住院时间；安全性指标为并发症发生率、失血量和输血率；SR最完整的有效性指标为手术时间、住院时间；安全性指标为并发症发生率、失血量和术中转换率。

综合现有证据来看，达·芬奇刀针对不同疾病临床有效性和安全性结果不一致。总体看，与开放性手术相比，达·芬奇刀手术时间长，住院时间短，手术过程中转换率低，失血量少，输血率低；与传统腹腔镜手术相比，达·芬奇刀手术时间短，住院时间短，手术过程中转换率低，失血量少，输血率低。但尚需高质量、大样本随机对照试验或设计良好的观察性研究报道长期结果。

(四) 成本效果证据

1. 成本　达·芬奇刀在我国应用成本不详，目前成本数据主要来自于国外研究。

加拿大2010年HTA报告[35]中分析了达·芬奇刀相关成本情况(表12)

表12　加拿大2010年达·芬奇刀成本

	美元	加拿大元
达·芬奇手术系统	2 600 000	2 643 680
启动及购买相关附件	200 000	203 360
消耗(每次操作后)	2500	2.542
医师培训(人)	6000	6101
其他人员培训	—	—
维护费(每年)	175 000	177 940

HTA研究发现在前列腺根治术中与对照组相比达·芬奇刀费用较高，但每位病人的增量费用会随仪器的使用时间和病人数的增加减少(表13)。

表13　前列腺根治术次均成本比较[35]

	达·芬奇刀手术VS开腹手术			达·芬奇刀手术VS腹腔镜手术		
	达·芬奇刀	开腹	差异	达·芬奇刀	腔镜	差异
机器设备及附件成本	3785	0	3785	3785	0	3785
耗材成本	2542	212	2330	2542	831	1711
培训课程费用	36	0	36	36	0	36
维护费用	1064	0	1064	1064	0	1064
住院费用	6279	9993	−3714	9959	11 888	−1929
手术费用	1381	1022	395	1381	1381	0
麻醉费用	581	470	112	581	615	24
输血费用	12	125	−112	11	20	−9
合计	15 682	11 822	3860	19 360	14 735	4625

达·芬奇刀设备购置及维护费用较高，但可通过缩短住院时间降低病人的住院费用，但人均费用增量会随设备使用时间及使用人数的增加而减少。

2. 成本-效果研究　该部分评估基于目前关于射波刀、拓姆刀、真光直线加速器和真光刀(以下简称立体定向放射治疗技术)成本效果研究证据。

数据来源包括：①国外卫生技术评估单位，如加拿大药品与医疗技术评估署（CADTH）、阿伯塔省卫生经济研究所（IEA）网站，英国国民医疗服务（NHS）和国家卫生与临床优化研究院（NICE）网站，澳大利亚卫生与人口老龄化部（MHA）网站与医疗服务顾问委员会（MSAC）网站等；②中英文文献库，如Pubmed，EBM、Cochrane library，CNKI；③专家咨询，包括国际HTAi、英国NICE、瑞典SBU、美国ECRI、韩国NECA等国际上专业卫生技术评估机构的专家，以及加拿大安省卫生厅、新加坡卫生部、台湾地区健保局药品评审中心等负责人。

由于达•芬奇刀辅助手术治疗属于高精尖技术，一些效果证据尚不充分，加之相关成本极高，给引进该技术的医疗体系带来巨大的预算影响。如何在现有证据基础上合理制定监管、定价、支付政策就成为各国政府面临的重大挑战。为搜集达•芬奇刀的成本效果证据，加拿大[4]、爱尔兰[3]、瑞典[36-38]、英国[39]、美国[40]、澳大利亚[41]、韩国[8]等国政府纷纷组织本国HTA机构和相关专家开展评估研究，比较其与传统手术的成本效果。另外近期也出现了很多期刊文章，探讨达•芬奇刀与传统手术的成本效果等问题。

2010年加拿大安大略省卫生技术评估组在评估机器人辅助外科手术治疗妇科和生殖器癌症临床效果和成本效果基础上提出了政策建议，认为有关机器人治疗的效果证据不足，需要开展调研评估。对全部入选证据进行了GRADE分级，研究类型均属于观察性研究，临床效果研究一致认为机器人手术在失血量、住院时间和功能改善方面有相对优势。预算影响分析结果显示，机器人辅助妇科和前列腺切除手术成本显著高于其他两种技术。经济学分析部分，通过调查安大略一年子宫和前列腺切除开腹和腔镜手术量，按65%的技术替代比率，测算出达•芬奇刀扩大应用后安大略省子宫切除术和前列腺切除术医疗支出将分别增加310万和660万加元[34]。

2011年加拿大CADTH组织HTA专家比较了机器人、开腹和腹腔镜手术的临床效果和成本效果[42]。通过系统文献综述和荟萃分析，综合分析了95篇文献，其中51篇关于前列腺切除术，26篇关于子宫切除术，10篇关于肾切除术，8篇心脏病手术（入选文章的研究设计无RCT研究）。通过比较临床效果发现，机器人手术在缩短住院时间、减少出血量和输血量、减少合并症等方面有优势，在手术时间方面小于腹腔镜手术，大于开腹手术。通过经济学分析发现：机器人手术比开腹手术增加人均3860加元成本，比腹腔镜手术人均增加4625加元。但200例手术后机器人手术的增量成本显著降低。对于75%的患者，机器人手术费用显著高于开腹和腹腔镜手术，但机器人手术在一些情况下能明显降低住院费用。医疗服务影响分析：加拿大目前有31个医疗中心在使用达•芬奇刀，据预测每年机器人手术量约为4030例，如果预测一些具备类似能力的医院也采用机器人技术，年手术量将达到11 050例，按这样的情况，每个医院一台达•芬奇刀7年使用成本约为290万加元。

爱尔兰卫生信息与质量部门（HIQA）2011年应卫生部门要求开展了机器人辅助外科手术卫生技术评估[3]。结果发现：机器人辅助前列腺切除和子宫切除术证据相对较多，虽然证据质量不佳，但足以满足决策需求。建议卫生部门根据支付能力和现有机器人设备存量，慎重做设备投资决策。临床研究证据表明：机器人辅助前列腺切除术和子宫切除术优于开腹手术，但相对传统腔镜手术的效果甚微，机器人手术人体动力学特点优于腔镜，方便医生操作。经济学分析发现，机器人辅助前列腺和子宫切除手术的例均增加成本（直接成本）分别为2487欧元（年患者量为200）和3019欧元（年患者量为300），因手术带来的年总住院天数的缩短量分别为360天和565天。成本效用分析结果显示，年开展200例前列腺切除术每增加一个QALY的成本为26 647欧元，根据支付阈值推算，当支付阈值为3万欧元/QALY时，机器人技术符合成本效果的概率为0.63，当阈值为4万/QALY时，概率为0.85。五年内预算影响分析显示，每购买一台设备卫生部门将对前列腺切除术和子宫切除术增加310万和450万欧元的投入，第一年的增量成本分别为40万和50万欧元。由于发现年患者数对费用影响巨大，该报告建议通过多专业配合使用机器人手术刀来降低费用。

2009年瑞典西约特兰省地区萨尔格伦斯卡大学附属医院公布了《机器人辅助宫颈癌手术HTA报告》，该报告评价了机器人手术、开腹和腹腔镜手术治疗宫颈癌的效果、伦理和经济学证据[37]。虽然有个别研究认为机器人手术出血量少，住院时间和恢复期短，但该报告仍认为机器人辅助外科手术相对疗效证据不足。认为在未验证疗效时引入机器人手术，不符合伦理要求。经济分析结果显示：在不计固定成本投入前提下，机器人辅助子宫切除术（包括淋巴扩散治疗）所增加费用估计为16 500瑞典克朗，但住院时间缩短和合并症发生率降低会带来相当于18 000～30 000瑞典克朗的节约，最终判断机器人手术具有较好成本效果。

为了便于韩国相关决策者做决策判断，防止达·芬奇刀技术的滥用，韩国卫生技术评估中心（NECA）2012年通过文献综述、访谈等方法对达·芬奇刀的安全性和有效性、社会文化和经济性进行了评估[8]。结果发现：目前证据不足以验证达·芬奇刀的安全性和有效性；韩国20家医院的140余名医生们认为患者疾病负担和支付能力是阻碍达·芬奇刀应用的主要因素；社会文化角度看，媒体报道和网站博客均对达·芬奇刀众口一词地褒奖，有为厂商做广告之嫌疑；达·芬奇刀手术总费用预计为5亿～12亿韩元（折合人民币285万～685万元），基本为患者自付费用，而传统腔镜和开腹手术仅患者需要承担5%的费用，因此达·芬奇刀手术费用给患者带来的经济负担较重。该报告认为韩国达·芬奇刀应用较多，医疗决策者必须慎重决策，建议开展设计严谨的评价研究，积累证据，为决策做准备。建议对证据充足疗效明确的领域（如达·芬奇刀前列腺切除术）制定临床指南，规范相关临床操作；对于证据不足的领域，不宜为了牟利开展手术，而应该开展临床研究，进一步验证其安全性和有效性。

英国学者Ahmed K等2012年做了一项关于达·芬奇刀治疗泌尿疾病的系统文献综述[43]。结果发现：因为达·芬奇刀购置费、维护费和配件更换等成本较高，使达·芬奇手术成本远远高于腹腔镜手术和开腹手术。腹腔镜和达·芬奇刀都缩短了手术时间和住院时间，但后者对于患者控尿恢复和性功能保留有好处。仅有部分研究给出了具体的成本项目，因此无法做严格意义上的成本比校。作者认为需要对达·芬奇刀远期结果和详细的费用测算进行研究。结论认为：达·芬奇刀和腹腔镜手术效果类似但学习周期短，随着应用扩大和引入市场竞争机制有望降低购置成本，需要更多研究探讨三种技术对于泌尿外科手术的长期效果。

意大利学者Turchetti G等2012年对2000—2010年之间发表的有关达·芬奇刀经济学评估文章进行了系统文献综述[44]。结果发现：有11项研究做了成本分析，主要费用项目包括手术时间、住院时间和总成本。9项研究显示达·芬奇刀手术时间超过内腹腔镜手术，但住院时间相同。当成本测算内容包括设备折旧和维护费等固定成本时，达·芬奇刀费用远大于内腹腔镜手术费用，仅有三项研究在成本测算时包括了这部分固定成本。结论：达·芬奇刀的问题在于购置和维护费用很高，同时手术时间较长，但随着医生经验增加，手术时间能相应缩短。从HTA角度来看，还需要更多研究来考察其成本。

2010年瑞士学者Sarlos D等开展了一项关于达·芬奇刀和内腹腔镜实施子宫切除术比

较的病例对照研究[45]。通过利用年龄、BMI 指数和子宫重量等指标匹配了 40 例达•芬奇刀子宫切除术和 40 例内腹腔镜手术案例分析了治疗成本和近期结果，同时设计了调查表，调查医生对达•芬奇刀的看法。结果：达•芬奇刀手术未出现不成功改做内腹腔镜手术的情况，也未出现严重合并症，达•芬奇刀手术时间均数为 109 分钟（113；50～170），内腹腔镜为 83（80；55～165），达•芬奇刀手术患者平均住院日为 3.3（3；2～6），内腹腔镜为 3.9（4；2～7），两种手术费用分别为达•芬奇刀 4067 欧元，内腹腔镜 2151 欧元。医生认为达•芬奇刀的运动灵活，功效好，但医生缺乏与患者的接触是一个缺点。结论：达•芬奇刀相对内腹腔镜手术有一定优势，但成本较高，需要开展 RCT 研究确定其对患者的益处，及治疗妇科病的成本效果。

2011 年 Zehnder P 等通过建模分析二手数据，比较了开腹、内腹腔镜和达•芬奇刀治疗膀胱切除和尿流改道的成本效果[46]。不同于以往的成本分析，该研究选择医院角度关注治疗费用，结合达•芬奇刀折旧率、医生经验水平和手术例数等成本动因，利用文献里的数据，建立模型分析了两种技术用于膀胱切除的成本效果。结论：机器人手术成本远高于开腹手术。作者提出来对于达•芬奇手术的成本效果分析很难做，因为缺乏长期的结果和功能数据，不能测算每个 QALY 的成本，因此作者呼吁医疗机构应将更多长期效果和功能数据公开化，便于考察该技术的长期效果。

美国学者 Broome JT 等 2012 年利用机构数据分析比较达•芬奇刀和传统手术切除甲状腺的成本[47]，发现传统手术成本为 2668 美元，达•芬奇手术为 5795 美元，二者相差 2.17 倍，二者手术时间分别为 113 分钟和 137 分钟。他们提出：新技术的应用必须辅以成本分析，才能更好衡量其成本效果。

2012 年美国 Yu HY 等人使用倾向性评分匹配法（PSM），提取美国 2008 年第四季度全国住院患者临床和成本数据，分析手术机器人、腹腔镜和开腹手术进行前列腺整体切除、（全部及部分）肾切除及肾盂形成等操作的临床应用情况和成本效果[48]。结果发现美国有 52.7% 的前列腺切除、27.3% 的肾盂形成术、11.5% 的部分肾切除术及 2.3% 的全肾切除术选择使用了机器人技术。选择机器人手术做前列腺切除的患者多为那些在城市患者较多的医院就诊的白人患者（$P \leqslant 0.015$）。三种技术的选择存在地理差异。机器人手术和腹腔镜手术患者住院时间明显少于开腹手术者，机器人手术进行前列腺切除和部分肾切除住院时间最短（$P<0.001$）。大多数情况下，机器人手术和腹腔镜手术患者死亡率、出血量、合并症几率、输血几率较低，正常状态出院率较高。但机器人手术费用非常高。研究建议开展更多研究调查三种临床技术的相对成本效果。

3．小结　总体看，达•芬奇刀临床应用成本效果证据数量较多，但以观察性和回顾性研究为主，质量不高。依据加拿大、爱尔兰和瑞典等国的成本效果评价报告，可做出以下判断：

（1）主要证据为机器人辅助妇科和泌尿系统手术与传统手术操作比较，多数证据支持机器人辅助开展妇科（子宫切除术）和泌尿系统手术（前列腺根治术）的临床效果优于传统手术。

（2）与开腹手术比，机器人手术在围手术期出血量、输血量、合并症发生率和保护部分患者生活质量（如前列腺患者性功能保存）方面具备明显优势，但与腔镜手术相比效果不明确。三类手术时间比较结果不明确，但基本结论是机器人手术长度主要受医生经验和技能影响。

（3）影响手术机器人成本效果分析的主要因素包括设备购置和维护费用，住院时间缩短和合并症发生率。

（4）预算影响分析多采用比较机器人手术和传统手术成本的办法。

（五）预算影响分析

参考加拿大、爱尔兰和瑞典开展的达·芬奇刀成本分析和预算影响方法，本研究将以北京市为例，模拟达·芬奇刀替代传统手术进行前列腺癌根治术的相关成本，并分别从公立医疗机构、患者和政府角度讨论技术应用带来的成本和预算的影响，主要包括对北京市政府卫生投入的影响。

分析的前提假设是：达·芬奇刀辅助前列腺癌根治术具有和腹腔镜手术类似的治疗效果，并能有效缩短患者住院时间。同时假设公共财政将支持达·芬奇技术的应用，即城乡医保将达·芬奇刀手术纳入报销范围。

在北大人民医院泌尿外科调研了解到，该院每年收治约60例需做前列腺根治术的前列腺癌患者，其中80%进行耻骨后腹腔镜前列腺癌根治术手术，20%因为身体原因或医生建议选择开腹手术。腹腔镜手术人均收费约为3万～4万，开腹手术2万～3万。腹腔镜实施前列腺根治术的患者住院时间一般为两周，开腹手术患者住院时间为三周。随着医生技术水平的提高，目前腹腔镜和开腹方式的前列腺根治术操作的手术时间无差异，约为3小时。

患者中70%为北京本地患者，其中城镇医保患者60%，新农合患者10%。城镇医保对腔镜手术和开腹手术政策内项目补偿比为80%～90%，农村医保的政策内项目补偿比为50%。

根据《2011年全国肿瘤登记点数据》，2008年全国肿瘤登记点地区前列腺癌发病率为11/10万，按北京市人口为1800万，测算出北京市今年前列腺癌发病人数为1980人，同时根据人民医院提供的相关数据设置成本核算主要参数（表14）。

每台达·芬奇手术设备购置成本为2200万元人民币，按7年使用寿命，结合3%的贴现率计算年折旧。手术室改造费按50万元计算，年分摊费用为1.72万元。次均耗材按2000美元计，按1∶7汇率兑换为人民币1.4万元。

表14　成本测算及预算影响分析主要参数

主要参数		机器人设备相关参数	
北京地区适应证患者数（人）	1980	设备购置费（万元/台）	2200
腔镜手术患者比例（%）	80	年设备折旧（万元/台）	353.11
开腹手术患者比例（%）	20	年维护费（万元/台）	105
腔镜手术人均收费（万元）	3.5	年维护费贴现（万元/台）	94.9
开腹手术人均收费（万元）	2.5	机器寿命（年）	7
北京患者比例（%）	70	贴现率（%）	3
医保患者比例（%）	60	次均耗材费（万元）	1.40
新农合患者比例（%）	10	手术室改造费（万元/台）	50
医保政策内补偿比（%）	90	手术室使用年限（年）	70
新农合政策内补偿比（%）	50	年改造费分摊（万元/台）	1.72
机器人手术人均收费（万元）	5		
机器人设备年治疗患者数（例）	400		

关于达·芬奇刀的预算影响分析文献中常援引机器人辅助前列腺癌根治术的年均手术例数为200～300例[3]。鉴于我国医疗机构服务效率普遍高于国外，故将分析模型中的机器人年平均手术例数定为400例。同时，由于达·芬奇刀操作对于医生经验和技能要求较高，文献提示医生可能需要150～200例操作熟悉该技术，因此假定一年内达·芬奇手术时间长于腔镜和开腹手术，为例均4小时。

假设北京市将正式引入机器人手术设备，分别替代传统手术技术（腔镜手术和开腹手术）的5%、10%、30%和50%。在四种方案中，三种技术比例变化引起患者人数、医院收费、城乡医保支出、患者自付、手术时间和住院天数的变化（表15）。

模拟分析结果显示，医院住院总收入、城乡医保支出、患者自付和手术操作时间都随着机器人手术操作比例上升而增加，住院天数下降。

当达·芬奇刀手术替代一半的腹腔镜和开腹手术时，城乡医保支出将分别增加908万元和84万元，对城乡医保患者人均增加投入分别为1.53万元和0.85万元。

表15 北京市前列腺癌根治术实施及补偿情况模拟分析

北京地区前列腺癌根治术当前治疗情况

手术类型	患者数量（人）	住院总费用（万元）	医保患者数（人）	医保补偿额（万元）	患者自付（万元）	农合患者数（人）	农合补偿额（万元）	患者自付（万元）	手术时间（小时）	住院时间（天）
腔镜	1584	5544.0	950.4	2994	333	158	277	277	3326.4	15523
开腹	396	990	238	535	59	40	50	50	832	5544
总计	1980	6534	1188	3528	392	198	327	327	4158	21067

模拟情景1：引进达·芬奇刀实施前列腺癌根治术，替代腔镜和开腹技术的5%

手术类型	患者数量（人）	住院总费用（万元）	医保患者数（人）	医保补偿额（万元）	患者自付（万元）	新农合患者数（人）	农合补偿额（万元）	患者自付（万元）	手术时间（小时）	住院时间（天）
腔镜	1505	5266.8	902.9	2844	316	150	263	263	3160.1	14747
开腹	376	940.5	225.7	508	56	38	47	47	790.0	5267
机器人	99	495.0	59.4	267	30	10	25	25	277.2	970
总计	1980	6702	1188	3619	402	198	335	335	4227	20984

模拟情景2：引进达·芬奇刀实施前列腺癌根治术，替代腔镜和开腹技术的10%

手术类型	患者数量（人）	住院总费用（万元）	医保患者数（人）	医保补偿额（万元）	患者自付（万元）	农合患者数（人）	农合补偿额（万元）	患者自付（万元）	手术时间（小时）	住院时间（天）
腔镜	1426	4989.6	855.4	2694	299	143	249	249	2993.8	13971
开腹	356	891.0	213.8	481	53	36	45	45	748.4	4990
机器人	198	990.0	118.8	535	59	20	50	50	554.4	1940
总计	1980	6871	1188	3710	412	198	344	344	4297	20901

模拟情景3：引进达•芬奇刀实施前列腺癌根治术，替代腔镜和开腹技术的30%

手术类型	患者数	住院总费用（万元）	医保患者数（人）	医保补偿额（万元）	患者自付（万元）	农合患者数（人）	农合补偿额（万元）	患者自付（万元）	手术时间（小时）	住院时间（天）
腔镜	1109	3881	665	2096	233	111	194	194	2328	10 866
开腹	277	693	166	374	42	28	35	35	582	3881
机器人	594	2970	356	1604	178	59	149	149	1663	5821
总计	1980	7544	1188	4074	453	198	377	377	4574	20 568

模拟情景4：引入达•芬奇刀实施前列腺癌根治术，替代开腹和腔镜技术的50%

手术类型	患者数	住院总费用（万元）	医保患者数（人）	医保补偿额（万元）	患者自付（万元）	农合患者数（人）	农合补偿额（万元）	患者自付（万元）	手术时间（小时）	住院时间（天）
腔镜	792	2772	475	1497	166	79	139	139	1663	7762
开腹	198	495	119	267	30	20	25	25	416	2772
机器人	990	4950	594	2673	297	99	248	248	2772	9702
总计	1980	8217	1188	4437	493	198	411	411	4851	20 236

医疗机构成本分析发现，按5万元/例的收费标准，机构收入不足以覆盖其成本（表16），需要将收费调整到6万元才能收支持平并保证略有盈余。机器人技术引进后，前列腺癌根治术患者住院天数将缩短，给医院节约部分经费。手术时间的延长需要增加额外的人员投入，但这部分费用很小，在现行医院薪酬机制下可忽略。需要注意的是，机器人手术引进一年后，随着医生技术熟练程度提高，这部分成本将不存在。

当治疗5%和10%适应证患者时，手术量不足以满足一台达•芬奇刀的治疗量，当治疗30%适应证患者时需要2台设备。50%适应证患者（990名患者）时，须购置3台达•芬奇刀设备。

表16　机构成本分析

	情景1	情景2	情景3	情景4
增加收入（万元）	168.3	336.6	1009.8	1683
增加支出（万元）	240.27	480.54	1441.61	2402.69
增加固定成本支出（万元）	111.31	222.62	667.85	1113.08
设备折旧（万元）	87.40	174.79	524.37	873.96
维护费贴现（万元）	23.49	46.97	140.92	234.87
手术室改造年分摊（万元）	0.42	0.85	2.55	4.25
增加变动成本支出（万元）	128.96	257.92	773.77	1289.61
设备材料费（万元）	138.60	277.20	831.60	1386.00
手术时间变化引起人员劳务增加（万元）	0.76	1.51	4.54	7.56
住院天数变化收益（万元）	10.40	20.79	62.37	103.95

患者角度看，农合患者的自付费用增加较大，但费用增加绝对值并不高（表17）。说明城乡医保制度对前列腺癌根治术患者的保障力度较高，新技术引进对于其整体影响并不大。

表 17　患者负担情况及所受影响分析

	情景 1	情景 2	情景 3	情景 4
医保患者人均自付增加（元）	85	170	510	850
农合患者人均自付增加（元）	425	850	2550	4250
住院天数减少带来的人均收入增加（元）	5.48	10.97	32.90	54.83

备注：日工资收入为 130.56 元，按北京市 2011 年人均可支配收入 3.29 万计算。

表 18 显示了达 • 芬奇刀技术引进对北京市五年卫生投入的影响。由于本研究中的医疗机构为公立医疗机构，因此机构固定成本投入和变化成本投入均计入公共卫生投入。住院时间缩短带来的收益作为资金节约项目计入。

结果显示，决定引进达 • 芬奇刀手术提供前列腺根治术，将对北京市公共卫生预算产生较大影响。公共财政对达 • 芬奇刀辅助前列腺根治术的人均投入为 2.03 万元。当达 • 芬奇刀替代 5% 的传统手术，按年实施 400 例前列腺根治术计算，达 • 芬奇刀五年应用的预算增加额超过千万。当技术替代比例增加到 50% 时，预算将增加 1 个亿，北京市 2011 年医保基金收入约 350 亿[49]，相当于将拿出相当一部分用于补偿前列腺癌症治疗。

表 18　北京市政府五年卫生投入增加情况分析

	情景 1	情景 2	情景 3	情景 4
医保投入增加（万元）	90.88	181.76	545.29	908.82
农合投入增加（万元）	8.41	16.83	50.49	84.15
固定投入增加（万元）	111.31	222.62	667.85	1113.08
设备投入（万元）	87.40	174.79	524.37	873.96
耗材投入（万元）	23.49	46.97	140.92	234.87
维护费投入（万元）	0.42	0.85	2.55	4.25
变化成本投入增加（万元）	0.76	1.51	4.54	7.56
人员劳务（手术时间变化）（万元）	0.76	1.51	4.54	7.56
住院时间缩短带来的收益（万元）	10.40	20.79	62.37	103.95
年度总投入（万元）	200.97	401.93	1205.80	2009.66
北京前列腺癌患者人均投入（万元）	2.03	2.03	2.03	2.03
5 年总投入（万元）	1004.83	2009.66	6028.9799	10 048.3

（六）社会、伦理和公平性

达 • 芬奇刀是新兴医疗技术，其应用速度虽广，却普遍集中在发达国家大城市先进的医学中心里，美国和韩国等地研究者都报道过使用不同技术的患者存在差异。达 • 芬奇刀目前在国内尚未纳入医保报销，只有一些经济条件好的患者可以支付其高昂的费用，技术应用将加剧健康不公平性。如前节模拟分析所示，引进达 • 芬奇刀技术，还将加剧不同医保制度之间的纵向不公平。

虽然有较多研究表明达 • 芬奇刀治疗某些疾病的临床效果优于传统手术技术，其长期临床效果并不明确。应用规模大、引进速度快的国家，如美国和韩国，均报道了技术滥用的问题。国内一些应用达 • 芬奇刀的医疗机构甚至宣称达 • 芬奇刀"可用于任何外科手术"[12]，明显有滥用趋势。进行"实验性"临床治疗对于患者是有违伦理的做法。

机器人手术设备的应用，更改了传统的医患关系，有学者提出医疗事故责任认定的问题，还有过度依赖机器操作可能导致医生技能减退的问题[2]。随着手术机器人的进一步应用，这些社会伦理道德问题都是无法回避的。

七、结论及建议

在厂商和医疗供方的推动下，手术机器人技术（达·芬奇刀）在全球迅速推开。为了解达·芬奇刀应用的临床效果、成本效果和社会伦理影响，各国卫生体系都在积极组织HTA研究，评估相关证据，以支持相关管理、定价和支付政策的制定。

存在大量临床效果和成本效果证据，虽然质量不高，大多数认为在部分疾病（如妇科和泌尿系统外科手术）方面达·芬奇刀与开腹手术相比在减少出血量、缩短住院时间、减少合并症等方面具有绝对的治疗优势，与腹腔镜手术临床效果近似。但一些成本效果证据显示，达·芬奇刀价格昂贵，并不具成本效果。

预算影响分析结果表明，我国当前定价、收费和支付制度下，引进该技术对卫生投入有较大影响。同时，应用还可能引发一些社会、伦理和公平性问题。

鉴于上述发现，我们提出如下建议：

1. 尽快开展多中心临床效果评价研究，追踪达·芬奇刀治疗的长期效果。
2. 循证制定达·芬奇刀配置规划。选择疗效证据明确的适应证，根据适应证患者数配置设备。
3. 医疗机构建立此类大型设备采购评估程序，在成本效果分析的基础上进行购置决策。
4. 在测算机构成本基础上，合理定价，并探讨建立具备可持续性的治疗支付办法。
5. 尽快建立手术机器人临床应用指南，提供技术规范和操作准则，并提出对操作人员技术水平和培训的要求。
6. 加强对达·芬奇刀等手术机器人设备的监管，防止医疗机构和供方对技术进行滥用和过度使用。
7. 推动手术机器人应用的社会性讨论，引导医患就如何解决手术机器人应用的相关社会伦理问题进行沟通。

八、评估局限性

本文为快速评估研究，利用文献检索、专家咨询和预算影响分析等办法对可得资料和信息进行了分析和综合。在实施过程存在一些局限性，具体见下：

1. 虽然采用系统检索策略，部分符合本文纳入标准的HTA、SR全文无法获取，只能分析摘要，无法估计发表偏倚。
2. 现有临床证据等级偏低，缺乏高质量、标准化的RCT。
3. 因受语言限制，本文检获的纳入文献为中英文，语种和种族等可能影响结果的外推性。
4. 受研究研究设计的局限，研究结果的可靠性尚需大样本、高质量的研究予以证明。
5. 由于缺乏国内相关设备实际成本和治疗情况数据，只能利用文献数据模拟分析相关设备在我国应用费用情况，虽然可反映成本变化趋势，但可能与真实情况有一定差距。
6. 由于时间较短，无法邀请外部专家评估本报告。

参 考 文 献

1. Donghao Lu, et al. Robotic assisted surgery for gynecological cancer. The Cochrane Library, 2012, 1.
2. 梁国穗. 外科机器人的发展历程及临床应用[J]. 中华骨科杂志, 2006, 26(10): 707-710.
3. HIQA. Health technology assessment of robot-assisted surgery in selected surgical procedures. Health Information and Quality Authority, Ireland. September, 2011.
4. Chuong Ho, et al. Robot-Assisted Surgery Compared with Open Surgery and Laparoscopic Surgery: Clinical Effectiveness and Economic Analyses. CADTH HTA Report. Ottawa: CADTH, 2011.
5. Sami AlAsari, Byung SohMin. Robotic Colorectal Surgery: A Systematic Review. International Scholarly.
6. ECRI. Overview: Surgeon training and learning curve for performing robotic-assisted surgery. Washington D. C.: ECRI Institute, 2012.
7. Gabriel I. Barbash, Sherry A. Glied. New Technology and Health Care Costs—The Case of Robot-Assisted Surgery. The New England Journal of Medicine, 2010: 701-704.
8. NECA. Report on Safety and Effectiveness of da Vinci surgical robots in Korea. HTA Report published by NECA, Korea, 2012.
9. 嵇武, 李宁, 黎介寿. 我国手术机器人外科面临的机遇和挑战. 中国微创外科杂志, 2012, 12(7): 577-579
10. ECRI. Transoral Robotic Surgery (TORs) for Treating Head and Neck Cancer. 2012 April. Washington D. C.: ECRI Institute.
11. 江苏外科手术步入机器人时代. 网易新闻, 2010-5-10. http://news.163.com/10/0510/03/669SRH4D00014AED.html.
12. 西南医院引进达·芬奇机器人, 几乎能做所有手术. 网易新闻, 2010-6-9. http://news.163.com/10/0609/16/68OHQSBH000146BD.html.
13. 嵇武, 李宁, 黎介寿. 我国机器人手术开展的现状与前景展望. 腹腔镜外科杂志, 2011, 16(2): 85-88.
14. Tooher, R. and C. Pham Da Vinci surgical robotic system: technology overview (Structured abstract). Health Technology Assessment Database, 2004, 117.
15. Tsakonas, E. and E. Nkansah The da Vinci surgical robotic system: a review of the clinical and cost-effectiveness (Structured abstract). Health Technology Assessment Database, 2008.
16. Robot-assisted surgery versus open surgery and laparoscopic surgery: clinical and cost-effectiveness analyses (Project record). Health Technology Assessment Database, 2011.
17. Llanos-Mendez, A. and R. Villegas Portero Robotic surgery using the da Vinci robotic telemanipulation system in hysterectomy (Structured abstract). Health Technology Assessment Database, 2010.
18. Llanos-Mendez, A. and R. Villegas Portero Robotic surgery by means of the da Vinci robotic telemanipulation system in general and digestive surgery (Structured abstract). Health Technology Assessment Database, 2010.
19. Llanos-Mendez, A. and R. Villegas Portero Robotic surgery using the da Vinci robotic telemanipulation system in hysterectomy (Structured abstract). Health Technology Assessment Database, 2010.
20. Llanos-Mendez, A. and R. Villegas Portero Robot-assisted surgery using da Vinci robot telemanipulation in prostatectomy (Structured abstract). Health Technology Assessment Database, 2010.
21. Alasari S, Min BS. Robotic colorectal surgery: a systematic review. ISRN surgery, 2012: 293894.

22. Antoniou SA，Antoniou GA，Koch OO，et al. Robot-assisted laparoscopic surgery of the colon and rectum. Surgical Endoscopy and Other Interventional Techniques，2012，26(1)：1-11.
23. Liu H，Lu D，Wang L，et al. Robotic surgery for benign gynaecological disease. Cochrane Database of Systematic Reviews：John Wiley & Sons，Ltd，2012.
24. Kanji A，Gill RS，Shi XZ，et al. Robotic-assisted colon and rectal surgery：a systematic review. International Journal of Medical Robotics and Computer Assisted Surgery，2011，7(4)：401-407.
25. Braga LHP，Pace K，DeMaria J，et al. Systematic Review and Meta-Analysis of Robotic-Assisted versus Conventional Laparoscopic Pyeloplasty for Patients with Ureteropelvic Junction Obstruction：Effect on Operative Time，Length of Hospital Stay，Postoperative Complications，and Success Rate. European Urology，2009，56(5)：848-857.
26. Assaad EI-Hakim，Robert AL，Ashutosh T. Robotic prostatectomy：a pooled analysis of published literature. Expert REV，Anticancer Ther，2006，6(1)：11-20.
27. Ficarra V，Cavalleri S，Novara G，et al. Evidence from robot-assisted laparoscopic radical prostatectomy：a systematic review. Eur Urol，2007，51(1)：45-55.
28. Weinberg L，Rao S，Escobar PF. Robotic surgery in gynecology：an updated systematic review. Obstetrics and gynecology international，2011.
29. Carvalho L，Abrao MS，Deshpande A，et al. Robotics as a new surgical minimally invasive approach to treatment of endometriosis：a systematic review. International Journal of Medical Robotics and Computer Assisted Surgery，2012，8(2)：160-165.
30. Memon S，Heriot AG，Murphy DG，et al. Robotic versus laparoscopic proctectomy for rectal cancer：a meta-analysis. Ann Surg Oncol，2012，19(7)：2095-2101.
31. Ortiz-Oshiro E，Sanchez-Egido I，Moreno-Sierra J，et al. Robotic assistance may reduce conversion to open in rectal carcinoma laparoscopic surgery：systematic review and meta-analysis. International Journal of Medical Robotics and Computer Assisted Surgery，2012，8(3)：360-370.
32. Gill RS，Al-Adra DP，Birch D，et al. Robotic-assisted bariatric surgery：a systematic review. International Journal of Medical Robotics and Computer Assisted Surgery，2011，7(3)：249-255.
33. Wang Z，Zheng Q，Jin Z. Meta-analysis of robot-assisted versus conventional laparoscopic Nissen fundoplication for gastro-oesophageal reflux disease. ANZ journal of surgery，2012，82(3)：112-117
34. Yang Y，Wang F，Zhang P，et al. Robot-Assisted Versus Conventional Laparoscopic Surgery for Colorectal Disease，Focusing on Rectal Cancer：A Meta-analysis. Ann Surg Oncol，2012.
35. OHTA. Robotic-Assisted Minimally Invasive Surgery for Gynecologic and Urologic Oncology：A evidence-based analysis. Ontario Health Technology Assessment Series，2010，10(27).
36. Göran Liljegren och Lars Berggren. 机器人手术综述. 2012. SBU HTA 报告(原文为瑞典语).
37. Inger Bryman 等. 机器人辅助宫颈癌手术 HTA 报告. 2009 SBU HTA 报告(原文为瑞典语).
38. Pär Lodding. 机器人辅助前列腺手术 HTA 报告. 2006 SBU HTA 报告(原文为瑞典语).
39. Craig Robert Ramsay. Systematic review and economic modelling of the relative clinical benefit and cost-effectiveness of laparoscopic surgery and robotic surgery for removal of the prostate in men with localised prostate cancer. 2012. NIHR HTA Program. Upcoming.
40. ECRI. Robots：a wise investment or a luxury you can avoid? Consider these issues. Washington D. C.：ECRI Institute，2012.

41. ANZHSN. Horizon scanning technology prioritizing summary. Robot-assisted endoscopic thyroidectomy. Nov. 2010. Canberra：MoHA.

42. CADTH. Robot-Assisted Surgery Compared with Open Surgery and Laparoscopic Surgery：Clinical Effectiveness and Economic Analyses. 2011，Issue 137. Ottawa：CADTH.

43. Ahmed K. Assessing the cost effectiveness of robotics in urological surgery - a systematic review. BJU Int. 2012 Mar 22. doi：10.1111/j.1464-410X.2012.11015.x.

44. Turchetti G.，et al. Economic evaluation of da Vinci-assisted robotic surgery：a systematic review. Surg Endosc，2012，26（3）：598-606.

45. Sarlos D，Kots L，Stevanovic N，Schaer G. Robotic hysterectomy versus conventional laparoscopic hysterectomy：outcome and cost analyses of a matched case-control study. Eur J Obstet Gynecol Reprod Biol，2010，150（1）：92-96.

46. Zehnder P，Gill IS. Cost-effectiveness of open versus laparoscopic versus robotic-assisted laparoscopic cystectomy and urinary diversion. Curr Opin Urol. 2011 Sep；21（5）：415-9. doi：10.1097/MOU.0b013e3283490582.

47. Broome JT，Pomeroy S，Solorzano CC. Expense of Robotic Thyroidectomy：A Cost Analysis at a Single Institution. Arch Surg，2012，20：1-5.

48. Yu HY，et al. Use，costs and comparative effectiveness of robotic assisted，laparoscopic and open urological surgery. J Urol，2012，187（4）：1392-1398.

49. 北京否认医保基金花光，称前三季度结余8.1亿. 北京晨报. 2011年10月27日.

附件1　专家咨询记录

咨询专家	职务职称	所属机构	咨询时间	咨询方式	咨询内容	意见总结
Clifford Goodman	博士，教授	HTAi	2012-9-24	面谈	快速评估设计，文献搜集和报告撰写注意事项	研究设计可采取文献法和咨询结合的方式，可参考一些机构所作的快速研究。此类尖端技术在国际范围内应用有限，证据量有限且质量不佳甚至有令人质疑之处，需要谨慎审视有限的证据，重点放在公正客观地阐释证据方面，并实事求是地针对中国现实情况提出相关技术应用的建议，即便政府将采购相关设备，建议分阶段分步骤，结合技术扩散特点、筹资能力、人群需求等合理规划设备应用，同时应关注技术推广和应用培训问题，并一定时期内追踪技术应用的结果，等待更确凿的证据出现。
Francis Ruiz	博士	英国NICE	2012-9-24	面谈及邮件	文献搜集	帮助查找文献
Thomas Skorup	副总裁	ECRI应用方案部	2012-10-10	电话	射波刀等肿瘤放疗设备和达•芬奇手术刀等快速评估需要注意事项；美国相关领域研究	1）通常这种高新技术分为2个层次来评估，即微观层面即临床层面看功效和安全性，宏观即应用层面根据患者需求和适应证看技术的应用；2）医院在采购此类大型设备（造价超过10万美元）时，还需要看技术对应用环境的需求；3）技术比较的参照物很重要，一般射波刀、Tomo和椎体CT等进行比较，在美国这类放疗设备用于肺癌和前列腺癌等癌症治疗；4）目前关于此类技术的临床研究一般都是公司支持，证据可得性较有效，因此整合证据时需注意对证据质量进行分析；5）需要深入了解治疗过程，因为培训往往是需要一个过程的，并不是几天就能掌握这个操作技术，往往需要开展一些手术才能熟练掌握这些技术；
Vivian Coates	副总裁	ECRI信息服务与HTA部	2012-10-10	电话	射波刀等肿瘤放疗设备和达•芬奇手术刀等快速评估需要注意事项；美国相关领域研究	1）关于成本。射波刀在美国售价一般在3-5百万美元，使用期10年，一般首年免服务费，第二年起有15-18万美元的年服务维修费用。2）关于支付。目前Medicare和Medicaid尚未将其纳入报销范围，但打包在造影服务包里。服务费用大概2500美元每次，加医生服务费400美元，差不多3000美元，但患者自付只有50-70美元，这样大部分都由保险支付。3）关于现有替代技术的更

续表

咨询专家	职务职称	所属机构	咨询时间	咨询方式	咨询内容	意见总结
Vivian Coates						新换代。直线加速器在中国有上千台在用，其实技术功效近似，可以测算边际成本效果。同时，还可以看看现有那些机构在用直线加速器，可以选择部分更新为射波刀。4）关于达·芬奇刀，特别需要注意的是培训和对现有医院手术服务流程的影响问题。
Fang Sun	医疗事务副主任	ECRI 循证临床诊疗中心	2012-10-10	电话	射波刀等肿瘤放疗设备和达·芬奇手术刀等快速评估需要注意事项；美国相关领域研究	1）谨慎处理各种证据，尤其注意如何整合并向决策者汇报这些证据；2）建议以后可以对设备应用进行监测，收集相关数据，建立经济模型进行分析。
Keng Ho Pwee	博士	新加坡卫生部	2012-10-8	邮件	Tomotherapy 和达·芬奇刀在新加坡的应用、支付、监管和评估情况	
Jeonghoon Ahn	博士，教授	韩国 NECA	2012-10-8	邮件	Tomotherapy 和达·芬奇刀在韩国的应用、支付、监管和评估情况	韩国国家医保（NHI）未将此类设备纳入医保，医院自行决定是否应用这些技术。目前存在过度使用现象。NECA 仅对达·芬奇刀的效果和安全性做了评估（韩文），采取问卷调查方式调查了技术使用者对此项技术的看法，同时从社会文化角考察了在韩国应用推广此技术的相关问题。报告提出，达·芬奇手术相对开腹手术有较大优势，但相对窥镜手术的优势并不非常突出，在存活率、复发率和副作用方面无明显差异。对医生的调查发现，企业垄断和成本过高是不利于技术应用的首要因素。社会文化研究发现，企业市场行为占主导，使媒体报道与研究证据间有偏差。
蒲若芳	博士	台湾健保局药品处 HTA 组	2012-10-8	邮件	Tomotherapy 和达·芬奇刀在台湾地区的应用、支付、监管和评估情况	台湾有 11-18 台拓姆刀，每台购置价 1.5-2 亿新台币（3217-4290 万人民币），主要适用于脑部、颅内外、头颈部癌、胸部癌、腹部癌、盆腔癌等立体定位放射外科手术治疗，每次治疗收费 7 千新台币（1501 元人民币），一个疗程收费 20 万新台币（42 905 元人民币）。台湾目前共有 13 台达·芬奇刀，每台价格 1 亿新台币（2145 万人民币），

续表

咨询专家	职务职称	所属机构	咨询时间	咨询方式	咨询内容	意见总结
蒲若芳						主要在一些专科医院提供，主要用于心血管、普外科、泌尿外科、头颈外科、胸外科和妇科的微创外科手术治疗，每例手术 5-20 万新台币（1-4.2 元人民币）。目前拓姆刀和达·芬奇刀尚未纳入台湾的公共健康保险计划，采购计划主要由医院来做。拓姆刀有操作要求，达·芬奇目前没有。
Jonas Lindblom	博士	瑞典 SBU	2012-10-10	邮件	Tomotherapy 和达·芬奇刀在瑞典的应用、支付、监管和评估情况	提供了瑞典地方 HTA 机构做的评估报告，有关机器人辅助手术设备在治疗前列腺癌、宫颈癌和其他腹部手术方面的应用。
Les Levin	博士	加拿大安大略卫生部	2012-10-12	邮件	肿瘤放疗设备（射波刀、Tomo 等）和达·芬奇刀在加拿大或安大略省的应用、定价、支付、监管和评估情况	推荐阅读安大略所做的 7 个有关智能手术设备的评估报告
Michael Shearer	博士	加拿大安大略卫生部	2012-10-19	邮件	肿瘤放疗设备（射波刀、Tomo 等）和达·芬奇刀在加拿大或安大略省的应用、定价、支付、监管和评估情况	目前安大略初步引入 Tomo，应用范围很局限，准备建一个专家委员会，对相关证据进行总结分析。将保持联系，一旦评估结果出来会告知。
代敏	主任	医科院肿瘤所	2012-10-12	邮件	中国癌症患者流病数据	肿瘤相关流病数据建议参考肿瘤登记年报；死亡数据参考全国三次死因调查的报告；患病数据参考 IARC 的 Globocan2008 估计数据（网址是：http://globocan.iarc.fr/）； 手术治疗和放疗患者的比率建议咨询医生。
Murray Krahn	主任，教授	加拿大安大略卫生技术评估项目	2012-10-12	邮件	肿瘤放疗设备（射波刀、Tomo 等）和达·芬奇刀在加拿大或安大略省的应用、定价、支付、监管和评估情况	

附件 2　部分证据列表

文献题名	作者 / 机构	国家	年代	类型	撰写目的	内容	证据评价	可信度
Spending scarce resources on the wrong capital budget requests	ECRI	美国	2010	简报	决策参考	建议医院全面衡量设备的技术特性、应用特性和成本，做出明智的采购政策。有必要比较类似技术以了解技术的相对效果和成本效果如何，例如达·芬奇刀和伽马刀都属于微创的手术机器人设备，但伽马刀可能更省钱一些，但根据可信赖的研究结论来判断两种技术的效果。	该文件可以在医院层面做采购计划提供一些指导，对于政府采购也有借鉴意义	较高
Robots：a wise investment or a luxury you can avoid? Consider these issues	ECRI	美国	2012	简报	决策参考	建议美国医院 2012 年应关注机器人手术设备，并提醒他们当前机器人手术设备成本效果如何并不确定，需要进一步研究才能证实。同时要考虑医生学习周期问题，对手术流程和操作质量会有影响。建议请厂商培训医生，同时选取一些手术作为练习案例，同时确定年最低手术例数，以此确保医生技术水平。	多角度探讨手术机器人的应用问题	极高
Weighting the evidence：do shorter stays and faster healings justify the use of a surgical robot?	Montagnolo，A/ECRI	美国	2011	简报	决策参考	没有一个统一的定法来确定是否该采购达·芬奇刀及该采购多少台。目前关于达·芬奇刀的临床、经济和应用层面的效果尚不清楚，因此如何在这样的情况下做采购决策需要医疗决策者抱一种正确的心态：既不要因为没有确凿证据裹足不前不敢应用新技术，也不能不仔细衡量利弊就匆忙做决策。作者特别指出：一个优秀的医学中心不是因为其设备有多先进而闻名，而取决于其所提供的服务质量。新英格兰杂志提到 2007-2009 年间，达·芬奇刀在全球的安装数量从 800 增加到 1400 台（增幅 75%），在没有强有力证据的支持下，只能说明医疗机构的从众心理和装备竞赛意识比较强。	指出了达·芬奇应用推广背后的原因，并提醒了我们建立国家级医学中心并非一定需要高精尖设备，尤其此类成本效果尚不明确的设备。	高

续表

文献题名	作者/机构	国家	年代	类型	撰写目的	内容	证据评价	可信度
Transoral Robotic Surgery (TORs) for Treating Head and Neck Cancer	ECRI	美国	2012	报告	决策参考	对达·芬奇刀用于头颈部肿瘤治疗的前景做了评估。首先从预期应用、引进时间、健康影响、经济和操作影响五个维度对技术影响进行评价，并描述了达·芬奇刀监管问题、成本问题、报销问题、对医院运营影响问题和患者安全性问题。引进时间部分提到美国FDA2009年批注达·芬奇刀用于治疗颌面部舌咽部肿瘤及T1和T2型恶性肿瘤。经济部分提到机器人设备一套一般180万～290万美元，维护费10万～18万每年，目前基本没有保险机构明确提出支付机器人手术费用，医院主要通过缩短住院时间来实现成本效率，还可通过减少并发症来降低对于社会和患者的成本。而想仅通过做头颈部肿瘤手术收回达·芬奇刀的相关成本并不实际。操作部分提到外科大夫及手术团队需要花费大量经费参加专业化培训，并开展一定量的手术以积累足够的经验，同时技术对手术室构造和手术过程也有影响，甚至涉及科室间合作和竞争关系的调整。	全面评估了达·芬奇刀应用于头颈部肿瘤手术治疗涉及的相关监管、应用、成本、报销和健康结果问题	高
Robotic Colorectal Surgery: A Systematic Review	Sami AlAsari and Byung SohMin，韩国首尔永森大学医学部	韩国	2012	期刊文章	学术交流	关于达·芬奇刀治疗直结肠癌效果的系统文献综述。汇总分析了2000—2011年之间关于机器人手术设备治疗直结肠癌的所有相关文献，一共选出41项研究，涉及1681名患者，除了2名患者使用宙斯牌机器人手术设备外，其余都使用达·芬奇刀。短期效果显示死亡率为0，	对直结肠癌患者的效果研究综述，汇总了很多研究证据，证据力度强。但针对达·芬奇刀安全有效性的结论有点过急	高

续表

文献题名	作者 / 机构	国家	年代	类型	撰写目的	内容	证据评价	可信度
Robotic Colorectal Surgery: A Systematic Review						191 人有轻微或复杂合并症，有 20 个研究提到了病原学结果，但所有研究都未做深入分析。结论：达•芬奇刀治疗直结肠癌是安全有效的，但需要前瞻性随机研究进一步确定其效果。文章提到一定比例的机器人设备手术中途转为腹腔镜（1.8%）或开腹手术（0.83%）的问题，值得重视。仅有一项韩国研究用了 RCT 设计（Baik 等，2008）		
Surgeons report on robot-assisted endoscopic thyroidectomy	ECRI	美国	2009	简报	最新消息	报道了关于韩国医生用达•芬奇刀已为 200 个患者做了甲状腺癌切除术，并撰写了文章分析了这些手术的短期效果。与腹腔镜手术比，达•芬奇刀视野清楚，不需要处理创口气体和血液，不需要太多手术辅助人员，但存在的技术风险包括：①机器人手臂较长，在甲状腺这样富含血管和神经的器官附近做手术有一定难度；②耗时长等。术后患者需定期做颈部 B 超和血甲状腺素检验。一些合并症包括血钙浓度低（12 人），嗓音嘶哑（8 人），神经瘫痪（1 人），血液甲旁腺素浓度短时间降低（1 月）但之后恢复，10～18 个月癌症复发率为 0. 患者方面的好处包括不损伤颜面外貌，不损失颈部知觉，而常规内镜手术会有 4～5 英寸伤疤。	虽然目前世界上达•芬奇刀治疗甲状腺癌的应用不多，但韩国的这个研究填补了这方面的空白，且样本比较大，较为可靠	较高
Overview: Surgeon training and learning curve for performing robotic-assisted surgery	ECRI	美国	2012	报告	决策参考	通过文献搜集和分析，提出了机器人手术主要适应证手术的学习期，例如良性或未知子宫病变需要 20～50 例手术，肾切除 19～30 例，胆囊切除 11～30 例，	提出了机器人辅助手术的学习和练习的重要性，值得考虑。	极高

续表

文献题名	作者 / 机构	国家	年代	类型	撰写目的	内容	证据评价	可信度
Overview: Surgeon training and learning curve for performing robotic-assisted surgery						前列腺切除（器质性病变）30～300 例，前列腺切除（功能性病变）10～500 例，手术例数差异反映出医生对技能定义的差异。文章提到 2010 年美国 3/4 的机器人辅助手术为子宫或前列腺切除术。目前三个国家制定了机器人辅助手术的临床指南，包括澳新妇产科协会的指南（2009），美国机器人辅助泌尿外科医师协会指南（2009），美国胃肠和内镜医师协会和微创机器人手术协会（2008），三个指南都提到了培训问题。马萨诸塞州于 2012 年 10 月 31 日通过法案，规定机器人手术操作人员的培训要求。文章还提到了技术的扩散、费用等信息。文中还有关于无经验医师操作机器人外科手术设备会增加合并症发生几率。		
Robotic versus laparoscopic hysterectomy: a review of recent comparative studies	Sarlos D，Kots LA.	瑞士	2011	期刊文章	学术交流	关于达•芬奇刀和内窥镜实施子宫切除术比较研究的近期文献综述。比较了二者的手术时间、临床结果和成本，发现除了一个研究涉及 3.6 万名患者、350 个医疗中心和大量医生，大多是一两个医院的一两个医生开展的小型案例研究。达•芬奇刀手术时间较长，89～267 分钟，腹腔镜手术为 83～206 分钟；二者临床结果（失血量、并发症和住院天数）类似；有两项研究比较了费用，结果类似，发现达•芬奇刀手术切除子宫需要多花费 2600 美元（不包含设备投入和折旧等）。结论：达•芬奇刀和内镜手术切除子宫临床和手术效果近似，但成本却差别较大。	总结了达•芬奇刀和内镜用于子宫切除术的比较效果证据。子宫切除是达•芬奇刀主要适用的一个手术操作。	高

续表

文献题名	作者/机构	国家	年代	类型	撰写目的	内容	证据评价	可信度
Cost-effectiveness of open versus laparoscopic versus robotic-assisted laparoscopic cystectomy and urinary diversion	Zehnder P，Gill IS	瑞士	2011	期刊文章	学术交流	通过建模分析二手数据，比较了开腹、内镜和达•芬奇刀治疗膀胱切除和尿流改道的成本效果。不同于以往的成本分析，选择医院角度关注治疗费用，该研究还注意了达•芬奇刀折旧率、医生经验水平和手术例数等成本动因，利用文献里的数据，建立模型分析了两种技术用于膀胱切除的成本效果。结论：机器人手术成本远高于开腹手术。作者提出来对于达•芬奇手术的成本效果分析很难做，因为缺乏长期的结果和功能数据，不能测算每个 QALY 的成本，因此作者呼吁医疗机构应将更多长期效果和功能数据公开化，便于考察该技术的长期效果。	比较了三种技术的成本效果，目前此类研究较少，成本分析有参考意义	高
Robotic hysterectomy versus conventional laparoscopic hysterectomy: outcome and cost analyses of a matched case-control study	Sarlos D，Kots L，Stevanovic N，Schaer G	瑞士	2010	期刊文章	学术交流	关于达•芬奇刀和内窥镜实施子宫切除术比较的病例对照研究。通过利用年龄、BMI 指数和子宫重量等指标匹配了 40 例达•芬奇刀子宫切除术和 40 例分析了治疗成本和近期结果，同时设计了调查表，调查医生对达•芬奇刀的看法。结果：达•芬奇刀手术未出现不成功改做内镜手术的情况，也未出现严重并发症，达•芬奇刀手术时间均数为 109 分钟（113; 50-170），内镜为 83（80; 55-165），达•芬奇刀手术患者平均住院日为 3.3（3; 2-6），内镜为 3.9（4; 2-7），两种手术费用分别为达•芬奇刀 4067 欧元，内镜 2151 欧元。医生认为达•芬奇刀的运动灵活，功效好，但医生缺乏与患者的接触	比较了达•芬奇刀和内窥镜技术治疗妇科病的成本效果，有较大价值，但研究设计为案例对照，证据力度略显不足	较高

续表

文献题名	作者 / 机构	国家	年代	类型	撰写目的	内容	证据评价	可信度
Robotic hysterectomy versus conventional laparoscopic hysterectomy: outcome and cost analyses of a matched case-control study						是一个缺点。结论：达·芬奇刀是一种有趣的新技术，相对内镜有一定优势，但成本较高，需要开展 RCT 研究确定其对患者的益处，及治疗妇科病的成本效果。		
Expense of Robotic Thyroidectomy: A Cost Analysis at a Single Institution	Broome JT，Pomeroy S，Solorzano CC	美国	2012	期刊文章	学术交流	作者利用其机构的治疗数据分析比较达·芬奇刀和传统手术切除甲状腺的成本，选取了 2 名手术量大的传统手术切除甲状腺医生的数据，与文献中手术量大的达·芬奇刀医生的相关数据进行比较。达·芬奇刀手术成本包括手术时间、麻醉费、耗材和达·芬奇刀的分摊成本；成本比较重点为有差异的部分。结果：传统手术成本为 2668 美元，达·芬奇手术为 5795 美元，二者相差 2.17 倍，二者手术时间分别为 113 分钟和 137 分钟。结论：新技术的应用必须辅以成本分析，才能更好衡量其成本效果	对于中国环境下模拟成本测算有参考价值	高
Economic evaluation of da Vinci-assisted robotic surgery: a systematic review	Turchetti G，Palla I，Pierotti F，Cuschieri A	意大利	2012	期刊文章	学术交流	对 2000-2010 年之间发表的达·芬奇刀经济学评估文章的系统文献综述。结果：11 项研究做了成本分析，主要费用项目包括手术时间、住院时间和总成本。9 项研究显示达·芬奇刀手术时间超过内镜手术，但住院时间相同。当成本测算内容包括设备折旧和维护费时，达·芬奇刀费用远远高于内镜手术，仅有三项研究在成本测算时包括了这部分。结论：达·芬奇刀的问题在于购置和维护费用很高，同时手术时间较长，但随着医生经验增加，手术时间能相应缩短。从 HTA 角度来看，还需要更多研究来考察其成本。	对于成本测算有帮助，同时可以有一些结论性的内容供参考。文献列表有较大参考价值	高

续表

文献题名	作者/机构	国家	年代	类型	撰写目的	内容	证据评价	可信度
Robotic laparoscopic surgery: cost and training	Amodeo A, Linares Quevedo A, Joseph JV, Belgrano E, Patel HR	英国	2009	期刊文章	学术交流	讨论了达·芬奇刀应用的优势和劣势，提到了设备购置和维护费用高的问题，同时提出了培训和手术团队配合的重要性，建议医学生课程需要增加机器人手术设备教学内容。	伦敦大学学院医院的泌尿科窥镜手术大夫们写文章，从医生角度看待这项新技术，虽然很欢迎此技术，但也清醒认识到一些主要的问题，如费用和培训问题，具有一定参考价值	一般
Assessing the cost effectiveness of robotics in urological surgery - a systematic review	Ahmed K, Ibrahim A, Wang TT, Khan N, Challacombe B, Khan MS, Dasgupta P	英国	2012	期刊文章	学术交流	关于达·芬奇刀治疗泌尿疾病的系统文献综述。结果：达·芬奇刀购置、年度维护和配件更换费用使其成本远远高于内镜手术和开腹手术。内镜和达·芬奇刀都缩短了手术时间和住院时间，但后者对于患者控尿恢复和性功能保留有好处。仅有部分研究给出了具体的成本项目，因此无法做成本比对。认为需要对达·芬奇刀远期结果和详细的费用测算进行研究。内镜和达·芬奇刀实施前列腺大部切除术在缩短住院时间方面（1～1.76天和1～5.5天）和减少出血量(215)，窥镜手术次之　ml)。达·芬奇刀最贵(US $2000-$39　ml)方面优于开腹手术(2-8天和1015　ml, 227-234　482-780 771)，开腹手术最便宜(US　(US $740-$29 518)，主要差异在于购置、维护	一些效果、费用指标可以引用，同时关于学习周期的结论应引起注意	高

续表

文献题名	作者 / 机构	国家	年代	类型	撰写目的	内容	证据评价	可信度
Assessing the cost effectiveness of robotics in urological surgery - a systematic review						和配件费用。缩短的住院时间并未降低太多成本，虽然不能下定论，但达·芬奇刀手术学习周期可能相对较短（20～40个案例）。 \$1870-\$31 结论：达·芬奇刀和内镜手术效果类似但学习周期短，随着应用扩大和引入市场竞争机制有望降低购置成本，需要更多研究探讨三种技术对于泌尿外科手术的长期效果。		
Use, costs and comparative effectiveness of robotic assisted, laparoscopic and open urological surgery	Yu HY, Hevelone ND, Lipsitz SR, Kowalczyk KJ, Hu JC	美国	2012	期刊文章	学术交流	使用 PSM 方法，提取美国 2008 年第四季度全国住院患者临床和成本数据，分析手术机器人、内镜和开腹进行前列腺整体切除术、（全部及部分）肾切除术及肾盂形成术的临床应用、效果和成本。结果：机器人手术用于 52.7% 前列腺切除，27.3% 肾盂形成术，11.5% 部分肾切除术和 2.3% 的全肾切除术。选择机器人手术做前列腺切除的患者多为那些在城市医院就诊的白人患者（$P \leqslant 0.015$）。三种技术的选择存在地理差异。机器人手术和内镜手术患者住院时间明显少于开腹手术者，机器人手术进行前列腺切除和部分肾切除住院时间最短（$P<0.001$）。大多数情况下，机器人手术和内镜手术患者死亡率、出血量、合并症几率、输血几率较低，正常状态出院率较高。但机器人手术费用非常高。结论：建议开展更多研究调查三种技术的相对成本效果。	美国患者数据最丰富，全社会视角分析文章较少，可帮助了解技术应用适应证、结果指标和成本测算内容。	极高

续表

文献题名	作者 / 机构	国家	年代	类型	撰写目的	内容	证据评价	可信度
comparative evaluation of radiation treatment for clinically localized prostate cancer: an update	Standley, IP, et al. AHRQ	美国	2010	报告	决策参考	通过汇总分析 Medline 和 Cochrane 2007—2009 年之间的文献，研究不同放疗技术对局限性前列腺癌的效果。将射波刀归为立体定向类手术（stereotactic body radiation therapy，SBRT）。62 篇文献显示：由于缺乏疾病相关存活数据，放疗与不治疗的比较研究证据不足；没有 SBRT 与其他放疗方法比较研究；不同 SBRT 技术的比较研究证据不足。背景部分对放疗设备治疗前列腺癌临床指证有介绍，可参考。	可作为 MEBC 文献综述研究的后继，覆盖 2007-2009 年放疗技术治疗前列腺癌的研究。	
Systematic review and economic modelling of the relative clinical benefit and cost-effectiveness of laparoscopic surgery and robotic surgery for removal of the prostate in men with localised prostate cancer	Craig Robert Ramsay	英国	2012	期刊文章	学术交流	通过系统文献综述和经济学模型分析进行达•芬奇刀和腹腔镜实施前列腺切除术的临床有效性和成本效果比较研究。文章将描述该治疗操作在英国的临床路径，研究二者的临床效果和安全性，确定学习周期对于效果和安全性的影响，对两种技术经济学评价研究做系统文献综述，判断哪一种技术对于英国 NHS 更有成本效果。文章将于 2012 年 11 月发布，目前从公布的研究设计里可以获得英国前列腺癌流病数据（前列腺癌占癌症死亡率 13%，占总死亡率 4%，年龄标化死亡数为 26/10 万，该疾病年总花费约为 2 亿英镑）和达•芬奇刀的购置维护费（分别为 150 万英镑 / 台和 15 万英镑 / 年）	经济学评估文献综述较有意义，对英国背景下成本效果的分析也有借鉴意义	高

续表

文献题名	作者/机构	国家	年代	类型	撰写目的	内容	证据评价	可信度
Comparative Effectiveness of Therapies for Clinically Localized Prostate Cancer	Minnesota Evidence-based Center	美国	2008	报告	帮 AHRQ 做决策	利用循证方法报告了局限性前列腺癌的治疗方法（包括各种放疗和各种手术治疗等）相关研究。其中报告了 21 个有关比较内镜和机器人手术切除前列腺的非随机临床研究和案例研究。结果：两种技术临床效果类似，手术时间内镜手术略长，但内镜手术出血量少于机器人手术；8 个比较机器人手术和开腹手术的研究显示：开腹手术和机器人手术的合并症出现情况、控尿恢复情况、手术时间等类似，但住院时间有差异（2.7 天 VS 1.2 天），插尿管时间有差异（7 天 VS 13 天）。结论：不同治疗手段的选择与患者及疾病特点无关，与医生擅长何种技术有关，而患者健康结果与医生和医院的手术量有关；患者结果存在地域差异，住院时间长短与医生手术量大小有关；	窥镜、开腹和机器人手术比较研究证据总结对于提供临床效果指标有用，但研究时间较早（2008 年）。	较高
Robotic assisted surgery for gynaecological cancer	Lu D，Liu Z，Shi G，Liu D，Zhou X	中国	2012	期刊文章	学术交流	通过开展系统文献综述，分析了 2010 年 7 月之前所有关于手术机器人和腹腔镜或开腹妇科癌症（宫颈癌和子宫内膜癌）手术比较的 RCT 研究，以及所有比较不同类型手术机器人的 RCT 研究。发现 2010 年为止没有任何关于这方面的 RCT 研究，一些控制临床实验研究结果分析虽然支持手术机器人的使用，但存在偏倚。	总结了达•芬奇刀治疗妇科癌症的研究结果，指出缺乏 RCT 研究，而现有研究不足以证明其效果。	较高

续表

文献题名	作者 / 机构	国家	年代	类型	撰写目的	内容	证据评价	可信度
机器人辅助宫颈癌手术 HTA 报告	Inger Bryman 等	瑞典 SBU	2009	HTA 报告	决策参考	比较了机器人手术、开腹和腹腔镜手术治疗宫颈癌的疗效、伦理、经济学证据。结果：1、疗效：虽然个别研究和作者本人所在医院妇科手术结果显示，机器人手术出血量少，住院时间和恢复期短，但仍然没有足够的科学依据表明机器人辅助外科手术在疗效方面优于子宫颈癌和子宫癌的开腹手术和腹腔镜手术。伦理：在未验证疗效引入机器人手术，不符合伦理要求。经济性：当机器人在西约特兰省地区萨尔格伦斯卡大学附属医院被使用的时候，一部分的巨大投资花费已经形成。根治性子宫切除术，包括淋巴结疏散额外的费用估计为 16 500 瑞典克朗，包括在总花费的 116000 瑞典克朗中。期待的良好的经济影响如住院时间短和较低频率的并发症相当于 18 000～30 000 瑞典克朗及更短的病假。淋巴结疏散的单纯子宫切除术相应的数字是 26 500 瑞典克朗，这包括到总成本为 68 700 瑞典克朗中。预计可节约相当于 18 000 到 30 000 瑞典克朗。	经济学分析数据比较详尽，可参考性较强	极高
机器人辅助前列腺手术 HTA 报告	Pär Lodding	瑞典 SBU	2006	HTA 报告	决策参考	通过文献综述和实际数据收集，对机器人手术和开腹前列腺切除术的效果、伦理和经济性进行了比较。结果：①疗效：微创腹腔镜技术对泌尿科手术和其他手术有巨大应用潜力。操作的学习时间短。机器人辅助前列腺癌症手术的优势在于：治疗时间短、出血量和输血量少、	非常详细的费用数据，可参考性较强	极高

续表

文献题名	作者 / 机构	国家	年代	类型	撰写目的	内容	证据评价	可信度
机器人辅助前列腺手术 HTA 报告						腹股沟疝气并发症少、病假时间短等。对根治性、可控性和效能方面的影响尚无定论。②伦理：已在瑞典、北欧等地广泛应用，不存在太多伦理问题。③经济性：投资花费巨大。每个手术预期有 5%～10% 的费用增长。结论：机器人手术一定程度上可通过下列方式节约费用：减少病假时间、增加税收、降低腹股沟疝气并发症的风险。		
机器人手术综述	Göran Liljegren och Lars Berggren	瑞典 SBU	2012	HTA 报告	决策参考	利用系统文献综述，讨论了机器人手术用于除妇科和前列腺外其他腹腔手术的效果证据，发现机器人手术比腹腔镜手术时间长，费用高昂，但二者疗效无明显差异。由于患者不能自主选择疗法，因此存在一些伦理问题。	提供了机器人开展其他腹腔手术的证据分析	高
Robot-Assisted Surgery Compared with Open Surgery and Laparoscopic Surgery: Clinical Effectiveness and Economic Analyses	Chuong Ho, et al.	加拿大 CADTH	2011	HTA 报告	决策参考	利用系统文献综述和荟萃分析，比较了机器人、开腹和腹腔镜手术的临床效果和成本效果。综合分析了 95 篇文献，其中 51 篇关于前列腺切除术，26 篇关于子宫切除术，10 篇关于肾切除术，8 篇心脏病手术。临床效果：入选文章的研究设计没有 RCT 研究，肾切除术和心脏手术文献较少；机器人手术在缩短住院时间、减少出血量和输血量、减少合并症等方面有优势，在手术时间方面小于内镜手术，大于开腹手术。经济性：机器人手术比开腹手术增加人均 3860 加元成本，比内镜手术人均增加 4625 加元。但 200 例手术后机器人手术的增量成本	提出技术应用决策是复杂的，需要谨慎对待，同时对机构的成本影响巨大。建议通过增加手术量，延长设备使用和扩大设备使用范围等方式降低成本。	极高

续表

文献题名	作者 / 机构	国家	年代	类型	撰写目的	内容	证据评价	可信度
Robot-Assisted Surgery Compared with Open Surgery and Laparoscopic Surgery: Clinical Effectiveness and Economic Analyses						显著降低。对于 75% 的患者，机器人手术费用显著高于开腹和内镜，但机器人手术在一些情况下能明显降低住院费用。医疗服务影响分析：加拿大目前有 31 个医疗中心在使用达·芬奇刀，据预测每年机器人手术量约为 4030 例，如果预测一些具备类似能力的医院也采用机器人技术，年手术量将达到 11 050 例，按这样的情况，每个医院一台达·芬奇刀 7 年使用成本约为 290 万加元。		
Use of surgical robots booming despite hefty cost	Carol M. Ostrom	美国	2012	新闻	西雅图时报	为了吸引患者，提高竞争力，费用昂贵的达·芬奇刀被美国大小医院争相购买投入使用，拉高了保险支出，也带来了其他一些问题，如无培训标准，医生手术经验不足带来患者投诉，以及设备滥用等。	提供了费用数据，可参考	较高
TomoTherapy, Gamma Knife, and CyberKnife Therapies for Patients with Tumours of the Lung, Central Nervous System, or Intra-abdomen: A Systematic Review of Clinical Effectiveness and Cost-Effectiveness	Rhonda Boudreau et al.	加拿大 CADTH	2009	HTA 报告	决策参考	通过系统文献综述，分析了托姆刀、射波刀和伽马刀三种立体定向放射外科手术治疗技术对肺癌、中枢神经肿瘤和腹部肿瘤的相对临床效果和成本效果。他们发现由于缺少可信证据（尤其关于射波刀和托姆刀），无法对三种技术的临床效果和成本效果进行真正意义的评价。一些成本效果和成本效用研究数据可参考，包括，射波刀人均费用为 5441 澳元（按年治疗患者数为 150 人推算）（MSAC，2006），射波刀比体外射线治疗更有成本效果，约增加 0.08 个 QALY（Papatheofanis 等，2009）。作者结论认为缺乏证据，无法判断三种技术的相对临床效果和成本效果，同时指出年患者量和放疗部位对购买三类技术有较大影响。	包含射波刀和托姆刀成本效果相关文献，可参考。	高

续表

文献题名	作者 / 机构	国家	年代	类型	撰写目的	内容	证据评价	可信度
Health technology assessment of robot-assisted surgery in selected surgical procedures	爱尔兰卫生信息与质量部门（HIQA）	爱尔兰	2011	HTA 报告	决策参考	HIQA 从爱尔兰卫生部门角度对机器人辅助外科手术的临床效果、安全性、成本和预算影响进行了评估。结果：①机器人辅助前列腺切除和子宫切除术是证据相对较多的领域，虽然证据质量不佳，但足以满足决策需求；②机器人辅助前列腺切除术和子宫切除术优于开腹手术，但相对传统腔镜手术的效果甚微；③机器人手术人体动力学特点优于腔镜，方便医生操作；④目前机器人手术刀购置费为 145 万欧元，第二年起年维护费为 15 万欧元；⑤机器人辅助前列腺和子宫切除手术的增量成本（直接成本）分别为 2487 欧元（年患者量为 200）和 3019 欧元（年患者量为 300），因手术带来的年总住院天数的缩短量分别为 360 天和 565 天；⑥成本效用分析结果显示，年 200 例前列腺切除术的 ICER 为 26647 欧元 /QALY，根据支付阈值推算，当支付阈值为 3 万欧元 /QALY 时，机器人技术符合成本效果的概率为 0.63，当阈值为 4 万 /QALY 时，概率为 0.85；⑦五年内预算影响分析显示，购买一台设备对卫生部门的预算影响为 310 万（前列腺切除术）和 450 万（子宫切除术）欧元，第一年的增量成本分别为 40 万和 50 万欧元；⑧一些未纳入计算成本还包括培训费和手术室改造费；⑨年患者数对费用影响巨大，建议通过多专业配合使用机器人手术刀来降低费用。结论：考虑可支付能力和现有机器人设备存量，慎重做设备投资决策，	提供了达·芬奇刀的成本效果、成本效用和预算影响分析	极高

续表

文献题名	作者 / 机构	国家	年代	类型	撰写目的	内容	证据评价	可信度
New Technology and Health Care Costs—The Case of Robot-Assisted Surgery	Gabriel I. Barbash & Sherry A. Glied	美国	2010	期刊文章	学术交流	讨论和达·芬奇刀应用对医疗费用增长的影响作用。提供了一些数据，包括2007年至今欧美国家达·芬奇刀的使用变得越来越广泛，全球达·芬奇刀手术量从2007年的8万例增加到2010年20.5万例，美国同一时期设备安装量从800台增加到1400台，全球其他国家装机量从200台增加到400台。由于技术引入速度过快，一些不需要使用达·芬奇刀的手术也在滥用此技术，因此美国面临着很大的医疗费用支出问题。作者提出达·芬奇刀的技术训练需要开展150～250例手术才能完成。通过测算，2007年美国20种常用达·芬奇刀的手术操作的平均费用增加为3200美元/例手术（含设备折旧），如果达·芬奇刀完全替代传统手术技术，20种手术操作的年成本增加总量将超过25亿美元。	提供了美国达·芬奇刀手术相关费用信息和成本预测	极高
Robotic-Assisted Minimally Invasive Surgery for Gynecologic and Urologic Oncology	加拿大安大略省卫生部	加拿大	2010	HTA报告	决策参考	利用文献综述的方法比较了机器人微创手术、腔镜手术及开腹手术治疗妇科和生殖器癌的相对临床疗效和相对成本。对全部入选证据进行了GRADE分级，研究类型均属于观察性研究，临床效果研究一致认为机器人手术在失血量、住院时间和功能改善方面有相对优势。预算影响分析结果显示，机器人辅助妇科和前列腺切除手术成本显著高于其他两种技术，同时由于设备购置费约为360万美元，该技术使用成本非常高。加拿大2001年审批通过达·芬奇刀作为第四类设备应用决定，全国共11台设备，其中安大略有4台，没有直接将设备使用	包含达·芬奇刀与开腹和腹腔镜手术临床效果指标的荟萃分析，得出相对可信的结果。预算影响分析经验可参考。	极高

续表

文献题名	作者/机构	国家	年代	类型	撰写目的	内容	证据评价	可信度
Robotic-Assisted Minimally Invasive Surgery for Gynecologic and Urologic Oncology						纳入医保，但机器人子宫切除术可报销，没有加收额外费用。达•芬奇刀适应证为肥胖或需要扫除淋巴的妇科癌患者。经济学分析部分，通过调查安大略一年子宫和前列腺切除开腹和腔镜手术量，按替代65%的比率，测算出达•芬奇刀扩大应用后对安大略预算影响为310万（子宫切除术）和660万（前列腺切除术）。		
达•芬奇刀在韩国应用的安全性和效果评估研究报告	韩国评估中心（NECA）	韩国	2012	HTA 报告	决策参考	为了便于韩国相关决策者做决策判断，防止达•芬奇刀技术的滥用，NECA通过结合文献综述、访谈等方法开展了针对达•芬奇刀安全性和有效性、社会文化和经济性评估。结果：1、系统文献综述发现目前证据不足以验证达•芬奇刀的安全性和有效性；2、韩国20家医院的140余名医生们认为患者疾病负担和支付能力是阻碍达•芬奇刀应用的主要因素；3、社会文化角度看，媒体报道和网站博客均对达•芬奇刀众口一词地褒奖，有为厂商做广告之嫌疑；4、达•芬奇刀手术总费用预计为5-12亿韩元（折合人民币285-685万元），基本为患者自付费用，而传统腔镜和开腹手术仅患者需要承担5%的费用，因此达•芬奇刀手术费用给患者带来的经济负担较重。结论：韩国达•芬奇刀应用较多，医疗决策者必须慎重决策，建议开展设计严谨的评价研究，积累证据，为决策做准备。	结论关于政策建议部分可参考。	较高

续表

文献题名	作者 / 机构	国家	年代	类型	撰写目的	内容	证据评价	可信度
达•芬奇刀在韩国应用的安全性和效果评估研究报告						建议对证据充足疗效明确的领域（如达•芬奇刀前列腺切除术）制定临床指南，规范相关临床操作；对于证据不足的领域，不宜为了牟利开展手术，而应该开展临床研究，进一步验证其安全性和有效性。		
Robotic-Assisted Minimally Invasive Surgery for Gynecologic and Urologic Oncology	安大略卫生技术评估组	加拿大	2010	HTA 报告	决策参考	在评估机器人辅助外科手术治疗妇科和生殖器癌症的效果和成本效果基础上提出了政策建议，认为效果证据不足，需要开展调研评估。同时指出：医生的经验决定了患者手术结果和合并症发生率。	结论可参考	较高
Randomized clinical trial of robot-assisted versus standard laparoscopic right colectomy	Park J. et al	韩国	2012	期刊文章	学术交流	利用 70 个患者的 RCT 研究，比较了机器人辅助和腔镜右侧结肠癌切除的成本和效果。结果：①住院时间、合并症、术后疼痛、癌清除效果和淋巴扫除情况等临床效果近似；②机器人辅助手术时间比腔镜手术长（195 分钟 VS 135 分钟）；③机器人手术费用高于腔镜手术（1.2 万美元 VS 1 万美元）。结论：机器人辅助结肠癌手术具有安全性和临床应用可行性，但相对腔镜手术的成本效果不佳。	提供了有关机器人辅助手术和腔镜手术成本效果比较的可信证据。但样本量有点小	极高

部分高精尖放射治疗设备快速评估报告

国家卫生计生委卫生发展研究中心
华西医院中国循证医学中心

2012年11月

一、背景

全球恶性肿瘤发病和致死状况日益严重。根据世界卫生组织（WHO）数据，2005年，全球有760万人死于恶性肿瘤，其中超过70%都生活在中低收入国家，如果不采取行动，到2015年将有8400万人因此死亡[1]。2008年我国恶性肿瘤发病率为299.12/10万，死亡率为184.67/10万，与2007年相比分别增加了7.6%和4.1%[2-3]。目前恶性肿瘤死亡人数位列全部死亡原因之首，已成为威胁国人生命的最大疾患。

放射治疗是恶性肿瘤较重要、有效的治疗手段之一，适应证较广，针对一些癌症治疗优势较大。目前大约70%以上的肿瘤患者需要行放射治疗[4]。1998年WHO的一份报告声称：45%的恶性肿瘤可以治愈，其中外科治疗占22%，放射治疗占18%，化学治疗占5%[5]。

传统放射治疗杀死癌细胞同时往往会损伤正常的组织细胞。为解决传统放射治疗面临的技术难题，新一代肿瘤放疗设备强调高精确度和大剂量射线，如射波刀（Cyperknife）这样立体定向放射外科技术（stereotactic radiosurgery，STS），和螺旋断层放疗系统（Tomotherapy）及真光直线加速器和真光刀（True Beam & True Beam STX）等这一类带图像引导的高能直线加速器，均利用高度适形、定位精确的放射线对复杂恶性肿瘤进行大剂量放射治疗，减少了对正常组织的损伤，一定程度上改善了治疗结果。

新兴医疗技术的引进、配置、应用和管理政策往往会对一个国家卫生系统造成较大影响。于是全球很多国家纷纷开展新兴技术的卫生技术评估，以期取得更可靠的证据，支持技术的监管、定价和支付政策的制定，同时帮助医疗管理者更好地规划设备配置和管理临床治疗服务。

射波刀（Cyperknife）、螺旋断层放疗系统（Tomotherapy）、真光直线加速器和真光刀（True Beam & True Beam STX）是造价高昂的新兴放疗技术，在我国作为甲类或乙类大型医疗设备进行管理，须经过国务卫生行政部门或省市卫生行政主管部门审批才能购置。为了解相关设备临床效果和成本效果，为卫生部门采购政策制定和配置规划决策提供相关证据，我中心与华西医院中国循证医学中心合作，组织相关研究人员开展了这类技术的快速评估。

二、评估目的及目标

基于当前可获同类技术的文献资料，分析射波刀（Cyperknife）、螺旋断层放疗系统

(Tomotherapy)、真光直线加速器和真光刀(True Beam & True Beam STX)等大型肿瘤放疗设备的主要技术特点和临床推广应用特性,临床应用安全性、有效性、经济性和社会伦理问题,为决策者在引进、操作和监管方面提供决策参考。

三、评估角度

从政府角度收集分析上述技术相关的临床效果和成本效果证据,评估相关设备本土化实施的适应证和应用前景。

四、评估内容

1. 分析相关设备国际范围内应用现状,包括现有数量、国家间分布、各国应用和支付情况等。

2. 分析相关设备的临床特性,包括适应证、适用人群、临床应用特点及临床效果等。

3. 分析相关设备成本效果和成本效益。

4. 分析相关设备应用的政策影响层面问题,包括对我国监管体系、医保支付体系、卫生预算体系等影响。

五、评估方法

1. 文献法　包括系统文献综述法和一般文献法。利用关键词搜集检索国内外相关文献,分析四类肿瘤放疗设备的全球应用情况、费用信息、配置情况、支付情况、临床安全性、临床效果和经济学评价情况等。

2. 专家咨询法　咨询国际卫生技术评估专家,国内临床专家和医疗设备专家对相关技术和设备适应证和适用人群的意见和建议,咨询医院财务管理专家对设备费用测算方法和流程的意见和建议,并咨询医保相关决策者对于大型医疗设备支付政策的意见和建议。

3. 预算影响分析法　利用国内外文献中的二手数据,包括流行病数据、设备应用的临床数据和成本数据等,结合专家咨询法获得的参数信息,分析相关设备在我国应用的前景及对卫生预算的潜在影响。

六、评估结果

(一)技术介绍

1. 射波刀(Cyperknife)

(1)设备简介:射波刀(Cyberknife)是结合影像导引及计算机控制的商用机器人放射外科手术系统,提供低分割单次大剂量放疗治疗。1987 年由 Accuray 公司研发,1999 年经美国食品和药品管理局(FDA)批准,用于治疗头、颈部及脊柱上部肿瘤。2001 年,射波刀再获美国 FDA 批准,用于治疗全身各部位肿瘤,同年,韩国和我国台湾地区批准射波刀用于头部及颈部肿瘤的治疗。欧洲、韩国和日本陆续于 2002 年、2003 年和 2008 年批准射波刀用于全身各部位肿瘤治疗。

(2)技术特点:不同于普通直线加速器,射波刀除了高能加速器以外还具备机械臂、六维治疗床、实时的影像引导定位和影像跟踪以及同步呼吸跟踪器等。利用持续影像引导加上系统固有的机器人手臂移动能力,射波刀能自动校正因靶区的移动的每一个射线位置,而无需中断治疗或用户的介入。由于射波刀具有较高精确性,在治疗过程中并不需要为了防止患者移动而在头部或身体其他部位植入支架。同时机器人移动性及实时影像引导等适应性自动化技术，使其具有移动性强、适形性强等特点。

（3）适应证：立体定向放射外科技术（STS）主要的适应证有脑部肿瘤、脑血管异常和三叉神经痛等。适应STS治疗的患者包括：年老体弱，合并有严重的心、肺、肝、肾疾病，不能耐受全麻手术者；凝血机制障碍，不能手术者；病变位于重要功能区不宜手术或位于脑深部难以手术者；颅内肿瘤手术切除后残留或复发者；单发或多发的脑转移瘤；病人拒绝手术而选择放射外科治疗者；作为全脑照射的补充治疗[6]。

射波刀常用于复杂肿瘤的治疗，主要为如脑、脊柱、肺、肝、胰脏、肾脏及前列腺恶性肿瘤。

2. 拓姆刀（Tomotherapy）

（1）设备简介：螺旋断层放疗系统（Tomotherapy），俗称拓姆刀，2004年获得美国FDA审批，2005年正式投入临床使用，是目前世界上唯一采用螺旋CT扫描方式治疗癌症的放射治疗设备。设备特点就是结合螺旋CT机与6MV的直线加速器，加速器可产生的兆伏级（MV）X射线，既用于螺旋CT一样扫描病人，也可用以治疗癌症病人。

（2）技术特点：拓姆刀治疗步骤是患者平躺在特制治疗床上，安装上体位固定装置，每次治疗前首先进行CT的螺旋扫描，根据CT扫描图像与定位CT图像比较，机器会自动修正摆位误差，然后像螺旋CT扫描一样，射线逐层围绕肿瘤进行360度旋转聚焦照射。

拓姆刀具有定位精确度高、计划精密度高、肿瘤受照剂量高、正常组织反应低的特点，可以在精确、快速照射治疗各种复杂形态肿瘤的同时极大降低周边正常组织的剂量，避免正常组织和器官少受或免受不必要的照射。同时，它可以一次完成全中枢照射、全骨髓照射和多个靶区的同时治疗。

（3）适应证：拓姆刀属于通用机型，可用于大多数肿瘤，没有特定病灶大小及身体部位的限制。常用于鼻咽癌、复发性鼻咽癌、前列腺癌、肺癌、胸膜间皮瘤、食道癌、脑部肿瘤、乳腺癌、全身多发性转移瘤和全脊髓照射等放射治疗[7-8]。

3. 真光直线加速器和真光刀（True Beam & True Beam STX）

（1）设备简介：真光直线加速器和真光刀（True Beam & True Beam STX），是美国瓦里安公司研制的高能电子直线加速器，可提供强度调控放射治疗，影像导航放射治疗和动态适应放射治疗。真光直线加速器（True Beam）是目前集合全新技术设计的新一代适形调强直线加速器，可用于身体各部位肿瘤体外射线放射治疗，包括针对影像导引的放射治疗。真光刀（True Beam STX）是放射外科治疗技术，其精准和高效的特点使该设备可以胜任多种放疗技术，满足多种肿瘤放疗需求，提高治疗速度和准确性。

真光系统运用了大量创新技术，能在复杂的癌症治疗过程中同步处理成像、患者摆位和移动管理，即使肿瘤在治疗期间因病者的呼吸而不断移动，系统依然可以准确捕捉肿瘤的位置。高强度模式可迅速提供高剂量放射，大大缩短了治疗所需时间。系统还通过“智能”自动化操作，进一步加快治疗速度，以往简单的治疗得花15分钟或以上，现在只需2～3分钟就能完成。同时，该系统的还通过内设Development Mode提供辅助科研能力，便于临床医师探索床位和探头变化对于癌灶放射治疗的影响。

（2）技术特性：真光直线加速器（True beam）和真光刀（True Beam STX）提供四种平场X线能量和两种无均整块过滤的能量（高强度模式），同时电子线能量选择可拓展至0～8档。由于剂量率的提高，高强度模式可将束流照射速度提高40%～140%，治疗时间短（75秒/2Gy），在完成往射外科手术和立体定向放射治疗时更得心应手。依靠束流中心的高剂量率，小射野调强治疗技术（IMRT、VMAT、RapidArc® 放疗技术）使肿瘤边缘的放射强度大大降低，从而更好地避开正常组织和关键器官结构。

（3）适应证：适用于肺部、乳腺、前列腺、头颈部肿瘤，以及其他身体部位肿瘤。

表 1　四种高精尖放疗设备比较

	射波刀（Cyber knife）	拓姆刀（Tomotherapy）	真光直线加速器（True beam）	真光刀（True Beam STX）
设备类型	立体定向放射外科专用设备	带螺旋 CT 功能的调强放射治疗通用机	立体定向类适形调强直线加速器	适形调强直线加速器，具备放射外科设备功能
技术特点	低分割单次大剂量； 立体定焦； 智能引导； 实时 X 影像系统； 小视野调强；	螺旋断层扫描； 切片式弧形调强（IMRT）； 实时图形引导（IGRT）； 实现剂量合理分布；	大剂量射线； 实时 X 影像系统； 射线出速时间短；	大剂量射线； 实时 X 影像系统； 射线出速时间短； 在 True beam 基础上增加多个选件，以提高精确度
适应证	头颈部肿瘤，血管畸形，体部罕见肿瘤（尤其肺癌、肝癌、脊髓转移瘤、前列腺癌等）； 小于 3cm 病灶；	全身各部位肿瘤可用； 解剖位置复杂、特殊的复杂肿瘤； 病灶多，病变时间长的肿瘤； 靠近重要器官的恶性肿瘤；	适用于肺部、乳腺、前列腺、头颈部肿瘤，以及其他身体部位肿瘤	适用于肺部、乳腺、前列腺、头颈部肿瘤，以及其他身体部位肿瘤
适宜患者	年老体弱、并发症多、不适宜或不愿意开展肿瘤外科手术患者	直线加速器不能治疗患者或需要强化直线加速器疗效患者	需要用到高能直线加速器的患者	需要用到高能直线加速器患者，及需要进行替代放射外科治疗的患者
设备成本	设备购置费 450 万美元； 年维护费约 20 万美元	设备购置费 500 万美元； 年维护费约 70 万美元	设备购置费 400 万美元； 年维护费约 40 万美元	设备购置费 400 多万美元 年维护费约 40 万美元
使用年限	10 年	10 年	10～15 年	10～15 年
治疗时间	45～60 分钟	20～30 分钟	5～10 分钟	5～10 分钟
放疗次数	2～4 次，不超过 5 次	最多 30 次	最多 30 次	不超过 5 次
优点	精确度极高； 提高对肿瘤的放射剂量； 降低了周围组织照射量； 无需住院治疗； 可代替部分肿瘤外科手术； 可在直线加速器基础上更新	精确度高； 提高对肿瘤的放射剂量； 降低了周围组织照射量； 适应证较多； 机型小巧，对机房要求不高；	精确度高； 极大提高了对肿瘤的射线剂量； 降低了周围组织照射量； 治疗速度快； 适形性较好； 适应证较多；	精确度极高； 极大提高了对肿瘤的射线剂量； 降低了周围组织照射量； 治疗速度快； 适形性较好；
缺点	适应证有限； 设备购置成本较高（但可通过在现有直线加速器基础上进行更新的方式降低部分成本）；	设备购置和维护成本较高 加速器出速时间长； 射线利用率低、消耗大；	设备购置成本高于普通高能加速器； 维修费较高；	购置成本相对射波刀略便宜； 但目前尚不能在直线加速器系统进行更新；

（二）国内外应用和管理情况

1. 国内外应用、定价和支付情况

（1）射波刀（Cyberknife）：目前，包括中国在内的30个欧、美、亚洲国家安装应用了射波刀。全球已装机263套系统，其中美国有144套，日本25套，中国15套，其余国家均在10台以内。全球约200多家医疗机构在使用该技术开展身体各部位肿瘤的放疗治疗，截至2010年年底共计实施治疗9万余例，主要集中在脑部肿瘤、脊柱癌、前列腺癌、胰腺癌、肝癌和肾癌等方面。

2006年射波刀经国家药监局审批，进入大陆地区医疗市场，目前装机医院包括：天津市肿瘤医院、上海长海医院、广西瑞康医院、山东鲁台医院、上海华山医院、烟台107医院、解放军105医院、济南106医院、洛阳150医院、北京307医院、北京302医院、南京军区总院、上海肿瘤医院、解放军总医院、山东省肿瘤医院。2006—2007年最先装机的四家卫生系统内医院因未获准擅自购置设备被国家卫生计生委（原卫生部）通报批评。

表2　部分机构射波刀治疗疾病类型

机构	放疗第一位的疾病	放疗第二位的疾病
上海长海医院	体部肿瘤（肺癌、胰腺癌、肝癌、前列腺癌）	头部肿瘤（颅内肿瘤，神经肿瘤）
广西瑞康医院	体部肿瘤（肝癌、胰腺癌等）	
上海华山医院	头部肿瘤（听神经瘤、脑膜瘤、垂体瘤、脑转移瘤、胶质瘤）	体部肿瘤（肺癌、胰腺癌、肝癌、前列腺癌）
北京302医院	肝癌	其他头、体部肿瘤
天津肿瘤医院	体部肿瘤（肺癌、胰腺癌、肝癌、前列腺癌）	头部肿瘤（颅内肿瘤，神经肿瘤）

目前国内肿瘤医疗机构已成立全国射波刀治疗协作组，并于2011年11月召开了第一届全国射波刀立体定向放疗治疗研讨会，拟于2012年11月底召开第二届会议。这标志着射波刀治疗在我国应用正逐步朝着专业化和体系化方向发展。

国外文献显示，射波刀人均治疗费为2-3万美元。国内人均治疗收费约为5万元人民币（一个疗程放疗按最多5次计算）。

目前引进射波刀的国家，大多数尚未制定专门针对射波刀的定价和补偿政策，少数将其纳入立体定向放射治疗或放疗治疗内容，进行定价和补偿，但往往针对特定疾病治疗。2006年美国加州国民医保（Medicare）区域医疗主任提出，前列腺癌是射波刀治疗的主要适应证，不得以任何理由限制报销；美国退伍军人事务部医疗保险明确将前列腺癌患者的射波刀治疗纳入报销范围。澳洲尚未正式引入射波刀，但卫生部门2011年底开始组织专家开展射波刀治疗原发性和转移性非小细胞肺癌、前列腺癌和良、恶性颅内肿瘤的成本效果评价，将根据评估结果判定是否将射波刀治疗纳入补偿范围[9-10]。

（2）拓姆刀（Tomotherapy）：2005年拓姆刀在美国上市，截止2012年6月，全世界有27个国家安装了拓姆刀，共445台，其中美国有215台，日本有26台，我国台湾地区18台，香港地区5台，大陆地区10台。目前全球已有数万名患者接受拓姆刀治疗。

拓姆刀2008年获国家药监局审批，目前已装机医院包括：上海中山医院、昆明医学院第一附属医院、301医院、空军总医院、北京军区总医院、南京八一医院、广州军区总医院、沈阳军区总医院等。

目前国内医院已利用拓姆刀开展4000多例治疗，主要用于头颈部肿瘤（尤其鼻咽癌

NPC）、胸部肿瘤（肺癌为主）、全身多发性肿瘤、腹部肿瘤、宫颈癌和前列腺癌（表 3）。

配置拓姆刀的医疗机构，每年治疗患者 400～500 人，设备开机率达到 90% 以上，从 7 点开机到晚上 11-12 点，日均治疗约 40～50 人次。

表 3　拓姆刀临床应用病症情况（单一病种）

机构	放疗第一位疾病		放疗第二位疾病		放疗第三位疾病	
	病种	比重	病种	比重	病种	比重
上海中山医院	肝胆肿瘤	33%	肺癌	27%	食道癌	9%
昆明医附一院	头颈肿瘤	34%	消化道肿瘤	16%	胸部、神经中枢肿瘤	各 13%
301 医院	头颈肿瘤	34%	宫颈癌	12%	胸腹肿瘤	9%
空军总医院	肺癌	26%	胰腺癌	18%	头颈肿瘤	11%
南京军区总医院	头颈肿瘤	26%	肺癌	15%	直肠癌、胸腹部	各 12%
广州军区总医院	鼻咽癌	51%	全身多发性肿瘤	23%	胸部肿瘤	11%
沈阳军区总医院	头颈肿瘤	43%	肺癌	24%	腹部肿瘤	8%

多数国家未将拓姆刀治疗纳入公共保险计划，也未建立明确定价和特定收费项目，服务需患者自付费用。

美国拓姆刀治疗人均收费为 1.9 万美元，收费内容包括：逆向调强计划（全程），放疗引导 CT 扫描，逆向调强照射。

韩国拓姆刀治疗人均收费为 2 万～2.5 万美元，收费内容包括 CT 检查、治疗计划和断层放疗，基本为自费。全程治疗需要 6 周时间。

新加坡全程拓姆刀治疗的人均收费为 1.4 万～1.8 万美元。

我国台湾和香港地区人均收费分别为 20 万～40 万新台币和 16 万～18 万港币。

大陆地区目前无针对拓姆刀的收费项目，套用调强放疗标准（即 5 万元一个疗程的 IMRT +1 万元每个疗程的 IGRT），每个疗程平均收费 6 万元。根据装备学会的调研报告，目前国内应用拓姆刀的机构普遍收费在 6 万～10 万元。

（3）真光直线加速器和真光刀（True Beam & True Beam STX）：2010 年 4 月问世，10 月开始销售，截至 2012 年 9 月底全球已售出 645 台真光系统放疗设备（25% 为 STX 机型），装机 330 台，范围涉及欧美亚等国家。美国已成为真光系统最大市场，斯坦福、德州和杜克等大学附属肿瘤中心先后购置了该系统，更新原有直线加速器。目前该系统占据了美国国内高能直线加速器市场份额近 60%。日本健康、劳动和福利部 2011 年 6 月审批通过并购置少量真光系统设备，我国台湾和香港地区也购置了少量设备。

由于真光系统射线出速快，缩短了普通直线加速器治疗时间，从单次 15～20 分钟缩短到 2～3 分钟以内，极大提高了医院的效率，对于实行总额预付或临床诊断组（DRGs）收费的医疗服务体系有较大吸引力，这也是为何美国医院大批购买真光系统以替代原有调强加速器。

真光直线加速器和真光刀于 2011 年 4 月获国家药监局审批后进入我国市场，真光直线加速器作为乙类大型设备管理，真光刀作为甲类大型设备管理，目前两种设备订单数约为 8 台，装机 4 台，分别在汕头大学附属肿瘤医院、北京肿瘤医院、广东省千佛山医院等。

北京肿瘤医院 2011 年购置了一台真光刀，到目前已治疗患者约 1000 例。

国内外收费大多参考 IMRT 和 IGRT 收费项目，国外约为 1.9 万美元，国内约为 5 万元人民币。

2. 相关问题　美国是四类高精尖设备应用最多的国家，拥有全球装机设备的一半以上，一方面是医疗市场化的结果，医院不断购置新型设备以增加竞争力，另一方面也因为医疗器械公司市场营销策略深刻影响到了医疗技术的扩散速度。面对不断上涨的医疗费用，美国国家卫生部门下属的医疗质量研究中心的合作机构循证医疗研究所（ECRI）提出警告，医院做大型设备采购计划时应谨慎，需要在研究临床效果和成本效果的基础上判断此类新设备的应用前景[11-12]。

在英国，以前主要是一些私营机构在提供此类高新放疗治疗服务，国民医疗服务体系（NHS）在少数几个放疗单元（radiation unit）提供射波刀等高新放疗治疗服务，对此类补偿须经过地方服务购买机构的特批，即需要患者通过其医生向服务购买方提出申请，经审核后决定是否报销。

亚洲的韩国、日本和我国台湾地区、我国香港地区对此类设备应用也较多，百万人口设备数远高于其他欧亚国家。这些国家和地区有较高的肿瘤发病率，医院引进高新医疗技术以提高竞争力，吸引患者。

上述国家和地区尚未将有关设备明确列入医保补偿范围，多数医疗费用由患者承担。

美国、加拿大、澳大利亚、荷兰、瑞典及我国台湾地区等正在组织专家论证射波刀和拓姆刀的临床效果和成本效果，为设备监管、购置规划和定价补偿等政策制定提供证据。

真光系统由于问世时间较短，尚未引起各国卫生系统的注意，因此有关真光系统的文献非常少，几乎没有关于这个技术的临床有效性和经济性证据。

（三）临床效果证据

采用系统文献综述法，通过设定文献纳入和排除标准，利用关键词在主要的国外文献库：PUBMED、EMBASE、The Cochrane Library 和 7 个卫生技术评估网站；国内文献库：中国生物医学文献库（CBM）、中国期刊全文数据库（CNKI）、中文科技期刊数据库（VIP）和万方数字化期刊全文数据库（WanFang Data）进行数据检索。

由两组评估人员独立提取射波刀、拓姆刀、真光直线加速器和真光刀四种设备安全性、有效性等研究数据，有分歧时第三人复查判定。利用 GRADE 证据分级标准，对收集数据和信息进行质量评级和推荐强度评价。

1. 射波刀治疗安全证和有效性证据评价　初检获文献 1409 篇，依据纳入排除标准，最终纳入 300 篇文献，包括英文文献 3 个卫生技术评估（HTA），4 个系统评价（SR）和 277 个英文病例系报告（CS）及 16 篇中文 CS[13-25]。HTA 与 SR 采用 PICOS 原则定性描述分析；CS 按射波刀治疗肿瘤部位分类，定性描述分析。

2. 卫生技术评估（HTA）证据的综合评价　加拿大、澳大利亚和美国政府准许射波刀进入医疗市场，评估和监测射波刀生存率、肿瘤局部控制率及无病生存期逐年增加、严重不良反应较少、经济收益逐年增加、质量评级为 C，本文根据 HTA 有效性、安全性及质量结果，强推荐射波刀治疗全身可放疗疾病，尤其是颅内外肿瘤（见表 4）。

3. 系统文献综述（SR）证据的综合评价　4 篇 SR 的质量评级除 CK 治疗垂体瘤的为 C 级，余 3 个均为 B 级；有效性和安全性的 4 个指标，仅颈静脉球体瘤记录生存率 1 个指标。本文根据 SR 有效性、安全性指标及质量结果，做出推荐意见：强推荐 CK 治疗全身肿瘤的西班牙和加拿大 SR，弱推荐 CK 治疗颈静脉球体瘤和垂体瘤的 SR（见表 5）。

表 4　纳入 HTA 证据结果总结表及推荐意见

纳入 HTA 国家年代	政府参与比重	HTA 的质量评级			有效性评价			安全性评价	适用性评价	经济性评价		可转化性	推荐意见
		标准	级别	现有文献类型	生存率	无病生存期	肿瘤局部控制率	不良反应	适用人群	综合费用	经济收益		
加拿大 2003	>80%	无	无	CS	↑	—	↑	↓	全身	较 GK 和 LINCA 贵	就诊人次↑年收入↑	—	强推荐
澳大利亚 2004	>80%	无	无	CS	↑	—	↑	↓	全身	—	—	政府批准使用	强推荐
美国 2008	21%	HAYES	C 级	CS	↑	↑	↑	↓	颅外肿瘤	$3250-3275 万	就诊人次↑年收入↑	FDA 批准使用	强推荐

注：↑逐年增加，↓逐年降低

表 5　纳入 SR 证据结果总结表及推荐意见

纳入 HTA 及国家	SR 的质量评级			有效性评价			安全性评价	适用性评价	推荐意见
	标准	级别	现有文献类型	生存率	肿瘤局部控制率	质量调整生命年	不良反应		
西班牙 2008	AMSTAR	B 级	CS	↑	↑	—	↓	全身	强推荐
加拿大 2010	AMSTAR	B 级	CS	↑	↑	↑	—	全身	强推荐
美国 2010	AMSTAR	B 级	CS	↑	—	—	—	颈静脉球体瘤	弱推荐
日本 2011	AMSTAR	C 级	CS	—	↑	—	↓	垂体瘤	弱推荐

注：↑逐年增加，↓逐年降低

4. 队列研究（CS）证据的综合评价　本文以具有代表性的 10 个 CS 证据进行评价。虽样本量不能代表全部 CS，但可看出总体趋势，有效性指标采用绝对数报告，结果显示除血管病变和三叉神经痛有效性及安全性报告率较低外，余 8 个 CS 的生存率、无病生存期、肿瘤局部控制率、出血率，不良反应发生数的报告率及结局指标较好。本文综合 CS 质量及总样本量，强推荐 CK 治疗颅内外肿瘤，弱推荐 CK 治疗血管病变和三叉神经痛（见表 6）。

表 6　纳入 CS 证据结果总结表及推荐意见

适用人群分类	单病种	研究设计	GRADE 证据质量级别	有效性评价				安全性评价	推荐意见
				生存率	无病生存期	肿瘤局部控制率	出血率	不良反应	
颅内肿瘤	垂体瘤	CS	低	3y 98/100		98/100			强推荐
	脑转移				3.6～5.5 月				强推荐
	颅内周围肿瘤					13/13		↓	强推荐
	脊髓瘤					36/36			强推荐
颅外肿瘤	脊柱转移	CS	低	1y 144/268		257/268			强推荐
	前列腺癌			↑					强推荐
	肝癌			2y 111/174				↓	强推荐
	肺癌			16/31				↓	强推荐
血管病变		CS	低				0.6/20	↓	弱推荐
三叉神经痛		CS	低					↓	弱推荐

注：↑逐年增加，↓逐年降低

5. 射波刀临床证据讨论　HTA 主要从政府角度通过评价大型医用设备的有效性、安全性、适应性及经济性为决策者提供决策证据。对 3 个 HTA 的再评价结果表明：射波刀技术相对安全，治疗颅内、外肿瘤患者的临床有效性与伽马刀及直线加速器无差别；发生不良反应或意外损害的概率及严重程度较低，其风险能被病人、医生及相关决策者接受。

系统文献综述（SR）主要从医护人员角度评价射波刀的有效性、安全性、适应性和经济性。AMSTAR 质量评级为 B 或 C 级，设计质量中等偏上。

对纳入 09 年前发表的 4 篇 SR 再评价结果表明：射波刀具有较好的安全性和临床有效性。

2009 年以前发表的病历研究（CS）共 35 篇，2009 年以后有 258 篇，按 ICD-10 标化的优势病种做综合评价。虽然 CS 设计质量比 RCT 和 CCT 低，但为当前可获最佳证据，其报告有效性和安全性的数据与 HTA 和 SR 的上述结论一致。射波刀是一种比较安全、有效的大型医用设备，大幅度提高了神经外科诊疗水平。

小结

本研究基于当前可获最佳证据，强推荐射波刀是一种安全、有效的大型医用设备，适用于治疗全身可放疗的疾病，尤其是颅内外肿瘤。

6. 拓姆刀治疗安全性和有效性证据　系统文献综述共纳入文献 184 篇，其中 HTA 有 5 篇，单组队列和比较研究共 179 篇[36-190]，同时还考察了已注册的临床实验研究。

纳入的 4 篇 HTA 发表于 2006—2009 年（表 7），证据数量较少，质量较低。初步评估

Tomotherapy 疗效较好，但成本增加。英国 NICE、美国 AHRQ、国际 HTA 和瑞典 SUB 尚未对拓姆刀进行评估。

表 7 拓姆刀 HTA 研究分析

国家	机构	年代	临床证据	经济学证据	主要疾病	结果
英国	伯明翰大学	2006	纳入 4 个放射剂量研究，无 RCT	估计成本 2 百万英磅，每年需 8% 维护费	—	HT 疗效增加，优于传统放射治疗，成本增加
西班牙	AETSA	2008	纳入 7 个病例系列报告，41 篇剂量研究		SNC，头颈癌，肺癌，前列腺癌，乳腺癌	HT 总体疗效较好，优于传统治疗技术
加拿大	CADTH	2009	无临床研究纳入	无经济学研究	—	—
澳大利亚	AHTA	2009	纳入 13 个研究（1 个 3 级，12 个 4 级）	无经济学研究	15 类肿瘤，150 例	HT 优于传统治疗，缺乏高质量证据、远期效果证据和经济学证据

*Helical Tomotherapy (TomoTherapy HiÂ·Art SystemÂ®) for Non-Small Cell Lung Cancer (NSCLC) 未获取

179 篇队列和比较研究分析显示（表 8），拓姆刀治疗肿瘤总体毒性较低，治疗后生存率较高。虽然纳入的研究质量均低，但前列腺癌、头颈癌、鼻咽癌、宫颈癌、肺癌、肝癌研究证据较多，累计样本较大，各研究间结果相对稳定，其疗效和安全性结果可靠。

表 8 拓姆刀治疗结果总结表

适应证	研究数	样本量	纳入研究类型	毒性	生存率	证据质量	推荐
前列腺癌	31	2592	单组队列 / 比较研究	较低	高	低	√
头颈癌	15	1042	单组队列 / 比较研究	较低	较高	低	√
宫颈癌	10	637	单组队列	较低	高	低	√
鼻咽癌	13	547	单组队列 / 比较研究	较低	高	低	√
肺癌	13	442	单组队列 / 比较研究	较低	较高	低	√
肝癌	8	403	单组队列	较低	较高	低	√
乳腺癌	8	291	单组队列 / 比较研究	较低	—	低	√
脑部肿瘤	12	290	单组队列	较低	高	低	√
直结肠癌	12	259	单组队列	较低	高	低	√
口腔肿瘤	5	145	单组队列 / 比较研究	较低	高	低	√
胸膜间皮瘤	7	121	单组队列 / 比较研究	较低	较高	低	√
脊柱肿瘤	4	104	单组队列	低	较高	低	√
胶质细胞瘤	4	102	单组队列	低	较高	低	√
骨髓瘤	3	41	单组队列 / 比较研究	较低	较高	低	√

从临床试验注册上看，在 Clinical trials 有 56 个拓姆刀的相关临床试验，北美 39 个（其中加拿大 19 个，美国 20 个），欧洲 11 个，南亚 3 个。9 个已完成试验，但未发表结果数据。56 个临床试验的研究疾病谱如图 1。

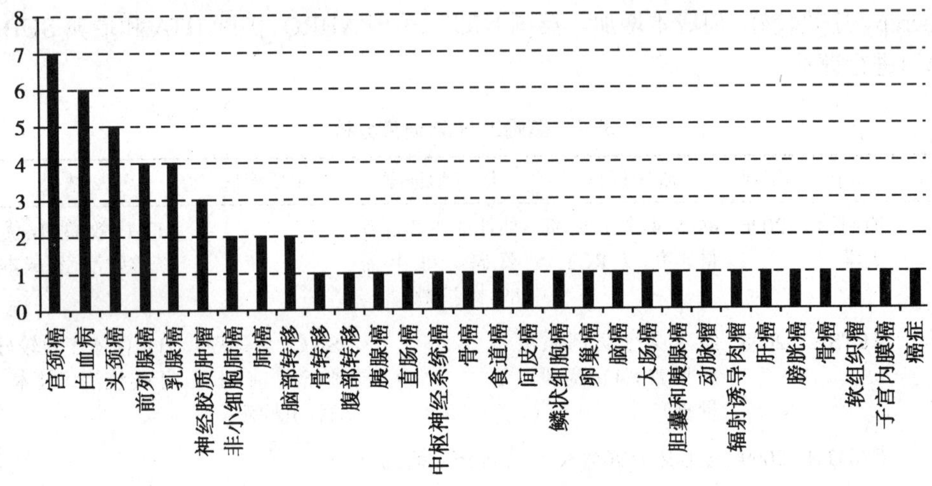

图1　临床试验主题图

7. 拓姆刀临床证据评估　HTA证据。早期各国的HTA结果显示拓姆刀优于传统治疗，安全性和疗效较好，但成本较高，但各HTA纳入临床证据和经济学证据较少，证据质量低。

临床效果证据。对前列腺癌、头颈癌、鼻咽癌、宫颈癌、肺癌、肝癌、乳腺癌、脑部肿瘤、直结肠癌、口腔肿瘤、胸膜间皮瘤、脊柱肿瘤、胶质细胞瘤、骨髓瘤等14类肿瘤148篇研究7283例患者评估显示：拓姆刀治疗毒性反应种类主要为胃肠毒性、泌尿生殖道毒性、血液毒性、肺炎、皮肤黏膜毒性和口腔干燥，严重毒性反应（≥3级以上）发生率较低。以急性为主，远期毒性发生率低、程度轻。HT治疗肿瘤生存率较高、复发率较低，治疗后生命质量虽短期内降低但6月后开始恢复。

相对临床疗效证据。前列腺癌治疗方面，拓姆刀优于3D-CRT、LINAC和C-IGRT，胃肠毒性低于传统IMRT，泌尿生殖道毒性高于传统IMRT；鼻咽癌治疗方面，拓姆刀优于non-IMRT和SMLC- IMRT；宫颈癌治疗方面，拓姆刀优于IMRT和3D-CRT；乳腺癌治疗方面，拓姆刀优于传统放疗；肺癌治疗方面，拓姆刀优于3D-CRT；骨髓瘤治疗方面，拓姆刀与3D-CRT无差异；口咽癌治疗方面，拓姆刀优于sw-IMRT。

技术应用证据。拓姆刀可在业务繁忙的医疗单位开展，但需配备3名具有专业知识的放射技师。对机房屏蔽防护有一定的要求，还需单位建立相应的质量保证规范。

小结

目前拓姆刀证据主要集中在剂量和安全性研究方面，临床疗效研究尤其是长期随访研究证据较少，同类技术比较研究更少，无系统评价、RCT和经济学评估证据，有56个在研临床试验尚未发表结果，有进一步更新HTA的必要。

本文纳入的证据以单组队列安全性研究为主，虽然其证据质量不如RCT，但仍为安全性研究的主要证据。现有安全性研究非长期随访，长期毒性和临床效果有待高质量和长期随访进一步证实。

适应证。拓姆刀在肿瘤治疗方面的适应证较多，可用于头颈部、胸部、腹部、盆腔、皮肤、造血、骨肿瘤和全身多发性转移瘤。

8. 真光直线加速器和真光刀安全性和有效性证据　由于真光系列设备问世时间短，未查到有关其应用效果的研究证据。

（四）成本效果证据

目前国内尚无关于射波刀、拓姆刀和真光系统设备的成本或成本效果研究。目前所有成本和成本效果证据均来自于国外文献或专家咨询意见。

1. 成本

（1）射波刀：不同机型和配置标准，以及不同机构环境和要求的差异，都会对射波刀购置费产生较大影响。设备购置价平均约为450万美元，使用寿命10年，年维护费20万美元，每年一次放射检测费4450美元。

目前中国大陆地区射波刀治疗每疗程（1～5次）收费约为5万元人民币。

射波刀在伽马刀、X刀、直线加速器基础上发展而来，让临床颇受限制的伽马刀、X刀进入实时图像引导、可分1～5次治疗，具有疗程短、精确、无创、无痛等优势。但2003年加拿大HTA[14]显示射波刀治疗费用较伽马刀和直线加速器贵（表9）。

表9 射波刀治疗颅内外肿瘤的年人均费用

Number of patients/year	Staff costs（$）	%	Investment costs（$）	%	Maintenance costs（$）	%	Average cost*/patient/year（$）		
							CK	GK	LINCA
100	7434	100.0	6218	100.0	4536	100	18 187	16 856	16 210
115	6464	87.0	5407	87.0	3944	86.9	15 815	14 657	14 095
130	5718	76.9	4783	76.9	3489	76.9	13 990	12 966	12 469
150	4956	66.7	4145	66.7	3024	66.7	12 125	11 237	10 807
175	4248	57.1	3553	57.1	2592	57.1	10 393	9632	9263
200	3717	50.0	3109	50.0	2268	50.0	9094	8428	8105
225	3304	44.4	2764	44.5	2016	44.4	8803	7491	7204
250	2973	40.0	2487	40.0	1814	40.0	7275	6742	6484
275	2703	36.4	2261	36.4	1649	36.4	6614	6129	5894
费用位次	1		2		3		1	2	3

射波刀总成本包括：设备购置费、年维修费、年更新费、年材料费、年水电费、科室人员年总费用（包括工资、补助工资、其他工资、职工福利费、社会保障费等）、年房屋折旧费、年租赁费、年贷款利息。

除外射波刀的上述成本外，还应考虑射波刀的学习成本。对一项高新技术的操作到使用到熟练应用需要的不仅是操作医生的学习适应，还需要射波刀团队的学习和磨合过程，这个磨合时间成本是应考虑进去的。

文献建议在不影响服务质量的前提下，尽量减少固定资产的投入规模。从医院角度成本管理包括：①设备装备前的成本管理，既尽量降低固定资产投入；②提高利用率，降低次均成本；③降低运行成本，控制不必要的支出和浪费。

（2）拓姆刀：拓姆刀的设备购置价约为500万美元，年保修费500万元。收费参考调强加速器（约5万元），目前在中国大陆地区拓姆刀放疗每疗程（≤30次）人均收费约6万～10万元。

文献显示，拓姆刀设备购置和维护费用较高，对技术、人员、资源有一定的要求。同时治疗费用高，普通患者难以担负。国内现已在多家三甲医院开展拓姆刀治疗，因未获得国内医院拓姆刀的使用率和患者治疗数的统计数据，不能作出我国目前使用成本估算。

（3）真光直线加速器 & 真光刀：真光直线加速器设备购置价为 400 万美元，真光刀在真光加速器基础上更新而成，需要额外的软件和配置，因此价格略高，两款设备使用年限均为 10～15 年。设备年维护费用为裸机价格的 8%～12%，约 40 万美元 / 年。

中国大陆地区未设专门的收费项目，机构收费参考 IMRT 和 IGRT，真光直线加速器每疗程（≤30 次）和真光刀（1～5 次）收费标准类似，约 5 万元人民币。

目前尚无关于该设备的成本研究。

2. 成本效果评价　本评估没有采用系统文献综述法是因为关于该类技术的经济学评价研究很少，按照我们预先给定的文献准入和排出标准，几乎纳入不到相关文献，只能采取一般文献法和专家咨询法进行信息收集。因此该评价是基于目前已有的关于射波刀、拓姆刀、真光直线加速器和真光刀（以下简称立体定向放射治疗技术）成本效果研究证据进行评价。我们从国外卫生技术评估单位如加拿大 CADTH、IEA 网站；PUBMED、EMBASE、The Cochrane Library 数据库，国际 HTAi、英国 NICE、瑞典 SBU、美国 ECRI，韩国 NECA 等国际上专业的政府卫生技术评估机构专家，加拿大安省卫生厅、新加坡卫生部、台湾地区健保局药品评审中心专负责人等收集相关数据。

文献数据收集结果显示有关这四种立体定向放射线治疗技术的成本效果分析文章非常少。仅有的一些研究主要集中在射波刀和伽马刀的成本比较、射波刀和体外放射线治疗成本比较，以及射波刀和传统手术成本比较。尚未发现托姆刀的经济学评价证据。

仅有 3 篇关于立体定向放射治疗技术的成本效果 / 效用分析。3 个评估设计均采用队列观察性评估设计。按照英国国家卫生技术评估与知识传播中心证据等级划分标准，这些队列评估设计所产生的证据等级为Ⅱ-2 级，证据等级不强，居中偏下。Ⅱ-2 级证据只能推测干预技术与结果间可能有的因果关系，需要采用实验或准实验性评估设计进一步验证这个推测。

以下是已有的关于该技术经济学评价结果。

2003 年加拿大阿伯塔卫生厅组织阿伯塔卫生经济研究所（IHE）专家开展了立体定向放射外科治疗技术的成本分析研究。核算全部直接和间接成本并利用最小化成本分析后发现：射波刀的治疗成本显著高于伽马刀和调强直线加速器[14]。

加州大学 Frank J. Papatheofanis 等[191]2008 年对射波刀和体外射线治疗脊髓转移瘤进行了成本效用分析，结果显示射波刀具有较好成本效果，每增加一个质量调整生命年（QALY）的费用（ICER 值）为 41 500 美元 /QALY，在美国医保支付阈值以下。

2011 年 Marsha Haley[192] 等通过匹配队列研究比较了体外射线和立体定向放疗对于治疗脊髓转移瘤的临床效果和成本效果。结果发现：体外射线治疗成本低（约为立体定向放疗成本的 29%～75%），但毒副作用较大。他们做出结论：体外射线具有较佳成本效果，但立体定向放疗也是具有应用前景的疗法。

加拿大医疗技术和药品署（CADTH）[193] 组织专家对射波刀、伽马刀和拓姆刀治疗肺癌、头部肿瘤和体部肿瘤的临床效果和成本效果研究进行了快速评估。他们用系统文献综述法，收集 2004—2009 年之间所有关于立体定向类放射外科和放射治疗技术文献，共收集 11 篇文献。分析结果发现，大多数研究关注伽马刀，认为其安全性较好，且临床疗效明显。关于射波刀的研究较少，且发现射波刀与传统放射疗法效果近似。没有关于拓姆刀的效果分析。一篇关于伽马刀与射波刀的成本比较研究发现，如果基于年开展 150 例手术计算，伽马刀手术成本（3757 美元）高于射波刀（3549 美元），如果在直线加速器更新成为射波刀则成本仅增加960美元(不考虑直线加速器的成本时射波刀成本较小)。一篇射波刀与体外射线治疗的成本效果分析报告显示:从保险方角度看,射波刀在治疗癌症脊髓转移时成本效果优于体外放射线治疗。CADTH报告最终做出如下结论:无法判断伽马刀、射波刀和拓姆刀的相对临床效果和成本效果,目前证据严重不足,已有证据质量较差,可信度不高。但伽马刀只能用于颅内和头颈部肿瘤或癌症,射波刀和拓姆刀无此限制,可作为购买决策的参考。

专家咨询结果显示:射波刀、托姆刀、真光直线加速器和真光刀是肿瘤放射性治疗的高新技术,问世时间不长,应用病人数量有限。尽管能够明显缩短住院日,对颅内外和胰腺等复杂部位肿瘤的治疗比传统治疗和体外放射线治疗具有不可替代的临床效果,但鉴于昂贵的设备购置和维护费用及治疗团队学习高新技术的时间磨合成本,建议在技术的应用推广上,要明确技术的临床适应证,特别是在成本效果证据短缺情况下,严格监管技术应用范围,防止因昂贵的设备费用投入而使技术应用范围泛滥。另外,加拿大安大略省卫生厅为应对射波刀、托姆刀、真光直线加速器和真光刀购置和医保准入压力,正组织专业卫生技术评估人员开展该技术的经济学评价,估计在2013年3月初步完成经济学评价报告,并愿意与中国方面分享评估结果。

为便于我国卫生决策者对这类高新技术的引进和购置进行决策思考,专家建议按照这类高新技术临床适应证不同人群数量,构建预算影响分析模型,并对设备购置数量和费用进行预测。

(五)预算影响分析

为分析射波刀、拓姆刀、真光直线加速器和真光刀的引入与购置对医疗机构收入和财政预算的影响,利用我国当前环境下这些设备购置、维护、运行等成本数据、收费数据和适应证患者数据,从医疗机构角度分别针对四种技术的设备购置数量和预算影响进行了估算,结果如下。

1. 射波刀购置数量及预算影响分析　文献报道,射波刀适应证主要包括脑及中枢神经系统恶性肿瘤,气管、支气管,肺部恶性肿瘤,肝脏恶性肿瘤,胰腺癌,前列腺癌等五类。根据2008年我国各类恶性肿瘤发病率数据测算上述五类肿瘤患者人数,假定70%患者需要接受放射治疗[4],估算放射治疗患者数(表10)。

表10　放射放疗治疗患者数

恶性肿瘤	发病率($1/10^5$)	患者数(人)
中枢神经系统恶性肿瘤	7.03	91 390
气管、支气管肺部恶性肿瘤	54.75	711 750
肝脏恶性肿瘤	28.17	366 210
胰腺癌	8.55	111 150
前列腺癌	11	143 000
患者总数		1 423 500
其中,70%放疗患者数		996 450

来源:《2011年中国肿瘤登记年报》

射波刀成本测算主要包括:①固定成本(见表11):设备购置费、年维护费、房屋改扩建费;②变动成本:医务人员工资等信息。按3%贴现率对设备购置费和房屋改扩建费进行贴现，估算年设备购置和年房屋改扩建成本。

根据放射治疗患者数，测算射波刀治疗不同比例适应证患者数，按照每台射波刀年治疗患者数最多为300人[10]估算在不同比例适应证下所需射波刀台数和预算，结合设备运行成本和治疗收费等主要参数，估算治疗不同比例适应证患者的医疗机构年收费情况（表11）。

表11　射波刀成本测算主要参数

参数	数值
适应证患者基数（人）	996 450
现有直线加速器数量（台）	2700
贴现率（%）	3%
设备购置费（万元/台）	3150
年购置费折旧（万元/台）	369.28
目前国内已有设备数（台）	15
年维护费（万元/台）	140
年维护费贴现（万元/台）	123.01
机器寿命（年）	10
人均收费（万元/疗程）	5
放射检测费（万元/台）	3.10
放疗室改造费（万元/台）	50
放疗室改造费折旧（万元/台）	1.72
医务人员劳务总计（万元）	68
放疗医师年薪（万元）	22
护士年薪（万元）	16
肿瘤专家年薪（万元）	30

备注：表中所用货币单位为人民币；设备购置费按450万美元/台，年维修费按20万美元计算，美元人民币汇率为1∶7；放疗室改造费及医务人员劳务参考北京某家大型三甲教学医院标准。

预算影响分析表明（见表12），当按1%、5%、10%的射波刀适应证患者数接受治疗时，需要新增射波刀台数分别为18、151和317台，新增设备约占现有直线加速器的0.67%、5.6%和11.71%，设备年固定成本分别为0.88亿元、7.3亿元和15.32亿元，其中设备购置费用分别为：0.67亿元、5.58亿元和11.71亿元，维护费用分别为：0.2亿元、1.64亿元和3.45亿元。

由于射波刀可在现有医用直线加速器基础上直接进行更新，如果按5.6%的速度更新直线加速器，那么将会降低医院部分固定成本投入，并缩短技术更新周期。如果继续增加射波刀适应证患者治疗数，新增的设备数和预算将继续加大。

表12的年技术总成本和医疗机构收费比对后发现，按目前射波刀一个疗程5万元计算，在核算全部固定和变动成本后，收费结余超过50%，表明目前收费标准较高。医保和病人负担过重，医院对购买该类技术具有极高的积极性。

在假定射波刀具备较好临床治疗效果的前提下，增加射波刀配置量对于医疗机构来说会带来较大利润空间，对于患者可以有生活质量的改善。但对于医保方和社会，可能意味着较大的支出，因为一般居民和职工医保支付放疗费用的70%～80%，农村合作医疗支付50%（按门诊支付）。虽然射波刀每个疗程放疗次数显著低于一般放疗技术，极大节约了患者的时间成本，减少了误工时间，对于社会资源有了一定程度节约，但放疗设备投入和医保支付的增加，意味着将减少其他方面的资源，无疑对于社会总的医疗资源是一种极大的占用。

在当前成本效果证据不足的情况下，卫生、医保部门及医疗机构应谨慎进行设备购置数量和预算的相关决策，避免造成相当多的资源配置到有限的适应证病人上。如按 5% 的适应证病人预算，购置 151 台射波刀时，那么设备年总直接成本 10.41 亿元被配置到 49 822 个适应证病人上，相当于每个适应证病人占据了 2.09 万元设备直接资源，如果考虑治疗费用一个疗程 5 万元，假设病人每年只接受一次治疗，那么平均一个病人将占用 7 万元左右的直接医疗资源。

随着设备购置数量的增加，有限的适应证病人人均占用直接医疗资源数量呈现递增趋势。在强调民生，改善卫生公平性面前，人均直接医疗资源的占用（如一个肿瘤病人占据 7 万元医疗资源）成为卫生和医保决策部门的机会成本。如果做出 151 台购置数量的决定，意味着 5% 的肿瘤放疗治疗病人人均将占用 7 万元医疗资源。因此射波刀临床适应证的准入标准是决策机会成本的估算的关键。

表 12　射波刀放射治疗成本及预算影响分析

适应证患者比例（%）	1%	5%	10%	20%	30%	40%	50%
适应证患者人数（人）*	9964.5	49 822.5	99 645	199 290	298 935	398 580	498 225
年均治疗患者（人）	300	300	300	300	300	300	300
所需设备数（台）	33	166	332	664	996	1329	1661
已有设备数（台）	15	15	15	15	15	15	15
需新增设备数（台）	18	151	317	649	981	1314	1646
占现有直线加速器比例（%）	0.67	5.60	11.75	24.05	36.35	48.65	60.95
设备年固定成本（亿元）							
设备购置费（亿元）	0.67	5.58	11.71	23.98	36.24	48.51	60.77
年维护费（亿元）	0.20	1.64	3.45	7.07	10.68	14.30	17.92
年放射检测费（亿元）	0.006	0.05	0.10	0.20	0.30	0.41	0.51
放疗室改造费年折旧（亿元）	0.00	0.03	0.05	0.11	0.17	0.23	0.28
年固定成本小计（亿元）	0.88	7.30	15.32	31.36	47.40	63.44	79.48
设备变动成本（亿元）							
年人力成本（亿元）	0.10	0.85	1.78	3.64	5.50	7.36	9.22
年科室运营费（收入 10%）	0.27	2.27	4.76	9.74	14.72	19.70	24.69
变动成本小计（亿元）	0.38	3.11	6.53	13.38	20.22	27.06	33.90
设备总直接成本（亿元）	1.25	10.41	21.85	44.73	67.62	90.50	113.38
例均收费（万元）	5	5	5	5	5	5	5
年治疗费用（亿元）	3	23	48	97	147	197	247

2. 拓姆刀成本和预算影响分析　通过查询文献和咨询专家，了解到拓姆刀适宜所有需要调强放射治疗的患者，这部分患者约占需要放疗患者的一半[194]。参考《2011 年全国肿瘤登记年报》数据，结合 2008 年恶性肿瘤患者发病数据（以 13 亿人口为基数，发病率按 299.12/10 万），按 70% 需要放疗，取其中一半作为拓姆刀适应证患者，即 136 万人。

目前使用拓姆刀机构年治疗患者量为400～500人，设备日运作时间一般超过15小时。按照年治疗400人计算治疗不同比例适应证患者所需设备数量。

结合目前拓姆刀设备购置、维护成本、人力成本等基本信息，以及贴现率、现有直线加速器数量等其他相关信息，形成主要参数（表13），为成本测算和预算影响分析提供基础数据。

表13　拓姆刀成本测算主要参数

适应证患者数（个）	1360996
现有直线加速器数量（台）	2700
贴现率（%）	3%
设备购置费（万元/台）	3500
年购置费折旧（万元/台）	410.31
目前国内已有设备数（台）	10
年维护费（万元/台）	500
年维护费贴现（万元/台）	439.31
机器寿命（年）	10
人均收费（万元/疗程）	6
放射检测费（万元/台）	3.10
放疗室改造费（万元/台）	50
放疗室改造费折旧（万元/台）	1.72
医务人员劳务总计（万元）	68
放疗医师年薪（万元）	22
护士年薪（万元）	16
肿瘤专家年薪（万元）	30

注：表中所用货币单位为人民币；设备购置费按500美元/台计算，美元人民币汇率为1:7；放疗室改造费及医务人员劳务参考北京某家大型三甲教学医院标准。

表14显示了成本测算结果。当满足1%的适应证患者（即13610人）需求时，须新增拓姆刀24台。按照当前拓姆刀6万元/疗程的人均收费标准，医疗机构总收入为5.77亿元，年固定成本和变动成本总计为2.79亿元，投入仅为总收入的48.3%。随着服务患者比例的增加，所需设备数量不断增加，总收入一直保持在总成本两倍的水平，可见当前收费体制给拓姆刀应用机构提供了较大收益空间。

根据中国医学装备学会调研发现，目前机构收费水平在6万～10万之间，也就是说多数机构收费高于人均6万元标准，机构的利润空间进一步扩大，驱使医院加班增加服务量。这些机构的放疗科室普遍日工作时间超过15小时（早7点到晚11点）。

在假定拓姆刀与射波刀效果近似情况下，当治疗5%的患者时，拓姆刀因工作效率较高，服务患者量比射波刀多1.8万人，但年设备投入比射波刀高8.2亿元，收费高出射波刀15.43亿元。从全社会角度看，如果选择购买拓姆刀设备，扩大服务的患者人均成本为45555.56元。

表 14 拓姆刀放射治疗成本和预算影响分析

适应证患者比例(%)	1%	5%	10%	20%	30%	40%	50%
患者人数(人)	13 610	68 050	136 100	272 199	408 299	544 398	680 498
年均治疗患者(人)	400	400	400	400	400	400	400
所需设备数(台)	34	170	340	680	1021	1361	1701
已有设备数(台)	10	10	10	10	10	10	10
需新增设备数(台)	24	160	330	670	1011	1351	1691
占现有直线加速器比例(%)	0.89	5.93	12.23	24.83	37.44	50.04	62.64
患者人均收费(万元)	6	6	6	6	6	6	6
年治疗费用(亿元)	5.77	38.43	79.26	160.92	242.58	324.24	405.90
年固定成本(亿元)							
设备购置费(亿元)	0.99	6.57	13.55	27.51	41.47	55.43	69.39
年维护费(亿元)	1.06	7.03	14.51	29.46	44.40	59.35	74.30
年放射检测费(亿元)	0.01	0.05	0.10	0.21	0.31	0.42	0.52
放疗室改造费年折旧(亿元)	0.00	0.03	0.06	0.12	0.17	0.23	0.29
年固定成本小计(亿元)	2.05	13.68	28.22	57.29	86.36	115.43	144.50
年变动成本(亿元)							
年人力成本(亿元)	0.16	1.09	2.25	4.56	6.87	9.19	11.50
年科室运营费(按收入 10% 计算)	0.58	3.84	7.93	16.09	24.26	32.42	40.59
变动成本小计(亿元)	0.74	4.93	10.17	20.65	31.13	41.61	52.09
总直接成本(亿元)	2.79	18.61	38.39	77.94	117.49	157.04	196.60

根据北京城镇职工和居民医保政策，拓姆刀治疗服务参照[58 号]逆向调强治疗计划设计计费[195]，单次计费 3000 元 / 人次，无最高限价。拓姆刀一个疗程治疗需要进行 20～30 次放疗，患者人均收费为 6 万～9 万元，自付比例为 8%，其余医保承担。如果大规模配置拓姆刀，医保将承担巨大的资金支出压力。

3. 真光直线加速器和真光刀（True beam & True beam STX）成本及预算影响分析

根据文献，真光直线加速器适应证较广，可用于身体各部位恶性肿瘤，因此将所有适合调强放疗的患者作为其适应证患者，总数约为 136 万人（参见拓姆刀治疗适应证患者核算）。

由于真光刀是在真光直线加速器基础上增加选件，使其具备立体定向放疗外科功能，本研究成本分析部分将两种技术作为一项，认为其适应证均为适合调强放疗患者。

结合设备购置、维护、机房改造、人力等成本，设计成本测算参数（表 15），同时结合目前收费标准，进行成本测算和预算模拟。

模拟结果（表 16）显示，按当前物价水平和收费价格，真光刀治疗提供的投入成本仅占其收费的 1/4，给医疗机构留下了巨大的盈利空间。

由于其技术效率较高，满足 5% 适应证患者需求时，只需购置 77 台新设备（服务相同数量的患者则需要新增 160 台拓姆刀，新增 266 台射波刀），极大节约了医疗资源的投入（表 17）。

在假设射波刀、拓姆刀和真光刀临床适应证和效果类似的情况下，选择真光刀治疗符合成本效果最大化原则，同时由于治疗速度快，节约患者时间，同时节约固定成本投入，全社会角度看能带来较好的成本效益。

表 15 真光刀成本测算主要参数

参数	数值
适应证患者数(个)	1 360 996
现有直线加速器数量(台)	2700
贴现率	3%
设备购置费(万元/台)	2800
年购置费折旧(万元/台)	328.25
目前国内已有设备数(台)	8
年维护费(万元/台)	280
年维护费贴现(万元/台)	439.31
机器寿命(年)	10
人均收费(万元/疗程)	5
放射检测费(万元/台)	3.10
放疗室改造费(万元/台)	50
放疗室改造费折旧(万元/台)	1.72
医务人员劳务总计(万元)	68
放疗医师年薪(万元)	22
护士年薪(万元)	16
肿瘤专家年薪(万元)	30

备注：表中所用货币单位为人民币；设备购置费按 400 美元/台计算，美元人民币汇率为 1∶7；放疗室改造费及医务人员劳务参考北京某家大型三甲教学医院标准。

表 16 真光刀放射治疗成本及预算影响分析

适应证患者比例(%)	1%	5%	10%	20%	30%	40%	50%
患者人数(人)	13 610	68 050	136 100	272 199	408 299	544 398	680 498
年均治疗患者(人)	800	800	800	800	800	800	800
所需设备数(台)	17	85	170	340	510	680	851
已有设备数(台)	8	8	8	8	8	8	8
需新增设备数(台)	9	77	162	332	502	672	843
占现有直线加速器比例(%)	0.33	2.85	6.00	12.31	18.61	24.91	31.21
例均收费(万元)	5	5	5	5	5	5	5
年治疗费用(亿元)	3.60	30.82	64.85	132.90	200.95	269.00	337.05
年固定成本(亿元)							
设备购置费(亿元)	0.30	2.53	5.32	10.91	16.49	22.07	27.66
年维护费(亿元)	0.22	1.90	3.99	8.17	12.36	16.54	20.73
年放射检测费(亿元)	0.003	0.02	0.05	0.10	0.16	0.21	0.26
放疗室改造费年折旧(亿元)	0.002	0.01	0.03	0.06	0.09	0.12	0.14
年固定成本小计(亿元)	0.52	4.46	9.39	19.24	29.09	38.94	48.79
变动成本(亿元)							
年人力成本(亿元)	0.06	0.52	1.10	2.26	3.42	4.57	5.73
年科室运营费(按收入10%计算)	0.36	3.08	6.48	13.29	20.09	26.90	33.70
变动成本小计(亿元)	0.42	3.61	7.59	15.55	23.51	31.47	39.43
总直接成本(亿元)	0.94	8.07	16.98	34.79	52.60	70.42	88.23

表 17　射波刀、拓姆刀和真光刀技术效率比较

	射波刀	拓姆刀	真光刀
设备治疗效率（人/年）	300	400	800
人均收费（万元）	5	6	5
投入与收入比（%）	42	48	26
5% 适应证患者数（个）	49 823	68 050	68 050
完成 5% 患者需增加设备数（台）	151	160	77
占现有直线加速器比例（%）	5.6%	5.93%	2.85%

目前收费和支付水平对于应用真光刀的医院最有利，治疗的适应证广，效率较高，成本相对较低，总体上使医院获得较大盈利。

（六）社会伦理及公平性

射波刀、拓姆刀、真光直线加速器和真光刀均属于高新放疗技术，目前文献所能提供的临床效果和成本效果证据有限，很多长期健康影响和对卫生体系的影响有待进一步研究。

放疗设备生产企业通过各种宣传和营销手段向医生和医院开展市场推广，其中也包括支持医生开展有关设备临床效果的案例研究。医生往往乐于接受新技术，而新技术的巨大潜在收益也让医院欲罢不能。这样的环境下，高精尖技术迅速推广应用。

在缺乏证据的情况下，开展大量的临床治疗，有些甚至属于临床实验性治疗，对于患者而言显然在道德和伦理性遇到强大挑战和质疑。高新技术的迅速扩散，还会引发过度治疗问题，即有些非适应证患者也会出现诱导需求，这样的结果不但浪费有限的医疗资源，还可能导致其他非预期的健康后果。

与其他国家情况类似，射波刀等高精尖放疗治疗服务在我国也主要由大城市三甲医院提供，服务人群主要为享受医保的城市居民，虽然很多地区新型农村合作医疗部门在逐步提高对恶性肿瘤患者的保障水平，但城乡医保肿瘤患者之间仍然存在着服务补偿水平的差异，因此射波刀这类高端放疗技术应用往往存在不同医保参保人间的纵向不公平。

高精尖放射治疗设备价格高昂，大规模配置还存在挤占有限医疗资源的问题。此类治疗性服务的投入增加可能会影响预防性服务的预算。

七、结论及建议

射波刀（Cyperknife）、螺旋断层放疗系统（Tomotherapy）、真光直线加速器和真光刀（True Beam & True Beam STX）等大型肿瘤放疗设备属于高精尖放射治疗或放射外科技术，以其具备高度适型性和精准度，引领放疗领域技术发展方向。

四种放疗设备具有不同特点，适应证也有差异，射波刀和真光刀主要用于不适宜手术或不愿意选择手术治疗的恶性肿瘤患者，以癌灶小于 3cm 的年老体弱型患者为主；拓姆刀和真光直线加速器适应证较广，适合需要调强放疗的恶性肿瘤患者。

目前这些设备在欧美亚洲等多个国家和地区已开始应用并有逐渐扩展趋势，各国也在积极探索相关技术的临床效果和成本效果，以积累监管、定价、支付和管理的相关决策证据。我国正处于初步探索引入阶段，急需要相关证据帮助决策者制定配置规划和应用管理等相关政策。

通过文献搜集和专家咨询发现，射波刀在治疗脑部和脊髓原发或转移恶性肿瘤、初期

肺癌、原发肝癌或肝部转移肿瘤方面有较充分临床有效性证据，毒性低，对患者生活质量有一定改善作用。拓姆刀在脑部、头颈部、肺部、前列腺等肿瘤方面具有较好的安全性和有效性，其他方面的临床应用尚缺乏足够的证据。真光直线加速器和真光刀由于上市时间短，缺乏研究证据，目前仅有个别医院的个案报告（疑为厂商产品推广信息）。总体看，四种高精尖放疗设备的临床有效性证据不充分、数据质量较差，成本效果证据更加缺失。

在临床效果和成本效果证据相对缺乏的情况下，我们根据国内恶性肿瘤放疗患者数量，对相关放疗设备治疗的成本进行分析，并根据不同设备的适应证比例数进行了预算影响分析。结果发现四类技术的定价和收费水平远高于技术的成本投入，给医院留下较大利润空间。在我国当前医改背景下，城乡医保体系针对恶性肿瘤优惠的支付政策进一步将推动四类高精尖放疗技术的临床应用。在假设射波刀、拓姆刀和真光刀三种立体定向外科技术效果可比且近似的条件下发现，射波刀因为治疗时间较长，治疗效率最低，真光刀治疗效率最高，成本较低，具有较好成本效果和成本效益。总体看三种技术的扩大使用将给医院带来较大利润，给城乡医保部门带来巨大的保险基金支出压力，也增加了病人经济负担。

社会伦理和公平性分析发现，这些高精尖放疗技术的扩大使用将带来医学伦理和公平性问题，并对医疗资源配置产生影响。有限的单病种肿瘤病人占据了较大的医疗资源。

针对上述问题我们提出以下建议：

1. 谨慎制定设备配置规划和管理政策　建议在临床效果和成本效果不明确情况下不宜大规模推广应用此类新兴技术。可根据现有卫生预算情况和适应证患者情况，确定设备配置内容、数量和标准。

应统筹考虑当地主要疾病负担和潜在的适应证病人数量，卫生服务筹资水平、支付能力和设备所产生的社会、经济效益等问题，科学合理做好配置前的论证和配置后的管理。配置前需明确那些肿瘤病人适合相关设备治疗。

少数经济欠发达地区和个别经济效益较差的医院不适宜过早、盲目超过当地需求和支付能力，超过医院条件和医生技术能力超前配置。忽略自身经济发展水平，盲目超前购置设备将导致卫生资源的限制与浪费。考虑到科学研究和开展先进治疗技术的需要，建议有条件的教学医院可以购置。但要加适应证准入管理和提高有效利用率，建议成立以卫生行政部门为主的大型医用设备评估委专业员会，在购置或引进先进医疗设备前进行充分论证，使之符合区域性卫生规划要求。上级部门应该加强审核和监管，以使大型医用设备发挥最大效益。

2. 鼓励有条件医院开展临床效果研究，组织专家开展卫生技术评估。为积累临床效果证据，建议鼓励有条件的医院开展有关设备的临床科研工作，针对临床效果进行研究，有可能建议采取多中心联合研究的方式，确定相关设备的安全性、有效性和相对临床效果。同时建议组织卫生技术评估专业人员开展有关技术的卫生技术评估工作，研究设备应用的成本效果/效用/效益，为未来制定政策积累相关证据。

3. 制定完善定价和支付政策　鉴于目前图像引导放疗和调强放疗定价和收费存在一定的不合理性，建议有关部门在研究相关设备技术特性和各类成本的基础上建立完善相关定价和支付政策，引导医疗机构提供优质价廉高效的放疗服务。

4. 加强高精尖放疗设备的管理　卫生部门应加强对医疗机构应用此类高精尖设备购置和操作使用的管理，防止出现不当使用和过度使用情况。建议及时更新放射治疗临床指南，将有关技术纳入临床管理。

八、评估局限性

本文为快速评估研究，利用文献检索、专家咨询和预算影响分析等办法对可获得的资料和信息进行了分析和综合。在实施过程存在一些局限性，具体见下：

1. 虽然采用系统检索策略，部分符合本文纳入标准的 HTA、SR 全文无法获取，只能分析摘要，无法估计发表偏倚。

2. 现有临床证据等级偏低，缺乏高质量、标准化的 RCT。

3. 因受语言限制，本文检获的纳入文献为中英文，语种和种族等可能影响结果的外推性。

4. 受研究设计的局限，研究结果的可靠性尚需大样本、高质量的研究予以证明。

5. 由于缺乏国内相关设备实际成本和治疗情况数据，只能利用文献数据模拟分析相关设备在我国应用费用情况，虽然可反映成本变化趋势，但可能与真实情况有一定差距。

6. 由于时间较短，无法邀请外部专家评估本报告。

参考文献

1. WHO. Summary. WHO Cancer Control：Knowledge into Action. http://www.who.int/cancer. Accessed on Oct. 28 2012.
2. 2010 年中国肿瘤登记年报[M]. 北京：军事医学科学出版社.
3. 2011 年中国肿瘤登记年报[M]. 北京：军事医学科学出版社.
4. 殷蔚伯，谷铣之. 肿瘤放射治疗学[M]. 北京：中国协和医科大学出版社，2007：597.
5. WHO. Report on Oncology.
6. 立体定向放射外科及其临床应用. 生物学进展. http://www.bioon.com/Article/clinic71/66568.shtml
7. Comparing step-and-shoot IMRT with dynamic helical tomotherapy imrt plans for head-and-neck cancer. Int J Rad Page 11 11/13/2009 Onc Biol Phys 62：5（2005），1535-1539.
8. A technique for adaptive image-guided helical tomotherapy for lung cancer. Int J Rad Onc Biol Phys 64：4（2006）：1237-1244.
9. MSAC. MSAC Application 1194：Consultation decision analytic protocol（DAP）to guide the assessment of single dose stereotactic radiosurgery for benign and malignant intracranial tumors. September 2012. Canberra：MSAC.
10. MSAC. MSAC Application 1158：Final decision analytic protocol（DAP）to guide the assessment of robotic image-guided stereotactic precise beam radiosurgery and radiotherapy for prostate cancer. January 2012. Canberra：MSAC.
11. ECRI. Spending scare resources on the wrong capital budget request. 2010. Washington D. C.：ECRI Institute.
12. Anthony J. Montagnolo. Weighting the evidence：Do shorter stays and faster healing justify the purchase of a robot? 2011 Trustee. Washington D. C.：ECRI Institute.
13. 刘秋华. 射波刀全球分布及治疗病例统计. 中国现代医生. 2009，47（11）：38，91.
14. Cost estimation of stereotactic radiosurgery：application to Alberta. Institute of Health Economics，and University of Alberta，Department of Public Health Sciences. 2003
15. Cyberknife：Minimally invasive precision radiosurgery for conditions where radiation Treatment

16. is indicated. Australian Government Department of Health and Ageing. 2004.3

17. Cyberknife: Robotic Radiosurgery System (Accuray Inc.) for Lung Cancer and Other Non-Neurological Indications. Winifred S. Hayes, Inc. 2008

18. Calcerrada Diaz-Santos, N., J. A. Blasco Amaro, et al. The safety and efficacy of robotic image-guided radiosurgery system treatment for intra- and extracranial lesions: a systematic review of the literature. Radiother Oncol (2008) 89 (3): 245-253.

19. Boudreau, R, M. Clark, et al. TomoTherapy, Gamma Knife, and CyberKnife Therapies for Patients with Tumours of the Lung, Central Nervous System, or Intra-abdomen: A Systematic Review of Clinical Effectiveness and Cost-Effectiveness. (Heath Technology Inquiry Service). Ottawa: Canadian Agency for Drugs and Technologies in Health; 2009.

20. Radiosurgery of glomus jugulare tumors: A meta-analysis. 2010

21. Stereotactic radiosurgery/radiotherapy for pituitary adenomas: a review of recent literature 2010

22. Iwata, H, K. Sato, et al. Hypofractionated stereotactic radiotherapy with CyberKnife for nonfunctioning pituitary adenoma: high local control with low toxicity. Neuro Oncol 13 (8): 916-922.

23. Vetlova, E. R., A. V. Golanov, et al. Stereotactic radiotherapy for cerebral metastases using CyberKnife. Zh Vopr Neirokhir Im N N Burdenko. 76 (1): 37-45.

24. Kufeld, M., B. Wowra, et al. "Radiosurgery of spinal meningiomas and schwannomas." Technol Cancer Res Treat 11 (1): 27-34.

25. Heron, D.E., M.S.Rajagopalan, et al. Single-session and multisession CyberKnife radiosurgery for spine metastases-University of Pittsburgh and Georgetown University experience. J Neurosurg Spine 17 (1): 11-18.

26. McBride, S. M, D.S.Wong, et al. Hypofractionated stereotactic body radiotherapy in low-risk prostate adenocarcinoma: preliminary results of a multi-institutional phase 1 feasibility trial. Cancer. 118 (15): 3681-3690.

27. Huang, W. Y., Y. M. Jen, et al. Stereotactic body radiation therapy in recurrent hepatocellular carcinoma. Int J Radiat Oncol Biol Phys. 84 (2): 355-361.

28. Cengiz, M., G. Ozyigit, et al. Robotic stereotactic body radiotherapy in the management of recurrent lung cancers. Radiotherapy and Oncology Conference: 2012 Annual Conference of the European Society for Radiotherapy and Oncology, ESTRO 31 Barcelona Spain. Conference Start: 20120509 Conference End: 20120513. Conference Publication: (var. pagings). 103: S490-S491.

29. Chung, T.T, B. J. Lin, et al. Cyberknife stereotactic radiosurgery for intracranial cavernous malformations: Preliminary results from one medical center. Journal of Medical Sciences.32 (1): 017-025.

30. Lazzara, B. M, O. Ortiz, et al. Cyberknife radiosurgery in treating trigeminal neuralgia. J Neurointerv Surg. 2012 Jan 25.

31. 徐文煜，薛迪．美国、加拿大与澳大利亚的卫生技术评估．中雷卫生质量管理．2011，15(98)：8-10.

32. 刘越泽．山西省核磁共振的卫生技术评估．华中科技大学同济医学院博士学位论文．2004，03：1-158.

33. 樊宏，刘越泽，等．卫生技术评估在大型医用设备合理配置中的应用．卫生软科学．2007，21，2：127-128.

34. 陶琳．大型医用设备配置合理性评价指标体系研究．研究论著．2008，06：1-4.

35. 张金葆(2009)螺旋断层放疗系统的先进性评估分析．中国医疗设备：136-139.

36. 尚进，李东．TOMOTHERAPY 螺旋断层放射治疗的现状与应用前景．中国医疗设备，2012：27.
37. VillegasPortero JCVaR. Helical tomotherapy. Current uses and utility.
38. Centre TNHS（2006）Helical Tomotherapy Hi-ART^{TM}System for external cancer radiotherapy，2008.
39. AHTA. TomoTherapy HI-ART System Radiotherapy planning and treatment for cancer patients，2009.
40. Boudreau R CM，Nkansah E. TomoTherapy，Gamma Knife，and CyberKnife Therapies for Patients with Tumours of the Lung，Central Nervous System，or Intra-abdomen：A Systematic Review of Clinical Effectiveness and Cost-Effectiveness，2009.
41. Helical Tomotherapy（TomoTherapy HiÂ•Art SystemÂ®）for Non-Small Cell Lung Cancer（NSCLC）.
42. Teh BS，Dong L，McGary JE，et al. Rectal wall sparing by dosimetric effect of rectal balloon used during intensity-modulated radiation therapy（IMRT）for prostate cancer. Med Dosim，2005，30：25-30.
43. Cozzarini C，Fiorino C，Di Muzio N，et al. Significant reduction of acute toxicity following pelvic irradiation with helical tomotherapy in patients with localized prostate cancer. Radiother Oncol，2007，84：164-170.
44. Cheng JC，Schultheiss TE，Nguyen KH，et al. Acute toxicity in definitive versus postprostatectomy image-guided radiotherapy for prostate cancer. Int J Radiat Oncol Biol Phys，2008，71：351-357.
45. Engels B，Soete G，Tournel K，et al. Helical tomotherapy with simultaneous integrated boost for high-risk and lymph node-positive prostate cancer：early report on acute and late toxicity. Technol Cancer Res Treat，2009，8：353-359.
46. Di Muzio N，Fiorino C，Cozzarini C，et al. Phase I-II study of hypofractionated simultaneous integrated boost with tomotherapy for prostate cancer. Int J Radiat Oncol Biol Phys，2009，74：392-398.
47. 尹雷明．前列腺癌三种不同放疗技术剂量学研究和螺旋断层放疗前列腺癌毒副反应的临床观察，2009.
48. Alongi F，Cozzarini C，Fiorino C，et al. Optimal acute toxicity profile for concomitant pelvic irradiation in 153 prostate cancer patients with tomotherapy：International Institute of Anticancer Research. 2010：1391.
49. Schwarz R，Petersen C，Janke Y，et al. IMRT with helical tomotherapy for primary treatment of prostate cancer - Preliminary toxicity and remission data：Urban und Vogel，2010：60.
50. Di Muzio N，Fiorino C，Cozzarini C，et al. High-dose moderately hypofractionated tomotherapy for localized prostate cancer：Promising 3-year results：Elsevier Inc.，2010：S349.
51. Pervez N，Small C，MacKenzie M，et al. Acute toxicity in high-risk prostate cancer patients treated with androgen suppression and hypofractionated intensity-modulated radiotherapy. Int J Radiat Oncol Biol Phys，2010，76：57-64.
52. Drodge S，Pervez N，Ghosh S，et al. Late toxicity in high-risk prostate cancer treated with androgen suppression and hypofractionated intensity modulated radiotherapy：Elsevier Inc，2010：S353.
53. Cendales R，Schnitman F，Schiappacasse L，et al. Early report on acute toxicity after IMRT/IGRT with Tomotherapy in localized prostate cancer：Elsevier Ireland Ltd，2010：S400.
54. Alongi F，Cozzarini C，Fiorlno C，et al. Excellent acutetoxicity of salvage tomotherapy to prostatic bed and pelvis in 55 patients：Elsevier Ireland Ltd.，2010：S402.
55. Ayakawa S，Shibamoto Y，Sugie C，et al. Helical tomotherapy with a 2.2-GY daily fraction and dose reduction for the rectum for localized prostate cancer：Elsevier Inc，2011：S413-S414.
56. Cammarota F，Toledo D，Borrelli D，et al. Exclusive radiotherapy of prostate cancer with helical tomotherapy：Initial experience：International Institute of Anticancer Research，2011：1863.
57. Longobardi B，Berardi G，Fiorino C，et al. Anatomical and clinical predictors of acute bowel toxicity in

whole pelvis irradiation for prostate cancer with Tomotherapy. Radiother Oncol，2011，101：460-464.

58. Le D，Drodge CS，Pervez N，et al. Acute and late toxicity in high-risk prostate cancer treated with androgen suppression and hypofractionated intensity modulated radiotherapy：Elsevier Inc：2011：S101.

59. Romeo A，Gunelli R，De Giorgi U，et al. Early clinical experience of helical tomotherapy for hypofractionated re-irradiation of recurrent localized prostate cancer：International Institute of Anticancer Research，2011：1877.

60. Geier M，Astner ST，Duma MN，et al. Dose-escalated simultaneous integrated-boost treatment of prostate cancer patients via helical tomotherapy. Strahlenther Onkol，2012，188：410-416.

61. Lopez Guerra JL，Isa N，Matute R，et al. Hypofractionated helical tomotherapy using 2.5-2.6 Gy daily fractions for localized prostate cancer. Clin Transl Oncol，2012.

62. Tomita N，Soga N，Ogura Y，et al. Preliminary results of intensity-modulated radiation therapy with helical tomotherapy for prostate cancer. J Cancer Res Clin Oncol，2012.

63. Borrelli D，Toledo D，Cammarota F，et al. Tomotherapy in postoperative patients with prostate cancer：Evaluation of acute toxicity：International Institute of Anticancer Research，2011：1903.

64. Berardi G，Alongi F，Fiorino C，et al. Hypofractionated tomotherapy treatment（HTT）in prostate cancer lymph nodal relapse detected by 11C-choline PET/CT：Elsevier Inc，2010：S190.

65. Garibaldi E，Bresciani S，Delmastro E，et al. Helical tomotherapy in high/very high risk and in nodal recurrences of prostate cancer：Preliminary results：Urban und Vogel，2011：677-678.

66. Cozzarini C，Fiorino C，Di Muzio N，et al. Hypofractionated adjuvant radiotherapy with helical tomotherapy after radical prostatectomy：planning data and toxicity results of a Phase I-II study. Radiother Oncol，2008，88：26-33.

67. Russo D，Papaleo A，Leone A，et al. Comparison of dosimetric results and toxicity patterns between SIB-IMRT and high-dose 3D-CRT in prostate cancer：International Institute of Anticancer Research，2011：1915-1916.

68. Keiler L，Dobbins D，Kulasekere R，et al. Tomotherapy for prostate adenocarcinoma：a report on acute toxicity. Radiother Oncol，2007，84：171-176.

69. Alongi F，Fiorino C，Cozzarini C，et al. IMRT significantly reduces acute toxicity of whole-pelvis irradiation in patients treated with post-operative adjuvant or salvage radiotherapy after radical prostatectomy. Radiother Oncol，2009，93：207-212.

70. Marques C，Sa A，Pappalardi B，et al. Hypofractionated helical tomotherapy vs. conventional IMRT in prostate cancer：Elsevier Inc，2011：160.

71. Hicks A，Mix M，Ashton S. Acute toxicity in the treatment of prostate cancer：A comparison of conventional IGRT，helical tomotherapy and calypso technology：Lippincott Williams and Wilkins，2011：212-213.

72. Pervez N，Krauze AV，Yee D，et al. Quality-of-life outcomes in high-risk prostate cancer patients treated with helical tomotherapy in a hypofractionated radiation schedule with long-term androgen suppression. Curr Oncol，2012，19：e201-210.

73. 杜镭，马林，周桂霞，等. 螺旋断层放疗 45 例鼻咽癌近期临床观察. 军医进修学院学报，2009.

74. 路娜. 鼻咽癌螺旋断层放疗过程中靶区和危及器官变化及近期临床观察，2010.

75. Goto Y. Reirradiadion of locally recurrent nasopharyngeal cancer with intensity-modulated radiotherapy using helical tomotherapy. Japan：Kanehara Shuppan Co. Ltd（P.O. Box 1，Hongo Post Office，Tokyo 113-91，

Japan)，2010：1018-1024.

76. Kodaira L，Furutani K，Tachibana H，et al. Intensity modulated radiotherapy combined with concomitant chemotherapy using helical tomotherapy for patients with nasopharyngeal carcinoma：Elsevier Ireland Ltd，2010：S320-S321.
77. Ma L，Du L，Feng L，et al. Short-term clinical observations of 73 nasopharyngeal carcinoma patients treated with tomotherapy：Elsevier Inc，2010：S475-S476.
78. Marrone I. Tomotherapy in nasopharynx and paranasal sinuses cancers：Elsevier Ireland Ltd，2010：S334.
79. Bacigalupo A，Vagge S，Bosetti D，et al. Preliminary experience with helical tomotherapy using simultaneous integrated boost（SIB）in nasopharynx cancer：Elsevier Ireland Ltd，2011：S31-S32.
80. Kodaira T，Tomita N，Tachibana H，et al. Aichi cancer center initial experience of intensity modulated radiation therapy for nasopharyngeal cancer using helical tomotherapy. Int J Radiat Oncol Biol Phys，2009，73：1129-1134.
81. Feng L，Hou J，Cai B，et al. Clinical observation in nasopharyngeal carcinoma treated with anti-EGFR monoclonal antibodies followed by helical tomotherapy：Elsevier Ltd，2011：19.
82. Shueng PW，Shen BJ，Wu LJ，et al. Concurrent image-guided intensity modulated radiotherapy and chemotherapy following neoadjuvant chemotherapy for locally advanced nasopharyngeal carcinoma. Radiat Oncol，2011，6：95.
83. 杜镭，马林，冯林春，等. 121 例鼻咽癌螺旋断层治疗结果分析. 中华放射肿瘤学杂志，2012：21.
84. Goto Y，Ito J，Tomita N，et al. Re-irradiation combined with concurrent chemotherapy for patients with locally recurrent nasopharyngeal carcinoma：Clinical advantage of intensity modulated radiotherapy using helical tomotherapy：Elsevier Inc，2010：S460-S461.
85. Chen AM，Yang CC，Marsano J. Intensity-modulated radiotherapy for nasopharyngeal carcinoma：improvement of the therapeutic ratio with helical tomotherapy vs segmental multileaf collimator-based techniques. Br J Radiol，2012，85：e537-543.
86. Kim YJ，Kim JY，Yoo SH，et al. High Control Rate for Lymph Nodes in Cervical Cancer Treated with High-Dose Radiotherapy using Helical Tomotherapy. Technol Cancer Res Treat，2012.
87. Kim YJ，Kim JY，Kang S，et al. High lymph node control rate in the cervical cancer treated with high dose radiotherapy using tomotherapy：Lippincott Williams and Wilkins，2011：S326.
88. Marnitz S，Stromberger C，Kawgan-Kagan M，et al. Helical tomotherapy in cervical cancer patients：simultaneous integrated boost concept：technique and acute toxicity. Strahlenther Onkol，2010，186：572-579.
89. Schwarz JK，Wahab S，Grigsby PW. Prospective phase I-II trial of helical tomotherapy with or without chemotherapy for postoperative cervical cancer patients. Int J Radiat Oncol Biol Phys，2011，81：1258-1263.
90. Chang AJ，Richardson S，Grigsby PW. Split-field helical tomotherapy with or without chemotherapy for definitive treatment of cervical cancer. Int J Radiat Oncol Biol Phys，2012，82：263-269.
91. Marnitz S，Kohler C，Burova E，et al. Helical tomotherapy with simultaneous integrated boost after laparoscopic staging in patients with cervical cancer：analysis of feasibility and early toxicity. Int J Radiat Oncol Biol Phys，2012，82：e137-143.
92. Hsieh CH，Wei MC，Lee HY，et al. Whole pelvic helical tomotherapy for locally advanced cervical cancer：technical implementation of IMRT with helical tomotherapy. Radiat Oncol，2009，4：62.

93. 周桂霞，解传彬，葛瑞刚，等. 宫颈癌术后螺旋断层放疗与常规调强放疗急性反应分析. 军医进修学院学报，2011，32：411-413，422.

94. 赵潇，周桂霞，解传滨. 宫颈癌术后螺旋断层放疗与常规调强放疗近期疗效分析. 军医进修学院学报.

95. 赵潇，周桂霞，解传滨，等. 根治性调强放疗宫颈癌不同治疗模式的急性反应研究. 军医进修学院学报，2012，33：3.

96. Giraud P，Sylvestre A，Zefkili S，et al. Helical tomotherapy for resected malignant pleural mesothelioma：dosimetric evaluation and toxicity. Radiother Oncol，2011，101：303-306.

97. Sylvestre A，Mahe MA，Lisbona A，et al. Mesothelioma at era of helical tomotherapy：results of two institutions in combining chemotherapy，surgery and radiotherapy. Lung Cancer，2011，74：486-491.

98. Abbiero ND，Ciammella P，Galeandro M，et al. Local relapse of malignant pleural mesothelioma：A monoistitutional study of salvage hypofractionated radiotherapy with tomotherapy：Elsevier Ireland Ltd，2011：S343.

99. Ebara T，Kawamura H，Kaminuma T，et al. Hemithoracic intensity-modulated radiotherapy using helical tomotherapy for patients after extrapleural pneumonectomy for malignant pleural mesothelioma. J Radiat Res，2012，53：288-294.

100. Giraud P，Sylvestre A，Lisbona A，et al. [Value of tomotherapy in malignant pleural mesothelioma：first clinical results]. Rev Mal Respir，2011，28：609-617.

101. Fodor A，Fiorino C，Dell'Gca I，et al. Could a PET-guided concomitant boost dose escalation help in progressive malignant pleural mesothelioma?：Elsevier Ireland Ltd，2010：S340-S341.

102. Caudrelier JM，Esche B，Montgomery L，et al. Preliminary results of a prospective clinical trial evaluating intensity-modulated radiation therapy delivered by helical tomotherapy for locoregional breast radiation including the internal mammary nodes：Elsevier Ireland Ltd，2010：S28.

103. Cendales R，Schiappacasse L，Schnitman F. Helical tomotherapy in patients with breast cancer and complex treatment volumes. Clin Transl Oncol，2011，13：268-274.

104. Franco P，Cante D，Catuzzo P，et al. Adjuvant whole breast radiation therapy delivered with static angle tomotherapy employing tomodirect：Early results and toxicity：Elsevier Ireland Ltd，2011：S293-S294.

105. Franzetti Pellanda A，Ballerini G，Schombourg K，et al. A new clinical approach for right breast cancer treatment：Unique combination of tomodirect IMRT and helical IMRT techniques：Elsevier Ireland Ltd，2011：S292.

106. Uhl M，Sterzing F，Habl G，et al. Helical tomotherapy and breast cancer：Skin toxicity of the first 85 breast cancer patients treated with tomotherapy：Urban und Vogel，2011：689.

107. Chira C，Jacob J，Campana F，et al. A simultaneous integrated boost technique in the adjuvant treatment of breast cancer：Feasibility and early toxicity results：Urban und Vogel，2011：699-700.

108. Garcia G，Marrone I，Minguez C，et al. Tomotherapy versus topotherapy in breast cancer patients：Experience of grupo IMO（Madrid，Spain）：Urban und Vogel，2011：688.

109. Van Parijs H，Vinh-Hung V，Adriaenssens N，et al. Short course radiother3apy（RT）with simultaneous integrated boost（SIB）for stage I-II breast cancer，interim analysis of a randomized clinical trial：Urban und Vogel，2011：515.

110. Bral S，Versmessen H，Duchateau M，et al. Toxicity report of a phase I/II dose escalation study in inoperable locally advanced non-small cell lung cancer with helical tomotherapy and concurrent chemotherapy：

Elsevier Ltd，2009：535.

111. Cannon D，Adkison JB，Chappell RJ，et al. Interim results of a phase I risk-stratified dose escalation study using hypofractionated helical tomotherapy for non-small cell lung cancer：Elsevier Inc，2010：S107-S108.

112. Bral S，Duchateau M，Versmessen H，et al. Toxicity and outcome results of a class solution with moderately hypofractionated radiotherapy in inoperable Stage III non-small cell lung cancer using helical tomotherapy. Int J Radiat Oncol Biol Phys，2010，77：1352-1359.

113. Caruso C，Monaco A，Cianciulli M，et al. Stage IIIA and IIIB NSCLC treated with sequential chemoradiotherapy using helical tomotherapy：Elsevier Ltd，2011：S606.

114. Dell'Oca I，Cananeo GM，Pasetti M，et al. Hypofractionated 18-FDG PET based Helical Tomotherapy in locally advanced NSCLC：Feasibility and toxicity profile：Elsevier Ireland Ltd，2010：S345.

115. Gayar HE，Nettleton J，Gayar OH，et al. Clinical outcomes of inoperable，early stage non-small cell lung cancer patients treated with image guided stereotactic body radiation therapy Delivered by Helical Tomotherapy：Elsevier Inc，2010：S536.

116. Monaco A，Caruso C，Giammarino D，et al. Radiotherapy for inoperable non-small cell lung cancer using helical tomotherapy. Tumori，2012，98：86-89.

117. Kim JY，Kay CS，Kim YS，et al. Helical tomotherapy for simultaneous multitarget radiotherapy for pulmonary metastasis. Int J Radiat Oncol Biol Phys，2009，75：703-710.

118. Parisi E，Romeo A，Ghigi G，et al. Accelerated hypofractionated radiotherapy in inoperable locally advanced lung cancer using tomotherapy：Our experience：Urban und Vogel，2011：680.

119. Song CH，Pyo H，Moon SH，et al. Treatment-related pneumonitis and acute esophagitis in non-small-cell lung cancer patients treated with chemotherapy and helical tomotherapy. Int J Radiat Oncol Biol Phys，2010，78：651-658.

120. Cardinale RM，Flannery T，Tsai H，et al. Incidence and prognostic factors of radiation pneumonitis from lung cancer IMRT in a community setting：Elsevier Inc，2011：S609-S610.

121. Chang CC，Chi KH，Kao SJ，et al. Upfront gefitinib/erlotinib treatment followed by concomitant radiotherapy for advanced lung cancer：a mono-institutional experience. Lung Cancer，2011，73：189-194.

122. Vogelius IS，Westerly DC，Cannon GM，et al. Hypofractionation does not increase radiation pneumonitis risk with modern conformal radiation delivery techniques. Acta Oncol，2010，49：1052-1057.

123. Chen AM，Jennelle RL，Sreeraman R，et al. Initial clinical experience with helical tomotherapy for head and neck cancer. Head Neck，2009，31：1571-1578.

124. Farrag A，Voordeckers M，Tournel K，et al. Pattern of locoregional failure after tomotherapy in head and neck cancer：Elsevier Ltd，2009：479.

125. Yoo EJ，Kay CS，Kim JY，et al. Helical tomotherapy for recurrent or second primary head and neck cancer in prior irradiated territory：Elsevier Ireland Ltd，2010：S317.

126. Farrag A，Voordeckers M，Tournel K，et al. Pattern of failure after helical tomotherapy in head and neck cancer. Strahlenther Onkol，2010，186：511-516.

127. Ricchetti F，Bacigalupo A，Vagge S，et al. Is alopecia still a problem in head and neck patients treated with tomotherapy?：Elsevier Ireland Ltd，2010：S321.

128. Bolle S，Rothe Thomas F，Malika A，et al. Tomotherapy for head and neck cancer：Clinical outcomes and patterns of failure：Urban und Vogel，2011：697.

129. Chizzali B，Thamm R，Duma M，et al. Longitudinal evaluation of quality of life of patients with head-and-neck cancer treated with helical tomotherapy：Urban und Vogel，2011：697-698.

130. Dell'Oca I，Fiorino C，Fodor A，et al. Simultaneous integrated boost 18FDG-PET based helical tomotherapy in radical locally advanced head and neck cancer：Elsevier Ireland Ltd，2011：S335.

131. Garibaldi E，Bresciani S，Salatino A，et al. Helical tomotherapy in advanced and recurrence head and neck cancer：Preliminary results：Urban und Vogel，2011：698.

132. Goy Y，Prosch C，Bajrovic A，et al. Tomotherapy in locally advanced head and neck cancer-does it reduce xerostomia?：Elsevier Ireland Ltd，2011：S34.

133. Schiappacasse L，Coche B，Romero S，et al. Simultaneous integrated boost（SIB）and simultaneous modulated accelerated radiation therapy（SMART）for head & neck cancer patients using helical tomotherapy：Experience of centre oscar lambret：Urban und Vogel，2011：687.

134. You SH，Kim SY，Lee CG，et al. Is there a clinical benefit to adaptive planning during tomotherapy in patients with head and neck cancer at risk for xerostomia? Am J Clin Oncol，2012，35：261-266.

135. Voordeckers M，Farrag A，Everaert H，et al. Parotid Gland Sparing With Helical Tomotherapy in Head-and-Neck Cancer. Int J Radiat Oncol Biol Phys，2012，84：443-448.

136. Goy Y，Prosch C，Tennstedt P，et al. Tomotherapy in head and neck cancer：Mind each gland：Urban und Vogel，2011：687.

137. Chen AM，Marsano J，Perks J，et al. Comparison of IMRT techniques in the radiotherapeutic management of head and neck cancer：is tomotherapy "better" than step-and-shoot IMRT? Technol Cancer Res Treat，2011，10：171-177.

138. McIntosh A，Hagspiel KD，Al-Osaimi AM，et al. Accelerated treatment using intensity-modulated radiation therapy plus concurrent capecitabine for unresectable hepatocellular carcinoma. Cancer，2009，115：5117-5125.

139. Jang JW，Kay CS，You CR，et al. Simultaneous multitarget irradiation using helical tomotherapy for advanced hepatocellular carcinoma with multiple extrahepatic metastases. Int J Radiat Oncol Biol Phys，2009，74：412-418.

140. Baisden JM，Kahaleh M，Weiss GR，et al. Multimodality Treatment With Helical Tomotherapy Intensity Modulated Radiotherapy，Capecitabine，and Photodynamic Therapy is Feasible and Well Tolerated in Patients With Hilar Cholangiocarcinoma. Gastrointest Cancer Res，2008，2：219-224.

141. Chi KH，Liao CS，Chang CC，et al. Angiogenic blockade and radiotherapy in hepatocellular carcinoma. 1 ed. United States：Elsevier Inc.（360 Park Avenue South，New York NY 10010，United States），2010：188-193.

142. Jang H，Son S，Song J，et al. Hypofractionated radiotherapy for the patients with unresectable primary hepatocellular carcinoma using tomotherapy Hi-Art：Analysis of the efficacy and toxicity：Elsevier Inc，2011：S361-S362.

143. Kay C，Kim J，Yoo E，et al. Helical tomotherapy for lung metastases in hepatocellular carcinoma：Elsevier Inc，2010：S584.

144. Ernst I，Moustakis C，Buether F，et al. 4D list mode-based PET/CT target delineation in tomotherapy of liver tumors：Elsevier Inc，2011：S362-S363.

145. Jung SM，Jang JW，You CR，et al. Role of intrahepatic tumor control in the prognosis of patients with

hepatocellular carcinoma and extrahepatic metastases. Australia: Blackwell Publishing (550 Swanston Street, Carlton South VIC 3053, Australia), 2012: 684-689.

146. Shueng PW, Lin SC, Chong NS, et al. Total marrow irradiation with helical tomotherapy for bone marrow transplantation of multiple myeloma: first experience in Asia. Technol Cancer Res Treat, 2009, 8: 29-38.

147. Somlo G, Spielberger R, Frankel P, et al. Total marrow irradiation: a new ablative regimen as part of tandem autologous stem cell transplantation for patients with multiple myeloma. Clin Cancer Res, 2011, 17: 174-182.

148. Chargari C, Hijal T, Bouscary D, et al. The role of helical tomotherapy in the treatment of bone plasmacytoma. Med Dosim, 2012, 37: 26-30.

149. Kim B, Soisson ET, Duma C, et al. Image-guided helical Tomotherapy for treatment of spine tumors. Clin Neurol Neurosurg, 2008, 110: 357-362.

150. Sheehan JP, Shaffrey CI, Schlesinger D, et al. Radiosurgery in the treatment of spinal metastases: tumor control, survival, and quality of life after helical tomotherapy. Neurosurgery 65: 1052-1061; discussion, 2009: 1061-1052.

151. Sterzing F, Hauswald H, Uhl M, et al. Spinal cord sparing reirradiation with helical tomotherapy. Cancer, 2010, 116: 3961-3968.

152. Choi Y, Kim JW, Lee IJ, et al. Helical tomotherapy for spine oligometastases from gastrointestinal malignancies. Radiation Oncol J, 2011, 29: 219-227.

153. Kim B, Soisson E, Duma C, et al. Treatment of recurrent high grade gliomas with hypofractionated stereotactic image-guided helical tomotherapy. Clin Neurol Neurosurg, 2011, 113: 509-512.

154. Jastaniyah NT, Le D, Pervez N, et al. Phase I study of hypofractionated intensity modulated radiation therapy with concurrent and adjuvant temozolomide in patients with glioblastoma multiforme: Elsevier Inc, 2010: S168.

155. Miwa K, Matsuo M, Shinoda J, et al. Hypofractionated high-dose irradiation planned by methionine pet for the treatment of glioblastoma multiforme: Oxford University Press, 2010: iii43.

156. AlHussain H, Malone S, Gertler S, et al. Results of a prospective trial evaluating accelerated radiation therapy using tomotherapy simultaneous integrated boost (ARTOSIB) with concurrent and adjuvant temozolomide (TMZ) chemotherapy in the treatment of glioblastoma multiforme (GBM): Elsevier Inc., 2011: S270-S271.

157. De Ridder M, Tournel K, Van Nieuwenhove Y, et al. Phase II study of preoperative helical tomotherapy for rectal cancer. Int J Radiat Oncol Biol Phys, 2008, 70: 728-734.

158. Ugurluer G, Ballerini G, Letenneur G, et al. Helical tomotherapy (HT) for the treatment of anal canal cancer: Preliminary clinical results, and dosimetric comparison between HT and intensity-modulated or 3D conformal radiotherapy. 2-3 ed: Elsevier Ltd, 2009: 331.

159. Slim N, Passoni P, Fiorino C, et al. Adaptive image-guided tomotherapy concomitant to chemotherapy in rectal cancer: Early clinical experience: Elsevier Ireland Ltd, 2011: S391.

160. Passoni P, Fiorino C, Maggiulli E, et al. Early clinical experience in adaptive image-guided tomotherapy of rectal cancer: Elsevier Inc, 2010: S730.

161. Engels B, Everaert H, Gevaert T, et al. Phase II study of helical tomotherapy for oligometastatic colorectal cancer. Ann Oncol, 2011, 22: 362-368.

162. Engels B, Tournel K, Everaert H, et al. Phase II study of preoperative helical tomotherapy with a simultaneous integrated boost for rectal cancer. Int J Radiat Oncol Biol Phys, 2012, 83: 142-148.

163. Nguyen NP, Vock J, Sroka T, et al. Feasibility of image-guided radiotherapy based on tomotherapy for the treatment of locally advanced anal carcinoma. Anticancer Res, 2011, 31: 4393-4396.

164. Kay C, Yoo E, Lee Y, Kim Y. Clinical experience of helical tomotherapy in patients with recurrent rectal cancer after prior radiotherapy: Oxford University Press, 2010: vi106-vi107.

165. Chen YJ, Suh S, Nelson RA, et al. Setup variations in radiotherapy of anal cancer: advantages of target volume reduction using image-guided radiation treatment. Int J Radiat Oncol Biol Phys, 2012, 84: 289-295.

166. Loewen SK, Joseph K, Syme A, et al. Helical tomotherapy in the treatment of anal cancer: Treatment planning and acute toxicity data: Elsevier Inc, 2011: 377.

167. Siker ML, Qi XS, Hu B, et al. Helical tomotherapy for anal cancer: Initial clinical outcomes and organ motion: American Society of Clinical Oncology, 2011.

168. Engels B, Gevaert T, Everaert H, et al. Phase II study of helical tomotherapy in the multidisciplinary treatment of oligometastatic colorectal cancer. Radiat Oncol, 2012, 7: 34.

169. Schiappacasse L, Cendales R, Sallabanda K, et al. Preliminary results of helical tomotherapy in patients with complex-shaped meningiomas close to the optic pathway. Med Dosim, 2011, 36: 416-422.

170. Combs SE, Sterzing F, Uhl M, et al. Helical tomotherapy for meningiomas of the skull base and in paraspinal regions with complex anatomy and/or multiple lesions. Tumori, 2011, 97: 484-491.

171. Gupta T, Wadasadawala T, Master Z, et al. Encouraging early clinical outcomes with helical tomotherapy-based image-guided intensity-modulated radiation therapy for residual, recurrent, and/or progressive benign/low-grade intracranial tumors: a comprehensive evaluation. Int J Radiat Oncol Biol Phys, 2012, 82: 756-764.

172. Toledo D, Borrelli D, Cammarota F, et al. Helical tomotherapy-based image-guided intensity-modulated radiation therapy for intracranial tumors: A comprehensive evaluation: Urban und Vogel, 2011: 697.

173. Rodrigues G, Yartsev S, Yaremko B, et al. Phase I trial of simultaneous in-field boost with helical tomotherapy for patients with one to three brain metastases. Int J Radiat Oncol Biol Phys, 2011, 80: 1128-1133.

174. Sanghera P, Lightstone AW, Hyde DE, et al. Case report. Fractionated Helical Tomotherapy as an alternative to radiosurgery in patients unwilling to undergo additional radiosurgery for recurrent brain metastases. 986 ed. United Kingdom, 2010: e25-30.

175. Sterzing F, Welzel T, Sroka-Perez G, et al. Reirradiation of multiple brain metastases with helical tomotherapy: AAA multifocal simultaneous integrated boost for eight or more lesions. 2 ed. Germany: Urban und Vogel GmbH (Aschauer Str.30, Munich 81549, Germany), 2009: 89-93.

176. Tomita N, Kodaira T, Tachibana H, et al. Helical tomotherapy for brain metastases: dosimetric evaluation of treatment plans and early clinical results. Technol Cancer Res Treat, 2008, 7: 417-424.

177. Galeandro M, Ciammella P, Donini E, et al. Clinical and radiological outcomes of stereotactic radiotherapy with tomotherapy for patients with oligometastatic brain lesions: Elsevier Ireland Ltd, 2011: S161-S162.

178. Brunet B, Bauman G, Abdulkarim B, et al. A multi-centre phase i study of tomotherapy in patients with benign primary brain tumour: Prospective analysis onquality of life atoneyear: Elsevier Ireland Ltd, 2010: S21.

179. Sugie C, Shibamoto Y, Ayakawa S, et al. Clinical experiences with helical tomotherapy for craniospinal irradiation: Evaluation of acute toxicity and dose distribution. 3 SUPPL. 1 ed: Elsevier Inc, 2010: S275-S276.

180. Fumagalli I, Coche-Dequeant B, Reynaert N, et al. Cerebro-spinal irradiation with Tomotherapy: Elsevier Ireland Ltd, 2010: XI-XII.

181. Shueng PW, Wu LJ, Chen SY, et al. Concurrent chemoradiotherapy with helical tomotherapy for oropharyngeal cancer: a preliminary result. Int J Radiat Oncol Biol Phys, 2010, 77: 715-721.

182. Fortin I, Fortin B, Fillion E, et al. Is helical tomotherapy a new standard for the treatment of oropharyngeal carcinoma? Preliminary results of the notre-dame hospital comparing linac based intensity modulated radiotherapy to helical tomotherapy: Elsevier Inc, 2011: S498.

183. Cianciulli M, Caruso C, Monaco A, et al. Helical tomotherapy in the treatment of locally advanced squamous cell oral carcinoma: Elsevier Ltd, 2011: S565.

184. Hsieh CH, Kuo YS, Liao LJ, et al. Image-guided intensity modulated radiotherapy with helical tomotherapy for postoperative treatment of high-risk oral cavity cancer. BMC Cancer, 2011, 11: 37.

185. Cosinschi A, Khanfir K, Joosten A, et al. Carotid dose sparing in definitive irradiation of T1no squamous cell laryngeal carcinoma using helical tomotherapy: Elsevier Inc, 2011: S518-S519.

186. Bijdekerke P, Verellen D, Tournel K, et al. TomoTherapy: implications on daily workload and scheduling patients. Radiother Oncol, 2008, 86: 224-230.

187. Dean JC, Routsis DS. Training needs of radiographers for implementing Tomotherapy in NHS practice. United Kingdom: Cambridge University Press(Shaftesbury Road, Cambridge CB2 2RU, United Kingdom), 2010: 175-183.

188. 张金葆，卢爱国. 螺旋断层放疗系统的验收与质量保证规范. 医疗卫生装备，2010.

189. 张思维，陈万青，郑荣寿，等. 2003～2007年中国癌症死亡分析. 中国肿瘤，2011，21: 171-178.

190. 代敏，李霓，李倩，等. 中国肿瘤预防控制概况. 中国肿瘤，2011，20: 868-873.

191. Frank J. Papatheofanis, et al. Cost-utility analysis of the Cyberknife system for metastatic spinal tumors. Neurosurgery. Issue: Volume 64(2)SUPPLEMENT, February, 2009: A73-A83.

192. Marsha Haley. Efficacy and cost-effectiveness analysis of external beam and stereotactic body radiation therapy in the treatment of spine metastases: a matched-pair analysis.

193. Boudreau R, Clark M, Nkansah E. TomoTherapy, Gamma Knife, and CyberKnife Therapies for Patients with Tumours of the Lung, Central Nervous System, or Intra-abdomen: A Systematic Review of Clinical Effectiveness and Cost-Effectiveness. Ottawa: CADTH, 2009.

194. 中国医学装备协会. 螺旋断层放射治疗(TOMO)装备应用调研报告. 2012年6月北京.

195. 精确放疗（适形、调强放疗）纳入北京市医保报销范围. 解放军309医院网站. 2010-9-3. http://www.309yy.com/_News/View.aspx?id=3134. 2012-11-19.

附件 1　专家咨询记录

咨询专家	职务职称	所属机构	咨询时间	咨询方式	咨询内容	意见总结
Clifford Goodman	博士，教授	国际卫生技术评估协会（HTAi）	2012-9-24	面谈	快速评估设计，文献搜集和报告撰写注意事项	研究设计可采取文献法和咨询结合的方式，可参考一些机构所作的快速研究。此类尖端技术在国际范围内应用有限，证据量有限且质量不佳甚至有令人质疑之处，需要谨慎审视有限的证据，重点放在公正客观地阐释证据方面，并实事求是地针对中国现实情况提出相关技术应用的建议，即便政府将采购相关设备，建议分阶段分步骤，结合技术扩散特点、筹资能力、人群需求等合理规划设备应用，同时应关注技术推广和应用培训问题，并一定时期内追踪技术应用的结果，等待更确凿的证据出现。
Francis Ruiz	博士	英国 NICE	2012-9-24	面谈及邮件	文献搜集	帮助查找文献
Thomas Skorup	副总裁	美国医疗质量研究署循证医学研究所（ECRI）应用方案部	2012-10-10	电话	射波刀等肿瘤放疗设备和达芬奇手术刀等快速评估需要注意事项；美国相关领域研究	①通常这种高新技术分为 2 个层次来评估，即微观层面即临床层面看功效和安全性，宏观即应用层面根据患者需求和适应证看技术的应用；②医院在采购此类大型设备（造价超过 10 万美元）时，还需要看技术对应用环境的需求；③技术比较的参照物很重要，一般射波刀、Tomo 和椎体 CT 等进行比较，在美国这类放疗设备用于肺癌和前列腺癌等癌症治疗；④目前关于此类技术的临床研究一般都是公司支持，证据可得性较有效，因此整合证据时需注意对证据质量进行分析；⑤需要深入了解治疗过程，因为培训往往是需要一个过程的，并不是几天就能掌握这个操作技术，往往需要开展一些手术才能熟练掌握这些技术；
Vivian Coates	副总裁	ECRI 信息服务与 HTA 部	2012-10-10	电话	射波刀等肿瘤放疗设备和达芬奇手术刀等快速评估需要注意事项；美国相关领域研究	①关于成本。射波刀在美国售价一般在 300 万～500 万美元，使用期 10 年，一般首年免服务费，第二年起有 15 万～18 万美元的年服务维修费用。②关于支付。目前 Medicare 和 Medicaid 尚未将其纳入报销范围，但打包在造影服务包里。服务费用大概 2500 美元每次，加医生服务费 400 美元，差不多 3000 美元，但患者自付只有 50～70 美元，这样大部分都由保险支付。③关于现有替代技术的更新换代。直线加速器在中国有上千台在用，其实技术功效近似，可以测算边际成本效果。同时，还

续表

咨询专家	职务职称	所属机构	咨询时间	咨询方式	咨询内容	意见总结
Vivian Coates						可以看看现有哪些机构在用直线加速器，可以选择部分更新为射波刀。④关于达芬奇刀，特别需要注意的是培训和对现有医院手术服务流程的影响问题。
Fang Sun	医疗事务副主任	ECRI 循证临床诊疗中心	2012-10-10	电话	射波刀等肿瘤放疗设备和达芬奇手术刀等快速评估需要注意事项；美国相关领域研究	①谨慎处理各种证据，尤其注意如何整合并向决策者汇报这些证据；②建议以后可以对设备应用进行监测，收集相关数据，建立经济模型进行分析。
Keng Ho Pwee	博士	新加坡卫生部	2012-10-8	邮件	Tomotherapy 和达•芬奇刀在新加坡的应用、支付、监管和评估情况	
Jeonghoon Ahn	博士，教授	韩国 NECA	2012-10-8	邮件	Tomotherapy 和达芬奇刀在韩国的应用、支付、监管和评估情况	韩国国家医保（NHI）未将此类设备纳入医保，医院自行决定是否应用这些技术。目前存在过度使用现象。NECA 仅对达芬奇刀的效果和安全性做了评估（韩文），采取问卷调查方式调查了技术使用者对此项技术的看法，同时从社会文化角考察了在韩国应用推广此技术的相关问题。报告提出，达•芬奇手术刀相对开腹手术有较大优势，但相对内镜手术的优势并不非常突出，在存活率、复发率和副作用方面无明显差异。对医生的调查发现，企业垄断和成本过高是不利于技术应用的首要因素。社会文化研究发现，企业市场行为占主导，使媒体报道与研究证据间有偏差，
蒲若芳	博士	“台湾健保局药品处 HTA 组”	2012-10-8	邮件	Tomotherapy 和达•芬奇刀在我国台湾地区的应用、支付、监管和评估情况	我国台湾地区有 11～18 台拓姆刀，每台购置价 1.5 亿～2 亿新台币（3217 万～4290 万人民币），主要适用于脑部、颅内外、头颈部癌、胸部癌、腹部癌、盆腔癌等立体定位放射外科手术治疗，每次治疗收费 7 千新台币（1501 元人民币），一个疗程收费 20 万新台币（42 905 元人民币）。我国台湾地区目前共有 13 台达•芬奇刀，每台价格 1 亿新台币（2145 万人民币），主要在一些专科医院提供，主要用于心血管、普外科、泌尿外科、头颈外科、

续表

咨询专家	职务职称	所属机构	咨询时间	咨询方式	咨询内容	意见总结
蒲若芳						胸外科和妇科的微创外科手术治疗，每例手术 5 万～20 万新台币（1～4.2 元人民币）。目前拓姆刀和达•芬奇刀尚未纳入台湾的公共健康保险计划，采购计划主要由医院来做。拓姆刀有操作要求，达•芬奇目前没有。
Jonas Lindblom	博士	瑞典卫生评估委员会（SBU）	2012-10-10	邮件	Tomotherapy 和达芬奇刀在瑞典的应用、支付、监管和评估情况	提供了瑞典地方 HTA 机构做的评估报告，有关机器人辅助手术设备在治疗前列腺癌、宫颈癌和其他腹部手术方面的应用。
Les Levin	博士	加拿大安大略卫生部	2012-10-12	邮件	肿瘤放疗设备（射波刀、Tomo 等）和达芬奇刀在加拿大或安大略省的应用、定价、支付、监管和评估情况	推荐阅读安大略所做的 7 个有关智能手术设备的评估报告
Michael Shearer	博士	加拿大安大略卫生部	2012-10-19	邮件	肿瘤放疗设备（射波刀、Tomo 等）和达芬奇刀在加拿大或安大略省的应用、定价、支付、监管和评估情况	目前安大略初步引入 Tomo，应用范围很局限，准备建一个专家委员会，对相关证据进行总结分析。将保持联系，一旦评估结果出来会告知。
代敏	主任	医科院肿瘤所	2012-10-12	邮件	中国癌症患者流病数据	肿瘤相关流病数据建议参考肿瘤登记年报；死亡数据参考全国三次死因调查的报告；患病数据参考 IARC 的 Globocan2008 估计数据（网址是：http://globocan.iarc.fr/）；手术治疗和放疗患者的比率建议咨询医生。
Murray Krahn	主任，教授	加拿大安大略卫生技术评估项目	2012-10-12	邮件	肿瘤放疗设备（射波刀、Tomo 等）和达芬奇刀在加拿大或安大略省的应用、定价、支付、监管和评估情况	
Kalipso Chalkidou	主任	英国 NICE 国际部	2012-10-12	邮件	肿瘤放疗设备（射波刀、Tomo 等）和达芬奇刀在英国和爱尔兰的应用、定价、支付、监管和评估情况	NICE 目前未评估这些技术，技术在英国的应用很少，但未来 NICE 有可能会进行评估。因为 NHS 没有认可这些设备的使用，医院一般自付费用购买设备，但迫于经济萧条和预算压力形式，不会购买太多。

附件2　部分证据列表

文献标题	作者/单位	国家	年代	文献类型	文献目的	主要数据/信息	证据评价	可信度
GAMMA Knife: an evidence-based analysis	安大略卫生技术评估组	加拿大	2002	HTA 报告	决策参考	评估了伽马刀的相关证据。因为涉及立体定向放射外科技术的使用研究，所以部分证据可参考	背景部分介绍了立体定向放射外科技术几乎仅用于无法手术治疗的脑部病变。	较高
射波刀和微血管扩张手术治疗三叉神经痛成本效果分析研究	Rosanna T. et al.	意大利	2008	期刊文章	学术交流	比较了射波刀和普通外科手术治疗三叉神经痛的成本效果，全成本核算结果显示射波刀治疗费用为 4388.5 欧元，微血管扩张术为 6641 欧元，造成费用差异的主要因素包括手术时间的缩短和住院床日的减少。	可以了解射波刀的适应证和直接治疗成本，但由于作者未将设备折旧和维护等费用折算进去因此成本效果分析结果不可用	低
Cyberknife intro	英国癌症患者协会	英国	2012	网页	宣传	向患者介绍了射波刀及相关作用原理。提到在英国，NHS 和一些私营医疗机构（如私营门诊中心）建立了射波刀治疗中心，但很多 NHS 放疗单元提供射波刀治疗服务。	了解英国射波刀治疗提供的情况	一般
Feasibility of image-guided radiotherapy based on helical tomotherapy to reduce contralateral parotid dose in head and neck cancer	Nam P Nguyen，et al.	美国	2012	期刊文章	学术交流	研究了头颈部肿瘤淋巴转移拓姆刀治疗对腮腺保护作用的影响。发现拓姆刀定位效果较好，放射线计量小，对周边组织影响小。	了解了拓姆刀治疗头颈部肿瘤的临床效果，但并不清楚它对患者生活质量等方面的影响	一般
TomoTherapy，Gamma Knife，and CyberKnife Therapies for Patients with Tumours of the Lung，Central Nervous System，or Intra-abdomen：A Systematic Review of Clinical Effectiveness and Cost-Effectiveness	CADTH	加拿大	2010	HTA 报告	决策参考	通过系统文献综述，回顾了 2004—2009 年之间关于射波刀、伽马刀和拓姆刀立体定向类放射外科和放射治疗技术文献，选择了一篇 HTA 报告，一个 RCT 研究和 9 个队列研究进行分析。结果：大多数研究关注伽马刀，认为其安全性较好，且临床疗效明显；关于射波刀的研究较少，发现与传统放射疗法效果近似；几	再次验证射波刀和拓姆刀研究证据很有限，需要进一步追踪证据。现有证据并未证实其临床有效性和成本效果优于现有技术，因此无法做出采购建议。	极高

续表

文献标题	作者/单位	国家	年代	文献类型	文献目的	主要数据/信息	证据评价	可信度
TomoTherapy, Gamma Knife, and CyberKnife Therapies for Patients with Tumours of the Lung, Central Nervous System, or Intra-abdomen: A Systematic Review of Clinical Effectiveness and Cost-Effectiveness						乎没有关于拓姆刀的效果分析。没有关于三种技术的成本分析，仅有一篇关于伽马刀和射波刀成本的比较研究，以及一篇射波刀和体外射线治疗的经济学比较研究。根据HTA报告，基于年开展150例手术的计算，伽马刀手术成本（3757美元）高于射波刀（3549美元，如果是直线加速器改装则成本为960美元（直线加速器成本除外时费用降幅较大））。一项成本效果分析报告，从保险方角度提出：射波刀在治疗癌症脊髓转移时成本效果优于体外射线。结论：无法判断伽马刀、射波刀和拓姆刀的成本效果，目前证据严重不足，证据可靠性较差。但伽马刀只能用于颅内和头颈部肿瘤或癌症，射波刀和拓姆刀无此限制，可作为购买的决策参考。		
The Optimal Selection of Radiotherapy Treatment for Hepatocellular Carcinoma	Ik Jae Lee and Jinsil Seong	韩国	2012	期刊文章	学术交流	介绍并评价了多种原发性肝癌放射治疗技术，其中包括立体定向类放射（SRT）。放疗一般用于无法进行普通手术治疗、治愈希望较小或癌灶相对局限的原发性肝癌，根据巴塞罗那肝癌分期，立体定向类放疗技术对远离胃肠道和肾脏的小于3CM癌灶疗效较理想。	射波刀、拓姆刀属于SRT，由此可知其适应证较局限。	较高

续表

文献标题	作者 / 单位	国家	年代	文献类型	文献目的	主要数据 / 信息	证据评价	可信度
Cost estimation of stereotactic radiosurgery: application to Alberta	Arto Ohinmaa	加拿大	2003	HTA 报告	决策参考	利用最小成本法，分析了伽马刀、射波刀和调强直线加速器的全成本。结果：在假设三种技术长短期效果近似的前提下，利用射波刀实施颅内肿瘤治疗的费用显著高于其他两种技术．成本分析包括固定和变化成本两部分，前者包括建设费（手术室改造）、设备费、耗材费、维护费、人员劳务，后者包括患者或看护者成本（间接成本）。按每年最低治疗 100 个脑部肿瘤患者计算，伽马刀人均治疗成本为 16 856 加元，调强加速器为 16 210 加元、射波刀为 18 187 加元；年接诊 200 名患者时，伽马刀人均治疗成本为 8428 加元，调强加速器为 8105 加元，射波刀为 9049 加元。		高
COST-UTILITY ANALYSIS OF THE CYBERKNIFE SYSTEM FOR METASTATIC SPINAL TUMORS	Papatheofanis，Frank 等	美国	2008	期刊文章	学术交流	射波刀和外部射线治疗转移脊髓肿瘤的成本效用分析。结果：射波刀比外部射线治疗高 0.08 个 QALY，成本低 1933 美元，ICER 为 41 500 美元 /QALY，符合美国保险机构的支付阈值。结论：射波刀治疗转移脊髓肿瘤有较好成本效果。	成本效用分析结果可参考	较高
Efficacy and cost-effectiveness analysis of external beam and stereotactic body radiation therapy in the treatment of spine metastases: a matched-pair analysis	Marsha Haley 等	美国	2011	期刊文章	学术交流	通过匹配队列研究比较了体外射线和立体定向放疗对于治疗脊髓转移瘤的临床效果和成本效果。结果：体外射线治疗成本低（约为立体定向放疗成本的 29-75%），但毒副作用较大。结论：体外射线具有较佳成本效果，但立体定向放疗也是具有应用前景的疗法。	成本效果分析结论可参考	较高

续表

文献标题	作者 / 单位	国家	年代	文献类型	文献目的	主要数据 / 信息	证据评价	可信度
CyberKnife Robotic Radiosurgery as Definitive Treatment for Prostate Cancer	Donald B. Fuller & Christopher R. King	美国	2008	申请	报美国 CMS	从专业医师协会角度，申请美国国民医保（Medicare）和医疗救助（Medicaid）管理部门 CMS 考虑将射波刀治疗前列腺癌纳入医保报销范围。认为射波刀治疗前列腺癌在临床效果、安全性、住院时间、毒副作用成本等方面均优于其他放疗技术。	部分信息可参考	一般
a review article of cyberknife steretactic radiosurgery for spinal lesions	Nacy Epstein	美国	2007	期刊文章	学术交流	通过文献分析，得出结论：射波刀对于脊髓良性和恶性肿瘤都具有较好的安全性、效果，能在一周内完成治疗，且毒性较小。	可参考	较高
Cyberknife: A double edged sword?	Bindhu Joseph et al.	印度	2010	期刊文章	学术交流	通过文献综述，作者提出射波刀虽适宜治疗复杂部位病变，对控制转移癌和复发癌，以及早期肺癌和原发性前列腺都很有效果，但由于证据不足，缺乏对长期效果的跟踪，因此尚不能对其有效性做定论。	可参考	极高

终末期肾病(ESRD)透析治疗技术评估及支付方式探索研究报告

国家卫生计生委卫生发展研究中心

2011年12月15日

第一部分　研究概述与框架

一、研究背景和意义

慢性肾病(chronic kidney disease)是国内外公认的危害人类健康的公共卫生问题。全球范围内慢性肾病及其他慢性疾病(如糖尿病和高血压)引起的肾衰竭发生率逐年上升，导致终末期肾病(ESRD)患者人数持续增加。据统计，截至2008年全球终末期肾病平均患病率为340人/百万人口，患者总人数为231万，并以每年7%的比例增加。不同国家和地区的终末期肾病患病率存在显著差异，从不到100/百万人口到超过2000/百万人口。其中我国台湾地区、日本和美国的患病率最高，2008年统计数据显示分别为2420/百万人口，2370/百万人口和1780/百万人口[1]。2008年我国患病率为79.1/百万人口(发病率为36.1/百万人口)，接受治疗的ESRD患者人数为102 864人[2]。从患病率差异判断，不同国家和地区的终末期肾病患者对服务的可及性存在较大差异。

终末期肾病需要终生治疗并给患者家庭乃至社会造成沉重经济负担。患者必须接受肾脏替代疗法(renal replacement therapy)，即肾移植和肾脏透析治疗。透析治疗分为血液透析(血透)和腹膜透析(腹透)。约65%左右的ESRD患者适合两种透析治疗[3]。

在我国，血透的市场占有率约为90%，血透次均医疗费用约为400元，每周透析3～4次，月透析费用约为5200元，每个患者一年的血透费用约为9万元；腹透占有10%左右的市场，一般腹透每日应进行4～6次，每次灌入2000ml腹透液，年人均腹透费用比血透少一万元左右。

我国终末期肾病的患病率虽然相对较低，但近几年增幅较大，据统计2007—2008年我国ESRD发病率增加超过50%[4]。ESRD发病率的快速增加，必然导致ESRD疾病负担的急剧增加。总体看，透析治疗给患者家庭造成严重经济负担，导致“因病致贫、因病返贫”现象。同时，也给国家和社会带来巨大的经济负担。据推测，我国一年要支付近百亿元的透析医疗费用。如果我国ESRD的治疗率达到日本和台湾地区的水平，每年则需要近千亿元的透析治疗费[5]。

由于终末期肾病给患者、社会和医药卫生体系均带来巨大压力，各国都在积极探索应对的策略。亚洲、拉美和东欧一些国家相继出台政策，引导腹膜透析的使用，以降低透析治疗成本，而在美国、日本和很多西欧国家，腹膜透析却呈现出下降的趋势[5]。即使在发展程度类似的国家，透析治疗方法的选择，也呈现出较大差别。从这种差异判断，国际社会对于透析治疗技术的应用并没有形成统一的认识。

因此，通过开展透析治疗现状分析、透析技术评估和医疗费用核算研究，推荐符合我国国情的科学、有效、适宜的透析技术，并探索科学的支付方式，提出鼓励该技术推广使用的政策建议，使更多终末期肾病患者受益。

二、研究目标

（一）总目标

通过对终末期肾病透析技术的临床效果、成本效果以及公平性等方面进行评估，推荐符合我国国情的科学、有效的透析技术应用；依据透析技术临床诊疗规范，估算透析技术应用成本并探索相应的支付方式，以满足终末期肾病患者的治疗需求，减轻患者医疗费用负担。

（二）具体目标

1. 描述国内外ESRD流行病学现状。
2. 描述ESRD腹透和血透技术应用现状。
3. 分析和比较ESRD腹透和血透技术的临床效果。
4. 分析和比较ESRD腹透和血透技术的成本-效果。
5. 对ESRD腹透和血透技术的应用进行公平性分析。
6. 探索合理的ESRD透析技术应用和支付方式。
7. 探索ESRD透析治疗服务组织模式。
8. 提出符合我国国情的ESRD透析技术应用政策建议。

三、研究问题

分析和比较终末期肾病血液透析和腹膜透析两种透析治疗技术应用的临床效果、成本-效果和公平性，并探索相关的医保支付方式和服务提供的组织模式。

四、研究内容

1. 国内外终末期肾衰的流行病学现状。
2. 国内外ESRD腹透和血透技术应用现状。
3. 国内外ESRD腹透和血透技术社会和经济学评价。
4. ESRD腹透和血透治疗的临床效果比较。
5. ESRD腹透和血透治疗的成本-效果比较。
6. ESRD腹透和血透治疗的公平性分析。
7. ESRD透析技术应用和医保支付方式。
8. ESRD透析治疗服务组织模式。

五、研究方法

（一）透析决策树

（二）具体研究方法

本研究采用文献综述、定量研究、定性研究和专家咨询法等进行研究。

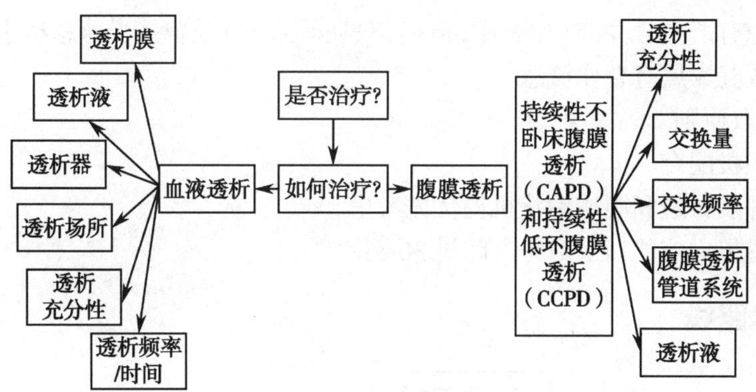

图1　透析决策树

1. 文献法　主要利用关键词搜集检索国内外相关文献，综合描述国内外ESRD的流行病学现状、腹膜透析和血液透析的应用和支付情况，国内外腹透和血透技术经济学评价研究情况；并利用二手资料，分析透析技术在信息提供、选择和使用上的倾向性和支付方式上的公平性情况。

2. 定性研究　主要使用半结构访谈法，了解患者及医务人员对两种透析治疗技术临床效果和费用的看法，以及对透析技术应用的倾向性和使用/接受方面的认知和想法，探究其背后深层次原因和障碍，分析透析技术应用的公平性。访谈对象包括卫生决策者、医保政策制定者、医疗服务提供方、接受透析治疗的患者。

3. 定量研究　应用回顾性和现况研究方法，收集2008年1月1日至2010年1月1日期间血透和腹透病人透析前和最近一次主要生化检验结果、当前生存质量信息和上一年透析全部费用数据。利用临床生化指标作为中间变量测量透析技术的临床效果，采用肾病生存质量量表(KDQOL-SF™1.3)收集患者生存质量信息，应用已经预调查过病人信息的问卷收集有关病人自然状况、病情、透析技术选择、生化结果、费用、支付方式及建议信息。采用卡方分析、方差分析和多元线性回归分析比较两种透析技术的临床效果和成本效果。在控制其他混杂因素下估计两种透析技术平均每单位生存质量分值下的费用及增加每一生存质量分值所需的费用。

采用传统成本测算和作业成本分摊法对透析技术卫生材料费用、透析液费用、人力成本、水电成本、房屋折旧、设备折旧、日常办公用品消耗、供应室消耗以及管理费用进行测算。

4. 专家咨询法　通过向临床专家咨询，了解和熟悉透析技术工艺流程、操作程序和关键环节，确定监测的临床效果指标，把握病人准入和判断病人病情变异退出队列；向医院财务管理专家咨询确定透析技术成本和价格，测算透析技术合理收费标准；向政策制定者咨询，探讨确保透析技术合理提供和规范操作，建立相应完善的医疗支付标准和补偿办法。

(三) 研究对象和现场

1. 对象和样本量　为使选取的研究对象具有代表性，本研究将从不同经济水平的东、中、西部地区城市综合医院接受透析治疗的终末期肾病病人中选取研究样本。由于本研究将应用多元线性回归控制两组非随机对照人群的混杂因素，因此每组人群的样本量至少为360例。

2. 对象准入条件

(1) 诊断为终末期肾病。

(2) 2008年1月1日至2010年1月1日期间在上述医院登记透析并接受维持性透析治疗。

(3) 开始透析时既可开展腹透、又可以开展血透的患者。

(4) 除外患有严重合并症(如肿瘤、瘫痪、失明等疾病)或曾接受肾移植手术的患者。

(5) 病人或其家属有合作诚意。

3. 现场选取原则

(1) 医院积极配合。

(2) 同时开展血透和腹透治疗机构优先考虑。

(3) 接受透析治疗的病人数每月超过30例。

六、技术路线

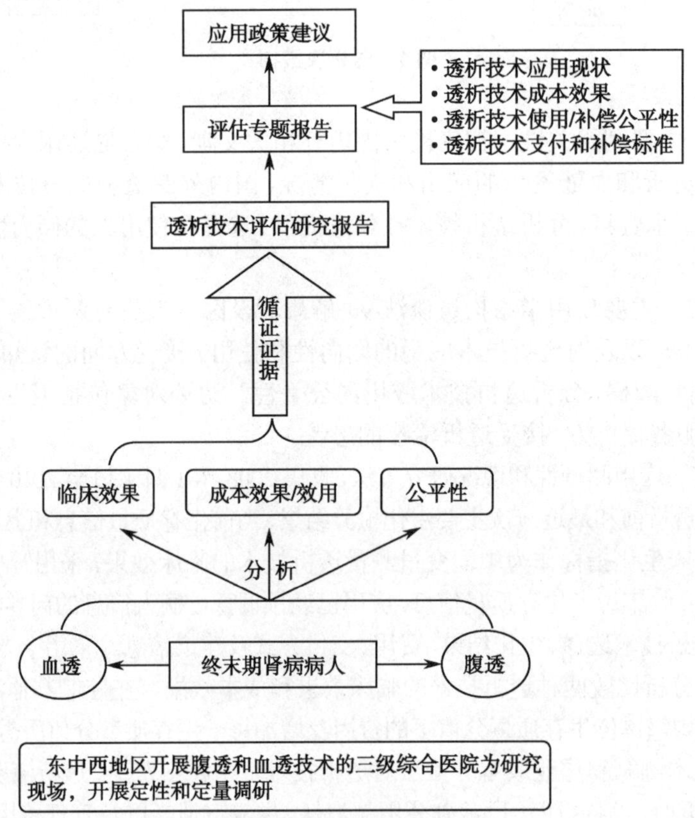

图2 技术路线图

参 考 文 献

1. 2008 global Fresenius Medical Care survey. http://www.vision-fmc.com/?action=showDetail&id=pag1303&lg=I Accessed on Oct. 19，2010.

2. 李佐，王梅. 我国面临快速增长的终末期肾病治疗负担[J]. 中国血液净化，2010(1)：47-49.

3. 汪涛. 关注透析治疗 各国寻求政策解决方案——第十一届国际腹膜透析学会年会侧记[J]. 中国医疗保险，2006(5)：36-38.

4. 中国社会保险学会医疗保险分会. 城镇职工基本医疗保险制度的实证分析——透析治疗的医疗保险支付机制研究报告[R]. 国家软科学研究计划项目，2006. 国科软评字(2005)DGQ4B124号.

5. Wai-Kei Lo(2007). Peritoneal Dialysis Utilization and Outcomes：What are we facing? 2007 International Society for Peritoneal Dialysis.

第二部分 国内外终末期肾病的流行病学现状研究

终末期肾病(end-stage renal disease,ESRD)是各种原因所致慢性肾功能衰竭的最严重阶段,是世界范围内危害人类健康的重大疾病。ESRD 患者必须接受肾脏替代治疗(renal replacement therapy,RRT),肾脏替代治疗主要包括血透、腹透、肾移植,治疗费用高昂,给患者家庭、社会和国家带来沉重经济负担。全球范围内慢性肾病及其他慢性疾病引起的肾衰竭发生率逐年上升,导致 ESRD 患者人数持续增加。那么什么是 ESRD?其诊断标准是什么?国内外的相关流行病学研究主要有哪些?研究结论主要是什么?本研究对以上问题进行了描述和探究,最后对 ESRD 流行病学研究提出展望与思考。

一、ESRD 诊断标准及相关概念

ESRD 是慢性肾衰竭(chronic renal failure,CRF)的一个发展阶段。慢性肾衰竭不是一种独立的疾病,是各种病因引起肾脏损害并进行性恶化结果的综合征。2001 年,由美国肾脏病基金会(National Kidney Foundation,NKF)K/DOQI(Kidney Disease Outcome Quality Initiative)工作组根据大量有关文献及有循证医学可信度的资料进行分析整理后编写的《慢性肾脏病及透析的临床实践指南》(以下简称为 K/DOQI 指南)的问世在国际上引起了较大关注,该指南不但提出慢性肾脏病(chronic kidney disease,CKD)的概念,而且统一了 CKD 的分期,并推荐各期延缓肾脏病进展、改善预后的方案[1]。慢性进展性肾脏疾病的相关名词及其比较详见表 2-1。目前国内普遍把慢性肾功能不全和慢性肾衰竭两概念混同,前者强调肾功能的慢性进行性下降;后者概念相对全面,认识到肾功能衰退根本原因在于肾脏结构和组织学异常,是目前被普遍接受的名词[2]。

表 1 终末期肾病相关名词的比较

名词	概念	诊断	分期	临床特征
慢性肾脏病(CKD)	(1)肾脏损害(肾脏的结构与功能异常),伴有或不伴有肾小球滤过率(GFR)的下降≥3 个月。肾脏损害是指下列两种情况之一:①异常的病理改变;②出现肾脏损害的标志,包括血或尿成分的异常,以及影像学检查的异常。 (2)GFR<60ml/(min·1.73m²)≥3 个月,伴有或不伴有肾脏的损害。具有以上两个指标中的一个即可被诊断为 CKD[3]。	参照概念中肾脏的损害评估标准	1 期:GFR≥90 2 期:GFR60~89 3 期:GFR30~59 4 期:GFR15~29 5 期:GFR<15(或透析)	早期临床表现不典型或没有症状,疾病发展到后期一般都有:贫血、代谢性酸中毒、钙磷代谢紊乱等相应的临床症状。(CKD 是所有各种类型的慢性肾脏疾病的统称,它不能代替具体肾脏疾病的临床特征。)

续表

名词	概念	诊断	分期	临床特征
慢性肾衰竭(chronic renal failure, CRF)	慢性肾衰竭简称慢性肾衰(CRF),是指各种慢性肾脏病(CKD)进行性进展,引起肾单位和肾功能不可逆地丧失,导致氮质等代谢产物潴留,水、电解质和酸碱平衡紊乱及内分泌失调为特征的临床综合征。	(1)内生肌酐清除率(Ccr)<80ml/min。 (2)血肌酐(Scr)>133umol/L。 (3)有慢性肾脏病史或累计肾脏的系统性疾病史。	(1)肾功能不全代偿期; (2)肾功能不全失代偿期; (3)肾衰竭期; (4)尿毒症期。	(1)代偿期:临床上无症状。 (2)失代偿期:临床出现乏力、轻度贫血、食欲减退等周身症状。 (3)衰竭期:病人出现贫血、代谢性酸中毒;钙、磷代谢紊乱;水电解质紊乱等。 (4)尿毒症期:酸中毒症状明显,全身各系统症状严重。
尿毒症(uremia)	指急性或慢性肾衰竭发展到严重阶段时,由于代谢物蓄积和水、电解质和酸碱平衡紊乱以致内分泌功能失调而引起机体出现的一系列自体中毒症状形成的综合征。	血肌酐达707μmol/L(8mg/dl)以上,GFR降到10ml/min以下,血尿素氮超过286mmol/L(80mg/dl)	国内把肾功能不全分成四期,尿毒症就处于第四期。	除水、电解质、酸碱平衡紊乱、出血倾向、高血压等进一步加重外,还可出现各器官系统功能障碍以及物质代谢障碍所引起的临床表现。
终末期肾病(ESRD)	病理解剖学概念:终末期肾脏疾病也称萎缩肾,其肾小球、肾小管已经大部分或全部遭到破坏,肾脏已失去生理功能。 管理学概念:特指接受肾脏替代治疗的慢性肾脏疾病。	肾小球滤过率(GFR)<15ml/(min·1.73m²),或透析[4]。	无	除具有CRF后期的临床特征:贫血、代谢紊乱及全身各系统症状加重外,还会有与透析相关的临床表现(如血压不稳,难治性皮肤瘙痒等。)

二、国内外ESRD分布的流行病学研究

1. 国内外ESRD的地区分布　1964年,欧洲透析和移植协会(European Dialysis and Transplant Association, EDTA)首次进行了欧洲国家的肾病登记,主要针对ESRD患者透析资料进行统计分析,提供了患者人口学和流行病学信息。之后很多国家(如美国、英国、日本、加拿大等)陆续建立肾病登记系统,为掌握全球范围内ESRD人口学特征、比较治疗模式选择、了解各国ESRD治疗相关政策提供了宝贵的信息资源。据EDTA报道,1998年全球有76万透析病人,2003年增至112万,每年以8.5%的速度增长。2004年就增加到137万。透析病人有明显增加的趋势,主要来自发达国家,如美国约33万人,欧洲和日本各约25万人[5]。

德国费森尤斯医药公司(Fresenius Medical Care)是全球最大的透析产品及服务供应商,它每年从其遍布全球146个国家的2.6万多个透析中心收集患者数据,形成数据库,成为国际范围内分析和比较ESRD相关情况的信息平台。据其统计,截至2008年全球ESRD平均患病率为340pmp(per million people,每百万人口),接受RRT患者总人数达231万(其中血透患者158.5万,腹透患者19万),以每年7%的速度增加,远远超过世界人口增长率

(1.2%),大约有一半以上的透析患者来自美国、日本、中国、巴西和德国这5个国家。腹透患者主要集中在亚洲、拉美和其他欠发达地区;血透患者主要集中在美国、欧盟和日本等发达国家。不同国家和地区的ESRD患病率存在显著差异,从不到100pmp到超过2000pmp。其中以中国台湾地区、日本和美国的患病率最高,分别为2420pmp,2370pmp和1780pmp[6]。

1999年中华医学会肾脏病分会进行了我国大陆地区ESRD透析患者的登记工作。从图3[7]可以看出,透析患者的地理分布情况与不同地区经济发展程度呈现出一定的相关性,中南部和东部地区的透析患者占全国患者总数的67.6%,这说明透析服务的可及性在经济欠发达地区不高。

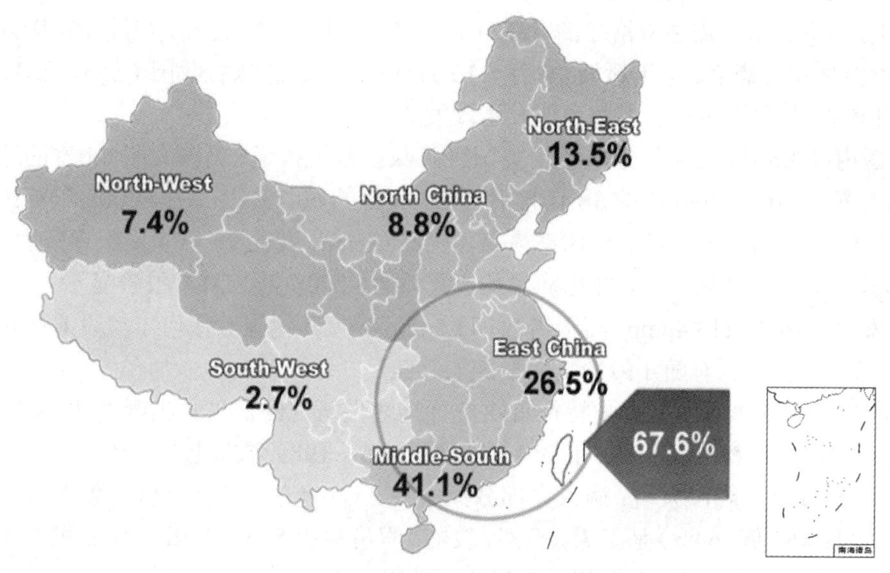

图3　1999年全国注册透析患者分布图

黎磊石院士[8]1994年10月在新德里国际肾脏病学会组织的学术会议上,根据200万城镇人口的统计调查结果推测,我国ESRD发病率为568pmp,男女发病率分别为486pmp和620pmp,50～60岁年龄组发病率最高。国外1997年有文献报道[9],我国每年每100万人中新发ESRD病人是96～100人,每年大约新增患者12万。2008年底,中国医院协会血液净化中心管理分会(Chinese Society of Blood Purification,CSBP)报告我国2008年患病率为79.1pmp[10],这和费森尤斯卡比公司统计的70pmp基本一致。

2. 国内外ESRD的时间分布　根据国际肾脏病协会对部分国家和地区统计资料,慢性肾衰竭的患病率在世界范围内呈持续增高趋势。表2是EDTA报告中年龄、性别标化后的1998年、2003年、2008年欧洲四个国家ESRD患病率比较,可看出患病率呈快速增长趋势。

另据英国透析统计中心(UK Renal Registry)报告,1993—1998年间,英格兰ESRD患者增加6680人,苏格兰增加702人,威尔士增加了296人。1993年,英格兰、威尔士和苏格兰患病率分别是73pmp、95pmp和79pmp;1998年,分别为92pmp、128pmp和105pmp;2008年,分别增加到767pmp、827pmp和801pmp。英格兰患病率最低,威尔士最高。亚洲部分国家和地区近几年患病率也有明显增长。日本平均增长率最高(7.4%),这与患者长期透析后存活率高,且很少进行肾移植有关。另外,新加坡、香港、台湾地区患病率增长趋势也较明显。

表2 欧洲部分国家1998年、2003年、2008年ESRD患病率比较(pmp)

国家	1998年	2003年	2008年
奥地利	673	788	975
西班牙	903	999	1135
比利时	709	852	1179
希　腊	674	847	953

据估计，我国慢性肾脏病患病率约为10%，患者人数近1亿[11]。同时，随着人口老龄化，高血压、糖尿病患者人数逐年增加，导致ESRD发病率不断增加。我国在治透析患者约10万人，但很多专家认为需透析治疗的ESRD患者在百万以上[12]。也有学者指出，国内目前有超过150万尿毒症患者，每年新增10万～15万新患者，这意味着我国ESRD患者基数大，且正飞速增长[13]，我国透析患者数可能发生爆发式增长[10]。

3. 国内外ESRD的人群分布　据美国肾脏数据系统报道，美国大于65岁的透析患者从1973年的5.10%，1990年的38.10%升至2004年的60.13%[14]；另据2008年英国透析统计中心报告，男性75～79岁组患病率最高，为2582pmp，女性70～74岁组患病率最高，为1408pmp，并且任一年龄段，男性患病率均高于女性；2008年EDTA报告显示，除冰岛0～19岁组女性患病率(113.4pmp)高于男性(43.5pmp)外，其他国家任何年龄段ESRD患病率均为男性高于女性，且有随年龄增长而增加的趋势[15]。

国内对ESRD患者的社会学特征首次进行描述性研究的是复旦大学的胡善联教授，他收集了上海市中山、瑞金、长征、市一4家医院1985—1989年间出院的所有ESRD的723例患者病历并进行分析，发现：病人大部分集中在25～44岁，占患者总人数2/3，男女性别比是2.67∶1；463例(64%)是工人，干部、教师、职员共188例(占26%)，农民所占比例仅3.32%；42%患者来自外地，上海郊县10%，上海市区占了近一半，48%[16]。

1997年有文献报道[9]，我国每年大约新增ESRD患者12万人，80%是年轻患者。2006年王梅提出，新世纪以来发病人口学上发生明显变化，老年患者数量增加。全国各大中城市2006年慢性肾衰性透析治疗患者中，60岁及以上患者占49.2%[17]。张怡红[18]等报告了20年间(1988年12月至2008年12月)腹膜透析213例临床分析的结果，发现后十年组年龄(61.8岁±16.0岁)明显大于前十年组年龄(49.4岁±17.7岁)，$P<0.001$。

4. ESRD的病因分析　胡善联等对1985—1989年间收集的723例ESRD患者病历分析发现，最主要病因是肾小球肾炎(占93%)，其次是糖尿病、多囊肾等[16]；黎磊石院士所在的南京军区总医院肾病研究所在1984年到1993年10年间收集的资料统计显示[8]，肾小球肾炎是最常见的致病原因(48.1%)，间质性肾炎和高血压分布为6.2%和7.1%，糖尿病肾病仅占4.7%。黎院士认为，在发展中地区肾小球肾炎占首位，而在工业化社会糖尿病肾病(diabetic nephropathy)的发生率在增加。

根据国际肾脏病协会对部分国家和地区1994—1997年的统计资料显示，西方国家最常见的慢性肾衰病因依次是：糖尿病肾病、高血压病、肾小球肾炎、多囊肾等，然而，在我国及亚洲其他一些国家的病因则依次是：原发性肾小球肾炎、糖尿病肾病、高血压肾病、多囊肾、间质小管肾病(包括马兜铃酸肾病)等；据2008年底CSBP的统计显示[10]，2008年新增ESRD患者数45 423，主要原因是肾小球肾炎(45%)，糖尿病(19%)，高血压(13%)，多囊肾(2%)，其他及未知病因(20%)。但对于我国老年ESRD患者来说，有研究[5-14]表明主要病因依次为糖尿病肾病、高血压肾病、慢性肾炎，而同期非老年组前3位病因依次为慢性肾炎、梗阻性肾病和糖尿病肾病，老年组与非老年组的病因构成差异显著。

近年来ESRD患者数量居高不下，而且增长速度较快的原因，国际肾脏病协会认为主要是：①人口老龄化，老龄患者越来越多；②引起肾衰的主要原发病如糖尿病和高血压病明显增多，而对这两种病的防治不力，致使进展成慢性肾衰；③其他肾损害增多，如中草药肾病、药物性肾损害等；④透析技术不断进步，透析患者的生存期延长。还有学者认为医疗保险的普及是使ESRD患者增长速度较快的原因之一[5]。

三、ESRD流行病学研究展望与思考

1. 规范、完善ESRD登记报告制度　国外很多国家和地区都有自己的ESRD患者的信息管理，如：EDTA登记报告提供欧洲ESRD病人的有关背景资料，包括年龄、性别、文化程度、种族、就业状况、初始病因、发病时间、肾脏来源、移植日期、移植肾及病人存活率等；又如美国卫生保健财政署的ESRD管理医疗信息系统，包括受益者确认记录、受益者透析记录、移植记录、住院记录等[19]。

我国国家卫生计生委要求各医疗机构从2010年5月1日起进行血透病例信息报送工作，2011年1月1日起进行腹透病例信息报送工作。对透析资料的登记工作意义重大，通过对收集的数据资料统计分析，可反映透析治疗的发展，供临床、科研、透析中心管理使用，促进透析治疗规范化与持续质量改进，同时也为卫生行政、医疗保险部门制定相关政策提供参考。规范、完善ESRD登记报告制度必要而紧迫。

2. 对ESRD治疗手段进行技术评估和经济学评价　因为RRT费用昂贵，目前我国80%以上的ESRD患者因经济原因不能接受规范的透析治疗。如果我国ESRD的治疗率达到日本和台湾地区的水平，每年则需要近千亿元的透析治疗费。国内外对透析治疗的经济学评价及研究较少，对透析治疗的技术评估研究更少，以致对界定治疗成本、价格、个人负担、医保支付标准及范围的制定等缺乏科学依据。

因此，可通过开展透析治疗现状分析、透析技术评估和成本核算研究，推荐符合我国国情的科学、有效、适宜、可负担得起的透析技术，规范其临床操作程序，并探索科学的支付方式，提出鼓励该技术的推广使用的政策建议，将具有巨大的经济价值和社会效益。

参 考 文 献

1. K/DOQI clinicalpractice guidelines for chronic kidney disease: evaluation, classification, and stratification. Kidney Disease Outcome Quality Initiative[J]. Am J Kidney Dis, 2002, 39(Suppl2): S1-S246.

2. 刘章锁，王沛. K/DOQI指南关于慢性肾脏病分期的临床指导意义[J]. 中国实用内科杂志. 2008，28(1)：21.

3. 王海燕，王梅. 慢性肾脏病及透析的临床实践指南(附评述)[M]. 北京：人民卫生出版社，2003：301.

4. 刘丽秋. 肾脏疾病症状鉴别诊断学. 北京：科学出版社. 2009：343.

5. 唐盛，龚志峰，彭晓梅等. 老年终末期肾病患者流行病学调查分析[J]. 中国老年学杂志. 2009，29：613-614.

6. Global View of ESRD Patients. http://www.vision-fmc.com/?action=showDetail&id=pag1302&lg=I.

7. 季大玺. 血液净化中心的规范化管理. 第五届全军血液净化学术会议. 南京. 2010.05.

8. 黎磊石. 中国的终末期肾病[J]. 肾脏病与透析肾移植杂志. 1995，4(1)：76-80.

9. Ikeles，C. Kidney failure and transplantation in China[J]. Soc-Sci-Med，1997，44(9)：1271-1283.
10. 李佐，王梅. 我国面临快速增长的终末期肾病治疗负担[J]. 中国血液净化，2010，9(1)：47-49.
11. 中国慢性肾脏病患者逾一亿，透析治疗有望入医保. http://www.chinanews.com.cn/jk/jk-hyxw/news/2010/03-12/2165644.shtml. 中国新闻网，2010.3.12.
12. 中国约百万需透析患者，专家呼吁尽快建资料库. http://www.chinanews.com.cn/jk/jk-hyxw/news/2010/02-21/2129268.shtml. 中国新闻网，2010.2.21.
13. 2010年世界肾脏日，朱同玉教授谈肾移植与术后管理. http://health.sohu.com/s2010/2010shenyizhi/ 2010.3.11.
14. 李秀，姜军. 老年终末期肾病患者流行病学调查分析[J]. 泰山医学院学报，2010，31(5)：387-388.
15. Annual Report 2008，ERA-EDTA Registery：37.
16. 胡善联，金春林，郑树忠. 终末期肾病治疗病人的社会学特征[J]. 中国卫生事业管理，1993(10)：554-557.
17. 王梅. 老年人终末期肾病的血液透析治疗及并发症的处理[J]. 中华老年医学杂志，2006，25(1)：23-24.
18. 张怡红，尹永红，赵久阳. 20年间腹膜透析213例临床分析[J]. 大连医科大学学报，2009，31(5)：553-557.
19. 金春林，胡善联，胡浩奇. 终末期肾病治疗的成本效果分析回顾[J]. 国外医学卫生经济分册，1993，10(1)：5-10.

第三部分　ESRD腹透和血透治疗的效果比较研究

第一章　国内外腹透和血透治疗终末期肾病的效果比较研究综述

终末期肾病(ESRD)的流行病学资料显示，全球依赖透析和肾移植的ESRD患者人数持续增加，每年ESRD人数的增加已超过了人口的年增长率。由于该疾病的治疗花费所占据的卫生资源很高，成为威胁人类生命健康并消耗巨额卫生资源的全球性公共卫生问题，必须予以足够的重视。

血液透析、腹膜透析、肾移植作为主要的肾脏替代治疗手段已获得很大成功，使ESRD患者的生命得以延长。由于肾源的短缺限制了肾移植的应用，血液透析和腹膜透析的合理利用、相互补充对慢性肾衰竭的治疗便具有突出重要的作用。目前估计全球有120万慢性肾衰竭患者依赖血液透析维持生命，采用腹膜透析的患者人数已超过16万人，但仍仅占全球透析人数的12%左右，我国情况类似。影响患者透析方式选择的主要原因是非医学因素，其中，对腹膜透析的认识不足是重要原因之一。因此，全面了解血液透析和腹膜透析在患者生存率、生存质量、肾移植预后、残肾功能保护、并发症控制以及营养不良等方面的临床效果，将有助于临床对终末期肾病患者选择合理的肾脏替代治疗方案，提高患者的长期生存率和生存质量。

1. 短期和长期生存率　大量研究表明，腹透患者的早期生存率优于血透患者，二者的长期生存率无显著差异。55岁以上患者、有心血管合并症的患者以及糖尿病患者的血透治疗的死亡危险性显著高于腹透。加拿大注册资料显示，在透析开始后的3年内，所有年龄组腹透患者的生存率均高于相应的血透患者[1]。

目前，血液透析患者和腹膜透析患者的长期生存率均不理想。血液透析患者的长期生存率在发达国家报道就有很大差异，日本报道的5年存活率为64%，而美国仅39%，其原因可能与日、美间透析方式的差异有关。而国内维持性血液透析患者长期生存率更参差不齐，报道的5年生存率从10%左右到接近80%不等。近年来，国内部分大透析中心的维持性血液透析患者的长期存活率有了明显提高，但是与正常人群，甚至是与肾移植后人群相比还有很大差距。腹膜透析的长期生存率也不理想。据资料显示，腹膜透析的5年技术生存率仅为40%～60%，腹膜透析长期存活(>10年)的终末期肾衰竭患者还为数不多[2]。

陆才生等对268例CAPD患者的生存率研究结果显示，其1年、2年、3年、4年的总体生存率分别为85.6%、67.1%、56.9%、44.4%。该研究结果显示，与预后有关的因素有：年龄、体重、经济状况、原发病、残余尿量、合并疾病、血红蛋白浓度、血清白蛋白、血清肌酐、尿素氮、血胆固醇及血磷浓度共12个因素，其中，原发病为糖尿病肾病的患者预后显著差于其他原发病患者[3]。

2. 患者生存质量　透析患者的生存质量受性别、年龄、文化程度、合并症、经济条件、婚姻状况、透析时间、透析方式等众多因素的影响，但总体来说，血透和腹透本身对透析患者生存质量的影响并无显著性差异。

广州市9大医院开展的血液透析和腹膜透析患者生存质量的多中心调查对比研究发

现，腹透患者的生存质量在很多方面都优于血透患者，但这种差异主要体现在透析的前2年，透析2年后这些差异将多数不再明显[4]。

3. 肾移植预后　最新证据显示，腹透患者在急性肾移植术后其肾功能恢复较血透患者要好[5]。其原因是腹透患者移植肾功能恢复延迟(DGF)和(或)需要移植后透析的发生率较血透患者低，而发生于早期的移植后DGF是增加肾移植患者合并症和死亡率的主要原因之一。在比利时Gent和德国Dosseldorf的一项联合研究发现，Gent血透患者发生DGF的相对风险是腹透患者1.65倍，腹透患者的DGF发生率比血透患者低19%(腹透患者为15%，血透患者为34%)，需要移植后透析的发生率比血透患者低13%(腹透患者为0%，血透患者为13%)。另有资料显示，血透患者肾移植后24小时无尿发生率是腹透患者的1.49倍。其他研究还发现，腹透作为肾脏移植前治疗的优越性还在于等待肾移植的腹透患者感染肝炎病毒的发生率远远低于血透患者(血透13%，腹透2%)，而病毒性肝炎是影响肾移植患者预后的重要因素[5]。

4. 残肾功能保护　残肾功能的维持时间长短与患者的生存质量和生存率呈正相关。大量观察表明，腹透对残存肾功能的保护优于血透[1]。其原因可能是：一方面腹透对循环动力学的影响比血透小，肾脏缺血的机会低于血透；另一方面血透时由于透析膜与血液接触后可激活血白细胞，后者可释放细胞因子损害残存肾脏组织。

5. 透析相关并发症　血液透析常见并发症有透析中低血压、肌肉痉挛、恶心呕吐、头痛、胸背痛、皮肤瘙痒、失衡综合征、透析器反应、心率失常、溶血、空气栓塞、发热、透析器破膜、体外循环凝血等。

腹膜透析相关并发症可分为非感染并发症和腹膜透析相关感染并发症两大类。非感染并发症又可以分为5大类，第一类是腹膜透析导管功能障碍；第二类是腹腔内压力增高所导致的疝、渗漏等；第三类是糖、脂代谢异常等；第四类是腹膜功能衰退；第五类是营养不良、心血管并发症、钙磷代谢紊乱等并发症。其中，前4类并发症在腹膜透析患者中尤为高发。腹膜透析相关感染并发症包括腹膜透析相关腹膜炎和导管相关感染(包括出口处感染和隧道感染)两大类。以腹膜透析相关腹膜炎为代表的腹膜透析相关感染是腹膜透析最常见的急性并发症，也是造成腹膜透析技术失败和患者死亡的主要原因之一。

(1) 心血管疾病：心血管疾病是ESRD病人的主要死因，占透析病人总死亡率的50%。左心室肥厚(LVH)是透析病人心血管合并症的最常见表现，其中，高血压和贫血是引起左室肥大的最主要因素。文献报道维持性血液透析患者每年死亡率高达18%，而心血管事件占50%，其发生心血管事件的风险是正常人群的3.5～50倍，是主要致死原因。而相对于血透患者，腹透患者透析期间的血流动力学相对稳定，心脏充盈量差别变化不明显，心肌收缩力及氧需求量变化不大，因而造成心脏形态及功能改变较少。因而，腹透对患者心血管系统的保护优于血透。Alpert等对54个血透及39个CAPD患者的调查发现，CAPD患者舒张末期和收缩末期左室扩张发生率较低，高心输出量及心肌纤维化的几率也较低。血透组病人的不适症状如低血压、高血压、显著心律失常、胸痛、晕厥、肌痛、头疼、抽搐及胃肠道不适的发生率要明显高于CAPD患者组。但随着透析年限的延长，残肾功能逐渐下降，长期腹透患者的心血管疾病发病率和死亡率与血透相似。

(2) 透析相关感染：感染是血液透析患者的第二位致死原因，维持性血液透析患者发生脓毒症的风险是正常人群的250倍。腹膜炎是退出腹膜透析治疗的主要原因，并曾一度阻碍了腹膜透析的发展。随着导管连接系统的改进、成熟以及自动化腹膜透析的开展，腹膜炎的发生率已降至1次/2～4个病人年，但是反复发作的腹膜炎仍是患者退出腹膜透析的主要原因之一。

(3) 营养不良：营养不良在透析患者中非常常见，占18%～55%。作为影响透析患者生存质量和生存率的一个重要指标，营养不良已越发受到人们的重视。由于目前缺乏单一有效的营养评价指标，两种透析方式的营养状况评价因指标不同而结果不同。但通过血清白蛋白、血清前白蛋白、血红蛋白、胆固醇和甘油三酯、主观综合性营养评估等关键指标，可以对不同透析方法下腹透患者和血透患者的营养状况差异窥见一斑。研究结果表明，腹透患者较血透患者蛋白丢失较多，但其前白蛋白、血脂和体重等指标较血透高，贫血程度较轻，同时在主观综合性营养评价中表现出更好的结果。

1）血清白蛋白：血清白蛋白是在临床上常用于反映人体蛋白质储存的营养指标。维持透析治疗时，血清白蛋白水平降低会导致死亡的危险性增加[6]。一项荟萃分析（n=12 256）显示腹透患者的血清白蛋白比血透患者低约0.3g/dl[7]。另外两项前瞻性研究（n=1220和n=585）显示，血清白蛋白在腹透和血透患者透析开始时无明显差异。但随着透析时间的延长（分别观察3年和1年），腹透患者的白蛋白有轻度下降[8-9]。由于样本量大小的差异以及随访时间的长短均可造成研究结果的差异，并且血透、腹透患者基础状态的不同，尤其是透析前的营养状态、残肾功能、年龄、糖尿病以及合并症等因素都可能影响两种透析患者血清白蛋白水平的比较，从而使白蛋白作为一项营养指标受到限制。

2）血清前白蛋白：前白蛋白是反映内脏蛋白储存及近期蛋白摄入的指标，较白蛋白在反映营养状态方面更为敏感。当肾功能不全时，前白蛋白浓度下降可提示存在营养不良。一项荟萃分析显示血清前白蛋白在腹透患者中比血透患者高6mg/dl[7]。Mittan等人一项随访10年的研究结果也显示血清白蛋白在腹透患者中明显高于血透患者。同时该研究还发现，在血透和腹透患者中前白蛋白水平与其他营养指标如血清白蛋白、肌酐、总胆固醇等有明显的相关性。在校正了种族、性别、糖尿病、肌酐基础值等之后，两类透析患者中血清前白蛋白>30mg/dL的患者的生存率明显高于<30mg/dl的患者[10]。

3）血红蛋白：血红蛋白是一项反应贫血的营养状况评价指标。有研究显示，在经过促红素治疗后，血透患者和腹透患者的血红蛋白水平相似，都能达到DOQI目标，但血透患者需要的促红素计量明显高于腹透患者[11]。

4）胆固醇和甘油三酯：血清胆固醇反映内脏蛋白质状况，其值下降多提示蛋白质及能量的摄入不足。腹透和血透患者中胆固醇过低时，死亡危险性上升[12]。一般认为血清胆固醇在腹透患者中高于血透患者。有研究（n=702）发现腹透患者的总胆固醇和甘油三酯都高于血透患者[13]。而一项大样本（n=15 859）的研究结果显示，血透患者高总胆固醇和高LDL-c胆固醇都和良好的生存率有关，高甘油三酯亦显示出同样的趋势[14]。

5）主观综合性营养评估（subjective global assessment of nutritional status，SGA）：SGA是通过病史（如体重、食欲变化和消化道症状等）及体检结果（皮下脂肪厚度、水肿及肌肉消耗程度等），将患者的营养等级判定为佳、中、差三级。通过与客观指标的比较，SGA被认为是有效的营养评价方法。一项大样本前瞻性研究（随访2年）发现，腹透患者的SGA持续高于血透患者，表明腹透较血透对于改善患者营养状态和生存质量更有优势[9]。

综上所述，腹膜透析治疗的效果并不比血液透析治疗效果差，在某些方面甚至比血液透析更优。腹膜透析在延缓残余肾功能降低有优势，因而是早期替代治疗患者尤其是还有较多残余肾功能患者的较佳选择。我们应充分认识到血液透析、腹膜透析和肾移植这三种替代治疗方式各有优点，三者具有互为补充的重要临床价值。肾科医生应根据当地设备条件、技术状况，特别结合患者的具体情况选择合理的替代治疗方式，使患者得到更合理的科学治疗。

参考文献

1. 汪涛，叶任高. 腹膜透析应作为肾脏病替代治疗的首选方法[J]. 中国中西医结合肾病杂志，2002,（3）：127-131.
2. 伍军，阳晓，余学清. 腹膜透析与血液透析：哪种透析治疗方式具有更好的生存率？[J]. 中华肾脏病杂志，2008（12）：931-933.
3. 陆才生，叶任高，李幼姬. 腹膜透析生存率及其预后分析[J]. 中国中西医结合肾病杂志，2002,（2）：82-84.
4. 马祖等，郑智华，张涤华等. 血液透析和腹膜透析患者生存质量的多中心调查[J]. 中华肾脏病杂志，2004,（6）：400-405.
5. 卓莉. 血液透析、腹膜透析：何种方式更适合作为肾移植手术前的替代疗法[J]. 国外医学. 泌尿系统分册，2002,（6）：372-406.
6. K/DOQI clinical practice guidelines for nutrition in chronic renal failure. Am J Kidney Dis，2000，35（suppl 2）：S20-S22.
7. Philip Goldwasser，Joseph G. Feldman，Robert H. Barth. Sernum prealbumin is higher in peritoneal dialysis than in hemodialysis A meta-analysis. kidney Jnl，2002，62（1）：276-281.
8. Albert W Wu，Nancy E Fink，Jane V.R，et al. Changes in quality of life duringhemodialysis and peritoneal dialysis treatment：Generic and disease specific measures. J Am Soc Nephrol，2004，（15）：743-753.
9. Fabian Termorshuizen，Johanna C. Korevaar，Friedo W.Dekker，et al. Hemodialysis and peritoneal dialysis：comparison of adjusted mortality rates according to the duration of dialysis：analysis of the Netherlands Coopration study on the adequacy of dialysis 2. J Am Soc Nephrol，2003，14（11）：2851-2860.
10. Neal Mittman，Morrell M. Avram，Kyin K. Oo，et al. Serum Prealbumin predicts survival in hemodialysis and peritoneal dialysis：10 years of prospective observation. Am Kidney J Dis，2001，38（6）：1358-1364.
11. Jon J. Snyder，Robert N. Foley，David T. Gilbertson，et al. Hemoglobin Levels and Erythropoietin Doses in Hemodialysis and Peritoneal Dialysis Patients in the United States. J Am Soc Nephrol. 2004，（15）：174-179.
12. Kunitoshi Iseki，Masanobu Yamazato，Masahiko Tozawa，et al. Hypocholesterolemia is a significant predictor of death in a cohort of chronic hemodialysis patients. Kidney International（2002）61，1887-1893.
13. Kronenberg F；Lingenhel A；Neyer U. Prevalence of dyslipidemic risk factors in hemodialysis and CAPD patients.2003，（63）：1523-1755.63.
14. PRyan D. Kilpatrick，Charles J. McAllister，et al. Association between Serum Lipids and Survival in Hemodialysis Patients and Impact of Race. J Am Soc Nephrol.2007，（18）：293-303.

第二章 国内多中心ESRD腹透和血透治疗临床效果比较研究

一、研究对象

研究对象为在安徽省立医院、安徽医科大学第一附属医院、北京大学第三医院、上海交通大学医学院附属仁济医院、中国医科大学附属盛京医院、四川省人民医院、西安交通大学医学院第一附属医院、浙江大学医学院附属第一医院、郑州大学第一附属医院等9个中心进行维持性透析治疗的终末期肾病患者。

调查病例需满足以下条件：诊断为终末期肾病，2008年1月1日至2010年1月1日期间在上述医院登记透析，开始透析时既可开展腹透、又可以开展血透的患者。除外患有严重合并症（如肿瘤、瘫痪、失明等疾病）或曾接受肾移植手术的患者。

二、研究内容

本研究将从生存质量、关键透析质量指标（KPIs）达标情况、透析充分性、肾功能/残余肾功能、透析相关感染和（或）并发症发生率5个方面对终末期肾病透析患者的透析治疗效果进行描述和分析。

三、数据来源与方法

1. 数据来源　本研究采用《KDQOL-SF^{TM}1.3生存质量量表》（中文版）以及本研究自行研制的《腹膜/血液透析患者调查问卷》和《腹膜/血液透析医院调查问卷》对患者进行问卷调查。所有问卷均在北京大学人民医院进行了现场预调查。

《KDQOL-SF^{TM}生存质量量表》是一种近年来新推出的专门用于评估透析和肾脏病患者生存质量的量表，其结果能比较合理和全面地反映透析患者的生存质量。KDQOL-SF^{TM}1.3生存质量量表中针对肾脏病和透析患者的疾病相关健康项目有：症状与不适（Symptom/problem list）12项，肾脏病对日常生活的影响（Effect of kidney disease on daily life）8项，肾脏疾病负担（Burden of kidney disease）4项，工作状态（Work status）2项，认知功能（Cognitive function）3项，社会交际质量（Quality of social interaction）3项，性功能（Sexual function）2项，睡眠（Sleep）4项。此外，还包括了其他3个维度的生存质量：即社会支持（Social support）2项，透析医护人员的鼓励（Dialysis staff encouragement）2项，患者满意度（Patient satisfaction）1项。KDQOL-SF^{TM}1.3生存质量量表还包括一个36项的健康调查。该调查由8个维度的身体和精神健康状态测量维度组成，包括：身体功能（Physical functioning）10项，生理问题所致工作和生活受限（Role limitations caused by physical health problems）4项，情感问题所致工作和生活受限（Role limitations caused by mental health problems）3项，社会功能（Social functioning）2项，情感状况（Emotional well-being）5项，疼痛（Pain）2项，精力状况（energy/fatigue）4项，以及一般健康状况（general health）5项。最后一项，即总体健康状况（Overall health）评级项目，是请调查对象从0到10对自身健康进行评级，0表示最差，10表示最好。《腹膜/血液透析患者调查问卷》内容涉及透析患者的一般人口学信息，《血液透析医院调查问卷》内容涉及肾衰竭原发病，开始透析时伴发疾病，首次透析时间，血管通路类别和次数，透析频次，透析器类型，透析液类型，透析期间急性并发症及住院情况，首次透析前和最近一次的血红蛋白、白蛋白、肾小球滤过率、尿素清除指数等重要指标结果。《腹膜透析医院调查问卷》内容涉及肾衰竭原发病，开始透析时伴发疾病，首次透析时间，透析方式，常规透析量，腹腔管类型，连接管、碘伏帽、蓝夹子产地和更换频率，腹膜感染等透析相关并发症发生和住院情况，以及腹透前后血红蛋白、白蛋白、肾小球滤过率、尿素清除指数等、肌酐清除率等重要指标结果。

《KDQOL-SF™ 生存质量量表》和《腹膜 / 血液透析患者调查问卷》由患者本人自行填写或医护人员询问下填写；《腹膜 / 血液透析医院调查问卷》由医护人员参照透析患者病历资料进行填写。

2. 数据录入与分析

（1）采用 Epidata3.0 数据录入软件，进行双遍录入和核对，以确保数据录入的准确性。

（2）透析患者的生存质量评分参照 KDQOL-SF™1.3 评分指南和配套工具。采用 SPSS-IBM 19.0 统计分析软件进行统计学分析。生存质量得分的两组间比较用 t 检验，多组间比较用方差分析，生存质量多因素分析用多元线性回归、标准偏相关回归分析。

（3）各类临床化验指标定义和达标标准参照国家卫生计生委《血液净化操作规程（2010）》。血透患者的透析充分性采用单次透析 KT/V 指标进行评价，按照最低值≥1.2 计算达标率；腹透患者的透析充分性采用一周总 KT/V 进行评价，按照最低值≥1.7，计算达标率。血红蛋白（HB）按标准值≥110g/L，计算达标率；白蛋白（ALB）按标准值 >35g/L，计算达标率。血透患者另按不同残肾功能和透析频率评价其透析充分性。通过将各项指标的最近一次化验结果与达标临界值比较，计算达标率；卡方检验比较腹膜透析和血液透析两组达标率有无显著性差异。

四、研究结果

1. 基本情况描述

（1）人口学特征：本研究共调查腹膜透析患者 453 例（见表 3），其中男性 235 例，女性 193 例；血液透析患者 384 例，其中男性 238 例，女性 142 例。血透患者平均年龄为 56.9 岁 ±16.5 岁，最小年龄 17 岁，最大年龄 90 岁；腹透患者平均年龄为 53.4 岁 ±15.2 岁，最小年龄 10 岁，最大年龄 87 岁。两组患者在性别、年龄、文化程度、就业状态、工作单位、医保类型的分布上都有显著性差异，在婚姻状况上没有显著性差异。

在性别分布上，血透男性患者比例（62.6%）大于腹透男性患者比例（54.9%）。

在年龄分布上，血透 60 岁以上患者比例（47.8%）高于腹透（34.4%）。

在文化程度上，血透患者高中及以上学历的比例（48.7%）高于腹透患者高中及以上学历的比例（38.2%）。

在就业状态上，血透患者中离退休人员比例（53.7%）显著高于腹透组（37.4%），腹透患者中无业或失业的患者比例（35.4%）显著高于血透患者（18.3%）。

在工作单位性质上，血透患者中在国有单位和城镇集体单位工作的患者比例（67.9%）高于腹透患者中在国有单位和城镇集体单位工作的患者比例（48.4%），腹透患者中从事农业劳动的患者比例（31.6%）显著高于血透患者中从事农业劳动的患者比例（12.8%）。

在两组透析患者拥有的医疗保障类型方面，参加城镇职工基本医疗保险的血透患者比例（63.1%）显著高于参加城镇职工医疗保险的腹透患者比例（37.1%），而腹透患者中全自费的患者比例（3.1%）高于血透患者中全自费的患者比例（0.9%），同时腹透患者中参加新型农村合作医疗的患者比例（26.7%）显著高于血透患者中参加新型农村医疗的患者比例（7.1%）。

表3 2011年调查透析患者人口学特征

项目	分组	腹透患者		血透患者		χ^2值	P值
		病例数	百分比(%)	病例数	百分比(%)		
性别	男性	235	54.9	238	62.6	4.949	0.026
	女性	193	45.1	142	37.4		
年龄	<30岁	23	5.2	28	7.3	23.088	0.000
	30～45岁	114	25.6	66	17.2		
	45～60岁	155	34.8	106	27.7		
	60～75岁	114	25.6	122	31.9		
	75岁以上	39	8.8	61	15.9		
婚姻状况	未婚	26	5.9	30	7.9	3.635	0.304
	已婚	385	86.9	323	84.8		
	离异	14	3.2	7	1.8		
	丧偶	18	4.1	21	5.5		
文化程度	没上过学	30	6.7	21	5.5	14.303	0.026
	小学	94	21.0	55	14.4		
	初中	153	34.2	119	31.2		
	高中/技校	64	14.3	61	16.0		
	大专/中技	33	7.4	28	7.3		
	大专	34	7.6	45	11.8		
	大学及以上	40	8.9	52	13.6		
就业情况	在业	55	13.6	52	14.2	33.313	0.000
	离退休	151	37.4	197	53.7		
	学生	7	1.7	4	1.1		
	无业/失业	143	35.4	67	18.3		
	长期病假	22	5.4	25	6.8		
	其他	26	6.4	22	6.0		
工作单位	国有单位	153	39.6	181	53.7	40.441	0.000
	城镇集体单位	34	8.8	48	14.2		
	其他单位	77	19.9	65	19.3		
	务农	122	31.6	43	12.8		
医疗保障类型	全自费	14	3.1	3	0.9	97.547	0.000
	城镇职工基本医疗保险	168	37.1	221	63.1		
	城镇居民基本医疗保险	56	12.4	57	16.3		
	新型农村合作医疗保险	121	26.7	25	7.1		
	公费医疗	42	9.3	30	8.6		
	商业医疗保险	0	0	3	0.9		
	其他	52	11.5	11	3.1		

在享有医疗救助方面，腹透患者中共有5例享受医疗救助，占腹透患者总人数的比例为1.1%，且均为参加新型农村合作医疗的患者；血透患者中共有6例享受医疗救助，占血透患者总人数的1.6%。

（2）透析治疗情况

1）透析年限和肾衰原发病：本次研究的透析患者中透析年限以满1年和满2年为主，透析3年以上的患者比例相对较小。其中，1年以上、3年以下透析年限的患者数分别占腹透患者和血透患者透析人数的85.5%和81.3%。血透组和腹透组在不同透析年限的患者构成上无显著性差异。

透析患者肾衰竭的原发病因仍以慢性肾小球肾炎占首位，分别占腹透组和血透组的48.3%和42.1%，其次是糖尿病肾病和高血压性肾病。

表4 透析患者透析年限及原发病一般情况

项目	分组	腹透患者		血透患者		χ^2值	P值
		病例数	百分比（%）	病例数	百分比（%）		
透析年限	1年	169	37.6	156	41.2		
	2年	214	47.9	152	40.1	5.33	0.070
	3年	66	14.5	71	18.7		
原发病	慢性肾小球肾炎	219	48.3	157	42.1		
	糖尿病肾病	76	16.8	73	19.6		
	高血压性肾病	76	16.8	74	19.8		
	慢性间质性肾炎	6	1.3	3	0.8	7.20	0.302
	狼疮性肾炎	4	0.9	7	1.9		
	其他	63	13.9	47	12.6		
	原因不详	9	2.0	12	3.2		

2）首次透析时情况：在首次透析的就诊方式上，有88.4%的腹膜透析患者（n=431）以择期的方式就诊；血透患者通过急诊和择期就诊的比例分别为44.5%和55.5%（n=346）。

有76.4%的腹透患者和77.1%的血透患者在首次透析时伴有其他疾病。首次透析时最常伴有的疾病是心血管疾病、脑血管疾病和糖尿病，其中，腹透组患者首次透析时上述伴发疾病的患病率分别为28.5%、17.9%和11.3%，血透组患者首次透析时上述伴发疾病的患病率分别为26.6%、19.5%和7.0%。腹透组患者首次透析时伴发脑血管病和肺部感染的患病率显著高于血透组（P <0.05），腹透组和血透组首次透析时伴发糖尿病和心血管疾病的患病率无显著性差异。

表5 透析患者首次透析时伴发疾病情况

项目	分组	腹透患者		血透患者		χ^2值	P值
		病例数	患病率（%）	病例数	患病率（%）		
伴发疾病	糖尿病	81	17.9	75	19.5	0.35	0.553
	脑血管病	51	11.3	27	7.0	4.58	0.032
	心血管病	129	28.5	102	26.6	0.35	0.552
	肝炎	12	2.6	17	4.4	2.08	0.149
	肺部感染	5	1.1	13	3.4	5.24	0.022

3）血液透析治疗情况

①血管通路：全部血透患者（n=384）中，未做过血管通路的患者比例为2.9%，做过1次血管通路的患者比例为25.3%，做过2次血管通路的患者比例为53.1%，做过3次血管通路的患者比例为10.7%，做过4次及以上血管通路的患者比例为8.1%。其中，有1人最多做过9次血管通路。

在做过血管通路的血透患者（n=373）中，91.7%的患者（n=342）曾做过动静脉内瘘，其中做过1次和2次动静脉内瘘患者比例分别为85.1%和11.1%；曾做过临时中心静脉插管的血管通路患者比例为71.6%（n=267），其中做过1次和2次临时中心静脉插管的患者数分别占临时中心静脉插管患者总数的88.4%和9.4%；曾做过永久性中心静脉插管的患者比例为14.5%，其中永久中心静脉插管1次的患者占87.0%；另有3.2%的血管通路患者曾做过直接穿刺，1.1%的血管通路患者做过移植血管手术。

②透析频率和时间：在透析频次和时间上，有32.3%和65.6%的血液透析患者（n=381）平均每周透析2次和3次；另有1.3%的患者每周透析不足2次，0.8%的患者平均每周透析达4-5次。平均每次透析时间普遍为4-5个小时，占血透总人数的97.7%。7.2%的患者（n=360）曾因经济原因而减少透析次数，其中，每月减少1次、2次和4次透析的患者比例分别为13.0%、34.8%和34.8%（n=23）。

③血液滤过治疗在全部血液透析患者中，接受过血液滤过治疗的患者比例为29.4%（n=381），其中，血滤频率以每月1次、2次和4次居多，分别占接受过血滤治疗患者总数的34.8%、34.8%和24.1%。

④透析耗材的使用：在血透患者使用的不同透析器通量类型上，高通量透析器、低通量透析器以及高低通量混合型透析器的比例分别为31.7%、39.6%和28.7%（n=366）。70.6%的患者使用的透析器没有复用（n=364），使用复用透析器的患者中，高通量透析器的复用次数以8-11次居多，约占复用高通量透析器患者数的84%；低通量透析器的复用次数多为1次和8次，分别占复用低通量透析器患者数的37.3%和54.9%。在透析器的产地类型上，99.7%的透析器为进口。产自德国、美国和日本的透析器数量分别占到了正在使用的透析器总量的45.3%、14.3%和15.1%。血透患者使用的透析液钙浓度以1.25mmol/L和1.5mmol/L两种类型为主，分别占24.3%和59.7%。其中，85.3%的患者透析液中未添加葡萄糖（葡萄糖浓度为0）。

⑤透析并发症和住院：研究发现，48.1%的血透患者（n=368）曾出现过透析中的急性并发症。血透期间未曾住院的患者比例为46.5%，住院1次和2次的患者比例分别为28.8%和13.2%，住院3次以上的患者比例为11.5%。

4）腹膜透析治疗情况

①透析方式：腹膜透析患者中（n=445），采用的透析方式以持续不卧床腹膜透析（CAPD）为主，占81.6%，其次是间歇性腹膜透析（IPD），占14.6%，持续循环自动腹膜透析（APD）的患者比例最小（见表6）。

②腹腔管类型：腹透患者中一半以上使用的腹腔管是Tenchhoff直管，其次是Tenchhoff卷曲管、鹅颈直管和鹅颈卷曲管（详见表7）。

③透析耗材的使用

透析液：腹透患者正在使用的透析液以进口和（或）合资为主，国产透析液仅占0.8%。其中，使用的进口和（或）透析液品牌100%为美国百特公司产品。74.9%的患者使用葡萄糖浓度为1.5和（或）2.5的透析液。21.6%的患者仅使用葡萄糖浓度为1.5的透析液，3.5%的患者仅使用葡萄糖浓度为2.5的透析液。

表6　腹透患者不同透析方式构成（n，%）

透析方式	病例数（人）	百分比（%）
持续不卧床腹膜透析（CAPD）	363	81.6
持续循环自动腹膜透析（APD）	2	0.4
持续性环式腹膜透析（CCPD）	6	1.3
间歇性腹膜透析（IPD）	65	14.6
IPD+CAPD	9	2.0
合计	445	100.0

表7　腹透患者使用的腹腔管类型（n，%）

腹腔管类型	病例数（人）	百分比（%）
Tenchhoff直管	240	54.4
Tenchhoff卷曲管	111	25.2
鹅颈直管	50	11.3
鹅颈卷曲管	40	9.1
合计	441	100.0

连接管：99.8%的患者使用的是进口和/或合资的连接管（n=448），84.4%的患者（n=377）每半年更换一次，13.5%的患者半年以上更换一次。

碘伏帽：99.8%的患者（n=362）使用的碘伏帽为进口和/或合资产品，所有患者平均每年更换碘伏帽数量为1440个（取中位数），略低于每日4袋（2L/袋）透析标准所需的1460次，而高于每日3袋（2L/袋）透析标准所需的1095次。仅有33.1%的患者的碘伏帽更换次数为1460次/年，20.2%的患者碘伏帽更换次数为1095次/年。

蓝夹子：99.5%的患者（n=443）使用的蓝夹子为进口和/或合资产品，蓝夹子的更换频率多为2～4次/年，占腹透患者数的80.5%（详见表8）。

表8　腹膜透析患者蓝夹子的更换频率（次/年）

更换次数	病例数（人）	百分比（%）
2次以下	9	2.5
2次	134	36.2
3次	87	23.5
4次	78	21.1
4次以上	62	16.9
合计	370	100.0

④透析频次和透析量：调查发现，98%的腹透患者都能做到每周7天透析，每天透析量以3袋（2L/袋）和4袋（2L/袋）的患者居多，两者分别占腹透患者总数的38.3%和47.6%，每日透析不足3袋（2L/袋）的患者比例为11.9%。

19%的腹透患者（n=437）自报曾减少透析量，减少的透析量以每天减少1袋者居多，占减少透析量患者总数（n=70）的 85.7%。对腹透患者减少透析量的原因进行分析，结果表明，其主要原因是经济困难，占减少透析量患者总数（n=77）的 64.9%，其次是肾功能恢复和其他原因，两者分别占 11.7% 和 23.4%。

⑤腹膜感染与住院：自腹透以来曾发生腹膜感染的患者比例为 26.4%（n=439），其中，发生腹膜感染的次数多为 1 次，占发生腹膜感染患者总数的 65.5%（n=116），发生过 2 次腹膜感染的患者比例为 17.2%。除腹膜炎外，有 23.1% 的患者还曾发生过其他与腹膜透析相关的并发症。有 45.7% 的患者（n=328）曾因腹透相关并发症而住院，其中，以住院 1 次和 2 次的患者居多，分别占全部腹透患者数的 24.1% 和 12.5%，8.8% 的患者曾因腹膜透析并发症而住院 2 次以上。

2. 生存质量评分　透析患者的生存质量是反映透析充分性及透析治疗效果的重要方面，因此，测量和了解透析患者的生存质量显得尤为重要。

1）透析患者总体生存质量：本研究血透患者生存质量总体评分（Overall health）为 49.63±19.78（n=384），腹透患者总体评分为 54.56±8.46（n=453）。腹透患者和血透患者的综合身体健康质量得分分别为 38.76±8.05 和 37.96±8.59；两者的精神健康综合得分分别为 42.66±9.84 和 42.41±10.94（见表 9）。

表 9　腹透患者与血透患者各领域生存质量得分比较

领域（项目数）	腹透患者		血透患者		t 值	P 值
	得分	病例数	得分	病例数		
症状与不适（12）	76.97±15.92	505	70.19±18.39	406	5.420	0.000**
肾脏病对日常生活的影响（8）	52.22±20.63	501	47.68±22.44	396	2.436	0.015*
肾脏疾病负担（4）	28.06±22.69	505	26.45±24.78	404	1.175	0.024*
工作状况（2）	26.70±31.05	500	22.01±28.67	393	2.851	0.004*
认知功能（3）	70.90±22.23	497	66.24±25.80	403	2.415	0.016*
社交质量（3）	72.50±18.88	502	71.28±23.24	404	0.194	0.846
性功能（2）	55.39±31.24	109	55.03±34.30	82	0.498	0.619
睡眠（4）	63.96±17.82	499	58.51±19.72	398	4.480	0.000**
社会支持（2）	73.57±20.18	500	75.19±20.54	397	−0.472	0.637
透析医护人员的鼓励（2）	86.64±20.53	497	88.54±14.88	398	0.191	0.848
总体健康状况（1）	54.56±8.46	498	49.63±19.78	400	3.984	0.000**
患者满意度（1）	74.02±16.89	501	72.11±18.60	401	0.785	0.433
体能（10）	57.82±27.44	501	58.32±26.86	404	0.850	0.396
体力所致工作和生活受限（4）	29.34±36.22	501	28.86±36.90	406	0.547	0.584
疼痛（2）	69.19±22.43	500	62.24±24.55	402	3.987	0.000**
一般健康状况（5）	34.88±19.19	507	34.98±20.84	410	0.429	0.668
情感状况（5）	65.81±20.17	500	62.58±23.26	403	1.832	0.067
情感所致工作和生活的影响（3）	36.75±43.01	497	38.74±43.28	401	−0.746	0.456
社会功能（2）	57.24±20.44	504	53.89±24.58	408	2.197	0.028*
精力状况（4）	49.10±21.47	500	45.40±23.12	405	3.186	0.002*
SF-12 身体健康综合状况	38.76±8.05	443	37.96±8.59	361	1.919	0.055
SF-12 精神健康综合状况	42.66±9.84	443	42.41±10.94	361	0.232	0.817

注：腹透组与血透组比较，* 表示 P <0.05，** 表示 P <0.01，具有显著性差异

分析结果表明，腹透患者在肾脏病和透析相关质量测量的症状与不适、肾脏病对日常生活的影响、肾脏疾病负担、工作状况、认知功能、睡眠、肾病相关总体健康状况等7个领域以及一般健康相关生存质量测量的疼痛、社会功能、精力状况等3个领域的得分均高于血透患者，其他领域的得分两组无显著性差异。

按性别分层(见表10)，血透男性患者在症状与不适、肾脏病对日常生活的影响、工作状况、认知功能、总体健康状况、疼痛、情感所致工作和生活的影响、社会功能、精力状况、身体健康综合状况8个领域的得分均显著低于腹透男性患者，其他领域得分两组无显著性差异。血透组女性患者在社会支持和精神健康综合状况两个领域的得分均显著高于腹透组女性患者，其他领域得分两组无显著性差异。

表10 不同性别腹透与血透患者各领域生存质量得分比较

领域(项目数)	男性		女性	
	腹透患者 n=249	血透患者 n=236	腹透患者 n=203	血透患者 n=141
症状与不适(12)	77.6±16.9	68.4±19.2**	75.2±15.6	72.4±17.5
肾脏病对日常生活的影响(8)	51.0±20.5	45.6±22.4**	51.2±20.1	50.9±23.0
肾脏疾病负担(4)	28.6±23.1	25.4±23.2	28.5±23.0	28.7±27.5
工作状况(2)	29.9±31.8	20.3±28.7**	25.5±30.8	25.4±28.6
认知功能(3)	71.5±23.0	63.9±26.7**	68.1±22.7	69.8±23.7
社交质量(3)	72.1±18.7	69.6±23.4	71.1±19.4	74.8±22.2
性功能(2)	55.3±28.1	50.8±35.4	57.8±33.0	60.2±32.9
睡眠(4)	64.9±17.0	56.8±20.1**	63.4±17.9	61.7±19.1
社会支持(2)	75.1±19.8	73.1±21.7	74.0±19.0	79.3±18.7*
透析医护人员的鼓励(2)	89.1±14.4	89.0±13.4	89.4±14.2	89.6±15.5
总体健康状况(1)	55.9±18.2	47.8±19.5**	53.3±17.7	53.1±20.0
患者满意度(1)	74.2±17.0	71.3±18.6	72.3±15.9	75.1±18.1
体能(10)	60.7±26.1	56.9±26.2	58.1±27.6	60.0±27.8
体力所致工作和生活受限(4)	30.8±36.5	25.9±35.5	28.1±35.4	31.5±38.1
疼痛(2)	70.9±23.6	60.8±24.3**	66.1±21.7	64.9±25.0
一般健康状况(5)	36.1±19.1	33.5±20.2	34.3±18.6	37.4±21.6
情感状况(5)	66.3±19.3	59.6±23.3	63.6±20.1	67.1±23.1
情感所致工作和生活的影响(3)	38.3±43.9	36.9±43.0**	35.0±41.8	41.8±44.3
社会功能(2)	55.9±19.3	51.5±25.0*	57.5±19.6	56.5±23.9
精力状况(4)	50.2±21.3	42.0±22.3**	48.7±20.5	49.5±23.6
SF-12身体健康综合状况	39.5±8.0	37.2±8.3**	38.1±7.5	39.0±8.7
SF-12精神健康综合状况	42.5±9.7	40.7±11.3	42.5±9.6	45.1±10.2*

注：腹透组与血透组比较，* 表示 $P<0.05$，** 表示 $P<0.01$，具有显著性差异

按年龄段分层(见表11)，30岁以下人群，血透患者的社交质量、社会支持、情感状况得分高于腹透组，身体健康综合状况得分低于腹透组；30～45岁年龄组，血透患者情感所致工作和生活的影响领域的得分高于腹透组；45～60岁年龄组血透患者在症状与不适、工作状况、睡眠、疼痛和精力状况5个领域的得分显著低于腹透患者。

表 11　不同年龄腹透与血透患者各领域生存质量得分比较

领域（项目数）	<30 岁		30～45 岁		45～60 岁		60～75 岁		≥75 岁	
	腹透（n=23）	血透（n=28）	腹透（n=114）	血透（n=66）	腹透（n=154）	血透（n=106）	腹透（n=113）	血透（n=121）	腹透（n=23）	血透（n=61）
症状与不适（12）	80±15	73±17	81±13	78±15	75±17	69±20**	74±17	71±17	75±16	61±21**
肾脏病对日常生活的影响(8)	50±22	53±19	57±19	54±21	52±21	49±23	46±17	48±21	41±20	35±4
肾脏疾病负担(4)	23±24	34±25	30±24	33±24	28±23	27±6	30±22	26±25	23±22	18±20
工作状况(2)	20±25	15±24	32±33	39±29	28±33	17±28**	23±28	22±29	32±27	16±26**
认知功能(3)	65±19	76±22	76±20	73±22	67±24	63±30	69±22	68±24	66±29	56±24*
社交质量(3)	66±18	81±16**	75±19	80±19	70±19	68±27	72±18	72±20	70±23	63±24
性功能(2)	53±36	38±47	62±29	66±30	56±30	51±38	40±33	64±29*	42±38	26±27
睡眠(4)	69±14	65±15	67±15	64±17	63±20	56±23*	65±17	59±19**	57±17	52±19
社会支持(2)	73±21	83±15*	74±18	75±22	74±20	77±22	77±20	74±19	76±20	72±23
透析医护人员的鼓励(2)	89±18	94±12	90±14	90±13	89±15	87±14	89±13	90±15	88±13	87±15
总体健康状况(1)	56±12	55±16	58±19	53±18	54±18	51±19	53±17	50±21	50±22	40±19**
患者满意度(1)	76±17	75±18	72±15	76±18	72±18	75±20	74±17	69±19**	76±17	70±19
体能(10)	66±21	60±21	70±22	73±21	61±26	55±28	54±26	60±25	34±29	42±25
体力所致工作和生活受限(4)	42±34	27±35	36±39	46±42	28±35	27±37	26±34	27±35	18±35	11±25
疼痛(2)	73±16	64±23	72±21	73±23	70±23	63±25*	64±25	62±24	65±24	49±23*
一般健康状况(5)	33±17	34±23	39±19	40±17	35±19	35±21	34±17	38±22	31±22	24±17
情感状况(5)	62±13	75±18**	69±17	70±18	63±21	63±24	64±20	62±23	63±26	49±24*
情感所致工作和生活的影响(3)	51±48	55±44	44±45	60±45*	34±42	38±45	34±42	34±40	25±38	19±35
社会功能(2)	56±17	61±26	59±18	60±23	57±20	54±26	54±20	52±22	52±22	41±25*
精力状况(4)	51±13	49±21	57±20	51±20	49±20	43±25*	45±21	49±22	39±24	31±21
SF-12 身体健康综合状况	40±6	35±9*	42±8	42±8	39±8	38±8	37±7	38±8	34±7	33±8
SF-12 精神健康综合状况	42±9	48±10	44±9	46±10	42±10	43±12	42±10	42±11	42±9	37±10*

注：腹透组与血透组比较，* 表示 $P<0.05$，** 表示 $P<0.01$，具有显著性差异

按医保类型分层（见表 12），全自费患者中血透组的肾脏疾病负担等 3 个领域得分显著高于腹透组；城镇职工医疗保险参保患者中腹透组的精力状况得分略高于血透组；城镇居民基本医疗保险参保患者中血透患者的工作状况、睡眠和身体健康综合状况得分略低于腹

透患者；新农合参保患者中血透患者在症状与不适等10个领域得分低于腹透患者，而在认知功能等5个领域得分高于腹透患者。

表12　不同医保类型腹透与血透患者各领域生存质量得分比较

领域（项目数）	全自费		城镇职工基本医疗保险		城镇居民基本医疗保险		新型农村合作医疗保险	
	腹透 n=14	血透 n=3	腹透 n=168	血透 n=221	腹透 n=56	血透 n=57	腹透 n=121	血透 n=25
症状与不适(12)	79.2±14.2	92.1±8.2	75.9±17.2	70.2±17.8	75.7±16.3	69.7±20.2	77.8±15.1	72.2±18.1**
肾脏病对日常生活的影响(8)	50.7±25.5	64.0±11.0	52.1±19.8	48.4±21.9	54.0±21.8	47.0±25.3	50.9±20.2	43.3±22.1*
肾脏疾病负担(4)	19.2±14.6	59.4±39.8**	30.4±23.8	26.7±23.8	31.7±26.5	26.0±28.0	24.5±20.8	29.0±26.9**
工作状况(2)	39.3±28.9	25.0±35.4	27.1±34.1	23.2±28.6	23.6±28.6	20.9±31.5*	26.9±29.6	16.7±28.2
认知功能(3)	71.0±23.2	86.7±9.4	71.5±23.3	67.5±24.9	65.7±25.7	64.4±6.9	68.9±21.0	65.1±30.7*
社交质量(3)	75.2±23.7	93.3±9.4	73.7±19.6	73.7±22.9	67.9±21.6	70.4±23.7	69.5±16.6	65.1±22.9
性功能(2)	70.0±28.8	—	54.0±32.5	58.9±33.9	63.6±28.8	60.2±27.8	58.8±29.4	56.3±31.3
睡眠(4)	66.4±16.2	80.0±3.5	61.8±18.7	59.0±19.3	60.8±16.2	59.0±22.1**	67.6±14.2	53.7±25.5**
社会支持(2)	78.6±13.8	83.3±23.6	73.1±21.7	74.7±21.9	74.7±15.1	74.4±19.6	73.8±16.8	74.3±21.4
透析医护人员的鼓励(2)	82.1±22.3	87.5±17.7	90.6±14.7	89.6±14.2	91.4±11.8	87.7±15.2	87.9±14.8	87.0±16.2*
总体健康状况(1)	48.6±15.1	85.0±7.1**	54.9±18.3	47.8±20.0	52.5±16.8	50.5±18.1	56.0±18.7	51.3±25.9
患者满意度(1)	70.2±16.2	75.0±11.8	73.8±17.1	73.4±18.8	72.9±17.0	71.6±18.6	71.8±15.2	71.0±18.3
体能(10)	60.0±27.9	75.0±18.0	59.1±27.7	58.9±26.1	60.4±24.8	61.2±27.9	62.4±25.4	56.9±26.2
体力所致工作和生活受限(4)	32.1±37.2	58.3±52.0	28.9±36.7	31.1±37.7	33.3±36.5	27.7±37.4	26.3±33.5	15.0±21.7**
疼痛(2)	67.7±26.4	70.0±43.6	69.2±24.3	63.2±24.6	68.8±24.3	63.2±27.2	68.6±21.5	60.5±19.0*
一般健康状况(5)	32.9±18.8	48.3±41.9	36.3±19.3	34.5±19.6	33.1±19.7	34.0±22.3	35.4±18.7	37.4±23.8**
情感状况(5)	64.3±24.1	86.0±14.1	66.4±20.7	63.0±22.4	63.4±19.5	61.8±25.7	61.8±17.7	62.5±21.6**
情感所致工作和生活的影响(3)	31.0±42.3	66.7±57.7	38.3±43.4	42.4±44.1	43.5±44.9	38.8±42.0	29.4±39.6	30.7±40.7**
社会功能(2)	54.5±20.0	62.5±54.5	57.3±21.0	55.3±24.6	58.5±20.9	50.7±24.3	56.3±17.5	54.0±22.5**
精力状况(4)	52.1±25.7	77.5±10.6	49.8±20.9	45.2±21.2*	52.0±21.2	42.9±25.7	48.7±20.1	46.1±23.5*
SF-12身体健康综合状况	39.7±6.7	48.7±4.8	39.0±8.1	38.2±8.5	39.1±8.2	38.4±9.1*	39.2±7.8	34.9±7.1*
SF-12精神健康综合状况	41.2±9.4	58.8±7.2*	42.8±9.8	42.3±11.2	42.8±10.8	41.9±10.7	40.9±9.2	44.0±10.1**

注：腹透组与血透组比较，* 表示 $P<0.05$，** 表示 $P<0.01$，具有显著性差异

按透析年限分层（见表13），透析龄满1年组的血透患者在症状与不适、肾脏病对日常生活的影响、认知功能、睡眠、疼痛、社会功能、精力状况、身体健康综合状况等8个领域的得分显著低于腹透患者；透析龄满2年组的血透患者在症状与不适、肾病与透析相关总体健康状况以及疼痛3个领域的得分均低于腹透患者；透析龄满3年组的血透患者和腹透患者在各领域得分均无显著性差异。

表13　不同透析年限腹透与血透患者各领域生存质量得分比较

领域（项目数）	1年		2年		3年	
	腹透 n=168	血透 n=156	腹透 n=214	血透 n=152	腹透 n=66	血透 n=71
症状与不适（12）	77.0±16.7	67.1±19.0**	75.7±16.4	71.9±18.6*	77.8±15.5	72.3±17.2
肾脏病对日常生活的影响（8）	49.2±20.4	43.5±22.7*	51.4±20.2	50.4±22.6	54.8±19.8	50.6±21.5
肾脏疾病负担（4）	26.8±22.4	23.5±23.5	29.0±23.1	29.1±26.4	31.1±24.3	28.5±23.9
工作状况（2）	25.4±29.0	19.9±27.8	28.3±32.7	24.1±30.0	33.1±33.4	23.9±28.0
认知功能（3）	67.9±23.5	62.5±26.3*	70.8±22.4	68.4±25.1	72.3±22.8	69.0±25.9
社交质量（3）	70.1±18.4	68.6±24.3	72.5±19.6	73.3±22.3	72.8±18.7	73.8±22.9
性功能（2）	55.4±31.4	54.0±34.0	61.4±29.6	56.5±33.5	45.5±30.9	54.2±38.8
睡眠（4）	63.4±18.6	54.9±21.2**	65.1±17.0	61.6±18.6	63.7±15.1	59.9±19.4
社会支持（2）	73.9±18.9	72.8±21.8	75.2±19.8	78.0±20.1	74.9±17.5	76.4±19.3
透析医护人员的鼓励（2）	88.5±15.7	87.8±14.9	89.4±14.0	90.6±13.7	90.6±11.3	88.6±13.6
总体健康状况（1）	53.1±18.1	46.2±20.9	55.5±17.6	51.2±18.5*	56.0±17.4	53.9±19.5
患者满意度（1）	71.5±16.0	70.7±18.3	73.5±16.9	73.8±18.9	77.2±16.0	73.1±18.9
体能（10）	57.3±28.4	54.0±26.4	59.7±26.5	60.1±25.9	64.2±23.1	62.8±28.1
体力所致工作和生活受限（4）	28.0±35.0	20.8±31.4	30.2±36.5	31.8±38.7	30.6±36.5	37.0±40.6
疼痛（2）	68.9±22.1	58.0±24.1**	69.9±22.7	63.6±25.7*	64.2±24.8	68.2±22.5
一般健康状况（5）	34.2±19.0	32.4±20.0	35.1±18.8	36.8±21.3	38.3±18.2	37.1±21.2
情感状况（5）	62.7±19.2	58.5±25.1	66.3±19.9	64.7±21.8	67.0±19.3	67.1±21.2
情感所致工作和生活的影响（3）	31.5±42.6	32.5±41.1	39.7±42.8	45.1±44.4	39.9±43.4	41.5±45.9
社会功能（2）	54.9±20.1	49.5±23.0*	57.5±19.7	54.0±26.8	57.6±17.4	59.3±22.9
精力状况（4）	47.4±20.0	41.8±21.7*	49.9±21.7	47.1±23.9	53.4±19.5	47.8±23.1
SF-12身体健康综合状况	39.1±7.8	36.1±8.3**	38.7±7.7	38.3±8.8	39.1±7.6	40.6±8.0
SF-12精神健康综合状况	41.1±9.2	41.0±11.0	43.1±9.6	43.6±10.8	43.6±10.8	43.4±11.4

注：腹透组与血透组比较，*表示 P<0.05，**表示 P<0.01，具有显著性差异

按原发病分层（见表14），原发病为慢性肾小球肾炎的血透患者在症状与不适、肾脏病对日常生活的影响等11个领域的得分均显著低于腹透患者；原发病为高血压肾病的血透患者在症状与不适和睡眠2个领域的得分显著低于腹透患者，其他领域得分无显著性差异；原发病为糖尿病肾病和慢性间质性肾炎的血透患者和腹透患者在各领域得分均无显著性差异。

表14 不同原发病腹透与血透患者各领域生存质量得分比较

领域（项目数）	慢性肾小球肾炎		糖尿病肾病		高血压性肾病		慢性间质性肾炎	
	腹透 n=218	血透 n=156	腹透 n=76	血透 n=73	腹透 n=76	血透 n=4	腹透 n=7	血透 n=3
症状与不适（12）	79.4±15.2	70.2±18.1**	72.8±17.8	69.4±18.5	77.1±14.8	67.5±21.7**	80.2±13.9	71.5±20.4
肾脏病对日常生活的影响(8)	52.4±20.3	47.7±21.3*	47.8±20.6	46.2±24.0	47.6±19.0	47.2±24.5	66.4±18.9	52.2±12.0
肾脏疾病负担(4)	26.6±22.2	25.5±23.7	28.0±23.8	25.9±23.4	33.6±23.8	27.1±27.7	46.9±16.2	27.1±30.8
工作状况(2)	29.2±31.7	22.7±26.9*	23.3±28.9	21.0±30.2	28.0±29.9	21.5±28.9	41.7±37.6	33.3±57.7
认知功能(3)	72.7±21.6	66.0±26.5**	68.8±23.1	65.7±25.7	68.8±22.5	65.0±25.4	75.6±23.7	66.7±37.1
社交质量(3)	72.9±18.0	70.7±23.4	69.4±18.8	71.8±22.7	73.8±18.3	72.9±23.3	78.9±13.6	77.8±26.9
性功能(2)	61.5±28.6	47.8±32.0*	44.2±35.2	80.0±25.8*	55.1±29.7	44.2±43.2	62.5±17.7	—
睡眠(4)	65.6±16.6	58.8±19.7**	62.5±17.5	56.3±21.1	65.7±17.3	56.8±20.9**	75.8±17.4	57.5±28.3
社会支持(2)	74.2±19.6	75.8±19.8	75.8±21.3	78.0±21.1	74.7±18.9	74.0±20.2	86.1±16.4	77.8±19.2
透析医护人员的鼓励(2)	87.7±15.6	87.7±14.6	90.0±13.1	90.5±14.3	90.2±12.4	89.6±13.6	79.2±23.3	100.0±0.0*
总体健康状况(1)	56.7±16.7	50.7±19.9**	50.8±18.9	46.5±18.1	54.4±16.9	50.1±21.8	61.7±20.4	50.0±30.0
患者满意度(1)	73.4±16.5	71.8±18.7	73.3±17.5	71.5±19.7	70.4±14.6	73.6±17.0	83.3±14.9	83.3±28.9
体能(10)	65.8±23.3	59.2±25.4*	49.2±28.0	55.9±28.9	55.8±28.1	57.3±27.9	61.7±18.1	65.0±17.3
体力所致工作和生活受限(4)	30.3±36.0	29.5±36.4	29.0±38.6	23.4±37.1	24.3±34.1	29.7±36.5	37.5±44.0	41.7±52.0
疼痛(2)	74.4±20.7	62.4±25.4**	63.1±23.1	62.7±26.3	65.7±23.4	61.9±23.1	62.1±21.4	69.2±21.3
一般健康状况(5)	35.0±18.8	34.8±20.1	35.1±17.8	33.3±21.7	34.9±20.2	37.0±23.4	39.2±19.3	30.0±25.0
情感状况(5)	65.8±18.0	61.5±25.0	67.7±18.9	60.9±25.4	63.0±20.2	63.5±22.1	74.7±17.6	65.3±36.3
情感所致工作和生活的影响(3)	36.6±43.2	40.4±44.3	35.6±41.0	34.7±41.7	35.6±44.0	36.5±43.1	44.4±50.2	33.3±57.7
社会功能(2)	57.1±17.9	54.0±23.3	56.0±19.1	53.4±27.2	56.9±21.0	53.0±26.2	66.7±18.8	54.2±19.1
精力状况(4)	53.5±19.2	43.9±23.1**	46.5±21.4	44.3±24.5	43.7±19.6	45.1±24.1	50.0±22.8	46.7±35.1
SF-12身体健康综合状况	40.6±7.3	37.6±8.4**	35.7±7.8	37.6±9.5	37.1±7.6	38.8±8.8	39.4±4.0	38.5±7.2
SF-12精神健康综合状况	42.5±9.4	42.6±11.3	43.9±8.6	41.7±11.3	42.1±9.9	42.6±10.7	45.2±11.2	32.0±17.2

注：腹透组与血透组比较，* 表示 $P<0.05$，** 表示 $P<0.01$，具有显著性差异

（2）影响透析患者生存质量的多因素分析

1）腹透：多因素分析结果表明，影响腹透透析患者总体健康状况（Overall health）的因素有婚姻状况，影响腹透患者身体健康（SF-12 Physical Composite）综合生存质量的因素有

年龄和性别，影响腹透患者精神健康（SF-12 Mental Composite）综合生存质量的因素有患者就诊的医院和文化程度（见表15～表17）。

表15 影响腹透患者总体健康状况的多因素分析

影响因素	偏回归系数	标准回归系数	t值	P值
医院	−0.103	−0.014	−0.244	0.807
年龄	−1.190	−0.065	−0.966	0.335
性别	−3.256	−0.089	−1.541	0.124
文化程度	0.206	0.019	0.274	0.785
婚姻状况	−5.285	−0.134	−2.287	0.023
单位性质	−0.250	−0.017	−0.208	0.836
就业状况	0.044	0.003	0.050	0.960
保险类别	0.523	0.054	0.950	0.343
原发病	−0.092	−0.041	−0.727	0.468
透析年限	1.169	0.044	0.774	0.440
透析方式	0.571	0.063	1.089	0.277
是否减少透析次数	−3.925	−.085	−1.460	0.145

表16 影响腹透患者身体健康综合生存质量的多因素分析

影响因素	偏回归系数	标准回归系数	t值	P值
医院	−0.143	−0.046	−0.893	0.372
年龄	−2.331	−0.310	−5.944	0.000
性别	−1.726	−0.110	−2.152	0.032
文化程度	−0.216	−0.047	−0.917	0.360
婚姻状况	0.165	0.011	0.209	0.834
保险类别	−0.062	−0.015	−0.309	0.758
原发病	0.003	0.002	0.051	0.959
透析年限	0.133	0.012	0.237	0.813
透析方式	0.291	0.077	1.518	0.130

表17 影响腹透患者精神健康综合生存质量的多因素分析

影响因素	偏回归系数	标准回归系数	t值	P值
医院	−0.479	−0.124	−2.360	0.019
年龄	−0.445	−0.048	−0.898	0.370
性别	1.128	0.058	1.114	0.266
文化程度	0.696	0.122	2.345	0.020
婚姻状况	−1.781	−0.096	−1.784	0.075
保险类别	0.115	0.022	0.452	0.652
原发病	−0.120	−0.087	−1.763	0.079
透析年限	1.247	0.088	1.756	0.080
透析方式	−0.112	−0.024	−0.463	0.644

2）血透：多因素分析结果表明，影响血透患者总体健康状况（Overall health）的因素有年龄，影响血透患者身体健康综合生存质量（SF-12 Physical Composite）的因素有保险类别和透析年限，影响血透患者精神健康综合生存质量（SF-12 Mental Composite）的因素有患者就诊的医院和文化程度（见表 18～表 20）。

表 18　影响血透患者总体健康状况的多因素分析

影响因素	偏回归系数	标准回归系数	t 值	P 值
医院	−0.452	−0.059	−1.035	0.302
性别	4.081	0.102	1.818	0.070
年龄	−2.354	−0.140	−2.156	0.032
文化程度	−0.785	−0.071	−1.222	0.223
婚姻状况	−2.404	−0.070	−1.106	0.269
保险类型	0.832	0.062	1.103	0.271
原发病	−0.064	−0.033	−0.586	0.558
透析年限	2.453	0.093	1.568	0.118

表 19　影响血透患者身体健康状况的多因素分析

影响因素	偏回归系数	标准回归系数	t 值	P 值
医院代码	0.065	0.020	0.328	0.743
性别	1.855	0.107	1.829	0.068
文化程度	−0.043	−0.009	−0.151	0.880
婚姻状况	−1.458	−0.098	−1.512	0.132
保险类型	−0.680	−0.115	−1.969	0.050
年龄段	−0.667	−0.088	−1.313	0.190
原发病	0.038	0.042	0.720	0.472
透析年限	1.489	0.128	2.084	0.038

表 20　影响血透患者精神健康状况的多因素分析

影响因素	偏回归系数	标准回归系数	t 值	P 值
医院	0.187	0.043	0.737	0.462
性别	4.042	0.181	3.140	0.002
年龄	−2.580	−0.262	−4.002	0.000
文化程度	−0.267	−0.044	−0.735	0.463
婚姻状况	−1.011	−0.053	−0.826	0.409
保险类型	−0.161	−0.021	−0.366	0.715
原发病	−0.080	−0.067	−1.185	0.237
透析年限	0.467	0.031	0.516	0.607

3．透析关键质量指标（KPIs）达标情况　分析结果表明（见表 21），腹膜透析一周尿素清除指数≥1.7 的患者比例为 65.7%，血液透析最近一次化验尿素清除指数≥1.2 的患者比例为 93.2%，血透组的尿素清除指数达标率显著高于腹透组（P= 0.000）；腹透组和血透组的

血红蛋白达标率分别为 32.5% 和 36.8%（*P* =0.216），白蛋白达标率分别为 88.8% 和 74.2%（*P*=0.000）。

表 21　透析患者关键透析质量指标达标情况

关键指标	达标率（%，n）		χ^2 值	*P* 值
	腹透	血透		
尿素清除指数（总 KT/V）	65.7%（309）	93.2%（204）	51.635	0.000
血红蛋白（HB）	32.5%（136）	36.8%（132）	1.532	0.216
白蛋白（ALB）	74.2%（302）	88.8%（292）	24.743	0.000

4. 透析充分性　对终末期肾病患者进行充分的血液透析治疗，是提高患者生存质量，减少并发症，改善预后的重要保证。因而，对透析进行充分性评估是评价透析质量的重要方法。

对腹透患者的最近一周尿素清除指数（总 KT/V）按不低于 1.7 的标准进行判定，对血透患者的最近一次尿素清除指数（总 KT/V）按不低于 1.2 的标准进行判定，分析结果表明，分别有 6.8% 的血透患者和 34.3% 的腹透患者透析充分性未达标。

对血透患者按不同透析频率和残肾功能水平相应标准进行评价，达到透析充分性标准的比例为 94.2%（n=104）。其中每周透析 2 次的患者，血透充分性达标比例为 100%（n=4），每周透析 3 次的患者，血透充分性达标比例为 93.9%（n=98），每周透析 4 次的患者，透析充分性达标比例为 100%（n=2），与通过总 KT/V 的标准进行判定的结果一致（详见表 22）。

表 22　不同残肾功能和透析频率的血透患者 spKt/V 达标情况

透析次数（次 / 周）	Kru<2ml/（min•1.73m^2）	Kru≥2ml/（min•1.73m^2）	达标率
2	不推荐	2.0	100%
3	1.2	0.9	93.9%
4	0.8	0.6	100.0%

5. 肾功能 / 残肾功能　肾小球滤过率是衡量肾功能的指标。本研究分析结果表明，首次透析之前腹透组和血透组患者的肾小球滤过率（GFR）无显著性差异，透析之后最近一次化验结果表明，腹透组患者的肾小球滤过率显著好于血透组患者的肾小球滤过率（见表 23～表 25）。

表 23　腹透组和血透组患者首次透析时肾小球滤过率比较

透析方式	均值	标准差	中位数	病例数	*t* 值	*P* 值
腹透	7.32	3.32	6.6800	203	−0.977	0.330
血透	7.00	2.97	7.6600	107		

表 24　腹透组和血透组患者最近一次化验肾小球滤过率比较

透析方式	均值	标准差	中位数	病例数	*t* 值	*P* 值
腹透	5.35	2.93	5.13	128	−5.653	0.000
血透	3.53	2.80	3.22	203		

表 25　透析前后肾小球滤过率变化比较

透析方式	均值	标准差	中位数	病例数	t值	P值
腹透	−3.77	3.71	−3.55	168	−3.326	0.001
血透	−2.28	3.06	−1.87	95		

用内生肌酐清除率(Ccr)指标对腹透组患者的肾功能评价结果发现(见表 26),腹透患者的肾功能状态普遍较好,以轻度损害和中毒损害为主(约占 95%)。最近一次化验结果与首次透析前相比各级别肾功能患者的比例分布无显著性差异。

表 26　腹透患者透析前后肾功能变化

肾功能	首次透析前		最近一次化验结果		P值
	病例数	百分比(%)	病例数	百分比(%)	
轻度损害	11	55.0	114	47.3	0.295
中度损害	8	40.0	114	47.3	
重度损害	1	5.0	6	2.5	
早期肾功不全	0	0	3	1.2	
晚期肾功不全	0	0	4	1.7	
合计	20	100.0	241	100.0	

6. 透析感染、并发症发生率　研究发现(见表 27),透析以来曾出现透析相关感染的腹透患者病例为 26.4%,曾发生过透析急性并发症的血透患者比例为 48.1%,两组患者发生透析相关并发症的比例有显著性差异(P=0.000).

表 27　透析患者出现透析相关感染或急性并发症的情况

透析相关感染或急性并发症	腹膜透析		血液透析		P值
	病例数	百分比(%)	病例数	百分比(%)	
未出现	323	73.6	191	51.9	0.000
出现	116	26.4	177	48.1	
合计	439	100.0	368	100.0	

以血清白蛋白(ALB)≤35g/L 作为营养不良的评价标准,外周血血红蛋白(Hb)≤110g/L 作为贫血的评价标准,腹透组和血透组发生营养不良的患者比例分别为 25.8% 和 11.2%(P=0.216),发生贫血的患者比例分别为 67.5% 和 63.2%(P=0.000)(见表 28)。

表 28　腹透组和血透组营养不良和贫血患病率(%, n)

并发症	腹透	血透	P值
贫血	67.5%(136)	63.2%(132)	0.216
营养不良	25.8%(302)	11.2%(292)	0.000

(五)讨论

1. 患者生存质量　现代透析的观念和目标非常明确,一是尽量提高透析患者的长期生存率,二是努力改善透析患者的生存质量。

在血透和腹透的对比研究中,腹透患者生存质量在许多方面优于血液透析患者。但是进一步的分层研究发现，腹透和血透的这种差异主要是在透析的前2年，透析2年后这种差异不再明显。分析其原因可能为：

（1）腹透患者居家透析的优点，使患者能与家庭和社会有更多的沟通和融洽。

（2）腹透避免了血透穿刺的疼痛和血流动力学的不稳定，减少了血压的波动和心血管疾病的发生率。

（3）尤其重要的是，腹透保存残存肾功能较血透好，特别是在透析的初期，这对生存质量的影响非常明显。但是，透析2年以后残存肾功能逐渐消失，腹透的缺点逐渐暴露，如透析的不充分性，腹膜炎的发生，超滤不足等，导致了腹透并发症的发生，生存质量的下降。这可能部分解释了为何腹透患者生存质量在透析2年内多个领域优于血透患者，2年后差异不再明显。

本研究的结果在生存质量方面证实了在慢性肾衰一体化治疗中，腹透作为早期首选的可行性和重要性，然后可再进一步选择血透、肾移植等一体化治疗模式。

2. 透析关键质量指标达标情况　血红蛋白等指标状况既可反映透析的充分性，又直接关系到患者的生存质量。本次研究发现腹透组和血透组的血红蛋白达标率均不到40%。同时，研究结果显示，不同透析中心患者间血红蛋白达标状况参差不齐。就腹膜透析而言，不同中心间腹透患者血红蛋白的达标率从0%到61.5%不等，大多数透析中心腹透患者的血红蛋白达标率在20%到30%之间，达标率在40%以上的透析中心仅有2家，另有2家透析中心腹透患者血红蛋白达标率不足5%，区域化差异极为明显。血液透析方面，大多数中心血透患者的血红蛋白达标率在30%-40%之间，有3个中心血透患者的血红蛋白达标率在40%以上，2个中心血透患者的血红蛋白达标率不足20%。

透析患者血红蛋白达标率较低的情况，既反映出当前各中心对透析患者的贫血管理需要进一步加强，同时也提示医保支付等应对贫血等透析常见并发症治疗加大政策支持力度，以确保透析患者获得更好的生存质量。

3. 透析充分性　透析的充分性直接影响到患者的生存质量。本研究通过对腹透患者的最近一周尿素清除指数（总KT/V）按不低于1.7的标准进行判定，对血透患者的最近一次尿素清除指数（总KT/V）按不低于1.2的标准进行判定，结果显示，腹透组和血透组透析充分性达标率分别为65.7%和93.2%，腹透组显著低于血透组（P=0.000）。但另一方面，对两组患者生存质量的比较研究结果显示，腹透组在总体以及多个领域的生存质量均优于血透组，这种优势在透析前两年尤为明显。

因此，上述两项研究结果提示，目前国内按照每周周尿素清除指数（总KT/V）不低于1.7的标准来判定透析充分性是否合理和具有指导意义，仍值得商榷和进一步深入研究。

第四部分　ESRD 血液透析和腹膜透析成本测算研究

血液透析（HD）和腹膜透析（PD）作为治疗终末期肾病的主要手段，对其进行经济学评价有助于卫生相关决策者基于循证证据制定或调整相关政策。成本测算是终末期肾病透析治疗经济学评价的基础，通常涉及传统成本法和作业成本法（Activity-Based Costing，ABC 法）两种计算方法。为确保测算结果的准确性，课题组分别运用传统成本法和作业成本法对 7 家三甲医院的血液透析治疗进行了全成本测算，结果显示两种方法的差值区间为 0.07～1.05 元，且没有统计学显著性差异。腹膜透析由于其自身服务的特殊性，课题组采用传统成本法对上述 7 家三甲医院腹透治疗进行了全成本测算。全成本测算核心是估算服务的间接成本和直接成本。

一、测算内容

血液透析和腹膜透析治疗终末期肾病的成本项目可归并为 2 大类 7 小项：

（1）直接成本包括以下卫生耗材的费用：

卫生材料：指透析过程中所消耗的医用材料，主要包括透析器、一次性血液管路、普通肝素等。

透析液：血透时所用的 AB 液和腹透时所用的腹膜透析液。

（2）间接成本包括：

人力成本：与透析直接相关的医生、护士、技师等工作人员的基本劳务报酬。

水电成本：透析时所消耗的水电费。

房屋折旧：血液净化中心和肾内科的房屋原值折旧费。

设备折旧：按照现行《医院财务制度》的规定所计算的透析设备和其他一般固定资产折旧费用。

其他成本：指日常办公用品消耗、供应室消耗等。

二、数据来源与方法

（一）数据来源

本次成本测算的数据由 7 家调研医院血液净化中心、肾内科、财务科、设备科、计算机中心、总务科等相关部门按成本项目提供。财务部门提供人力成本、水电成本、房屋和设备折旧费用及相关管理费用等信息；设备部门提供医疗专用设备成本等信息；总务部门提供房屋、一般设备成本等信息；血液净化中心和肾内科室提供工作量及卫生材料成本等信息；计算机中心提供 2010 年腹透置管术患者住院费用等信息。此外，测算过程中所涉及数据均为 2010 年数据。

（二）测算方法

1. 血透成本测算方法　血透直接成本测算采用传统成本测算方法，血透间接成本的测算采用传统成本法和作业成本法两种方法分别测算。

（1）前提假设

血液净化中心独立核算，且只负责血液净化相关业务。

次均成本＝次均直接成本＋次均间接成本

直接成本 = 一次性耗材 + 透析液

间接成本 = 人力成本 + 水电成本 + 房屋折旧 + 设备折旧 + 其他

(2) 直接成本

全年一次性耗材总成本 = 每人次耗材成本 * 全年血透人次数

全年透析液总成本 = 每人次透析液成本 * 全年血透人次数

注:每人次耗材成本和透析液成本数据来源于科室成本调查表。

(3) 间接成本

1) 传统成本法:传统成本分摊的方法是:按照工作量对各分类成本进行分摊,包含人力成本、水电成本、房屋折旧、设备折旧以及其他成本共五项主要内容。其中,日常办公用品、供应室消耗等的成本测算以财务报表数据为准。

人力成本、水电成本和房屋折旧费用数据直接从财务部门获得,设备折旧费用从总务科或设备科获得,房屋和设备折旧均按照调研时医院财务制度和折旧年限计算。

2) 作业成本法:作业成本分摊法是将成本按照工作内容进行分摊。血液净化中心的主要业务内容包括:血液透析,血液滤过,血浆置换术,血液灌流和 CRRT 治疗。对于血液透析,按次均 4 小时工作时间计算。对于血透医疗服务项目,根据其操作流程,将其人力成本分成六个作业成本库,即:接诊、透析机及血管通路准备、上机、透析治疗、透析后处置(回血及拔针)、清洗消毒(机器消毒),确定成本动因,建立作业成本库。对于水电成本、房屋折旧、设备折旧、其他等四项同样按照成本动因回乘人次数的办法进行分摊。

2. 腹透成本测算方法

(1) 前提假设

1) 腹透在肾内科开展,置管术归为肾内住院,随访归为肾内门诊。

2) 单个腹透患者年均透析成本 = 全年腹透患者住院总费用 / 置管术患者年人次数 + 全年腹透患者门诊总费用 / 全年腹透患者随访人次 * 单个患者年均随访次数 + 单个腹透患者年均腹透液使用金额 + 单个腹透患者年均一次性耗材费用

单个患者腹透日均成本 = 单个腹透患者年均腹透成本 /364 天

(2) 传统成本法成本测算

1) 腹透置管术分摊系数:首先,从医院信息科调取年置管术患者人数和单个患者费用明细,以年置管术患者数和置管术最低住院费用的乘积作为腹透置管术患者住院总费用估计值,除以肾内科全年住院总收入,即可计算出全年腹透置管术总费用与肾内科住院总收入的比例,形成分摊系数,从而确定腹透置管术分摊系数。

2) 人力成本、水电成本、房屋折旧、设备折旧、其他等五项成本:以腹透置管术分摊系数来分摊肾内住院部门人力成本、水电成本、房屋折旧、设备折旧、其他等五项成本作为全年腹透患者住院总费用。

3) 腹透病人随访成本:根据全年随访人次占肾内科门诊人次的比例系数分摊肾内门诊人力成本、水电成本、房屋折旧、设备折旧、其他等五项,作为全年腹透患者门诊总费用。

注:单个腹透患者年均腹透液使用金额和单个腹透患者年均一次性耗材费用数据来源于科室成本调查表。

三、研究发现

1. 透析器不复用导致血透成本上升　调研结果显示,为避免院内感染与医患纠纷,绝大部分医疗机构正在使用不可复用透析器进行血透治疗。若按3次血透/周计算，可复用透析器血透年人均成本（53 110.2元/人）比不可复用透析器血透治疗年人均成本（75 085.92元/人）则降低了21 975.72元/人（详见表1）。

表1　复用透析器与不复用透析器下的血透成本比较（单位：元）

	复用	不复用	差额
次均费用	340.45	481.32	140.87
年人均费用（2次/周）	35 406.8	50 057.28	14 650.48
年人均费用（3次/周）	53 110.2	75 085.92	21 975.72

注：血透按照每年52周，每周7天计算。

2．腹透较血透具较好成本优势　根据相关研究发现，对于维持透析期患者中约65%左右的病人均适合两种透析治疗[1]。目前多数持续不卧床腹膜透析剂量为每天6～10L，每次交换量为2L[2]，平均每天用4袋；而血液透析患者，一般建议每周3次透析，4.0-4.5h/次[3]。相关研究发现，在校正影响患者生存的危险因素后，血透和腹透人群死亡风险比较无显著差异[4]。依据前述透析频次，每天4袋腹透治疗年人均成本为54 075.84元/人（详见表2），与每周3次可复用透析器血透年人均成本（53 110.2元/人）相近[5]，比每周3次不可复用透析器血透治疗年人均成本（75 085.92元/人）则降低了21 010元/人（注：本次测算中视9.33次腹透成本同1次血透成本具有可比性。即3次/7天＝年需要血透次数/365天，年需要血透次数≈156.43次，一次血透=4袋*365天/156.43次≈9.33袋腹透。）。因此，从医疗成本角度进行比较，腹透成本只占血透成本的约72%，腹透具有较好的成本优势。

表2　不同剂量腹透液下的腹透成本比较（单位：元）

费用类型	3袋/天	4袋/天	差额
日均费用	111.42	148.56	37.14
年人均费用	40 556.88	54 075.84	13 518.96

注：腹透按照全年364天计算。

3．透析器费用构成了血透成本的主要成分　通过血透成本构成分析（表3），无论血液透析器复用还是不复用，其直接成本占血透总成本比例较高，其中，透析器是直接成本的主要构成项目。

表3　不同复用透析器情况下的次均血透成本及其构成

成本类型	复用		不复用	
	费用（元）	比例（%）	费用（元）	比例（%）
直接成本	129.04	37.9%	209.15	43.45%
其中：一次性卫生材料及耗材	53.20	15.63%	73.90	15.35%
透析器	38.20	11.22%	102.67	21.33%
透析液	37.64	11.05%	32.58	6.77%
间接成本	211.42	62.11%	272.18	56.54%
其中：人力成本	109.65	32.21%	128.33	26.66%
水电成本	6.19	1.82%	7.82	1.62%

续表

成本类型	复用		不复用	
	费用(元)	比例(%)	费用(元)	比例(%)
房屋折旧	1.29	0.38%	9.60	1.99%
设备折旧	52.57	15.44%	61.12	12.70%
其他	41.72	12.26%	65.31	13.57%
合计	340.45	100%	481.32	100%

4. 腹透液是腹透成本的主要驱动器　根据腹透成本构成分析(表4)发现以腹透液为主的直接成本占腹透总成本比例超过90%。

表4　次均腹透成本及其构成

成本分类	费用(元)	比例(%)
直接成本	34.52	92.95%
间接成本	2.62	7.05%
合计	37.14	100.00%

四、政策建议

1. 加大推进复用透析器，降低透析成本　根据成本测算结果可见，血透透析器复用和腹透年成本较为接近。所以，在保证医疗质量的基础上和逐步提高腹透治疗率的过程中，亦可在血透治疗中尝试逐级推行复用透析器以加强降低透析成本的效果。建议从医疗和管理水平较高的三级医院试点，逐步向有条件的二级医院梯度推进，与腹透治疗双管齐下，降低透析成本。目前我国在治透析患者约为10万人，血透患者约占90%[6]，若全部使用复用透析器，每年将节省18.9亿元医疗支出。

2. 提高腹透治疗率，降低透析治疗成本　机构统计数据显示，我国在治透析患者约为10万人，血透患者约占90%，腹透患者10%。文献研究表明，我国潜在透析患者近100万，腹透患者比例每增加10%，在血透透析器可复用的前提下，年社会透析治疗总成本将节约7.72亿元人民币(见表5)；在血透透析器不可复用的前提下，腹透患者比例每增加10%将带来20.63亿元人民币的年社会资源结余(见表6)。

表5　全部复用透析器血透治疗预期节省医疗费用

	方案一	方案二	方案三
腹透治疗患者比例(%)	10%	20%	30%
血透治疗患者比例(%)	90%	80%	70%
腹透年治疗费用(亿元)*	5.408	10.815	16.223
血透年治疗费用(亿元)*	55.615	49.436	43.256
小计(亿元)*	61.023	60.251	59.479
较方案一节省的费用(亿元)	0	0.772	0.772
扩大至100万患者节省的费用(亿元)	0	7.72	7.72

注：*腹透年治疗费用和血透年治疗费用的计算均以我国当前在治透析10万人作为基数

表6 全部非复用透析器血透治疗预期节省医疗费用

项目	方案一	方案二	方案三
腹透治疗患者比例(%)	10%	20%	30%
血透治疗患者比例(%)	90%	80%	70%
腹透年治疗费用(亿元)*	5.408	10.815	16.223
血透年治疗费用(亿元)*	67.233	59.763	52.293
小计(亿元)*	72.641	70.578	68.516
较方案一节省的费用(亿元)	0	2.063	2.062
扩大至100万患者节省的费用(亿元)	0	20.63	20.63

注:*腹透年治疗费用和血透年治疗费用的计算均以我国当前在治透析10万人作为基数

此外，通过比较各调研城市当前血透收费价格和实际成本测算结果，血透成本较高，对医疗资源占用较大。面临日益增加的患者需求，鼓励腹透治疗的提供有利于更合理的利用有限的医疗资源。

3. 大力推动透析耗材国产化，统一招标采购，降低透析成本 根据成本测算结果，在不复用透析器的情况下，次均血透成本为481.32元，高出当前各地血透医疗收费价格标准从41.32元到241.32元不等。而调研结果发现，血透透析器和腹透液等耗材以进口为主，尤其腹透液市场仅以一家合资企业为主导，这种现象对降低透析成本极为不利。建议政府采取税收减免等优惠政策，积极鼓励和引导有能力的国内医药企业进行透析耗材等相关产品的研发，推动透析耗材国产化，降低透析成本，减轻国家、社会和患者经济负担。同时，对市场上的透析耗材实行统一招标采购，通过政策引导，降低透析耗材的市场价格。

参考文献

1. 汪涛. 关注透析治疗各国寻求政策解决方案—第十一届国际腹膜透析学会年会侧记[J]. 中国医疗保险，2006(5): 36-38.
2. 陈香梅. 腹膜透析标准操作规程. 北京: 人民军医出版社，2010: 25.
3. 陈香梅. 血液净化标准操作规程. 北京: 人民军医出版社，2010: 53.
4. 延红，胡善联，徐琦. 血液透析与腹膜透析的效果、费用及其补偿机制的回顾性分析[J]. 中国一眼管理杂志，2003，19(7): 410-413.
5. 祝延红. 血透与腹透的成本比较及其影响因素敏感度分析[J]. 中国医院，2005(9): 12.
6. 陈在彬. 国际与我国血液透析发展概况[J]. 健康向导，2009，15(3): 12.

第五部分　ESRD 透析治疗的成本 - 效果比较研究

第一章　国内外 ESRD 透析治疗的成本 - 效果比较研究综述

近年来随着终末期肾病(ESRD)疾病负担的快速增加和全球范围内腹膜透析治疗的发展和应用，各国学者都在积极开展 ESRD 两种主要透析方法—血液透析(血透)和腹膜透析(腹透)的临床效果和经济学、社会学评价，为卫生决策者出台相关政策提供实证基础。本文将对国际和我国前期开展的两种透析治疗的临床效果和经济、社会评价进行回顾，以期为国内血透和腹透经济学比较研究提供借鉴，更好地为相关决策服务。

1. 国际范围内两种透析治疗技术的经济学评价研究

(1) 血透和腹透经济学比较研究概述：在国际肾透析模式选择的研究文献中，大部分集中讨论不同透析方式的临床有效性(临床结果)，如比较腹透和血透患者的健康状况[1]、存活率[2]、死亡风险和死亡率[3-4]、残余肾功能水平、并发症和生存质量[5]等，但不同研究的结论存在差异，甚至有相互矛盾之处。近年来很多研究者对两种透析模式进行了经济学评价和比较，但大多数都是关于血透和腹透的简单的直接成本分析，有些将直接成本和存活率联系在一起分析，很少有研究将治疗的全成本和生命质量相联系并进行分析[6-7]。Just 及其同伴 2008 年发表的透析治疗的文献综述指出，发展中国家更是缺乏完善的透析治疗的经济学评价[6]。根据英国的"国民健康体系(NHS)"下属的卫生技术评价体系(HTA)在 1998 年所做的一个综合文献评估，1998 年之前英文文献中没有对两种透析模式的效果和效率进行比较的随机临床试验研究[8]。

HTA 利用 Cochrane 协作网评价方法筛选和分析了 1.6 万个摘要和 2300 个有关终末期肾病研究的随机临床试验研究，对透析技术的效果和效率进行了系统评价。HTA 选出了 6 大技术评估主题，血液透析和门诊持续腹膜透析的效果和效率是其中主题之一。对于该主题，HTA 的结论是：截至 1998 年，没有关于血透和腹透效果和效率的随机临床试验研究。因为针对这个主题的前期研究普遍存在设计缺陷，因此未能收集到可信的数据以对腹透和血透的成本效益进行经济学比较。对于相对昂贵的血透治疗，NHS 认为并没有发现其具有较大效果的证据，除了少数研究认为血透的患者存活率略高。针对这个结果，HTA 建议建立新模型，收集腹透和血透治疗方法的相对成本、效益和风险方面的数据，并开展随机临床控制研究，收集观察型数据。HTA 认为鼓励血透的政策需要用更复杂的经济学模型来分析，并推荐使用马尔科夫模型(Markov modeling)分析血透治疗的成本效益，同时提出随着透析治疗的多样性发展趋势(如社区腹膜透析)，比较血透和腹透的经济学评价还应该考虑透析治疗地点等因素[8]。

根据 Author Blake 对腹透相关随机对照临床试验研究(RCT)的综述[9]，从 90 年代末到现在，国际期刊里出现了大量有关腹透临床效果的 RCT 研究，包括关于溶质清除率目标(solute clearance target)、存活率、持续门诊腹膜透析装置应用、新的腹膜透析液的应用和残余肾功能保护等主题的研究。这些 RCT 研究较好地回答了腹透领域长期以来存在的争议问题，但是由于样本量不足等问题，导致一些结论不具有足够的信服力。鉴于上述情况，Blake 呼吁各国学者应该联合开展一些多中心大样本量的腹透 RCT 研究，改善腹透临床效果研究质量。

1998年之后，一些希望推广腹透的欧洲、南美和亚洲国家积极组织比较血液透析和腹膜透析治疗模式的经济学评价研究[7、10、11]，但绝大多数是非随机临床试验研究，鲜有随机临床试验研究。根据对1998年到目前的相关文献的搜集和整理结果，目前仅发现一项利用随机临床试验来比较腹透和血透的五年存活率的研究（38位患者）[12]。

（2）一些新的经济学评价方法的应用：为了消除非随机临床试验可能带来的偏倚，一些先进的分析方法逐渐用于透析模式的经济学评价研究，如决策树分析（Decision tree）、马可夫模型（Markov modeling）和倾向评分匹配法（PSM）等。下面将重点回顾瑞典学者利用决策树分析模型开展的一项透析模式非随机临床试验研究，泰国学者利用马可夫模型开展的血透和腹透经济学评价研究，和美国学者用倾向评分匹配法开展的血透和腹透成本比较研究。

1997-2002年，瑞典学者Sennfalt和其同仁做了一项关于瑞典透析患者的成本分析和成本效益分析的5年追踪研究[7]。他们首先组织护士根据腹透和血透选择的一些变量（如年龄、是否患有糖尿病、对肾移植的接受程度、是否患有心脏病、住房类型、家庭条件和国籍（是否能理解瑞典语），对瑞典东南部所有透析中心的患者病例数据（总共386份），进行了初筛，找出了138个患者。并利用上述选择变量对类似患者的简单匹配，找出了68对适合两种透析模式的患者，对他们的病例进行了回顾性分析。对138位患者进行了EQ-5D问卷调查，并从这部分患者里找到了27组患者，每一组包含一个腹透患者，一个血透患者和一个肾移植患者。利用决策树分析法，Sennfalt等得出了有关腹透和血透患者的生存质量及成本的数据，他们发现两种透析模式的总体肾移植率和死亡率都基本类似，然而不同年龄组出现了一些差异。腹透治疗最初5年的总成本略低于血透。将各年龄组患者的生存质量和直接成本联系起来分析，他们发现21～60岁组的患者腹透的成本效果（cost-effectiveness）相对血透组较好，但这一结果不适用于61岁以上患者组。成本效用（cost-utility）分析结果显示，腹透所有年龄组对应的质量调整寿命年的直接成本低于血透组。Sennfalt等还针对不同地区费用偏差（尤其是血透）做了敏感度分析，确保了研究结果的严谨。瑞典的这项研究为两种透析模式的经济学评价提供了一个较好的研究设计模型，但简单的人工匹配自身可能会产生结果偏倚，这或许是该研究设计上的一个缺陷。

为了给2008年全民医保出台透析相关政策准备实证基础，泰国政府2006年支持了系列透析治疗的经济学评价研究，其中Teerawattananon等利用马可夫模型对透析治疗（腹透和血透）与临终关怀的经济学比较研究受到了学界的关注。与前期很多研究不同的是，他们认为血透和腹透患者并不是永远只使用一种治疗模式的，而是会根据情况变化从血透转到腹透治疗，或在腹透之后开始血透。基于此认识，他们为年龄在20～70岁之间的ESRD患者设计了一个概率马可夫模型，利用泰国肾病协会的患者登记数据，比较安抚性治疗和透析治疗（血透和腹透）的增量成本效果比（Incremental cost-effectiveness ratio，ICER），同时利用EQ-5D表调查患者生存质量。最后得出了腹透和血透相对安抚性服务的ICER分别是5.2万购买力平价美元（PPP）/QALY和6.3万购买力平价美元/QALY，发现腹透比血透更具有全社会层面的成本效益[13]。然而泰国的这项研究没有做两种透析治疗的临床效果研究，只是假定腹透和血透具有类似的存活率。而这个假定的根据是英国1998年HTA的实证评价结果，即现有数据并不能比较血透和腹透的真实效果。

美国研究人员Berger及其同伴于2009年利用倾向评分匹配（propensity score matching）来匹配463个血液透析和腹膜透析患者，跟踪分析他们一年内的透析服务利用情况，并测算相关成本，结果显示腹透患者的资源耗费较少，因病住院的几率较血透患者低[14]。这项研究利用PSM匹配分析费用，避免了组间差异，使透析模式的成本分析更为精准。

除了上述提到的一些成本分析和成本效果/效益/效用分析的工具，近期的文献还出现了对肾透析患者生存质量调查方法的探讨。很多测量透析治疗患者生存质量的研究都用到了欧洲五维健康量表(EQ-5D)和健康调查简表(SF-36)。目前很多学者将目光转向了一种肾透析专用调查表(KDQOL)，KDQOL是近年来新推出的专门用于评估透析和肾病患者生存质量的一种比较全面的量表，将一般健康相关的生存质量项目和肾病相关的生存质量项目合并，并且包含患者满意度调查内容。包含的肾脏病相关的内容有：症状、肾病的影响、肾病带来的负担、工作状况、认知功能、社会交往的质量、性功能、睡眠、社会支持、透析工作人员的鼓励、患者的满意程度以及对健康状况的总评价等。根据Hays等(1994)和Korevaar等(2002)所做的研究，KDQOL是具有信度和效度的肾透析生存质量测量工具，Korevaar等甚至指出KDQOL所包含的透析治疗相关问题具备较高的敏感度[15-16]。

2. 国内两种透析治疗技术的经济学评价研究　由于终末期肾病给患者和医保都造成巨大的疾病经济负担，国内学界近年来也积极开展一些透析技术的比较研究，包括血透和腹透临床疗效、经济学评价和生存质量的研究。与国外透析治疗的临床效果研究类似，国内的透析临床研究也主要关注肾透析的存活率、死亡率和死亡原因、残余肾功能和并发症等。然而著名肾病专家余学清指出既往的透析治疗临床疗效研究过于注重将3种肾替代治疗方式(血液透析、腹膜透析和肾移植)作竞争性比较，探究何者为优，而忽视了3种方法各有优点，具有互为补充的重要临床价值。同时，余教授还指出目前国内需要开展多中心大样本的前瞻研究，推荐符合中国ESRD患者特点的透析治疗方案[17]。在透析的经济学评价方面，上海复旦大学胡善联等人从90年代中期开始做了一系列透析治疗的经济学研究，通过收集医院和医保数据测算了血透和腹透的直接成本[18-22]。近几年国内出现了一批针对肾透析患者生存质量的研究，反映了社会对ESRD患者生存质量和心理状况的关注。

吴晶等做了一个终末期肾病透析治疗产出研究综述，对1993—2004年之间所有使用原始数据的透析实证研究进行了系统分析和评价[23]。根据他们的分析结果，仅有14项有关肾透析临床效果、经济学评价和生存质量的研究符合要求。这14项研究中仅有一项是前瞻性的，其余都是回顾性或横断面的研究；14项研究中只有马祖等2004年在广东开展的多中心研究采取了KDQOL量表调查患者生存质量，其他都采用的是SF-36或其他生存质量量表，经分析吴晶等认为KDQOL是最优量表。总体看这些研究在样本收集、研究设计、研究方法等方面和国外文献有差距，产出有相互矛盾之处，同时分析的深度和广度不足。吴晶等认为我国透析研究总体情况是研究不足，亟待开展多中心大样本量的前瞻性的研究。还需要通过追踪患者情况，收集优质数据。同时，应从全社会角度进行研究，从而全面地评价ESRD透析治疗的经济性。另外，研究设计方面应该学习国外透析研究的先进方法，如利用马可夫模型和多重回归分析等。

2004年以后，为了协助卫生决策者做相关决策—尤其医保相关决策，国内学界涌现了一些有关透析治疗的经济学研究[24-25]。然而大部分都是小规模的回顾性分析或横断面研究，几乎没有前瞻性研究。目前所知规模最大的经济学评价是2005年中国医疗保险协会支持的一项透析治疗经济学研究—《城镇职工基本医疗保险制度的实证分析——透析治疗的医疗保险支付机制研究》[26]。通过2年多时间的实证研究，该研究对我国6个城市10家医院1061名透析患者进行了调查，研究比较了血液透析和腹膜透析这两种透析方式在费用-效果及经济学方面的价值。研究结果显示，血液透析和腹膜透析是疗效相同的治疗终末期肾病的手段。然而从降低医疗费用和有效使用医保基金的角度来分析的话，证实腹膜透析相对是一种更为经济、有效且有益于患者生命质量的治疗手段。此项研究比较了血透和腹透患者所要承担的费用，包括直接医疗费用和间接费用。此外，项目还以生命质量测定的分值来分析评价费用 - 效果，认为医保应鼓励腹透，因为腹透的每个生命质量分值的费用较低，从而降低医保的支出。研究结果建议在中国增加腹膜透析治疗的使用，以减轻医疗保险基金的压力，这项研究在国内产生了较大影响力。然而这项研究是横断面研究，虽然样本量较大，但开展时间距今已经 5 年了，不能较好地反映国内透析治疗情况目前的一些变化。另外，该研究从城镇医保支付角度衡量透析治疗，没有从全社会角度做透析治疗的技术和经济学评价，因此无法全面评价腹透和血透治疗的经济性。最重要的是，受到当时医疗改革背景的限制这项研究没有利用公平性角度分析透析服务模式的提供和利用，未能体现新一轮医保对公平性的要求。

2004 年以后，KDQOL 作为调查肾病患者生存质量的专业量表，开始在国内广泛使用。在上述 2005 年医保协会的项目中，即使用 KDQOL 调查患者生存质量。2005 年朱晓峰等使用 KDQOL 量表评价了血透患者生存质量及相关影响因素[27]；2010 年上海瑞金医院的卫诺等使用 KDQOL 做了老年终末期肾病腹膜透析患者生存质量的临床分析[28]。这些研究均验证了 KDQOL 对国内患者的可用性。

3. 结论 根据上述对国内外血透和腹透评价研究的现状回顾，可以看出目前国内尚缺乏具有一定深度和广度的透析治疗技术的经济学评价，同时经济学评价方法有待进一步的完善与提高，且需要引入全社会视角和公平性视角进行分析。后期研究应采取科学、严谨的方法，如开展两种透析治疗模式的 RCT 研究，并借鉴国际先进的经济学分析模型，如马可夫模型和 PSM，同时利用 KDQOL 这样的生存质量模型，结合我国实际情况和患者特点，开展大样本量、多中心的调查研究，收集优质数据，从全社会角度比较血透和腹透的成本效果 / 效用 / 效益，为我国出台透析治疗相关政策提供实证基础。

参考文献

1. Kutner, N. Health status and quality of life reported by incident patient after 1 year on hemodialysis or peritoneal dialysis[J]. Nephrology Dialysis Transplantation, 2005, 20(10): 2159-2167.
2. Liem, Y., et al. "Comparison of hemodialysis and peritoneal dialysis survival in the Netherlands", 2007.
3. Termorshuizen, F., et al. Hemodialysis and peritoneal dialysis: comparison of adjusted mortality rate according to the duration of dialysis: analysis of the Netherlands' cooperative study on the adequacy of dialysis[J]. American Society of Nephrology, 2003(14): 2851-2860.
4. McDonald, S., et al. Relationship between dialysis modality and mortality[J]. Journal of the American Society of Nephrology, 2008(20): 155-160.
5. Wu, A., et al. Changes in quality of life during hemodialysis and peritoneal dialysis treatment: generic and disease specific measures[J]. Journal of the American Society of Nephrology, 2004, 15: 743-753.
6. Just, P., et al. Economic evaluations of dialysis modalities[J]. Health Policy, 2008, 86: 163-180. www.sciencedirect.com.
7. Sennfalt, K., et al. Comparison of hemodialysis and peritoneal dialysis: a cost-utility analysis[J]. Peritoneal Dialysis International, 2002, 22: 39-47.

8. Macleod，A.，et al. “Effectiveness and efficiency of methods of dialysis therapy for end-stage renal disease：systematic reviews”. Health Technology Assessment，1998，2(5).
9. Blake，P. Randomized controlled trials in PD[J]. Nephrology Dialysis Transplantation[J]，2007，22(10)：2746-2748. http://ndt.oxfordjournals.org/content/22/10/2746.full.
10. Hooi，L. Economic evaluation of center hemodialysis and continuous ambulatory peritoneal dialysis in Ministry of Health hospitals in Malaysia[J]，2001.
11. Pacheco，A. Cost/utility study of peritoneal dialysis and hemodialysis in Chile[J]. Peritoneal Dialysis International，2007，27：359-363.
12. Korevaar JC，Feith GW，Dekker FW，et al. Effect of starting with hemodialysis compared with peritoneal dialysis in patients new on dialysis treatment：a randomized controlled trial[J]. Kidney Int，2003，64：2222-2228. http://www.nature.com/ki/journal/v64/n6/abs/4494148a.html.
13. Teerawattananon，Y.，et al. Economic Evaluation of Palliative Management versus Peritoneal Dialysis and Hemodialysis for End-Stage Renal Disease：Evidence for Coverage Decisions in Thailand[J]. Willey Online library，2007，http://onlinelibrary.wiley.com/doi/10.1111/j.1524-4733.2006.00145.x/full.
14. Wolfgang，C.，et al. Comparing Mortality of Elderly Patients on Hemodialysis versus Peritoneal Dialysis：A Propensity Score Approach[J]. American Society of Nephrology，2002，13：2353-2362.
15. Hays，D.，et al. Development of kidney disease quality of life(KDQOL) instrument[J]. Quality of Life Research，1994.
16. Korevaar，J. et al. Validation of the KDQOL-SF™：A Dialysis-Targeted Health Measure[J]. Quality of Life Research，2002，11(5)：437-447.
17. 余学清.“中国腹膜透析的现状及展望”. 中国医学论坛报(网络版)[EB/OL]. 2000.[2010-11-17]. http://www.cmt.com.cn/old/article/061228/a061228b0701.htm.
18. 金春林，胡善联，邵浩奇. 终末期肾病治疗的成本效果分析回顾[J]. 国外医学(卫生经济分册)，1993，(01)：5-10.
19. 金春林，邵浩奇，胡善联，郑树忠. 终末期肾病治疗的费用效果分析[J]. 中国卫生事业管理，1994(8)：442-446.
20. 祝延红，胡善联，徐琴君. 血液透析与腹膜透析的卫生经济学研究概述[J]. 中华医院管理杂志，2003(07)：403-409.
21. 祝延红，胡善联，陈新乐. 血液透析与腹膜透析的费用及疾病经济负担分析[J]. 中华医院管理杂志，2003(07)：413-416.
22. 祝延红，胡善联. 血液透析和腹膜透析的成本分析[J]. 中华医院管理杂志，2002(11)：684-687.
23. 吴晶，等. 终末期肾病透析治疗产出研究综述[J]. 中国卫生经济，2006，3(25)：74-78.
24. 文吉秋，等. 血液透析、腹膜透析和肾移植的成本 - 效果分析[J]. 中华肾病杂志. 2005，21(10)：616-619.
25. 中国社会保险学会医疗保险分会.《城镇职工基本医疗保险制度的实证分析——透析治疗的医疗保险支付机制研究报告》[R]. 2006，北京.
26. 朱晓峰等. 终末期肾病维持性血液透析患者生存质量及相关因素研究[J]. 中国血液净化. 2005(6)：310-313.
27. 卫诺，黄晓敏，陈伟红. 老年终末期肾病腹膜透析患者生存质量的临床分析[J]. 中国老年学杂志，2010，30(17)：2532-2533.

第二章 ESRD透析治疗的疾病经济负担及成本-效果分析研究

作为终末期肾病的主要替代治疗手段，腹膜透析治疗和血液透析治疗给患者和医保都造成巨大的疾病经济负担。国际上大样本随机对照研究表明，两种透析方式各有优点，在治疗效果上没有显著性差异，在治疗费用上则是腹透略低于血透。国内目前为止尚未开展多中心大样本的前瞻性研究，但也努力应用回顾性调查分别从肾透析的存活率、死亡率和死亡原因、残余肾功能和并发症等方面进行了临床治疗结果的研究，但从多方面进行综合治疗效果的研究较少。在卫生经济学评价方法上，尚缺乏具有一定深度和广度的透析治疗技术的经济学评价，如借鉴国际先进的经济学分析模型，利用KDQOL的生存质量模型，进行我国终末期肾病透析治疗患者的疾病经济负担、增量成本效果和预算影响分析，从全社会角度比较血透和腹透的成本效果/效用/效益，为我国出台透析治疗相关政策提供实证基础。

（一）研究目的

通过多中心透析治疗患者的经济负担分析和卫生经济学评价，了解终末期肾病患者腹透治疗和血透治疗的经济负担，并对两者费用水平和治疗效果进行比较，分析两种治疗方式的成本-效益，推荐出比较具有成本-效果的透析治疗方式，预测其扩大使用规模时的费用影响，从而为医院、患者以及卫生行政和医疗保险机构等政府部门的卫生决策提供实证依据。

（二）研究内容

1. 腹透和血透疾病经济负担比较。

2. 腹透和血透成本效果和增量成本效果比较。

3. 腹透和血透预算影响分析。

（三）研究对象

研究现场：安徽省立医院、安徽医科大学第一附属医院、北京大学第三医院、上海交通大学医学院附属仁济医院、中国医科大学附属盛京医院、四川省人民医院、西安交通大学医学院第一附属医院、浙江大学医学院附属第一医院、郑州大学第一附属医院共9家医院。

调查对象：诊断为终末期肾病，2008年1月1日至2010年1月1日期间在上述医院登记透析，开始透析时既可开展腹透、又可以开展血透的患者。除外患有严重合并症（如肿瘤、瘫痪、失明等疾病）或曾接受肾移植手术的患者。

（四）资料来源与方法

1. 资料来源

(1) 采取患者自填问卷或护士帮助填写方式收集患者一般信息、直接治疗费用、治疗相关费用、生存质量、误工时间等信息。

(2) 由现场数据收集负责人初步审核问卷填报质量，再由研究人员进行问卷填报质量的二次验收。

(3) 本研究测算的腹透和血透成本信息。

2. 测算方法

(1) 直接治疗费用（手术费用+透析费用+并发症用药费用+检查化验+住院费用）。

直接医疗费用=患者自报2010年透析治疗医疗费用

(2) 治疗相关费用（交通费+食宿费+营养费+家庭护理费+透析房间消毒费+陪同人员误工费+患者误工费）。

治疗相关费用 = 患者自报2010年交通费 + 患者自报2010年食宿费 + 患者自报2010年营养费 + 患者自报2010年家庭护理费 + 患者自报透析房间和消毒设备费用 + 陪同人员误工费用 + 透析患者误工费用

陪同人员误工费用 =（陪护人员误工天数/22天）* 陪同人员月平均工资[1]

（注：根据中华人民共和国国家统计局报告《2010年城镇非私营单位在岗职工年平均工资主要情况》，2010年全国城镇非私营单位在岗职工年平均工资为37 147元，2010年全国城镇私营单位就业人员年平均工资为20 759元。http://www.stats.gov.cn/tjfx/jdfx/t20110503_402722855.htm，2010年农村居民全年人均纯收入5919元。）

透析患者误工费用 =（因透析请假误工天数/22天）* 患者月工资收入

其中，按照误工人员所在工作单位不同，其误工费用分别计算如下：

国有单位和城镇集体单位工作人员的误工费用 =2010年全国城镇非私营单位在岗职工年平均工资/12个月/22天 * 误工天数

其他单位工作人员的误工费用 =2010年全国城镇私营单位在岗职工年平均工资/12个月/22天 * 误工天数

农村务农人员的务工费用 =2010年收入/12个月/22天 * 误工天数

（3）年透析总费用

年透析总费用 = 直接治疗费用 + 治疗相关费用

（4）透析费用占年家庭收入的比例

直接医疗费用占家庭收入的比例 = 患者自报比例

透析总费用占家庭收入的比例 = 透析总费用 / 年家庭总收入

（5）腹透与血透成本

根据本研究测算的腹透和血透次均成本计算调查病人的年透析成本。本研究的透析成本测算仅覆盖透析液、透析耗材、人力成本、水电能耗、房屋和设备折旧等，不包括透析并发症治疗费用和与透析相关的间接费用。按透析器复用和不复用的血透次均成本481.32元和340.45元，分别计算每调查的血透病人年血透成本；按腹透每袋37.14元的成本计算每调查腹透病人年腹透成本。

（五）结果与分析

1. 一般情况分析　本研究共调查腹膜透析患者453例，其中男性235例，女性193例；血液透析患者384例，其中男性238例。女性142例。血透患者平均年龄为57.9岁±16.5岁，腹透患者平均年龄为53.4岁±15.2岁。两组患者在性别分布上，血透男性患者比例大于腹透男性患者比例；在年龄分布上，血透60岁以下患者比例低于腹透60岁以下患者比例，血透60岁及以上患者比例高于腹透60岁及以上患者比例；在文化程度上，血透患者高中及以上学历的比例高于腹透患者高中及以上学历的比例；在就业状态上，血透患者中离退休人员比例显著高于腹透患者，腹透患者中无业或失业的患者比例显著高于血透患者；在工作单位性质上，血透患者中在国有单位和城镇集体单位工作的患者比例高于腹透患者中在国有单位和城镇集体单位工作的患者比例，腹透患者中从事农业劳动的患者比例显著高于血透患者中从事农业劳动的患者比例；在两组透析患者拥有的医疗保障类型方面，参加城镇职工基本医疗保险的血透患者比例显著高于参加城镇职工医疗保险的腹透患者比例，而腹透患者中全自费的患者比例高于血透患者中全自费的患者比例，同时腹透患者中参加新型农村合作医疗的患者比例显著高于血透患者中参加新型农村医疗的患者比例；在享有医疗救助方面，腹透患者中共有5例享受医疗救助，占腹透患者总人数的比例为1.1%，且均为参加新型农村合作医疗的患者；血透患者中共有6例享受医疗救助，占血透患者总人数的1.6%；血透组和腹透组患者在婚姻状况和就业状态的分布上没有显著性差异(见表1、表2)。

本研究调查的9家医院中，调查病例数最多的为浙江大学附属第一医院，244例；病例数最少的为河南郑州大学附属第一医院，47例。9家医院调查问卷中，血透患者比例最高的为安徽省立医院，占76.92%；腹透患者比例最高的为北医三院，占72.22%。

表1 各中心调查腹透患者和血透患者比例

中心名称	血透患者		腹透患者		合计
	病例数	百分比(%)	病例数	百分比(%)	病例数
安徽省立医院	40	76.92%	12	23.08%	52
安徽医科大学第一附属医院	26	35.62%	47	64.38%	73
北医三院	30	27.78%	78	72.22%	108
河南郑大一附院	23	48.94%	24	51.06%	47
上海交通大学医学院附属仁济医院	33	44.00%	42	56.00%	75
四川省人民医院	61	64.21%	34	35.79%	95
西安交大一附院	47	61.84%	29	38.16%	76
浙江大学医学院附属第一医院	96	39.34%	148	60.66%	244
中国医科大学附属盛京医院	28	41.79%	39	58.21%	67
合计	384	45.88%	453	54.12%	837

从表2和表3显示，两组病人在年龄分布上有显著差别，45岁以上血透病人所占比例(75.5%)明显高于45岁以上腹透病人所占比例。在透析时间上病人分布比较一致，1-3年的透析史上两组病人没有显著差别。慢性肾小球肾炎为腹透和血透患者终末期肾病最主要的原发病，两组所占比例都在40%以上，其次为高血压性肾病和糖尿病肾病，腹透和血透中均有超过80%的患者原发于这三种疾病。腹透和血透最主要的伴发症依次为心血管病、糖尿病和脑血管病。

2. 血透和腹透的治疗效果比较　表4表明，在四个透析治疗关键效果指标中，白蛋白(ALB)达标率血透患者高于腹透患者，分别为88.8%和74.2%，但不具有统计学显著性差异。肾小球滤过率(GFR)腹透患者显著高于血透患者，两者相差1.82，具有统计学意义。尿素清除指数(KT/V)无论以≥1.4或≥1.2作为目标值，腹透患者达标率均高于血透患者；以≥1.4最为显著，具有统计学意义。血红蛋白达标率在血透和腹透患者之间无显著差异。

表5中的数据为腹透和血透患者KDQOL-SF^{TM}1.3问卷调查分析结果，显示腹透患者在肾脏病和透析相关生存质量的得分均高于血透患者，而且具有统计学意义；在身体健康综合状况和精神健康综合状况两个方面得分相近。肾脏病和透析相关的生存质量评估内容主要有：症状表现、肾病的影响、肾病带来的负担、工作状况、认知功能、社会交往的质量、性功能、睡眠、社会支持、透析工作人员的鼓励等总体健康状况。从前述分析发现血透和腹透两组病人在年龄分布上有显著差异，为进一步探明肾脏病和透析相关的生存质量在两组病人年龄上的分布，本研究将年龄进行分层，分析这些相关生存质量分值在不同年龄段上的分布情况。

表2　透析患者分布

一般情况	分组	腹透患者		血透患者		χ^2值	*P*值
		病例数	百分比(%)	病例数	百分比(%)		
性别	男性	235	54.9	238	62.6	4.949	0.026
	女性	193	45.1	142	37.4		
年龄	<30岁	23	5.2	28	7.3	23.088	0.000
	30～45岁	114	25.6	66	17.2		
	45～60岁	155	34.8	106	27.7		
	60～75岁	114	25.6	122	31.9		
	75岁以上	39	8.8	61	15.9		
婚姻状况	未婚	26	5.9	30	7.9	3.635	0.304
	已婚	385	86.9	323	84.8		
	离异	14	3.2	7	1.8		
	丧偶	18	4.1	21	5.5		
文化程度	没上过学	30	6.7	21	5.5	14.303	0.026
	小学	94	21.0	55	14.4		
	初中	153	34.2	119	31.2		
	高中/技校	64	14.3	61	16.0		
	大专/中技	33	7.4	28	7.3		
	大专	34	7.6	45	11.8		
	大学及以上	40	8.9	52	13.6		
就业情况	在业	55	13.6	52	14.2	33.313	0.000
	离退休	151	37.4	197	53.7		
	学生	7	1.7	4	1.1		
	无业/失业	143	35.4	67	18.3		
	长期病假	22	5.4	25	6.8		
	其他	26	6.4	22	6.0		
工作单位	国有单位	153	39.6	181	53.7	40.441	0.000
	城镇集体单位	34	8.8	48	14.2		
	其他单位	77	19.9	65	19.3		
	务农	122	31.6	43	12.8		
医疗保障类型	全自费	14	3.1	3	0.9	97.547	0.000
	城镇职工基本医疗保险	168	37.1	221	63.1		
	城镇居民基本医疗保险	56	12.4	57	16.3		
	新型农村合作医疗保险	121	26.7	25	7.1		
	公费医疗	42	9.3	30	8.6		
	商业医疗保险	0	0	3	0.9		
	其他	52	11.5	11	3.1		

表3　透析患者透析年限及原发病一般情况

一般情况	分组	腹透患者		血透患者		χ^2值	P值
		病例数	百分比(%)	病例数	百分比(%)		
透析年限	1年	169	37.6	156	41.2	5.325	0.070
	2年	214	47.9	152	40.1		
	3年	66	14.5	71	18.7		
原发病	慢性肾小球肾炎	219	48.3	157	42.1	7.204	0.302
	糖尿病肾病	76	16.8	73	19.6		
	高血压性肾病	76	16.8	74	19.8		
	慢性间质性肾炎	6	1.3	3	0.8		
	狼疮性肾炎	4	.9	7	1.9		
	其他	63	13.9	47	12.6		
	原因不详	9	2.0	12	3.2		
伴发病	糖尿病	81	17.9	75	19.5	11.548	0.042
	脑血管病	51	11.3	27	7.0		
	心血管病	129	28.5	102	26.6		
	肿瘤	4	0.9	4	1.0		
	肝炎	12	2.6	17	4.4		
	肺部感染	5	1.1	13	3.4		

表4　血透和腹透治疗效果的关键生化指标比较

指标	血透患者	腹透患者	P值
血红蛋白(HB)达标率	36.8%	32.5%	0.216
白蛋白(ALB)达标率	88.8%	74.2%	0.000
肾小球滤过率(GFR)	3.53	5.35	0.000
尿素清除指数(KT/V)达标率1	93.2%	96.5%	0.082
尿素清除指数(KT/V)达标率2	59.4%	89.1%	0.000

注：1按尿素清除指数最低≥1.2评价；2按尿素清除指数目标值≥1.4评价。

表5　血透患者和腹透患者的生存质量得分情况比较

指标	腹透患者		血透患者		t值	P值
	得分	例数	得分	例数		
总体生存质量总分	54.56±8.46	498	49.63±19.78	400	3.984	0.000
SF-12身体健康综合状况	38.76±8.05	443	37.96±8.59	361	1.919	0.055
SF-12精神健康综合状况	42.66±9.84	443	42.41±10.94	361	0.232	0.817

从表6中可以发现，反映相关生存质量的总体健康状况分值在两组病人不同年龄段上除75岁以上年龄段外，其他各年龄段质量分值在两组间没有显著差异。在75岁以上年龄段上，血透病人的质量分值低于腹透病人质量分值。在SF-12身体健康综合状况和SF-12精神健康综合状况上，除小于30岁和大于75岁年龄段外，两组病人的身体健康和精神健康综合状况在各年龄段上没有显著差异。小于30岁年龄段的血透病人身体健康综合状况分值显著低于腹透病人，而大于75岁年龄段血透病人的精神健康综合状况分值显著低于腹透病人。总体来看，腹透患者的生存质量、身体和精神健康综合状况要好于血透患者。

表 6　不同年龄腹透与血透患者各领域生存质量得分比较

领域（项目数）	<30 岁		30～45 岁		45～60 岁		60～75 岁		≥75 岁	
	腹透（n=23）	血透（n= 28）	腹透（n=114）	血透（n=66）	腹透（n=154）	血透（n=106）	腹透（n=113）	血透（n= 121）	腹透（n=23）	血透（n= 61）
症状与不适（12）	80.4±15.2	73.1±17.3	81.0±13.7	77.5±14.6	75.3±17.2	68.7±19.7**	73.6±17.6	70.5±16.5	74.8±16.4	60.7±21.4**
肾脏病对日常生活的影响（8）	50.2±22.0	53.1±19.4	57.4±19.3	53.8±21.4	52.2±20.9	48.9±23.1	45.7±17.7	47.7±21.1	41.1±20.4	35.3±23.5
肾脏疾病负担（4）	23.1±24.4	33.7±25.0	29.6±24.2	32.5±23.6	28.3±23.1	27.3±6.3	29.9±22.2	25.7±25.2	23.2±21.7	17.5±20.0
工作状况（2）	19.6±25.0	15.4±23.5	32.0±33.3	38.5±29.0	28.2±33.3	17.1±27.6**	23.0±28.4	21.9±29.1	31.6±27.1	16.4±25.5**
认知功能（3）	64.6±19.0	75.5±22.1	75.7±19.7	73.0±22.1	67.2±24.2	62.9±29.5	69.4±22.4	67.9±23.9	66.3±28.6	55.7±24.4*
社交质量（3）	65.9±17.8	81.3±16.4**	75.0±19.1	80.3±19.1	70.4±18.8	68.0±26.9	71.5±18.4	71.6±20.3	69.6±22.5	62.7±24.4
性功能（2）	53.1±35.9	37.5±46.8	61.7±29.4	66.4±29.8	56.3±29.7	50.6±37.8	39.6±32.8	64.1±28.9*	41.7±38.2	26.4±26.8
睡眠（4）	69.3±13.6	65.4±14.7	66.7±15.2	64.3±17.4	62.5±19.5	56.4±22.9*	65.0±16.8	58.5±19.1**	56.9±17.2	51.9±18.8
社会支持（2）	72.5±21.1	83.3±15.3*	74.3±18.0	74.6±21.7	73.5±19.7	77.0±21.7	76.6±20.3	74.1±18.8	75.6±20.2	72.0±23.3
透析医护人员的鼓励（2）	89.1±18.2	94.0±12.0	89.9±14.4	90.0±12.5	88.9±15.0	87.0±14.1	88.9±13.2	90.3±14.9	88.2±12.5	87.1±15.3
总体健康状况（1）	55.9±12.2	54.8±15.8	57.9±19.1	53.2±18.0	54.3±18.1	51.3±19.3	53.4±16.5	49.6±21.3	49.5±21.9	39.8±18.7**
患者满意度（1）	76.1±17.3	74.7±17.5	72.1±14.8	76.4±18.4	72.4±17.5	74.9±20.0	74.3±16.6	68.7±16.8**	76.3±16.7	70.0±18.6
体能（10）	65.9±21.0	59.6±21.4	70.1±22.7	72.7±20.6	61.4±25.6	55.0±28.4	53.6±26.1	60.1±25.4	33.9±28.7	41.6±25.1
体力所致工作和生活受限（4）	42.0±33.8	26.9±35.3	35.7±38.6	46.2±42.2	27.6±35.0	27.4±37.1	25.5±33.9	27.0±34.5	17.9±35.3	11.3±24.5
疼痛（2）	73.0±16.3	64.2±23.0	72.1±21.4	72.8±22.6	70.0±23.2	62.5±24.7*	63.8±24.6	61.9±24.4	65.4±23.9	49.1±23.4*
一般健康状况（5）	32.8±17.4	33.9±22.7	38.5±19.4	39.7±17.2	35.4±19.1	34.8±21.3	33.5±17.3	37.8±21.6	31.0±22.3	24.2±17.4
情感状况（5）	61.6±12.9	75.0±18.4**	68.8±17.2	70.4±17.6	63.3±20.7	62.6±23.6	64.4±19.6	61.7±23.3	62.8±25.7	49.4±24.4*
情感所致工作和生活的影响（3）	50.7±48.1	55.1±44.2	44.2±44.9	59.5±44.7*	34.2±42.2	38.2±44.6	33.6±42.3	34.4±40.8	25.4±38.3	19.4±34.9
社会功能（2）	56.0±16.8	61.2±26.0	59.4±18.3	60.2±23.3	56.9±19.9	54.4±26.0	54.4±19.8	52.4±21.9	52.3±21.9	41.6±25.2*
精力状况（4）	50.9±13.0	48.6±20.7	56.8±20.2	50.7±20.2	49.1±20.3	42.6±24.6*	44.7±20.6	49.4±21.6	39.3±23.7	31.2±21.4
SF-12 身体健康综合状况	40.1±6.0	35.2±8.7*	41.9±7.9	41.6±7.8	39.1±7.6	38.0±8.3	37.0±7.3	38.2±8.3	33.7±7.0	32.9±8.2
SF-12 精神健康综合状况	42.4±8.8	48.2±10.3	44.1±9.4	46.0±10.0	41.7±10.0	42.6±11.7	41.5±9.7	41.7±10.6	42.3±9.3	37.3±10.0*

注：腹透组与血透组比较，* 表示 $P<0.05$，** 表示 $P<0.01$，具有显著性差异。

表7显示，腹透患者中94.3%认为治疗方便，血透患者中80.6%认为治疗方便，两组之间存在显著差异。腹透患者对医院服务态度的满意度要高于血透患者，两组患者满意比例分别为96.5%和89.6%，结果有显著性差异。可见，腹透患者对治疗方便性和服务态度的满意度均高于血透患者。分别有35.1%血透患者和18.2%腹透患者认为医保报销审批手续简便；23.4%血透患者和35.5%腹透患者认为医保报销审批手续繁琐，两组之间存在显著差异，腹透报销的审批程序总体要比血透繁琐。

表7　血透患者和腹透患者的满意度比较

指标值		血透患者		腹透患者		χ^2值	P值
		例数	百分比(%)	例数	百分比(%)		
方便性	不方便	72	19.4	24	5.7	459.725	0.000
	方便	299	80.6	399	94.3		
医院服务态度	不满意	0	0.0	5	1.1	28.710	0.000
	一般	38	10.4	9	2.1		
	满意	328	89.6	421	96.5		
医保报销审批手续	繁琐	86	23.4	148	35.5	31.819	0.000
	一般	153	41.6	193	46.3		
	简便	129	35.1	76	18.2		

3．血透患者和腹透患者的经济负担研究

(1)终末期肾病透析治疗的疾病经济负担(未标化)

1)患病前后个人收入及家庭收入变化情况：腹透组患者和血透组患者病前人均月收入分别为1500元和1600元；患病之后两组人均月收入分别为1300元和1600元。有71.5%的腹透患者和44.9%的血透患者患病之后个人月收入有不同程度的下降。

2)透析患者透析治疗费用及占家庭收入比例情况：表8中患者2010年家庭收入及透析费用调查结果显示：腹透患者年人均直接治疗费用为66 000元，血透患者为80 000元，腹透比血透低14 000元，且两组费用存在显著性差异。医保患者中，腹透患者人均自付为20 000元/年，医保支付为40 000元/年，报销比例为60.61%；血透患者个人自付为12 000元/年，医保报销62 500元/年，报销比例为78.13%。腹透患者个人年自付金额比血透患者高8000元，而报销额比血透低22 500元。两种透析方式之间患者报销水平存在显著性差异，可见医疗保险针对两种透析方式的补偿之间存在一定不公平性。

表8　2010年透析年人均直接治疗费用及占家庭收入比例

	腹透(n=416)	血透(n=337)	P值
直接治疗费用(元)	66 000	80 000	0.000
其中：个人自付(元)	20 000	12 000	0.000
医保支付(元)	40 000	62 500	0.000
其他支付(元)	5000	5500	0.000
占家庭收入比例(%)	70%	50%	0.000
其中：40%以下	25.8%	39.9%	0.000
40%及以上	74.2%	60.1%	

腹透患者和血透患者的透析费用占家庭收入比例分别为70%和50%，腹透比血透高20%，两者存在显著性差异。按照40%的灾难性卫生支出标准[1]（即认为当家庭医疗费用支出占其可支配收入的比例超过40%时，卫生支出会影响家庭的其他支出），腹透和血透患者的灾难性支出发生率分别为74.1%和60.1%，两者存在显著差异，腹透患者的灾难性支出发生率要显著高于血透患者。

按参加的医疗保险类型分层分析结果显示，2010年不同险种参保患者透析年人均直接治疗费用占家庭收入比例以及医疗保险报销比例有显著差异，新型农村合作医疗参保患者的疾病经济负担远远高于公费医疗以及城镇职工基本医疗保险参保患者（见表9和表10）。

表9　不同险种腹透患者直接透析治疗费用占家庭收入比例及医保实际支付比例（%，n）

保险类型	占家庭收入比例	医疗保险支付比例
公费医疗保险	30.00%（34）	81.67%（18）
城镇职工基本医疗保险	55.28%（138）	73.61%（146）
城镇居民基本医疗保险	70.00%（44）	66.67%（47）
新型农村合作医疗保险	90.00%（104）	48.53%（100）

表10　不同险种血透患者直接透析治疗费用占家庭收入比例及医保实际支付比例（%，n）

保险类型	占家庭收入比例	医疗保险支付比例
公费医疗保险	30.00%（19）	80.00%（15）
城镇职工基本医疗保险	50.00%（191）	85.00%（173）
城镇居民基本医疗保险	50.00%（45）	66.67%（44）
新型农村合作医疗保险	95.00%（19）	36.67%（18）

3）2010年透析治疗费用情况：为剔除透析费用极端值对总费用的影响，以血透2次/周和和腹透3袋/天作为最低透析治疗标准[2]，分别计算其相应的年最低治疗费用标准（结果如下），将年治疗费用低于这个治疗费用的患者作为极端值剔除。

血透：2次/周×4周/月×320元/次×12月/年=30 720元/年　　腹透：3袋/天×30天/月×39.4元/袋×12月/年=42 552元/年

本分析中将血透和腹透年治疗费用低于30 000元的病人从分析中剔除。两组病人腹透和血透的直接治疗费用和总费用结果见表11。

表11　2010年透析年人均直接治疗费用及总费用（未标化）

项目	腹透（n=391）	血透（n=311）
直接治疗费用	66 000	80 000
透析治疗总费用	70 993	90 600

表11分析结果显示：腹透治疗例均总费用为70 993元/年，其中直接医疗费用为66 000元/年；血透治疗的例均总费用为90 600元/年，直接治疗费用为80 000元/年，腹透治疗总费用比血透治疗总费用低19 607元。分析主要原因为调查医院血透患者治疗多采用不复用透析器，且耗材占其总费用的比例较大，提高了整体的透析费用水平。腹透治疗费用中主要为透析液费用，其他耗材费用较少。另外由于腹透患者感染率低于血透患者，

相应的感染治疗费用也会低于血透，从而导致腹透治疗无论直接费用还是总费用均低于血透。

（2）终末期肾病透析治疗的疾病经济负担（标化）：按我国《2010 血液净化标准操作流程》推荐的透析标准，即血透每周 3 次，52 周 / 年，腹透每天 4 袋（2L/ 袋），每周 7 天，52 周 / 年，标化调查患者的透析频率和透析量，计算透析患者的疾病经济负担。

表 12 显示标准化后的 2010 年 ESRD 病人透析费用。腹透患者年人均透析治疗总费用为 93 520.29 元，血透患者为 103 416.03 元，腹透比血透低 9895.74 元；腹透患者年直接治疗费用 85 490.91 元，血透患者年直接治疗费用 94 683.43 元，腹透比血透低 9192.52 元，且两组费用存在显著性差异。在医保患者的直接治疗费用上，腹透患者个人自付 30 620 元 / 年，医保支付 54 805 元 / 年，腹透患者实际报销比例为 64%；血透患者个人自付 22 270.69 元 / 年，医保报销 69 459.18 元 / 年，报销比例为 78.13%。腹透患者个人年自付金额比血透患者高 8350 元，而报销额比血透低 14 654 元。两种透析方式之间患者报销水平存在显著性差异，可见医疗保险针对两种透析方式的补偿之间存在一定不公平性。

表 12　2010 年透析年人均直接治疗费用和总费用

	腹透（n=380）	血透（n=307）	*P* 值
透析治疗总费用	93 520.29	103 416.03	0.007
直接治疗费用（元）	85 490.91	94 683.43	0.005
其中：个人自付（元）	30 620.98	22 270.69	0.000
医保支付（元）	54 805.66	69 459.18	0.000
其他支付（元）	64.27	2953.56	0.019

4. 透析成本效果分析　在透析的临床效果研究中，发现两组病人生存质量分值有显著差异，腹透病人的分值高于血透病人分值。然而，两组病人的健康综合状况的分值没有显著差异。在成本效果分析中以健康状况作为效果指标，比较平均每一分值下透析的直接治疗费用和总费用及透析成本。由于 30 岁以下和 75 岁以上年龄段的两组病人健康综合状况分值具有显著差异，因此应用多元线性回归方程控制年龄和其他混杂因素估计患者总体生存质量及身体和精神健康综合状况分值，估计透析费用和透析成本的平均值（estimated marginal means）（见表 13）。

表 13　透析患者生活质量和透析费用及成本

指标	腹透	血透
总体生活质量分值	54.56	49.63
SF-12 身体健康综合状况得分	38.76	37.96
SF-12 精神健康综合状况得分	42.66	42.41
直接治疗费用（元）	71 300.00	86 147.90
透析治疗总费用（元）	80 425.20	95 089.60
透析成本（元 / 人年）	46 272.39	62 766.04

表 13 显示在控制年龄和其他相关变量后健康状况分值及透析治疗费用的平均值。SF-12 健康综合状况分值在 0～100 间，0 表示死亡，100 表示健康。调查的腹透和血透患者 SF-12 身体健康综合状况分值为 38.76 和 37.96，SF-12 精神健康综合状况分值为 42.66 和

42.41。腹透和血透的直接治疗费用为71 300元和86 147.9元，腹透和血透的年人均透析成本为46 272.39元和62 766.04元。在透析效果一样情况下，血透费用和成本高于腹透（见表14和表15）。

为进一步分析两种透析方式在治疗效果一致情况下，每一健康综合分值下的费用和成本，采用成本效果比，其公式为：成本效果比＝费用/效果。

从病人角度，透析病人的直接治疗费用和总费用即为病人在接受透析和相关并发症治疗时的花费，即病人视角下的透析成本。每一健康分值下病人成本效果比见表14。

表14　病人视角下透析治疗成本-效果比（单位：元/分）

项目	腹透	血透
直接费用/身体健康综合状况分值	1879.28	2244.02
总费用/身体健康综合状况分值	2119.80	2476.94
直接费用/精神健康综合状况分值	1643.24	1988.64
总费用/精神健康综合状况分值	1853.54	2195.05

表14显示腹透和血透的病人成本效果比。每身体健康综合状况分值下腹透和血透病人的直接透析费用（直接治疗成本）为1879.28元和2244.02元，腹透比血透低364.7元/分值，意味着平均每单位身体健康综合状况分值的直接治疗费用（直接治疗成本）腹透病人比血透病人节省了364.7元，总费用节省了357.1元。同理，平均每单位精神健康综合状况分值的直接治疗费用腹透比血透节省了345.4元，总费用节省了341.5元。

从医院角度，透析中心为维持透析工作的正常开展，不仅有透析液和透析卫生材料的消耗，同时还有人力成本、水电能耗及房屋和设备的折旧。这些成本即为医院视角下的透析成本。每一健康分值下医院透析成本效果比见表15。

表15　医院视角下透析成本-效果比（单位：元/分）

项目	腹透	血透
透析成本/总体生存质量分值	848.10	1264.68
透析成本/身体健康综合状况分值	1193.82	1653.48
透析成本/精神健康综合状况分值	1084.69	1479.98

表15显示医院视角下两种腹透和血透的成本效果比。每总体生存质量分值下腹透和血透病人的年人均透析成本分别为848.10元和1264.68元，腹透比血透低416.58元/分值，意味着平均每单位总体生存质量分值下，腹透病人的年人均透析成本比血透病人节省了416.58元。

5. 增量成本效果分析　从临床效果研究中发现，总体生存质量腹透和血透为54.5和49.6，在调查的病人中腹透病人生存质量分值高于血透病人，而且具有显著差异（$P\leqslant0.05$）。意味着透析1～3年时，腹透病人的生存质量好于血透。为进一步分析由血透转成腹透时，每增加一个生存质量分值所需要的额外治疗费用，采用增量成本效果分析。

（1）变量名称与变量解释：应用多元线性回归分析，控制各种与透析费用和生存质量及健康状况相关的变量，分析腹透和血透的费用和生存质量及健康状况的关系。表16显示的是回归方程中所使用的各种相关变量。

表 16　多元回归模型的变量名称及其解释

变量名称	变量解释
因变量	直接医疗费用，总费用，生存质量，身体和精神健康状况
X1 透析方式	0= 腹透 1= 血透
X2 性别	0= 男　1= 女
X3 年龄	1=45 岁以下，2=45～60 岁，3=60 岁及以下设为哑变量，以“45 岁以下”为对照
X4 文化程度	1= 初中及以下，2= 高中及以上，3= 大学及以上设为哑变量，以“初中及以下为对照”
X5 保险类别	1= 全自费，2= 城镇职工基本医疗保险，3= 城镇居民基本医疗保险，4= 新型农村合作医疗保险，5= 公费医疗，6= 商业医疗保险，7= 其他设为哑变量，以“全自费”为对照
X6 就业状态	1= 在业，2= 离退休，3= 学生，4= 无业或失业，5= 长期病假，6= 其他设为哑变量，以“在业”为对照
X7 透析年限	1=1 年以上，2=2 年以上，3=3 年以上设为哑变量，以“1 年以上”为对照
X8 原发病	1= 慢性肾小球肾炎，2= 糖尿病肾病，3= 高血压肾病，4= 间质性肾炎，5= 狼疮性肾炎，6= 其他，7= 原因不详设为哑变量，以“慢性肾小球肾炎”为对照
X9 首次透析时伴随糖尿病	0= 是 1= 否
X10 首次透析时伴随脑血管病	0= 是 1= 否
X11 首次透析时伴随心血管病	0= 是 1= 否
X12 透析量	0= 标准透析量　1= 减少透析量

（2）透析效果和费用及成本的多元线性回归结果：使用 SPSS-IBM 19.0 统计分析软件对透析患者 2010 年直接医疗费用、总费用和透析成本及相关影响因素进行多元线性回归分析，分析结果见表 17～表 22。表 17 显示透析方式、文化程度以及是否伴发糖尿病对透析直接医疗费用有影响显著，其他变量对直接医疗费用无显著影响。两种透析治疗模式中血透治疗直接费用较腹透高 14 732 元；伴发糖尿病患者比无糖尿病患者直接医疗费用高 9905 元；初中及以下文化程度患者透析治疗直接医疗费用比初中以上患者低 1969 元。

表 17　2010 年透析直接医疗费用参数估计

影响因素	偏回归系数	标准回归系数	*t* 值	*P* 值
（常量）	66 962.870		9.747	0.000
透析方式	14 731.553	0.262	6.930	0.000
文化程度	1968.573	0.124	3.349	0.001
保险类别	−947.263	−0.060	−1.613	0.107
原发病	13.109	0.004	0.113	0.910
伴发糖尿病	−9905.178	−0.137	−3.759	0.000
透析年限	1354.004	0.035	0.951	0.342

表 18 显示透析患者 2010 年透析总费用与透析方式、文化程度、是否伴发糖尿病相关，血透患者总费用比腹透患者高 15 830 元；初中以上文化程度患者比初中及以下患者总医疗费用高 2491 元；伴发糖尿病患者比无糖尿病患者总费用高 12 373 元。患者透析方式及是否

伴发糖尿病是影响总医疗费用的主要影响总医疗费用的主要因素。

表 18　2010 年透析总医疗费用参数估计

影响因素	偏回归系数	标准回归系数	t 值	P 值
（常量）	75 654.293		9.099	0.000
透析方式	15 830.389	0.235	6.153	0.000
文化程度	2491.206	0.131	3.502	0.000
保险类别	−887.679	−0.047	−1.249	0.212
原发病	76.914	0.020	0.547	0.585
伴发糖尿病	−12 372.561	−0.143	−3.880	0.000
透析年限	877.451	0.019	0.509	0.611

表 19 显示透析患者总体健康状况血透低于腹透 4.668 分，两组分值有显著性差异；另外，其他原发病患者健康状况要好于原发病为慢性肾小球肾炎的患者；不伴发糖尿病的患者的健康状况比伴发糖尿病的患者健康状况得分高 4.645 分；透析年限对终末期肾病患者总体健康状况影响显著，透析 2 年以下与透析 2 年以上、3 年以下的患者相比，总体健康状况要好。

表 19　2010 年透析患者总体健康状况参数估计

影响因素	偏回归系数	标准回归系数	t 值	P 值
（常量）	44.242		8.796	0.000
透析方式	−4.668	−0.119	−2.984	0.003
文化程度	0.130	0.012	0.302	0.763
保险类别	0.492	0.045	1.143	0.253
原发病	−0.199	−0.090	−2.344	0.019
伴发糖尿病	4.645	0.093	2.409	0.016
透析年限	3.380	0.125	3.233	0.001

表 20 结果表明：透析患者身体健康综合状况与保险类别、是否伴发糖尿病、透析年限和透析量呈现相关性，其中是否伴发糖尿病对患者身体健康状况影响最大，糖尿病组比无糖尿病组身体健康综合得分低 2.589 分，具有显著差异，社保病人身体健康状况比其他保障形式病人要好；透析方式、文化程度和原发疾病对透析患者身体健康状况无显著影响。

表 20　2010 年透析患者 SF-12 身体健康综合状况参数估计

影响因素	偏回归系数	标准回归系数	t 值	P 值
（常量）	37.719		15.411	0.000
透析方式	−0.587	−0.036	−0.829	0.407
文化程度	−0.253	−0.022	−0.573	0.567
保险类别	−0.356	−0.079	−2.057	0.040
原发病	−0.005	−0.005	−0.145	0.885
伴发糖尿病	2.589	0.127	3.395	0.001
透析年限	0.893	0.078	2.080	0.038
透析量	−0.939	−0.085	−1.969	0.049

表 21 显示透析患者的精神健康状况与患者文化程度、透析年限相关，透析年限在 2～3 年的患者较透析 1～2 年的患者精神健康状况好，而文化程度在初中以上的透析患者精神健康状况比初中及以下文化程度的患者好。腹透和血透两组患者的精神健康状况无显著差异。

表 21　2010 年透析患者 SF-12 精神健康综合状况参数估计

影响因素	偏回归系数	标准回归系数	t 值	P 值
（常量）	38.534		12.410	0.000
透析方式	−0.748	−0.036	−0.833	0.405
文化程度	1.220	0.082	2.181	0.030
保险类别	0.058	0.010	0.265	0.791
原发病	−0.090	−0.073	−1.945	0.052
伴发糖尿病	−1.012	−0.039	−1.047	0.296
透析年限	1.606	0.110	2.948	0.003
透析量	0.610	0.044	1.009	0.313

表 22 显示透析方式、医院、年龄以及透析年限对透析患者的年人均医院成本影响显著，其他变量对透析患者的年人均医院成本无显著影响。两种透析治疗模式中血透成本较腹透高 16 160.89 元。

表 22　2010 年透析年人均透析成本参数估计

影响因素	偏回归系数	标准回归系数	t 值	P 值
（常量）	41 431.225	0.520	13.672	0.000
透析方式	16 160.894	−0.085	16.912	0.000
医院	−472.593	−0.230	−2.833	0.005
年龄	−229.561	−0.030	−7.575	0.000
性别	−947.728	0.022	−1.011	0.312
原发病	38.217	−0.019	0.736	0.462
保险类别	−162.681	0.123	−0.603	0.546
透析年限	2673.730	0.520	4.065	0.000

（3）增量成本效果分析：从前述的回归方程中可以见到，两组病人的身体和精神健康综合状况没有显著差别，但总体生存质量（总体健康状况）存在显著差别，1～3 年透析史的腹透病人的总体健康状况好于血透病人。因此在进行增量成本效果分析时，以总体健康状况做为增量效果指标，分析从血透转成腹透时，每增加一个单位的总体健康状况分值，额外所需透析医疗费用和成本。

1）医疗服务视角下的增量成本效果比：增量成本效果（ICER）=（血透治疗年人均直接治疗费用 − 腹透治疗年人均直接治疗费用）/（血透治疗患者生存质量得分 − 腹透治疗患者生存质量得分）=14 731.55 元 /−4.668 分 =−3155.86 元 / 分。

由血透转为腹透的病人透析直接治疗费用增量成本效果比为 −3155.86 元 / 分，意味着如果从血透转成腹透，病人每增加 1 单位生存质量得分，直接治疗费用将降低 3155.86 元。

2）全社会视角下的增量成本效果比：ICER =（血透治疗年人均总费用 − 腹透治疗年

人均总费用)/(血透治疗患者生存质量得分－腹透治疗患者生存质量得分)=15 830.84 元/−4.668 分=−3391.35 元/分。

从整个社会角度来看透析增量成本效果比，从血透转为腹透，患者生存质量每增加 1 单位，所需总费用(包括直接治疗费用和相关费用)将降低 3391.35 元。

从成本效果和增量成本效果分析看，透析史 1～3 年病人，腹透病人比血透节省直接医疗费用和总治疗费用。

3）从医院视角下的增量成本效果比：增量成本效果(ICER)=(血透治疗年人均医院成本－腹透治疗年人均医院成本)/(血透治疗患者生存质量得分－腹透治疗患者生存质量得分)=16 160.894/−4.668=−3462.06 元/分

由血透转为腹透的病人透析年人均医院成本增量成本效果比为 −3462.06 元/分，意味着如果从血透转成腹透，病人每增加 1 单位生存质量得分，年人均医院成本将降低 3462.06 元。

从成本效果和增量成本效果分析看，透析史 1-3 年病人，腹透病人比血透节省直接医疗费用和总治疗费用及透析成本。

6. 透析费用预算影响分析　为进一步探究血透和腹透技术应用市场份额对 ESRD 病人透析费用的影响，将血透和腹透病人所占比例的变化对 ESRD 病人透析费用的影响进行预算影响分析。由文献研究得知目前我国终末期肾病患者为 150 万人，而实际治疗率仅为 20% 左右，血透和腹透治疗患者比例分别为 90% 和 10%，鉴于腹透直接医疗费用和总费用显著低于血透，如果将腹透治疗患者比例不断增加到 20%，30%，40% 和 50% 时，分析透析直接费用和医保报销支出及个人自付费用的变化。预算影响分析的参数见表 23。

表 23　透析费用预算影响分析参数

变量	指标值
患病人数(万人)	150
治疗率	20%
血透比例	90%
腹透比例	10%
血透人数(万人)	27.00
腹透人数(万人)	3.00
血透例均直接治疗费用(万元/年)	8
腹透例均直接治疗费用(万元/年)	6.6
血透例均医保报销费用(万元/年)	6.25
腹透例均医保报销费用(万元/年)	4
血透例均个人自付费用(万元/年)	1.2
腹透例均个人自付费用(万元/年)	2

由表 24 可知，随着腹透患者占透析患者比例不断增加，直接医疗费用合计和医保报销费用逐渐下降。当腹透市场份额达到 50% 时，医疗费用合计和医保报销费用将下降 16.8 亿和 27 亿。患者自付费用则上升了 9.6 亿。若扣除上升了的病人自付费用，直接医疗费用和医保费用依旧下降了 7.2 亿和 17.4 亿。如果我们始终维持腹透市场份额的 10%，意味着我们将放弃腹透市场份额的增加所带来的医疗资源和公共资金的节省。如果我们推广腹透技术同时提高腹透病人的报销比例以降低自付水平，当腹透与血透技术均衡地向社会提供时，

全社会每年因透析模式的转变将有 7.2 亿医疗资源节省和 17.4 亿公共资金结余。这个机会成本可以用来对那些因透析而导致贫困的 ESRD 病人进行补助或救助其他大病和灾难性疾病。

表 24　透析费用预算影响分析（单位：亿元）

方案	血透			腹透			合计		
	直接治疗费用	医保费用	自付费用	直接治疗费用	医保费用	自付费用	直接治疗费用	医保费用	自付费用
方案 1：血透：腹透 =9∶1	216.0	168.7	32.4	19.8	12.0	6.0	235.8	180.7	38.4
方案 2：血透：腹透 =8∶2	192.0	150.0	28.8	39.6	24.0	12.0	231.6	174.0	40.8
方案 3：血透：腹透 =7∶3	168.0	131.2	25.2	59.4	36.0	18.0	227.4	167.2	43.2
方案 4：血透：腹透 =6∶4	144.0	112.5	21.6	79.2	48.0	24.0	223.2	160.5	45.6
方案 5：血透：腹透 =5∶5	120.0	93.75	18.0	99.0	60.0	30.0	219.0	153.7	48.0

从表 24 中知道若腹透技术应用的市场份额由 10% 增加到 50% 时，透析病人自付费用水平从 38.4 亿增加到 48.0 亿，而医保公共资金结余了 27 亿。这是由于腹透病人的报销比例低于血透病人所致。如果透析病人自付费用增加的部分全部由医保费用负担，保持患者自付费用为 38.4 亿元 / 年不变，即保持现有治疗患者的自付费用不增加。血透和腹透患者比例从目前 9∶1 调整为 5∶5 时，医保费用每年仍可以节省 17.4 亿元。若节省下的这部分医保费用用来增加透析病人治疗人数，那么 21 750 病人获得血透或 26 364 病人获得腹透治疗；若医保节省的费用全部用于增加现有治疗患者的报销比例上，即医保保持现有支出水平 180.7 亿元 / 年不变，那么透析患者自付费用就会相应减少。表 25 显示当血透和腹透患者比例由 9∶1 调整为 5∶5 时，透析患者自付费用会从 38.4 亿元 / 年下降至 21 亿元 / 年，透析治疗患者的报销比例会从 76.63% 提高至 82.51%。

表 25　透析费用预算影响分析（单位：亿元）

方案	直接治疗费用	医保费用	自付费用	报销比例
方案 1：血透：腹透 =9∶1	235.8	180.7	38.4	76.63%
方案 2：血透：腹透 =8∶2	231.6	180.7	34.1	78.02%
方案 3：血透：腹透 =7∶3	227.4	180.7	29.7	79.46%
方案 4：血透：腹透 =6∶4	223.2	180.7	25.4	80.96%
方案 5：血透：腹透 =5∶5	219.0	180.7	21.0	82.51%

由此可见，腹透技术的广泛应用，不仅使医疗资源得到节省，而且也使医保资金得到节省。节省的医保资金既可以用来增加透析病人数量，也可以通过提高透析病人报销比例的形式补偿透析病人的自付费用。当接受腹透和血透治疗的病人数持平时，即各占市场份额的 50%，节省的医保资金可用于提高病人的报销比例 5.88 个百分点，即到达 82.5% 的报销水平。可见腹透和血透技术均衡提供，可为社会和个人节省更多资源。

（六）结论

通过成本效果分析和增量成本效果分析结果可以得知腹透的直接治疗费用和总费用都比血透的低。而且从血透转成腹透的增量成本效果比落在成本效果分析平面图的第三象限里，说明腹透在透析史1～3年病人中具有成本效果，是应该被接受的技术。目前我国腹透市场份额低，仅为10%左右，如果腹透与血透能够均衡地向社会提供，可以断定ESRD病人在透析的前3年，其透析的直接治疗费用和医保支出将得到节省。从研究中发现在30岁以上到75岁以下的ESRD病人中，腹透技术在成本效果上占主导地位。建议在腹透技术成熟的医疗机构推进腹透治疗，以使透析技术在区域内均衡提供，使ESRD病人有更多的治疗选择空间，提高透析治疗服务的公平性，节约更多的社会资源。

参考文献

1. 宫习飞，于保荣，等. 2009新型农村合作医疗对灾难性卫生支出的影响研究[J]. 卫生经济研究，2009(9)：28-29.
2. 陈香梅. 血液净化标准操作流程. 北京：人民军医出版社，2010：53，115.

第六部分　ESRD透析技术应用的公平性研究

终末期肾病(End-Stage Renal Disease)作为各种原因所致慢性肾衰竭的最严重阶段，对人类的健康造成了重大威胁。患者必须依赖肾移植或者肾透析来维持生命。据统计，截至2008年全球终末期肾病平均患病率为340人/百万人口，患者总人数为231万，并以每年7%的比例增加。不同国家和地区的终末期肾病患病率存在显著差异，从不到100人/百万人口到超过2000人/百万人口。目前我国还没有建立比较完善的肾病登记系统，由于国内各研究中应用统计口径不一，所以我国的终末期肾病发病率相关报道从79.1人/百万人到568人/百万人不等，但即使以最低发病率来估计，也足以给人们的健康和社会经济带来沉重的负担。

根据国内外大量透析相关文献分析显示，肾移植无论从临床角度还是长期成本效果方面都是治疗终末期肾病的最佳方法，但是由于肾源或经济条件的限制，多数患者不得不选择另一种替代疗法：肾脏透析。腹膜透析较血液透析对患者残余肾功能具有保护作用，残存肾功能维持时间长的病人存活率及生存质量均比较高。腹膜透析治疗尿毒症不需要特殊设备，在基层医院也可以进行。操作简单，比较容易掌握，病人自购透析液后，经医生指导，可以在家中进行自我治疗，患者无需投入过多时间，基本上不影响工作，携带方便。以前造成腹透患者死亡的主要原因是透析过程中伴发的腹膜炎，而随着腹膜透析技术的不断进步，透析连接系统不断更新和新型腹膜透析液的研发，现在腹膜炎发生率明显下降，患者的生存质量、劳动能力及回归社会率得到提高。大量文献表明，腹膜透析和血液透析在临床效果、生命质量、生存率方面并没有统计学差异，而且各研究中腹膜透析的医疗费用普遍低于血液透析，但血透和腹透患者在各国的比例却存在较大差异，有的国家腹透使用率达到90%，有的却不足10%，甚至低到1%。而我国血透患者与腹透患者的比例为约为1∶9。两种透析模式应用不均衡也产生了公平性问题。

在我国，透析治疗对患者本人造成“因病致贫”的现象普遍存在，也给国家和社会带来了巨大的经济压力，以各文献中最低发病率计算，患者年平均医疗费用近8万，那么国家、社会和个人每年支付的费用高达近百亿。目前我国终末期肾病的治疗率比较低，如果想要达到日本和台湾地区的水平，每年用于透析的治疗将达近千亿。对任何一个医疗保障体系来说，透析患者的高额医疗费用都是一个十分具有挑战性的问题。许多国家都制定了各种偿付机制来确保终末期肾病的医疗需求。我国城镇职工基本医疗保险制度和新型农村合作制度也为透析患者提供了较为有力的保障，各地普遍把血液透析治疗作为门诊特殊大病对待，其参保患者的医疗费用可以纳入统筹基金报销。但是由于我国医保政策对血透和腹透的补偿不同，造成我国多数二甲以上医院积极购进昂贵的进口血透机，而对腹透的推广并不热心。全国除几个大型的腹透中心外，多数为收纳病人几十例的小型透析机构，而可以实施血透技术的医疗机构及透析中心却遍布全国。所以我们有必要积极推进腹透，提高两种透析技术应用的公平性。

一、研究对象

（一）对象和样本量

为使选取的研究对象具有代表性，本研究将从不同经济水平的东、中、西部地区城市和县级综合医院接受透析治疗的终末期肾病病人中选取研究样本，其中包括两个直辖市和六个省会城市。

（二）对象准入条件

1. 诊断为终末期肾病。

2. 2008 年 1 月 1 日至 2010 年 1 月 1 日期间在上述医院登记透析并接受维持性透析治疗。

3. 开始透析时既可开展腹透、又可以开展血透的患者。

4. 除外患有严重合并症（如肿瘤、瘫痪、失明等疾病）或曾接受肾移植手术的患者。

5. 病人或其家属有合作诚意。

（三）现场选取原则

1. 医院积极配合。

2. 同时开展血透和腹透治疗机构优先考虑。

3. 接受透析治疗的病人数每月超过 30 例。

二、研究方法

（一）文献法

主要利用关键词搜集检索国内外相关文献，综合描述国内外 ESRD 的流行病学现状、腹膜透析和血液透析的应用和支付情况，国内外腹透和血透技术经济学评价研究情况；并利用二手资料，分析透析技术在信息提供、选择和使用上的倾向性和支付方式上的公平性情况。

（二）定性研究

主要使用半结构访谈法，了解患者及医务人员对两种透析治疗技术临床效果和费用的看法，以及对透析技术应用的倾向性和使用 / 接受方面的认知和想法，探究其背后深层次原因和障碍，分析透析技术应用的公平性。访谈对象包括卫生决策者、医保政策制定者、医疗服务提供方、接受透析治疗的患者。

（三）定量研究

应用现况研究，收集血透和腹透病人当前所在医院的透析资源配置、服务提供模式、透析技术应用；病人的医保支付形式、透析的经济负担、透析方式的知晓度、透析服务便捷情况及满意度等信息。

（四）专家咨询法

通过向临床专家咨询，熟悉和掌握透析技术工艺流程、操作程序和关键环节，确定监测的临床效果指标，把握病人准入和判断病人病情变异退出队列；向医院财务管理专家咨询确定透析技术成本和价格，测算透析技术合理收费标准；向政策制定者咨询，探讨确保透析技术合理提供和规范操作，建立完善相应的医疗支付标准和补偿办法。

三、研究结果

（一）公平性的基本概念

公平性是社会文明程度的重要指标之一，保证社会成员得到公平有效的卫生服务是政府在卫生领域追求的重要目标之一。卫生服务公平性是指社会成员获取卫生保健服务机会的均等性，社会成员对卫生服务应该享有相同的可及性，卫生服务的分配不应取决于社会地位的高低与收入的多少，而应该取决于其需要水平(健康状况)，即卫生服务的按需分配与按能力支付。卫生服务公平性有四个维度，即卫生服务健康公平性，卫生服务筹资公平性、卫生服务利用公平性和卫生服务资源配置公平性。卫生服务的公平性，最终以健康状况来衡量。卫生服务利用的公平性包括提供公平和可及性公平，大部分研究都是从卫生服务的数量来评价提供公平，同时考虑到卫生机构提供卫生服务质量的不同，采用不同卫生机构的就诊构成来评价调查人群的可及性公平。卫生筹资公平性包括垂直公平和水平公平，前者指具有同等支付能力的人应对卫生服务给予同等的支付，而后者表明支付应当与支付能力呈正相关。卫生筹资包括卫生资源的来源、渠道和用途等三个环节，每个环节的不同均会影响到筹资的公平性。卫生资源的合理配置是指构成卫生资源的各要素(狭义指人、财、物)在某一区域内适应居民对不同层次卫生服务的需要和需求所达到的某种组合形式，使得卫生资源能充分有效的利用，同时又可使该地区的居民能得到所应得到的卫生服务。卫生资源配备及分布公平性是实现卫生服务公平性的一个重要前提。健康公平，表现为不同人群健康状况的基本相似。

透析技术也归属于卫生服务的一种，故其也应该具有四个维度，如前言所述，本研究将重点从透析技术利用公平性和资源配置公平性方面进行研究讨论。在本研究中，试图用利用率、病人知晓率(宣教情况)、随访情况等指标来阐述提供公平性；用地理可及性、支付能力(经济因素)、透析次数(量)减少情况、患者接受透析服务便捷程度、接受服务中花费的费用和时间等指标来阐释可及性；关于资源配置公平性，我们利用调研城市透析机构分布、透析设备资源配置情况等来衡量。

(二)调研城市透析资源配置

1. 血透服务组织开展和提供情况

(1) 技术应用：随着调研城市血液透析技术的迅速发展和日益成熟，患者存活率和生存质量得到显著提高，个别医院报告维持性血透患者的存活率和临床好转率接近甚至已超过发达国家水平。由于血透患者依赖机器，每周需定期到医院透析中心进行治疗，因此血透技术对场地、设备和医疗人力投入都有较高的要求。目前所有调研医院配置的血透机基本上都是原装进口机型，价格较昂贵，在20万左右，国产设备尚不具备市场优势。同时，调研医院所用透析器、透析液和一次性管路等耗材也主要以进口为主。血透技术由调研城市的二级及以上医院提供，主要以三甲医院为主力，一方面因为三甲医院存在技术资源优势，另一方面是患者自然选择的结果。但近年来由于三甲医院血透治疗能力趋于饱和，大量区医院、县医院和中医院等二级医院也开始购置设备，提供血透治疗，虽然床位不多，但有固定患者群。

(2) 准入和质量监管：2005年国家卫生计生委委托中华医学会制定了《血液透析器复用操作规范》，2010年3月国家卫生计生委颁布了《医疗机构血液透析室管理规范》。北京、杭州和上海在2005年前后陆续成立了市血透(或血液净化)质量控制中心，有些还制定颁布了市级血透质控标准和血液净化管理规范，较好地控制了血透服务质量。2009年2月山西省太原市两家二级医院血透室发生患者群体感染丙肝事件，给社会和政府敲响了警钟。卫生部门因此加大了对血液净化中心的监管力度，连续颁布或委托行业学会制定了系列血透的操作规范和指南，提出了对血透的质量标准、感染防控、人员配备和培训的规范化管理标准，为地方卫生部门提供了监管的抓手。

(3) 服务提供现状：近年来调研医院(均为大型三甲医院)血透治疗基本处于饱和甚至

超负荷运转状态，访谈的血透室（中心）医护人员均表示工作强度、所担责任和压力都较大，科室和个人收入却相对较低。首先因为单次透析定价多年来价格上调幅度较小，杭州和上海甚至在几年前将单次血透价格压低，河南省的三级医院单次透析定价更是从 480 元 / 次降为现在的 240 元 / 次，导致医院利益严重受损。其次，为了确保透析质量，三甲医院血透室（中心）一般使用进口血透设备、透析器和管路，并采取不复用透析器的政策，这也导致单次透析成本较高，使医院面临保本还是保证患者安全的两难选择中。最后，2010 年颁布执行的血透标准对消毒和水质处理提出了更高要求，增加了血透室（中心）运营成本。随着新型农村合作医疗补偿力度的增加，调研医院反映其接纳的农村透析患者增多，但低水平筹资的新农合补偿比例相对城镇医保低，患者自付比例较高，因此这部分患者对于费用比较敏感，给医院供方开展透析治疗施加了一定的压力。

2. 腹透服务组织开展和提供情况

（1）技术应用：腹膜透析是一种居家治疗方式，特点是不依赖机器，操作简便，价格低廉，在具备技术能力的基层医疗单位均可开展。调研城市腹透治疗主要由那些拥有血透中心的大型综合性三甲医院提供。近年来随着透析需求增加迅速，一些二级医院（如区、县医院）也开始提供腹透治疗。腹膜透析供方数量远小于血液透析，例如北京有 100 多个血液透析室（中心），遍布各区县一、二、三级医院，却仅有少数一些市区三甲医院在提供腹透治疗。调研医院及供方普遍认为，大多数情况下腹透和血透的适应症相同，70% 左右的患者均适合两种治疗方式。腹透治疗虽然极大程度上依赖于病人的自我管理，但需要供方对其不断地提供培训教育和随访服务，而调研医院往往由于人力或其他原因的限制无法很好地开展这类服务。对患者管理不善和技术不到位，使腹透的退出率、死亡率及技术失败率略高于血透，不但影响了医生和患者的信心，还增加了腹透的治疗费用。

（2）准入和质量监管：2010 年以前，没有全国性的准入标准和腹透室（中心）管理操作规范，地方卫生管理部门面临着监管无抓手的困境。一些调研的东部城市如北京、杭州、上海和广州近年来建立了当地腹透治疗机构登记制度，上海还建立了腹透质控中心，开展腹透质控和培训工作，但通过这些工作仅仅掌握了腹透服务供方现状，未能像血透那样去落实严格的准入和临床操作规范。2010 年底，国家卫生计生委委托中华医学会编写了《腹膜透析标准操作规程》，为各级医院开展腹膜透析提供可操作的规范、指导及建议。

（3）服务提供现状：各地腹透室（中心）均在使用国际腹透操作规程，上海和广州一些做得较好的机构还建立了自己的培训、教育和护理指南，以及并发症处理方案。这些医院的腹透患者生存率、技术存活率和透析充分性等指标均赶上甚至超过了欧美国家。杭州、上海和广州在探索网络化腹透管理，以期改善腹透技术应用，最终提高临床效果。全国仅有北京在尝试将腹透治疗下沉至社区中心的模式。根据对北京社区协会的访谈，他们将积极探索居家腹透患者管理机制，现在技术上开展这项工作没有障碍，但缺乏政策的支持，尤其是医保政策的支持。北京地区腹透患者管理如果能下沉到社区，将对日后在广大农村地区推广腹透提供参考，但鉴于北京社区卫生与专科医疗之间的配合较好，因此北京模式具有特殊性。如果探索针对全国农村地区的腹透基层管理的模式还需要进一步进行试点研究。

调研发现，新农合的筹资水平直接影响到了肾透析服务的支付政策和补偿水平，进而影响了透析服务的利用。杭州新农合的平均筹资水平较高（1200 元 / 人年），报销比例能达到 60%～70%，同时针对贫困农民还有减贫措施，因此农村患者治疗率较高，而广州平均筹资水平仅为 338 元 / 人年，实际报销比例仅为 30%～40%，因此使用肾透析的农村患者较少。各地新农合对ESRD透析的支付方式大体分为按病种支付和按项目支付两种。各地在支付水平、补偿比、服务包设置和管理模式方面存在很大差异。由于新农合按区县统筹，因此一个城市可能出现6、7种不同的支付水平和管理模式。从参合人服务利用上看，大多数农合透析患者选择腹透治疗，这与经济水平和交通有关。首先，农合患者所享受的保障水平较低，负担重，因此会选择相对便宜腹透治疗；其次，由于血透中心都集中在城区，出于对距离的考虑，农村患者往往会选择腹透居家透析模式。由于就医困难，同时也缺乏对疾病的认知，农合透析患者还存在开始透析时间较晚的现象，严重影响到了治疗存活率和生存质量。

（三）调研城市透析资源利用

1. 透析患者数量　由于调查是在同时具备开展血透和腹透技术的大医院进行的，所选的医院为各大城市中综合实力排名前列的医院，其血透、腹透技术、腹透宣教工作以及就医人群的接受能力普遍优于(高于)或者平行于未进入调查范围的医院。所以这里统计的血透患者与腹透患者的比例并不能代表两种透析技术在我国的实际应用比例（见表1）。

表1　各医院透析患者数(n, %)

医院名称	腹透	血透
安徽省立医院	12(2.6%)	40(10.4%)
安徽医科大学第一附属医院	47(10.4%)	26(6.8%)
北医三院	78(17.2%)	30(7.8%)
上海交通大学医学院附属仁济医院	24(5.3%)	33(8.6%)
中国医科大学附属盛京医院	42(9.3%)	28(7.3%)
四川省人民医院	34(7.5%)	61(15.9%)
西安交通大学医学院第一附属医院	29(6.4%)	47(12.2%)
浙江大学医学院附属第一医院	148(32.7%)	96(25%)
郑州大学第一附属医院	39(8.6%)	23(6.0%)
合计	453(100.0%)	384(100.0)

2. 患者对所选透析模式的知晓情况　鉴于医疗领域内存在的信息不对称现象，从表2看到患者自身对开展何种透析方式的禁忌证并不完全了解，甚至患者不了解自身原发及伴发病情况，所以医嘱是患者开展治疗的主要信息来源。较多数患者认为初次开展何种透析方式即是适宜采取的透析方式，因此较多未调整过透析方式的患者认为从初次适宜方式与目前透析方式一致，而调整过透析方式的患者才会意识到两者均可采用。无论是血透组还是腹透组均是采取医生意见为主(表3)，可见医生在患者的治疗选择中起着非常重要的作用。

表2　患者透析前对所选透析方式的了解情况(n, %)

	血透	腹透
了解	132(35.0%)	223(49.4%)
不了解	245(65.0%)	228(50.6%)
合计	377(100.0%)	451(100.0%)

表3　受医生推荐影响而选择当前透析方式的患者比例(n,%)

	血透	腹透
是	304(80.4%)	404(90.0%)
否	74(19.6%)	45(10.0%)
合计	378(100.0%)	449(100.0%)

3. 随访情况　调查中了解到(见表4、表5),各医院的腹透随访均采取门诊随访方式,以电话随访为主,随访时间间隔为一月一次。但是实际随访情况和规定还是存在差异,城市多数大型三级医院执行较好,能时刻关注患者健康状况,患者满意度较高。但还有部分医院并不能做到规范化按期随访,很多患者因各种原因没有按时进行透析或者透析操作有问题而出现不适时,医院方面并不能及时发现并处理,因此患者怨言颇多,因此产生医院对血透患者的照顾优于腹透,血透的效果好于腹透等观点,不利于腹透的推广。

表4　2010年接受不同形式随访的腹透患者比例

	病例数	百分比(%)
门诊随访(n=419)	397	94.7
电话随访(n=412)	394	95.6
家庭访视(n=316)	31	9.8

表5　腹透患者对随访内容的满意度

	病例数	百分比(%)
很不满意	5	1.2
一般	29	6.7
满意	286	66.4
很满意	106	24.6
不知道	5	1.2
合计	431	100.0

4. 患者接受透析服务便捷程度　透析患者尤其是血透患者在进行治疗时,有大约五分之一的患者感到不是很方便(见表6)。各医院为了使血透机达到最大利用效率,在一天之中往往会安排尽可能多的患者利用同一台透析机,这便存在一个候诊问题,下一个患者只有等前面患者透完才可以进行治疗。血透患者对医疗服务态度满意度达89%,说明多数患者满意于所在医院的医疗服务态度(见表7)。从现场调研中发现,由于病人一周有3～4次与医务人员接触,彼此间非常熟悉,甚至成为朋友。这种良好的医患关系是建立在医务人员的爱心、奉献和热情及病人对生命的渴望及对医务人员的信任基础上。因此医务人员已成为透析的ESRD病人生命中不可或缺的成员。

表6　血透患者对血透方便性的满意度

方便程度	病例数	百分比(%)
不方便	72	19.4
一般	162	43.7
方便	137	36.9
合计	371	100.0

表7　血透患者对医院服务态度的满意度

满意程度	病例数	百分比(%)
一般	38	10.4
满意	328	89.6
不满意	0	0
合计	366	100.0

5. 患者透析利用不充分情况　在调查过程中发现(见表8、表9)两种透析患者都存在不同程度的达不到基本治疗量的情况。调查病人中有64.9%病人因经济原因而减少腹透量。在对腹透患者进行访谈过程中,我们了解到一些情况:部分患者因为经济原因无法达到透析量,只好等一些病人死亡之后剩余一些透析液,或者一些经济条件更差的患者出让透析液,通过护士将这些透析液低价调剂给他们。我们发现大部分患者依靠家庭成员的经济支持。虽然医保部门为透析患者支付了很大一部分的费用,但是患者想要维持常规透析还是困难重重。如果我们以透析医疗费用支出占家庭收入的40%定为灾难性支出,从表9中可见有74.2%的腹透病人的透析医疗费用支出超过家庭收入的40%以上,血透病人有60%的病人为灾难性支出。可见开展透析对患者本人及家庭还存在较沉重的经济负担。

表8　减少腹透透析液袋数的原因

原因	病例数	百分比(%)
经济原因	50	64.9
肾功能恢复	9	11.7
其他原因	18	23.4
合计	77	100.0

表9　2010年透析年人均直接治疗费用及占家庭收入比例

	腹透(n=416)	血透(n=337)	*P*值
直接治疗费用(元)	66 000	80 000	0.000
其中:个人自付(元)	20 000	12 000	0.000
医保支付(元)	40 000	62 500	0.000
其他支付(元)	5000	5500	0.000
占家庭收入比例(%)	70%	50%	0.000
其中:40%以下	25.8%	39.9%	0.000
40%及以上	74.2%	60.1%	

(四)我国肾脏透析医疗保障覆盖面及保障水平还有待提高

1. 腹透血透支付方式不同　我国基本医疗保险制度为透析患者提供了较为有利的保障,99.2%的血透患者和96.9%的腹透患者享有不同形式的医疗保障。但是,由于各地经济发展水平以及不同医疗保障制度的差异,各类参保人员享受的保障力度也不尽相同(见表10)。

表 10　透析患者拥有的保险类别构成（n，%）

保险类型	血透	腹透
自费	3（0.9%）	14（3.1%）
城镇职工基本医疗保险	221（63.1%）	168（37.1%）
城镇居民基本医疗保险	57（16.3%）	56（12.4%）
新型农村合作医疗保险	25（7.1%）	121（26.7%）
公费医疗	30（8.6%）	42（9.3%）
商业医疗保险	3（0.9%）	0（0.0%）
其他	11（3.1%）	52（11.5%）
合计	350（100.0）	453（100.0%）

医保的肾透析治疗支付方式主要分为按项目支付和按病种打包支付两种。北京、上海、郑州、成都采取的是按项目支付（FFS），杭州、合肥、广州和西安均按照单病种打包支付。FFS 这种支付方式的特点是服务后医保根据服务数量支付供方，这意味着医保对供方的约束性较弱，会导致过度医疗问题。上海医保按项目支付肾透析所有相关诊疗费、药费、材料费和并发症治疗费用，不但取消了患者先行自付比，还采取了大幅度减负和二次报销减免的优惠政策，报销封顶设为 28 万。上海医保部门将尝试按病种打包支付方式。按病种打包支付分为定额和限额两种模式，合肥市医保对每个腹透和血透患者的相关诊疗费用最多支付 5000 元 / 月，超过部分由供方和患者承担，而结余由医院自由支配。杭州医保局在测算的基础上，确定了血透 6700 元 / 月和腹透 5200 元 / 月的基本支付额度，包括透析治疗相关的诊疗、药品和材料费，同时还根据患者病情区分了轻、中、重三类，对危重患者适当提高支付，最高可达 8000 元。综合比较八个城市的城镇职工医保政策有以下三点发现：①东部城市，尤其沿海城市经济发达，筹资水平高，给予肾透析患者的政策较优惠；②病种打包付费支付肾透析治疗，总体上优于按项目支付，因为对供方行为有约束作用，同时便于患者的综合管理，但在服务包设计和定额确定方面需要慎重；③调研城市虽然采取优惠的医保措施，但除了上海以外，其他地区均存在补偿水平影响透析充分性的问题，因此说明目前优惠政策力度仍然不足。

2. 由于经济原因影响部分患者有效治疗　2010 年在重庆黔江的访谈中，肾内科主任透露说，很多家境比较困难的患者都是需要等待上一次的透析费用报销下来之后才有钱再做下一次透析。而报销手续的繁琐与拖欠常常使病人有苦难言，不得已四处借债或者不得不将治疗延迟。从表 11 和表 12 分析结果中发现，尽管有医保支付，但仍有 7.2% 的人因经济原因而减少透析次数。而因患病后收入下降的病人达到 44.9%（见表 13）。可见 ESRD 病人在得病后不仅影响其收入同时还必须支付一定的透析治疗费用。特别是对农村病人，能够享受医疗贫困救助的病人仅为 1%（见表 14）。ESRD 给病人带来了双重经济负担。

表 11　曾因经济原因而减少透析次数的血透患者比例（n，%）

项目	病例数	百分比（%）
是	26	7.2
否	334	92.8
合计	360	100.0

表12 血透患者每月减少的透析次数(n,%)

透析次数	病例数	百分比(%)
1次	3	13.0
2次	8	34.8
3次	2	8.7
4次	8	34.8
6次	2	8.7
合计	23	100.0

表13 患病后个人月收入下降的血透患者比例(n,%)

收入变化	病例数	百分比(%)
收入下降	106	44.9
收入未下降	130	55.1
合计	236	100.0

表14 腹透患者享受医疗救助情况(均为农合患者)(n,%)

	病例数	百分比(%)
不享受	448	98.9
享受	5	1.1
合计	453	100.0

四、讨论

(一)城乡不同地区透析技术提供的不均衡造成的公平性问题

卫生资源配置公平性是指按照需要分配卫生人力资源、物力资源,主要体现在卫生服务产品的提供在不同地区、不同群体、不同阶层的合理化。卫生资源配置公平性会直接影响卫生服务利用的公平性。目前,透析技术在各级医院和城乡地区之间分布严重不均衡,同时血液透析和腹膜透析无法做到均衡提供。我国透析治疗资源基本都集中在城镇中心地带,同时患者基本都倾向于在城市三级医院接受透析治疗,而受到准入条件等限制,很多一级医院和二级医院都不能提供透析治疗,因此无法满足附近居民(尤其是农村居民)的需要。随着我国ESRD发病率的激增,透析资源分布不均和服务能力不足的问题将日益突出,会造成服务可及性差和不公平等严重问题,从而影响ESRD患者的生存质量。目前,我国部分城市正在积极地探索腹膜透析技术的创新管理模式,如杭州、上海和广州在探索网络化的腹膜透析管理,以希望改善透析技术应用不均衡现状,缓解大医院的就医压力,提高透析治疗的服务可及性以及患者的生存质量,进而解决由于透析技术提供的不均衡给患者造成的不公平。当然在享有现有透析资源面前人人平等,这只是个理想的模式,很难真正做到完全平等。透析资源配置应体现公平和效率相统一的原则。在我国目前透析资源总体不足的情况下,只有分阶段、分层次、分人群地逐步实现透析服务的公平性。透析资源只有在整体上达到了相对的公平合理,才能满足透析患者的基本医疗需求,实现人人享有健康的目标。

（二）透析治疗服务利用中的公平性问题

卫生服务利用的公平性体现为具有相同卫生服务需求的人可同样利用基本医疗卫生服务，而不论其性别、财富、种族、地理等方面的差异如何。现实之中透析治疗服务呈现出的不公平性体现为：一是地区之间透析服务利用的不公平；二是贫富人群之间透析服务利用的不公平；三是透析费用增长太快致可支付性差而形成利用不公平。目前我国在血液透析治疗中，将其必需的透析液、过滤器及其他相关耗材等进行捆绑，制定了血液透析服务包，并且各地根据自身情况对其测算成本并制定收费标准。由于我国区域差异较大，因此收费标准存在一定的差异，从郑州地区的240元/次到北京地区的480元/次不等。而腹膜透析则没有制定类似的服务包。由于透析治疗给患者个人、社会、卫生系统甚至国家都带来了巨大的经济压力，一些省、市组织开展了一些针对肾透析补偿机制和政策的研究。这些研究主要调查了肾透析的费用情况和医疗保险机构（主要指城镇职工基本医疗保险和新型农村合作医疗）对肾透析治疗的补偿效果，医疗保险对于参保/参合人员肾透析治疗起到了保障作用，在一定程度上缓解了“因病致贫”，同时提高了患者的生存质量。但由于透析治疗费用较高，不但给医疗保障制度带来巨大的经济压力，还使透析患者经济负担过重，很多患者仍然存在负债透析现象。由于部分患者未参保/参合，因此存在疾病负担的纵向不公平现象。我国尚处于社会主义初级阶段，由于国家透析资源有限，所提供的透析治疗服务只能通过努力尽量满足肾病患者最基本的需要，同时我们倡导向贫困人口倾斜的透析政策。

（三）透析治疗支付方式不同导致的公平性问题

不同地区对透析治疗采取了不同的支付方式。部分地区的血液透析采取的支付方式是按照病种定额付费（如杭州等），各地区根据自身的筹资标准等因素来确定对血液透析的支付标准。也有部分地区对于血液透析采取按照项目付费的方式。而绝大多数地区对于腹膜透析都采取按照项目付费的支付方式，对于腹膜透析治疗发生的治疗费、药品费、检查费等都按照项目进行支付。个别地区（如广州）对腹膜透析进行按病种定额支付的方式。由于经济发展水平的不同，我国各地区对于透析治疗的支付也存在着很大差异。根据研究显示，支付方式对于服务行为会产生重要的影响作用。在我国，由于血液透析采取的是定额付费方式，可以刺激医院通过降低成本来增加利润。而腹膜透析采取的是按项目付费的方式，其最主要的透析液被列为药品，医院仅能获得批零差价。虽然现在国家卫生计生委取消了将腹膜透析液作为药品的政策，但由于存在经济利益差异，医院更加倾向于开展血液透析。而据调查显示，超过80%的患者是听取医生的建议来选择透析方式的。在利益的驱动下，会使得医生诱导患者选择血液透析。同时不合理的压低成本，也会带来医疗质量上的隐患。

（四）各地医疗保险政策差异导致的公平性问题

我国绝大多数地区的医疗保险都将透析治疗纳入门诊特殊疾病来管理，但是部分地区的新型农村合作医疗还将透析治疗作为普通门诊管理。在我国当前的医疗保险体系下，不同地区对透析患者的医疗保险报销方案不同，不同保险类型（如城镇职工基本医疗保险、城镇居民基本医疗保险和新型农村合作医疗）保险方案也有差异，甚至在同一地区、不同筹资单位的支付标准也不同。部分地区医疗保险对透析患者报销不设置起付线（如上海、深圳等），大多数地区设置了起付线，一般为当地职工年平均工资的10%左右。在报销比例方面，大多数地区对于起付线以上、封顶线以下的医疗费用制定了分段报销比例，医疗费用达到不同阶段时的报销比例不同。但是也有部分地区（如广州等）采取“一刀切”的方式，即对起付线以上、封顶线以下的医疗费用采取统一的报销比例。城镇职工基本医疗保险的报销比例较高，而城镇居民基本医疗保险和新型农村合作医疗的报销比例较低。大多数地区医疗保险设置了封顶线，限定了费用报销的最高金额，而具体的封顶线根据地区的筹资水平决定。很多地区（如上海、成都等）对于ESRD透析患者超过封顶线部分的医疗费用进行“二次报销”，由大病医疗保险或其他补充医疗保险基金承担。但是仍然有很多地区的封顶线远远低于患者的医疗费用，使得患者由于经济原因退出透析治疗。在我国当前价格体制下，血液透析价格略高于腹膜透析价格。血液透析和腹膜透析年人均直接医疗费用分别为8万元和7万元左右。目前，透析治疗费用对于绝大多数ESRD患者家庭都是灾难性支出，由于现有医疗保障体系的保障能力有限，往往造成“因病致贫”和“因病返贫”的现象。为了降低透析费用同时鼓励透析技术的合理均衡提供，部分地区给血液透析和腹膜透析制定了相同的补偿金额，这种补偿方式在一定程度上激励了医务人员为ESRD患者选择更加经济的透析模式，同时也促进了腹膜透析技术的发展。

（五）两种透析方式应用不均衡导致的公平性问题

我国从20世纪50年代开始进行血透的临床研究，距今已有60多年，目前已经由过去单一的血液透析治疗发展成为多元一体化血液净化治疗。相较于血透，腹透在我国开展要晚10年左右。随着腹膜透析技术的不断进步，腹透患者的生存质量、劳动能力及回归社会率得到提高，腹膜透析患者人数正在不断增加。但由于各种原因，腹透退出率、技术失败率等略高于血透，又由于腹透患者多为居家透析，部分患者依从性差，以上种种严重影响医生和患者的信心，从而影响医护人员的决策。在我国，现行的医保制度和医疗运作机制是阻碍腹透在我国发展的最大障碍。一方面我国目前总的医疗运行模式是购买服务方式，也就是医护人员“点菜”，患者和用人单位或政府“买单”。尽管目前我国大多数医院是非盈利性医院，但医院的合法创收是医院职工福利和可持续发展的保证。这种模式造成不利于腹透发展的结局，其一是由于医患信息不对称，为了多创收，医院一般会鼓励和追求更昂贵治疗，但未必是最好的治疗，其二是重视医院内的治疗而轻视门诊治疗和患者自我治疗。血透由于多在医院内进行，医院可通过治疗获得经济利益，而腹透则多在病人家中由病人自行操作完成。在现有机制下医院从血透治疗获得的经济利益多于腹透，这导致许多医院不支持腹透的开展，导致我国不少医院盲目开展了血透。这种血透和腹透的不对称发展又导致了医护人员对腹透知识的不了解，进而导致病人对腹透知识的不了解甚至误解，形成恶性循环。在腹透技术日益发展、腹透治疗各指标已趋近于或者超越血透的情况下，非医学因素对两种技术应用的影响将越来越不容忽视，我们应该采取措施扭转这种局面，达到两种透析技术的均衡利用，提高两种透析技术利用的公平性。

五、建议

（一）调整医疗保险政策保证透析治疗服务的公平性

目前许多国家都制定了各种医疗保险政策保证ESRD透析患者的医疗需求。以私人保险为主或社会、私人保险混合体制下的国家如美国、日本等通常采取按项目付费方式，这种方式鼓励充分利用医疗资源，因为他们整体医疗花费较高；而以社会保险为主的香港、墨西哥等地则采用总额包干、次均定额支付，鼓励费用更加低廉的替代疗法。我国各地区对于透析治疗的支付方式也不同。对于血液透析治疗基本上以按项目付费和按病种定额付费两种支付方式为主，而腹膜透析治疗主要以按项目付费为主，个别地区采取按病种定额付费的方式。由于医疗保险制度对两种透析方式的补偿政策存在差异，诱使血液透析技术使用泛化。透析治疗的经济可及性和补偿存在差异，使得贫困人口、脆弱人群无法享受或充分享受应有的透析治疗，造成治疗服务公平性差异。我国目前在积极探索“四一三” 模式和单病种付费模式。“四一三”模式的主要做法：一是将参保人的医保费用和医保责任按人头包干给医院(对医院实行四定：定就诊医院、定医保费用、定医保责任、定医院定点人数规模)，费用超支不补，费用节余也归医院。这样做的目的就是要让医院自己“点菜”自己“买单”，不该点的“菜”自觉不去乱点；二是如果参保人对医院的医疗服务质量不满意，可以定期(一般一年一次)自由重新选择其他医院。这样做的目的是让医院必须注重医疗服务质量，该点的“菜”也必须得点；三是三方付费，在参保患者就诊时由三方支付费用：由医院出大头、患者本人出小头、由医保经办机构或政府支付特殊费用。终末期肾病是一种需要用昂贵的资源来维持的消耗性疾病，对它所采取的政策不仅直接影响到患者的生存，还关系到社会的稳定，其政策的影响范围广泛而深远。好的医疗保险政策能使更多患者公平地享受充分的透析治疗，并且在一定程度上减轻国家、社会和个人的经济负担。

(二)加大经济补偿力度提高透析服务利用的公平性

提高报销比例和范围：越是大病患者，对医疗保障的需求程度越高，因此应该考虑降低高额费用部分的患者自付比例，并将透析患者治疗每日必须的药品、耗材打包纳入报销范围中，制定统一的报销比例。去掉起付线：起付线在抑制参保人群过度医疗需求和建立费用共担机制中发挥了重要作用。但是，对于一些重大疾病，起付线的设置不但起不到抑制过度医疗的作用反而增加了患者的经济负担，因此，只要参保者得到确诊，就可以考虑去掉起付线，以减轻患者疾病负担。对于城镇困难人群，单纯依靠医疗保险已经不能保障其基本的生活和医疗需求，必须要从实际出发，通过多渠道筹措资金，制定合理的救助标准，逐步建立适合我国国情的城市医疗救助制度，切实帮助城市贫困群众解决就医特别是大病治疗方面的困难和问题，同时也要借助社会慈善、福利机构的力量，对透析患者进行救助。同时加强商业保险和基本医疗保险的政策、管理、信息等方面的衔接，通过补充保险机制，提高病人的保障水平，多层次保障患者的利益，减轻经济负担。为了提高医务人员开展腹透的积极性，应该对医院腹透服务项目如腹透前教育评估、培训教育、透析效果评估、出口处愈合评估、膳食指导及电话随访、腹透家访等进行合理的补偿。

(三)加强透析资源配置的公平性

目前尚无确切的资料和统计数字说明我国现有多少透析中心，多少透析设备，但各地多在积极建设、引进和购买透析设备，为避免盲目建设和采购，政府应发挥主导作用，将终末期肾病及其透析中心的建设列为“十二五”区域卫生规划的一项具体内容。各地应根据人口数和当地终末期肾病的发病率和患病率规划需要的血透机数量。控制血透中心数量，提高中心规模，在保证透析质量的同时，降低血透的次均成本和费用。在对浙江进行调查时，多数人认为在发挥县市级医院开展腹透治疗、管理的功能的同时，有必要发挥一级医疗机构距离病人近、熟悉病人的健康状况、方便上门家访等功能，对病人实行属地化管理，构建腹透服务网络，保障腹透病人尤其是郊区或者农村的患者得到及时、有效、规范的腹透指导和服务。要实现社区卫生服务与医疗保险制度的衔接，充分发挥社区卫生机构的作用，将居家透析引入社区。将腹透项目列入社区卫生服务的内容中去，通过双向转诊由社区医务人员对患者进行家庭随访，一方面可以加强护理和健康教育，确保患者生命质量，另一方面可以摸清患者具体情况，制定相应管理措施，有效控制费用。

（四）透析公平性问题的解决有助于建立和谐社会

世界银行认为，对穷人进行公共卫生投资不仅是公平的而且也是高效率的，因为对穷人健康投资的社会效益高于私人效益，它可以提高全社会人口的预期寿命。由于透析治疗的经济可及性和补偿存在差异，导致贫困人口、脆弱人群无法享受或充分享受应有的透析治疗，造成治疗服务公平性差异。2009年关于贫困患者在北京通州区白庙村组建自助透析中心的事件在社会上引起了很大反响，部分弱势患者通过组织自助透析机降低血液透析治疗成本，以获得治疗的机会，维持生命。地方政府出于安全考虑取缔了这个不合规定的透析中心，患者由通州区政府临时接管，然后交由患者所在地政府负责救治。虽然这个措施临时解决了患者的就医问题，但如何从根本上解决这一类贫困患者的透析治疗问题甚至生存问题，仍然是政府部门需要考虑的问题。因此透析卫生服务应该优先向低收入的穷人及贫困地区的农民倾斜，这是“低收入人口优先受益原则”。卫生公平真正体现了人类社会发展的进步，体现了文明对野蛮、进步对落后的替代，标志着人类为进一步消除贫困、共享健康的努力，有利于和谐社会的构建。

（五）遵循医疗最优化原则合理选择血液透析或腹膜透析

在临床上，大多数肾病患者（约65%）对两种透析技术均适宜，同时大量文献表明在现有治疗方案基础上，血液透析和腹膜透析治疗对患者预后、生存质量方面的影响并无显著差异。但是在世界范围内，血液透析在透析治疗中仍然占据着重要的地位，大概89%的透析患者进行血液透析，仅有11%的透析患者采用腹膜透析的方式。近年来，我国腹膜透析发展较为迅速，年增长率甚至高达20%。血液透析的提供主要集中在二级以上医院，尤其以三甲医院为主，而腹膜透析绝大多数都在大城市的三甲医院提供。十一届国际腹透学会年会报告提到：除了15%左右患者由于腹膜疾患或多次腹部手术而引起腹膜通透性不佳，不适合进行腹透，15%左右的患者由于心血管疾患而不适合进行血透以外，有65%左右患者均适合两种透析治疗。而腹透治疗方式对血透方式的替代，将有利于降低医疗费用，减轻患者疾病经济负担保护患者的残余肾功能，提高贫困人口以及城镇边远地区患者的医疗服务可及性。卫生部门在推广腹透优先发展战略方面，可以向香港学习，对医院腹透治疗的开展提出指标要求。将腹透病人数从目前的10%逐年提高到60%左右，对腹透开展达标的医院进行奖励，对不达标的医院进行惩罚。医保可以考虑设定腹透报销比例略高于血透的政策。

（六）依据知情同意原则引导肾病患者做出正确的选择

知情同意是自主权的具体表现形式，是临床诊疗工作中处理医患关系的基本伦理准则之一。知情同意是指患者有权知晓自己的病情，并对医务人员采取的防治措施决定取舍的自主权。肾脏透析给患者和社会带来沉重的经济负担，如果能在肾病发生的初始阶段就积极治疗，会大大降低终末期肾病发生的可能性，患者在医疗行为中处于弱势地位，医疗信息不对称造成了患者很难自由选择适合的诊疗方式和药品，因此要加大对患者的宣传，使其拥有足够的知情权。医生在针对已经进入终末期肾病治疗阶段的患者教育方面，其重要职责是告知他们两种透析方式的临床特点，不能纯粹为了推广一种透析方式而无休止压缩另一种方式的发展空间。如果能将两者相结合各取其长，弥补不足，能更充分地发挥两者治疗手段的优势。医生在临床允许患者自由选择的情况下，对患者做出公正的引导，让患者自己权衡利弊，自由选择治疗方式。

(七)依据不伤害原则推广一体化透析方案

中国古代医学明确指出，医术可以救人，也可以杀人。在目前的医疗实践活动中，任何医疗措施都是与患者的健康利益及医疗伤害相伴而来。医务人员在医疗活动中应该树立不伤害的医疗理念，一切考虑是否对患者有利，做到以最小的损伤代价获取患者最大的利益。一体化透析治疗的理念就是针对肾病患者从慢性肾病开始到进行透析整体、连贯的治疗，尤其是在开始透析的时间段，合理选择适合患者自身情况的治疗方式尤其重要，需要医生针对每一位患者开展个性化的诊断和制定医疗方案，随着残余肾功能的逐步丧失，逐步调整患者的透析剂量，从而有利于缓解肾衰竭的速度。治疗到达一定阶段之后，可以通过透析方式的改变或是进行交替透析等多种不同的方式来达到满意的治疗效果。目前，这种一体化的透析治疗方案缺乏统一的标准，没有在全国范围内推广，这一方案的倡导需要各个医院从管理上和技术上的大力支持，临床医生作为透析技术的指导和推广者更是起着非常重要的作用。与此同时还需要卫生部门的支持，制定完善的标准化透析方案。

(八)依据尊重原则对回归社会的肾病患者给予更多关怀

尊重是人的一种基本需要，每一个人都应该得到社会和他人的尊重。从心理学角度讲患者需要得到比常人更多的尊重。其内容包括尊重患者的人格和尊严，尊重患者的生命和权利等。在访谈过程中，我们了解到许多有条件可以接受较为充分和有效治疗的中青年腹透患者是处于边治疗边工作的状态。但是他们在寻找工作机会的过程中却并不敢向用人单位透露自己是肾透析患者，因为许多用人单位会因为这个原因委婉拒绝他们。所以针对可以回归社会的肾透析患者，政府应该出台相关鼓励政策或措施，使这些患者在重新回归社会工作时不被用人单位歧视，给他们营造一个公平竞争的氛围，使他们再次拥有实现自我价值的机会。

参考文献

1. World Health Organization. Equity in health and health care，WHO/SIDA initiate[R]. Geneva：WHO，1996.
2. 李顺平，孟庆跃. 卫生服务公平性及其影响因素研究综述[J]. 中国卫生事业管理. 2005.3：132-134.
3. 徐凌中，邴媛媛. 卫生服务的公平性研究进展[J]. 中华医院管理杂志，2001.5：265-268.
4. 汪涛. 关注透析治疗，各国寻求政策解决方案—第十一届国际腹透学会年会侧记. 中国医疗保险，2006，5：36-38.
5. 中国社会保险学会医疗保险分会，城镇职工基本医疗保险制度的实证分析—透析治疗的医疗保险支付机制研究报告，2006.3.
6. 陈在彬. 国际与我国血透发展概况. 健康向导，2009.3：12.
7. 季大玺. 血液净化中心的规范化管理[R]. 南京军区南京总医院. 2010.
8. 余学清. 中国腹透的现状及展望[J]. 中华肾病研究电子杂志. 2012(1)：639-640.
9. Gokal R，Jakabowski C，King J，et a1. Outcome in patients on continuous ambulatory peritoneal dialysis and haemodialysis：4-year analysis of 8 prospective muhicentre study. Lancel.1987，2：1105-1109.
10. Maiorca R，Cancarini GC，Zuhani R，el a1. CAPD viability：a long term comparison with hemodialysis. Petit Dial Int，1996，16：276-287.
11. Vonesh EF，Moran J. Mortality in end—stage renal disease：reassessment of differences between patients treated with hemodialysis and peritoneal dialysis. J Am Soc Nephrol，1999，10：354-365.
12. Bleembergen WE，Port FK，Manger EA，el 81. A comparison of mortality between patients treated With

hemodialysis and peritoneal dialysis. J Am Soc Nephrol.1995，6：177-183.

13. Fenton SS，Sehaubel DE，Desmonles M，et a1. Hemodialysis versus peritoneal dialysis：a comparison of adjusted mortality mtes. Am J Kidney Dis，1997，30：334-342.
14. Collins AJ，14ao W，Xia H，el a1. Mortality risks of peritoneal dialysis and hemodialysis. Am J Kidney Dis.1999，34：1065-1074.
15. Gokal R Figueras M，Olle A，et a1. Outcomes in peritoneal dialysis and hemodialysis--a comparative assessment of survival and quality of life. Nephrol Dial Transplant，1999，14：24-30.
16. van Dijk Pc，Jager KJ。de Charm F，el a1. ReflaI replacement therapy in Europe：the results of a collaborative effort by the ERA-EIYI'A registry and six national or regional registries. Nephrol Dial Transplant，2001，16：1120-1129.
17. United States Renal Data Systems Annual（USRDS）2005 Report. Am J Kidney Dis.48（S1），2006.
18. Heaf JG，Lokkegaard H，Madson M. Initial survival advantage of peritoneal dialysis relative tohaemodialysis，Nephrol Dial Transplant，2002，17：1 121
19. Van Biesen W，Vanholder RC，Veys N，et a1. An evaluation of an integrative care approach for end—stage renal disease patients. J Am Soc Nephrol，2000，11：116-125.
20. 吕文律，滕杰，丁小强，等. 血液透析和腹膜透析患者生存比较[J]. 中华肾脏病杂志，2010（4）：252-257.
21. 李广然，叶任高. 终末期糖尿病肾病患者持续性非卧床腹透与血透的比较[J]. 肾脏病与透析移植杂志，1997，4（6）：314-318.
22. 黄锋先，丁国印，叶任高，等. 不卧床持续腹透和血透治疗慢性肾功能衰竭的比较[J]. 新医学，1998，l（29）：49-50.
23. 刘冠贤，孙建红，叶任高. 两种透析方法治疗老年尿毒症 89 例临床分析[J]. 中国实用内科杂志，2000，4：20（4）：217-219.
24. 祝延红，胡善联，陈新乐. 血透与腹透的卫生经济学研究概述[J]. 中华医院管理杂志 2003，7（19）：407-409.
25. LOWK，Bargman JM，Burkart H，et al.，for the ISPD Adequacy of Peritoneal Dialysis Working Group. Guideline on targets for solute and fluid removal in adult patients on chronic peritoneal dialysis. Perit Dial Int，2006，26：520-522.
26. 吴杏，叶任高，汪涛. 腹透与血透病人生存质量与营养状况的关系[J]. 中山大学学报，2003，（24）：401-403.
27. Arenas V，Barms L，Lemos F，et al. Quality of Life：comparison between patients on automated peritoneal dialysis and patients on hemodialysis[J]. Acta Paulista de Enfermagem，2009，22：535-539.
28. Lausevic M，Nesic V，Stojanovic M，et al. Health-related quality of life in patients on peritoneal dialysis in Serbia：Comparison with hemodialysis[J]. Artificial Organs，2007，31：901-910.
29. 罗斌，陈民，杨斌. A Study of the Quality of Life in Renal Replacement Therapy[J]. 海南医学，2004，15（10）：8-10.
30. Diaz Buxo J，Lowrie E，Lew N，et a1. Quality of life evaluation using short form 36：Comparison in hemodialysis and peritoneal dialysis patients[J]. American Journal of Kidney Diseases，2000，35（2）：293-300.
31. Fong E，Bargman J，Chan C. Cross sectional comparison of quality of life and illness intrusiveness in

patients who are treated with nocturnal home hemodialysis versus peritoneal dialysis[J]. Clinical Journal Of The American Society Of Nephrology，2007，2：1195-1200.

32. 谢小华，何永成，易铁钢. 维持性血透和持续性不卧床腹透患者生命质量及其影响因素分[J]. 中国中西医结合肾病杂志，2005，6(2)：89-91.

33. Sayin A，Mutluay R，Sindel S. Quality of life in hemodialysis，perltoneal dialysis，and transplantation patients[J]. Transplantation Proeeedings，2007，37(10)：3047-3053.

34. 张爱华，朱宁，孙玲华. 腹透患者和血透患者生存质量的纵向变化[J]. 中国现代医学杂志，2006，16(2)：261-263.

35. Harris S，Lamping D，Brown E. Clinical outcomes and quality of life in elderly patients 013 peritoneal dialysis versus hemodialysis[J]. Peritoneal Dialysis International，2002，22(4)：463-470.

36. Manns B，Johnson J，Taub K. Quality of life in patients treated with hemodialysis or peritoneal dialysis：What are the important determinants[J]. Clinical Nephrology，2003，60(5)：341-351.

37. 周亮，李凌江，郝伟. A Controlled Follow-up Study：Effect of Dialysis on the Quality of Lif of Renal Failure Patients[J]. 中国临床心理学杂志，2001，9(4)：260-262.

38. 包瑾芳，郝静，朱楠. 老年血透与腹透患者生存质量的比较及相关因素探讨[J]. 中国血液净化，2009，8(9)：477-480.

39. 马祖等，郑智华，张涤华. 血透和腹透患者生存质量的多中心调查[J]. 中华肾脏病杂志，2004，20(6)：400-405.

40. Wu A，Fink N，Marsh Manzi J，et al. Changes in quality of life during hemodialysis and peritoneal dialysis treatment：Generic and disease specific measure8[j]. Journal Of The American Society of Nephrology，2004，15(3)：743-753.

41. 陈民，樊均明，李正. A Study of the Quality of Life in Renal Replacement Therapy[J]. 中国中西医结合肾病杂志，2005，6(11)：639-642.

42. Noshad H，Nezami N，Sadreddini S，et a1. Comparison of quality of life and outcome：Hemodialysis versus peritoneal dialysis patients[J]. Nephrology，2008，13：A71.

43. Zhang A，Cheng L，Zhu N，et a1. Comparison of quality of life and causes of hospitalization between hemedialysis and peritoneal dialysis patients in China[J]. Health And Quality of Life Outcomes，2007.

44. Shrestha S，Ghotekar L，Sharma s，et a1. Assessment of Quality of Life in Patients of End Stage Ren'，d Disease on Different Modalities of Treatment[J]. Journal Of Nepal Medical Association，2008，47(1)：1-6.

45. Ginieri-Coccossis M，Theofilou P，Synodinou C，et a1. Quality of life，mental health and health beliefs in haemodialysis and peritoneal dialysis patients：investigating differences in early and later years of current treatment[J]. BMC Nephrol，2008，9：14.

46. Berger A，Edelsberg J，Inglese G，et a1. Cost Comparison of Peritoneal Dialysis Versus Hemodialysis in End-Stage Renal Disease[J]. American Journal Of Managed Care，2009；15(8)：509-518.

47. Karin Sennfalt，Martin Magnusson，Per Carlsson. Comparison of hemodialysis and peritoneal dialysis-a cost-utility analysis[J]. peritoneal dialysis international，2002，22：39-47.

48. Ariel Berger，John Edelsberg，Gary W. Inglese，et al. Cost comparison of peritoneal dialysis versus hemodialysis in end-stage renal disease. The American Journal of Managed Care，2009，8；15(8).

49. 王娟娟，叶露，胡善联. Disease burden on dialysis therapy[J]. 中国卫生资源，2006，9(2)：68-69.

50. TeerawaRananon Y，Mugford M，Tangcharoensathien V.Economic evaluation of palliative management

versus peritoneal dialysis and hemodialysis for end stage renal disease: Evidence for coverage decisions in Thailand[J]. Value In Health, 2007, 10(1): 61-72.

51. Salonen T, Reina T, Oksa H. Alternative strategies to evaluate the cost-effectiveness of peritoneal dialysis and hemodialysis[J]. International Urology And Nephrology, 2007; 39(1): 289-298.

52. Sennfalt K, Magnusson M, Carlsson P.Comparison of hemodialysis and peritoneal dialysis-A cost-utility analysis[J]. Peritoneal Dialysis International, 2002, 22(1): 39-47.

53. Kontodimopoulos N, Niakas D. An estimate of lifelong costs and QALYs in renal replacement therapy based on patients'life expectancy[J]. Health Policy, 2008, 86(1): 85-96.

54. Sisca S, Pizzarelli F-Cost—benefit analysis and choice of dialysis treatment in Italy[J]. Dialysis& Transplantation, 2002, 31(6): 382.

55. 文吉秋，纪玉莲，郑智华. Cost-effectiveness analysis of hemodialysis, CAPD and kidney transplantation[J]. 中华肾脏病杂志，2005，21(10)：616-619.

56. Paeheco A, Saffie A, Tones R.Cost/utility study of peritoneal dialysis and heiviodialysis in Chile[J]. Peritoneal Dialysis International, 2007, 27(3): 359-363.

57. Paeheco A, Saffie A, Tones R.Cost/utility study of peritoneal dialysis and hemodialysis in Chile[J]. Peritoneal Dialysis International, 2007, 27(3): 359-363.

58. 王峦，程晓明，张璐莹，等. 杭州市腹透和血透治疗费用与疗效的比较研究[J]. 中国卫生资源，2009，12(3)：129-131.

59. 祝延红，胡善联，徐琴君. Outline of a health economic study of hemodialysis and peritoneal dialysis[J]. 中华医院管理杂志，2003，19(7)：407-409.

60. Hooi L, Lim T, Goh A. Economic evaluation of centre haemodialysis and continuous ambulatory peritoneal dialysis in Ministry of Health hospitals, Malaysia[J]. Nephrology, 2005, 10(1): 25-32.

61. Winkelmayer WC, Weinstein MC, Mittleman MA, et al. Health Ecomoic Evaluations: The Special Case of End-Stage Renal Disease Treatment[J]. Medi Decis Making, 2002, 22(5): 417-430.

62. Cueto-Manzano, A.). "Peritoneal dialysis in Mexico". Kidney International, 2003, 63: 890-892. Cueto-Manzano, A.(2003). "Peritoneal dialysis in Mexico". Kidney International, 2003, 63: 890-892.

63. 2008 global Fresenius Medical Care survey. Pecoits F. Overview of peritoneal dialysis in Latin American. Peritoneal Dialysis International, 2007, 27: 316-321.

64. 中国医疗保险分会. 关于加拿大墨西哥医疗保险制度的考察报告[R]. 2005, 8.

65. Ingsathit, A. et al.. "Prevalence and risk factors of chronic kidney disease in the Thai adult population: Thai SEEK study". Nephrology Dialysis Transplantation, 25(5): 1567-1575.

66. Karuang T. et al. "The status of, and obstacles to, continuous ambulatory peritoneal dialysis in Thailand". Peritoneal Dialysis International, 2008, 28(s3).

67. Wang, T. et al. Selected articles from the 8th Asian-Pacific Congress of Nephrology, Peritoneal Dialysis International, 2000, 22: 243-248.

68. Teerawattananon, Y. et al. Economic Evaluation of Palliative Management versus Peritoneal Dialysis and Hemodialysis for End-Stage Renal Disease: Evidence for Coverage Decisions in Thailand. Willey Online library.

69. Vivekanade, J. Peritoneal dialysis in India: current status and challenges. Peritoneal Dialysis International, 2008, 28(S3).

70. 王娟娟. 透析的疾病经济负担研究[J]. 中国卫生资源，2006，9(2)：68-69.
71. 张咏杨，吴阿元. 浅析医疗保险对透析病人的管理[J]. 中国卫生经济，2006，(8)：44-45.
72. 毛瑛等. 宝鸡市医保城镇职工 ESRD 患者透析费用补偿政策运行效果研究[R]. 国家自然科学基金报告.
73. 徐林山等. 杭州市与其它城市肾透析政策比较与患者意向调查[J]. 中国卫生经济，2005，2(9)：41-43.
74. 张苗. 血透析费用骤减的秘密[J]. 中国社会保障，2008，10：74-76.
75. 于志奎. 对一家定点医院血透费用的调查[J]. 卫生经济研究，2004，12：38.
76. 龚智峰. 维持性血透患者经济负担调查与分析[J]. 中国卫生质量管理，2010，1：87-89.
77. 宋新梅，等. 农村终末期肾病患者透析治疗情况及相关因素分析[J]. 中国误诊学杂志，2008，8(27)：6578-6579.

第七部分　ESRD透析技术应用和支付方式探索研究

第一章　国内ESRD透析技术应用、费用和支付情况研究综述

一、透析治疗技术的应用

1．血液透析治疗现状　20世纪50年代末我国就已开展了血液透析（hemodialysis，简称血透）的临床研究。从70年代末，中国的血液净化事业（特别是维持性血液透析治疗）开始蓬勃发展，各大城市陆续开展了血液透析治疗。经过50年的努力，目前已经由过去单一的血液透析治疗发展成为多元一体化血液净化治疗，采用血液透析、血液透析滤过和血液灌流吸附等方法治疗急、慢性肾衰竭[1]。目前，我国血透技术日新月异，从新型血液透析机、新材料透析器、水处理设备的完善，到各类型血管通路的创建、透析液的改进以及由血透技术衍生出来的各种血液净化技术，如血液滤过、血液灌流、连续性动静脉血液滤过、血浆置换等均迅速发展，使病人长远存活率和生存质量都得到显著提高，维持性血液透析病人5年存活率已达58-80%，单纯急性肾衰临床好转率达90%以上，接近发达国家水平[2]。

现在血液透析在我国的市场占有率为90%左右。医院配置的血透机基本上是原装进口，每台价值20万元左右，国产血透机价格仅为进口机器的一半，但销路较差。全国范围内二甲及以上医院几乎都配有进口血液透析设备。由于没有明确规定血透服务提供资格要求，区医院、县医院、中医院，甚至有些乡镇医院也在提供血液透析服务[3]。根据2008年一项针对广东省18家不同级别医院的血液净化中心的调查研究，由于没有准入标准和管理操作规范，导致一些医院在软硬件配置不足的情况下开展血液透析，感染管理、人员培训和质量控制都达不到要求[4]。

针对上述问题，卫生部门近年来陆续颁布了一些管理规定，规范血透的质量管理，其中包括2005年国家卫生计生委委托中华医学会制定的《血液透析器复用操作规范》，2007年11月中国医院协会血液净化中心管理分会下发的《血液透析质量控制管理规范（草案）》；2009年国家卫生计生委下发的《血液透析室建设与管理指南》征求意见稿，2010年1月中国医院协会血液净化中心管理分会下发的《血液透析质量控制和管理指导原则》，以及2010年3月国家卫生计生委颁布的《医疗机构血液透析室管理规范》。这些文件建立了对血液透析的质量标准、感染防控、人员配备和培训的规范化管理[5-6]。

2．腹膜透析治疗现状　我国在20世纪60年代就已开始利用腹膜透析（peritoneal dialysis，简称腹透）治疗尿毒症，70年代开展持续性非卧床腹膜透析（continuous ambulatory peritoneal dialysis，CAPD）治疗，80年代CAPD治疗在国内已初具规模，特别是90年代以后由于透析连接系统的改进，透析液生物相容性的提高，进一步推广了腹膜透析在国内的应用。我国的腹透患者的年增加率为20%，远远超过世界平均水平7%。但由于经济、文化背景、教育水平的影响，与CAPD开展得比较好的先进国家和地区相比，无论在技术水平和长期存活率等方面仍存在较大的差距，而国内不同地区的透析资源配置也不平衡。例如腹膜透析中心一般都建立在大城市、大医院，透析治疗资源配置结构存在不合理现象[7]。

在我国，腹膜透析仍然以CAPD治疗为主。随着腹膜透析技术的不断进步，透析连接系统不断更新和新型腹膜透析液的研发，腹膜炎发生率明显下降，患者的生存质量、劳动能力

及回归社会率得到提高，腹膜透析患者人数正在不断增加。但接受腹膜透析治疗的终末期肾衰竭病人的退出率较高。此外，CAPD 病人在接受透析前后的教育还有待于进一步加强。在自动腹膜透析（Automated Peritoneal Dialysis，APD）开展方面，我国基本处于起步阶段[7]。

据报道，目前全国共有 347 个腹膜透析治疗单位，但患者数超过 100 例的大型腹透中心不到十个，绝大多数是患者少于 25 例的小型腹透单位。腹透中心的规模影响到腹透治疗的管理水平和效率。同时，由于各种原因，腹透退出率、死亡率及技术失败率等较高，严重影响医生和患者的信心。腹透被看作为二流肾科医生所从事的二流治疗方法，充其量是血透的补充。迄今为止，还有不少医生持上述观点，影响医护人员的决策。同时，腹透是否具有和血透相同的疗效，能否作为肾脏替代治疗的首始选择一直存在争议。 与血透不同，腹透目前尚无临床操作指南或标准，这对于规范腹透服务质量造成了一定困难。医院和医生往往根据患者经济条件、受教育程度、治疗依从性等非医疗因素来决定是否向患者推荐腹透治疗[7]。

二、透析治疗的费用、支付情况及存在问题

在我国当前价格体制下，血透价格略高于腹透价格。根据血透国际标准透析量 145 次 / 年和腹透的国际标准透析量 1376 袋 / 年（2752 升 / 年）测算，血透和腹透年人均直接医疗费用分别为 8 万元和 7 万元左右。在我国现有医疗保险体系下，血液透析一般按照项目定额付费，而腹膜透析主要按照乙类药品报销。不同地区和不同保险之间的肾透析医疗保险方案设计不同；在同一地区，不同筹资单位的支付标准不同。目前看，透析治疗费用对于绝大多数患者家庭都是“灾难性支出”，由于现有医疗保障体系的保障力度有限，往往造成“因病致贫”和“因病返贫”现象[8]。

由于透析治疗对患者个人、社会和卫生系统带来巨大经济压力，一些省、市组织开展了一些针对肾透析补偿机制和政策的研究，如上海、镇江、宝鸡、杭州、牡丹江、天津、广西和河北等地[9-12]。这些研究主要调查了肾透析的费用情况和医保（主要指城镇职工医保和新型农村合作以医疗制度）对肾透析治疗的补偿效果，普遍性认识是医保对于参保 / 参合人肾透析治疗有保障作用，在一定程度上缓解了“因病致贫”，同时提高了患者的生存质量。但由于透析治疗费用较高，不但给医保制度带来巨大经济压力，还使透析患者经济负担过重，甚至很多患者仍然存在负债透析现象。同时，由于部分患者未参保 / 参合，因此存在疾病负担的纵向不公平现象。部分研究还调查了不同保障制度下肾透析治疗的费用情况，发现医保制度对血透和腹透的补偿方案存在差异，不同保障制度对终末期肾病患者的补偿程度也存在较大差异。一些地方如杭州，采取了措施降低血透费用，较大程度上减少了患者和医保的经济负担。上海还有机结合了城镇职工医保和新型农村合作医疗制度，为远郊农民提供透析治疗。

由于透析治疗的经济可及性和补偿存在差异，导致贫困人口、脆弱人群无法享受或充分享受应有的透析治疗，造成治疗服务公平性差异。2009 年关于贫困患者在北京通州区白庙村组建自助血液透析中心的事件在社会上引起了很大反响，部分弱势患者通过组织自助透析治降低血液透析治疗成本，以获得治疗的机会，维持生命。地方政府出于安全考虑取缔了这个不合规定的透析中心，患者由通州区政府临时接管，然后交由患者所在地政府负责救治。虽然这个措施临时解决了患者的就医问题，但如何从根本上解决这一类贫困患者的透析治疗问题甚至生存问题，仍然是相关部门需要考虑的问题。

一些学者认为我国透析治疗的管理存在利益驱动和监管缺位现象。医疗保险仅对定点医院进行管理，对透析中心（室）无准入标准；部分医院为了牟利盲目建透析中心，透析中心治疗不规

范，甚至存在违规操作；目前仅有血液透析的临床操作规范，没有腹膜透析的临床操作规范；而患者往往缺乏对病况和自身体质的认知，无法判断和选择适宜的透析技术[4,8]。以上这些问题无不对透析治疗的组织、提供和支付造成了阻碍。而透析治疗如果不能很好地组织、提供和支付，则意味着我们的医疗体系和社会保障体系将无法较好地应对不断增加的终末期肾病负担。

三、相关启示和建议

通过上述分析，随着终末期肾病发病率的激增，国家、社会和个人都将面临严重的疾病经济负担。在这种情况下，卫生部门和医保部门需要制定和实施相关政策，以应对陡然增加的终末期肾病医疗需求和经济负担。具体有以下四条建议：

1. 建议相关卫生部门建立全国或地方肾病登记制度，同时进行终末期肾病的流行病学监测，一方面可以对全国及各地 ESRD 发病及患病情况进行摸底，便于掌握肾透析治疗的疾病负担情况；另一方面也可以根据发病情况配置透析治疗资源或选取适宜的透析模式。

2. 卫生和医保部门应配合起来进一步规范血透和腹透技术的临床应用。可以从三个方面开展一些工作：①严格血透中心的准入标准和管理操作落实；②制定并实施腹透临床操作规范；③敦促各地加强对透析中心的监督、指导和培训。

3. 建议相关研究机构开展血透和腹透的成本效果 / 成本效用 / 成本效益分析，掌握两种技术在我国的应用范围、临床效果及相关经济成本，供卫生部门和医保部门做相关决策参考。

4. 建议卫生部门和医保部门在实证研究的基础上探索适宜的支付方式，保障患者（尤其是弱势患者）的生存需求得到满足。可以通过组织开展卫生经济学研究，并借鉴其他国家的 ESRD 支付方式经验来实现。

参 考 文 献

1. “我国血液透析 50 年取得长足发展”(2010). 新华网 2010.4.12. http://www.tj.xinhuanet.com/news/2010-04/12/content_19497177.htm.
2. “血液透析治疗晚期肾衰竭的发展史”. [2010.12.19]. http://www.sjzsbyy.com/niaoduzheng/200902/2717.html.
3. “血透”与“腹透”(上)——为何血透受热捧腹透被冷落？(2005.7.7) http://www.39.net/focus/mtjj/116917_1.html
4. 高少茹，张小娟，陈翠清. 18 家不同级别医院血液管理中心现状与对策[J]. 中国血液净化，2009，(10).
5. 季大玺. “血液净化中心的规范化管理”[R]. 南京军区南京总医院，2010.
6. “国家卫生计生委关于印发《医疗机构血液透析室管理规范》的通知”[Z]. [2010.12.23]. http://www.gov.cn/gzdt/2010-03/24/content_1563500.htm.
7. 余学清(2000). “中国腹膜透析的现状及展望”[EB/OL]. 《中国医学论坛报》(网络版). http://www.cmt.com.cn/old/article/061228/a061228b0701.htm.
8. 中国社会保险学会医疗保险分会.《城镇职工基本医疗保险制度的实证分析——透析治疗的医疗保险支付机制研究报告》[R]. 2006，北京.
9. 王娟娟. 透析的疾病经济负担研究[J]. 中国卫生资源，2006，9(2): 68-69.
10. 张咏杨，吴阿元. 浅析医疗保险对透析病人的管理[J]. 中国卫生经济，2010，7: 44-45.
11. 毛瑛，汪洁，许殷子，等. 宝鸡市医保城镇职工 ESRD 患者透析费用补偿政策运行效果研究[R]. 国家自然科学基金报告，2009，北京.
12. 刘诗勤，程晓明，陈正祥，等. 杭州市肾透析病人治疗费用与补偿现况分析[J]. 中国卫生经济，2005，24(5).

第二章　香港地区“腹膜透析优先”政策的成功实施及其启示

香港实施“腹膜透析优先”政策已有二十余年的时间，在此期间血液透析患者数量增加了2倍，腹膜透析患者的数量则增加了超过15倍[1]，目前香港超过80%以上的终末期肾病患者选择腹膜透析进行治疗，其中5%的患者采取的是自动腹膜透析方式，大多数患者采用的是持续性不卧床腹膜透析[2]。“腹膜透析优先”政策是患者在需要透析治疗时，由公立医院根据其病情优先选择腹膜透析治疗。如果患者有腹膜透析禁忌证或因腹膜透析并发症而不适合继续开展腹膜透析治疗时，会被安排进行血液透析。香港血液透析费用分别为1500元/次、3500元/次。高昂的血液透析治疗费用是普通香港人无法承担的，因此大多数终末期肾病患者选择在公立医院接受腹膜透析治疗。由于采用了先进的技术和严格的消毒措施，腹膜透析造成腹膜炎的情况大为减少。腹膜透析可以在家中简便操作，以及生存期不断延长，所以患者的满意度较高。香港“腹膜透析优先”政策的成功实施为我国利用腹膜透析治疗终末期肾病提供了值得借鉴的经验。

1. 香港肾透析技术的发展及“腹膜透析优先”政策的历史演变　香港肾透析服务开始于20世纪60年代初，最早开展肾透析服务时只为肾衰竭患者提供暂时性血液透析和间断性腹膜透析两种服务。1962年香港玛丽医院率先为患者提供了血液透析服务，但是当时只将其作为外科手术后出现急性肾衰竭现象的急救措施。1969年，香港开展了持续性血液透析，同年又开始提供间断性腹膜透析服务，而1980年，香港政府投资兴办的医院首次应用了持续性非卧床式腹膜透析。1985年，为监督和规范肾脏替代疗法的使用，香港成立了肾脏委员会，其使命在于计划和起草关于肾病服务的政策，标准化肾病医学实践，同时建立透析患者注册登记中心并推进肾脏移植。

在香港肾透析技术的发展过程中，慈善组织发挥了巨大的积极作用。香港肾脏基金会(HKKF)成立于1979年，其先后开办了两家血液透析中心，为终末期肾病患者提供血液透析服务。同时随着腹膜透析的不断推进，腹膜透析患者的激增，该基金会成立了专门的项目来支持自动腹膜透析的开展，为患者免费提供自动腹膜透析机以推广治疗。香港肾病患者信托基金会(HKKPTF)也为患者提供免费的自动腹膜透析机，并对没有得到政府资助资格的患者提供补贴。同时，香港肾病患者信托基金会还认识到阻碍终末期肾病患者选择腹膜透析的重要障碍是腹膜炎—腹膜透析的主要并发症。在没有引进Y管和双联系统之前，该信托基金会为腹膜透析患者补贴紫外线消毒装置，以降低腹膜炎的发生。正是由于慈善机构为患者免费提供自动腹膜透析机和紫外线消毒设备，大大地降低了腹膜透析患者的腹膜炎发生率，使医生及患者逐渐接受腹膜透析，为“腹膜透析优先”政策的实施打下了良好基础。

自20世纪80年代中期香港开始实施“腹膜透析优先”政策，即终末期肾病患者在接受透析治疗时，以腹膜透析作为首选治疗方式，对因有禁忌证而不适宜开展腹膜透析治疗的病例，主治医师需要申报，并经专家组审核批准后才能开展血液透析治疗，否则治疗费用不予报销。在香港肾透析服务最初的发展阶段，血液透析一直处于主导地位，1985年香港血液透析患者占透析患者的60%，但是到了2005年这一比例则降低到了19%，与此相反，腹膜透析患者的数量则由1985年大约200人增加至2005年的超过3300人[1]。

2. 香港实施“腹膜透析优先”政策的原因及关键因素　近年来，香港每年需要进行肾脏替代治疗的终末期肾病的新发病例逐年上升，从 1996 年 100 / 百万人口，到 2003 年增长为 139 / 百万人口[3]，而 2005 年的发病率则上升到 173 / 百万人口，患病率达到了 965 / 百万人口[2]。1996 年至 2005 年间，香港终末期肾病患者的发病率增长了 1.7 倍，由于透析患者期望寿命延长以及透析服务的可及性增强等原因造成透析患者数量持续上涨。

（1）香港实施“腹膜透析优先”政策的原因：香港地区腹膜透析患者占透析患者的比例在世界范围内最高，这主要归因于香港“腹膜透析优先”政策的成功实施。香港大力推广腹膜透析的原因主要有以下几点：其一，血液透析需要占用一定的场地来放置血液透析机、水处理机等透析相关设备。由于香港地区经济发达，终末期肾病患者治疗率较高，所以进行透析治疗的患者数量庞大，如果大规模地开展血液透析则需要占用大量的场地，这不符合香港地少人多的现状。同时，血液透析患者需要在医院进行治疗，相较于腹膜透析来说占用了更多的医疗人力资源；其二，由于终末期肾病患病数量的不断增加，给患者和政府财政都带来了沉重的经济负担，所以探索既能保证治疗效果成本又低的治疗方式是减轻政府及患者压力的有效措施。腹膜透析是一种有效且具有成本效益的治疗方式，大量文献表明，腹膜透析和血液透析在临床效果、生命质量、生存率方面并没有统计学差异，而且各研究中腹膜透析的医疗费用普遍低于血液透析[4]。在许多国家，2 个腹膜透析患者的治疗费用与 1 个血液透析患者的治疗费用相当[1]；其三，相较于血液透析，腹膜透析能够较好的保护残余肾功能，对人体心脏、血液及循环动力系统的影响较小，不易引起心脏病等各种并发症及病变，并且可以居家治疗，比较灵活，所以被香港地区医生及患者普遍接受；其四，造成腹膜透析患者死亡的主要原因是透析过程中伴发的腹膜炎，而随着腹膜透析技术的不断进步，透析连接系统不断更新和新型腹膜透析液的研发，腹膜炎发生率已显著降低，患者的生存质量、劳动能力及回归社会率得到提高。在 20 世纪 90 年代中期，腹膜透析采用单联系统时患者腹膜炎发生率为 17 个病人月发生 1 次，而当双联系统广泛应用后腹膜炎的发生率降低为 36～45 个病人月发生 1 次，一项分析表明，香港持续性腹膜透析患者 12 个月不发生腹膜炎的概率可以达到 76%[2]。

（2）香港成功实施“腹膜透析优先”政策的关键因素：香港实施“腹膜透析优先”政策获得了极好的临床治疗效果，大大提高了患者的生存质量，患者的两年生存率达到 91%，技术生存率 82%[5]，在没有任何特殊照顾的情况下近 90% 的患者可以自我照顾，70% 的患者大部分时间可以回归社会[2]，其关键因素在于政府、慈善机构、肾脏委员会、肾科医护人员及患者的共同努力。

1）香港政府规定了终末期肾病患者透析治疗的路径[6]，终末期肾病患者如果不存在腹部手术史或者其他不适宜开展腹膜透析的禁忌证，应该选择腹膜透析作为其首选治疗方式，由肾科医师行置管术，并进行持续性腹膜透析治疗。如果终末期肾病患者不适宜开展腹膜透析，需要由其主治医师上报，经专家审核确不适宜者，可以进行血液透析治疗。在腹膜透析过程中，若患者出现腹膜炎或者隧道感染，可以进行暂时血液透析，并在好转后继续进行腹膜透析治疗。无论是腹膜透析还是血液透析，在患者年龄未达到 60 岁以前，都将根据情况寻求肾移植的机会，以提高患者的生存时间及生存质量。

2）医疗保险报销政策也起到了关键的鼓励作用，香港医疗保险只为腹膜透析患者报销治疗费用（有腹膜透析禁忌证需要进行血液透析治疗的患者除外），患者可以自由选择是进行免费的腹膜透析，还是自费的血液透析。这样的医疗保险报销政策在一定程度上起到了鼓励患者选择腹膜透析的作用，提高了腹膜透析的应用。

3）如前文所述，慈善机构为“腹膜透析优先”政策的实施奠定了基础，并且积极地推动了腹膜透析的开展。肾脏委员会在宣传肾脏替代治疗方案的过程中，将连续性腹膜透析治疗（CAPD）作为首选治疗，同时开展丰富多彩的活动来支持和推动患者回归社会。

4）对患者的教育也是成功推行“腹膜透析优先”政策的重要因素。肾科医护人员定期开展透析前教育培训，在教育过程中陈述腹膜透析和血液透析的优缺点，并强调腹膜透析的优势。同时，对腹膜透析患者进行定期或不定期的随访与教育培训，以提高患者的生存年限和生存质量。

3．香港成功实施“腹膜透析优先”政策对我国大陆地区的启示　香港地区“腹膜透析优先”政策的成功实施，带动了亚洲地区腹膜透析技术的发展，继香港之后，台湾地区、新加坡、菲律宾等都推出了腹膜透析鼓励政策，以期望有效地解决终末期肾病给患者及国家带来的沉重的疾病负担。当前，我国终末期肾病患病率较低，但是发病率较高，且有增长趋势[7]，给国家、社会和个人带来了日益沉重的医疗和经济负担，因此引起了卫生部门和医疗保险部门相关决策者的关注。香港地区的“腹膜透析优先”政策的成功经验值得我国借鉴，具体有以下几点：

（1）香港建立了完善的信息登记系统，对应用肾脏替代疗法患者的五类信息进行电子登记，即人口学资料、透析治疗、肾移植治疗、并发症、患者管理（咨询和报告等）。香港肾病登记系统是一种有效的临床信息管理工具，无论是医院或者透析中心对患者管理，还是患者的自我管理都起到了积极的作用，同时还能够为卫生相关部门的政策制定及资源配置提供足够的信息支持。目前，国家卫生计生委医政司要求对透析患者进行信息登记，但仍然需要不断完善登记信息的内容，加强系统的功能同时保证上报信息的质量等，以便于了解我国的终末期肾病的流行病学资料及经济负担情况，掌握肾脏替代疗法尤其是肾透析技术的应用现状等。

（2）医疗保险报销政策对终末期肾病患者选择透析方式具有重要的影响作用，香港的“腹膜透析优先”政策正是利用了报销政策来引导患者应用腹膜透析技术，在透析前对患者的教育过程中，医生会向患者介绍血液透析和腹膜透析，但是只为腹膜透析患者承担医疗费用，患者因有腹膜透析禁忌证而选择血液透析的除外。在亚洲许多其他国家和地区也出台了类似的规定，通过改变报销政策来激励医院及医护人员引导患者进行腹膜透析。我国也可以借鉴该经验，适当正确的引导腹膜透析的应用，以改善终末期肾病患者的临床和经济负担。

（3）香港重视对于医护人员的培训，医护人员对腹膜透析的认知关系到腹膜透析技术开展的成败。近年来，腹膜透析才在我国得到逐渐发展，缺乏专业的人员并且医护人员对于腹膜透析的认知不足。在大城市的大医院医护人员对腹膜透析的了解较好，但是偏远地区或者基层医院的医务人员普遍缺乏腹膜透析相关知识，这也是阻碍腹膜透析发展的重要原因，因此加强医护人员关于腹膜透析的教育与培训十分必要。2011年6月10日，国家卫生计生委办公厅下发了关于做好腹膜透析有关工作的通知，确定了北京大学第三医院等31家医院作为第一批国家卫生计生委腹膜透析培训示范中心，中国医学科学院北京协和医院等28家医院作为国家卫生计生委腹膜透析培训示范中心培育单位，以提高基层医疗机构腹膜透析能力[8]。

（4）重视对腹膜透析患者的教育是香港推动“腹膜透析优先”政策实施的中流砥柱。透析前的患者教育在香港广泛开展，由肾科医生和护士对准备进行透析治疗的患者进行常规教育，其中包括终末期肾病的特征和症状、各种透析方式的介绍等。由于香港推行“腹膜透析优先”政策，在透析教育中往往会更加强调腹膜透析的优点，因此患者会更愿意接受腹膜透析。同时，在腹膜透析的治疗过程中也需要不断地对患者进行教育和培训，不仅仅是操作层面的培训，还要对患者的感染并发症、饮食与营养等问题进行指导与教育，以保证患者的生存质量。

（5）香港的慈善组织为肾透析事业的发展作出了巨大贡献，推动了腹膜透析优先政策的实施。我国也应该充分发挥相关基金会、肾友会等社会团体的作用，不仅为肾透析患者提供一定的资金支持，还可以提供技术支持，定期组织活动加强患者的教育培训等工作，以提高患者的生存质量，为我国肾透析事业发展作出贡献。

参考文献

1. Alex Wai-Yin Yu，Ka-Foon Chau，Yiu-Wing Ho，et al. Development of the“peritoneal dialysis”model in Hong Kong[J]. Peritoneal Dialysis International，2007(27)：54-55.
2. Philip Kam-Tao Li，Cheuk-Chun Szeto. Success of the peritoneal dialysis programme in Hong Kong[J]. Nephrol Dial Transplant，2008(23)：1475-1478.
3. Philip Kam-Tao Li，Bonnie Ching-Ha Kwan，et al. Prevalence of silent kidney disease in Hong Kong The Screening for Hong Kong Asymptomatic Renal Population and Evaluation(SHARE)program[J]. Kidney International，2005(94)：36-40.
4. 汪涛. 关注透析治疗，各国寻求政策解决方案—第十一届国际腹膜透析学会年会侧记[J]. 中国医疗保险，2006：5：78-79.
5. 腹膜透析是亚洲地区终末期肾病患者提升治疗预后的优选. http://www.oeeee.com/a/20091016/790338.html
6. Kar Neng Lai，Wai Kei Lo. Optimal Peritoneal Dialysis for patients from Hong Kong[J] Peritoneal Dialysis International，1999(3)：26-31.
7. 李佐，王梅，等. 我国面临快速增长的终末期肾病治疗负担[J]. 中国血液净化，2010(1)：47-49.
8. 中华人民共和国国家卫生和计划生育委员会. 国家卫生计生委办公厅关于做好腹膜透析有关工作的通知[Z]. 2011-6-13.

第三章　江西省尿毒症免费血透救治案例研究

1.《江西省尿毒症免费血透救治工作方案》出台的背景　江西省在深化医药卫生体制改革的工作中，通过采取政府出资引导、社会积极参与、保障部门提高保障水平、医院主动社会担当等措施，把低收入尿毒症患者的免费血透救治工作列为2011年重点任务。预计10月份以后将在全省陆续启动。江西省作为中国中部地区的农业省份（城乡人口比例为3∶7），在全省范围内实施低收入人群尿毒症患者免费救助，对于解决灾难性疾病的社会救助，将在全国起到很好的示范作用。

尿毒症（ESRD）是指急性或慢性肾衰竭发展到严重阶段时，由于代谢物蓄积，水、电解质和酸碱平衡紊乱以致内分泌功能失调而引起机体出现的一系列自体中毒症状形成的综合征[1]，它是世界范围内危害人类健康的重大疾病[2]。ESRD患者必须接受肾替代治疗（renal replacement therapy，RRT），肾替代治疗主要包括血透、腹透、肾移植，治疗费用高昂，给患者家庭、社会和国家带来沉重经济负担。

尿毒症作为一种灾难性疾病，其患者的救助问题引起了中央领导和国家卫生计生委的高度重视。温家宝在2011年全国“两会”上的政府工作报告中提出要将尿毒症患者救治纳入重大疾病保障试点；陈竺在2011年全国“两会”专访上说：“我是一个务实的人，希望每年为群众解决几个大病。今年要解决尿毒症、妇女乳腺癌、宫颈癌三个大病。这三个患病人群，是最弱势的人群。”陈竺部长在2011年推进农村居民重大疾病医疗保障试点工作会议上明确提出：“我们要重点考虑提高终末期肾病透析治疗的保障水平，改善服务模式，新农合、医改、医管等部门还要加强合作，积极创造条件，解决好农村居民终末期肾病透析治疗的保障问题。”

据省卫生厅和民政厅的测算，江西省尿毒症患病率约为400pmp（per million people，每百万人口），按照全省4400万人口计算，尿毒症患者约1.76万人，按70%可透析计算，现有需要血液透析病人约1.2万人。按照尿毒症年新增发病率200pmp和透析患者年死亡率10%测算，年实际新增患者约5000人[1]。经费测算：按照二级医院标准一次血透360元，每人每年37 440元；按照1.2万需要血透的患者计算，全省第一年透析病人总费用约4.493亿元，其中：城镇职工医保病人报销（含城镇大病补充医疗保险）约4583万元，城镇居民医保病人报销（含城镇大病补充医疗保险）约5657万元，新农合病人报销约为2.2亿元，医疗救助报销约为8434万元，医院减免费用约为4226万元（按非农业人口30%和农业人口70%、城镇职工40%和城镇居民60%测算）[3]。

为进一步提高尿毒症医疗保障水平，2011年8月，江西省卫生厅、财政厅、人社厅、民政厅等六部门联合出台《江西省尿毒症免费血透救治工作方案》。该方案指出将为全省尿毒症困难患者实行免费血液透析治疗。江西省开展低收入人群尿毒症患者免费救治具有良好的前期基础。早在2009年5月，江西便已启动“光明•微笑”工程，为全省所有白内障和唇腭裂患者实施免费治疗；江西省卫生厅在试点的基础上已经全面启动了儿童“两病”免费救治试点工作，对儿童白血病、儿童先天性心脏病进行免费救治。对全省尿毒症困难患者实行免费血液透析治疗也是继“光明•微笑”工程、儿童“两病”救治之后，江西省推出的又一项重大卫生民生工程。同时也标志着江西省在社会救助灾难性疾病方面向更大的困难进行挑战，与“光明•微笑”工程、儿童“两病”一次性治疗不同的是，尿毒症患者需要持续性治疗，免费救治的时间更长，对象更宽，补偿更高，需要有各方协调、持续发展的社会机制，对于进一步缓解城乡居民重大疾病的经济负担，提高生存质量，促进经济社会协调发展具有积极的重要意义。

2.《江西省尿毒症免费血透救治工作方案》特点和政策解读

(1) 救治特点：可归纳为全免费、广覆盖、可持续、高质量、低成本。

1) 全免费：通过城镇职工和居民医疗保险、新农合和医疗救助按比例进行补助，医院减免剩余救治费用，省级财政安排工作经费，鼓励慈善机构实行补助等多方筹资，实现尿毒症患者血液透析全免费治疗。

2) 广覆盖：按照以往的保障水平，尿毒症患者经过一段时间透析治疗，几乎所有家庭都会成为困难群体。江西省尿毒症血透免费救治对象为：持有江西省常住户口的尿毒症需维持性血透的困难患者(城镇低保、农村五保、城镇'三无'人员、福利院供养孤儿、新增四类优抚对象和低保边缘户)[4]。为方便农村患者救治，在人口较多的乡镇卫生院设点，建立省、市、县、乡四级定点医疗救治网络。

3) 可持续：通过医院减免救治费用，使医保、新农合、医疗救助仍按既定的比例进行核报，实现尿毒症患者透析可持续的免费救治，保障医疗保障制度和医疗救助制度健康发展，便于建立长效机制。

4) 高质量：为保证医疗质量和医疗安全，一是出台尿毒症血透定点医院基本标准、血透操作指南、血透治疗临床路径和救治人员培训方案等一系列配套文件；二是组建尿毒症免费血透救治专家组；三是开展城乡对口支援。

5) 低成本：一是对开展血液透析需要的主要设备(血透机、水处理机、除颤仪)和主要耗材(透析器、浓缩透析液、透析管路、穿刺针等)实行以省为单位的统一招标采购，以保证质量，降低成本[4]；二是政府为县、乡级定点医疗机构配置血透的主要设备。

(2) 政策解读

1) 免费救治对象：持有江西省常住户口的尿毒症需维持性血透的困难患者(城镇低保、农村五保、城镇'三无'人员、福利院供养孤儿、新增四类优抚对象和低保边缘户)实施免费血透救治[4]。需要注意的是，预防和治疗尿毒症血透相关并发症的医疗费用和其他尿毒症患者血透费用，比如造瘘、促红细胞生成素以及并发症所发生的相关费用，按照城乡居民医疗保障有关规定核报，不列入免费包补助范围。

2) 补助标准：根据《江西省医疗服务价格手册(2005版)》，血液透析收费标准为：三级医院400元/次；二级医院360元/次；一级医院320元/次。每人每周免费做2次血液透析，每年按52周计算，门诊与住院透析治疗的患者采用统一标准核报经费[4]；尿毒症困难患者按照属地就近原则，经县级救治协调办公室同意后，在定点医疗机构中选定一家作为本人血透治疗的医疗机构，定点医疗机构一经选定，原则上一年之内不得更换[4]。如到上级或非定点医疗机构接受透析治疗，差额费用由患者个人承担。

3) 结算办法：困难患者参加城镇职工医疗保险的，由医保报销85%，民政医疗救助负担10%，定点医疗机构减免5%；参加城镇居民医疗保险和新农合的，由居民医保或新农合报销70%，民政部门医疗救助负担20%，定点医疗机构减免10%[4]。救治费用报销按照现行医保、新农合及医疗救助核报程序进行。

4) 由省级卫生行政部门负责组织实施主要设备(血透机、水处理机、除颤仪)和主要耗材(透析器、浓缩透析液、透析管路、穿刺针等)的集中招标采购工作，采取委托具备资质的招标代理机构进行公开招标，确定设备和每个耗材品目的中标厂商、型号规格及中标单价。省财政按照需要及填平补齐的原则，统筹相关资金，为县、乡级定点医疗机构配置血透机、水处理机、除颤仪。此外，各定点医疗机构根据设备和耗材需求直接与中标供应商联系，由供货商统一配送[4]。

3. 江西省尿毒症免费血透救治工作的启示

（1）灾难性疾病的社会保障问题通过政府和社会的共同的努力是可以解决的。目前，“大病免费救治”政策已在全国省、市、县（区）陆续推行。江西省作为一个中部地区经济并不发达的省份，大病免费救治的工作走在全国的前列，从“光明•微笑”工程、儿童“两病”到尿毒症免费血透救治，这说明灾难性疾病不一定需要政府有多雄厚的财力，只要政府和社会共同努力，启动和完善社会保障机制，国际上救助灾难性疾病的先进经验也可以的中国取得成功的实践。

很多国家把能否为尿毒症患者透析治疗提供有效保障作为衡量医保水平高低的重要标志；开展尿毒症免费血透救治，进一步提高全省尿毒症医疗保障水平，标志着江西省基本医疗保障从对一般疾病保障进一步向大病，特别是造成“因病致贫”、“因病返贫”的重大疾病的保障延伸。

江西省在全省范围内为尿毒症困难患者实施血液透析免费治疗，进一步缓解城乡居民重大疾病的经济负担，提高生存质量，能切实体现党和政府、社会的关爱，有利于促进经济社会的发展，有利于构建和谐社会。

（2）部门之间可以通过资源优化整合可以把工作做好。江西省开展尿毒症低收入人群免费治疗，并没有投入更多的资源，很大程度上是对分散在政府部门之间的管理资源进行了一次整合。《江西省尿毒症免费血透救治工作方案》由江西省卫生厅、省委宣传部、发改委、财政厅、人社厅、民政厅六个部门联合制定下发，政府部门转变观念，通过城乡居民医疗保障（城镇职工、居民医保和新农合）、医疗救助和医疗机构减免等相关制度的紧密结合，探索有效的补助和支付办法。在社会管理高度复杂化的今天，不少工作确需多个部门齐抓共管，发挥合力，即使部门分工明确、边界清晰，也需要相互间有效的衔接以保障整架机器的协调运转，这也是当今世界各国在政府改革中面临的共同课题。江西省通过免费救治工作，充分发挥卫生部门的综合管理优势，将行业监管、专业管理和新农合支付手段紧密结合在一起，这是一个大胆的尝试，值得鼓励。

（3）血透治疗成本尚有压缩空间。血液透析的主要设备和主要耗材是血透成本的重要构成。在保证透析安全、保障治疗效果的基础上，江西省对血液透析需使用的主要设备（透析机、水处理机、除颤仪）和主要耗材（透析器、浓缩透析液、透析管路、穿刺针等），制定了招标采购的参数和采购方式，由省级卫生行政部门负责组织实施集中招标采购的工作，降低透析成本，降低医疗费用。

（4）卫生服务体系借助契机建设和优化。开展尿毒症免费血透救治工作，通过培训人员、配置设备、改造房屋、推行临床路径，可以有效推动相关学科建设和发展，从而提升定点医疗机构的服务能力和水平。

省卫生厅按照安全、有效、优质、方便的原则，在全省医疗保险、新农合或白求恩基金会定点医疗机构范围内审核准入，确定定点医疗机构，定点医疗机构由可独立开展血透的二级及以上医院和部分乡镇卫生院组成。定点医疗机构对具有血透治疗指征的患者，严格按照诊疗规范和诊疗常规实施治疗，确保医疗质量和医疗安全。

尿毒症困难患者按照属地就近原则确定定点医疗机构，大大方便了农村患者救治，节省了时间和透析相关的支出，如交通费用的支出；同时也起到了引导分流的作用，很多国家维持性血透是在社区医院开展的，我们国家也应该进行这方面的尝试，一是提升基层医院的服务水平和能力；二是不去挤占大医院的资源，让大医院腾出时间和精力去钻研基层医院解决不了的难题，如疑难杂症的处理和高精尖技术的开发和应用。一定程度上也能够解决群众“看病难”、“看病贵”的问题。

(5) 注重配套政策和操作细节的完善。科学的管理机制是医疗救助制度能够顺利实施的重要因素，也是大病救助效果得到巩固的前提条件。它包括救助对象的识别和动态管理、救助基金和救助服务的监督及管理。《江西省尿毒症免费血透救治工作方案》对于尿毒症免费血透救治对象实行动态化管理，防止不需要医疗救助的人群继续享受医疗救助，而真正需要医疗救助的人群不能得到及时的救助；关于救助基金，政府强调加强对经费的管理和监督，专款专用，任何单位和个人不得以任何理由骗保、挤占和挪用。发现有不符合规定使用经费的，追究主要领导责任。

江西省卫生厅制定了《尿毒症患者血液透析定点医院基本标准》、《尿毒症患者血液透析诊断标准与转诊指南》、《尿毒症患者血液透析操作指南》、《尿毒症常规血液透析治疗临床路径》、《尿毒症患者血液透析适应证、禁忌证》、《江西省尿毒症免费血透救治人员培训方案》、《江西省尿毒症免费血透救治工作信息管理方案》等配套文件，比如，严格开展血透救治的培训工作，使培训人员切实掌握相关专业技术，达到能独立开展尿毒症血透治疗的业务水平。培训结束后，有省卫生厅同志亦组织考试，考核合格后，由卫生厅统一颁发《江西省血液净化技术从业人员岗位培训证书》；各定点乡镇卫生院与各培训医疗机构要按照江西省血液净化技术从业医务人员培训对口关系表建立对口关系，定点乡镇卫生院应选送医务人员到指定的三级医院进行进修培训，三级医院及县医院要指派 1 名具有肾脏病学中级以上专业技术职务任职资格的专家，到对口乡镇卫生院指导工作 1 年等[5]，从制度规范、技术力量上保证了项目的顺利开展。

另外考虑到医疗机构减免部分费用可能给肾内科 / 血透中心医务人员带来的收入减少问题，卫生厅也明确表示，肾内科 / 血透中心医务人员基本工资外的平均奖，不会低于医院平均奖。这对于解决一线工作人员的后顾之忧，充分调动他们的工作积极性，具有重要的现实意义。

4. 下一步工作需要关注的地方

(1) 腹透、血透，共同维护尿毒症患者的健康。国际研究表明，除 5% 左右尿毒症患者进行肾移植，15% 左右的患者由于腹膜疾患或多次腹膜手术而引起腹膜通透性不佳，不适合进行腹膜透析，另有 15% 左右的患者由于心血管疾患而不适合进行血液透析外，剩余 65% 左右的患者适合两种透析治疗[6]。江西省目前血透、腹透患者比例大于 9∶1，血透患者远远多于腹透患者。江西省政府出台的免费血透救治方案，希望惠及更多患者，同时极有可能导致尿毒症腹透患者涌向血透。国际和国内研究均表明，腹透和血透临床效果并无明显差别，但费用上血透一般高于腹透[6]。江西省政府在大力推行血透免费救治工作的同时，也要注重腹透治疗的宣传工作，通过提高腹透报销比例等多种方法适度引导。

(2) 多方筹资，共同提高保障水平。国际上推荐的标准是一周 3 次，每次 4 小时。江西省尿毒症患者免费血透治疗的标准是一周 2 次，江西省政府考虑到自身的经济状况，只能给予尿毒症患者维持生命的基本透析量。

如今，社会已经成为"大病救助"的主体，缓解了多数大病家庭的经济负担和精神压力，但对于大病的免费救助，还要继续加大政府主导的力度，进一步整合慈善、爱心基金会等方面的资源，充分发挥其救治功能的补充和辅助作用，使更多的大病患者能够得到更大程度的保障。在维持生命的基础上，能够享有更高的生存质量。

江西省尿毒症患者免费血透工作即将启动，期望它能够顺利实施，有着美好的前景，为全国大病免费救治的开展树立又一个闪亮的标杆。

参考文献

1. 江西省卫生厅. 关于《江西省尿毒症免费血透救治工作方案》的说明[Z], 2011-7-5.
2. 魏连波，张颖，汪南海. 肾衰养真颗粒治疗慢性肾脏病4、5期并发营养不良的临床观察[J]. 中国中西医结合肾病杂志, 2009, 10(8): 696-699.
3. 江西省尿毒症免费血透救治工作思路[Z], 2011: 1.
4. 江西省卫生厅等. 赣卫医政字〔2011〕98号. 江西省尿毒症免费血透救治工作方案[Z]. 2011-8-15.
5. 江西省卫生厅. 赣卫医政字〔2011〕100号. 关于印发江西省血液净化技术从业医务人员培训方案的通知[Z], 2011-8-17.
6. 汪涛. 关注透析治疗，各国寻求政策解决方案——第十一届国际腹膜透析学会年会侧记. 中国医疗保险[J], 2006, (5): 78-79.

第四章　我国部分城市对透析治疗的医疗保险支付方案

1. 血液透析的各类医疗保险支付方案简介

<table>
<tr><th rowspan="2">序号</th><th rowspan="2">城市</th><th colspan="4">医保政策</th><th>物价政策</th></tr>
<tr><th>保险种类</th><th>处置方式</th><th>付费类型</th><th>付费标准(三级医院)</th><th>收费标准(三级医院)</th></tr>
<tr><td rowspan="2">1</td><td rowspan="2">杭州</td><td>城镇职工基本医疗保险</td><td>门诊特病(虚拟病床)</td><td>按病种定额</td><td>6700元/人月,个人承担5%;包内含透析治疗及相关化验、检查、用药(十一大类如糖尿病等)、材料等全部费用;统筹基金支付上限:18万,18万以上由重大疾病险补助,上不封顶。</td><td rowspan="2">420元/次</td></tr>
<tr><td>城乡居民基本医疗保险</td><td>门诊特病(虚拟病床)</td><td>按项目付费</td><td>无起付标准,平均报销60%~70%,不含药品,材料等。统筹基金支付上限15万,15万以上由城乡居民医疗救助承担,上不封顶,零起点,个人报销50%~90%,随医疗费用总额增加而递增。</td></tr>
<tr><td rowspan="2">2</td><td rowspan="2">上海</td><td>城镇职工基本医疗保险</td><td>门诊特病</td><td>按项目付费</td><td>门诊治疗:无起付线,按实际发生费用的90%报销(退休92%),年封顶28万;住院治疗:无起付线,按实际发生费用的92%报销(退休96%)。自付部分可由补充医疗险二次报销60%。</td><td rowspan="2">400元/次</td></tr>
<tr><td>新农合</td><td>门诊特病</td><td>按项目付费</td><td>区县统筹,按住院政策报销,无起付线。年封顶线7500元,若费用超出收入的50%,可再报销80%(一级医院)/70%(二级医院)/50%(三级医院)</td></tr>
<tr><td rowspan="2">3</td><td rowspan="2">合肥</td><td>城镇职工基本医疗保险</td><td>门诊特病</td><td>按项目付费</td><td>起付标准:600元/年(在职)或400元/年(退休或工龄满30年);基金支付限额:6万元/年(含透析并发症治疗);</td><td rowspan="2">400元/次</td></tr>
<tr><td>城乡居民合作医疗</td><td>重大疾病</td><td>按病种定额付费</td><td>定额标准:550元/次;基金支付:330元/次;患者自付:实际费用的40%;打包内容:含治疗、材料、常规检查、常规用药。</td></tr>
<tr><td rowspan="4">4</td><td rowspan="4">广州</td><td>城镇职工医疗保险</td><td>门诊特病</td><td>按病种付费</td><td>7500元/人月</td><td rowspan="4">400元/次</td></tr>
<tr><td>新农合(白云区)</td><td>住院病种</td><td>按项目付费</td><td>按住院报,不低于实际费用的40%,限额2万元/人年。</td></tr>
<tr><td>新农合(花都区)</td><td>普通门诊</td><td>按项目付费</td><td>限额1000元/人年。</td></tr>
<tr><td>新农合(番禺区)</td><td>普通门诊</td><td>按项目付费</td><td>限额3000元/人年。</td></tr>
</table>

续表

序号	城市	医保政策				物价政策
		保险种类	处置方式	付费类型	付费标准(三级医院)	收费标准(三级医院)
4	广州	新农合(南沙区)	普通门诊	按项目付费	限额3000元/人年。	
		新农合(罗岗区)	普通门诊	按项目付费	合规费用1000元以上的报销50%,限额5万元/人年	
		新农合(增城区)	普通门诊	按项目付费	合规费用报销30%	
5	郑州	省城镇职工基本医疗保险	门诊特病	按病种限额付费	5000元/人月;其中:统筹基金支付限额4000元(在职)/4250元(退休);	240元/次
		市城镇职工基本医疗保险	门诊特病	按项目付费	合规费用的82%(在职)/87%(退休)	
		市城镇居民基本医疗保险		按项目付费	合规费用的52%(三级);60%(二级)。血液透析:240元/次。	
		新农合(西峡县)		按项目付费	合规费用的45%	
		新农合(荥阳市)		按项目付费	合规费用的40%	
		新农合(鲁山县)		按项目付费	合规费用的75%	
		新农合(杞县)		按项目付费	合规费用的66%	
		新农合(固始县)		按项目付费	合规费用的65%	
6	西安	省城镇职工基本医疗保险	门诊特殊治疗	按项目付费	零起付,合规费用统筹基金支付90%、个人负担10%;用药仅限于促红细胞生成素、骨化三醇、低分子肝素;透析次数每两周不得超过5次。超出基本医疗保险支付限额部分可按重大疾病医疗补助政策执行。	320元/次
		市城镇职工基本医疗保险	门诊特病	按病种限额付费	透析治疗:限价320元/次,个人付10%;透析耗材(透析器、管路):限价500元/月(患传染病者1600元),个人负10%;透析辅助用药(促红细胞素和骨化三醇):限价800元/人月。同患其他慢病者,按医保慢病规定报销。	
		市城镇居民基本医疗保险	门诊特病	按项目付费	城镇非从业居民统筹基金支付55%,上限5万元;学生儿童统筹基金支付60%,上限7万元。起付标准为三级500元,二级400元,一级300元,社区卫生服务机构200元。	
		市新农合	门诊慢病	按项目付费	报销比例低于50%,限额1.5万/年。	

续表

序号	城市	医保政策				物价政策
		保险种类	处置方式	付费类型	付费标准(三级医院)	收费标准(三级医院)
7	成都	省城镇职工基本医疗保险	门诊特病	按项目付费		420元/次
		市城镇职工基本医疗保险	门诊特病	按项目付费	三级医院:起付线800元,合规费用报销85%。二级医院:起付线400元,合规费用报销90%。一级医院:起付线200元,合规费用报销92%。统筹支付封顶16万,超出按大病辅助医疗保险报销,封顶40万元。	
		市城乡居民基本医疗保险	门诊特病	按项目付费	按筹资分260元和360元两档,报销封顶11.6万元。	
8	沈阳	省城镇职工基本医疗保险	门诊特病			440元/次
		市城镇职工基本医疗保险	门诊特病	打包付费	3500元/人月,含透析病人可能发生的全部费用。	

2. 腹膜透析的各类医疗保险支付方案简介

序号	城市	医保政策			
		保险种类	处置方式	付费类型	付费标准
1	杭州	城镇职工医疗保险	规定病种(虚拟病床)	按病种付费	5200元/人月,个人承担5%;包含腹透治疗费及相关化验、检查、用药(十一大类如糖尿病等)、材料等全部费用;年底按病情严重程度评定表严重8000元/人。
		新农合	规定病种(虚拟病床)	按项目付费	腹透液可报销40%~60%,化验、检查及药物报销30%左右。统筹基金支付上限15万,15万以上由医疗救助承担,上不封顶,个人报销50%-90%,随费用总额递增。
2	上海	城镇职工医疗保险	同血透	同血透	同血透
		城镇居民医疗保险	同血透	同血透	
		新农合	同血透	同血透	
3	合肥	城镇职工基本医疗保险	门诊特病	按项目付费	起付标准:600元/年(在职)或400元/年(退休或工龄满30年);基金支付限额:6万元/年(含透析并发症治疗);
		城镇居民基本医疗保险	门诊特病	按项目付费	起付标准:600元/年;基金支付限额:2500元/月,3万/年;报销比例:合规费用的60%。
		城乡居民合作医疗	重大疾病	按病种付费	定额标准:550元/次;基金支付:330元/次;患者自付:实际费用的40%打包内容:含治疗、材料、常规检查、常规用药。

续表

序号	城市	医保政策			
		保险种类	处置方式	付费类型	付费标准
4	广州	城镇职工医疗保险	门诊特病	按病种付费	7500元/人月
		新农合(白云区)	住院病种	按项目付费	按住院报，不低于实际费用的40%，限额2万元/人年。
		新农合(花都区)	普通门诊	按项目付费	限额1000元/人年。
		新农合(番禺区)	普通门诊	按项目付费	限额3000元/人年。
		新农合(南沙区)	普通门诊	按项目付费	限额3000元/人年。
		新农合(罗岗区)	普通门诊	按项目付费	合规费用1000元以上的报销50%，限额5万元/人年
		新农合(增城区)	普通门诊	按病种限额付费	普通门诊30%，单次限额20元，封顶线60元/人年
5	郑州	城镇职工医疗保险	同血透	同血透	同血透
		城镇居民医疗保险	同血透	同血透	
		新农合	同血透	同血透	
6	西安	省医保	门诊特殊治疗	按项目付费	零起付，合规费用统筹基金支付90%、个人负担10%；用药仅限于促红细胞生成素、骨化三醇、低分子肝素；透析次数每两周不得超过5次。超出基本医疗保险支付限额部分可按重大疾病医疗补助政策执行。
		城镇职工医疗保险	门诊特病	项目	腹透液：按乙类药品报销90%；透析辅助用药(促红细胞素和骨化三醇)：限价800元/人月。患其他慢病者，按医保慢病规定报销。
		城镇居民医疗保险	门诊特病	按项目付费	城镇非从业居民统筹基金支付55%，上限5万元；学生儿童统筹基金支付60%，上限7万元。起付标准为三级500元，二级400元，一级300元，社区卫生服务机构200元。
		新农合	门诊慢病	按项目付费	报销比例低于50%，限额1.5万/年。
7	成都	城镇职工医疗保险	同血透	同血透	同血透
		城镇居民医疗保险	同血透	同血透	
		新农合	同血透	同血透	

四、探索建立合理的透析治疗支付方式

(一)整合社会资源，建立终末期肾病患者保障体系

透析是改善ESRD病人生活质量和维系ESRD病人生命必要的治疗技术。由于疾病自身的特殊性和因肾源短缺所造成的肾脏移植技术开展的局限性，使ESRD病人只能长期依赖透析技术以维持生命。这种长期的生命维系势必导致透析技术的使用成为持续性消费。按照40%的灾难性卫生支出标准[1](即认为当家庭医疗费用支出占其可支配收入的比例超过40%时，卫生支出会影响家庭的其他支出)，腹透和血透患者的灾难性支出发生率分别为74.1%和60.1%。很多患者存在负债透析现象，持续性的透析治疗造成很多患者家庭“因病返贫”和“因病致贫”。这些遭遇灾难性支出的患者家庭应获得特殊的照顾，通过社会保障

体系帮助它们抵御灾难性风险，改善就医公平性，提高病人生存质量和社会回归能力，促进社会和谐。然而，目前我国的医疗保障体系对灾难性疾病的保障能力仍显薄弱。各地医保和新农合对透析报销比例的不同，造成补偿力度的差异，部分ESRD病人透析治疗的自付水平仍在60%以上。这种水平的医疗保障在某种程度上减轻了ESRD病人透析费用负担，但未能从根本上解决ESRD病人看病贵问题。鉴于各地医疗保障筹资水平的不同，建议借鉴小儿两病和江西省透析免费做法，针对面临灾难性支出风险的透析患者建立多渠道筹资的社会保障体系，以帮助其减轻家庭经济负担，改善生存质量。

全国推行的小儿两病的免费救治和江西省免费血透的成功经验提示我们，可根据国家最新颁布的贫困人群界定标准（农民年纯收入低于2300元）和对家庭医疗支出的测算，将那些面临灾难性支出的ESRD病人纳入贫困人群管理，采取民政、医保和卫生部门共同负担ESRD病人的透析费用，彻底减轻这类病人的经济负担。具体可参照目前小儿两病和江西省免费血透的做法，在正确估算透析技术成本基础上，探索ESRD病人免费透析频率和费用及各部门费用分担比例。

目前多数持续不卧床腹膜透析剂量为每天6～10L，每次交换量为2L[2]，平均每天用4袋；而血液透析患者，一般建议每周3次透析，4.0～4.5小时/次[3]。建议各地依据地方财政能力和医保筹资水平，对符合纳入条件的血透病人试行每周2～3次的免费透析，腹透病人每天3～4袋免费腹透。免除的透析费用为透析的成本，不涵盖透析并发症治疗费用如促红细胞生产素和钙磷代谢紊乱药物费用。合并症治疗费用也不在免费范围内。具体的血透和腹透成本如下：

本研究依据传统成本法和作业成本法测算了血透和腹透成本（详细请见透析成本测算部分）。血透次均成本为340元（透析器复用）到481元（透析器不复用）。该成本中涵盖了透析器、透析液、一次性卫生材料、人力成本、水电、房屋折旧、设备折旧和办公用品及管理费用等；腹透日均费用为111元（3袋/天）和148元（4袋/天）。其中包含了腹透液、一次性卫生耗材（碘伏小帽）、人力成本、水电水平、房屋折旧、设备折旧和办公用品及管理费用等。

在透析费用上建议试行分类分级分摊制，如参加城镇职工医疗保险的ESRD病人由医保报销85%，民政医疗救助负担10%，定点医疗机构减免5%；参加城镇居民医疗保险和新农合的ESRD病人由居民医保或新农合报销70%，民政部门医疗救助负担20%，定点医疗机构减免10%。救治费用报销可参照现行医保、新农合及医疗救助核报程序进行。

同时医疗机构对血液透析需使用的主要设备（透析机、水处理机、除颤仪）和主要耗材（透析器、浓缩透析液、透析管路、穿刺针等）；腹透所需的腹透液、碘伏小帽等一次性耗材借助基本药物招标采购平台实行集中招标采购方式以降低透析成本，控制医疗费用增长。

为了提高患者生存质量及回归社会的能力，建议ESRD患者保障网络能向社会延伸，成立保障关爱网，邀请残联、工会、慈善机构和其他社会团体参与，开展相关公益宣传活动，消除对透析患者的就业歧视，积极帮助他们早日回归社会，恢复正常生活。

（二）完善支付制度，调动医院开展优质透析服务的积极性

研究发现，各地医保和农合的肾透析治疗支付方式主要分为按项目支付和按病种打包支付两种。按项目支付的特点是服务后医保根据服务数量支付供方，这意味着医保对供方的约束性较弱，会导致过度医疗问题。病种打包付费支付肾透析治疗，总体上优于按项目支付，因为对供方行为有约束作用，同时便于患者的综合管理。然而因为打包内容和定额标准不同，按病种支付方式的实施效果会受到影响，不仅影响医院开展透析（尤其是腹透）

的积极性，还人为地干预了最佳透析治疗方式的选择，给患者治疗预后带来不良后果。

建议地方医保部门建立关键质量指标，并参照透析治疗临床操作标准，邀请透析专家和患者代表共同协商按病种支付的服务包内容，并在科学测算透析成本的基础上根据透析患者病情的危重程度合理订立支付标准。

另外，鉴于本研究发现，腹透治疗具备较好的成本效果，建议通过支付方式的调整，鼓励和引导腹透的开展。目前腹透大多采取按项目支付方式，建议考虑按人头支付或打包支付方式，将基本的腹透治疗药品和耗材费用以周或月为单位打包进行支付，以鼓励医疗供方积极提供灵活方便、易于操作的腹透治疗，提高患者的生存质量和社会回归能力，改善透析治疗的成本-效益。

参考文献

1. 宫习飞，于保荣，等. 2009新型农村合作医疗对灾难性卫生支出的影响研究[J]. 卫生经济研究，2009(9)：28-29.
2. 陈香梅. 腹膜透析标准操作规程. 北京：人民军医出版社，2010：25.
3. 陈香梅. 血液净化标准操作规程. 北京：人民军医出版社，2010：53.

第八部分　我国ESRD透析治疗服务组织模式研究

近年来，随着我国疾病谱的变化，慢性非传染性疾病发病率呈上升趋势，终末期肾病已成为危害人民群众身体健康和影响生存质量的重大疾病之一。按照欧美国家数据粗略估算，终末期肾病发病率约为100人/百万人，则我国终末期肾病患者总数约150万例，数量较大[1]。腹膜透析和血液透析等血液净化治疗是改善终末期肾脏病患者生存质量的有效手段，这些患者如果能够得到及时、有效的治疗，绝大多数可以正常工作和生活。但我国医疗资源仍相对不足，部分地区血液透析资源还不能满足终末期肾病患者救治的需要。我国终末期肾病患者数量众多，按照国家卫生计生委血液净化病例信息登记系统数据统计，截至2011年5月，我国接受血液透析的患者约为26万余例，接受腹膜透析的患者数量约为2万例，实际需要接受血液净化治疗的患者数量更加庞大[2]。据此分析，我国现有的血液透析机数量远远不能满足患者治疗的需要。而当前我国主要采用的透析方法仍为中心血液透析，且以大城市、大医院为主，存在无法居家治疗、操作复杂、价格贵等问题，无法大规模推广。因此，终末期肾病透析患者“看病难、看病贵”的问题尤为突出，“难”就难在需要就近治疗。

我国地域辽阔，人口众多，多数地区经济仍欠发达，要提高终末期肾病患者透析治疗的可及性，建立科学合理的透析服务体系和组织模式势在必行。

一、研究目的

了解和总结我国当前终末期肾病透析服务的组织模式现状，发现其中存在的问题和弊端，总结好的做法和经验，为进一步完善我国终末期肾病透析服务组织模式提供政策依据，有助于解决广大透析患者“看病难、看病贵”的问题。

二、研究内容

1. 国内终末期肾病透析服务组织模式的一般情况。
2. 国内终末期肾病透析服务组织模式的典型案例。
3. 进一步完善我国终末期肾病透析服务组织模式的政策建议。

三、研究方法

1. 文献研究　查阅国内外文献和官方统计资料，了解透析治疗组织服务模式的核心内容和影响因素。

2. 现场调研　对北京、上海、安徽、浙江、四川、陕西、辽宁、广东8省市省会城市的各1家三级综合医院进行现场调研。

3. 关键知情人访谈　对调研各省的血液净化中心负责人、开展腹透和血透的综合医院院长和血液净化中心负责人、透析患者分别进行座谈和个人深度访谈。

四、研究结果

(一) 国内透析治疗服务组织模式现状

近年来，血液透析和腹膜透析作为治疗终末期肾衰竭患者肾脏替代疗法之一，已在临床上得到了广泛应用。血液透析按场所又可分为中心血液透析（in-center hemodialysis）、家庭血液透析（home hemodialysis）等；腹膜透析又可分为连续性非卧床腹膜透析（CAPD）、连续性循环腹膜透析（CCPD）、夜间间隙腹膜透析（NIPD）、夜间潮式腹膜透析（NTPD）。

当前，我国终末期肾病患者在透析模式选择上以中心血液透析（in-center hemodialysis）为主（约占 89%），仅有很少一部分患者（约占 11%）进行腹膜透析（Peritoneal Dialysis，PD），特别是对于 70% 左右的终末期肾病患者既适合血液透析，也适合腹膜透析，但是其中 90% 的患者最终都接受了血液透析[2]，腹膜透析和血液透析的发展极不平衡。

1. 血液透析中心发展迅速，腹膜透析中心力量相对薄弱　中国自 1972 年正式启用血液透析治疗慢性肾衰竭至今，血液透析事业得到蓬勃发展，拥有 30-60 台血液透析机，可与发达国家媲美的血液透析中心不断涌现，国际上的新理论、新技术以及基础研究在国内部分中心也已开展，基本上与国际接轨，有些大型中心的技术水平甚至已经国际领先[3]。一段时间以来，由于多方面的原因，各级医疗机构重视发展血液透析技术，不断购置血液透析机，扩大血液透析室规模，为更多终末期肾病患者提供了血液透析服务。以甘肃省为例，仅 2010 年一年，甘肃省内就在已开展血液透析业务的 53 家医院基础上，又新增了 14 家尚未开展血液透析业务但已配备血液净化设备或准备购买血液净化设备的医院准备申请血液透析的准入[4]。据统计，2011 年全国血液透析机数量增加至 34 410 台，是 1999 年血液透析机数量的 7 倍，开展血液透析医疗机构数量也增长至 3048 家[2]。

腹膜透析作为终末期肾衰竭患者的主要治疗方法之一，20 世纪 80 年代初在我国曾有过一个高峰期，当时因普遍应用国产腹透液所致腹膜炎发生率很高，因此很多医院放弃了腹透而转为开展血透。近年来，由于腹透连接管道的改进，腹膜炎的发生率已经显著降低，国内腹膜透析治疗水平也有了显著提高，但腹膜透析的开展仍因面临诸多障碍而未能广泛推广。2003 年统计数字显示，全国共有 347 个腹膜透析中心，但大型腹透中心（病人数为 100～200 例）仅有 4 个，绝大多数是病人数在 25 例以下的小型腹透中心[5]。另据余学清教授 2007 年报道的数据，广东省 197 家开展透析治疗的单位，只有 45 家开展腹透治疗。而在开展腹膜透析治疗的单位中，只有 3 个中心的患者数超过 100 例，绝大多数是患者数少于 50 例的小型腹膜透析单位[6]。2011 年本研究对陕西、浙江、辽宁等省的现场调研发现血液透析和腹膜透析中心数量和规模上仍存在很大差异（见表 1）。以陕西省为例，全省开展腹透的 21 家医院中，腹透患者超过 50 人的只有 3 家，其他都在 30 名以下，处于起步状态。

表 1　2011 年我国部分省份血液透析和腹膜透析中心数量分布情况

项目	陕西省	浙江省	辽宁省	广东省 *
血液透析中心	76	180	181	197
腹膜透析中心	21	78	42	45
血透数：腹透数	3.6：1	2.3：1	4.3：1	4.4：1

*注：广东省数据为 2007 年数据。

2. 透析中心区域发展及城乡分布不均衡，基层透析中心亟缺　虽然我国血液透析中心数量有了很大增加，但透析资源和血透患者主要集中在东部地区（见表 2）以及大城市、大医院，而在这些大医院透析的患者中绝大多数只需要进行常规的简单透析，是对优质医疗资源的极大浪费。

表2 我国不同地区血液透析机数量与患者数量分布比较(n,%)

地区	血液透析机数量(台)		维持性血液透析患者	
	数量(台)	比例(%)	数量(人)	比例(%)
华东地区	2029	40.85	9564	25.60
中南地区	1063	21.40	16 190	43.34
东北地区	497	10.01	4871	13.04
华北地区	665	13.39	3362	9.00
西北地区	365	7.35	2268	6.07
西南地区	348	7.01	1100	2.94
全国	4967	100%	37 355	100%

注:数据来源:1999年度全国透析移植登记报告。

根据国家卫生计生委统计信息,截至2010年10月20日,全国共对2580家医院、29 328台透析机进行了执业登记(见表3),其中三级医院832家,血液透析机15 072台,二级医院1667家,血液透析机13 443台,一级医院41家,血液透析机276台,未定级医院40家,血液透析机537台[7]。

表3 2010年进行执业登记的不同医院级别血液透析中心构成

医院级别	医院数量(家)	血液透析机数量(台)
三级医院	832(32.2%)	15 072(51.4%)
二级医院	1667(64.6%)	13 443(45.8%)
一级医院	41(1.6%)	276(0.9%)
未定级医院	40(1.6%)	537(1.8%)
合计	2580(100%)	29 328(100%)

腹膜透析由于其简便、安全和有效,尤其适用于我国广大农村和边边远地区,因而有广阔的发展前景。近年来,腹膜透析在我国大型城市得到快速发展,而在中小型城市和农村地区却受到医护人员腹膜透析技术不足等因素的制约,发展极为迟缓,腹膜透析呈现出城乡区域间极不平衡的发展态势。1999年一项对鄂、豫、川、陕、渝四边地区基层综合医院的调查结果显示,调查的103家医院中,有13家医院(三级2家、二级11家)未开展过腹透,另有46家(占44.7%)原已开展腹透的医院,近两年未开展腹透。腹透病人占应透析病人平均不足14%,最高为22.5%,且1997年腹透病人总数比1996年下降了10.4%[8]。2011年陕西省统计数据,其省会城市三家大型综合医院(西安交大一附院、西京医院和陕西省人民医院)的腹膜透析患者数占全省医疗机构腹透患者总数的近一半。

2010年,国家卫生计生委启动基层医疗机构腹膜透析试点,由大医院对基层医院进行帮扶,体现了政府发展基层腹膜透析的决心。

3. 透析中心间缺乏合作,各级透析中心服务和管理能力参差不齐 目前,我国大型透析中心多为临床、科研、教学为一体的综合医疗机构,服务能力和管理水可达到国际较高水平。而小型透析中心由于患者数偏少,直接导致医疗资源与效益之间的比例低,管理水平和经验都受到限制,导致透析相关并发症和病死率较高。小型透析中心的服务能力和管理水平不足直接影响患者的透析质量和信心,因而使得大批患者涌向大型医疗机构,过度使用优质医疗资源。

因此，要提高小型透析治疗水平和透析中心的效益，除扩大透析中心的规模，包括场地、医护人员及治疗的患者数外，加强不同级别透析中心间的分工协作尤为必要。目前，在我国广东省开展的“腹膜透析卫星中心”模式以及在锦州市开展的“基层连锁血液透析中心”模式能够较好地发挥各方优势，更好地满足城市基层和农村边远地区透析患者的需求，值得借鉴。

4. 全国血液净化病例信息登记工作开始起步　透析登记是将透析有关医疗信息进行规范化整理、构建透析相关资料库，通过对数据资料统计分析，反映透析治疗的历史与现状，供临床、科研和透析中心日常管理使用。它是透析中心规范化管理的重要内容之一，有利于促进透析治疗的规范化及持续质量改进，同时也可为卫生行政部门、医疗保险部门制定相关政策提供参考。

近10余年来，我国中华医学会肾脏病专业委员会一直致力于开展全国透析登记工作。但由于种种原因，除第五届肾脏病专业委员会主持完成了1999年度全国透析登记工作外，全国性的透析登记工作未能继续。因此，多年来我国长期缺乏自己的终末期肾衰竭发病率、死亡率、治疗率，终末期肾病疾病谱变化，以及终末期肾衰患者治疗情况、治疗效果等重要资料。

上海市早在1996年就进行了国内肾脏病学界首次较规范、全面的透析登记。并于1999年开始成为上海市血液透析质量控制中心的日常工作之一，持续10余年很好地完成了上海市透析登记工作。2006年，上海市“透析登记网络”系统在各透析室正式推广使用[9]。该平台不但为各医院提供了一个稳定可靠、安全的透析数据“仓库”和一定管理和数据统计分析功能，同时也为“全国透析登记网络系统”的建立奠定了坚实的基础。

2010年3月，国家卫生计生委下发《国家卫生计生委办公厅关于开展血液净化病例信息登记工作的通知》(卫办医政函〔2010〕160号)，决定在全国开展血液净化病例信息登记工作医政司负责全国血液净化病例信息登记工作，指定有关单位作为国家卫生计生委肾病学专业医疗质量控制中心，具体负责血液净化技术病例信息统计、分析、维护等工作。

通知要求，各相关医疗机构通过“全国血液净化病例信息登记系统”对2010年1月1日以来的血液净化病例进行信息登记，包括血液透析治疗、腹膜透析治疗和连续性肾脏替代治疗病例信息登记。目前先开展血液透析治疗病例信息登记工作，腹膜透析治疗和连续性肾脏替代治疗病例信息报送工作另行安排。

遗憾的是，目前，我国尚未有官方发布的全国血液净化病例信息登记报告。各方急切期待着国家卫生计生委能够定期向全国发布血液净化技术医疗质量管理和控制信息，以指导全国开展血液净化技术科学研究、临床应用和医疗质量管理与控制工作。

5. 血液净化管理的规范化正在进一步落实和完善　2010年，国家卫生计生委明确了医疗机构血液透析室基本标准，决定对血液透析室进行执业登记，制定《血液净化操作标准规程2010版》并委托中华医学会开展专门培训。

(1) 实行医疗机构血液透析室执业登记管理：很长一段时间以来，由于部分医疗机构血液净化质量规范化管理的意识薄弱以及审批部门认识不到位，把关不严，使得部分不具备条件的二级及以下或一些私营医疗单位容易准入，透析感染事件难以杜绝[10]。

2010年3月，国家卫生计生委下发《关于对医疗机构血液透析室实行执业登记管理的通知》(卫医政发〔2010〕32号)，决定对医疗机构血液透析室实行执业登记管理。《通知》要求，医疗机构设立血液透析室，开展血液透析诊疗活动的，必须经卫生行政部门批准，并进行执业登记。医疗机构设立血液透析室，必须具有卫生行政部门核准的肾病学专业诊疗科目，并符合《医疗机构血液透析室基本标准（试行）》。对已经设立血液透析室的医疗机构，应当按照本通知要求办理登记手续，经卫生行政部门审核合格的，继续执业；经审核不合格的，应当进行整改，整改期间应当保证医疗安全；至2010年8月31日，仍达不到要求的，要予以关闭。未经批准并执业登记设置血液透析室，开展血液透析活动的，按照《医疗机构管理条例》第四十七条处理。

（2）全国《血液净化标准操作规程》出台与培训：2010年，为加强血液净化质量安全管理，明确操作规范，保障医疗质量和患者安全，国家卫生计生委委托中华医学会肾脏病学分会制定了《血液净化标准操作规程（2010版）》（以下简称《规程》），供各级各类医疗机构及医务人员在血液净化工作中贯彻执行。该《规程》填补了我国血液净化标准操作的空白，为全国范围内血液净化的规范服务和管理建立了统一标准。同时，国家卫生计生委还建立了全国的腹膜透析示范中心和培训基地，委托中华医学会肾脏病学分会对《规程》组织培训，为我国血液净化服务和管理水平的整体提高奠定了良好基础。

（二）国内典型透析服务组织模式案例介绍

1. 广东省“腹膜透析卫星中心”服务模式　中山大学附属第一医院腹膜透析中心是亚太地区最大的腹膜透析中心，也是世界最大的3个腹膜透析中心之一，其腹膜透析患者生存质量达到国际先进水平。为更大范围地扩大腹膜透析的服务并提高腹膜透析服务质量，加强腹膜透析治疗的规范化，2008年1月，该中心与广州及周边城市的各大医院合作，建立了11个腹膜透析卫星中心（见图1），大大促进了腹膜透析随访工作的开展，整体随访质量及患者生存率显著提高，是世界腹膜透析多中心合作的典范。

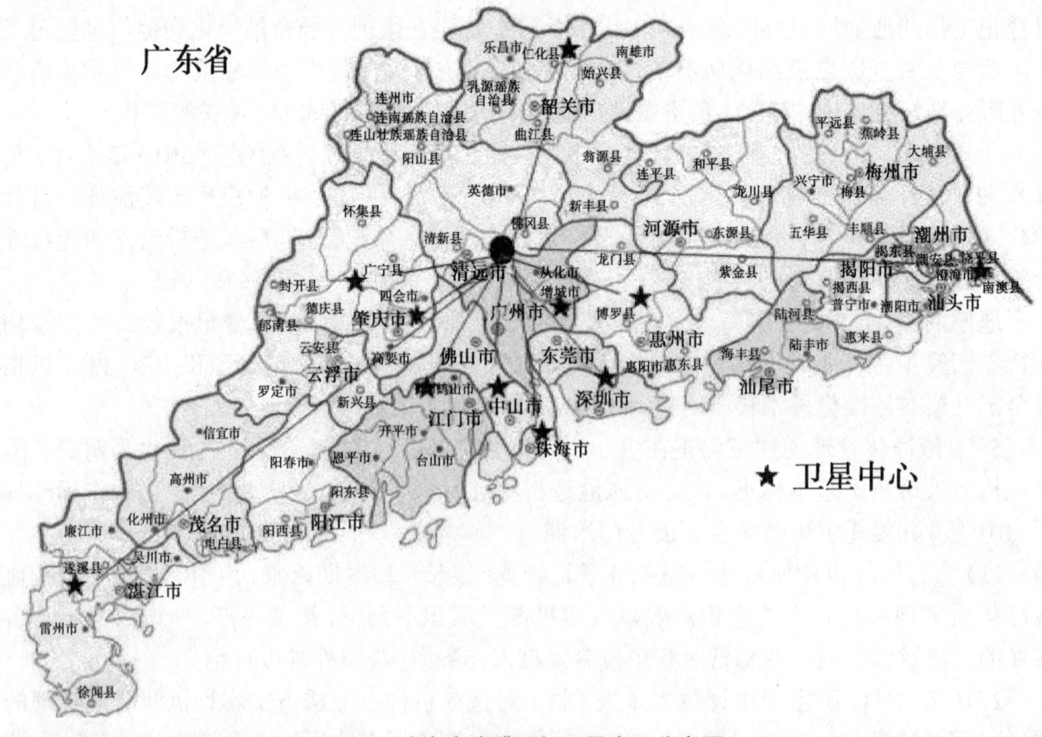

图1　广东省腹膜透析卫星中心分布图

注：资料来源：阳晓，余学清. 腹膜透析中心和血液透析中心介绍. 2011.4.28

(1) 背景：中山大学附属第一医院位于广东省首府广州市，其肾内科腹透中心管理着800多名维持性腹膜透析患者，所有的患者都应每1～3个月到门诊进行随访，但由于一半以上的患者生活在广州市外，路途的遥远导致该部分患者难以按时到门诊随访，发生紧急病情时更无法得到及时的诊治。

而在中小城市，腹膜透析服务质量不够高，导致患者的生存率较低，掉队率偏高。2006年，中山大学附属第一医院肾内科腹透中心大约有70%的腹透置管患者居住在广州市外，其随访掉队的主要原因是死亡和因治疗不足导致的心血管疾病。农村地区亟缺熟悉腹膜透析的医护人员，这已成为制约中国腹膜透析进一步发展的最大瓶颈。

为了提高腹膜透析治疗的质量，满足广东地区快速增加的终末期肾病患者透析治疗需求，中山大学附属第一医院以项目为依托在广东全省范围内建立了卫星中心，建立了针对腹膜透析医生和护士的规范化教育和培训体系以及统一的治疗和随访规程。

(2) 特点

1) 管理：中山大学附属第一医院肾内科是透析的卫星中心总部所在地，其医护人员负责腹膜透析卫星中心项目的组织和管理。各卫星中心是广州省内任何地区满足以下条件的医疗机构：有独立的腹膜透析中心；有至少一名全职的腹膜透析医生或护士；能接受来自卫星中心总部的统一培训项目，包括随访和治疗等。腹膜透析医生需有5年肾内科临床经验。中山大学附属第一医院每3-6个月对各卫星中心进行一次现场督导，每6个月与各卫星中心进行一次会议以便与各中心腹透医护人员进行交流和培训。

2) 培训：各卫星中心医护人员需在中山大学第一附属医院接受为期3个月的系统培训，包括置管技术，患者教育和培训程序，腹膜透析并发症管理，临床资料收集和分析，以及持续性质量提高程序的应用等。所有的培训内容均由中山大学附属第一医院设立，其目的是建立一套标准的腹膜透析服务模式。

3) 联合随访和资料收集：一方面，各卫星中心可以在一线对管理的腹膜透析患者提供服务；另一方面，卫星中心总部可以作为各个卫星中心的技术后盾，对于那些病情严重、地方卫星中心无法处置的情况，为其开通绿色通道，随时将患者转到总部予以及时处理。此外，对于那些居住地远离卫星中心和腹膜炎发生率较高的患者，除了3个月一次的定期随访以外，各卫星中心还需要对其进行家庭访视和电话随访。地方卫星中心应对患者的各项临床指标（如血压、体重、液体平衡、生化指标、导管功能、出口状态、透析充分性、营养状况、生存质量以及腹膜透析相关并发症等）进行常规收集并上传给卫星中心总部，总部将治疗情况、腹膜透析相关并发症发生率、患者生存率、技术生存率、掉队率等指标统一计算出来后反馈给各卫星中心。所有的患者都进行的是持续不卧床腹膜透析（CAPD）治疗，其中，绝大多数（84.4%）每天使用4袋（8升）透析液，少数（15.6%）每天透析3袋（6L）[11]。

(3) 效果

1) 腹膜透析医护人员队伍壮大：截至2009年底，广东省有12家医疗机构成为腹膜透析卫星中心单位。2008年和2009年，分别有26名医生和32名护士在中山大学附属第一医院完成了项目的系统培训。

2) 各中心腹透患者数量显著增加：项目开展以来，在腹膜透析卫星中心总部及各卫星中心接受腹膜透析治疗的患者总数从2007年12月时的1010例增加到2009年12月时的1860例，治疗人数翻了近一番。

3) 临床结果指标显著提高：项目启动以来，腹膜透析患者平均腹膜炎发生率从1/39.4

个病人月下降至1/46.2个病人月(P =0.02)，1年技术生存率从88.7%上升至93.0%(P =0.00)，1年患者生存率从82.0%上升至84.2%(P =0.13)，平均腹膜透析年限从16.3个月增加到18.3个月(P =0.87)。年掉队率从28.2%下降至17.6%(P =0.01)，主要的掉队原因为死亡(39.2%)、肾移植(18.2%)、转为血透(16.9%)。心血管疾病和腹膜感染分别占死亡和血透原因的第一位[11]。

2. 锦州“连锁基层血液透析中心”服务模式　2009年11月23日，我国首个连锁基层血液透析中心——“三生肾友之家”在辽宁省锦州市投入使用。该中心是以国际顶尖血透设备为技术支持，以基层医院为网络的基层血液透析中心，也是我国科技项目课题——《建立规范化、标准化基层透析服务网络及推广》投入实践的第一个试点，开创了我国血液透析项目在基层医疗卫生服务体系中投入使用的全新格局。

据了解，“三生肾友之家”连锁血液透析中心是由政府部门通过和企业进行合作投资管理。锦州市卫生行政部门负责人表示，民营企业的加入为政府落实基层医改的思想注入了新鲜血液，它可以在让更多肾病患者得到规范、便捷透析治疗的优质医疗服务的同时，实现政府、基层医疗单位、企业等各方利益的合作共赢。

“三生肾友之家”　连锁基层血液透析中心旨在通过试点，加快我国血液透析治疗基层化、标准化、规范化的步伐，探索形成新型的血液透析治疗模式。其运营模式具有以下几个方面的特点：

(1) 在全国选择合适的医疗机构，共同建立连锁、规范的基层血液透析中心，方便血液透析患者就近得到便捷、优质的医疗服务。

(2) 在全国设立“三生肾病治疗中心”，对“三生肾友之家”的医生、护士、技师提供培训、考核及资质认证；制定统一的血液透析技术操作规范；血液透析质量评审及监管体系。

(3) 与全国知名专家合作，成立“三生肾友之家”顾问团；建立患者教育系统平台，为病患提供全方位、专业便捷的治疗服务，提高患者生存质量。

(4) 建立集团统一的器械和药品采购平台，保证安全、价优的供应系统。

(5) 全面推行关爱、友善的服务意识，提供统一的标准服务体系。

五、政策建议

1. 完善医疗服务定价和医保支付制度，鼓励和引导PD治疗开展

(1) 完善医保报销政策，将透析必需的药品和置管费用纳入报销范围，提高城镇职工医疗保险、新型农村合作医疗保险对肾透析的报销比例，减轻透析患者的疾病负担。

(2) 对未定价而又必需腹透耗材(如碘伏小帽和管路)和服务项目(如透析评估、随访和培训教育)纳入医疗收费项目范围，合理定价(如腹透置管术)。

(3) 取消对腹透液费用的药占比政策限制，将腹透液参照血透液计入耗材收入。

2. 优化透析技术和医疗资源配置，探索建立大医院和基层医疗机构分工协作的透析服务管理模式。建立以三级医院为龙头的透析技术协作网络，带动和鼓励有能力、符合要求的一、二级医疗机构开展透析治疗，优化技术和医疗资源，实现急病、重病到大医院，常规透析在社区的格局。

3. 加强基层透析中心能力建设，推动透析质量标准化、规范化。加强对各透析中心《血液净化标准操作规程(2010)》的培训和考核，完善和加强监管体制，保证各透析中心特别是基层透析中心的透析质量和安全，吸引透析患者回归基层。

4. 扶持国内企业透析机、透析液的自主研发，降低医院透析成本。

5. 扩大宣传和教育，使透析医生和患者正确认识腹膜透析和血液透析。

参考文献

1. 李佐，王梅. 我国面临快速增长的终末期肾病治疗负担[J]. 中国血液净化，2010，(1)：47-49.

2. 国家卫生计生委. 陈竺部长在国家卫生计生委腹膜透析培训示范中心工作会议上的讲话[R]. 卫生政务通报，2011(16).

3. 季大玺. 血液透析的过去、现状和未来[J]. 中国中西医结合肾病杂志，2009，(3)：189-191.

4. 甘肃省卫生厅. 关于举办《血液净化标准操作规程》(2010版)视频培训的通知. 甘卫医政便函〔2010〕43号 http://www.gsws.gov.cn/html/2/9/16081.htm

5. 余学清. 中国腹膜透析现状及思考[J]. 中国中西医结合肾病杂志，2005，(1)：1-2.

6. 余学清. 腹膜透析的现状及展望[J]. 中国血液净化，2007，(12)：639.

7. 国家卫生计生委. 医政司通报血液透析室执业登记工作执行情况[R]. 医政工作简讯，2010(18).

8. 朱少铭，金朝霞，余艳莉. 103家山区基层综合医院开展腹膜透析的现状和分析[J]. 中华肾脏病杂志，1999，(5)：316.

9. 张伟明，钱家麒. 国内外透析登记现状[J]. 中国血液净化，2007，(9)：468-470.

10. 嵇菊珍，梅英. 血液透析中心管理工作现状及监控策略[J]. 中华医院感染学杂志，2010，(12)：1758-1759.

11. Zongpei Jiang，Xueqing Yu. Peritoneal Dialysis International[J]，2011，31：121-126.

第九部分　符合我国国情的ESRD透析技术政策建议

一、研究背景

近年来，随着我国居民生活方式的转变和疾病风险因素的增加，终末期肾病(ESRD)发病率激增，多数ESRD患者长期依赖维持性透析治疗，给国家、社会和个人带来了日益沉重的疾病经济负担。受国家卫生计生委医政司的委托，我中心组织开展了ESRD透析治疗技术的经济学评价及支付方式的研究，通过对ESRD维持性血液及腹膜透析治疗技术进行经济学评估，因地制宜地推荐科学、有效、可负担的透析治疗模式和支付方式，为有关部门出台相关政策提供研究实证。为了解各地透析治疗服务提供模式和支付方式，本项目课题组于2011年4月下旬和5月上旬赴东、中、西部八城市(详见调研报告)开展调研，对各市卫生和医保管理部门及典型性服务供方和个别患者进行了访谈，了解了ESRD透析技术应用、服务组织和提供以及支付方式三个方面的情况并收集了相关数据。

二、研究发现

1. 透析技术应用　维持性血液透析(HD)和居家腹膜透析(PD)是国内普遍使用的两种主要透析模式，经过多年的应用和发展，目前技术基本稳定成熟，主要由城市地区二、三级医院提供，东部大城市在透析技术应用上处于领先水平。

对于70%左右的ESRD患者两种技术均适宜，但目前HD患者比例接近90%，PD患者比例甚至低于周边一些亚洲国家水平。HD开展依赖机器、人员和场地，对医疗资源占用较多；PD依靠患者居家自我管理，操作简便，需长期随访和培训教育。

2. 透析服务的组织和提供　透析资源存在地域分布不均衡现象，主要集中在城市的大医院。受经济状况、服务可及性、健康教育水平和就诊观念等因素影响，目前透析治疗率(79/百万)远低于世界平均水平(340/百万)，在治患者数仅为20余万，保守估计仍有逾百万的患者未获治疗。随着患者数激增各大医院HD服务提供接近饱和，受技术提供能力和收费政策等限制很多医院仅将PD作为HD的补充，导致PD治疗开展受限，技术能力不足。

总体看，受医生偏好和技术能力、患者认知、医疗定价、医保支付方式及其他相关政策等因素制约，两种技术并未均衡提供，同时在城乡地区和不同医保人群之间存在透析服务利用严重不公平现象。

3. 透析服务的支付　据本课题组对东、中、西部7家三甲医院透析费用的调查，血透和腹透人均年直接治疗费用(含主要合并症和并发症)分别为9.4万元和8.5万元，对于大多数普通家庭均属灾难性医疗支出。受医保补偿水平限制，大多数患者存在透析不足和负债透析现象。新农合患者由于补偿水平相对较低，不充分治疗甚至放弃治疗的现象较为普遍。

4. 主要问题　作为维系生存的必要手段，透析治疗的提供牵动着20余万在治透析患者及其家庭。白庙自助透析室事件和各地医保与卫生部门反映的透析患者静坐、围堵和吵闹事件显示，透析治疗的提供和使用已绝非简单的卫生问题，处理不善将成为重大政治事件，引起社会的不安定与不和谐。在这样的情况下，如何改善透析治疗的提供，使更多患者公平地享受充分的透析治疗已成为卫生部门亟待解决的重大课题。

三、主要建议

1. 改善血透和腹透的组织与提供，以公平地满足激增的患者治疗需求。依据本研究的成本效果和增量成本效果分析结果，建议逐步鼓励和引导腹透治疗的开展。具体措施包括：(1)对未定价的必要腹透耗材(如碘伏小帽和管路)和服务(如透析评估、随访和培训教育)纳入医疗服务收费项目并进行定价，并改善不合理定价(如PD置管术)；(2)调整药占比政策的实施要求，对主要依赖腹透液的治疗服务实施特殊的药占比要求；(3)完善腹透标准操作规程，敦促地方卫生部门落实对腹透中心的监管，加强腹透质量控制；(4)强化腹透培训和教育。

优化透析服务组织方式，探索透析技术网络化管理模式，尝试建立社区和综合医院联动的双向转诊管理模式。建立以三级医院为龙头的透析技术协作网络，带动和鼓励有能力、符合要求的一、二级医疗机构开展透析治疗，优化技术资源，灵活满足患者需要。同时鼓励有条件的地区探索PD社区管理模式，建立社区和二、三级医院之间的双向转诊模式，鼓励PD患者下沉到社区，合理配置资源，带动PD发展。

2. 提高保障水平，使更多患者能够获得充分的透析治疗。鼓励各地社保、新农合和医疗救助部门针对ESRD出台特殊政策和减贫措施，提高透析患者保障水平，有效防范ESRD疾病风险。探索社保、新农合、民政和卫生部门透析费用共负担的模式，以确保更多ESRD病人得到及时充分的透析治疗。探索合理的腹透支付方式，引导医院提供高质量的PD服务，以减轻患者和医保的负担。

允许医疗资源极缺或地理环境特殊的地区适当放宽透析机构准入条件，鼓励有条件的一级医院与二、三级医院合作提供HD和PD治疗，方便患者就诊。

3. 确定合理支付模式，鼓励医院提供优质透析服务。为使血透和腹透技术得以广泛开展，确保ESRD病人对透析技术有更多的选择，以提高透析治疗的可及性和可获得性，体现医疗公平性，合理的透析治疗支付成为关键。

建议地方医保部门建立关键质量指标，并参照透析治疗临床操作标准，邀请透析专家和患者代表共同协商按病种支付的服务包内容，并在科学测算透析成本的基础上根据透析患者病情的危重程度合理订立支付标准。

鉴于腹透治疗具备较好的成本效果，建议通过支付方式的调整，鼓励和引导腹透的开展。目前腹透大多采取按项目支付方式，建议考虑按人头支付或打包支付方式，将基本的腹透治疗药品和耗材费用以周或月为单位打包进行支付，以鼓励医疗供方积极提供灵活方便、易于操作的腹透治疗，提高患者的生存质量和社会回归能力，改善透析治疗的成本效益。

4. 降低透析设备购置和耗材成本，控制透析医疗费用。血透和腹透主要设备、耗材及透析液等依赖进口，造成单次透析成本居高不下，同时收费水平受限，导致透析中心利润空间小，面临运营困境，患者(尤其农村和贫困患者)直接经济负担无法减轻。建议医疗机构对血液透析需使用的主要设备(透析机、水处理机、除颤仪)和主要耗材(透析器、浓缩透析液、透析管路、穿刺针等)、腹透所需的腹透液、碘伏小帽等一次性耗材借助当地基本药物招标采购平台实行集中招标采购方式以降低透析设备和耗材成本，控制医疗费用增长。鼓励使用可复用的优质透析耗材。

呼吁政府重点扶持有条件的国内企业生产高质量透析设备和耗材，使其国产化，以降低透析成本，节约社会资源。

5. 加强相关疾病知识宣传和健康教育，使潜在慢性肾脏病患者的干预关口提前，节约社会医疗资源，改善患者生存质量。因为大多数慢性肾脏病是由于不良的生活方式所引起，而且一旦发病往往已处于终末期，故被称为“健康的隐形杀手”，所以加强相关疾病的宣传教育、早期筛查干预和管理就显得十分重要。具体建议如下：①对青少年等健康人群定期进行相关疾病早期筛查；②对引起慢性肾脏病的危险因素，如糖尿病、高血压及高尿酸血症等，需进行早期的干预及慢性病管理，包括改变不良生活方式，控制饮食，适当的运动，健康及心理教育等；③慢性肾脏病应根据其分期的不同，采用合适的干预措施，延缓其进入终末期的时间，使ESRD治疗关口前移，以节约社会资源，改善患者治疗结局和生活质量。

6. 鼓励和支持腹透患者回归社会　透析的目的并不仅仅是为了延缓生命，而是为了更好的提升患者生活质量，树立患者回归家庭，反馈社会的信心。相当数量的腹透透析患者有愿望也有能力回归社会，但回归过程常遇各种阻力及困难。建议联合社保、民政、残联等相关部门，积极解决腹透患者回归社会所面临的综合性社会问题。

青岛市创建国家健康服务业试验区预评估项目研究报告

国家卫生计生委卫生发展研究中心

2014 年 1 月 26 日

第一部分 总技术报告

一、背景

随着第三产业的崛起，健康服务业逐步成为各国社会经济领域的支柱产业，引起各国政府的普遍重视。多数欧美国家和日本、印度等亚洲国家已将发展健康服务业作为 21 世纪振兴国民经济、保障民生的主要驱动力，积极出台有关政策和措施，鼓励建立以公私医疗部门合作、商业医保、健康维护、医疗养老护理等为主导的健康服务业。

在我国，随着国民经济的发展和医药卫生体制改革的深入，政府近年来公布了一系列相关政策，指导健康产业和健康服务业发展。特别是 2013 年 10 月，国务院公布了《国务院关于促进健康服务业发展的若干意见》(国发〔2013〕40 号)，对健康服务业发展的目的、目标、主要内容及保障机制做了进一步详细说明和阐述，为指导各地健康服务业建设工作提出了理论指导框架。

青岛市近年来积极发展国际健康城、医疗旅游、医疗康复、医疗养生、健康管理、养老服务网和一体化慢性病服务网络，为探索健康产业和健康服务业发展积累了先期经验。国家卫计委法制司领导和专家对青岛健康服务业发展状况进行过多次实地调研和考察，亦向青岛市卫生局发函，支持青岛市加强研究、先行先试、推动发展健康服务业，并在该市启动了建设国家健康服务业试验区预评估研究，并为卫生计生委搭建的国家卫生政策评价体系的评估方法和指标体系进行探索研究。

在上述背景下，国家卫生计生委卫生发展研究中心于 2013 年 10 月 28 日受卫生计生委法制司委托，从 2013 年 10 月到 2014 年 1 月作为预评估技术团队与青岛市卫生局共同组织专家开展健康服务业试验区项目预评估工作，并通过预评估协助青岛卫生局完善青岛开展健康服务业试验区基本设计思路。

二、评估目的

通过对青岛市创建国家健康服务业试验区的创新性、社会可接受性、经济可行性、技术可行性、政策可行性及风险评估，综合判断青岛市创建健康服务业试验区的可行性，以及对当地社会经济发展的作用和意义，为青岛开展健康服务业实验区基本设计思路和相关政策制定提供决策参考。同时探索健康服务业试验区预评估的方法、步骤、流程及指标，为下一步开展有关评估提供规范的工具包。

具体目标：

1. 评估青岛健康服务业试验区在体制、组织、管理等方面的创新性。

2. 检验青岛健康服务业试验区的居民可接受性。

3. 判断试验区建设项目在技术、经济、法规及政策环境等方面的可行性。

4. 分析试验区建设项目风险，识别并评估项目成功实施所面临的风险，以及维持试验区可持续性所面临的风险与挑战。

5. 厘清实现健康服务业产值规模的优先领域和关键要素及相关政策突破点。

6. 总结梳理试验区预评估方法和流程，开发预评估相关工具包。

三、评估框架

在国务院40号文件和十八大三中全会精神推动下，在市场机制决定资源配置和以改革带动发展的决策引导下，青岛市卫生局积极探索构想青岛创建国家健康服务业试验区基本思路、发展框架和总体布局，并形成了基本设计。对这样一项庞大复杂的创新项目设计进行预评估，无论是评估方法还是组织实施形式都将遇到挑战。因为设计者对健康服务业理论与实践的领悟在不断深化与完善，设计理念和思路在不断更新和拓展，沿用传统评估方法显然不适应于这一类从项目理念和理论到操作思路不断变化和完善的创新项目，因此，有必要界定评估对象，确定评估角度，采取适宜评估方法等，以确保评估目标实现。

（一）评估对象

本次评估工作是对青岛市创建国家健康服务业试验区规划前期的基本设计进行评估。由于评估工作发生在试验区运行前，是对基本设计或规划雏形进行的评估，因此为预评估。

（二）评估角度

国务院倡导的健康服务业涉及医疗卫生服务、健康促进和管理、健康养老、健康保险、中医药医疗保健、多样化健康服务和相关的支撑产业等。它将改变产业结构，实现经济发展模式转变。对这样健康服务业试验区设计的预评估，应从全社会角度评断青岛创建试验区的可行性。

（三）评估理论

本评估秉着尊重现实、实事求是原则，采取创新性评估思维和发展性评价思路，应用现实主义评估方法，评估基本设计的创新性和可行性。

1. 发展性评估　鉴于健康服务业是一个政府引导、市场调节、庞大复杂、多种经济体并存、多个领域参和相互牵制的体系，加之青岛创建国家健康服务业试验区基本设计仍处在思路形成和不断完善阶段，即设计理论在不断发展变化阶段，对这类项目评估，主要目的是协助完善项目理论，使其不断成熟。基于项目特征和属性，传统的评价方法如形成性评价和总结性评价，或过程评价和结果评价显然都不适合。随着社会发展关系和复杂程度不断演变，随着创新性社会干预项目不断涌现，评价方法学面临着不断调整和拓展。发展性评价[1-3]从复杂适应系统视角入手，应用现实主义评估方法，评价创新性干预项目，不断更新完善历练项目理论直至项目可以试行。鉴于本项目评估目的，采取发展性评价方法对青岛健康服务业试验区基本设计进行评价。这就要求边评估边完善基本思路和项目理论，评估人员与设计者一起分析研究，不断沟通反馈，不断更新完善设计，直至使设计思路和理论趋于成熟，可交付试行。

2. 预评估　预评估指对政策或项目在规划阶段时或项目实施前进行可行性评估、优缺点评估和优先顺序评估[4]。本评估采用的预评估中可行性评估。可行性评估一般是指初步可行性或预可行性评估（prefeasibility study），即在项目设计初期基于可得数据和信息对项目初步设计思路和理论进行的初步分析，旨在指导设计与完善。

本预评估目的是通过地方政策制定者与外部专家的沟通、协作与讨论，针对青岛创建国家健康服务业发展试验区的基本设计，进行不断反馈和更新完善，是对规划设计基础理论的夯实过程；预评估展示的是评估时机，目的是对规划前的设计思想理论进行可行性判断和试验区优劣势的分析。在此理论指导下，青岛市创建国家健康服务业试验区的规划将基于完善的设计思路和理论（见下图）上形成。

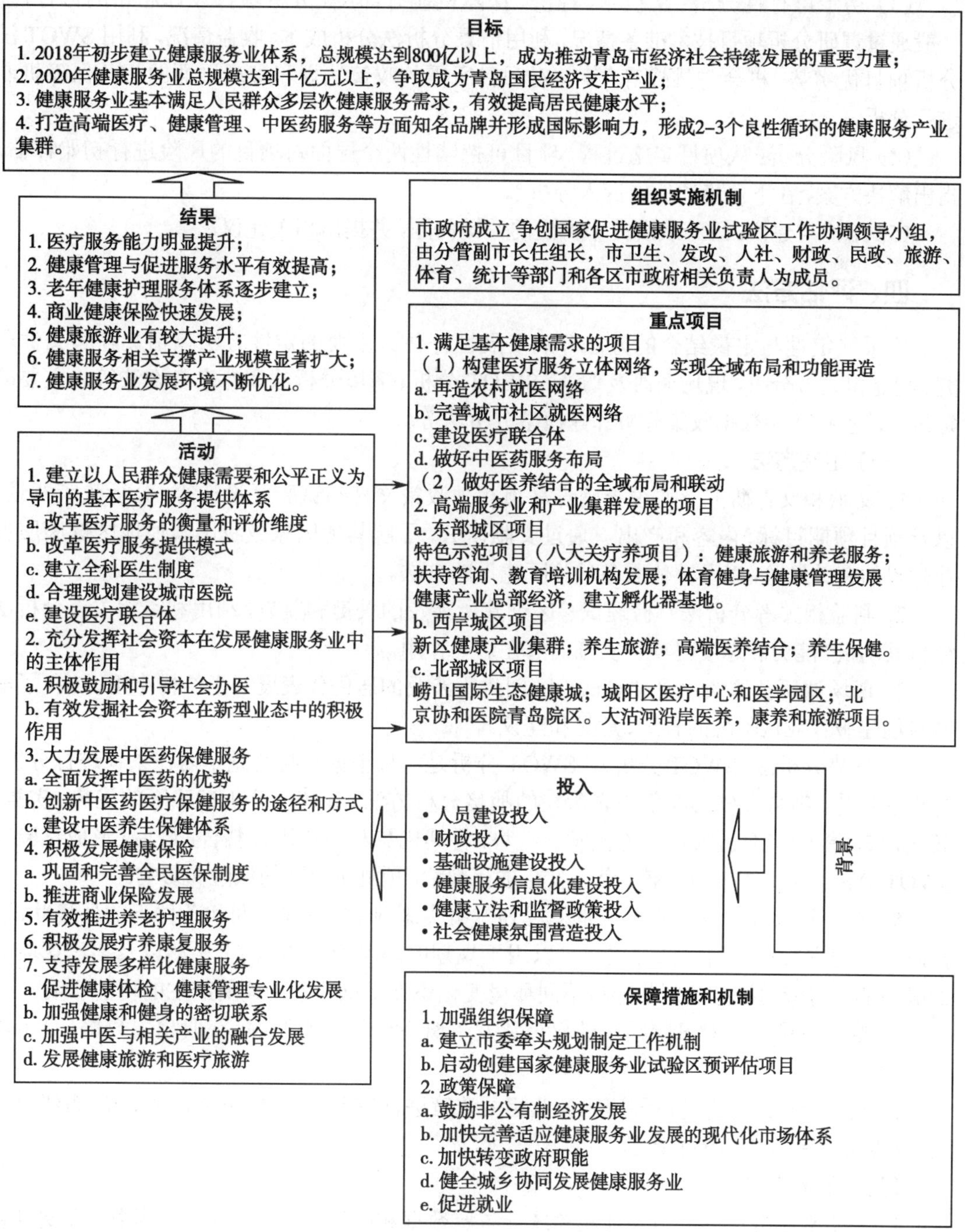

目标

1. 2018年初步建立健康服务业体系，总规模达到800亿以上，成为推动青岛市经济社会持续发展的重要力量；
2. 2020年健康服务业总规模达到千亿元以上，争取成为青岛国民经济支柱产业；
3. 健康服务业基本满足人民群众多层次健康服务需求，有效提高居民健康水平；
4. 打造高端医疗、健康管理、中医药服务等方面知名品牌并形成国际影响力，形成2–3个良性循环的健康服务产业集群。

结果

1. 医疗服务能力明显提升；
2. 健康管理与促进服务水平有效提高；
3. 老年健康护理服务体系逐步建立；
4. 商业健康保险快速发展；
5. 健康旅游业有较大提升；
6. 健康服务相关支撑产业规模显著扩大；
7. 健康服务业发展环境不断优化。

组织实施机制

市政府成立 争创国家促进健康服务业试验区工作协调领导小组，由分管副市长任组长，市卫生、发改、人社、财政、民政、旅游、体育、统计等部门和各区市政府相关负责人为成员。

活动

1. 建立以人民群众健康需要和公平正义为导向的基本医疗服务提供体系
a. 改革医疗服务的衡量和评价维度
b. 改革医疗服务提供模式
c. 建立全科医生制度
d. 合理规划建设城市医院
e. 建设医疗联合体
2. 充分发挥社会资本在发展健康服务业中的主体作用
a. 积极鼓励和引导社会办医
b. 有效发掘社会资本在新型业态中的积极作用
3. 大力发展中医药保健服务
a. 全面发挥中医药的优势
b. 创新中医药医疗保健服务的途径和方式
c. 建设中医养生保健体系
4. 积极发展健康保险
a. 巩固和完善全民医保制度
b. 推进商业保险发展
5. 有效推进养老护理服务
6. 积极发展疗养康复服务
7. 支持发展多样化健康服务
a. 促进健康体检、健康管理专业化发展
b. 加强健康和健身的密切联系
c. 加强中医与相关产业的融合发展
d. 发展健康旅游和医疗旅游

重点项目

1. 满足基本健康需求的项目
（1）构建医疗服务立体网络，实现全域布局和功能再造
a. 再造农村就医网络
b. 完善城市社区就医网络
c. 建设医疗联合体
d. 做好中医药服务布局
（2）做好医养结合的全域布局和联动
2. 高端服务业和产业集群发展的项目
a. 东部城区项目
特色示范项目（八大关疗养项目）：健康旅游和养老服务；扶持咨询、教育培训机构发展；体育健身与健康管理发展健康产业总部经济，建立孵化器基地。
b. 西岸城区项目
新区健康产业集群；养生旅游；高端医养结合；养生保健。
c. 北部城区项目
崂山国际生态健康城；城阳区医疗中心和医学园区；北京协和医院青岛院区。大沽河沿岸医养，康养和旅游项目。

投入

- 人员建设投入
- 财政投入
- 基础设施建设投入
- 健康服务信息化建设投入
- 健康立法和监督政策投入
- 社会健康氛围营造投入

背景

保障措施和机制

1. 加强组织保障
a. 建立市委牵头规划制定工作机制
b. 启动创建国家健康服务业试验区预评估项目
2. 政策保障
a. 鼓励非公有制经济发展
b. 加快完善适应健康服务业发展的现代化市场体系
c. 加快转变政府职能
d. 健全城乡协同发展健康服务业
e. 促进就业

图1　设计思路和理论图

（四）评估维度

根据国内外现有文献，预评估通常以初步可行性分析为核心，对项目的技术准备情况、成本、收益及环境、社会和法规政策风险与影响进行分析。预评估普遍采取以下5个步骤：

（1）背景分析：介绍项目的背景情况、问题现状及范围，梳理预评估的意义和目的等。

（2）可接受度分析：运用利益相关者分析法，分析利益相关者对项目开展的态度、认知和潜在影响等[5]。

（3）初步可行性分析：从技术、经济、保障机制等纬度，分析项目设计思路的可行性。一般通过调研分析项目技术准备情况，利用情景分析法分析成本、收益情况，利用SWOT法分析项目优劣势、机会与挑战等[6-7]，并对项目所需的政策法规和管理层面的相关保障机制进行分析。

（4）风险分析：从项目实施过程、项目可持续性两个层面对项目的风险进行初始评估，指出解决方案，在下一步评估中深入分析[8]。

（5）结论与建议：总结从研究中得出的关键问题，并提出相关建议。

四、评估方法

将采取定性与定量结合的方法开展发展性评估。主要的定性方法包括文献和文件研究、利益相关方分析、现场调研及访谈、SWOT分析、情境分析法和专家咨询法等。主要的定量方法包括二手数据收集分析和建模型分析法等。

（一）定性方法

1. 文献和文件研究　通过查阅青岛市相关政策文件与试验区设计等，分析政策背景，以及项目预期目标、内容和产出。通过文献研究，了解其他国家或我国其他地区健康服务业建设的有关经验，以及评估服务试验区建设的方法。

2. 利益相关者分析法　梳理试验区创建所涉及的关键利益方，利用利益相关方分析法分析其动机、能力和态度对项目实施的潜在影响作用。

3. 现场调研及访谈　通过对试验区创建所涉及的居民代表展开半结构小组访谈，了解其对创建服务业试验区的看法、意见和建议。

4. 态势分析法（SWOT分析）　SWOT分析是一种根据自身的既定内在条件进行分析，找出的优势、劣势及核心竞争力之所在的战略分析方法。首先，分析试验区的优势、劣势；其次，按可能的产业链或业态连接发展趋势，将其优势和劣势进行整合；最后，形成试验区SWOT分析结果。并对其价值、潜在收益进行判断，预测试验区的风险和影响。

5. 情景分析法　情景分析法是将规划方案实施前后、不同时间和条件下的环境状况，按时间序列进行描绘的一种方式。可以用于规划的环境影响的识别、预测以及累积影响评价等环节。将应用该方法判断分析不同环境变化条件下试验区创建所产生的可能影响。

6. 专家咨询法　对风险因素的权重和发生概率进行专家咨询，获取相关数据，分析项目整体风险。

7. 政策分析　对青岛市健康服务业相关政策进行梳理和分类，分析国家、省、市级已有的、需要突破的健康服务业政策。

（二）定量方法

1. 二手数据分析　利用当地相关统计年鉴数据和统计局国民经济核算数据，及文献显现数据，对青岛市健康服务业的技术优劣势、经济基础和投入保障进行分析，并对其产业规模、相关成本进行估算。

2. 横断面调查分析　应用调查问卷入户调查，收集和分析城市和农村居民对健康服务业的认知、看法、意见、意识到的风险等信息。

3. 模型分析法　结合基本数据情况，建立经济学模型，分析健康服务业发展经济收益情况。

五、评估结果

顺应发展性评估方法学要求，评估专家与青岛市卫生局紧密互动。青岛市局通过评估专家对青岛创建健康服务业试验区基本设计不断评注和反馈，不断修改、更新和完善，截至评估工作接近尾声时，青岛市局在短短的一个半月内已 5 易其稿，最新的健康服务业试验区创建思路稿见本研究工作报告中的附件。在评估反馈同时，评估团队从社会可接受性、创新性、技术优劣势、经济基础、风险和政策可行性等维度对青岛的健康服务业试验区基本设计进行分析和判断。评估结果摘要如下，具体结果请见附件。

（一）背景分析

通过应用政策文献和二手资料，对青岛市完善的市政功能、优越地理环境和天然禀赋、较好经济水平、丰富医疗资源、较高健康保健和养老服务需求、商业保险积极参与及强大的相关产业基础进行分析，发现青岛健康服务业仍处于起步阶段，健康服务业供给与需求间的缺口较大，服务业资源配置不均衡，健康服务业产业体系不完善，产业链偏短偏扁等。同时分析看到青岛作为国家服务业综合配套改革试点，蓝色经济区的龙头城市，全域统筹发展战略，及老龄化社会和居民健康意识等均为青岛发展健康服务业提供了良好的机遇和宏观环境；然而，在新契机下，依然面临一些挑战，如参与主体的政府相关部门、企业和居民对健康服务业认识不足，缺乏政策扶持和法律监管，市场发挥资源配置的决定性作用机制尚未形成，发展高端健康服务业可能会对现有医疗市场格局产生影响。总体来看青岛市健康服务业处于起步阶段，认知有待进一步开发，服务业市场空间大，潜在资源丰厚，外部环境优良，健康服务业有待拓展、完善，相关政策措施需要开发、突破、甚至提前储备。

（二）居民可接受性分析

通过对城乡社区居民、社区卫生服务机构、养老机构等小组访谈和问卷调查，了解不同利益相关者对养老、商业保险、中医保健、健康旅游、健康体检等服务的认识和可接受程度乃至建议。调查发现 60% 左右的人希望传统居家的养老方式。对日间照料有 30%～40% 左右的人认为日间照料可接受价格城市最高为 1500 元 / 月，农村为 300 元 / 月。对依托机构养老，44.7% 的城市调查者可接受的最高价位是 3000 元 / 月，而农村 49.9% 的人可接受的最高价位是 500 元 / 月。调查发现仅有 18.2% 的农村人群自己或者家人有购买商业健康保险，低于城市的 35.7%（$P<0.05$）。

被调查者中 96% 以上的人希望城市社区和乡村卫生机构开展中医药服务，同时支持家庭护理、营养师、康复治疗师等开展人才培养和职业培训。人们普遍对老年护理、减肥、营养师、健身教练、按摩推拿方面的人才培养感兴趣，并比较关注老年人和儿童的心理健康指导。人们对健康旅游认知不足，出行普遍选择休闲的旅游类型，倾向于名胜古迹游，但 90% 左右的被调查者认为旅游景点需要设置医疗服务点。

在健康体检方面，城市人群 54.4% 的人一年体检一次，而农村 44.3% 的人一年体检一次，30.4% 的人几乎不体检。人群选择体检的项目主要包括化验检查、体格检查、影像学检查。半数以上的被调查者希望增加健康咨询以及心理咨询服务。

在城市，48.4% 的被调查者所在社区的休闲健身设施种类很丰富，而在农村，48.9% 的被调查者居住地周围没有休闲健身设施。在城市，54.0% 的被调查者很少去健身，低于农村的 73.0%（$P<0.05$）。健身的多数人选择健步及跑步的健身方式，60% 以上的人希望专业的健身人员在健身场所免费指导健身。

城市以及农村购买保健品的人群比例较小，分别为 36.3% 和 18.8%。平时购买的保健品类型以西药维生素类最多。43.3% 的城市人群有购买过健身器械，而农村人群只有 26.5%。绝大多数被调查者认为社会应该大力发展健康服务业相关产业，并支持大力发展第三方检验检查、评价、研发等服务。

对青岛市 23 家养老服务机构的调查显示，所有机构均愿意为老人提供定期体检、健康讲座、心理辅导与治疗以及户外集体活动。老年人的年龄、健康程度、来源（农村或城市）不影响养老机构对老年人的接收。养老机构目前存在的问题主要是健身器材缺乏（90%），保健设施缺乏（82.6%）；人员配备来源不足（95.7%），素质不高（78.3%）；人员保障不足（91.3%），缺乏免费人员培训（78.3%）；资金日常消耗过大（91.3%）设施投入过大（78.3%）；医护人员难以聘请（91.3%），没有培训和晋升机会（56.5%）。

（三）创新性评估

基于青岛健康服务业设计基本思路与框架，应用二手资料和政策法规文献，从健康服务业体系构架、政策、业态、管理等维度，对其创新性进行了分析。

青岛市的健康服务业体系构架立足于全市发展空间布局规划，对全市的健康服务业进行了全域统筹、总体布局，有利于各业态资源的优化配置和满足人民群众多层次的健康需求；对基本医疗和多样化健康需求进行了统筹，以提升全民健康素质和水平为根本出发点、落脚点，发展重点不仅仅是高端产业、目标不仅仅是创造新的经济增长点；挖掘全市不同区域的资源优势，结合城市功能组团发展，确定了市南区、西海岸新区和北部新城区三个先导区，促进集群发展，发挥示范带动作用，带动全市健康服务产业整体发展。

青岛市在推动健康服务业发展方面，近些年来已经在多个方面开展了政策创新与整合。实现了长期护理保险政策突破，鼓励各类医疗机构、疗养院、培训中心等通过整合、置换或转变用途等方式开展长期护理服务。制定了养老服务业发展的相关政策，政府给予补助，鼓励社会组织参与养老服务，为失能、半失能困难老人提供居家养老服务。出台了资金扶持的相关政策，通过建立政府购买公共卫生政策机制，购买非公立医疗机构的公共卫生服务和基本药物服务；通过创新融资机制，设立新兴服务业专项扶持资金，引导资金重点扶持服务业新兴业态培育发展。实现了土地供给的政策突破，对社会资本投资的非营利性医疗机构的土地限制政策逐步放开，采取划拨的方式给予用地保障，在新的健康服务业园区建设过程中，积极探索适合的土地供给方式，吸引社会机构投资举办健康相关机构。在人才引进和培养方面，将发展健康服务业所需的高层次人才纳入全市“英才 211 计划”，鼓励采取多渠道引进、培养和培训实用性人才。在社会资本办医机构和人员准入上取得了突破，全面放宽了对机构和人员准入方面的限制，在规划时为民营医疗机构的发展留有足够的空间，鼓励社会资本通过多种投资方式办医，开展了医师多点执业试点，在医保定点、执业人员注册、职称评定等方面，给予与公立医疗机构同等待遇。下一步，青岛市将加大政策法规创新力度，一方面争取国家支持，下放中外合资合作机构准入、医师多点执业等方面的审批权限，设备药品进口、投保健康保险等给予免税，增加健康服务业发展用地指标；另一方面，加强健康服务立法方面的创新，制定相关法规和行业标准。近年来相继完善了三项基本医疗保险制度方面的立法，下一步青岛市将针对新兴的健康服务领域率先制定法规和行业标准，为国家层面的立法工作积累经验。

青岛市在健康服务业态创新方面，注重发挥本土资源优势，鼓励医养结合型养老服务业态、疗养康复服务业态、健康管理服务业态、健康和健身服务业态、养生旅游和医疗旅游业态等创新性组织发展，既保障好了城乡居民的基本健康服务需求，同时也面向国内外，满足了高端人群多样化的健康服务需求。青岛创新健康服务提供模式，主要体现在以下四个方面的转变：一是以医院为主的医疗服务模式转变为以社区卫生服务机构为主、多业态健康服务机构参与的一站式健康服务提供模式。二是从目前拉长的住院治疗模式转变为卫生、社会服务和志愿者组织等多机构参与的分级分段服务模式。三是从单一的临床治疗服务转变为预防为主、多维度干预、多方参与的健康服务模式。四是养生保健和旅游医疗服务模式创新。

在管理创新方面，青岛市在创建国家级健康服务业示范区总体思路设计上，对政府职责和市场机制作用进行了清晰界定，强调政府的宏观规划、政策引导、规制监管和基本医疗服务筹资保障等职能，建立健全组织保障体系，同时强化政府的宏观调控，加快转变政府职能，促进不同业态之间与业态内部结构协调和布局优化；注重发挥市场在资源配置方面的决定性作用，坚持权利平等、机会平等、规则平等，消除各种隐性壁垒，加快完善适应健康服务发展的现代市场体系，促进市场主体自主经营、公平竞争，消费者自由选择、自主消费，商品和要素自由流动、平等交换，提高资源配置效率和公平性。

（四）政策可行性评估

通过对2009—2012年青岛和全国健康服务业相关政策文件和法规梳理，从国家、山东省和青岛市三个层面对已有政策、待开发政策和拟突破政策维度进行分析，判别需要青岛市开发突破的政策、需要卫生系统内和外开发突破的政策，从而判别青岛创建健康服务业试验区的政策环境和可行性建议。

青岛于2010年被确立为国家首批国家服务业综合改革试点城市，2011年青岛市人民政府《关于促进服务业跨越发展的意见》（青政发〔2011〕28号）确立了实施服务业主导发展的战略，逐步形成了较为完整的服务业发展政策体系。在国务院《关于促进健康服务业发展的若干意见》等基础上，青岛健康服务业发展的基本思路也已基本明确并将转化为政策。总体来看，青岛创建国家健康服务业实验区具有较为良好的政策基础，较为完整的政策体系已基本形成，政策体系耦合性较好，“负面清单”准入制、长期护理保险、养老服务业发展等多项关键政策具有创新性，很多领域在全国处于领先地位。这些都为其推动健康服务业发展、创建国家健康服务业实验区奠定了很好的基础。总体来看，青岛创建国家健康服务业实验区相对基础好、起点高。

青岛仍需要在如下方面进行政策完善：一是针对发展商业健康保险、多元化健康服务（如健康体检、健康管理）、推进异地与青岛就医结算等关键领域研究制定的政策；二是细化一些国家已经明确要放开、并允许地方出台细则的关键性的政策，如公立医院改制、医师多点执业等方面；三是需要来自山东省和国家层面的进一步政策支持，特别是在行政审批制度改革等方面。

（五）技术可行性评估

在国家鼓励健康服务业发展的宏观背景下，青岛市结合本地第三产业发展的目标及医疗体系改革的实际情况，提出了创建国家健康服务业试验区的基本思路，希望通过核心医疗服务体系的业态更新与升级，为健康服务业提供持续发展动力，同时拓宽和延长健康服务链条，将养老、旅游等内容纳入健康服务业规划，挖掘潜在巨大健康需求，并鼓励商业保险发展，将本市居民的潜在健康需求转化为产值增量。

青岛市创建国家健康服务业发展试验区的初衷是在国家对类似综合配套试验区的相关政策支持下，探索健康服务业发展的模式和经验，为国家推动健康服务业发展提供决策依据。

通过梳理《青岛市创建国家健康服务业试验区初步思路》，了解到青岛市对创建工作进行了部署，围绕健康服务业发展的目标，确定重点任务领域和保障机制，加强投入。技术可行性分析部分围绕青岛市健康服务业发展目标和重点任务，以及保障措施与机制，以目标结果为导向，结合青岛市现有的健康服务业建设情况（即背景），对重点投入及重点活动开展的能力和技术基础进行分析。采取 SWOT 法，分析了青岛市创建国家健康服务业试验区在产业基础、投入及投入保障和主要活动领域及项目实施的技术保障方面的优势、劣势和机遇与挑战，初步判断认为青岛市已具备创建国家级健康服务业试验区的综合技术能力，可以实现其设定的大多数健康服务业发展预期结果和最终目标。

第一，青岛市的经济实力与服务业发展空间巨大，区位与地域优势明显，前瞻的城市发展战略、强大的市政功能、迅猛的城镇化速度及雄厚的海洋制药业发展基础等均为青岛市申请建立国家综合改革配套试验区创造了良好的先决条件。在持续的社会经济发展带动下和有力的政策支撑保障作用下，可确保健康服务业发展环境的不断优化。

第二，青岛市医改四年过程中对基本医疗服务体系不断完善，为医疗服务能力提升提供了扎实基础，在其创建健康服务业发展试验区思路中提到了将对医疗服务业态进行改革和创新，包括改革医疗服务提供模式和医疗服务评价模式等措施，这些举措对提升医疗服务水平提出了新的要求。结合目前青岛市卫生投入力度和投入保障措施判断，若青岛市卫生局及相关部门能够落实有关改革措施，定能较大地提高本市医疗服务能力。

第三，青岛市健康保险业发展面临前所未有的政策机遇，同时其发展基础较好，有望在短期内有较大的发展。而商业健康保险将在健康服务业发展过程中发挥极大的作用，通过购买多样化健康服务，满足居民多样化健康需求。随着青岛市政府、保监部门及卫生部门对商业健康保险扶持力度的增加，以及居民健康意识和健康素养的提高，商业健康保险将获得较大发展。与此同时，随着商业健康保险的发展，必将牵动健康管理和促进服务水平的提高。但需要注意的是，健康管理和促进还需要医疗、体检及养生等机构通力协作来实现，并形成完整的生命周期健康管理机制。

第四，目前青岛市非常重视老年护理体系的建设，已投入大量财力、物力和人力，而医养结合和养护结合的服务也被民政局和市政府列入重要工作内容。在这样的背景下，青岛市建立老年健康护理服务体系应该可以如期实现。

第五，青岛市具有丰富的养生和旅游业资源，这些将对本地健康旅游业发展提供良好的基础。随着青岛市服务业总体水平的提升，将拉动包括旅游业在内的服务业发展，如青岛市卫生部门与旅游部门能够协同规划健康旅游业发展的项目，将极大推动青岛市健康旅游业市场的建立与完善。

第六，健康服务主要的支撑产业包括医疗教育、药品批发零售、医疗信息化、医疗相关商业服务等，甚至包括医药、保健品和康体产品制造业等。目前青岛市尚未在试验区创建方案中对支撑产业发展作明确说明，但结合国际经验判断，随着青岛市健康服务业规模的扩大，必将对支撑产业发展产生较大推动作用。

综上，结合《青岛市创建国家健康服务业试验区主要思路》，对其背景、投入和保障机制、主要活动领域及重大项目的技术能力的优缺点进行分析，判断其所列出的7个主要的预期结果具备可实现性。

从产业发展规模和潜在能力看，青岛市2018年初步建立健康服务业体系的目标可以实现，结合经济可行性分析结果，保守估计健康服务业总产值规模预期2018年将达到千亿，并成为推动青岛市经济社会持续发展的重要力量。

从需方角度看，2020年健康服务业应能基本满足人民群众多层次健康服务需求，有效提高居民健康水平。

从产业链布局和发展情况看，青岛市有望打造高端医疗、健康管理、中医药服务等方面知名品牌并形成国际影响力的2～3个可持续发展的健康服务产业集群。目前最有潜力实现的是疗养康复产业集群和高端医疗服务产业，因为两个产业已形成产业基础，在国内市场打出了知名度，下一步需要推进国际市场的开发，最终形成国际影响力。另外，医疗旅游产业的发展潜力也非常巨大，一方面青岛市旅游业基础好，作为服务业的重点领域，备受政府重视，“十二五”期间每年投入上亿元开发重点项目，医疗旅游项目如能通过可行性论证，则有望成为旅游业发展的抓手型项目；另一方面，随着青岛市高端医疗服务产业和康复疗养产业的发展壮大，医疗旅游业将被逐渐带动起来，满足国内外医疗旅游市场需求。

（六）经济可行性评估

青岛市创建国家健康服务业试验区是一项重大的改革举措，对青岛市第三产业发展提出了具体要求，必将对青岛市经济和社会发展产生深远影响。

结合前期政策和技术可行性分析情况，经济可行性评估研究了青岛市创建国家健康服务业试验区的经济基础和投入保障，通过分析健康服务的多种需求，深入研究了试验区创建的潜在经济效益与社会效益，在大量分析数据基础上判断青岛市健康服务业发展规模和影响。

基于经济基础和投入及需求分析结果，评估组认为青岛市经济投入保障和经济基础，为培育健康产业提供了良好的土壤环境。在蓝色经济发展和推进国家服务业综合改革试点的背景下，政府对包括医疗保健业在内的服务业较为重视，给予了较大的公共财政支持；大力发展旅游疗养和信息等业态，打造国际宜居城市的发展目标，也为健康服务业的发展提供了较大的外部支撑作用。

根据对青岛市健康服务业经济收益模型分析结果，认为青岛市创建国家健康服务业试验区有突出的区位优势和雄厚的经济发展基础，在创建蓝色经济领军城市和实现服务业跨越式发展的市级经济社会发展目标下，2018年青岛市健康服务业产值将逾千亿，创造30万社会就业岗位，成为服务业支柱行业和市生产总值增长的重要驱动器。

按目前青岛市健康服务业发展思路，医疗卫生服务，商业保险，健康体检、医养护和特需服务等多样化服务，卫生人员培训，医疗信息化和药品零售等将成为青岛市健康服务新业态经济增长点。在此基础上建立青岛市健康服务业产值规模增加值测算模型，测算可得2018年和2020年青岛市健康服务业基础产值增量为601.76亿元和741.43亿元人民币，牵拉产业增值为581.35亿元和725.78亿元人民币。预测2018年健康服务业总规模保守估计应在千亿元以上，占服务业比重达到13.65%，健康服务业产值占市国民生产总值的8.65%，成为促进本市经济发展的主要动力点。按上述发展速度，青岛市2020年健康产业总产值将达到1500亿元左右，其中对产值规模拉动作用最大的行业为商业健康保险（56.7%），其余依次为医疗服务（34.7%），其他支撑行业（4.6%）和多样化服务（4%）。

通过分析青岛市创建健康服务业试验区的潜在经济收益和社会收益，得出基本结论：即健康服务业在青岛具有可观的经济发展前景，可以对本地民生、第三产业升级及经济社会和谐发展带来积极促进作用，因此可以给全国其他地区带来积极的示范效应。

然而，青岛市发展健康服务业依然面临相关的产业布局和业态规划问题，特别是商业保险和健康信息化等重要业态领域尚未建立起明确的发展指标，不利于健康服务业的全速发展。比对国内外健康服务业发展情况，青岛市目前健康服务业发展还存在广阔的空间，其产业结构规划布局还需要进一步优化，同时需扶植商业保险，为健康服务业发展提供持续动力，并更广泛地利用信息技术，为医疗服务体系升级换代提供技术支撑。面对基本医疗需求和多样化医疗需求的激增，需要大力发展健康体检、健康管理、休闲养生以及康复护理养老等业态，以满足市场需求，繁荣医疗市场发展，带动健康产业链的形成。

（七）风险评估

风险评估主要通过历史数据分析、现场调研、专家咨询、情景分析等方法，对项目可能引发的及可规避的风险进行了评估和识别，主要发现如下：

一是项目决策可能存在的风险。项目存在缺乏长期发展规划、可量化性低、年度发展目标不是十分清晰的风险；需警惕项目可能引起物价快速上涨、国有资产流失以及行业竞争不规范导致当地原有企业/产业退出或破产风险的发生；需防范相关企业可能产生的环境海洋污染、以及对人文景观可能带来的不可逆破坏的风险；项目产生影响社会稳定风险可能性较小，但仍存在如拆迁补偿纠纷、改制重组等易引发公众不满的风险。

二是项目实施可能存在的风险。在项目正式启动前应制定内容具体、可操作性强的实施方案，防止出现执行偏差的风险；要防止项目实施后资金暂时短缺或供应不及时以及项目预算激增的潜在风险；防止管理人才能力不足及更替断节可能，以及专业技术人才数量不足或质量偏低的风险；防止健康信息化建设能力及信息安全保护可能存在的技术难点和安全漏洞；警惕中医药发展缺乏创新性、新药迟迟研发不出来的风险；警惕行业秩序混乱和恶性竞争等现象的发生以及执行者不作为等风险；此外，要充分考虑到现有政策难以突破或相关政策支持不足或不利的风险。

总体来说，该项目计划在决策和执行方面存在或潜在着一定的风险，但总体可控、可防。建议要根据风险筛选清单，提前制定防控和消减措施，制定相关预案及替代方案，提高风险管理能力，降低风险带来的危害。同时，根据实际条件的改变和项目实施过程中可能出现的新风险，及时开展风险信息反馈及动态评估，调整实施策略。

六、结论

通过引入发展性评价思路，结合综合改革试验区预评估的方法，对青岛市创建健康服务业发展试验区发展思路进行整体分析评估，帮助青岛市不断理清思路，逐步完善健康服务业发展的目的、目标，做好主要活动和项目的规划布局工作。评估团队基于青岛市创建试验区的最新思路，对其发展健康服务业的创新性、社会可接受度、可行性、收益及风险进行了分析与判断。

根据背景分析和创新性分析结果，认为目前青岛具备发展健康服务业的基础性条件，且在政策、管理机制和服务业态等方面具有创新性。同时，青岛市决策者、商业保险及健康服务业企业及城乡居民对于发展健康服务业有一定的认同度，为试验区创建营造了社会环境。

政策、技术和经济层面可行性分析结果显示：青岛市在创建国家健康服务业试验区方面具有较完备的政策体系，具备创建国家级健康服务业试验区的综合技术能力，可实现其设定的大多数健康服务业发展预期结果和最终目标，并使健康服务业成为拉动本地国民经济发展的支柱产业，给本地区经济和社会发展带来较大的收益。虽然试验区创建项目在规划和执行阶段存在一定风险，但总体风险可防控。

综合上述评估结果，本项目最终认为青岛市创建国家健康服务业试验区的项目具有较大可行性，可带来较好经济收益和社会收益，试验区成功对国家发展健康服务业具有示范意义和引领作用，一些创新性经验与模式未来可为其他地区发展健康服务业提供有益的参考。

附件 1

青岛市创建健康服务业试验区预评估项目背景分析报告

青岛市经济基础较好，地理位置优越，医疗服务业资源丰富，人民群众基本医疗服务需求逐步得到满足，养老服务和商业健康保险稳步发展，这为青岛市健康服务业的发展奠定了良好的基础。同时，青岛市健康服务业面临良好的发展机遇，疾病谱变化和老龄化形成了很大的需求，高收入居民对高端健康服务的需求旺盛，健康服务业能够和城市发展形成合力，因此青岛市应大力发展健康服务业。

目前，健康服务业供给与社会需求仍有差距，现有健康服务业资源配置不均衡，产业体系不完善，产业链偏短。同时，由于健康服务业是新生事物，政府、企业和人民群众对其认识不足，缺乏扶持和监管的政策和法律，市场发挥决定性作用的机制尚未形成，发展高端健康服务业可能会对现有医疗市场格局产生影响。总体来看青岛市健康服务业处起步阶段，有待发展、完善。

一、青岛市发展健康服务业有着良好的基础和条件

（一）城市综合基础较好

青岛市地区昔称胶澳，1891 年青岛市建置，1930 年改称青岛市，1994 年被列为全国 15 个副省级城市之一。青岛市现辖 6 个市辖区（市南、市北、李沧、崂山、黄岛、城阳），代管 4 个县级市（即墨、胶州、平度、莱西）。青岛市地处山东半岛南部，东、南濒临黄海，东北与烟台市毗邻，西与潍坊市相连，西南与日照市接壤。全市总面积为 11 282 平方千米，其中，市区为 3293 平方千米，四市为 7989 平方千米。

2012 年底，全市人口近 1000 万，其中，户籍总人口为 769.6 万人，流动人口 200 万人。全市人口中，有 20 万外国常住人口（含 10 万韩国人），少数民族 8 万人。

青岛市为海滨丘陵城市，地势东高西低，南北两侧隆起，中间低凹。山地约占全市总面积的 15.5%，丘陵占 2.1%，平原占 37.7%，洼地占 21.7%。全市大体有 3 个山系，东南是崂山山脉，山势陡峻，主峰海拔 1132.7 米，延至青岛市区；北部为大泽山；南部为大珠山、小珠山等组成的胶南山群；市区有浮山、太平山、信号山等。全市海域面积约 1.22 万平方千米，大陆岸线占山东省岸线的 1/4。青岛市地处北温带季风区域，属温带季风气候，市区有显著的海洋性气候特点：空气湿润，雨量充沛，温度适中，四季分明；全年 8 月最热，平均气温 25.3℃；1 月最冷，平均气温 −0.5℃。

2012 年底，全市粮食播种面积 54.08 万公顷，森林覆盖率 38.6%，沿海滩涂约 375 平方千米。青岛市海区港湾众多，岸线曲折，滩涂广阔，水质肥沃，是多种水生物繁衍生息的场所，具有较高的经济价值和开发利用潜力。植物种类丰富繁茂，是同纬度地区植物种类最多、组成植被建群种最多的地区。鸟类资源丰富，占全国鸟类 1200 种的 29.6%，占山东省鸟类 406 种的 87.4%。矿藏多为非金属矿。风能资源和光能资源丰富。

同时，青岛市是国家历史文化名城、重点历史风貌保护城市、首批中国优秀旅游城市。

（二）经济基础较好

2012 年，全市实现生产总值（GDP）7302.11 亿元，按可比价格计算，增长 10.6%。其中，第一产业增加值 324.41 亿元，增长 3.2%；第二产业增加值 3402.23 亿元，增长 11.5%；第三产业增加值 3575.47 亿元，增长 10.5%。三次产业比例为 4.4∶46.6∶49.0。

全年财政总收入实现2449.69亿元，增长1.7%；公共财政预算收入670.18亿元，增长18.4%；公共财政预算支出765.98亿元，增长16.3%。市财政对民生投入增长21.6%，占财政支出比重达到60.8%。卫生总费用211亿元，其中疗养1.4亿元。全年国税系统组织税收收入(含海关代征)1326.13亿元，增长8.5%。

全市固定资产投资(包括城镇、农村500万元以上投资项目)4153.9亿元，增长22.3%。其中，第一产业投资68.5亿元，增长62.2%，第二产业投资1998.6亿元，增长35.7%，第三产业投资2086.8亿元，增长10.9%。全年实现社会消费品零售额2564.5亿元，增长14.9%。全市实现外贸进出口总额732.08亿美元，增长4.2%。

年实现海洋经济增加值1114.4亿元，增长19.9%(现价)占GDP比重为15.3%，较上年提高1.2个百分点。140个蓝色重点产业项目开工率达到71%。西海岸经济新区规划编制完成，重点片区开发已启动，打造现代化国际新城区加快。中德生态园、中日韩创新产业园加快推进，青岛市港30万吨级矿石码头建成运营，港口和集装箱吞吐量分别达到4.1亿吨、1450万标准箱。董家口经济区已入驻项目计划总投资3000亿元。蓝色硅谷核心区加快启动。山东大学青岛市校区、青岛市海洋科学与技术国家实验室、国家深海基地等创新平台建设加快推进。红岛经济区新引进清华科技园等一批投资过10亿元的重大项目，软件科技城加快建设。

城市居民人均可支配收入32 145元，增长12.5%；城市居民人均消费性支出20 391元，增长5.7%。城市居民家庭食品消费支出占家庭消费性支出的36.5%。农民人均纯收入13 990元，增长13.1%；农民人均生活消费支出8653元，增长12.9%。农村居民家庭食品消费支出占家庭消费总支出的36.2%。2012年，全市平均消费医疗保健1149.5元，占居民消费支出的5.6%。其中：医疗费356元，滋补保健品359.6元，保健器具27.4元，医疗器具6.9元。商品零售价格总指数101.7，中西药品及医疗保健用品零售价格指数102.4；居民消费价格总指数102.7，医疗保健和个人用品消费价格指数101.9。

（三）医疗服务业资源丰富

1. 医疗卫生机构　2012年，全市拥有医疗卫生机构7337个。医院179个，基层医疗卫生机构7042个，疗养院14个，妇幼保健院(所)13个，专科疾病防治院(所)10个，临床检验所2个，急救中心1个，中心血站1个。此外，设有青岛市大学医学院、青岛市卫生学校和青岛市第二卫生学校，用以培养卫生专业技术人才。青岛市大学附属医院作为省驻青医疗机构，有人员5000名、床位2900张、年业务收入达28亿元。全市各类社会福利院床位达31 503张，收养18 102人。

2. 床位　2012年，全市医疗卫生机构共有床位47 254张，其中，医院33 493张，基层医疗卫生机构9621张，专业公共卫生机构875张，疗养院3265张；每千人口医疗床位数5.33张(常住人口)。

3. 人员　2012年，全市卫生人员总数71 801人(含村卫生室7620人)。全市每千人口卫生技术人员6.22人，每千人口执业医师(含执业助理医师)2.50人，每千人口注册护士2.48人。

4. 医疗机构房屋建筑面积与设备　2012年，全市医疗卫生机构房屋建筑面积共411.9万平方米，其中，医院225.2万平方米，卫生院59.3万平方米，疾病预防、卫生监督、妇幼保健等公共卫生机构16.6万平方米。全市卫生服务机构总资产143.8亿元。

（四）基本医疗服务逐渐满足人民群众需求

1. 门诊服务　2012年，全市各级各类医疗机构总诊疗人次达到4349万人次(含村卫生室1109万人次)，比上一年度增加8.90%。居民年人均就诊4.9次。

2. 住院服务　2012年，全市各级各类医疗机构入院人数113.2万人，比上一年度增加17.72%，全市居民年住院率达12.7%。

3. 病床使用情况　2012年，全市病床使用率为79.03%，其中，医院为86.40%，卫生院为68.44%；全市出院者平均住院日为9.7天，其中，医院为10.7天，卫生院为6.8天。

4. 健康体检情况　2012年，全市共计查体153万人，其中：开展0到6岁儿童管理27万人；65岁以上老年人查体58万人；食品、卫生等特殊岗位人员从业健康查体23万人；干部保健查体5万人；企事业单位职工健康查体40万人，人均花费400元。

（五）养老服务业稳步发展

青岛市现每千名老人拥有床位数为21.3张。现有养老资源以提供基本养老服务为主。市场化养老机构运营较好的有李沧区圣德老年养护院、新华锦•长乐国际颐养中心等，主要为医养结合项目，服务较好，收费较高，约3500～6500元/床•月。

（六）健康保险业开始起步

2012年，城镇职工基本医疗保险收入76亿，城镇居民基本医疗保险收入2亿元，新农合保险收入14亿，商业健康险收入10亿。健康险在寿险业务中占10.53%，健康险赔付支出3.1亿，近年健康险保费的平均增长率约为15%。目前青岛市21家寿险公司均销售健康险产品，其中一家为专业健康保险公司。从市场份额看，人保健康和平安人寿的业务规模占据市场70%的份额，市场集中度较高。从险种构成来看，疾病保险约占45%(其中重大疾病保险占比约为30%)，医疗保险占比约为35%，团体业务规模萎缩。

2005年，中国人寿承保了青岛市城阳区和开发区两个地区的新型农村合作医疗保险，2012年两地参合人数合计40万，管理基金1.66亿元。2006年，中国人保健康承保青岛市职工大额医疗补助项目，2012年参保人数达180万，保费规模达到1.08亿。2013年中国人寿承保新农合大病保险，保费规模达到6500余万元。

（七）相关支撑产业基础较好

青岛市现有医药制造业45家，从业人员10357人，规模以上医药制造业总产值96.5亿元，资产合计83.2亿元，流动资产39.2亿元，固定资产净值22.9亿元。主营业务收入87.3亿元，主营业务成本58.7亿元，利润总额11.8亿元。总资产贡献率21.12%，资产负债率30.06%，产品销售率98.5%。

国有及国有控股医药制造业企业5家，工业总产值18.5亿元，资产29.3亿，流动资产12.8亿，固定资产净值6.3亿。主营业务与收入15.9亿元，主营业务成本8.5亿元，利润总和2.2亿元，从业人员2242人。总资产贡献率12.27%，资产负债率35.59%，产品销售率98.7%。

外商投资和港澳台投资医药制造业企业11家，从业人员2009人，工业总产值29.7亿元，资产9.3亿元，流动资产4.9亿元，固定资产净值3.1亿元。主营业务与收入23.8亿元，主营业务成本20.3亿元，利润总和1.6亿元。总资产贡献率25.88%，资产负债率27.31%，产品销售率95%。

大中型医药制造业企业8家，从业人员5679人，工业总产值36.6亿元，资产61.5亿元，流动资产29.8亿元，固定资产净值13.4亿元。主营业务与收入35.4亿元，主营业务成本16.7亿元，利润总和10.9亿元。总资产贡献率18.38%，资产负债率26.54%，产品销售率101.8%。

二、青岛市健康服务业发展存在不足

（一）健康服务业供给与社会需求仍有差距

健康服务从业人员素质不高，高级人才和实用性人才严重不足。全市千人口床位数5.33张（按常住人口计算），低于OECD国家平均水平（5.44张）；千人口执业（助理）医师数2.50人，低于OECD国家平均水平（3.1人）；千人口注册护士2.48人，与OECD国家平均水平（9.56人）存在较大差距。全市卫生技术人员中，本科学历仅占17%，硕士以上学历不足6%，全市在全国有影响力的学科带头人和在国内、省内具有领先优势的重点学科较少。此外，懂中医药、旅游、外语等的复合型人才缺乏，健康管理的人力资源严重不足。

（二）现有健康服务业资源配置不均衡

1. 有限的卫生资源主要集中于疾病诊断治疗，而健康促进和健康管理体系薄弱，疾病预防的投入相对不足。

2. 老年护理、康复资源匮乏，康复和老年护理服务发展缓慢，不能满足老年人、术后病人等特殊人群的康复和护理需求，全市老年公寓床位15 000余张，而医养结合的老年护理床位不足1000张。康复、老年护理资源严重缺乏导致“治疗 - 康复 - 护理 - 家庭”路径不通，三级医院优质资源被一些康复、护理、临终关怀服务的病人挤占，宏观配置效率不高。

（三）健康服务业总体处于起步阶段

青岛市的健康服务业机构单一，中高端健康服务市场份额小，知名品牌少，产业带动作用小，特别是高端健康服务业存在较大的市场空白。全市尚没有中外合资合作的提供高端健康服务的机构，远不能满足在青工作和长期居住的境外人士和高收入人群的高层次健康服务需求。从健康服务市场类型来看，主要集中在健康体检、足浴保健、中医医疗旅游、品尝药膳等方面，并没有真正满足各层面消费者对放松身心和追求精神需求的高层次需求。此外，青岛市从事健康服务业的人员不足就业市场的4%，而在美国，14.3%的成年人从事健康产业，德国健康产业劳动人口数占就业市场的13%，可见，青岛市还有较大差距。

（四）健康服务业产业体系不完善，产业链偏短

健康服务业主要包括医疗服务、健康管理与促进、健康保险以及相关服务，涉及药品、医疗器械、保健用品、保健食品、健身产品等支撑产业。其覆盖面广，产业链长，是一个综合性和关联性较强的产业。青岛市目前相关业态缺乏互动合作和资源共享，缺乏统一的规划和通盘考虑，应有的产业关联和产业波及效应没有很好的释放。

三、青岛市健康服务业面临良好的发展机遇

（一）全域健统筹发展战略为健康服务业发展打造良好的宏观环境

十八大以来青岛市始终以世界眼光谋划未来、以国际标准提升工作、以本土优势彰显特色，深入实施“全域统筹、三城联动、轴带展开、生态间隔、组团发展”的空间格局优化战略，以重点板块为载体，以重点产业为支撑，以重点项目为抓手，不断推进蓝色经济区建设，加快高端产业发展，着力统筹城乡发展，加强生态文明建设，保障和改善社会民生，经济增长质量和效益进一步提高，为经济持续健康发展和社会和谐稳定奠定了坚实的物质基础，提升了健康服务业发展的要素支撑能力，为健康服务业的高端发展提供了实施路径。

（二）发展康服务业是青岛市“转方式、调结构”的重要抓手

尽管青岛市有着不错的产业底子，但仍然存在诸多不足：服务业发展相对滞后，发展模式还不能适应能源、资源和环境的要求。因此，青岛市提出在一、二、三产业中，重点发展第三产业，不断提高现代服务业在经济中的比重。这是近年来青岛市经济“转方式、调结构”

的一大方向，正加速形成服务经济为主的产业结构正成为青岛市前进的方向，大力发展健康服务业契合了这一现实需要，并将取得重大突破。

（三）蓝色经济区发展提升了青岛市城市的战略地位，为健康服务业的时空拓展营造良好氛围

城市的发展带动健康服务业的发展，健康服务业的发展也是城市发展的重要支撑。青岛市城市发展对健康服务业产生了较强的拉动作用。山东半岛蓝色经济区及国家海洋发展规划突出青岛市着力发展海洋科技、海洋制药、人才、海洋旅游、体育产业等，这与健康服务业既有叠加作用又有相长作用，有着其他城市无可比拟的优势。此外，青岛市多年的发展成就了品牌之都的称号，这是健康服务业链条各行业发展很好的土壤。

（四）居民健康意识的提升与老龄化社会的到来昭示健康服务业巨大的需求空间

2012 年，全市人均期望寿命 80.71 岁，孕产妇死亡率为 8.46/10 万，婴儿死亡率 3.20‰；居民死亡的前五位死因依次是心脏病、恶性肿瘤、脑血管病、呼吸系统疾病、伤害，慢性非传染性疾病依然是危害全市居民健康的主要问题。

青岛市先于山东省 7 年、全国 12 年进入老龄化社会，青岛市人口老龄化的形势非常严峻。目前青岛市 60 岁及以上户籍老年人口 132.67 万人，占全市总人口的 17.32%。“十二五”时期，青岛市户籍老年人口数量将以年均 4.7% 的速度增长，预计到 2015 年末青岛市老年人口将达到 160 万，到 2016 年青岛市老年人口达到约 164.3 万人，2020 年约 193.4 万人，2040 年约 301.6 万人，占比达到 27.6%。各类人群，特别是老年人对健康服务业有着巨大的现实需求和潜在需求。

（五）居民的差异化需求为健康服务业多元化发展提供现实空间

在现代城市，高端居民看病难问题的焦点已经不是基本医疗服务供给不足，而是与高技术、高服务相关的高端医疗服务供给相对不足。与之相适应，应发展高端健康产业，以更好地满足人民群众多层次的医疗服务需要。此外，青岛市有常住外国人口 20 多万，其经济状况好，在母国享受到较好的健康服务，因此对青岛市发展健康服务业有着较强的接受性。

（六）国家政策调整为健康服务业的发展带来新的机遇

2013 年 11 月，党的十八届三中全会从全局勾勒未来中国改革的总路线图，提出公有制经济和非公有制经济都是我国经济社会发展的重要基础；建设统一开放、竞争有序的市场体系，使市场在资源配置中起决定性作用；转变政府职能，建设法治政府和服务型政府；完善城镇化健康发展体制机制；发展成果更多更公平惠及全体人民，更好满足人民需求等，为健康服务业的发展带来了良好的历史机遇。此外，启动实施一方是独生子女的夫妇可生育两个孩子的政策，为孕婴相关服务业带来很好的契机。

四、挑战因素分析

（一）参与主体对健康服务业态认识不足

健康产业是一个朝阳事业，但是目前政府、社会资本、市民等各方对这一产业缺乏一定认识，对其必然性、必要性、可行性以及潜在问题的认识与国外有很大的差距，与产业发展的要求有很大差距，这对健康产业的发展较为不利。

（二）缺乏政策扶持和法律监管

缺乏在人才、资金、土地等方面的扶持与倾斜政策，致使健康服务业很多具有新生业态的小微机构难以发展壮大。现行人事分配政策使医学人才在民营机构缺乏职业发展空间，主体流向了公立机构；在公立机构又缺乏工作活力，未能人尽其才，才尽其用。健康服务业

在我国是个新生业态，有很大的市场空间，需要大量新兴市场主体迅速成长和成熟，但是银行的贷款额度、贷款利率和审批程序使其缺乏资金的注入。国家虽然规定了民办非营利性医疗机构可以获得划拨用地，但是在实际操作中难以落实。

（三）缺乏标准化的行业监管

健康查体是健康服务业的重要内容，但目前缺乏设置依据、科目和执业标准。欠缺医师多点执业的法律依据，致使医生流动受限，人力资源得不到有效利用。社会资本举办非营利性医疗机构的管理规范缺位，医疗服务资源和健康养老服务配置缺乏科学依据和实践经验，商业健康保险缺乏扶持政策和有效监管手段等，以上问题严重制约了健康服务业发展。

（四）市场发挥决定性作用的机制尚未形成

青岛市政府在设置、审批、管理等方面发挥作用较多，未能充分发挥市场的优势，市场主体缺乏自由竞争和自主成长的空间，社会资本投入健康服务业信心不足，多元化投资办医的格局尚未形成，相关服务业态无法健康的成长和成熟。

（五）对现有医疗市场格局可能产生影响

近年来，从中央到地方，主要围绕建立覆盖城乡的基本医疗卫生制度开展工作，保基本，强基层，建机制。而健康产业的一个发展重点是高消费人群，这对政府的财力投入、维护公立医院的公益性、医药卫生发展规划等方面产生一定的影响。

国家卫生计生委卫生发展研究中心

青岛市卫生局

附件2：

青岛市创建国家健康服务业试验区预评估项目居民接受度调查报告

为加快发展健康服务业，国务院日前印发了《关于促进健康服务业发展的若干意见》，这是新一届政府大力巩固和扩大医药卫生体制改革成效，统筹稳增长、调结构、促改革，保障和改善民生的又一重大举措。本次调查的主要任务是：了解居民对医疗服务、健康养老服务、健康保险、中医药医疗保健服务、健康服务人才培养、健康旅游、健康体检咨询、全民体育健身、健康文化宣传活动及健康服务业相关支撑产业的了解、使用情况及接受度等。2013 年 12 月在国家卫生计生委卫生发展研究中心牵头组织下，开展了青岛市健康服务业试验区预评估工作，本项目组受邀承担健康服务业居民可接受度调查分析工作。

项目调查组于 2013 年 12 月 23 日接到任务后，组织 10 余名专家召开多次研讨会，筛选健康服务业调查的项目和内容，积极开展预调查，编制调查表；在青岛市卫生局的协调下，调查组组织和动员了近 40 名调查员（包括教师、研究生、公务员等）从 12 月 27 日起全面开展调查工作，先后在青岛市珠海路卫生服务中心、八大湖街道办、浮新街道办、薛家岛街道办等街道，面向社区居民、青岛莱西市农村村民、青岛大学和中国海洋大学部分教师和学生、青岛市卫生局及市相关部门公务员等人群开展健康服务业可接受度问卷调查；随机选择青岛市济慈养老院等 23 家养老机构开展健康服务提供情况问卷调查。为了保证质量，大部分问卷信息收集是采取调查员与被调查对象一对一面对面的调查问卷，有效保证了调查数据的可靠性和准确性。经过 10 余天的紧张工作，于 2014 年 1 月 10 日完成调查问卷。随后立即组织 11 人核查数据和录入数据，统计分析和报告撰写，到 18 日为止，已完成并上交调查研究报告。

该项调查研究工作在参与人员和相关单位的大力支持和配合下，在时间紧、调查任务重的情况下，参与调查人员牺牲元旦和双休日时间按时完成了调查任务，获得了大量有价值的数据资料。在此，向他们表示衷心地感谢。

一、项目简介

（一）调查主要内容

选取城市居民（社区居民、教师、公务人员、学生等）1430 人以及莱西市两个自然村村民 423 人进行问卷调查，内容包括居民对医疗服务、健康养老服务、健康保险、中医药医疗保健服务、健康服务人才培养、健康旅游、健康体检咨询、全民体育健身、健康文化宣传活动及健康服务业相关支撑产业的了解、使用情况及接受度；选取青岛市 23 家养老服务机构进行健康服务提供接受度调查。

（二）调查主要结果

1. 调查人群大部分倾向于选择到公立大医院看病，但是一半以上调查人群认为大医院的服务态度一般，有待提高，并且看病部分流程不合理，比如住院手续繁冗、化验单拿取不方便、看诊等待时间太长等；而选择社区医疗单位或者乡村卫生院（室）的大多数被调查者认为该单位服务态度好，很满意。绝大部分的被调查者认为社会形成公私联合多元办医格局，为人民提供各种优惠政策是可以施行的，并期望国家优化医疗服务资源配置，促进优质资源向贫困地区和农村延伸。

2. 约 60% 的被调查者希望传统居家的养老方式，城市能接受的日间照料的最高价位为 1500 元 / 月，比率最高（33.1%），农村为 300 元 / 月的比率最高（44.4%）。如果是去养老机构，44.7% 的城市被调查者可接受的最高价位是 3000 元 / 月，而农村 49.9% 的人可接受的最高价位是 500 元 / 月。如果国家将推进医疗机构与养老机构合作的医养结合模式，60% 以上的人有意愿参加社区日常护理服务，三分之一的人愿意参加中医保健医疗服务。

3. 城市被调查者参与职工医疗保险比率最高，为 43.7%；而农村为新农合医疗保险（52.8%）。城市人群的医疗保险报销比较慢，半数人需要一个月甚至更久的时间，而农村 46% 的人报销只需一周，总体来说均快于城市人群的报销速度。仅有 18.2% 的农村人群自己或者家人有购买商业健康保险，低于城市的 35.7%（$P<0.05$）。购买人群大多选择重大疾病保险、普通医疗保险和住院保险。

4. 被调查者半数以上接受过中医治疗，大部分对于平时的中医药治疗和中医物理治疗（如推拿、理疗、针灸、拔罐）效果比较满意。被调查者倾向于到公立医院接受中医治疗。96% 以上的被调查者认为城市社区和乡村卫生机构开展中医药服务是有必要的。

5. 约 60% 的被调查者支持家庭护理开展人才培养和职业培训，城市人群内其次是营养师，其支持率为 44.9%，康复治疗师为 44.2%，在农村紧随家庭护理其后的康复治疗师为 23.8%，保健推拿师为 23.0%。人群普遍对老年护理、减肥、营养师、健身教练、按摩推拿方面的人才培养比较感兴趣，比较关注老年人和儿童的心理健康指导。

6. 农村人群的出行旅游率远低于城市人群。旅游者普遍选择休闲的旅游类型，倾向于名胜古迹游，其次为温泉旅游。90% 左右的被调查者认为旅游景点需要设置医疗服务点。

7. 有 95% 以上的人认为有必要进行体检，74% 左右的人体检是为了了解个人身体状况。54.4% 的城市被调查者一年体检一次，17.8% 的人几乎不体检，而农村 44.3% 的人一年体检一次，30.4% 的人几乎不体检，高于城市的 17.8%（$P<0.05$）。人群选择体检的项目主要包括化验检查（血尿及便检查、肝功、乙肝、血脂等）、体格检查、影像学检查（X 线、心电图、B 超）。半数以上的被调查者希望增加健康咨询以及心理咨询服务。

8. 在城市，48.4% 的被调查者所在社区的休闲健身设施种类很丰富，35.9% 的被调查者所在社区有休闲健身设施，但种类比较少，74.2% 的被调查者对社区的休闲健身设施条件比较满意。而在农村，48.9% 的被调查者所在居住地周围没有休闲健身设施，28.1% 的被调查者所在社区有休闲健身设施，但种类比较少，只有 55.6% 的被调查者对社区的休闲健身设施条件比较满意。在城市，54.0% 的被调查者很少去健身，73.0% 的农村被调查者很少去健身，高于城市（$P<0.05$）。多数健身者选择健步及跑步的健身方式，60% 以上的人希望在健身场所能有专业健身人员提供免费指导。

9. 被调查者半数以上倾向于参加社区或者村里的免费健康培训，其次为科普知识讲座以及大型健康文化节或健康周。86% 左右的人期望健康文化活动免费进行，频率半年一次为宜。80% 以上的人希望建设免费的社区 / 村图书室。

10. 城市以及农村购买保健品的人群比例较低，分别为 36.3% 和 18.8%。平时购买的保健品类型以西药维生素类最多，其次为中成药类。43.3% 的城市人群有购买过健身器械，而农村人群只有 26.5%。绝大多数被调查者认为社会应该大力发展健康服务业相关产业，并支持大力发展第三方检验检查、评价、研发等服务。

11. 青岛市 23 家养老服务机构均愿意为老人提供定期体检，愿意开展健康讲座、心理辅导与治疗以及户外集体活动。所调查的养老机构均愿意接受各类老人，老年人的年龄、健康程度、来源（农村或城市）均不影响养老机构对老年人的接收。可接受的护理费用底限最高为1000元/月（56.5%），其次是2000元/月（21.7%）。养老机构目前存在的房屋设施问题主要是健身器材缺乏（90%），保健设施缺乏（82.6%），周边环境不好（52.2%）；人员配备问题主要是来源不足（95.7%），素质不高（78.3%），缺乏培训（69.6%）；政策问题主要有人员就业指导及保障不足（91.3%），缺乏免费人员培训（78.3%）；在资金方面的主要问题有日常消耗过大（91.3%）设施投入过大（78.3%）；医护人员方面主要的问题是难以聘请（91.3%），没有培训和晋升机会（56.5%）。

二、项目工作及主要结果

（一）研究背景

健康服务业主要包括医疗服务、健康管理与促进、健康保险以及相关服务，涉及药品、医疗器械、保健用品、保健食品、健身产品等支撑产业，覆盖面广、产业链长。目前，健康服务业仍然存在供给与社会需求差距大，资源配置不均衡，产业体系不完整，产业链偏短等问题。同时，由于健康服务业是新生事物，发展健康服务业面临诸多挑战，如政府、企业和人民群众对其认识不足，缺乏扶持和监管的政策和法律，市场发挥决定性作用的机制尚未形成，发展高端健康服务业可能会对现有医疗市场格局产生影响等。不可否认，青岛市地理位置优越，经济基础较好，医疗服务业资源丰富，人民群众基本医疗服务需求逐步得到满足，养老服务和商业健康保险稳步发展，这为发展健康服务业奠定了良好的基础。同时，青岛市健康服务业面临良好的发展机遇，疾病谱变化和老龄化形成了很大的需求，高收入居民对高端健康服务的需求旺盛，健康服务业能够和城市发展形成合力，因此青岛市应大力发展健康服务业。但总体看来青岛市健康服务业处起步阶段，有待发展、完善。为加快发展健康服务业，国务院日前印发《关于促进健康服务业发展的若干意见》（以下简称《意见》）。《意见》的公布对加快发展健康服务业，对于满足人民群众多层次、多样化的健康服务需求，提升全民健康素质，提高服务业水平，有效扩大就业，促进经济转型升级和形成新的增长点，具有重要意义。本项目结合国务院的有关要求和青岛市的具体实际，对青岛市发展健康服务业的可接受性进行了研究。

（二）研究内容及结果

1. 总体思路　选择城市和农村居民，对医疗服务、健康养老服务、健康保险、中医药医疗保健服务、健康服务人才培养、健康旅游、健康体检咨询、全民体育健身、健康文化宣传活动及健康服务业相关支撑产业的了解、使用情况及接受度进行调查。

2. 技术方案　采用横断面流行病学调查方法，根据调查内容设计调查问卷，由受过专门培训的调查人员进行调查。调查方法采用集中访谈和入户调查，为取得良好配合，拟准备各种小礼物用于赠送调查对象，并对参与现场组织工作和调查的人员给予一定补助。

3. 主要结果

（1）城市人群调查结果分析

1）人群基本情况：本次研究共调查1430人，其中男性532人，占37.2%，女性898人，占62.8%，平均年龄38.09±16.86岁。人群的职业分布见图1，所占比例较大的包括学生（31.3%）、工人（20.8%），其他职业者（包括司机、保安、个体经营者等）占12.6%。调查人群的文化程度见图2，本科毕业生所占比重最大，占31.3%；其次是硕士毕业生，占18.8%。

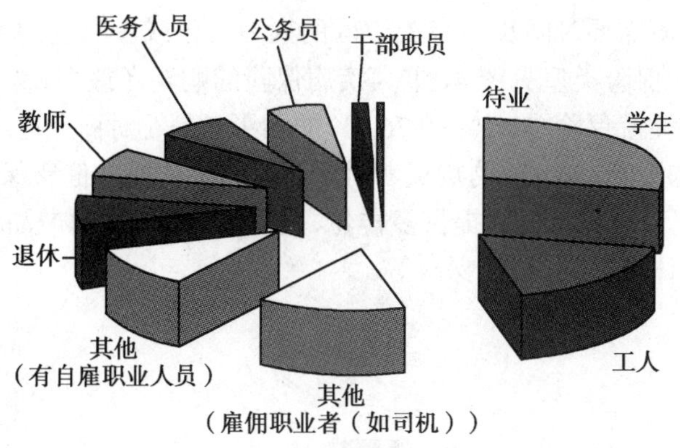

图1　城市不同职业人群分布

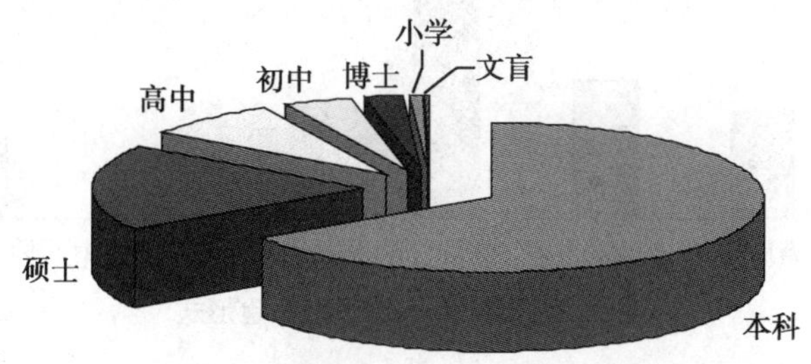

图2　城市调查人群文化程度分布

2）医疗服务情况调查情况分析：调查人群个人每年平均用于医疗的费用为1640.26元±447.6元，最低0元，最高12 000元。有65.8%的人群会选择到公立大医院看病，其次是社区服务中心（37.3%）。对于大医院医疗服务态度的看法，58.2%的调查者认为服务态度一般，有待提高，30.7%的被调查者认为服务态度好，很满意。40.8%的被调查者认为大医院看病部分流程不合理，比如住院手续繁冗、化验单拿取不方便、看诊等待时间太长等，40%的被调查者认为看病流程合理，很方便。而对于社区医疗单位服务态度，43.2%的被调查者认为服务态度好，很满意，39.5%的调查者认为服务态度一般，有待提高。96.1%的被调查者认为社会形成公私联合多元办医格局，为人民提供各种优惠政策是可以施行的，98.4%的被调查者期望国家优化医疗服务资源配置，促进优质资源向贫困地区和农村延伸。

3）健康养老服务调查情况分析：调查显示，调查人群家中每位老人每年的花费为7359.44±947.6元，59.6%的人希望传统居家的养老方式，其次为社区日间照料（16.0%）。若居家养老，能接受的日间照料的最高价位为1500元/月的，比率最高（33.1%），随后为1000元/月（26.9%），500元/月（22.3%）。如果是去养老机构，44.7%的人可接受的最高价位是3000元/月，其次是43.6%的人群可接受1500元/月。如果国家将推进医疗机构与养老机构合作的医养结合模式，64%的人有意愿参加社区日常护理服务，其次为中医保健等医疗服务（37.6%）和慢性疾病管理（24.1%）。

4）健康保险调查情况分析：被调查者的医疗保险形式见图3，职工医疗保险比率最高，为43.7%，其次为新农合（19.6%），公费医疗（15.8%）。个人年均用于健康保险的平均投资为1364.0±378.9元。16.5%的人群大病医疗的报销比例为50%～70%，16.4%的人群可报销70%以上。22.8%的人群医疗报销需要1～2个月，22.2%的人群医疗报销则需要2个月以上，21.6%的人群医疗报销只需要半个月。58.7%的人认为医疗报销比较快捷，33.2%的人则认为医疗报销难，所需要时间长。有35.7%的人为自己或者家人购买商业健康保险。购买人群所选择的商业保险类型见图4，重大疾病保险的购买者最多，为46.6%，其次为普通医疗保险（38.4%）和住院保险（27.5%）。76.3%的购买者是在对商业健康保险的具体保险项目有一定了解后才购买的，94.4%的购买者对于自己购买的商业健康保险还是比较满意的，82.4%的购买者希望商业保险公司提供多样化、多层次、规范化的产品和服务，例如提供综合性医疗保险、提供体检服务、药物保险等。

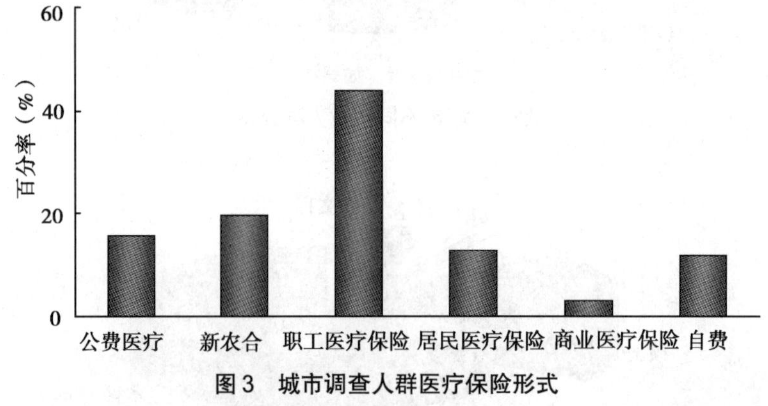

图3　城市调查人群医疗保险形式

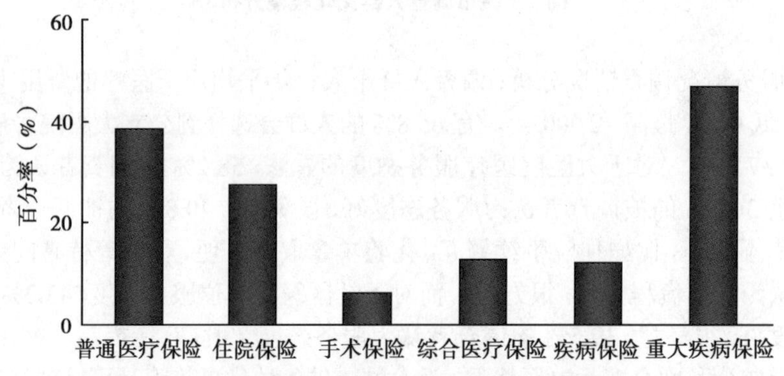

图4　城市调查人群所购买商业保险类型

5）中医药医疗调查情况分析：被调查者个人一年接受中医保健治疗服务的花费平均约为743.44元±145.0元。96%的被调查者能够接受中医治疗，但仅有32.5%的被调查者接受过中医治疗，60.2%的被调查者自行购买及食用中（草）药。对于平时的中医药治疗效果，60%的人比较满意，34.2%的人觉得效果一般。68.8%的被调查者接受过中医养生保健服务，人群所选择的服务机构见图5，33.8%的人会选择公立医院，其次为私家诊所（20.1%），社区门诊（13.1%），96.2%的被调查者对中医物理治疗（如推拿、理疗、针灸、拔罐）的效果还是满意的。41.9%的人群认为目前中医治疗费用一般，还能接受，36.4%的人认为中医治疗费用较昂贵。96.9%的被调查者认为城市社区和乡村卫生机构开展中医药服务是有必要的。

6）健康服务人才培养调查情况分析：被调查者对于开展健康服务人才培养和职业培训的行业的支持程度见图6，家庭护理的支持率最高，为61.3%，营养师为44.9%，康复治疗师为44.2%。在家庭护理方面，57.8%的人对老年护理比较关注，其次是婴儿护理（40.3%）；

在美容方面，41.8% 的人对减肥有兴趣，其次是美体（34.7%），用于美容的月平均花费为 282.94 元 ±74.77 元，最高者可达 10 000 元 / 月；在配餐及营养需要方面，61.1% 的人比较关注营养师，其次是烹饪（42.1%）；在健身及保健培训方面，43.1% 的人对健身教练感兴趣，其次是按摩推拿（40.7%）；在心理健康指导方面，54.6% 的人关注儿童心理，其次是老年人心理（47.5%），特殊人群心理为 25.7%。

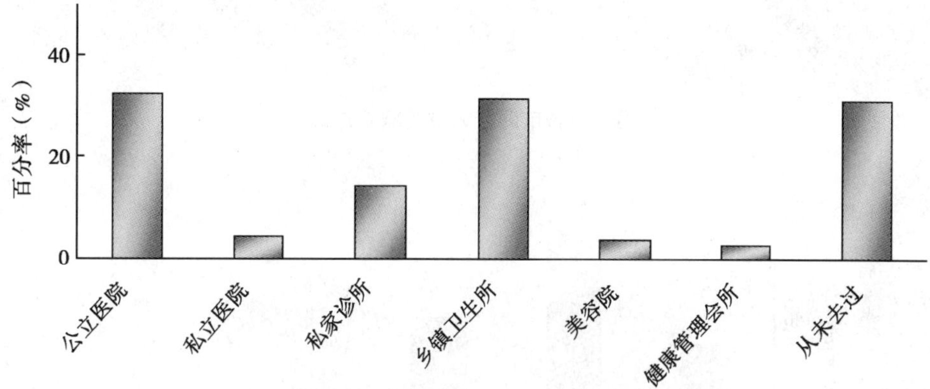

图 5　城市调查人群所选择的中医治疗服务机构

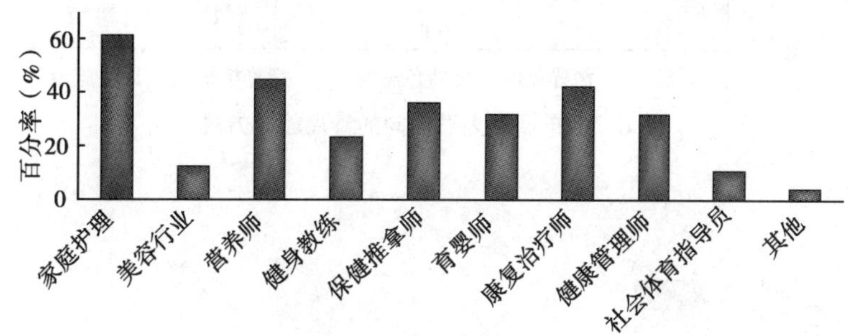

图 6　对开展健康服务人才培养和职业培训的行业的支持程度

7）健康旅游调查情况分析：对于一次国内旅游可接受的最高费用，平均为 3334.0 元 / 人 ±285.07 元 / 人，一次境外旅游可接受最高费用为 10 051.66 元 / 人 ±2071.49 元 / 人。74.1% 的人选择休闲的旅游类型，其次为健身型的旅游类型（10.9%），15.7% 的人平时不经常旅游。被调查者喜欢的旅游方式见图 7，44% 的被调查者喜欢名胜古迹游，其次为温泉旅游（34.4%），森林旅游（34.1%）。如果选择青岛旅游，被调查者倾向的旅游方式见图 8，55.9% 的被调查者会选择海洋旅游，其次为特色旅游（40.0%），山地旅游（34.7%）。93.3% 的被调查者认为旅游景点需要设置医疗服务点。

8）健康体检及咨询调查情况分析：被调查者人均一年在体检上花费约为 559.38 元 ±134.06 元。95.6% 的人认为有必要进行体检，54.4% 的人一年体检一次，10.7% 的人半年体检一次，17.5% 的人体检不定时，17.8% 的人几乎不体检。74.4% 的人体检是为了了解个人身体状况，35.5% 是为了疾病的早发现早诊断。参加体检的项目见图 9，68.2% 会参加化验检查（血尿及便检查、肝功、乙肝、血脂等），63.1% 会参加体格检查，54.2% 会参加影像学检查（X 线、心电图、B 超）。关于增加健康有关的咨询服务，65.0% 的人选择健康咨询，心理咨询的选择率有 54.3%，职业发展咨询为 23.4%。

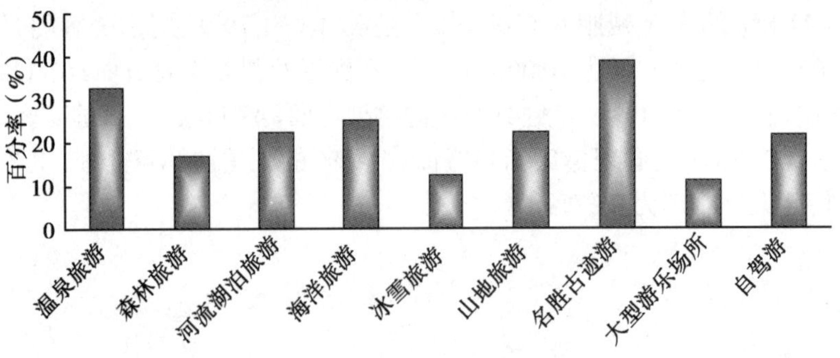

图 7　城市调查人群的旅游方式

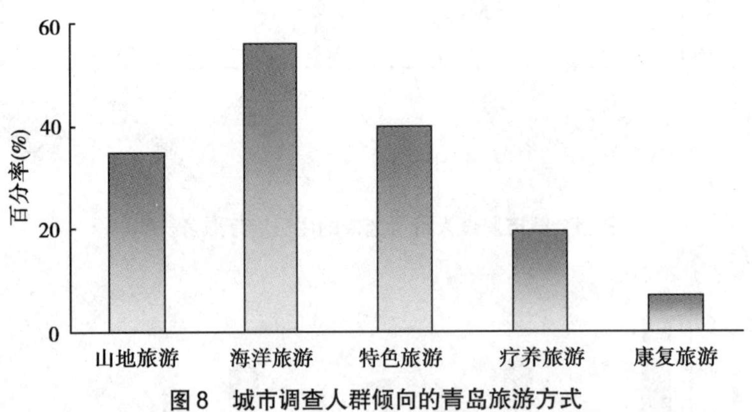

图 8　城市调查人群倾向的青岛旅游方式

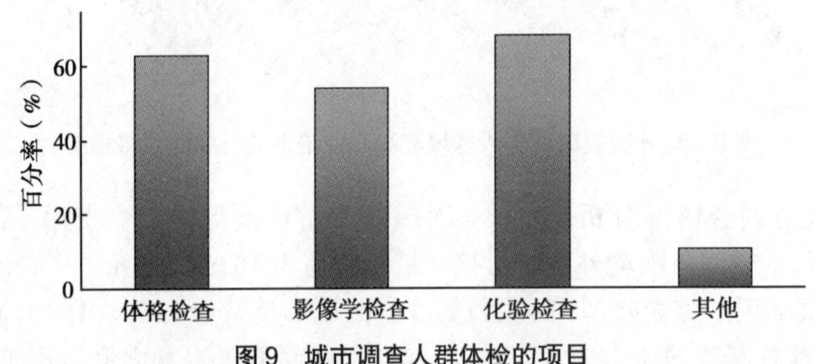

图 9　城市调查人群体检的项目

9）体育健身调查情况分析：被调查者个人每年用于健身的费用平均为 531.56 元 ±142.74 元，如果健身场所收费的话，能接受的最高费用平均为 517.52 元 ±49.53 元。48.4% 的被调查者所在社区的休闲健身设施种类很丰富，包括跷跷板、双杠、上肢牵引器、压腿器、跑步器、扭腰器、攀爬云梯等，35.9% 的被调查者所在社区有休闲健身设施，但种类比较少，只有一些露天篮球场、乒乓房等。74.2% 的被调查者对社区的休闲健身设施条件比较满意。54.0% 的被调查者很少去健身，仅 21.5% 的人一周 2～3 次，13.3% 的人一个月 3～4 次。58.5% 的人选择健步及跑步的健身方式，17.4% 为球类，健身操及健美操为 14.7%。47.3% 的人每次健身持续时间为一小时及以上，26.9% 的人小于半小时，26.5% 的人在半小时到一小时之间。65.8% 的人选择公共健身场所作为户外健身的场所，海水浴场为 17.8%；23.7%

的人选择健身房作为户内健身的场所，室内球场为 11.2%。61.7% 的人希望在健身场所能有专业健身人员提供免费指导，付费可以接受者为 23.2%。

10）健康文化宣传活动调查情况分析：被调查者倾向于参加的健康文化活动见图 10，50.1% 的人倾向于参加免费健康培训，其次为科普知识讲座（43.0%）、大型健康文化节或健康周（30.7%）。86.8% 的人期望健康文化活动免费进行，29.7% 的人希望社区健康文化宣传活动每个月举办一次，29.3% 的人希望社区健康文化宣传活动半年举办一次。87.7% 的人认为有必要建设社区图书室，85.3% 的人希望图书室免费开放。58.9% 的人希望社区里增加健康讲座，另外还希望增加老年人运动会、营养搭配指导、亲子家庭活动等健康文化活动。

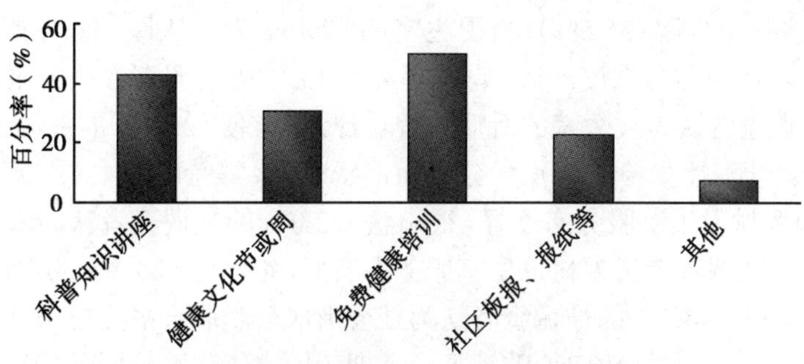

图 10　城市调查人群选择参加的健康文化活动

11）培育健康服务业相关支撑产业调查情况分析：63.7% 的人平时不会购买保健品，35.5% 的人有购买过保健品，个人购买保健品年消费为 654.06 元 ±160.12 元。平时购买的保健品类型以西药维生素类最多（54.4%），其次为中成药类（24.8%）、中药汤剂类（17.3%）。43.3% 的人有购买过健身器械，在健身器材上年平均花费为 511.92 元 ±121.39 元。86.9% 的被调查者认为社会应该大力发展健康服务业相关产业，94.3% 的被调查者支持大力发展第三方检验检查、评价、研发等服务。

（2）农村人群调查结果分析

1）人群基本情况：本次研究共调查 423 人，其中男性 239 人，占 56.5%，女性 184 人，占 43.5%，平均年龄 41.97 岁 ±13.63 岁。人群的职业分布见图 11，所占比例较大的包括农民（48.5%）、工人（18.7%）、医务人员（15.1%）。调查人群的文化程度见图 12，初中毕业生所占比重最大，占 30.3%；其次是本科毕业生和硕士毕业生，均分别占 28.4%，高中毕业生占 22.4%。

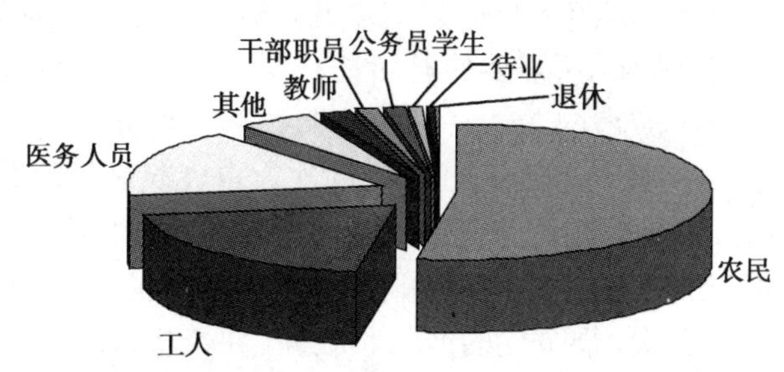

图 11　农村不同职业人群分布

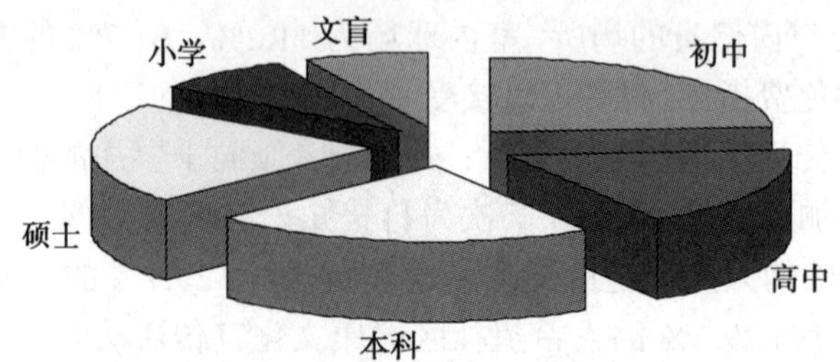

图 12　农村调查人群文化程度分布

2）医疗服务情况调查情况分析：调查人群个人每年平均用于医疗的费用为 1413.62 元 ±668.16 元，低于城市的 1640.26 元 ±447.6 元（$P<0.05$）。有 52.1% 的人群会选择到公立大医院看病，其次是乡村卫生院（35.5%）、村卫生室（30.2%）。对于大医院医疗服务态度的看法，48.0% 的被调查者认为服务态度一般，有待提高，33.8% 的被调查者认为服务态度好，很满意。45.1% 的被调查者认为大医院的看病流程合理，很方便，26.5% 的被调查者认为大医院看病部分流程不合理，比如检查地点太分散而浪费时间、等待时间太长、无导诊等。65.2% 的被调查者认为乡村卫生院服务态度好，很满意，22.0% 的被调查者认为服务态度一般，有待提高。63.9% 的被调查者认为村卫生室服务态度好，很满意，25.4% 的被调查者认为服务态度一般，有待提高。94.7% 的被调查者认为社会形成公私联合多元办医格局，为人民提供各种优惠政策是可以施行的，96.8% 的被调查者期望国家优化医疗服务资源配置，促进优质资源向贫困地区和农村延伸。

3）健康养老服务调查情况分析：调查显示，调查人群家里每位老人每年花费为 4037.03 元 ±1210.1 元，低于城市的 7359.44 元 ±947.6 元（$P<0.05$）。59.0% 的人希望传统居家的养老方式，其次为社区日间照料（25.7%）。若居家养老，能接受的日间照料的最高价位为 300 元 / 月，且比率最高（44.4%），随后为 1000 元 / 月（21.6%），500 元 / 月（21.1%）。如果是去养老机构，49.9% 的人可接受的最高价位是 500 元 / 月，其次是 24.3% 的人群可接受的 1500 元 / 月。如果国家将推进医疗机构与养老机构合作的医养结合模式，60.0% 的人有意愿参加社区日常护理服务，其次为中医保健等医疗服务（33.2%）和慢性疾病管理（22.7%）。

4）健康保险调查情况分析：被调查者的医疗保险形式见图 13，新农合医疗保险比率最高，为 52.8%，高于城市的 19.6%（$P<0.05$）；其次为职工医疗保险（35.7%），低于城市的 43.7%（$P<0.05$），位于第三位的是公费医疗（6.0%）。个人年均用于健康保险的投资平均为 586.52±143.02 元，低于城市的 1364.0±378.9 元（$P<0.05$）。21.5% 的人群大病医疗的报销比例为 50%～70%，39.3% 的人群可报销 70% 以上，高于城市的 16.4（$P<0.05$）。46.0% 的人群医疗报销只需要一周，26.8% 的人群需要 1～2 个月，19.3% 的人群医疗报销则需要 2 个月以上，总体来说均快于城市人群的报销速度。81.9% 的人认为医疗报销比较快捷，仅 17.2% 的人认为医疗报销难，所需要的时间长。仅 18.2% 的农村人群为自己或者家人购买了商业健康保险，低于城市的 35.7%（$P<0.05$）。购买人群所选择的商业保险类型见图 14，普通医疗保险的购买者最多，为 43.2%，其次为重大疾病保险（39.7%）和住院保险（15.4%）。72.1% 的购买者是在对商业健康保险的具体保险项目有一定了解后才购买的，82.0% 的购买者对于自己购买的商业健康保险还是比较满意的，85.8% 的购买者希望商业保险公司提供多样化、多层次、规范化的产品和服务，并希望保险公司能额外提供门诊保险、养老保险等。

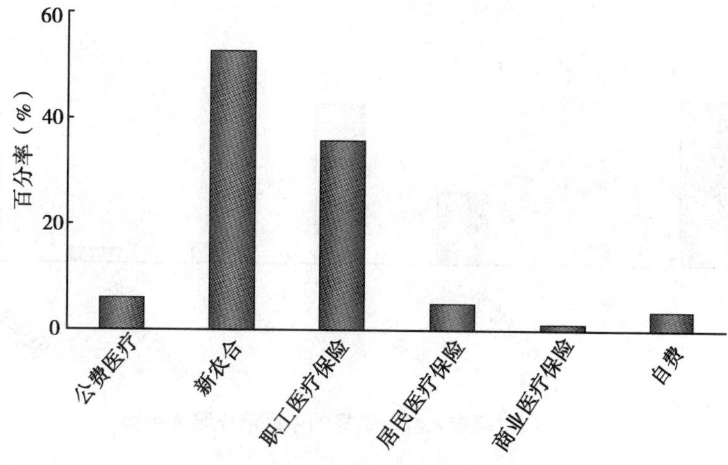

图 13　农村调查人群医疗保险形式

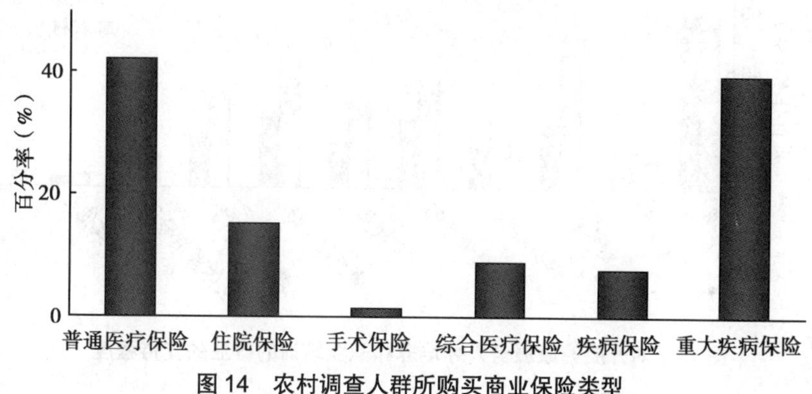

图 14　农村调查人群所购买商业保险类型

5）中医药医疗调查情况分析：农村被调查者个人一年接受中医保健治疗服务的花费平均约为 586.54 元 ±143.0 元，低于城市的 743.44 元 ±145.0 元（$P<0.05$）。97.0% 的被调查者能够接受中医治疗，53.0% 的被调查者接受过中医治疗，高于城市的 32.5%（$P<0.05$），33.2% 的被调查者自行购买及食用过中（草）药。对于平时的中医药治疗效果，52.4% 的人比较满意，46.5% 的人觉得效果一般。78.4% 的被调查者接受过中医养生保健服务，人群所选择接受中医治疗的服务机构见图 15，32.5% 的人会选择公立医院，其次为乡镇卫生所（31.4%）、私家诊所（14.4%）。98.4% 的被调查者对中医物理治疗（如推拿、理疗、针灸、拔罐）的效果还是满意的。33.0% 的人群认为目前中医治疗费用一般，还能接受，55.1% 的人认为中医治疗费用较昂贵。96.6% 的被调查者认为城市社区和乡村卫生机构开展中医药服务是有必要的。

6）健康服务人才培养调查情况分析：农村和城市被调查者对于开展健康服务人才培养和职业培训的行业的支持程度见图 16，农村人群家庭护理的支持率最高，为 58.7%，其次为康复治疗师（23.8%）、保健推拿师（23.0%）。在家庭护理方面，55.4% 的人对老年护理比较关注，其次是病患护理（27.4%）；在美容方面，45.5% 的人对减肥有兴趣，其次是美容（23.3%），用于美容的月平均花费为 282.94 元 ±74.77 元，最高者可达 10 000 元 / 月；在配餐及营养需要方面，48.0% 的人比较关注营养师，其次是烹饪（33.2%）；在健身及保健培训方面，41.5% 的人对按摩推拿感兴趣，其次是健身教练（34.6%）；在心理健康指导方面，54.1% 的人关注老年人心理，其次是儿童心理（45.4%），特殊人群心理为 18.0%。

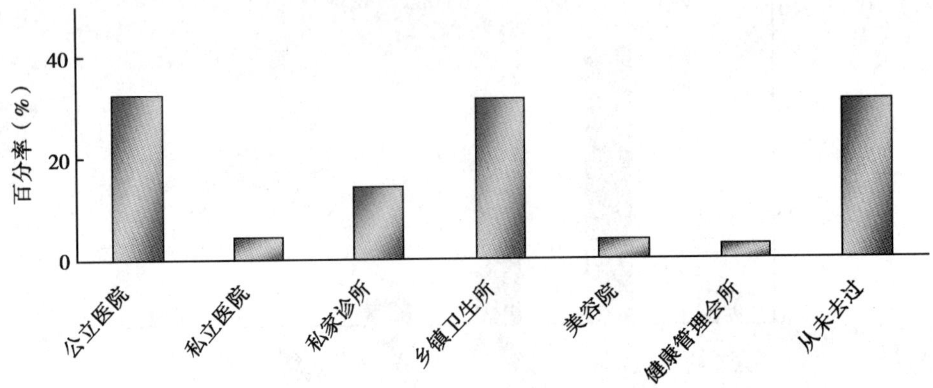

图 15　农村调查人群所选择的中医治疗服务机构

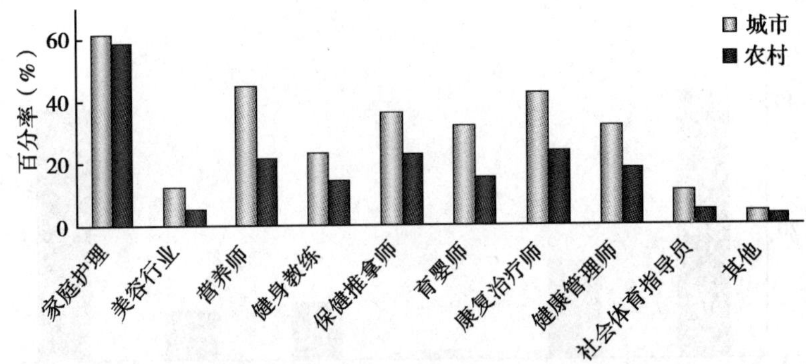

图 16　对开展健康服务人才培养和职业培训的行业的支持程度

7）健康旅游调查情况分析：对于一次国内旅游可接受的最高费用，平均为 1090.07 元 / 人 ±123.44 元 / 人，低于城市的 3334.0 元 / 人 ±285.07 元 / 人（P<0.05）。一次境外旅游可接受的最高费用为 2901.93±340.16 元 / 人，低于城市的 10 051.66 元 / 人 ±2071.49 元 / 人（P<0.05）。45.6% 的人不经常旅游，远高于城市的 15.7%（P<0.05）。有进行过旅游的人，42.1% 选择休闲的旅游类型，其次为疗养型的旅游类型（9.4%）。被调查者喜欢的旅游方式见图 17，38.7% 的被调查者喜欢名胜古迹游，其次为温泉旅游（32.7%）、海洋旅游（25.3%）。86.5% 的被调查者认为旅游景点需要设置医疗服务点。

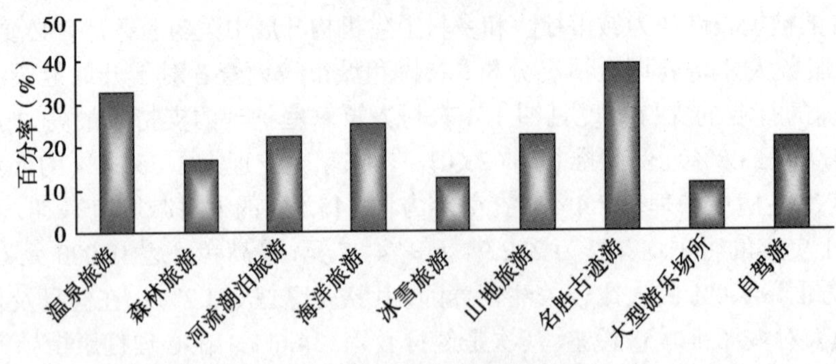

图 17　农村调查人群的旅游方式

8）健康体检及咨询调查情况分析：被调查者人均一年在体检上花费约为660.94元±268.84元。95.8%的人认为有必要进行体检，44.3%的人一年体检一次，10.5%的人半年体检一次，14.6%的人体检不定时，30.4%的人几乎不体检，高于城市的17.8%（$P<0.05$）。73.7%的人体检是为了了解个人身体状况，32.5%是为了疾病的早发现早诊断。参加体检的项目见图18，55.4%的被调查者会参加体格检查，50.9%会参加影像学检查（X线、心电图、B超），48.5%会参加化验检查（血尿及便检查、肝功、乙肝、血脂等）。关于增加健康有关的咨询服务，64.8%的人选择健康咨询，心理咨询的选择率有45.0%，职业发展咨询为15.5%。

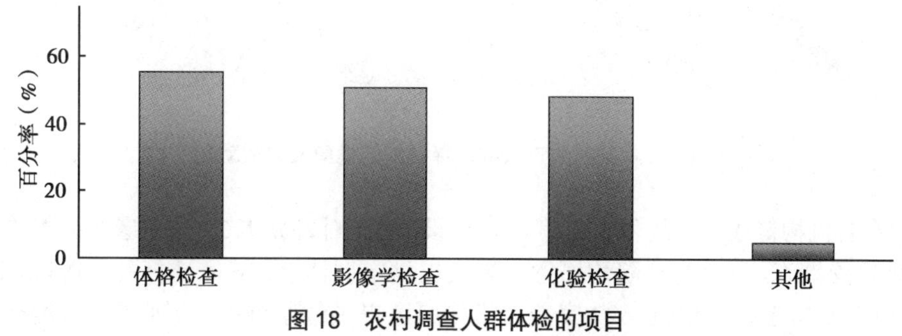

图18　农村调查人群体检的项目

9）体育健身调查情况分析：被调查者个人每年用于健身的费用平均为142.04元±54.7元，低于城市的531.56元±142.74元（$P<0.05$），如果健身场所收费的话，能接受的最高费用平均为125.37元±94.76元，低于城市的517.52元±49.53元（$P<0.05$）。48.9%的被调查者所在居住地周围没有休闲健身设施。23.4%的被调查者所在社区的休闲健身设施种类很丰富，包括跷跷板、双杠、上肢牵引器、压腿器、跑步器、扭腰器、攀爬云梯等，28.1%的被调查者所在社区有休闲健身设施，但种类比较少，只有一些露天篮球场、乒乓房等。55.6%的被调查者对社区的休闲健身设施条件比较满意。73.0%的被调查者很少去健身，仅12.3%的人一周2～3次，7.6%的人一个月3～4次。58.5%的人选择健步及跑步的健身方式，健身操及健美操为5.5%。23.8%的人每次健身持续时间为一小时及以上，51.6%的人小于半小时，39.0%的人在半小时到一小时之间。57.5%的人选择公共健身场所作为户外健身的场所，选择其他（包括街道、公园、小区等）的为39.3%。67.7%的人希望在健身场所能有专业健身人员提供免费指导，付费可以接受者为20.4%。

10）健康文化宣传活动调查情况分析：被调查者倾向于参加的健康文化活动见图19，46.2%的人倾向于参加免费健康培训，其次为科普知识讲座（44.4%）、大型健康文化节或健康周（28.6%）。91.8%的人期望健康文化活动免费进行，21.3%的人希望村健康文化宣传活动每个月举办一次，26.4%的人希望村健康文化宣传活动半年举办一次。85.9%的人认为有必要建设村图书室，96.0%的人希望图书室免费开放。59.1%的人希望村里增加健康讲座，42.7%的人希望加放健康教育电影，另外还希望增加老年人营养搭配指导、健身指导等健康文化活动。

11）培育健康服务业相关支撑产业调查情况分析：81.2%的人平时不会购买保健品，购买人群的个人购买年消费为219.05元±84.1元，低于城市的654.06元±160.12元（$P<0.05$）。平时购买的保健品类型以西药维生素类最多（50.2%），其次为中成药类（29.1%）、其中中

药汤剂类（18.0%）。26.5%的人有购买过健身器械，在健身器材上年均花费为169.51元±118.12元，低于城市的511.92元±121.39元（$P<0.05$）。93.8%的被调查者认为社会应该大力发展健康服务业相关产业，93.8%的被调查者支持大力发展第三方检验检查、评价、研发等服务。

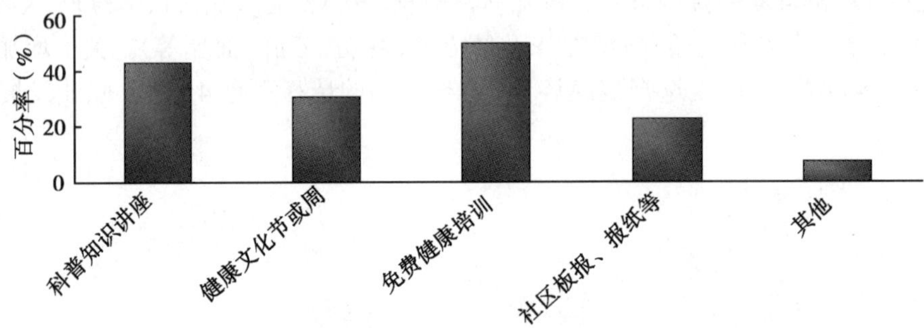

图19　农村调查人群选择参加的健康文化活动

（3）养老机构健康服务提供接受度调查结果分析：对青岛市23家养老服务机构进行了服务提供接受调查，所有福利院均愿意为老人提供定期体检，16家选择社区医院，10家选择二级医院，9家选择本单位。22家养老机构愿意提供健康讲座、心理辅导与治疗及户外集体活动。所调查的养老机构均愿意接受有子女 、无子女、有配偶双方入住、有配偶单方入住、单身或丧偶无子女的老人类型，老年人的年龄、健康程度、来源（农村或城市）也不影响养老机构对老年人的接收。可接受的护理费用底线最高为1000元/月（56.5%），其次是2000元/月（21.7%）。养老机构目前存在的房屋设施问题主要是健身器材缺乏（90%），保健设施缺乏（82.6%），周边环境不好（52.2%），面积不足、场地不够（30.4%）；人员配备问题主要是来源不足（95.7%），素质不高（78.3%），缺乏培训（69.6%）；政策问题主要有人员就业指导及保障不足（91.3%），缺乏免费人员培训（78.3%），政策性支持不足（56.5%）；在资金方面的主要问题有日常消耗过大（91.3%）设施投入过大（78.3%）；医护人员方面主要的问题是难以聘请（91.3%），没有培训和晋升机会（56.5%）。

三、思考与建议

1. 大力发展医疗服务，加快形成多元办医格局，落实鼓励社会办医的各项优惠政策。改进公立医院的服务态度，优化医疗服务资源配置，解决看病流程繁冗的问题。促进优质资源向贫困地区和农村延伸，推动发展专业规范的护理服务。

2. 加快发展健康养老服务，推进医疗机构与养老机构等加强合作，提高社会为老年人提供日常护理、慢性病管理、中医保健等医疗服务的能力。合理调节养老机构收取的费用，并开展免费护理培训，鼓励志愿者参加社区日常护理服务和中医保健医疗服务。

3. 加快医疗保险报销速度，特别是城市医疗保险报销。积极发展健康保险。鼓励商业保险公司提供多样化、多层次、规范化的产品和服务。

4. 全民发展中医药医疗保健服务。发挥中医医疗预防保健特色优势，提升基层中医药服务能力，力争使所有社区卫生服务机构、乡镇卫生院和大多数村卫生室具备中医药服务能力。

5. 加强健康服务行业人才培养和职业培训，注重培养心理健康指导人才。健全人力资源保障机制。加大人才培养和职业培训力度，促进人才流动。

6. 支持发展健康体检咨询、全民体育健身、健康文化和旅游等多样化健康服务。在每个旅游景点设置医疗服务点。宣传鼓励居民每年进行体检以了解身体健康状况。大力宣传全民健身，增加社区或村里休闲健身设施建设，必要时配备专业健身人员进行指导。积极在社区或者村里进行健康培训、科普知识讲座等健康文化活动，有条件的建立社区/村图书室。

7. 夯实健康服务业发展基础，推进健康服务信息化，加强诚信体系建设。培育健康服务业相关支撑产业，支持自主知识产权药品、医疗器械和其他健康相关产品的研发、制造和应用，大力发展第三方检验检查、评价、研发等服务。

8. 加大政府的支持力度，对养老服务机构进行资源优化配置，加强相关医务人员的培养，并相应提高待遇。

国家卫生计生委卫生发展研究中心

青岛市卫生局

青岛大学医学院

附件3:

青岛市创建国家健康服务业试验区预评估项目创新性分析报告

青岛市在创建国家健康服务业示范区的总体思路设计上，充分利用青岛市丰厚的医疗资源存量、自然资源和政策环境，并在改革与发展的框架内，对资源增量与存量进行重新整合，对健康服务业的体系和业态进行重构，对政策惯性和制度制约进行大胆突破。其创新的思路一旦付诸实施，不仅会有力推动青岛市健康服务业的健康发展，而且还会在更大空间产生积极的示范作用。预评估从发展健康服务业的体系架构、服务业态、政策制度和管理体制机制等方面，对青岛市进行分析。

一、健康服务业体系构架创新

（一）全域统筹、总体布局

健康服务业作为一类新兴产业集群，其内涵和外延非常广泛，既包括以维护和促进人民群众身心健康为目标的各类医疗服务、健康管理、健康保险及相关服务，也涵盖药品、医疗器械、保健用（食）品和健身产品等支撑产业。

青岛市健康服务业示范区建设在总体设计上区别于其他以往的专项型综合改革试点设计思路，不是划出一、两个区域开展产业园区建设，而是立足全市区域，体现“全域统筹”特点，结合青岛市确定的“全域统筹、三城联动、轴带展开、生态间隔、组团发展”的城市发展战略，对全市的健康服务业进行空间布局设计，实现健康服务业态的优化布局和重组，满足人民群众多层次的健康需求。

（二）统筹基本医疗和多样化健康需求，促进协调发展

青岛市的健康服务业示范区设计思路，不同于全国各地已经实施的健康产业发展项目，发展重点不仅仅是高端产业，发展目标不仅仅是创造新的经济增长点，而是以提升全民健康素质和水平为根本出发点、落脚点，统筹基本和非基本。一是统筹全市居民在公共卫生服务、基本医疗服务、中医药和养老等方面的基本健康服务需求，合理配置健康服务资源，促进均衡发展，保障居民健康服务的经济可及性和地理可及性，实现病有良医、老有颐养等发展目标。二是结合“三城联动，沿轴展开、组团发展”的城市发展战略，促进高端健康服务业和相关产业集群发展，以胶州湾为核心，发掘各自优势，通过东岸、西岸、北岸三大地域建设，形成功能互补、相互依托、各具特色的健康服务业区域和集群，使之与大青岛的核心区域布局协调发展。同时，沿青岛的母亲河——大沽河为中轴，在胶州、莱西、平度等地带发展特色的健康服务业。三是结合青岛的城市特色发展多样化的健康服务，包括：利用滨海疗养资源，以国内高收入人群、在青居住的外国人及国内外游客为目标人群，发展疗养康复服务；促进健康体检、健康管理专业化发展，以市场为导向，培育一批具有市场竞争力的健康管理企业；促进不同业态的融合，发展健康健身、健康旅游、医疗旅游等业态。

（三）挖掘优势资源，促进集群发展

青岛市的健康服务业示范区设计思路，充分考虑全市不同区域的资源优势，结合城市功能组团发展，确定了三个先导区，对资源进行整合和优化配置，发挥示范带动作用，带动全市健康服务产业整体发展。一是以市南区为核心，整合辖区内疗养院、各类健康机构、健康型宾馆、疗养公园以及其他健康休闲设施资源，打造以医疗护理、疾病康复、健康休养为特色的胶州湾东岸滨海健康先导区。二是以黄岛、开发区为核心，依托山青、海蓝、岛美等

自然资源和蓝色经济区位优势，打造胶州湾西海岸国家级滨海健康旅游度假示范区和全国海洋药物、海洋健康产品产业化基地。三是以胶州湾北部新城区核心，依托本土休闲、养生、旅游资源，引进国内外优质医疗资源，在崂山区建设崂山湾国际生态健康城，形成以"休闲、保健、康体、疗养"为特色，以休闲、养生产品的生产、研发、制造、销售等为产业链的新型功能区；在红岛经济新区建设包括医疗服务、健康管理、医学教育、健康相关产品研发、现代物流和商务服务在内的新概念医学园区。

二、政策创新与整合

最近几年，青岛市结合深化医改和促进现代服务业发展工作，出台了长期护理保险、养老、财政购买服务和卫生投入刚性增长、土地供给等的相关政策，这些政策为发展健康服务业搭建了很好的制度平台。同时也在寻求更进一步的突破。

（一）长期护理保险政策突破

2012 年 6 月，青岛市政府办公厅印发《关于建立长期医疗护理保险制度的意见》，在全国率先推行长期护理保险。该文件规定：各类医疗机构、养老服务机构、残疾人托养机构均可申请定点护理机构，鼓励各类医疗机构、疗养院、培训中心等通过整合、置换或转变用途等方式积极开展护理服务。医疗护理费实施床日包干，一级医疗机构或居家每床日 60 元，二级医疗机构每床日 170 元，三级医疗机构每床日 200 元。定点医疗机构或居家护理，护理保险基金支付 96%，定点医院支付 90%。今年 1 月，青岛市进一步整合了三项基本医疗保险制度，由市人社部门统一管理，加快推进城乡居民医疗保险待遇统一，长期护理保险将由城区居民逐步拓展到农村居民。同时，青岛市将探索建立政府、社会、个人多方筹资的老年护理保险制度，为老年健康护理提供可靠的制度依托。

（二）养老服务业发展相关政策突破

2012 年 12 月，青岛市政府出台《关于进一步加快养老服务业发展的意见》，提出：到"十二五"末，全市城乡困难老年人居家养老服务实现全覆盖，社区老年人日间照料服务覆盖 100% 的城市社区和 50% 的农村社区，全市城乡养老床位达到 5 万张，每千名老人拥有养老床位 32 张。在促进养老机构建设方面实现了多项政策突破：实现了公办、民办补助标准的统一，新建的养老机构一次性床位补贴达到 12 000 元；鼓励社会组织参与养老服务，为失能、半失能困难老人提供居家养老服务，政府进行补助；养老机构收住困难老年人，收费不高于当地最低生活保障标准的，按照当地普惠性养老机构平均收费标准的 80% 给予补助；实行分类运营补贴制度，本市户籍老人入住养老机构，自理老人每月补贴 200 元，失能半失能的每月补贴 300 元；对社区日间照料中心按场所规模和服务老人数量给予每年最高 10 万元补助。此外，还通过政府购买服务方式，为入住养老机构的老年人购买意外伤害保险。2013 年年底，青岛市启动了新的养老服务业空间布局规划编制工作，加强了养老资源和医疗服务资源的协同发展。

（三）资金扶持相关政策突破

自实施医改以来，青岛市财政部门便建立了政府购买公共卫生政策机制，对按照国家政策向居民提供基本公共卫生服务的社区卫生服务机构，采取无差别的购买服务政策，依据其完成的基本公共卫生服务数量、质量等，给予相应的补助。2013 年，青岛市在崂山区开展了非政府办社区卫生服务机构实施基本药物制度试点，由区政府给予相应的基本药物补贴、房屋租赁补贴等扶持政策，鼓励提供基本药物服务。目前，市财政、卫生部门正在进一步开发政策，拟采取市区两级政府筹集资金、根据社区卫生服务机构签约服务人数，给予定额补助的方式，推动全市非政府办社区卫生服务机构开展基本药物服务。

2013年8月，青岛市政府印发《关于进一步加快培育服务业新兴业态的指导意见》，创新融资机制，设立了新兴服务业专项扶持资金，每年按照全市生产总值的万分之一安排预算，引导资金重点扶持服务业新兴业态培育发展，以及服务业创新、集聚区规划、重点项目建设、人才培养、品牌培育等。目前，全市通过参股设立和引进培育，全市创业投资企业及管理公司达到100多家，注册资本70亿元。

下一步，青岛市在健康服务领域的科研立项、资金扶持等方面将实施更优惠政策。同时，争取国家支持对非营利性医院进口大型设备给予免税，进口药品给予减税；将商业健康保险纳入企业补充医疗保险费，在工资4%以内可以直接列入成本。

（四）土地供给方面的政策突破

随着城市地区土地价格的快速上涨，土地供给方面的政策限制成为制约社会资本办医的主要障碍之一。2012年以来，青岛市对社会资本投资的非营利性医疗机构的土地限制政策逐步放开，经济技术开发区、崂山区、市北区先后对大中型民营非营利性医疗机构和养老服务机构，采取划拨的方式给予用地保障。同时，在新的产业园区建设过程中，也在探索适合的土地供给方式，吸引社会机构投资举办健康相关机构。从总的发展趋势看，青岛市将采取国家40号文件规定的多种方式，保障健康服务业发展土地供给，特别是对涉及健康相关行业的重点企业、骨干企业给予用地方面更大支持。

此外，在创建国家服务业示范区过程中，青岛市将争取国家支持，对发展潜力好、有示范作用的健康产业集群，如青岛崂山湾国际生态健康城，给予更加积极的土地政策支持。

（五）人才引进和培养方面的政策突破

青岛市已经将完善人才引进和培养政策，作为支持包括健康服务业在内的现代服务业发展的重要举措，并且纳入青岛市的“英才211计划”等人才计划，多渠道引进国内外高素质、复合型的人才；支持驻青高校、科研机构与现代服务业企业合作建立实训基地，培养实用性人才；支持各类教育培训机构开展高技能人才再培训、再教育；并且要求各有关部门每年培训健康服务业高级人才100人，积极探索设立专业孵化器，为拥有技术、创意的人才提供创业投资服务，鼓励以创新服务品牌、创作成果和研发成果等无形资产入股创业。

为促进健康服务业的发展，青岛市组织人员对现有的政策进行了梳理，并拟通过相应的程序，对限制或阻碍健康服务发展的政策进行突破，并创新构建支持政策。

（六）社会资本办医机构准入突破

2012年，青岛市卫生局出台文件，全面放松了对社会资本举办医疗机构的管制。一是在制定区域医疗机构设置规划时，为民营医疗机构的发展留有足够的空间，并根据区域内医疗服务需求和卫生资源现状，正确引导民间资本的投资方向。重点鼓励投资举办口腔、五官、医疗美容、老年护理、医学康复、临终关怀、中小型中医、专科医院等社会需求旺盛和专科特色明显的医疗机构；鼓励民间资本通过竞标、多形式多渠道举办非营利性社区卫生服务机构；鼓励和引导个体私营投资者到区域卫生规划明确应设置医疗机构的城市新区、城郊结合部等医疗资源相对缺乏的地区及尚未建立社区卫生服务点的地区设置医疗机构。支持和鼓励民营医疗机构以联合、兼并、参股、收购等多种形式，参与政府办医疗机构或企业医疗机构改制、改组和改造，其中“联合”、“参股”等形式可试行所有权和经营权分离的运行模式；鼓励发展国家、集体和个人共同出资、多元化投资的医疗机构。二是简化审批流程，公开办事程序，提供办事指南，指导其选择合适医疗用房，聘用合格的医务人员。在执业人员注册、职称评定、参加学术组织和活动等方面，给予与公立医疗机构同等待遇，维护民营医疗机构及其从业人员合法权益。三是加强医疗服务市场依法监管，及时查处违法违规案件，规范执业行为，营造公平有序的竞争环境，促进民营医疗机构健康、持续发展。

在医保定点建设方面青岛市也有所突破，对社会资本举办的非营利性医疗机构，职工医保、居民医保和新农合都已经放开，执行与公立医疗机构相同的报销政策。

下一步，青岛市将争取国家相关部委下放以下审批权限：一是允许境外资本举办医疗机构，逐步取消中外合资和合作医疗机构对境外资本股比的限制。二是对境外医师执业给予适当放宽。三是医师多点执业的方面给予地方自主权。四是放宽境外保险机构进入青岛的审批要求。

（七）社会资本办医人员准入相关突破

民营医疗机构虽然有用人灵活的优势，但由于现有的管理体制、人事制度等政策限制，职称评定、学术发展、退休政策等多方面受到制约，导致民营医疗机构很难招聘到年富力强的医疗技术人员，尤其是高端人才。青岛市在这些方面已经开始了一些探索：一是将青岛市卫生人才网作为医疗机构人才招聘的公共平台，向民营医疗机构开放，向外发布信息，招聘员工。二是在职称评审方面，已经向民营医疗机构放开，与公立医疗机构的人员一起，按照同一标准评定职称。三是放宽事业单位的人事管理政策，开展医师多点执业试点，下一步将进一步扩大实施范围、放宽审批条件，鼓励医护人员自主流动。

（八）健康服务立法方面的创新

青岛市具有地方立法权限，近年来相继完善了三项基本医疗保险制度方面的立法，并且已经启动基本医疗卫生服务制度方面的立法，下一步结合健康服务业示范区的创建工作，在国家相关部委的支持下，青岛市将针对新兴的健康服务领域率先制定法规和行业标准，为国家层面的立法工作积累经验。

三、健康服务业态创新

青岛市健康服务业示范区在设计思路上，注重发挥本土优势，鼓励新型健康服务业态组织发展。

（一）医养结合型养老服务业态创新

青岛市在城市地区和农村地区分别开展了试点探索，鼓励医养结合型养老服务业态发展。在城市地区，通过建立长期护理保险，支持公立二级医疗机构利用闲置的床位，对需要医疗护理的失能、半失能老年人提供长期护理服务，鼓励养老机构向医养结合型养老机构转型，提供长期护理服务。在农村地区，统筹考虑镇卫生院和镇养老院的规划，镇养老院可以依托卫生院开展医疗护理服务；在新型农村社区建设中，同步建设包含养老和医疗服务功能在内的公共服务中心，并发挥乡村医生的作用，加强社区和居家健康养老服务指导。此外，在城市新功能区规划中，注重依托当地资源优势，积极吸引社会资本发展集旅游、休闲和健康养老于一体的服务设施，为高端失能老人和其他有养老需求的老人提供医疗护理和居住场所。

（二）疗养康复服务业态创新

青岛市计划以国内高收入人群、在青居住的外国人及国内外游客为目标人群，利用现有疗养资源较为丰富的优势，通过引入社会资本或战略投资方，对现有的疗养服务设施进行改造、升级，打造成高端的健康疗养中心和现代康复中心，与国内外的健康服务机构合作，提供集住宿休闲、健康保健疗养、疾病医治和康复训练、身心健康调节于一体的服务。

（三）健康管理服务业态创新

针对当前健康体检和健康管理服务存在的问题，青岛市拟完善行业管理制度和标准，搭建现代健康数据信息通讯技术管理与服务平台，加强政策引导等措施，促进健康保险公司和健康咨询、健康体检、医院治疗等机构的协作，加强专业化分工和合作，根据市场需求，细分市场，开发新的健康保险服务产品，引导健康管理服务向集约管理、分散经营、贴身服务、产业联合、规模发展的方向运行，提高产业集中度，培育一批更具市场竞争力的健康管理新型业态组织。

（四）健康和健身服务业态创新

青岛市将研究制定新的产业发展规划，推广健康健身的理念和科普知识，研究制定行业标准，丰富健身内涵，加快健康健身人才培养，发展健康健身的专业机构，推动健康产业链条向体育行业延伸。

（五）养生旅游和医疗旅游业态创新

青岛市将发掘道教养生文化资源和中医药养生保健资源，将健康理念融入现代旅游产业发展，面向国际国内市场，推进旅游产品由单纯观光型向养生和医疗保健观光型转变，开发面向国内外消费者不同需求的个性化、定制化健康旅游消费项目，并带动酒店餐饮、航空、翻译、保险等服务行业的发展。

四、发展健康服务业的管理创新

青岛市在创建国家级健康服务业示范区总体思路设计上，对政府职责和市场机制作用清晰界定，注重发挥双方的优势。

（一）建立健全组织保障体系

在发挥政府作用方面，强调政府的宏观规划、政策引导、规制监管和基本医疗服务筹资保障等职能。青岛市政府成立了由分管副市长任组长、市卫生、发改等相关部门负责人为成员的争创国家促进健康服务业试验区工作协调领导小组，进一步明确了各相关部门在发展健康服务业方面的职责，组织人员对青岛市健康服务业发展目标、发展路径、发展重点、业态分布、宏观布局等关键性问题进行了研究，并启动了全市健康服务业发展规划编制工作。

（二）加快转变政府职能

青岛市的健康服务业发展以规划为导向，强化政府的宏观调控，注重促进不同业态之间和业态内部结构的协调和布局优化，为社会资本发展预留空间。加强发展战略、规划、政策、标准等制定和实施，加强市场活动监管，加强各类公共服务提供。同时，大力放宽市场准入，实施“负面清单”制度，实行“非禁即入”，取消市场机制能有效调节的经济活动的审批，积极争取国家部委支持，减少社会资本进入医疗领域的限制条件，简化审批程序、缩短审批时限。加大财政支持力度，到2016年政府卫生投入占公共财政预算支出比例从现在的4.03%逐步提高到7%，新增的财政投入重点投向基本医疗卫生服务领域，紧紧围绕提高居民健康水平和满意度、化解疾病经济风险等核心目标，建立以人民群众健康需要和公平正义为导向的基本医疗服务提供体系和基本医疗保证制度，减轻居民看病就医负担，到2015年，政府和社会卫生投入占卫生总费用的比重大于75%，个人卫生支出占卫生总费用的比重小于25%。

（三）发挥市场作用

青岛市在促进健康服务业方面，注重发挥市场在资源配置方面的决定性作用，坚持权利平等、机会平等、规则平等，消除各种隐性壁垒，制定非公有制医疗卫生机构、保险机构、健康管理机构进入健康服务业市场的具体办法，发挥非公有制经济在服务群众、支撑增长、促进创新、扩大就业等方面的重要作用。一是在公立医疗资源丰富的区域，鼓励公私合作发展健康服务产业，探索国有资本、集体资本、非公有资本等交叉持股、相互融合，放大国有资本功能，促进各种所有制资本取长补短、相互促进、共同发展；鼓励非公有制企业参与国有企业医院和公立医院的改革，探索发展非公有资本控股的混合所有制医疗机构，探索混合所有制医疗机构员工持股，形成资本所有者和劳动者利益共同体。二是在卫生资源薄弱的城市新区、卫星城以及城乡结合部，优先支持社会资本举办医疗机构，对社会资本举办非营利性医疗机构给予优先支持，形成公立和非公立医疗机构公平竞争的发展环境。三是加快完善适应健康服务发展的现代市场体系。实行统一的市场准入制度，在制定负面清单基础上，各类市场主体可依法平等进入清单之外领域；着力清除市场壁垒，减少行政干预，改革医疗服务定价机制，主要由市场因素决定健康服务业的价格，促进市场主体自主经营、公平竞争，消费者自由选择、自主消费，商品和要素自由流动、平等交换，提高资源配置效率和公平性；建立健全健康服务业创新的体制机制，创新服务业态，创新业态集成，创新业态间链条融合和牵动发展，充分发挥市场在创新发展中的导向作用。

（四）健康服务提供模式创新

青岛市拟从四个方面对现有的健康服务提供模式进行创新：一是结合目前开展的全科医生服务模式和执业方式国家级改革试点，加快建立全科医生制度，推动以医院为主的医疗服务模式向以社区卫生服务机构为主、多业态健康服务机构参与的一站式服务提供模式转变。二是促进多业态健康服务资源分工协作，在规划新的三级综合性医院和专科医院时，预留上下游健康服务业的发展用地，促进院前、院中、院后多健康服务业态资源集聚，从目前拉长的住院治疗转变为卫生、社会服务和志愿者组织等多机构参与的分级分段服务。三是利用医药卫生信息化技术，有效整合不同层级的医疗卫生资源，建立完善健康服务提供者、利用者和健康保险共同维护健康的机制，从单一的临床治疗服务转变为预防为主、多维度干预、多方参与的服务。四是推动养生保健和旅游医疗服务模式创新。开发建设中医药服务平台，鼓励中医师向私人医生模式发展，鼓励高端中医诊所发展，由知名中医专家坐诊，提供预防、保健咨询、治疗、调理等服务；鼓励有资质的中医师走进美容院、足浴馆等养生保健机构，提供保健咨询和调理等服务；构建养生保健和医疗、健康旅游国际合作平台，与世界各国医院、企业等合作，面向国外市场，提供离岸外包、在岸接包等高端健康服务。

国家卫生计生委卫生发展研究中心

青岛市卫生局

附件4：

青岛市创建国家健康服务业试验区预评估项目政策可行性评估报告

青岛于2010年被确立为国家首批国家服务业综合改革试点城市，2011年青岛市人民政府发布了《关于促进服务业跨越发展的意见》（青政发〔2011〕28号），正式确立了实施服务业主导发展的战略，并逐步形成了较为完整的服务业发展政策体系。在国务院《关于促进健康服务业发展的若干意见》等政策基础上，青岛发展健康服务业的基本思路也已基本明确并正在向政策转化。总体来看，青岛创建国家健康服务业实验区政策基础较为良好，已基本形成了较为完整的政策体系，政策之间的耦合性较好，"负面清单"准入制、长期护理保险、推动养老服务业发展等多项关键性政策具有创新性，一些领域在全国处于领先地位。这些都为请到进一步推动健康服务业发展、创建国家健康服务业实验区奠定了良好的基础。青岛创建国家健康服务业实验区基础相对较好、起点相对较高。

下一步，青岛仍需要进一步完善如下方面的政策：一是针对商业健康保险、多元化健康服务（如健康体检和健康管理）、推进异地就医结算等关键领域研究制定扶持鼓励性的政策；二是继续细化一些国家已经明确、并允许地方出台细则的关键性的政策，如公立医院改制、医师多点执业等；三是继续积极争取来自山东省和国家层面的政策支持，特别是在行政审批制度改革等方面。

一、青岛发展健康服务业现有政策体系评估

根据青岛市卫生局提供的《青岛市服务业发展政策选编》、《深化医药卫生体制改革文件汇编》[9]以及其他政策文件，在搜集整理2009年以来国家有关服务业发展、深化医药卫生体制改革相关政策文件的基础上，初步整理得出青岛目前发展健康服务业的政策体系。

（一）政策体系的完整性

在国家发展服务业相关政策基础上，青岛制定出台了本地服务业发展具有发展的一系列政策措施，涉及服务业整体定位与总体部署、服务业主要子领域发展、相关扶持政策与发展办法等各个方面，形成了较为完整的服务业发展政策体系。其中既包括产业组织政策（如大企业、中小企业、新型业态等），也包括产业结构政策（如不同的产业领域、产业集聚、产业融合等），也包括了详细的产业布局政策。其中，青岛市委、市人民政府《关于深化医药卫生体制改革的意见》（青发〔2009〕15号），青岛市人民政府《关于促进服务业跨越发展的意见》（青政发〔2011〕28号），青岛市人民政府《关于加快高端服务业发展的意见》（青政发〔2012〕28号）等是青岛市服务业发展的基本政策，也是未来青岛发展健康服务业的基本依据。特别是，《关于促进服务业跨越发展的意见》（青政发〔2011〕28号）对于青岛发展服务业的基本定位、主导产业选择、产业目标、发展方向、重点发展领域、总体布局、主要项目和配套政策等进行了全面部署。在此基础上，青岛于2010年被确立为国家首批国家服务业综合改革试点城市，并制定了《青岛市开展国家服务业综合改革试点方案》和《青岛市开展国家服务业综合改革试点实施方案》。在上述总体部署之下，青岛还制定了服务业发展的很多操作性的具体管理办法，如《青岛市服务业发展引导资金管理暂行办法》、《青岛市服务业重点项目管理暂行办法》、《市级服务业集聚区认定管理暂行办法》、《青岛市区市服务业发展考核办法（试行）》。这些政策为青岛深化服务业改革、创新体制机制和促进服务业跨越发展提供

了重要机遇和巨大推动力，也为青岛创建国家健康服务业实验区奠定了良好的政策基础。

就健康服务业发展政策看，国务院《关于促进健康服务业发展的若干意见》确立了国家发展健康服务业的基本政策框架。目前，青岛市正在着手研究本市发展健康服务业的总体思路(《青岛市健康服务业发展思路》)，近期将形成青岛发展健康服务业的基本政策。

总体来看，青岛创建国家健康服务业实验区具有较为良好的政策基础，已基本形成较为完整的服务业政策体系，健康服务业发展基本思路已基本明确并将转化为政策。

（二）政策体系的有效性

从政策体系有效性看，青岛发展健康服务业政策体系耦合性较好，在某些关键领域进行了成功的政策创新，虽然由于政策制定和出台周期等原因尚存在一定的政策真空，但基本不存在政策冲突。

1. 政策耦合性较好

（1）青岛服务业发展政策与国家健康服务业发展政策之间具有较好的耦合性，健康服务业产业定位明确。作为青岛服务业发展的蓝图，《关于促进服务业跨越发展的意见》(青政发〔2011〕28号)将“积极发展教育、医疗卫生、养老、社会保障、公共管理等公共服务业”确定为青岛服务业发展的重点领域，明确将医疗保健业确立为积极培育的六大新兴产业之一。这说明青岛从2011年就已经明确将以医疗卫生服务为核心的健康服务业作为青岛服务业发展的重点领域，这与国务院2013年《关于促进健康服务业发展的若干意见》精神高度契合。

（2）青岛服务业发展政策与国家服务业发展政策之间具有较好的耦合性，重点产业选择具有较高的一致性。《关于促进服务业跨越发展的意见》(青政发〔2011〕28号)、《关于加快高端服务业发展的意见》(青政发〔2012〕28号)等青岛市服务业发展纲领性文件明确将医疗保健业、旅游(特别是高端旅游业)、养老服务业、商务和中介服务业、软件与信息服务业、科技服务业等作为发展重点，这些均是国家《服务业发展“十二五”规划》确立的服务业发展重点。同时，旅游(特别是高端旅游业)、养老服务业、商务和中介服务业、软件与信息服务业、科技服务业等产业也与健康服务业具有较好的融合发展性。

（3）青岛健康服务业发展的基本定位符合青岛服务业发展总体战略。《关于促进服务业跨越发展的意见》(青政发〔2011〕28号)明确了“把服务业培育成为全市国民经济的战略性支柱产业，全面提升青岛城市综合服务功能和竞争力，更好地发挥对山东半岛、全省乃至全国经济社会发展的带动作用”的服务业发展基本定位。当前，青岛市致力于推动健康服务业发展，将健康服务业打造成为推动全市经济社会持续发展的重要力量，并确立了立足青岛、吸引全国、瞄准东北亚的健康服务业市场定位，这与青岛市服务业总体定位完全一致。

（4）青岛市服务业发展各项政策之间的耦合性较好。青岛市在《关于促进服务业跨越发展的意见》(青政发〔2011〕28号)这一服务业总体部署之下，针对旅游、养老护理、教育培训、中介服务业等各个重点领域制定出台了专项发展政策，各项政策之间在财政、税收、价格、土地、人力资源、组织保障等政策方面保持了比较好的一致性。由此，可以预期青岛健康服务业在财政、税收、价格、土地、人力资源、组织保障等各项政策上也将延续各项支持和优惠政策。

2. 在关键政策上具有创新性　青岛市在服务业发展的关键政策上具有一定的创新性，这不仅为健康服务业发展提供了关键性的政策支撑，也为青岛在促进健康服务业发展的政策上进行进一步创新打下了基础。

（1）在促进民间投资方面比较早地明确了“负面清单”制，实现了与国际接轨。在2009年制定的《关于促进民间投资的实施意见》(青政字〔2009〕40号)中，青岛率先明确“凡是国家法律、法规没有明令禁止的投资领域，都要向民间资本开放；凡是实行特殊优惠政策的领域，其优惠政策应同样适用于进入该领域的民间资本。”这为青岛放开健康服务业准入、进一步实现体制机制改革促进健康服务业发展奠定了基础。

（2）建立了较为规范系统的长期医疗护理保险制度。青岛市在全国率先制定出台了《关于建立长期医疗护理保险制度的意见（试行）》（青政办字〔2012〕91号），并制定出台了《长期护理保险实施细则》（青发〔2012〕52号），建立起以社会化护理服务为主的社会保障制度，这为“医、养、康、护”相结合的新型服务模式的形成与发展提供了筹资基础。

（3）在养老服务业发展方面建立起社会参与机制。青岛在全国比较早地制定出台了《关于进一步加快养老服务业发展的意见》（青政发〔2012〕60号），在相关政策上实现了多项突破，特别是实现了公办、民办养老机构补助标准的统一，充分调动了社会各界参与养老事业发展的积极性。同时，青岛还出台了《养老机构建设服务和管理标准规定》、《养老机构等级管理办法》、《示范性社区老年人日间照料中心建设和管理标准》等系列文件，为养老机构的高起点规划、高标准建设、高质量服务提供了政策依据和操作标准。

3．在某些领域尚存在一定的政策真空　虽然青岛已经制定和出台了关于服务业发展的诸多政策措施，但就现阶段发展健康服务业而言，仍存在一定的政策真空区。

（1）从政策效力级别看，缺少法律法规性质的政策，一定程度上可能会影响到政策的效力和稳定性。

（2）从政策时效看，青岛大部分服务业发展政策都瞄准到2015年（有些到2012年），中长期规划不够。而目前正在研究制定的健康服务业发展目标定位于2018年，现行政策尚不能适应培育和发展健康服务业的长期需要。

（3）尚缺少针对健康服务业发展的总体政策框架，在财税、金融、教育、培训、信息等方面等缺乏针对健康服务业的专门政策。

（4）在商业健康保险、多元健康服务（健康管理和体检等）、健康旅游等健康服务业发展的关键环节和新兴领域，目前国家和青岛均缺乏专门政策，不利于推动健康服务业市场的发展壮大。在社会化办医方面，虽然国家已有相关政策，但青岛尚缺乏本地化的实施方案。

二、青岛发展健康服务业现有政策

研究发现，国家层面关于健康服务业发展的政策框架已基本明确，青岛层面关于服务业发展的政策体系也十分清晰有力。下一步，一方面应结合青岛发展健康服务业的总体部署，将国家关于健康服务业发展的政策要求在青岛落地；另一方面应将健康服务业发展纳入青岛服务业发展总体政策体系，充分利用青岛服务业发展的有利环境与难得机遇，针对健康服务业发展制定开发针对性的扶植与促进政策。

（一）健康服务业发展总体政策

1．准入政策　国务院《关于促进健康服务业发展的若干意见》、青岛市《关于促进民间投资的实施意见》（青政字〔2009〕40号）分别从国家和青岛市层面基本明确了健康服务业的准入政策。

国务院《关于促进健康服务业发展的若干意见》明确要求要建立公开、透明、规范的健康服务业准入制度，凡是法律法规没有明令禁入的领域，都要向社会资本开放，并不断扩大开放领域。同时，还提出了若干具体要求：①对连锁经营的服务企业总部统一办理工商注册登记手续；②简化对康复医院、老年病医院、儿童医院、护理院等紧缺型医疗机构的立项、开办、执业资格、医保定点等审批手续；③研究取消不合理的前置审批事项。

虽然青岛市目前尚未针对健康服务业准入出台专门政策，但正如前文所述，《关于促进民间投资的实施意见》(青政字〔2009〕40 号) 已从总体上通过负面清单的方式明确了民间资本的准入要求，即：凡是国家法律、法规没有明令禁止的投资领域都要向民间资本开放，凡是实行特殊优惠政策的领域，其优惠政策应同样适用于进入该领域的民间资本。同时，该文件还明确要求“积极引导民间资本投向有预期收益或通过建立相应补偿机制获得收益的教育、卫生、文化、体育、旅游、养老设施等社会事业项目”。因此，青岛健康服务业社会资本准入相关政策实质已经放开，下一步可尽快细化落实国家在注册登记、审批等方面的具体要求。

2. 经济政策　青岛市目前尚未制定专门针对健康服务业的经济政策。从国家层面看，健康服务业发展的各项经济政策要求也已基本明确。

(1) 财政政策：根据国务院《关于促进健康服务业发展的若干意见》和国务院办公厅《关于加快发展高新技术服务业的指导意见》，在健康服务业发展方面已经有多项财政政策要求。

第一，要求建立健全政府购买社会服务机制，逐步增加政府采购的类别和数量。

第二，要求创新财政资金使用方式，引导和鼓励融资性担保机构等支持健康服务业发展，将健康服务业纳入服务业发展引导资金支持范围并加大支持力度。

第三，要求通过公办民营、民办公助等方式，支持社会资本举办非营利性健康服务机构。

第四，要求积极发挥财政资金的杠杆作用，利用创业投资引导基金、科技型中小企业创新基金等资金渠道加大对高技术服务企业的支持力度。

第五，鼓励有条件的地区设立高技术服务业发展专项资金。

青岛应充分利用上述国家所要求的财政支持政策，一方面积极申请相关产业发展专项资金，另一方面将健康服务业纳入青岛市服务业发展引导资金支持范围。

(2) 税收政策：根据国务院《关于促进健康服务业发展的若干意见》，经认定为高新技术企业的医药企业可依法享受高新技术企业税收优惠政策。青岛可结合本市进一步明确健康服务业高新技术企业认定办法和具体优惠政策。

(3) 价格政策：国务院《关于促进健康服务业发展的若干意见》要求各地清理和取消对健康服务机构不合法、不合理的行政事业性收费项目，纠正各地自行出台的歧视性价格政策。下一步青岛可结合本地实际进行政策具体化。

(4) 补助政策：国务院《关于促进健康服务业发展的若干意见》提出鼓励地方结合实际探索对经济困难的高龄、独居、失能老年人补贴等直接补助群众健康消费的具体形式。下一步青岛可结合本地实际研究制定直接补助群众健康消费的具体政策，这将推动青岛养老护理服务业的发展。

(5) 优化投资引导政策：国务院《关于促进健康服务业发展的若干意见》提出鼓励金融机构创新适合健康服务业特点的金融产品和服务方式，支持符合条件的健康服务企业上市融资和发行债券，政府引导、推动设立由金融和产业资本共同筹集的健康服务产业投资基金，这将为推动健康服务业发展提供直接的资金支持。下一步，青岛可结合本地实际进行具体化。

3. 保障扶持政策

(1) 规划布局和用地保障：国务院《关于促进健康服务业发展的若干意见》要求各地政府要优先保障非营利性机构用地，支持利用以划拨方式取得的存量房产和原有土地兴办健康服务业，连续经营 1 年以上、符合划拨用地目录的健康服务业项目可按划拨土地办理用地手续。下一步青岛可结合本地实际针对健康服务业研究制定具体化的操作办法。

(2) 诚信体系建设：国务院《关于促进健康服务业发展的若干意见》重视健康服务业诚信

体系建设，提出：第一，充分发挥行业协会、学会在业内协调、行业发展、监测研究，以及标准制定、从业人员执业行为规范、行业信誉维护等方面的作用；第二，建立健全不良执业记录制度、失信惩戒以及强制退出机制，将健康服务机构及其从业人员诚信经营和执业情况纳入统一信用信息平台。下一步青岛可结合本地实际针对健康服务业研究制定具体化的实施办法。

（3）人力资源保障机制：国务院《关于促进健康服务业发展的若干意见》提出了一系列保障健康服务业人力资源的措施：

首先，对参加相关职业培训和职业技能鉴定的人员，符合条件的按规定给予补贴。

其次，建立健康服务业从业人员继续教育制度；

第三，要求各地把发展健康服务业与落实各项就业扶持政策紧密结合起来，充分发挥健康服务业吸纳就业的作用；

第四，加快推进规范的医师多点执业。这将为健康服务业的发展提供生产力保障。

第五，对非公立医疗机构的人才培养、培训和进修等给予支持。国务院办公厅《关于加快发展高技术服务业的指导意见》提出，"鼓励高技术服务企业加大职工培训投入力度，提高职工培训费用计入企业成本的比例"，这对于健康服务业中经认定的企业也适用。

此外，国务院《关于促进健康服务业发展的若干意见》要求各省级人民政府要结合实际制订具体方案、规划或专项行动计划，促进本地区健康服务业有序快速发展。因此，可以预计，山东省也将研究制定本省健康服务业发展具体方案、规划或专项行动计划，这将成为青岛发展健康服务业的有利政策支撑。在政策出台前，青岛可以积极参与山东省健康服务业发展具体方案、规划或专项行动计划制定相关工作，争取相关政策突破。

（二）青岛市服务业发展总体政策

《关于促进服务业跨越发展的意见》（青政发〔2011〕28 号）（以下简称《意见》）对于青岛服务业发展的基本定位、主导产业选择、产业目标、发展方向、重点发展领域、总体布局、主要项目和配套政策等进行了全面部署。特别是其中明确将"积极发展教育、医疗卫生、养老、社会保障、公共管理等公共服务业"作为青岛服务业发展的重点领域，是青岛发展健康服务业的基本政策依据。《意见》在推进青岛服务业发展方面确定了一系列政策措施，这些也将成为青岛健康服务业发展的良好基础。下一步青岛可以文件形式进一步明确相关政策对健康服务业发展的适用性，明确将健康服务业作为高端服务业纳入青岛主导产业范围。

1. 明确将医疗保健作为积极培育的六大新兴产业之一。

《意见》明确将医疗保健作为发展前景好、增长潜力大、附加值高的六大新兴产业之一，要求以满足群众多样化医疗保健服务需求为导向，充分发挥青岛医疗资源和海滨疗养资源优势，大力发展现代医疗服务业。鼓励设立民营、合资、独资医疗机构，发展综合性、特色医疗服务和个性化的医疗延伸服务。培育医疗保健消费市场，鼓励发展医疗美容、中医药养生保健服务，推进社会化、专业化康复护理服务，形成全国知名的特色医疗、海滨疗养、中医养生的城市品牌。

2. 明确了相关产业发展目标和具体要求，为健康服务业发展及产业融合奠定基础。

在旅游业发展方面，《意见》明确将支持旅游业高端化作为加快发展的四大主导产业之一，提出了建设国际海滨旅游度假中心的目标，要求大力促进观光旅游向度假旅游转变，引导旅游产品多元化发展。这将有利于健康、医疗旅游业的发展和产品开发。

在中介服务业方面，《意见》提出了建设区域性中介服务中心的目标，要求加快引进国内外知名中介服务机构，重点发展金融、签证、科技、人力资源、文体等五大中介行业。中介服务行业的发展和提升将为健康服务业新型业态的而发展和产业融合提供有力支撑。

在科技服务业方面，《意见》提出了建设区域性科技中心的目标，要求引进一批重点科研机构，推动科技园区、科技创新服务平台、科技孵化器、企业研发中心等载体建设，加快培育一批产业技术创新战略联盟。这将为健康服务业发展创造良好的智力支撑。

3. 确定了服务业发展的重点项目，成为健康服务业发展的具体抓手。《意见》确定了“十二五”期间要优选推进总投资7000亿元的550个市级服务业重点项目，其中医疗保健业4个，居民服务业10个，教育培训业3个。这直接为健康服务业发展提供了具体抓手，也为未来进一步完善健康服务业相关项目奠定了基础。《意见》提出的十大战略性工程、需要完善的基础支撑体系、需要打造的公共服务平台，也成为健康服务业工程、支撑体系、服务平台建设的基础。

4. 确立了一系列保障政策和措施，为健康服务业相关保障政策提供了依据和参考。

《意见》确立了开展服务业综合改革试点、实施服务业标准化、完善投融资体制、培育要素市场体系、实施定向招商等一系列保障政策和措施，特别是如下政策在健康服务业发展中应积极争取并予以具体化：

(1) 开展国家级、省级服务业标准化试点建设，完善服务业重点产业的标准体系。

(2) 开展重点产业领域改革试点。

(3) 加大财政资金对服务业的扶持力度。

(4) 提升区域合作水平。开展泛黄海中日韩次区域间经济合作，推动前湾保税港区拓展自由港功能，建设中日韩经济合作试验区，推进“落实CEPA示范城市”建设鲁港现代服务业创新合作示范区。

5. 明确了青岛推进服务业发展的实施机制，为健康服务业发展提供组织保障。

《青岛市开展国家服务业综合改革试点实施方案》(青政办字〔2011〕127号)明确：市服务业发展领导小组全面负责服务业综合改革试点工作，研究确定服务业综合改革试点的重大事项及配套政策，落实各项支持政策。对服务业综合改革有关推进事项和重大项目建设，采取特事特办、一事一议的方式确定支持政策。这些将在未来健康服务业推进中予以明确和具体化。

三、青岛发展健康服务业主要任务的政策可行性

鉴于基本健康服务的发展主要取决于政府主导作用的发挥，在此仅对青岛非基本健康服务业发展的政策可行性进行研究。

(一) 社会办医

青岛市将鼓励民营医疗机构发展、满足群众非基本医疗需求，作为发展健康服务业和创建国家实验区的重要任务之一。在2010年《关于进一步鼓励和引导社会资本举办医疗机构的意见》(国办发〔2010〕58号)的基础上，国务院《关于促进健康服务业发展的若干意见》(国发〔2013〕40号)针对社会资本办医进一步提出了明确要求，国家卫生和计划生育委员会《关于加快社会办医的若干意见》(国卫体改发〔2013〕54号)又进一步将某些要求具体化，这些国家层面的文件为青岛推进社会资本办医提供了政策基础。

1. 准入政策

(1) 关于机构准入：国家明确要将社会办医纳入区域卫生规划统筹考虑，在区域卫生规划和医疗机构设置规划中为非公立医疗机构留出足够空间，优先满足非营利性医疗机构需求。公立医院资源丰富的地区，在满足群众基本医疗需求的情况下，支持并优先选择社会信誉好、具有较强管理服务能力的社会资本，通过多种形式参与部分公立医院(包括国有企

业所办医院）的改制重组。国家将确定部分地区进行公立医院改制试点。

（2）关于境外资本办医：国家要求要进一步放宽中外合资、合作办医条件，逐步扩大具备条件的境外资本设立独资医疗机构试点。将香港、澳门和台湾服务提供者在内地设立独资医院的地域范围扩大到全国地级以上城市；其他具备条件的境外资本可在中国（上海）自由贸易试验区等特定区域设立独资医疗机构。要合理设定中外合资、合作医疗机构境外资本股权比例要求，省级卫生计生部门负责履行独资医院审批职责[10]。

（3）关于设备准入：国家提出要放宽对营利性医院的数量、规模、布局以及大型医用设备配置的限制。要求各地要科学制订本地区大型医用设备配置规划，按照非公立医疗机构设备配备不低于20%的比例，预留规划空间。对新建非公立医疗机构可按照建设方案拟定的科室、人员等条件予以配置评审。如符合配置要求，可予先行采购。

（4）关于准入审批：国家要求各地要加快落实非公立与公立医疗机构在设置审批、运行发展等方面同等对待的政策，不得设置法律法规规范以外的歧视性限制条件。

（5）关于执业范围：根据《关于进一步鼓励和引导社会资本举办医疗机构意见》（国办发〔2010〕58号），卫生部门负责对非公立医疗机构的类别、诊疗科目、床位等执业范围进行审核，确保非公立医疗机构执业范围与其具备的服务能力相适应。国家要求各地不得无故限制非公立医疗机构执业范围。

（6）具体实施方面：现有政策鼓励地方加大改革创新力度，在社会办医方面先行先试。国家选择有条件的地区和重点项目作为推进社会办医联系点，青岛可积极争取成为国家社会办医联系点。

2. 经济政策

（1）财政政策：国家要求对于符合条件、提供基本医疗卫生服务的非公立医疗机构，要将其专科建设、设备购置、人才队伍建设纳入财政专项资金支持范围。

（2）税收政策：国家规定，企业、个人通过公益性社会团体或者县级以上人民政府及其部门，向非营利性医疗机构的捐赠，可按照税法及相关税收政策的规定在税前扣除。

（3）要素价格政策：国家明确非公立医疗机构用水、用电、用气、用热实行与非公立医疗机构同价政策。

（4）行政收费政策：国家要求各地对非营利性医疗机构建设免予征收有关行政事业性收费，对营利性医疗机构建设减半征收有关行政事业性收费。

（5）价格政策：国家支持探索建立医药价格形成新机制，明确非公立医疗机构医疗服务价格实行市场调节价。

（6）其他：国家提出对出资举办非营利性医疗机构的非公经济主体的上下游产业链项目，要优先按相关产业政策给予扶持。

3. 相关扶持政策

（1）重点专科建设：国家明确要求要将非公立医疗机构临床专科能力建设，统一纳入临床重点专科建设规划。

（2）人才政策：国家要求将非公立医疗机构所需专业人才纳入当地人才引进总体规划，享有当地政府规定的引进各类人才的同等优惠政策。在引进高层次人才以及开展继续医学教育、全科医生培养、住院医师规范化培训、新技术技能培训等方面，对非公立医疗机构一视同仁。鼓励非公立医疗机构在业务收入中提取一定比例的教育培训经费。

同时，国家明确允许医师多点执业，并将制定规范的医师多点执业指导意见。要求卫生计生、中医药行政管理部门对符合条件的医师要及时办理有关手续。允许医务人员在不同举办主体医疗机构之间有序流动，在工龄计算、参加事业单位保险以及人事聘用等方面探索建立公立和非公立医疗机构间的衔接机制。为名老中医多点执业创造有利条件。但目前对于境外医师执业范围等并无调整。

（3）学术地位提升：国家要求将具备较高管理能力和专业技术水平的非营利性医院优先纳入医学高等院校教学医院范围。要求各医学类行业协会、学术组织和医疗机构评审委员会要平等吸纳非公立医疗机构人员参与，扩大非公立医疗机构人员所占的比例。

（4）信息化建设：国家明确支持非公立医疗机构加快实现与医疗保障、公立医疗机构等信息系统的互联互通。

（5）土地政策：国家已明确社会资本举办的非营利性医疗机构可享受与公立医疗机构相同的土地使用政策。

4. 监管政策　现有政策明确：

（1）将非公立医疗机构纳入统一的医疗质量控制与评价范围。

（2）将非公立医疗机构统一纳入医疗纠纷预防、处置管理体系。鼓励非公立医疗机构参加医疗责任保险、医疗意外保险等多种形式的执业保险。

（3）支持和鼓励有关协会、学会在职责范围内对非公立医疗机构进行行业指导，加强行业自律。支持非公立医疗机构成立独立的行业协会。

（4）完善非公立医疗机构退出的相关政策。非公立医疗机构如发生产权变更，可按有关规定处置相关投资。非公立医疗机构如发生停业或破产，按照有关规定执行。

（二）中医药医疗保健服务

青岛市将大力发展中医药保健服务作为发展健康服务业、创建国家实验区的重要任务之一。目前，国家和青岛均出台了关于中医药发展的指导性意见，为青岛发展中医药医疗保健服务提供了基础。

1. 准入政策　国务院《关于扶持和促进中医药事业发展的意见》（国发〔2009〕22 号）将推进中医药医疗、保健、科研、教育、产业、文化全面发展作为中医药发展的基本原则，明确要积极促进非公立中医医疗机构发展，鼓励有资质的中医专业技术人员特别是名老中医开办中医诊所或个体行医，允许符合条件的药品零售企业举办中医坐堂诊所。

2. 经济政策　青岛市《关于扶持和促进中医药事业发展的意见》（青政发〔2011〕4 号）要求各区市政府要依法设立中医事业发展专项资金，并根据经济发展和财政收入的增长逐年增加，卫生投入要优先向中医事业倾斜；同时，研究制定引导参保人员有效利用中医药服务的政策措施，适当提高报销比例。财政和医保政策的到位将为青岛发展中医药医疗保健服务提供经济保障。

（三）商业健康保险

青岛将推进商业保险发展、发挥对医疗服务的拉动作用作为发展健康服务业、创建国家实验区的重要任务之一。但目前国家和青岛市都还缺乏针对商业健康保险发展的具体政策，特别是在经济政策、监管政策等方面细节尚缺乏。

1. 准入政策　目前，国家对于社会资本举办商业健康保险机构并无明确限制，但对于外资健康保险机构尚放开。国家保监会关于支持中国（上海）自由贸易试验区建设的政策中，只是明确支持在自贸区内试点设立外资专业健康保险机构。

2. 经济政策　国务院《关于促进健康服务业发展的若干意见》规定，企业根据国家有关政策规定为其员工支付的补充医疗保险费，可按税收政策规定在企业所得税税前扣除。同时，要求借鉴国外经验并结合我国国情，健全完善健康保险有关税收政策，但尚未出台明确具体政策细节。

3. 监管政策　各项相关政策均提出要“加强引导和监管，促使商业保险机构简化理赔手续，方便群众结算，合理控制保险基金结余率”，但同样缺乏实施细则。

（四）养老护理服务

青岛将有效推进养老护理服务作为发展健康服务业、创建国家实验区的重要任务之一。目前，国家和青岛均已制定出台了关于养老服务业发展的政策要求，相关政策较为明确。特别是青岛还制定了《关于建立长期医疗护理保险制度的意见（试行）的通知》（青政办字〔2012〕91号），为推动养老护理持续发展奠定了基础。

1. 准入政策　国务院办公厅《社会养老服务体系建设规划（2011—2015年）》，国务院《关于加快发展养老服务业的若干意见》（国发〔2013〕35号）均要求要在资本金、场地、人员等方面进一步降低社会力量举办养老机构的门槛，简化手续、规范程序、公开信息，为社会力量举办养老机构提供便捷服务。

2. 经济政策

（1）财政补助（贴）政策：国家要求要加强对非营利性社会办养老机构的培育扶持，采取民办公助等形式，给予相应的建设补贴或运营补贴，支持其发展。青岛《关于进一步加快养老服务业发展的意见》（青政发〔2012〕60号）也明确要对经认定达到标准的新建养老机构，建成并投入使用后按标准给予补助，并提出推动建立由市、区（市）两级财政出资、社会捐助、融资等多渠道筹资的养老服务业发展投资基金，以投资入股和贴息形式鼓励社会力量参与普惠性养老服务机构建设。

（2）医疗保险政策：首先，青岛要求对于养老机构内设的医疗机构，符合城镇职工（居民）基本医疗保险和新型农村合作医疗定点条件的，可申请纳入定点范围，入住的参保老年人按规定享受相应待遇。

其次，青岛市已经建立起长期医疗护理保险制度，对参保人因为年老、疾病、伤残等导致人身某些功能全部或部分丧失，生活无法自理，需要入住医疗护理机构或居家接受长期医护照料的相关费用给予相应的补偿。

（3）价格政策：国家要求要推进临床护理服务价格调整，更好地体现服务成本和护理人员技术劳动价值。

（4）融资政策：青岛要求积极利用财政贴息、小额贷款等方式，加大对养老服务业的有效信贷投入。要求逐步放宽限制，鼓励和支持保险资金投资养老服务领域。

（5）税费相关政策：青岛《关于进一步加快养老服务业发展的意见》（青政发〔2012〕60号）明确了一系列税费减免政策：对养老院类的养老服务机构提供的养老服务，免征营业税、城市维护建设税和教育费附加；各类养老服务机构免缴城市基础设施配套费、有线（数字）电视建设费（入网费，）减半缴纳防空地下室易地建设费、有线（数字）电视终端用户收视维护费；对符合条件的非营利性养老服务机构的收入，免征企业所得税；对其自用房产、土地，免征房产税、城镇土地使用税；养老院占用耕地的，免征耕地占用税。非营利性养老服务机构免缴征地管理费、水土保持设施补偿费、水利建设基金、残疾人就业保障金；在达标排放污染物并经环保部门核准的情况下免缴排污费，适当减免环境监测服务费；对企事业单位、社会团体和个人等社会力量通过公益性的社会团体、基金会或者区、市以上政府及其部门，向非营利性的养老服务机构和组织的捐赠，在计算所得税应纳税所得额时按规定标准予以税前扣除；对经工商部门登记的养老服务组织和机构，还可按规定享受国家对中小企业、小型微利企业和家庭服务业等其他相应的税费优惠政策。

（6）要素价格政策：《关于进一步加快养老服务业发展的意见》（青政发〔2012〕60号）规定，养老服务机构用电、用水、用暖、燃气等执行居民价格，使用固定电话、宽带互联网费用执行家庭住宅价格。

3. 扶持政策

（1）人力资源政策：国务院《关于促进健康服务业发展的若干意见》明确要求：在养老机构服务的具有执业资格的医护人员，在职称评定、专业技术培训和继续医学教育等方面，享有与医疗机构医护人员同等待遇。

青岛《关于进一步加快养老服务业发展的意见》要求要实施行业资格认证，建立养老机构院长资质培训和养老护理员持证上岗制度，鼓励养老服务机构组织从业人员到定点培训机构参加技能培训。

（2）土地政策：青岛《关于进一步加快养老服务业发展的意见》要求各级政府将养老服务建设项目用地纳入年度建设用地计划。对非营利性老年人社会福利设施，经民政部门审核确认后，按照《划拨用地目录》依法划拨用地。对其他养老服务建设项目用地，按照项目具体建设用途和有关政策规定，以土地有偿使用方式供地，并在地价方面给予适当优惠。

（五）健康（医疗）旅游

青岛市将发展疗养康复、健康旅游和医疗旅游作为发展健康服务业、创建国家实验区的重要任务之一。目前，青岛市已经制定出台了《关于加快发展旅游产业若干政策的意见》（青发〔2010〕11号）、《关于加快旅游业率先科学发展若干政策的意见》（青发〔2013〕7号），明确了将旅游产业发展为国民经济战略支柱产业的目标，确立了实施政府主导型发展战略，提出了"确保每年旅游专项资金投入增长率与旅游业综合财政贡献率相适应"的要求，并明确了在财政、税收、金融、土地、人力资源、宣传等方面的一系列优惠扶持政策，这为青岛发展疗养康复、健康旅游和医疗旅游奠定了基础。然而，与其他旅游产品不同，医疗旅游的发展除了依托于旅游业的整体发展之外，还受到医保支付、医院服务等方面政策的制约。

1. 医保支付政策　人力资源社会保障部、财政部《关于基本医疗保险异地就医结算服务工作的意见》（人社部发〔2009〕190号）提出，参保人员短期出差、学习培训或度假等期间在异地发生疾病并就地紧急诊治发生的医疗费用一般由参保地按参保地规定报销，参保地经办机构可采用邮寄报销、在参保人员较集中的地区设立代办点、委托就医地基本医疗保险经办机构代管报销等方式方便参保人员，并鼓励有条件的地区实行城市间或区域间的信息、资源共享和联网结算。同时，允许各地积极探索利用各种社会服务资源参与异地就医结算服务。青岛可在上述政策基础上研究制定本地促进异地就医结算的相关政策，同时积极推动将青岛商业医疗保险结算纳入国际医疗保险网络。

2. 医院认证政策　高水平医疗机构的服务和管理通过国际认证对于培育海外市场十分重要，目前青岛对于高端医疗机构通过国际认证尚无引导政策。

（六）产业集群发展

青岛市将发展健康服务业集群作为创建国家实验区的重要任务之一。

国务院《关于促进健康服务业发展的若干意见》提出要支持发展健康服务产业集群，鼓励各地结合本地实际和特色优势，在土地规划、市政配套、机构准入、人才引进、执业环境等方面给予政策扶持和倾斜，打造健康服务产业集群。通过加大科技支撑、深化行政审批制度改革、产业政策引导等综合措施，培育一批医疗、药品、医疗器械、中医药等重点产业，打造一批具有国际影响力的知名品牌。国务院办公厅《关于加快发展高技术服务业的指导意见》也提出要支持建设一批高技术服务产业基地，鼓励在政策扶持、体制创新等方面积极探索、先行先试。这为青岛创建健康服务业、争取各项政策支持奠定了基础。

四、青岛健康服务业发展宏观布局的政策可行性

《青岛健康服务业发展思路》(以下简称《发展思路》)提出要结合青岛市在政策、市场、人力资源、城市化水平、基础设施、交通设施、环境、未来发展方向等因素，根据“全域统筹、三城联动、轴带展开、生态间隔、组团发展”的要求，在城市空间发展的大框架下，实现健康服务业的科学布局，确保青岛健康服务业布局与全市空间发展和产业总体布局的衔接性。

（一）东部老城区

根据《发展思路》，这一区域定位于重在延续青岛百年历史文脉、彰显山海城特色，围绕城区改造提质和内涵式发展，实现现有健康资源的优化和发掘。具体产业布局包括：

1. 支持社会资本举办非营利性医疗机构。

2. 扶持咨询、教育培训机构发展，包括健康咨询机构、健康产业国内外会展等，并鼓励社会资本举办职业院校。

3. 凭借优越的地理位置和气候条件，重点发展健康旅游和养老服务。

4. 培育特色示范项目，提升知名度。特别是要将八大关区域培育成国家乃至国际水准的疗养区域。

根据《关于促进服务业跨越发展的意见》(青政发〔2011〕28号)的服务业发展布局，胶州湾东岸地区将重点布局现代服务业，腾出空间重点用于发展旅游、文化、科技等产业。《规划思路》关于东部老城区健康服务业布局的总体考虑与此较为一致。

（二）西部城区

根据《发展思路》，西部城区定位于重在做大做强，围绕城区扩容、打造海洋经济特色鲜明新区，开发养生旅游资源。从布局看，着重培育新区健康产业集群：

1. 依托东海药业等健康产业龙头企业，加快培育一批优势高端健康产业集群，着力打造全省乃至全国重要的海洋生物与食品药物基地、微生态药品产业化基地。

2. 促进高端医养结合快速发展，要在重点旅游景区附件规划建设一批高端休闲疗养型养老服务机构，吸引大中城市老年人“候鸟式”养老。

根据《关于促进服务业跨越发展的意见》(青政发〔2011〕28号)的服务业发展布局，胶州湾西岸地区应重点结合先进制造业，发挥政策开发区、港区、出口加工区等政策叠加优势。《规划思路》确立的“做大做强”的基本定位和“依托现有龙头企业打造健康产业集群”的总体思路与此较为一致。

（三）北部城区

根据《发展思路》，北部新区定位于重在做高做新，有效整合周边区域，围绕高水平打造科技型、生态型、人文型新城区，重在建设健康服务业的集群，进行半岛、省外和国外区域的辐射。具体布局包括：

1. 建设崂山湾国际生态健康城，成为国家级健康服务业先行先试区。发展休闲、养生、医疗健康等功能，与蓝色硅谷核心区的海洋科技城互动发展，成为健康养生支撑和国际（东

北亚）旅游度假目的地。

2. 在城阳区建设医疗中心和医学园区。

3. 在即墨建设北京协和医院青岛院区。

根据《关于促进服务业跨越发展的意见》（青政发〔2011〕28 号）的服务业发展布局，胶州湾北岸将重点布局高技术服务业，着力发展科技、信息、生物等技术为主导的高端服务业，培育以海洋高科技产业为基础、以高科技人才为支撑的科技服务业平台，打造总部企业基地，构筑以高端人才集聚和高技术服务为核心的产业带。可见，《规划思路》重在“做高做新”的基本定位和“建设以医疗服务为基础的健康服务业集群，进行半岛、省外和国外区域的辐射”的基本布局，与胶州湾北岸科技型、生态型、人文型新城区的需求相衔接，符合高端人才集聚的需求，有利于进一步提升当地投资环境，也有利于发挥北区科技、人才、信息的优势，实现相关产业的融合发展。

五、结论

总体上看，青岛拥有作为国家服务业综合改革实验区的基础和经验，同时在发展健康服务业、创建国家实验区方面具有良好的的政策基础，“负面清单”准入制、长期护理保险、养老服务业发展等多项关键性政策具有创新性，很多领域在全国处于领先地位，进一步完善健康服务业发展政策体系具备很好的基础。

下一步，青岛尚需重点在如下方面进行政策建设：

首先，依据国务院《关于促进健康服务业发展的若干意见》和青岛《关于促进服务业跨越式发展的意见》，在目前正在进行的健康服务业发展思路研究工作基础上，尽快形成青岛健康服务业发展基本政策，制定青岛发展健康服务业实验区实施方案。

第二，对应健康服务业发展的各项任务，针对目前的政策真空区和薄弱领域抓紧研究制定相应的细化政策措施，特别是发展商业健康保险、多元化健康服务（如健康体检和健康管理）、推进异地就医结算等方面，对于健康（医疗）旅游、健康文化、健康信息化、教育培训等方面也需要尽快研究制定针对性的政策。

第三，细化一些国家已经明确要放开、并允许地方出台细则的关键性的政策，如公立医院改制、医师多点执业等，这对于推动青岛健康服务业发展非常重要。

第四，对目前山东省、青岛市关于服务业发展已有政策和各项优惠扶持措施进行梳理，明确其对于健康服务业发展的适用性，用足用好现有政策。

第五，了解国家各类实验区（试点）已有模式和优惠扶持政策，研究其对于发展健康服务业的适用性和重要性，积极争取相关政策。

第六，进一步论证青岛发展健康服务业所需要的政策支持，通过国家卫生计生委、青岛市政府等多种途径争取有关部委支持。

国家卫生计生委卫生发展研究中心
青岛市卫生局

附表　青岛发展健康服务业主要政策体系

领域	层次	发文单位	标题	文号
服务业发展总体部属	国家	中共中央国务院	关于深化医药卫生体制改革的意见	中发〔2009〕6号
		国务院	关于促进健康服务业发展的若干意见	国发〔2013〕40号
		国务院	“十二五”期间深化医药卫生体制改革规划暨实施方案	国发〔2012〕11号
		国务院	服务业发展“十二五”规划	国发〔2012〕62号
		国务院办公厅	关于加快发展高技术服务业的指导意见	国办发〔2011〕58号
	青岛	中共青岛市委青岛市人民政府	关于深化医药卫生体制改革的意见	青发〔2009〕15号
		青岛市人民政府	青岛市“十二五”期间深化医药卫生体制改革规划暨实施方案	青政发〔2012〕33号
		青岛市人民政府	关于促进服务业跨越发展的意见	青政发〔2011〕28号
		青岛市人民政府办公厅	青岛市开展国家服务业综合改革试点实施方案	青正办发〔2011〕127号
		青岛市人民政府办公厅	关于加快培育服务业大企业的意见	青政办发〔2011〕20号
		青岛市人民政府	关于加快高端服务业发展的意见	青政发〔2012〕28号
		青岛市人民政府	关于进一步加快培育服务业新兴业态的指导意见	青政字〔2013〕61号
社会资本办医	国家	国务院办公厅	关于进一步鼓励和引导社会资本举办医疗机构意见	国办发〔2010〕58号
		国家卫生和计划生育委员会	关于加快发展社会办医的若干意见	国卫体改发〔2013〕54号
		国家卫生计生委（原卫生部）	关于做好区域卫生规划和医疗机构设置规划促进非公立医疗机构发展的通知	卫规财发〔2012〕47号
		国家卫生计生委（原卫生部）	关于印发公立医院改革试点指导意见的通知	卫医管发〔2010〕20号
	青岛			
中医保健服务	国家	国务院	关于扶持和促进中医药事业发展的若干意见	国发〔2009〕22号
	青岛	青岛市人民政府	关于扶持和促进中医药事业发展的意见	青政发〔2011〕4号
保险	国家	人力资源和社会保障部财政部	关于基本医疗保险异地就医结算服务工作的意见	人社部发〔2009〕190号
	青岛	青岛市人民政府办公厅	关于加快推进青岛和谐保险业建设的意见	青政办发〔2011〕15号

续表

领域	层次	发文单位	标题	文号
养老护理	国家	国务院办公厅	社会养老服务体系建设规划（2011～2015年）	国办发〔2011〕60号
		国务院	关于加快发展养老服务业的若干意见	国发〔2013〕35号
	青岛	青岛市人民政府	关于进一步加快养老服务业发展的意见	青政发〔2012〕60号
		青岛市人民政府办公厅	关于建立长期医疗护理保险制度的意见（试行）	青政办字〔2012〕91号
多元健康服务	国家			
	青岛			
健身	国家	国务院办公厅	关于加快发展体育产业的指导意见	国办发〔2010〕22号
	青岛			
旅游	国家	国务院办公厅	国民旅游休闲纲要（2013—2020年）	国办发〔2013〕10号
		国务院	关于加快发展旅游业的意见	国发〔2009〕41号
	青岛	中共青岛市委 青岛市人民政府	关于加快发展旅游产业若干政策的意见	青发〔2010〕11号
		中共青岛市委 青岛市人民政府	关于加快旅游业率先科学发展若干政策的意见	青发〔2013〕7号
文化	国家	中共中央	关于深化文化体制改革、推动社会主义文化大发展大繁荣若干重大问题的决定 、	
	青岛	青岛市人民政府办公厅	关于加快文化产业发展若干政策	青政办发〔2008〕25号
信息	国家	国务院	关于促进信息消费扩大内需的若干意见	国发〔2013〕32号
		国务院	关于推进物联网有序健康发展的指导意见	国发〔2013〕7号
	青岛	青岛市人民政府办公厅	关于加快信息产业发展和信息化建设的意见	青政办发〔2008〕12号
教育	国家	国务院	关于加强职业培训促进就业的意见	国发〔2010〕36号
		国务院	关于建立全科医生制度的指导意见	国发〔2011〕23号
	青岛	中共青岛市委 青岛市人民政府	关于大力发展职业教育的意见	青发〔2009〕4号
中介服务	国家			
	青岛	青岛市人民政府	关于加快我市现代中介服务业发展的意见	青政发〔2009〕39号

续表

领域	层次	发文单位	标题	文号
金融（资本）	国家	国家发展改革委	关于印发利用价格杠杆鼓励和引导民间投资发展的实施意见	发改价格〔2012〕1906号
		国务院	关于鼓励和引导民间投资健康发展的若干意见	国发〔2010〕13号
	青岛	青岛市人民政府	关于促进民间投资的实施意见	青政字〔2009〕40号
		青岛市人民政府	关于进一步促进金融业发展的意见	青政发〔2011〕15号
中小企业发展	国家	国务院	关于进一步促进小企业发展的若干意见	国发〔2009〕36号
		工信部等七部委	关于促进中小企业公共服务平台建设的指导意见	工信部联企业〔2010〕175号
		财政部 工业和信息化部	中小企业发展专项资金管理办法	财企〔2012〕96号
	青岛	青岛市人民政府	关于鼓励金融机构加大对小企业融资扶持的意见	青政字〔2010〕19号
		青岛市人民政府办公厅	关于加快推进中小企业公共服务平台建设的通知	青政字〔2010〕65号
服务业发展具体办法	国家	国务院	政府核准的投资项目目录（2013年本）	国发〔2013〕47号
	青岛	青岛市发展和改革委员会	青岛市服务业发展引导资金管理暂行办法	青发改服务〔2009〕86号
		青岛市发展和改革委员会	青岛市服务业重点项目管理暂行办法	青发改服务〔2009〕95号
		市财政局	青岛市中小企业信用担保资金管理暂行办法	青财企〔2011〕0014号
		市发展和改革委员会	市级服务业集聚区认定管理暂行办法	青发改服务〔2011〕102号
		青岛市人民政府办公厅	青岛市区市服务业发展考核办法（试行）	青政办字〔2011〕124号

附件 5：

青岛市创建国家健康服务业试验区预评估项目
技术可行性分析报告

前言

在国家鼓励健康服务业发展的宏观背景下，青岛市结合本地第三产业发展的目标及医疗体系改革的实际情况，提出了创建国家健康服务业试验区的基本思路，希望通过核心医疗服务体系的业态更新与升级，为健康服务业提供持续发展动力，同时拓宽和延长健康服务链条，将养老、旅游等内容纳入健康服务业规划，挖掘潜在巨大健康需求，并鼓励商业保险发展，将本市居民的潜在健康需求转化为产值增量。

青岛市创建国家健康服务业发展试验区的初衷是在国家对类似综合配套试验区的相关政策支持下探索健康服务业发展的模式和经验，为国家推动健康服务业发展提供决策依据。

通过梳理《青岛市创建国家健康服务业试验区初步方案》，了解到青岛市对创建工作进行了部署，围绕健康服务业发展的目标，确定了重点任务领域，加强投入和保障机制。本报告将围绕青岛市健康服务业发展目标和重点任务，以及保障措施与机制，分析其创建试验区的优势、劣势、机遇与挑战，并判断相关目标的可实现性和任务及措施的可行性。

技术可行性分析理论框架

青岛市创建国家健康服务业试验区是青岛市响应国务院关于促进健康服务业发展政策所做出的重大决定，是青岛市实现全域统筹发展、蓝色经济跨越式发展及全力保障和改善民生的重要举措。

青岛市在研究国务院有关要求和本市实际基础上，在青岛市城市空间发展规划框架下，提出了有关创建国家健康服务业试验区的有关设想（图 1）。青岛市关于健康服务业发展的基本设想，是从分析本市健康服务业问题入手，分析所需投入及相关保障机制，规划了青岛市改革基本医疗服务提供模式和创新多样化健康服务业态的基本布局，提出了三城联动的方案及健康服务业发展的重点项目，为有关发展目标的实现提供了抓手。

为梳理青岛市基本思路中的要点，图 1 将青岛市健康服务业发展基本构思做简单化处理，按照投入 - 活动 - 结果的因果链归纳总结了思路的基本内容。需要申明的是：根据本报告方法学部分介绍的基本理论框架，此因果链要素间存在着复杂的非线性关系，投入、活动和结果间也存在相互作用和影响，但由于青岛市目前尚未形成健康服务业发展的具体规划，因此图 1 将不具体显示各项投入、活动与结果间的关系。

青岛市创建国家健康服务业试验区基本设想为青岛市开展相关工作提供了技术路线，本研究将围绕上述路线探讨实现青岛市发展健康服务业相关目标的技术可行性。

技术可行性分析将以目标结果为导向，结合青岛市现有的健康服务业建设情况（即背景），重点对投入及重点活动开展的能力和技术基础进行分析，分析方法将采取 SWOT 法，对投入保障及技术能力的优势、劣势、机遇和挑战进行归纳和总结，并最终判断目标 / 结果的可实现性（表 1）。

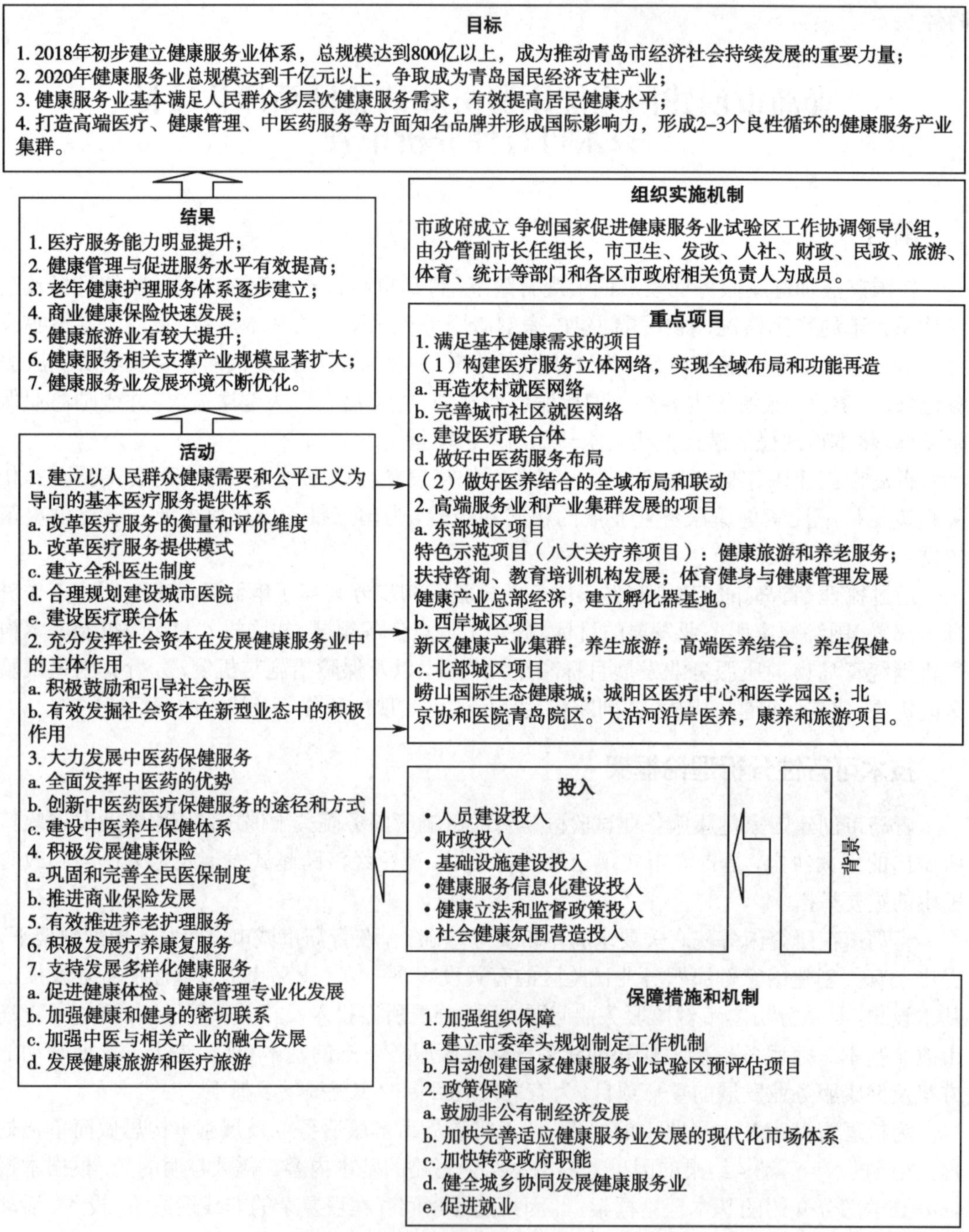

目标

1. 2018年初步建立健康服务业体系，总规模达到800亿以上，成为推动青岛市经济社会持续发展的重要力量；
2. 2020年健康服务业总规模达到千亿元以上，争取成为青岛国民经济支柱产业；
3. 健康服务业基本满足人民群众多层次健康服务需求，有效提高居民健康水平；
4. 打造高端医疗、健康管理、中医药服务等方面知名品牌并形成国际影响力，形成2–3个良性循环的健康服务产业集群。

结果

1. 医疗服务能力明显提升；
2. 健康管理与促进服务水平有效提高；
3. 老年健康护理服务体系逐步建立；
4. 商业健康保险快速发展；
5. 健康旅游业有较大提升；
6. 健康服务相关支撑产业规模显著扩大；
7. 健康服务业发展环境不断优化。

组织实施机制

市政府成立 争创国家促进健康服务业试验区工作协调领导小组，由分管副市长任组长，市卫生、发改、人社、财政、民政、旅游、体育、统计等部门和各区市政府相关负责人为成员。

重点项目

1. 满足基本健康需求的项目
（1）构建医疗服务立体网络，实现全域布局和功能再造
a. 再造农村就医网络
b. 完善城市社区就医网络
c. 建设医疗联合体
d. 做好中医药服务布局
（2）做好医养结合的全域布局和联动
2. 高端服务业和产业集群发展的项目
a. 东部城区项目
特色示范项目（八大关疗养项目）：健康旅游和养老服务；扶持咨询、教育培训机构发展；体育健身与健康管理发展健康产业总部经济，建立孵化器基地。
b. 西岸城区项目
新区健康产业集群；养生旅游；高端医养结合；养生保健。
c. 北部城区项目
崂山国际生态健康城；城阳区医疗中心和医学园区；北京协和医院青岛院区。大沽河沿岸医养，康养和旅游项目。

活动

1. 建立以人民群众健康需要和公平正义为导向的基本医疗服务提供体系
a. 改革医疗服务的衡量和评价维度
b. 改革医疗服务提供模式
c. 建立全科医生制度
d. 合理规划建设城市医院
e. 建设医疗联合体
2. 充分发挥社会资本在发展健康服务业中的主体作用
a. 积极鼓励和引导社会办医
b. 有效发掘社会资本在新型业态中的积极作用
3. 大力发展中医药保健服务
a. 全面发挥中医药的优势
b. 创新中医药医疗保健服务的途径和方式
c. 建设中医养生保健体系
4. 积极发展健康保险
a. 巩固和完善全民医保制度
b. 推进商业保险发展
5. 有效推进养老护理服务
6. 积极发展疗养康复服务
7. 支持发展多样化健康服务
a. 促进健康体检、健康管理专业化发展
b. 加强健康和健身的密切联系
c. 加强中医与相关产业的融合发展
d. 发展健康旅游和医疗旅游

投入

- 人员建设投入
- 财政投入
- 基础设施建设投入
- 健康服务信息化建设投入
- 健康立法和监督政策投入
- 社会健康氛围营造投入

背景

保障措施和机制

1. 加强组织保障
a. 建立市委牵头规划制定工作机制
b. 启动创建国家健康服务业试验区预评估项目
2. 政策保障
a. 鼓励非公有制经济发展
b. 加快完善适应健康服务业发展的现代化市场体系
c. 加快转变政府职能
d. 健全城乡协同发展健康服务业
e. 促进就业

图1　青岛市创建国家健康服务业试验区初步设想

表1　青岛市创建健康服务业试验区的技术可行性SWOT分析框架

层次	优势（S）	劣势（W）	机遇（O）	挑战（T）
背景				
投入				
投入保障措施机制				
活动及项目选择				
目标/结果可实现性				

一、青岛市创建国家健康服务业试验区的优势分析

（一）宏观背景优势

将围绕青岛市宏观经济社会文化等背景优势，分析判断青岛市是否具备创建健康服务业的基础条件。主要宏观背景的分析逻辑链条将分为经济发展潜力、区位和地缘优势、经济社会规划合理性、文化和旅游资源储量、市政路网建设情况、城镇化发展速度和海洋制药产业实力等7个环节。将通过展示青岛市在上述方面的发展潜能，判断所具备的优势。

1. 雄厚的经济实力和巨大的服务业发展潜力　青岛是山东省经济实力最强、发展水平最高、发展条件最好的城市[11]，是我国对外开放较早的沿海城市，处于亚太经济圈西环带、东北亚经济圈和环渤海经济圈的重要位置。青岛市雄厚的经济实力和不断优化的发展结构，给健康服务业发展提供了强大的驱动力。

作为山东半岛城市群的首位城市和带动全省经济发展的龙头城市，2012年青岛市实现生产总值(GDP)7302.11亿元，按可比价格计算，增长10.6%。其中，第一产业增加值324.41亿元，增长3.2%；第二产业增加值3402.23亿元，增长11.5%；第三产业增加值3575.47亿元，增长10.5%。三次产业比例为4.4∶46.6∶49.0[12]。第三产业占比超过了深圳和宁波等其他计划单列市(图2)，显示出青岛市产业结构具有较强优势。

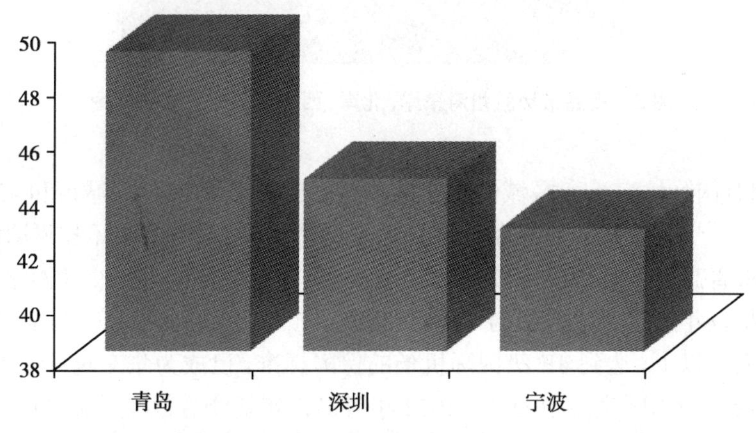

图2　青岛市与其他计划单列市第三产业占比(%)比较

2011年青岛市积极响应国家推动服务业发展的号召，以科学发展观为指导，围绕建设蓝色经济区和实施“环湾保护、拥湾发展”战略，划出胶州湾东岸、北岸和西岸的服务业发展重点区域(图3)，以“转方式、调结构”为主线，发挥区位优势，抢抓战略机遇，通过体制改革、机制创新和对外开放，提升服务业市场化、产业化、社会化、国际化水平，通过投入7000亿元打造550个重点项目，增强区域金融、现代物流、旅游消费、科技信息、文化创意服务和健康保健业功能，加快形成以服务经济为主的产业结构，这对于促进健康服务业发展起到极大的推动作用。

2. 良好的区位和地缘优势　青岛市位于太平洋黄海西岸山东半岛东南部胶州湾区域，与朝鲜、韩国、日本隔海相望，地处我国北方海岸线中部，西接广阔腹地，因其优越的地理位置一直备受国家重视。从十九世纪末期就成为北方著名的国际商贸城市和制造业基地，

到近代伴随城市发展其在交通、建筑、通信、教育和科研等领域逐步在全国乃至东北亚地区占据重要位置。青岛市是副省级市、计划单列市和区域中心城市，也是中国14个沿海开放城市、8个国际会议城市之一。作为山东省最大的城市，青岛市已成为中国东部沿海重要的经济、文化中心，国家海洋科研及产业开发中心城市，重要的现代化制造业及高科技产业基地。出色的区域环境和地缘优势给城市经济社会发展提供了先机。

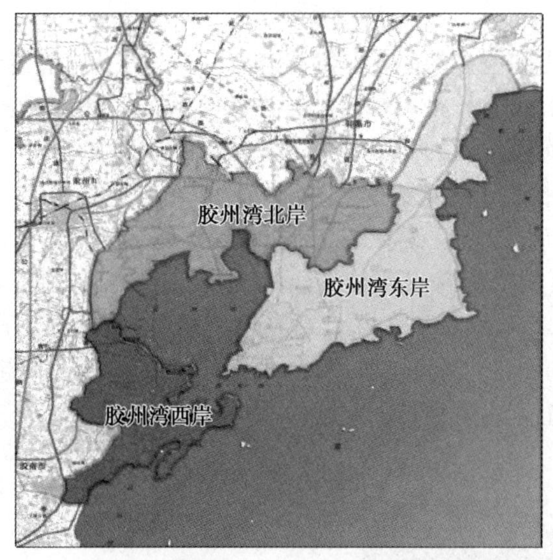

图3　青岛市环胶州湾东岸、北岸、西岸服务业发展布局图

青岛市拥有国际性海港和区域性航空港，是全国21个物流节点城市和42个全国性综合交通枢纽之一[13]，有优越的航运条件。公路交通方面，胶济铁路、环胶州湾高速公路、青银高速公路、济青高速公路、308和204国道纵横交错，有便捷的立体交通网络；航空运输方面，流亭国际机场年旅客吞吐能力为1000万人次、年货邮吞吐量20万吨、高峰小时旅客吞吐能力5000人次以上，达到4E级国际机场的保障标准，已成为华东地区重要的航空运输基地，正在发展成为国际空运中心[14]。2012年青岛市年货物吞吐量达到41 482万吨，客运量2.5亿人次。

良好的港口和发达的公路铁路系统，淋漓尽致地发挥了青岛市的区位和地缘优势，为其发展健康服务业创造了良好的外部空间，为招商引资、吸引优秀人才和开发国内外健康服务市场需求创造了优越条件。

3. 前瞻的城市发展战略　青岛市"全域统筹、三城联动、轴带展开、生态间隔、组团发展"的城市空间布局发展战略，为全市的健康服务业的规划和设计提供了有利依托。

首先，全域统筹旨在推进城乡一体化建设，统筹资源、要素向薄弱区域倾斜，为统筹健康服务资源、进一步带动乡村健康消费市场发展提供了政策支持；其次，推进三城联动、轴带展开，指导黄岛、红岛和老市区功能互补、联动发展，与健康服务业发展的主要产业集群规划相呼应，为形成市域完整的产业链奠定了基础；最后，生态间隔、组团发展，改善生态环境和集结业态共同发展，为健康服务业的发展提供了较好的生态环境和产业培育的环境。

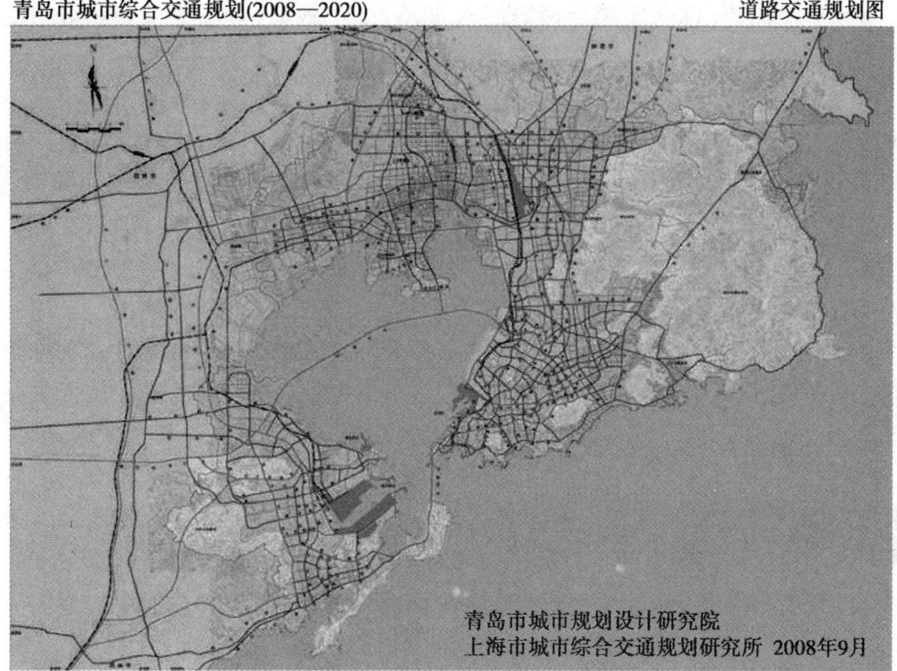

图4 青岛市城市路网规划建设情况

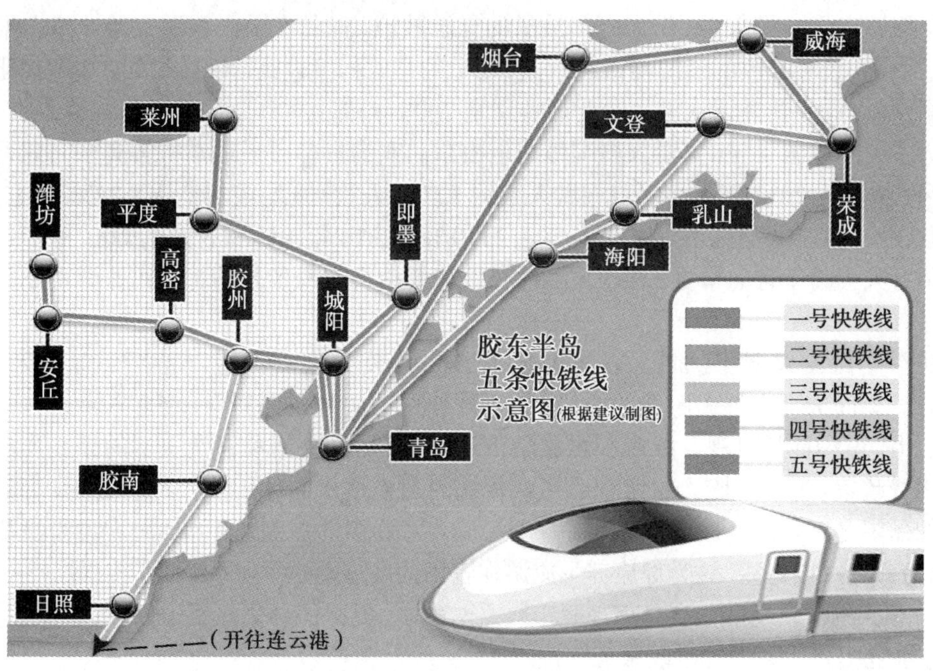

图5 青岛为中心的胶东半岛5条快铁线示意图

青岛市颁布了国民经济和社会发展“十二五”规划，提出以加快转变经济发展方式为主线，以经济结构战略性调整为主攻方向，以科技进步和创新为重要支撑，以保障和改善民生为出发点和落脚点，以建设资源节约型、环境友好型社会为重要着力点，按照世界眼光、国际标准，发挥本土优势，深入实施"环湾保护、拥湾发展"战略，向富强文明和谐的现代化国际城市迈进，为实现健康服务业提供了战略支撑。

青岛市大力培育发展蓝色产业，推动了包括海洋生物制药业在内的海洋经济的发展，为带动健康服务业发展提供了持续动力。青岛市制定了蓝色跨越三年行动计划，启动了蓝色硅谷和新区建设，启动了山东大学青岛小区、青岛海洋科学与技术国家实验室、国家深海基地等创新平台建设，还引入了清华科技园等一批投资过10亿的项目，并建立了软件科技城。

青岛市加快创新转型步伐，打造千万平米科技孵化器，并储备高层次人才，建立省属大企业研发集群基地，建设2800万平方米高端服务业园区，2012年末战略性新兴产业产值增速达18%，高新技术产业产值占比达39.9%[15]。这都将为带动健康服务业发展提供有力的技术储备。

4．深厚的文化底蕴和丰富的旅游资源　青岛是国家历史文化名城、重点历史风貌保护城市、首批中国优秀旅游城市和国家园林城市，也是国际滨海旅游度假胜地和国际会议城市，有着丰富的文化和旅游资源。青岛三面环海、依山傍海、风光秀丽、气候宜人，加上特殊的历史积淀，使青岛早在20世纪初期就成为中国著名的旅游胜地，成为中国最优美的海滨风景带和海内外著名的度假、休闲、观光、商务、会展目的地。

从发展环境来看，青岛市旅游整体发展格局已进入休闲化时代，得天独厚的海滨自然生态环境可以为健康养生游提供优良健康的生态，多年的相关配套的休闲区域规划建设和休闲度假旅游接待能力与水平的营造，为养生旅游业的发展创造了良好的外部环境。

从旅游市场规模来看，作为中国最早的旅游胜地，青岛在国内旅游市场一直占据重要位置，而作为最早开放的沿海城市之一，青岛市的开放程度较高，对西方文明和现代化有较高认同感，因此大量外国人旅居于此。特别是2008年成功举办奥运会帆船赛事之后，使青岛扩大了国际旅游声誉，主要入境客源地也由东北亚的日韩市场逐渐扩大到东南亚乃至欧美地区。2009—2012年青岛入境旅游人数达127万人次，平均增长率达8.27%；2012年入境旅游收入达到51.9亿元，平均增长率达11.28%。2014年国际园艺博览会和2015年世界休闲体育大会将于青岛举办，这些国际性赛事和活动将进一步带动青岛市旅游市场的繁荣和发展。

从医疗旅游发展潜力看，青岛市是著名的道教文化发源地，养生传统深厚，同时"十二五"期间大力发展中医药的举措，使中医养生的文化完美契合，将对入境游客产生较大吸引力，市场前景可观。纵观国内旅游市场，随着居民生活和消费水平的提高及国家系列促消费政策，近年来国人旅游观念已从传统的观光逐步向休闲度假理念蔓延，青岛作为中国的休闲之都，不仅本土居民休闲养生意识有了逐步的提高，国内外游客也纷纷慕名而来，旅游市场发展迅猛，这为健康养生旅游在青岛的发展奠定了市场基础。

5．强大的城市功能　青岛市加强市政路网建设，提升信息化水平，并改善城市环境，为健康服务业提供了强大的市政服务支持。

青岛全市总面积11 282平方公里，辖6区4市，常住人口886.85万人，户籍人口769.56万人[16]。2012年建成区面积374.64平方公里，增长7.8%。2012年年末市区公共汽、电车线路263条，增长15.9%，共有营运的公交汽、电车5397辆。年末全市共有出租汽车9693辆，增长0.1%。城市道路总长度4311公里，扩建、翻建道路120条，城市下水道总长度6182公里。城市人均现住房建筑面积27.86平方米，农民人均拥有住房面积33.2平方米。

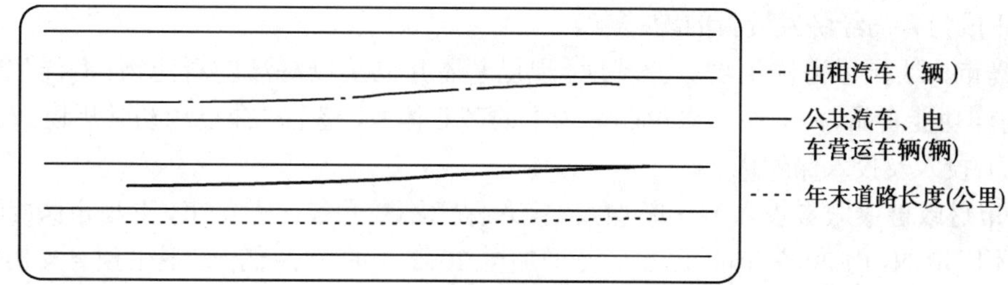

图6　青岛市各类车辆数及年末道路长度发展速度

在信息化建设方面，信息网络基础设施完备，拥有覆盖青岛市的光纤网络，光纤总里程达20万公里，信息基础设施建设规模和技术水平达到国内同等城市领先水平。

在环境建设方面，青岛市城市园林绿化在4个直辖市和15个副省级城市中位列第8[17]。建成区绿化覆盖率从2009年的43.4%提高到2012年的44.7%，到2012年青岛市实现绿地面积21 471公顷，有公园、动物园74座，游园和绿地广场60余处。市区空气质量优良率达92.9%，远远高于北京市（76.8%），空气质量按功能区达标率为100%，近岸海域功能区达标率为81.3%。在2013年发布的《中国绿色发展指数报告》中的100个测评城市中，青岛位居第六。

6. 城镇化的带动优势　青岛市城镇化进程较快，2012年青岛市城镇化率达67.8%，其城镇化质量指数在山东省位居第一。“十二五“”(2011—2015)末，青岛城镇化率将提高到74%以上，10年内达到80%左右。预计青岛未来5年将有近70万农民迁入城镇。城镇化程度的不断提高，为健康服务业相关产业集聚提供了有利的市场条件和广阔的发展空间，同时也为开发农村居民医疗保健等健康需求提供了条件。

7. 海洋医药制造业发展迅猛　海洋生物医药产业被列为七大海洋战略性新兴产业，目前已经跃升为我国高技术领域和海洋经济的重点。作为国内外著名的海洋科技城，青岛在海洋生物医药研究与产业化发展中具有明显的技术、资源和区位优势，将成为拉动医药批发零售和流通等健康服务业支撑产业发展的主要动力。

(1) 科研力量雄厚：青岛市作为国家海洋科研教育中心，拥有中国海洋大学等海洋科研与教育机构28家，海洋重点实验室和工程中心77家，其中海洋生物领域33家；拥有海洋领域专家院士18人，高级海洋专业技术人才1300人。“十一五”以来承担国家“863”计划65项、”973”计划22项、自然科学基金项目315项、重大新药创制专项8项，是国家以海洋生物技术为特色的”863”计划成果产业化基地。青岛市共有海洋底栖生物330种、潮间带生物128种、藻类112种、鱼类113种，全国海水养殖5次浪潮均起源于青岛，这为海洋生物医药产业的发展提供了坚实的物质基础和广阔的发展空间[18]。

(2) 海洋医药生物产业已成规模：青岛市地处胶东半岛，海洋生物资源丰富，是我国较早启动海洋生物产业发展的地区，在海洋生物技术基础研究领域具有雄厚实力和基础。全市已有海洋生物技术企业200多家，规模以上企业近百家[19]。青岛市不断提升海洋科技研发和成果转化能力，把海洋生物制药产业作为蓝色经济发展的突破口，通过培育壮大一批龙头、骨干企业，促进科研机构与企业对接，推动海洋药物领域优秀成果加快转化。

正大海尔、明月海藻、中皓生物等一批重点海洋生物医药企业正在加速发展，推进实施海洋寡糖、组织工程、人工角膜等项目，青岛海洋生物医药产品步入高端领域。海洋生物制药产业正成为青岛经济发展新的增长点。

青岛市作为国家海洋生物产业基地，现已基本建立了以海洋创新药物、海洋生物医用材料、海洋功能食品、海洋生物农用制品为主的产业体系，整个产业已经初具规模。

（二）投入及投入保障优势

1. 市财政健康服务投入量不断加大，投入保障不断升级。近年来，青岛市医疗卫生预算投入不断增加，由2009年的13.5亿元增加至2012年的33.9亿元，卫生预算支出的平均增长速度达到35.86%，高于总预算支出的增长速度20.89%，(图7)。青岛市规划到2016年政府卫生投入占公共财政预算支出比例从现在的4.03%逐步提高到7%，未来卫生预算投入还将进一步增长[20-23]，这些将为健康服务业发展提供极大的动力。

此外，青岛市作为国家服务业综合改革试点，在”十二五”期间投入了大量财政力量加强包括医疗保健业在内的一些重点产业的发展，着力推进550个市级服务业重点项目，总投资达7000亿元，其中医疗保健业直接投入4个项目，共计50亿元，占总比例的7%，与健康服务相关行业领域投资约占总投资的37%。

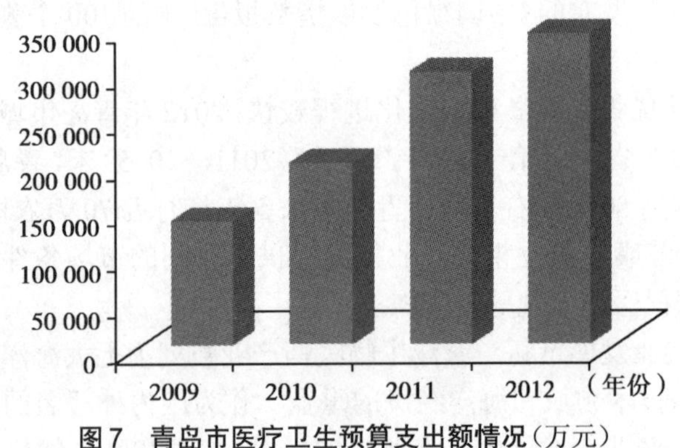

图7　青岛市医疗卫生预算支出额情况（万元）

2. 医疗卫生服务基础设施完备，发展空间较大。2012年青岛市医疗机构房屋建筑总面积为411.92万平方米，其中医院225.2万平方米，卫生院59.3万平方米，疾病预防、卫生监督、妇幼保健等公共卫生机构约16.6万平方米。全市卫生服务机构总资产143.8亿元。2013年青岛市稳步推进卫生“百万平米”设施建设，全市卫生设施开工建设项目62个，新开工建筑面积38.72万平方米，竣工面积27.03万平方米，完成投资13.09亿元[22, 24]。

全市卫生机构总数由2009年的2017个增加到2012年的7337个，年均增速为53.79%，疗养院由3所增加到14所，年均增速67.11%。到2012年青岛市拥有医院179个，基层医疗卫生机构7042个，疗养院14个，妇幼保健院（所）13个，专科疾病防治院（所）10个，临床检验所2个，急救中心1个，中心血站1个。其中，政府办医疗机构为1284个，社会办3880个，个人办2173个，可见社会办医显示出较强的增长势头。

2012年医疗机构床位数为47 254张，其中，医院33 493张，基层医疗卫生机构9621张，专业公共卫生机构875张，疗养院3265张；政府办、社会办和个人办医疗机构床位数分别为36 024张、5253张和5977张，三年来平均发展速度分别为13.22%、3.66%和22.28%。千人口床位数为5.33张，三年来平均发展速度为7.42%，千人口床位数略高于北京、上海等城市（图9）。床位数及千人口床位数的增加有效缓解了“看病难”问题。

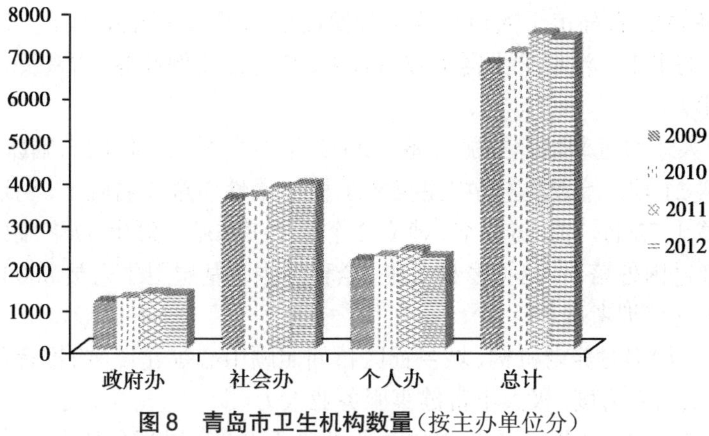

图 8　青岛市卫生机构数量(按主办单位分)

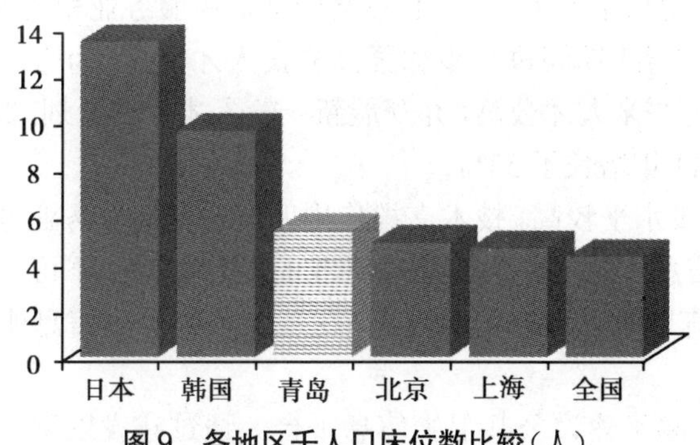

图 9　各地区千人口床位数比较(人)

2012 年青岛市拥有医疗机构设备数 100 台，设备总价值为 63 023.13 万元，2009—2012 年年均增速为 7.72% 和 14.49%。其中万元以上设备为 27 197 台，总价值为 417 840 万元，年均发展速度分别为 17.23% 和 23.37%。

在社会力量和外资进入卫生事业方面。2013 年社会办民营医疗机构开工建设项目 20 个，累计投资 1.45 亿元，新增医疗用房 6 万余平方米[25]。加强与国内外优质医疗资源的招商与合作，积极引进山东大学齐鲁医院等国内高水平医疗机构，引进内外资 4.8 亿元，新增 10 个国内外洽谈合作项目[26]。

根据《青岛市"十二五"卫生事业发展规划》，卫生系统还将开工建设卫生设施 200 余万平方米，建设 2 个市级医学中心，迁建、扩建佑康医院、市立东部二期等部分市属医院，升级 6 个县级医院，并不断完善镇卫生院、社区等城乡基层医疗服务网。到"十三五"时期，青岛市医疗卫生机构建设水平将达到全国领先水平。同时，青岛近三年在医疗机构设施方面增长比较快，社会资本投资十分活跃。社会资本的进入必将进一步为青岛带来更优质的医疗资源，为青岛市民提供更多样的医疗卫生服务。

3. 健康服务人力资源丰富，人才保障机制健全。青岛市不但拥有较丰富的健康服务业人力资源，还有强有力的服务业人才引进和培养的政策措施作保障，为健康服务业发展提供了较充沛的人员储备。

首先，医疗服务人力资源丰富，技术力量较强。至 2012 年，全市拥有卫生人员 71 801 人(含村卫生室 7620 人)，其中卫生技术人员 55 126 人，年均增速 11.08%。全市千人口卫生技术人员 6.22 人，年均增速 5.68%，其中每千人口执业医师(含执业助理医师)2.50 人，千人口注册护士2.48人。青岛市千人口执业医师数高于韩国（2.1人），但千人口注册护士数远低于韩国4.8人的水平。注册护士需求数量较大，按韩国比例计算，青岛尚需2万名护士以提高医疗服务能力。

其次，医疗人才引进和培养措施齐备。2012年卫生领域申报国家临床重点专科9项、省临床重点专科21项。启动“青岛卫生英才工程”，柔性引进3名院士，引进高层次卫生人才38名，招聘博士72名，硕士677名，建立2个院士工作站。派出37名临床专业技术骨干和卫生管理干部赴国外培训，培训乡村医生、全科医生等基层卫生人员8600余人，505人通过住院医师规范化培训考试。

另外，青岛市加强对养老机构、城乡社区日间照顾中心等建设，将推行养老服务队伍学历教育，加大人员培养力度，极大丰富健康服务业人力。

同时，青岛市自2008年开始落实加强职业教育政策，以现代服务业技能型人才为重点，为服务业总体发展提供了人力支持，必然会带动健康服务业相关人才的培养工作。

最后，青岛市“十二五”期间进一步加强高科技人才引进，为带动产业创新提供了人力基础。市政府建设千万平米人才公寓，并开展新一轮人才行动计划，2012年引进的硕士、博士等高层次人才较2011年增长了53%。

4. 卫生信息化建设水平较高，技术支撑作用明显。健康服务业是现代医学与信息技术相结合的产业，卫生信息化建设作为健康服务业的硬件支撑必不可少。青岛市卫生信息化建设起步较早，医疗信息通讯技术发展迅速，在基层公共卫生信息化和区域医疗信息化两方面都具备较高水平。

青岛市于2005年起步建设公共卫生信息平台。通过建设以位于青岛市疾病控制大楼的市疾病预防控制三级网络电子信息网络系统为核心，以光纤连接青岛市卫生局、青岛市妇幼保健中心、青岛市卫生监督所、市120急救中心、市人才中心、市医学会等市同办公地点的市内广域网系统，以2M SDH链路连接各县市卫生局的远程广域网络系统，形成一套反应迅速，处理准确、及时的完整网络平台体系。于2007年便已建成比较完善的公共卫生信息网络，联接各级卫生行政部门、疾病预防控制机构、卫生监督机构、医疗机构和社区卫生服务机构。

在新一轮医药卫生改革的政策支持下，青岛市又于2011年正式启动医药卫生信息化建设项目，总投资8562.81万元。项目包括三部分建设内容：一是建设以实施基本药物制度、居民健康档案、公共卫生为核心的基层卫生信息系统。二是建设基于“市民卡”的以电子病历为核心的区域医疗信息系统，共包括5个子系统，即门诊、收费、住院管理等信息系统、检查检验系统、影像系统、电子病历系统、区域医疗服务与监管系统，实现区域化统一程序、互联互通，构建以电子病历为核心的区域医疗信息化系统。三是建设为上述两个信息系统提供支撑的应用、网络基础平台，包括应用支撑平台、交换共享平台、安全支撑平台、网络共享平台[27]。

青岛市卫生信息化建设已基本实现卫生部提出的“纵向到底，横向到边”的信息网络覆盖和完善的公共卫生应用系统支撑作用，为未来健康服务业的发展打下良好基础。

（三）健康服务业发展主要活动和重大项目开展的技术优势

1. 基本医疗服务体系发展优势　青岛市从实施基本药物制度、公立医院改革、基本医疗保障和公共卫生体系四个方面对基本医疗体系逐步进行改革，减轻了群众看病就医负担，较大限度缓解了群众“看病难，看病贵”的情况，努力实现从“病有所医”到“病有良医”的转变。

（1）基本药物制度巩固完善，有效解决“看病贵”难题。从2010年10月起，青岛市191家政府办基层医疗卫生机构全部配备使用、零差率销售基本药物，提前实现“初步建立国家基本药物制度”的目标[28]。2013年全市政府办基层医疗机构共采购基本药物3.16亿元，全市二级以上公立医疗机构采购基本药物10.82亿元，节省资金1.08亿元，全市公立医疗机构使用基本药物累计为群众减轻用药负担2.22亿元。崂山区、李沧区19家非政府办社区卫生服务机构配备使用基本药物，提高了基本药物服务覆盖面[29]。

至2012年1月底，全市共有3428个规划内村卫生室实施了基本药物制度，基本药物由一体化管理的镇卫生院统一省网采购，实现了基本药物零差率销售。已确定村卫生室一般诊疗费收费标准，为每人次6元，医保和新农合基金支付90%。通过政府补助、购买服务等方式对乡村医生实施补助，共补助乡医3516人，年人均7033元[30]。

基层医疗卫生机构实施基本药物制度以来，青岛市药品价格总体下降35%，门诊次均费用下降41.3%，次均药费下降40.2%，住院日均费用下降21.8%，群众在基层医疗卫生机构看病就医负担明显减轻。

（2）基层医疗机构实现“一费制”，方便患者就医。为了引导基层医疗卫生机构逐步转变基层门诊输液率偏高、抗生素和激素滥用的现状，为患者提供适宜的药品、适宜的服务和适宜的技术。

青岛市将基层医疗卫生机构现有挂号费、诊查费、注射费（含静脉输液费，不含药品费）以及药事服务成本合并为一般诊疗费，实行“一费制”，简化合并收费项目对一般诊疗费设计统一的收费标准，使基层医疗卫生机构最常见的诊疗流程——挂号、就诊、拿药、打针均执行相同的收费标准，既方便患者就医，也便于监管。

（3）提升医疗服务能力，打造5分钟和1小时就医圈。青岛市从2012年起在逐步推进区域性医疗中心建设，提高全市医疗技术水平和服务质量，满足急危重症和疑难病症病人的诊疗需要，实施“九五三工程”[31]，即：加强青医附院、市立医院等9所省市级大型三级医院建设，全力打造一批国内知名的重点学科和业务骨干；加快城阳区和胶南、平度、莱西、即墨四市人民医院建设，提高服务质量和医疗技术水平，升级达标为具有三级医院水平的区域内医疗中心；整合市胸科医院、市传染病医院资源，择址建设市公共卫生医疗中心，迁建市第三人民医院和市精神卫生中心。

完善城市社区就医网络，开展全科医生签约服务和团队服务，打造5分钟就医圈。全力打造以上17个具有三级医院水平的市级医疗中心和区域性医疗中心，在全市形成三级医院服务网，实现居民1小时能到达三级医院的目标。

（4）农村医疗保障水平进一步提升。至2013年全市参合农民430万人，实现全覆盖，新农合筹资标准提高到每人每年402元，政策范围内住院补偿比75.53%（全市平均水平），门诊补偿比58.02%；重大疾病保障病种由2012年的9类扩大到20类；新农合重大疾病医疗保险报销比例在新农合的基础上又提高6个百分点，年度支付限额20万元，为5350名参合居民补偿大病保险资金379万元。全市共为990万人次参合居民报销医疗费用近14亿元，农民医疗负担进一步减轻[32]。并且，青岛市于2012年全市试点新农合一卡通，参合居民人手一卡，就医后只需刷卡报销，极大方便了居民就医。青岛市新农合人均筹资标准为312元，高于同期全国（308.5）和山东（307.2）水平。

2. 中医药保健服务产业发展迅速　为保障中医药事业发展，2011年青岛市人民政府出台《关于扶持和促进中医药事业发展的意见》，提出用5年左右的时间，在全市建成功能完善、特色突出、基本满足人民群众需求的城乡中医药（含中西医结合，下同）服务体系，促进中医药医疗、保健、科研、教育、产业、文化六位一体全面发展，确保青岛市中医药事业发展总体水平居全省前列，部分学科（专业）居国内领先水平。

2013年，青岛市大力发展基层中医药服务能力，大力推进“国医馆”建设项目，明确提出要充分利用中医药“简、便、廉、验”的优势特色，有效减轻群众看病就医负担，控制医药费用的过快上涨，在全市建立起“供得起、重预防、可持续”的中西医并重的医疗卫生保障体系。2013年青岛在社区卫生服务中心、镇卫生院、综合医院相继建设了39个国医馆，为群众提供中医药服务，同时又新增设了5家民营中医院，设置床位数598张，使民营中医医院床位数达到中医医院总床位数的28%[33]。

在大力发展中医药服务机构的同时，青岛市还积极培养中医药专业人才。截止到2012年，青岛市中医类别职业医师，已有3400多人。在过去五年中，主要通过师承方式培养传承型的中医人才，每年培养了六七十位中医临床骨干，培养了150多名优秀学科带头人；鼓励西医人员学习中医，培养了500余名中西医结合人才。至于基层人才培养，主要包含两类，一类是中医类别的全科医师的培养，截止目前，205位全科医师已经毕业；二是推广中医药适宜技术，主要针对村卫生室、乡镇卫生院，通过培养使得他们可以提供中医药服务。目前有7581人获得了《中医药适宜技术培训合格证》，使绝大多数村卫生室、全部乡镇卫生院、绝大多数社区卫生服务站都能够提供中医药服务。

（四）多样化健康服务提供的优势

1. 高端医疗服务潜力巨大　目前青岛市有14家三级医院，其中8家为三级甲等机构，仅青岛市立医院就有2100张床位，同时青岛大学附属医院作为省驻青医疗机构，有人员5000名、床位2900张、年业务收入达28亿元。以上现有优质医疗资源，将为青岛市培育高端医疗服务市场提供良好的土壤环境。

同时，青岛市正在规划建设高端医疗集团，如红岛医院集团和北京协和医院青岛院区等，高端医疗产业的发展将极大满足本地及周边地区、东北亚乃至国际患者的高端医疗需求。红岛医院集团规划医疗用地400亩，医疗床位3000张，总建筑规模36万平方米左右，建成后将成为综合医疗服务胶州湾北部、专科服务全市、业务辐射半岛地区的高水平三级甲等综合医院集团。北京协和医院青岛院区选址于青岛市蓝色硅谷核心区港中旅区域，将建设成为国内一流、国际知名的国际化医学中心，打造成为国家疑难重症诊断治疗中心、国际医疗中心、国家高端体检健保基地、国家远程会诊中心、国家基层医务人员的培养训练基地、国家科研与转化医学基地，并成为国际旅游医疗目的地，为青岛及周边地区、东北亚地区提供优质的医疗、保健以及医学教育培训服务。北京协和医院青岛院区特需病床比例可达到50%，突破国家、省公立医院特需病床比例不超过医院床位总数10%的限制。医院开设国际医疗部门和特色疗养部门，面向国内外高端人士提供特需服务，并与青岛市在疾病预防诊疗和医学教育领域开展合作。

2.“医养结合”养老产业已成体系　截至2011年底，青岛60岁以上老年人为132.7万，占总人口的17.32%。目前，青岛市65岁以上老人94.62万人，占比为12.30%。到2015年末60岁以上老年人口数将达到160万人，占户籍人口比例达20%，到2020年将增加为193.4万人，2040年为301.6万人，占比超过27.6%，超过日本目前老龄化水平20%。当前，青岛市80岁及以上户籍人口已达21.5万，占老年人口的16.71%，失能失智老年人数也在快速增加。老龄化带来的慢病管理、失能人员的医疗护理等社会需求很大，但缺乏必要的制度保障。

为应对老年人口快速增长的形势，加快养老服务事业发展，青岛市政府已于2009年发布《青岛市人民政府办公厅关于加快养老服务业发展的意见》。意见中要求到2012年，全市城乡新增机构养老床位1.2万张，床位总数达到3.3万张，千名老人拥有养老床位23张；享受政府购买居家养老服务的困难老年人达到1万人；市内四区社区普遍建有“社区日间照料中心”或“社区老年人娱乐室”，在自愿的独居老年人家中设立“社区养老互助点”4000个；三区五市镇（街道）普遍建有老年人服务中心，90%农村社区拥有老年人活动场所。逐步完善以居家养老为基础、社区服务为依托、机构养老为补充的养老服务体系，不断提高养老服务整体水平。

在2012年7月1日起，青岛市《关于建立长期医疗护理制度的意见（试行）》正式实施，在全省率先推行了医养结合制度。凡参加城镇基本医疗保险的在职职工及退休人员、老年居民、重度残疾人、城镇非从业人员都应该同时参加长期医疗护理保险。所谓医养结合，即将包括残疾、失能、半失能等需长期护理的参保老年人医疗费、护理费纳入护理保险基本支付范围，减轻参保老年居民的经济负担和家庭负担。目前，全市已办理长期医疗护理6000余人，随着制度深入推开，将惠及4万多名失能人员。

青岛实施的长期医疗护理制度，主要包括三种护理方式：家护、老护、专护。其中“家护”适合虽患病但病情进入稳定期的老人，如癌症老年患者更倾向于在家里治疗。目前八大湖街道巢湖路社区卫生服务中心等139家医疗机构，已承担该家庭病床任务；老护方式，更多是解决老人的临终关怀问题，这些老人的病已很难治愈，同时又无人照料，此时可以选择市南区老年爱心护理院等27家单位；专护则适合经过治疗后、身体健康状况好转甚至康复的老人，市南区人民医院等9家医疗机构承担该任务[34]。

实践证明，青岛推行的医养结合制度，一方面有助于提高老年弱势群体的医疗保障水平，另一方面解决了失能老人需要长期接受医疗照顾的迫切需求。

3. 康复服务体系发展迅猛　青岛市近年来重视康复服务体系的建设工作，为激发康复服务业发展提供了基础。青岛市政府2010年发布政策，要求推进残疾人社会保障体系和服务体系建设[35]，政策规定市和区市级医院80%以上的街道（镇）医疗卫生服务机构要设立康复科（室），同时依托各级医院和社会服务组织，确定一批康复定点机构，承担残疾人康复服务，目前基层残疾人康复服务机构已实现全覆盖。同时，青岛市加强了康复服务专业人才队伍建设，将各级康复机构服务人员纳入政府教育和技术培训计划，有效改善了康复人力资源短缺的困境。

4. 疗养服务资源丰富，初具产业集群规模。青岛市沿海湾有大量疗养处所，目前共有14所疗养院，3265张床位，近三年平均发展速度为67.11%。海滨疗养区集山海林石于一体，面积广阔，东起崂山，西至胶州湾，拥有十余处海水浴场，有众多得天独厚的疗养资源。青岛市气候宜人，海域面积广阔，海水水质洁净，是我国北方优质的天然海滨浴场。植被丰富，绿色植物的光合作用，加之海浪的潮汐作用，使空气中的负氧离子浓度很高。这些自然禀赋使青岛市具备丰富的自然疗养因子，包括气候、海水、景观、森林等疗养因子，不仅可用于满足健康人群养生保健、增强体质的需求，还对亚健康人群、慢性病患者有较好的康复保健效果[36]。

座落在被誉为“万国建筑博览会”和荣膺“中国最美五大城区”之一的“八大关”海滨历史文化名胜区—山东省青岛疗养院，是青岛疗养服务业的领军机构，拥有16个国家建筑风格的别墅63幢，建筑面积6万平方米，特色服务包括疗养保健、康复理疗、健康体检，开发与经营业务涉及酒店服务、商务会务接待、健康管理、旅游休闲等多个产业，已初步形成疗养保健服务集群[37]。

5. 具备发展商业健康保险业的良好基础

（1）健康保险业发展面临重大机遇："十一五"期间，青岛市金融业取得了长足发展，极大带动了保险业的发展，据报道同期保费年均增长达25.4%，超过了全国平均增长（24%），也超过了计划单列市的领头羊宁波市（23%）。"十二五"期间青岛市人民政府继续推进区域性金融中心建设，对保险业发展也提出了更高的要求，要求重点推进社会发展迫切需要的养老和健康等人身险业务发展，大力发展企业年金市场，推动商业养老和健康保险市场的专业化经营。

2011年青岛市保监局和金融办联合出台有关政策，将医疗和养老作为保险业发展重点领域，将争取在青岛建设保险创新发展试验区，探索商业保险在医疗和养老等领域如何充分发挥补充功能[38]。

上述政策环境为健康保险业发展和创新保险服务提供了契机。目前青岛市人身保险公司29家（含1家专业健康险公司），均经营健康保险，另有财产险公司32家，经营短期健康险。从市场份额看，人保健康和平安人寿的业务规模占据市场70%的份额，市场集中度较高。从险种构成来看，疾病保险约占45%（其中重大疾病保险占比约为30%），医疗保险占比约为35%，团体业务规模萎缩。

（2）业务增长较快：近年来，青岛市商业健康保险业业务发展迅速。2012年，青岛市城镇职工基本医疗保险收入76亿，城镇居民基本医疗保险收入2亿元，新农合保险收入14亿，商业健康险收入10亿。健康险在寿险业务中占10.53%，健康险赔付支出3.1亿，近年健康险保费的平均增长率约为15%。

2005年，中国人寿承保了青岛市城阳区和开发区两个地区的新型农村合作医疗保险，2012年两地参合人数合计40万，管理基金1.66亿元。2006年，中国人保健康承保我市职工大额医疗补助项目，2012年参保人数达180万，保费规模达到1.08亿。2013年中国人寿承保新农合大病保险，保费规模达到6500余万元。

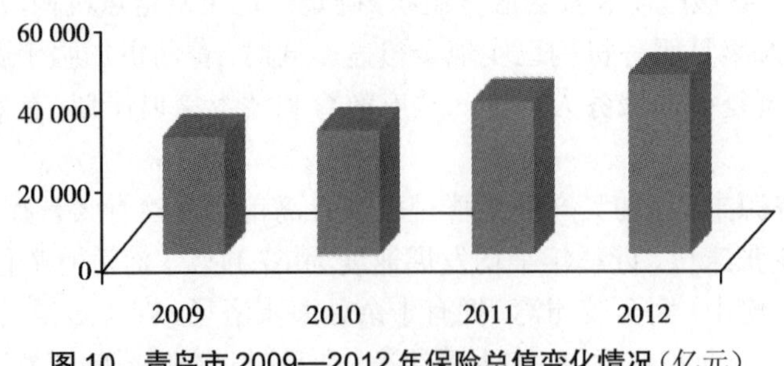

图10　青岛市2009—2012年保险总值变化情况（亿元）

（3）有效弥补基本医疗保险的局限：基本医疗保险的覆盖面广，但保障水平较低且在药品种类和医疗项目上都有较大的限制。这些局限性决定了基本医疗保险不能完全满足社会成员的医疗保障需求。商业健康保险就是要办社会成员之所需，基本医疗保险之所缺的项目，来弥补基本社会医疗保险的局限性，满足社会成员多样化的医疗保障需求。

自2005年，青岛市对商业保险公司承保城镇职工大额补助医疗保险进行了研究论证，并于2006年正式签约运行，得到了政府相关部门和参保群众的认可。2013年新农合大病保险业务开始正式运行，商业保险参与社会管理的广度和深度都在加深。

（4）创新服务业态：青岛市商业健康保险机构积极探索创新业态，提供多样化健康保障和管理服务。一是开展健康管理服务。青岛市部分人身险公司围绕健康保险开展了健康管理系列服务，开发了健康管理特色服务，已推出包括筛查类、维护类、诊疗指导类三大类服务项目。二是设立体检中心，面向中高端客户提供体检服务，将保险公司参与健康产业链条服务进一步延伸。三是投资设立健康产业机构。据青岛市保监局有关负责人介绍，近年来各大保险集团对投资设立与健康产业相关的养老社区机构表现出较强的意愿，预计3～5年保险集团投资设立的养老服务中心将在青岛落户。

二、青岛市创建国家健康服务业试验区的劣势分析

本节将对青岛市健康服务业现存问题进行分析，并结合主要活动领域和项目分析有关技术能力的缺口，并分析其对青岛市创建健康服务业试验区带来的负面影响。

（一）青岛市健康服务业现存问题

1. 健康服务业总量规模偏小、比重偏低。全球范围看，随着经济不断增长，人们用于医疗相关产品服务的投入会越来越多，医疗服务在服务业中占比增大。美国医疗服务占国内生产总值比重接近17.6%，全球平均为10%，而中国目前医疗支出所占比为5%左右[39]，说明我国健康服务业发展还有较大空间。

2012年青岛市卫生总费用占市生产总值比重仅2.8%，而健康服务业可测产值规模占服务业比重接近9%，占GDP比重为4.4%（具体参见“青岛市创建国家健康服务业试验区经济可行性分析报告”），说明在目前青岛市服务业规模下，健康服务业虽然是服务业的重要组成部分，但对GDP的贡献较小，尚未成为本地经济发展的主要驱动器。

2. 健康服务业产业链偏窄短。健康服务业包括医疗服务、健康管理与促进、健康保险、养老服务、康复疗养、医疗旅游等相关服务，涉及药品、医疗器械、保健用品等支撑产业，覆盖面广，产业链长，是一个综合性和关联系较强的产业。但目前青岛市健康服务业仍以医疗卫生服务为主，健康保险刚刚起步，医养结合体系新建不久，疗养服务尚未形成产业聚集效应，医疗旅游业有待开发。总体看产业链偏短、偏小。

3. 内部结构发展不均衡，行业聚集效应不明显。从健康服务业产业组织的内容看，除了高水平医院资源的汇聚以外，青岛市也表现出多样化的健康医疗服务业态，围绕着优质医疗资源的集聚地，中小型健康服务机构已经开始发育和成长。但必须看到这些中小机构才刚刚起步，其收入在整个健康服务产业中还微不足道，分布上也较为分散，没有形成大量中小企业集聚而成的外部经济性，这表明虽然青岛健康服务业集群产业组织形态已经开始发育，但作为集群中坚力量的中小企业的发育还明显不足，社会资本进入的作用还不明显，从而使国有大型医院成为健康服务的主要提供者，客观上竞争压力不够，使集群活力大打折扣。

另外，包括研发平台、临床协作组织、融资和专门人才等各类中介组织的发育也处于初始状态，使得集群内部的知识共享、知识溢出、竞争合作等效应难以发挥。同时，青岛市健康服务业的行业布局还处于分散状态，集群内部各组织合作程度低。目前，青岛服务产业仅仅具备了正在形成集群的部分资源，而集群的要素发育、创新网络及产业体系的搭建还未形成。除了作为健康服务业的医疗卫生服务行业呈系统发展态势外，其他相关服务性行业及商业机构实力较弱且布局分散，不利于资源的优化整合，不利于本地区健康服务相关

行业的长远发展。

4. 医疗市场仍以满足基本医疗需求为主，开发多样化健康服务的动力不足。目前青岛市医疗服务的主要提供者为公立医疗机构，其职责以满足居民基本医疗服务为主，公立医疗机构受到现有设施、人员、价格和补偿限制（如特需床位比例和高级护理限制），在发展多样化健康服务方面缺乏持续动力。

纵览国际经验，多样化健康服务的发展主要依赖私营机构，如美国家庭护理服务主要由3.5万多家机构提供，这些机构绝大多数是独立的私营机构，有57%是营利性机构，仅有16%是医院办的分支机构[40]。

青岛市民营医疗机构比例偏低，2012年青岛市共有民营医疗机构2681家，占总医疗机构数的36.54%。2009年青岛市出台了《青岛市人民政府关于促进民间投资的实施意见》（青政字〔2009〕40号）等鼓励民营机构发展的政策，提出进一步放宽民间资本的投资领域、注册资本及投资方式，同时加到对民间投资的金融支持力度，但目前尚未完全落实。

（二）投入及投入保障问题

1. 高素质人力资本不足，成为健康服务业发展的瓶颈。发展健康服务业的关键是依靠高素质的人才。目前青岛市无论是在人才总量还是在人才结构上和北京、上海等大城市都有较大差距。青岛市目前从事健康服务业的人员不足就业市场的4%，美国14.3%的成年人从事健康产业，德国健康产业劳动人口数占就业市场的13%，青岛市还存在较大差距。在青岛市卫生技术人员中，本科学历仅占17%，硕士以上学历不足6%，在全国有影响力的学科带头人和在国内、省内具有领先优势的重点学科较少。特别是在医疗卫生之外健康行业，包括健康管理、老年护理、养生保健等方面专业人才缺乏。其中，受中医培养周期慢、国家对中医在基层全科医生培养重视程度不够等因素影响，中医专业人才数量明显不足。海洋生物制药作为知识密集型产业也同样面临高层次科研人员缺乏的问题。当地培养有关人力需要较长的时间周期，所以，如不能给予相应的政策吸引健康服务业相关专业高素质人员来青，最终会影响健康服务业在短期内的顺利发展。

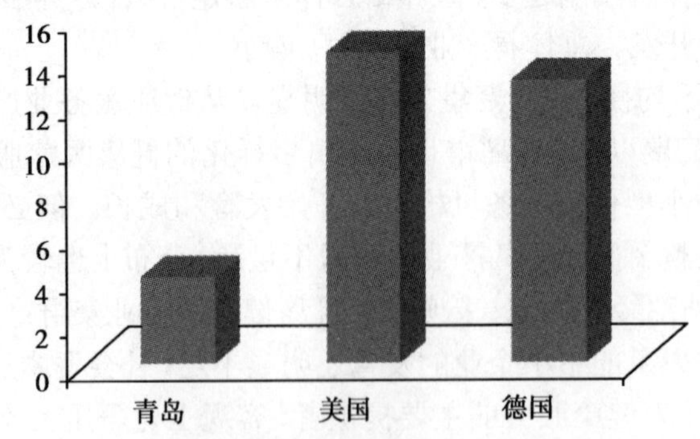

图11　青岛与其他国家健康服务业从业人员占比比较情况（%）

2. 优质医疗资源相对不足，缺乏对医疗服务业态转型升级的牵拉。医疗卫生服务作为健康服务业的核心，是带动牵拉健康服务业发展的主要引擎，而其中优质医疗资源扮演着尤为重要的作用。然而，目前青岛市三级甲等医疗机构数仅有8家，远低于北京和上海的数量，优质医疗资源较匮乏。同时医疗资源分布不均，基层医疗机构严重缺乏医疗资源，严重影响了医疗服务业态的转型。

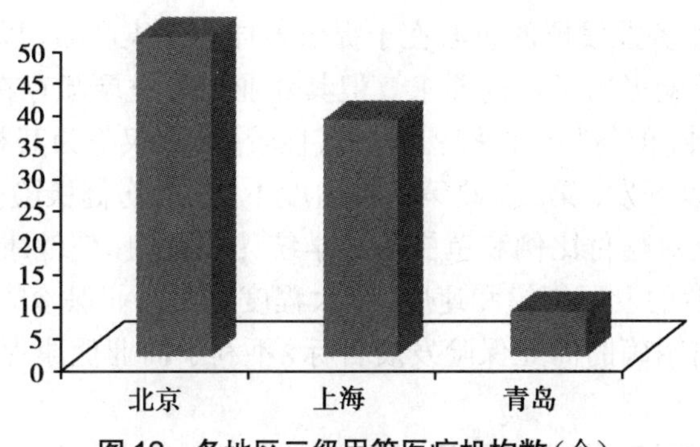

图 12 各地区三级甲等医疗机构数(个)

3. 健康信息化程度有待完善,无法带动健康信息服务新业态发展。在信息化时代,健康服务业的成功发展与信息化程度息息相关。美国等发达国家在健康服务业发展过程中非常重视信息技术(ICT)对健康服务的支撑作用,同时健康信息化本身也成为新的服务业态,是带动经济增长的关键点。

虽然青岛市卫生部门较为重视医疗信息化建设,但在当前健康服务业态亟待升级的情况下,信息建设依然相对滞后,健康信息化服务产品相对单调,仍处于电子病历的规范和信息管理系统整合层面,大量医疗服务信息、支付信息和人群健康信息亟待整合,远程医疗和网络药品销售等新型服务业态也有待开发。

(三)活动领域和主要项目开展面临的问题

1. 养生旅游业发展不充分,缺乏市场竞争力。青岛市养生旅游业作为健康服务业的支撑产业,目前还处于起步阶段,存在旅游产品单一、利用率不高、市场化程度低等问题。一是养生旅游产品单一,不能及时满足旅游者的需求变化。从整体来看,目前青岛市养生旅游产品结构并不合理,疗养基地服务功能单一、文化内涵挖掘深度不够、养生产品更新换代速度慢、缺乏有带动效应的高端养生旅游产品。像理疗、温泉、高尔夫等能够增强旅游目的地吸引力和可持续发展的新态养生产品刚刚起步,竞争力较弱。

同时,随着旅游者旅游需求的变化和提高,旅游产品之间的联合备受青睐,对于复合型旅游产品的优势尚未得到有效挖掘。二是养生资源的综合利用率不高。养生旅游产业链尚未形成,最明显的表现在旅游收入构成方面。目前养生旅游对旅游收入的贡献较低,与其他旅游资源联合不充分。而且尚未形成养生旅游品牌,产品单调,缺乏精品化产品,在一定程度上存在着与广大游客需求脱节的现象。三是养生旅游管理市场化程度低。高端养生单位缺乏市场化运营指导,发展速度过于缓慢。

养生旅游业是综合性产业,关联度高,覆盖面广,但是“疗养院思维”导致这些高端养生单位受到计划经济体制的影响较为深刻,导致服务产品发展失调。在淡旺季中不能很好的配合城市的对外宣传与服务,服务内容弹性比较差,缺乏积极参与市场竞争的意识和能力。四是养生旅游产品缺乏品牌宣传。青岛市养生旅游资源虽然非常丰富,但由于受到体制、机制、意识等方面的制约目前尚未形成一套有针对性的宣传方案。另外,相关部门没有建立完善的协调机制,对于完善养生旅游产业链发展工作尚存在部分漏洞,同时,目前依然缺少对特定目标市场的产品营销计划。

2. 商业健康保险发展面临诸多现实问题。青岛市社会保障体系处于初步探索长期照顾险等养老保险的阶段,养老保障体系尚未完整建立,因此民众医疗消费行为主要依赖健康保险。青岛市健康服务业发展的重心在于提供多样化健康产品，以满足居民多样化健康需求，这对发展商业保险提出了较高要求。但其商业保险发展却存在诸多问题。第一，健康险产品虽接近6千种，但与基本医疗保险替代性较强，或仅作为其补充，一些满足大众和高端需求的险种未得以开发；第二，政策扶持力度不足，挫伤健康险企业积极性；第三，医疗信息基础不佳，缺乏对赔付比例和范围的科学统计和预测，使健康保险面临较大经营风险。青岛市健康服务业的发展规模和速度，很大程度上与商业保险的健康发展有直接的关系，但青岛市并未提出明确的商业保险发展目标，不利于商业健康保险方积极投入服务业建设。

3．重点项目布局不清，产业集群规划有待完善。青岛市创建国家健康服务业发展试验区紧密结合本市空间发展布局和服务业全域统筹发展规划，沿东、北、西岸做业态集群发展布局。虽然试验区初步规划方案中对基本医疗服务体系业态转型和升级有明确的设计思路和全域统筹的布局安排，但对于各区域多样化健康服务布局尚缺乏说明，尤其对于各个产业集群间的关系和联动机制设计以及业态发展的目标和规模，未形成详细的规划内容。

三、青岛市创建国家健康服务业试验区的机遇分析

（一）新一轮经济结构调整为健康服务业发展带来创新机遇

当前我国人均GDP已达到6000美元。根据世界银行对全球国家经济体的研究，我国已迈入中等收入水平这一特殊发展阶段，经济发展面临挑战，需要找到更好的发展道路。青岛市经济经过十多年的高速增长，进入新一轮的结构调整和转型，高污染、高耗能的资本密集型产业和出口导向型的劳动密集型产业迫切需要向技术密集型产业转变。

“十二五”期间，我国已进入工业化的中后期，工业面临着综合要素成本上升、环境资源约束和增长空间受限的挑战，整个经济社会发展进程以推动经济发展方式转变为主题，服务业的地位变得更为重要和突出。十八届三中全会后对产业结构调整提出了进一步要求，需要从过去片面注重生产环节向注重生产和服务环节相结合的方向转变，从“卖产品”向“卖服务”转变，从“中国制造”逐步向“中国服务”转型。经济转型需要提高服务产业。中国在服务业消费所占比重严重偏低，需增加服务业消费所占比重。

研究表明，健康产业收入分配弹性较高，健康产业正在成为服务产业发展的重要抓手，大力发展健康服务业对促进经济转型升级起着重要作用。青岛市正处于蓝色经济跨越式发展期，注重产业结构的调整，给本市健康服务业转型发展提供了机遇。

（二）中央和地方政府政策推动为发展健康服务业带来强劲动力

2013年国务院印发《关于促进健康服务业发展的若干意见》，明确指出要在保障人民群众的基本医疗需求基础上，充分调动社会力量，扩大供给、提高消费能力，多措并举发展健康服务业。

作为国家综合配套服务业试点，青岛市从2011年起出台了系列配套第三产业发展政策和措施，2009—2013年间先后出台了有关服务业发展的文件37部，涵盖科技、信息、养老服务、旅游产业、保险业等有关健康服务业的各个领域，为青岛市发展健康服务业奠定了良好地政策基础。

青岛市积极试点健康服务业，将市南区作为先行试点区，专门成立了市南区健康产业规划领导小组，组长由区长担任，副组长由发改委、旅游局、文化局等各大部门负责人担任，由政府主导健康产业发展工作。政府的大力支持为健康服务业带来了强劲动力。

（三）经济快速发展和产业结构调整是健康服务业发展的强大助推器

青岛市是我国北方地区重要的经济中心城市之一，依托优越的地理位置和人文环境，青岛的国民经济快速增长，综合实力不断增强。经过30多年的改革开放和产业结构调整，青岛已成为中国十大最具经济活力城市。2012年全市生产总值7302.11亿元，财政总收入2449.69亿元，公共财政预算收入670.2亿元，城市居民人均可支配收入32 145元，农民人均纯收入13 990元。一、二、三次产业比例为4.4∶46.6∶49.0，第三产业比重逐年上升，已成为青岛市未来发展的重要支柱。

2011年1月4日，国务院正式批复《山东半岛蓝色经济区发展规划》，这是我国第一个以海洋经济为主题的区域发展战略，此战略规划将对青岛海洋经济及至整个经济发展都是一个重要机遇。

另外，环渤海经济圈的快速发展对青岛健康服务业也是重要机遇。环渤海经济圈狭义上指中国辽东半岛、山东半岛、京津冀为主的环渤海滨海经济带，包括北京、天津、大连、青岛等北方重要城市，目前环渤海经济圈经济总量约占全国的1/5[41]。在国家发展“十一五”规划中，明确提出来将渤海经济圈作为继长三角、珠三角之后的第三极，并给予很多政策支持。

（四）居民消费结构的调整，对健康服务业有着巨大需求

健康服务业包括健康管理，比如人们强身、养生；医疗卫生；护理养老，比如康复、护理、养老等，其把发展路径从以医疗服务为中心的概念进行前移与后延，将大量资源用于没有生病的健康服务，以健康服务为中心，可以满足群众对健康的多样化需求。根据国际经验，当一个国家或地区的人均GDP达到2000美元时，服务业就会进入快速发展阶段。2012年青岛市人均GDP达到82 762.2元，折合13 167.16美元，高于全国人均水平。随着居民消费能力的提升，普通百姓对服务业的依赖和需求日益高涨，这为健康服务业带来了难得的发展机遇。

同时，慢性病和老龄化社会的加剧，形成了健康服务业的巨大需求。2012年，全市人均期望寿命80.71岁，孕产妇死亡率为8.46/10万，婴儿死亡率3.20‰；居民死亡的前五位死因依次是心脏病、恶性肿瘤、脑血管病、呼吸系统疾病、伤害，慢性非传染性疾病依然是危害全市居民健康的主要问题。至2011年底，青岛市60岁以上老年人口138.8万，占总人口的18.1%[42]。到2016年青岛市老年人口达到约164.3万人，2020年约193.4万人，2040年约301.6万人，占比达到27.6%。各类人群，特别是老年人对健康服务业有着巨大的现实需求和潜在需求。此外，青岛市有常住外国人口20多万，其经济状况好，期望在中国能受到与母国一致的良好健康服务，因此对青岛市发展健康服务业有着较强的需求。

（五）符合中国特色旅游业的发展定位，养生旅游业拥有良好机遇

随着居民消费水平的逐年提高，旅游成为国民生活中不可或缺的部分。2012—2014年的我国旅游主题分别是“快乐健康游”、“海洋旅游年”和“智慧旅游年”。国民休闲健康意识的增长和国内外游客旅游需要层次的提升，越来越多的旅游者对于走马观花、疲于奔命的旅游方式已经感到厌倦，对于能够充分放松身心、陶冶情操、增长知识的休闲养生旅游表现出极大的兴趣，旅游不再是“花钱买罪受”，而成为实现自我、享受生活的重要途径。青岛养生健康旅游业的定位，顺应了国家对旅游业的指导方针，同国家的经济发展相适应，也比较好的考虑了国际旅游的实践和发展的潮流。目前，以青岛CHINA公社为代表的具有中国特色的中医健康文化体验游已显示出健康产业集群的势头。这使养生旅游业的主旨与全国

的旅游产业发展大环境更加契合。

四、青岛市创建国家健康服务业试验区面临的相关挑战

（一）市场定位不明确

从全国范围来看，北京、上海、广州、深圳等特大型城市的健康服务业都起步较早，且地方政府对健康服务业的发展非常重视，其中北京和上海已在打造具有国际水平的医疗园区或健康服务产业园区，其健康服务产业集群的发展态势已十分超前。作为全国综合实力最强的地区，以上城市拥有丰富的发展健康服务业的资金、技术与人力资源，以及最重要的政策优势。这些都使得青岛在发展健康服务业领域面临着激烈的市场竞争环境。目前看青岛市健康服务业发展尚未形成明确的市场定位，不清楚在全国及全球健康服务业市场的站位情况，未摸清多样化健康的市场需求，因此不利于产业的合理规划布局，也会妨碍产业集群的有效集结。

（二）健康服务业发展目标与第三产业发展目标存在脱节现象

健康服务业作为第三产业的重要组成部分，其发展目标理应与第三产业的发展目标遥相呼应，但目前青岛市健康服务业在发展目标上与第三产业存在脱节的问题。当前，青岛市发展健康服务业更侧重于提高人民群众的健康水平和幸福指数，而作为推动经济社会持续发展的重要力量笔墨较少，而第三产业的发展更侧重于对经济社会的拉动作用。

（三）产业链规划布局有待完善

健康服务业主要包括医疗服务、健康管理与促进、健康保险以及相关服务，涉及药品、医疗器械、保健用品、保健食品、健身产品等支撑产业，覆盖面广，产业链长，是一个综合性和关联性较强的产业。青岛市目前相关业态缺乏互动合作和资源共享，缺乏统一的规划和通盘考虑，应有的产业关联和产业波及效应没有很好的释放。

从健康服务层次上看，青岛市健康服务业机构单一，主要集中于基本健康服务，中高端健康服务市场份额小，知名品牌少，产业带动作用小，特别是高端健康服务业存在较大的市场空白；从健康服务市场类型来看，主要集中在健康体检、足浴保健、中医医疗旅游、品尝药膳等方面，并没有真正满足各层面消费者对放松身心和追求精神需求的高层次需求。

（四）缺乏落实试验区创建工作的组织实施机制

青岛市设立国家健康服务业试验区项目是一项十分复杂、庞大、周期长的工程，这就需要青岛市政府、人力社会保障局、发改局、卫生局通力合作形成合力。当前，青岛市设立健康服务业试验区虽已受到政府重视，且成立了市长牵头的领导小组，但工作推进仅依赖卫生，并未形成行之有效的组织实施体制机制，缺乏有效的监督约束，难以联合多部门高效推进试验区创建工作。

（五）其他挑战

1. 思想观念更新不到位　加快健康服务发展的最大障碍来自思想观念跟不上健康服务业发展的需要。发达国家的健康服务业体系已基本成熟，并在国家经济发展中占很大比重。而我国健康服务业的业态形式虽然出现较早，但直到2013年才正式提出健康服务业的概念，且对健康服务业的基本概念、构成要素与业态形式的准确定位还处在探索阶段，我国上至政府官员下到地方百姓对健康服务业的认知还处在概念认知阶段，部分决策者没有把发展健康服务业放在构建和谐社会、转变经济增长方式、优化产业结构、提高产业国际竞争力的战略地位上来，与健康服务业的蓬勃发展态势很不相称。如对健康服务业的相关认知不进行及时更新，势必会对其未来发展形成阻碍。

2. 体制障碍和法律政策滞后　虽然在国家服务业综合改革试点项目的带动下，青岛市在服务业领域的发展已走在了全国前列，并取得了巨大成就。但青岛市服务业的增长点还主要在餐饮、商贸等传统服务业上，许多新兴服务业领域还存在政策性壁垒和垄断现象，特别是由于健康服务业的业态形式出现较晚，许多历史遗留问题严重制约行业发展，同时，健康服务业相关行业的规范化程度低，相关的法律政策体系不够健全和配套，存在市场作用不明显、竞争不充分、竞争秩序较为混乱等问题。其结果必然会使本应具有广阔市场的健康服务业缺乏足够的发展活力。

3. 突发自然灾害和其他不可预见环境变化阻碍试验区创建工作　近年来，全球范围内报道的各种极端天气和自然灾害的发生比较频繁。从历史监测数据来看，青岛市发生重大突发自然灾害的可能性虽然较小，但一旦发生则将带来十分巨大的危害，严重阻碍试验区创建工作。

五、目标及结果可实现性分析

综合分析青岛市创建国家健康服务业试验区在产业基础、投入及投入保障和主要活动领域及项目实施的技术保障方面的优势、劣势和机遇与挑战，初步判断认为青岛市已具备创建国家级健康服务业试验区的综合技术能力，可以实现其设定的大多数健康服务业发展预期结果和最终目标。

（一）预期结果的可实现性

第一，青岛市的经济实力与服务业发展空间巨大，区位与地缘优势明显，前瞻的城市发展战略、强大的市政功能、迅猛的城镇化速度及雄厚的海洋制药业发展基础等均为青岛市申请建立国家综合改革配套试验区创造了良好的先决条件。在持续的经济、社会发展带动下和有力的政策支撑保障作用下，可确保健康服务业发展环境的不断优化。

第二，青岛市医改四年过程中对基本医疗服务体系不断完善，为医疗服务能力提升提供了扎实基础，在其创建健康服务业发展试验区思路中提到了将对医疗服务业态进行改革和创新，包括改革医疗服务提供模式和医疗服务评价模式等措施，这些举措对提升医疗服务水平提出了新的要求。结合目前青岛市卫生投入力度和投入保障措施判断，若青岛市卫生局及相关部门能够落实有关改革措施，定能较大地提高本市医疗服务能力。

第三，青岛市健康保险业发展面临前所未有的政策机遇，同时其发展基础较好，有望在短期内有较大的发展。而商业健康保险将在健康服务业发展过程中发挥极大的作用，通过购买多样化健康服务，满足居民多样化健康需求。随着青岛市政府、保监部门及卫生部门对商业健康保险扶持力度的增加，以及居民健康意识和健康素养的提高，商业健康保险将获得较大发展。与此同时，随着商业健康保险的发展，必将牵动健康管理和促进服务水平的提高。但需要注意的是，健康管理和促进还需要医疗、体检及养生等机构通力协作来实现，并形成完整的生命周期健康管理机制。

第四，目前青岛市非常重视老年护理体系的建设，已投入大量人力、财力和物力，而医养结合和养护结合的服务也被民政局和市政府列入重要工作内容。在这样的背景下，青岛市建立老年健康护理服务体系应该可以如期实现。

第五，青岛市具有丰富的养生和旅游业资源，这些将对本地健康旅游业发展提供良好的基础。随着青岛市服务业总体水平的提升，将拉动包括旅游业在内的服务业发展，如青岛市卫生部门与旅游部门能够协同规划健康旅游业发展的项目，将极大推动青岛市健康旅游业市场的建立与完善。

第六，健康服务主要的支撑产业包括医疗教育、药品批发零售、医疗信息化、医疗相关商业服务等，甚至包括医药、保健品和康体产品制造业等。目前青岛市尚未在试验区创建方案中对支撑产业发展作明确说明，但结合国际经验判断，随着青岛市健康服务业规模的扩大，必将对支撑产业发展产生较大推动作用。

综上，结合《青岛市创建国家健康服务业试验区主要思路》，对其背景、投入和保障机制、主要活动领域及重大项目的技术能力的优缺点进行分析，判断其所列出的7个主要的预期结果具备可实现性。

（二）预期目标的可实现性

从产业发展规模和潜在能力看，青岛市2018年初步建立健康服务业体系的目标可以实现，结合经济可行性分析结果，保守估计健康服务业总产值规模预期2018年将达到千亿，并成为推动青岛市经济社会持续发展的重要力量。

从需方角度看，2020年健康服务业应能基本满足人民群众多层次健康服务需求，有效提高居民健康水平。

从产业链布局和发展情况看，青岛市有望打造高端医疗、健康管理、中医药服务等方面知名品牌并形成国际影响力，形成2～3个可持续发展的健康服务产业集群。目前最有潜力实现的是疗养康复产业集群和高端医疗服务产业，因为两个产业已形成产业规模，在国内市场打出了知名度，下一步需要推进国际市场的开发，最终形成国际影响力。另外，医疗旅游产业的发展潜力也非常巨大，一方面青岛市旅游业基础好，作为服务业的重点领域，倍受政府重视，“十二五”期间每年投入上亿元开发重点项目，医疗旅游项目如能通过可行性论证，则有望成为旅游业发展的抓手型项目；另一方面，随着青岛市高端医疗服务产业和康复疗养产业的发展壮大，医疗旅游业将被逐渐带动起来，满足国内外医疗旅游市场需求。

国家卫生计生委卫生发展研究中心

青岛市卫生局

表2 青岛市创建健康服务业试验区的技术可行性SWOT分析结果

<table>
<tr><th>层次</th><th>优势（S）</th><th>劣势（W）</th><th>机遇（O）</th><th>挑战（T）</th></tr>
<tr><td>背景</td><td>经济实力强，服务业潜力大；区位地缘良好；发展战略前瞻；文化浓厚，旅游资源丰富；城市功能强大；城镇化带动作用大；海洋医药制造业发展迅猛</td><td>规模小、比重低；产业链窄短；内部不均衡，聚集效应差；多样化健康服务发展动力不足</td><td rowspan="4">经济结构调整；政策推动；经济发展，产业结构调整；消费结构调整，需求大；中国特色旅游业的定位</td><td rowspan="4">市场定位不明确；健康服务业与第三产业目标脱节；产业链不完整；缺乏组织实施机制；其他（思想观念落后，体制政策滞后、突发自然灾害等）</td></tr>
<tr><td>投入</td><td>市卫生投入力度大，保障措施强</td><td></td></tr>
<tr><td>投入保障措施机制</td><td>医疗卫生基础设施完备；健康服务人力充足；卫生信息化水平高</td><td>高素质人员不足；优质医疗资源不足；健康信息化有待完善</td></tr>
<tr><td>活动及项目选择</td><td>基本医疗服务体系完善（基药制度完善、基层医疗机构一费制、5分钟和1小时就医圈建设、农村医疗保障水平提升）；中医药保健发展迅速；养老成体系；康复发展迅猛；疗养资源丰富；商业健康保险基础良好</td><td>养生旅游业发展不足；商业健康保险问题诸多；重点项目布局不清，集群规划待完善</td></tr>
<tr><td colspan="5">目标可实现性（判断结果的可实现性）</td></tr>
<tr><td>目标1</td><td colspan="4">可实现（参见经济可行性分析报告）</td></tr>
<tr><td>目标2</td><td colspan="4">可实现（参见经济可行性分析报告）</td></tr>
<tr><td>目标3</td><td colspan="4">可基本满足群众多层次健康服务需求</td></tr>
<tr><td>目标4</td><td colspan="4">可打造知名品牌形成国际影响力，产生2～3个产业集群</td></tr>
</table>

附件 6：

青岛市创建国家健康服务业试验区预评估项目经济可行性分析报告

青岛市创建国家健康服务业试验区是一项重大的改革举措，对青岛市第三产业发展提出了具体要求，必将对青岛市经济和社会发展产生深远影响。

基于前期政策和技术可行性分析，本报告通过研究青岛市创建国家健康服务业试验区的经济基础、投入保障、需求情况与经济和社会收益，对青岛市健康服务业发展规模和影响范围进行了综合分析判断。

根据分析结果，本报告认为青岛市创建国家健康服务业试验区有突出的区位优势和雄厚的经济发展基础，在创建蓝色经济领军城市和实现服务业跨越式发展的市级经济社会发展目标下，2018 年青岛市健康服务业产值将逾千亿，创造 30 万社会就业岗位，成为服务业支柱行业和市生产总值增长的重要驱动器。

然而，青岛市发展健康服务业也面临相关的产业布局和业态规划问题，特别是商业保险和健康信息化等重要业态领域还缺乏有效的发展目标，可能会影响其对健康服务业产值增长带动效应的全面发挥。

一、经济可行性分析理论框架

综合国内外研究，对健康产业的界定和分类一般包括三种视角：一是以三次产业划分的视角，从大健康的概念去理解，认为健康产业是与健康紧密相关的制造与服务产业体系；二是从健康产业链的角度，将健康产业划分为前端、传统和后端产业，分别达到维持健康、修复健康和促进健康的目的；三是从健康消费需求和服务提供模式角度出发，认为健康产业可分为医疗性和非医疗性健康服务两大类，并在此基础上做进一步划分[43]。

中外学者普遍认为健康服务业包括医疗卫生服务业和健康管理服务业两大部分[44]。

根据国家健康服务业发展政策，健康服务业以医疗服务为核心，以健康管理与促进、健康保险为发展重点，涉及医药保健品生产等支撑产业。国家政策的提法是从大健康概念出发，在当前国家经济转型和产业结构调整背景下，通过大力发展健康服务业，促进产业结构调整和业态升级，撬动国民经济发展。

健康服务作为特殊商品，具有公共物品和私人物品双重属性。我国当前医改已将基本医疗服务作为基本权利提供给全体居民，并规定了政府在服务提供中的主导作用，因此基本医疗服务是公共物品。由于存在巨大多样化的健康服务需求，如养生疗养和高端医疗需求，因此这些服务呈现出私人消费品的特点，需要通过产业化发展，借助市场力量来提供[45]。

基于上述背景，本文认为健康服务业是健康产业的一部分，内容主要涉及第三产业，包括基本医疗卫生服务核心部分，健康管理与促进及健康保险组成的健康服务业外围层，以及与医药生产等支撑行业密切联系的健康服务业支撑层，包括药品销售流通，健康相关教育培训和健康信息化服务等。虽然我国健康服务业定义将药品、医疗器械等健康产品的生产研发也作为支撑行业计入健康服务业，但本文在经济可行性分析时将暂不考虑药品器械等产品生产对健康服务业产值的直接贡献。

由于健康服务产品兼具公共和私人属性，因此健康服务业的最终收益既包括对国民经济发展的促进和带动作用，也包括服务过程给居民、社会和国家带来的好处，即社会效益。

二、青岛市创建国家健康服务业试验区背景分析

（一）国内外健康业发展背景

截至 2012 年，全球健康产业规模已达 11.8 万亿美元，收益高达 2000 亿美元。从 2000 年到 2010 年，健康产业的消费实现了 5 倍的增长，由 2000 亿增长至 1 万亿美元。据统计，目前全球股票市值中，与健康产业相关股票的市值约占总市值的 13% 左右。

在发达国家，健康产业已经成为带动整个国民经济增长的引擎。过去 50 年来，美国健康产业增加值占 GDP 比重超过 15%，加拿大、日本等国健康产业增加值占 GDP 比重也超过了 10%。

美国是全球健康业发展最好的国家。在美国的健康产业链条中，医疗卫生体系中医院仅占 40%[46]，其余都为非医疗机构。美国医疗服务主要由健康管理组织（HMO）来负责组织和管理。据计，约有 70% 的美国居民享有健康管理服务，70% 享有健康保险[47]。作为美国最大产业之一，健康产业成效显著，2010 年总值达 17 500 亿美元，占美国经济的 17% 以上，预计到 2020 年美国健康产业将占美国经济 25%，其中 65% 是健康服务业，年增速为 70%[48]；2010 年美国健康产业雇员总数为 1400 万人，约占全国就业人口总数的 9%，美国劳动局网站预测 2008—2018 年间健康产业发展将创造 3200 万个就业机会，其中居家医疗护理服务（home healthcare）就业缺口年增速最快，高达 40%[49-50]。

近年来全球健康服务业产值激增[51]，成为健康产业的焦点。美国健康服务业在全球也一直是发展最快的，在服务业占比一直 8% 左右，而同期国际健康服务业占服务业平均比例大致为 7% 左右[52]。预计，美国健康服务业产值 2014 年为 2.8 万亿美元[53]，2015 年将达到 3 万亿美元，同时，居家医疗护理服务、医疗信息和远程医疗等领域将领跑健康服务业发展[54]。

作为健康服务业的新型业态，医疗旅游业在全球的发展速度也令人瞩目。全球欧亚美等超过四十个国家都在积极发展医疗旅游业，医疗旅游患者人数规模达 5000 万人，其中亚洲地区泰国、印度、新加坡和韩国等国家政府积极通过政策引导医疗旅游业发展并取得较好收益。保守估计印度一年有 20 万境外医疗旅游游客，新加坡有 20 万～30 万（占入境游客量近 4%），泰国每年接待医疗旅游人数超百万，仅曼谷一家三级医院 2003 年共接待外国患者 50 万人次[55]。据预测，全球 2006 年医疗旅游业产值达 330 亿欧元[56]，麦肯锡预测 2012 年印度医疗旅游市场市值达 20 亿美元[57]。

我国人口众多，正处于经济社会转型期，随着居民收入及政府卫生投入的增加，健康产业极具发展前景。在消费需求方面，随着我国人均 GDP 迈过 6000 美元，我国居民消费已经进入结构升级时期，以健康为代表的服务消费将持续扩张，健康消费需求将大幅增加。

在人口方面，2012 年我国老年人口数量达到 1.94 亿，老龄化水平达到 14.3%，“老龄化时代”的到来，将进一步释放健康养生等健康产业的市场需求[58]。据统计，2011 年，我国医疗健康产业首发上市的企业就达 28 家，融资金额高至 53.33 亿美元，平均融资 1.9 亿美元；2012 年，我国健康产业规模实现 70 155 亿元人民币，其中，药品流通行业 11 174 亿元人民币，首次突破万亿元，同比增长 18.5%。我国健康产业市场规模到 2015 年将达到 4 万亿～5 万亿，2020 年将高达 10 万亿元[59]。

（二）青岛市发展健康服务业的经济基础

山东省青岛市近年来积极发展蓝色海洋经济、国际健康城、医疗旅游、医疗康复、医疗养生、健康管理、养老服务网和一体化慢性病服务网络，为探索健康产业和健康服务业发展积累了先期经验。“十二五”期间青岛市积极推进各领域改革，为经济社会发展提供了强大

的内在动力和坚实的体制机制保障，使得青岛发展健康服务业试验区具有一定经济基础和优势，但与其他省市及国家相比还具有一定的差距，拥有较大的发展空间。

1. 宏观经济基础扎实　青岛市经济基础较好，产业结构不断调整优化。初步核算，全市生产总值（GDP）自2009年来平均发展速度是14.58%，到2012年达到7302.11亿元，按可比价格计算，增长10.6%。其中，第三产业到2012年实现生产总值3575.47亿元，增长10.5%，占全市GDP的比重由2009年的45.5%增加到48.96%。到2012年，青岛市三次产业比例为4.4∶46.6∶49.0，第三产业占比明显高于全国比例（10.1∶45.3∶44.6），产业协调发展程度较高，为健康服务业发展提供了较好的产业基础。

近年来青岛市经济发展迅速。青岛市人均GDP由2009年的57 251元增加到2012年的82 680元，年均发展速度为13.03%。人均GDP高于全国平均水平，与北京、上海、宁波差距不大，增速高于全国水平（图1、图2）。但第三产业占GDP比重远远落后于北京、上海，说明服务业还存在较大发展空间（图3），可以通过发展健康服务业刺激带动服务业的整体发展，以加大产值增量规模。

2. 蓝色经济跨越式发展优势明显　开发利用海洋生物资源、发展海洋医药与生物制品被公认为是本世纪最有前途的新兴产业之一。党的十八大报告明确提出"提高海洋资源开发能力，发展海洋经济，保护海洋生态环境，坚决维护国家海洋权益，建设海洋强国"。青岛市认真贯彻党的十八大精神，抢抓山东半岛蓝色经济区建设重大机遇，落实市十一次党代会提出的"率先科学发展，实现蓝色跨越"的战略目标，大力推动蓝色经济的发展。

2012年，全年实现蓝色经济增加值1210.54亿元，增长17.2%，其中第三产业增加值544.51亿元，几乎占蓝色经济增加值的一半，增长14.6%；全年实现海洋经济增加值1114.4亿元，增长19.9%，占GDP比重为15.3%，较上年提高1.2个百分点。

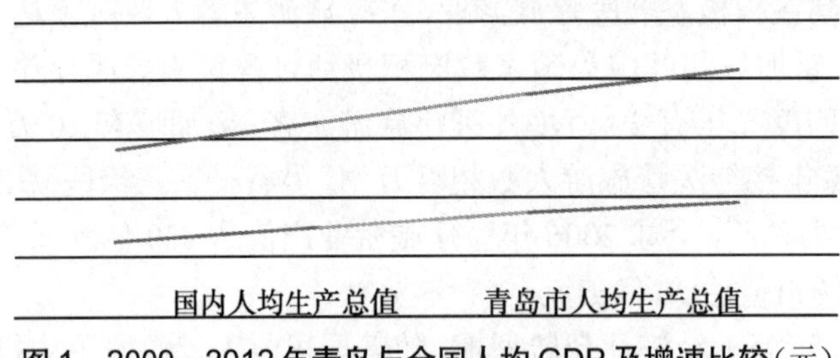

图1　2009—2012年青岛与全国人均GDP及增速比较（元）

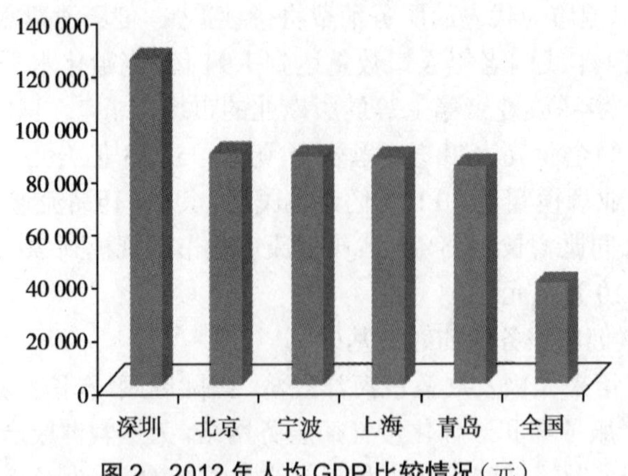

图2　2012年人均GDP比较情况（元）

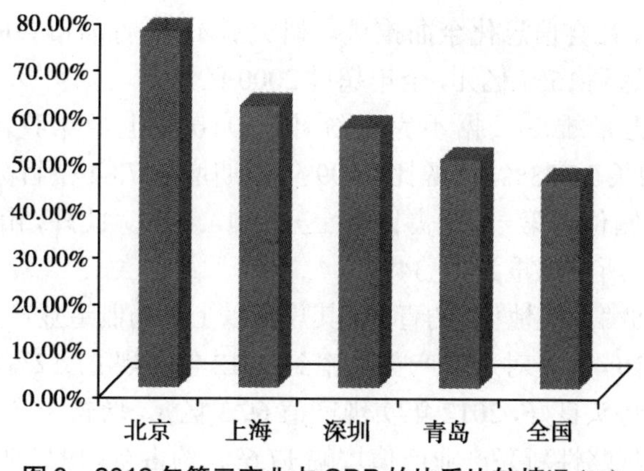

图3　2012年第三产业占GDP的比重比较情况（%）

3. 旅游经济后劲强劲　作为中国首批优秀旅游城市，青岛旅游资源丰富，旅游业已成为青岛经济的支柱产业之一，特别是承借奥运契机以来，万豪、雅高、洲际等国际品牌纷纷进驻青岛，使青岛的旅游业逐步走向国际化。2009～2012年，入境旅游人次数由100万增加到127万，产生的旅游收入高达51.9亿，年均发展速度为11.28%；国内旅游人次数由2010年的4396.65万增加到2012年的5591万，带来高达756亿元的国内旅游收入，年均发展速度为18.31%。

在全球旅游经济低迷时期，青岛依然保持增速，充分展现了青岛旅游经济的强劲后劲，丰富的旅游资源及繁荣的旅游经济为青岛发展医疗旅游业提供了有利契机。

4. 城镇化速度惊人　近年来，青岛市加强新型城镇化建设，城镇化由偏重数量规模增加向更加注重质量内涵提升转变，由偏重经济发展向更加注重经济社会协调发展转变，由偏重城市发展向更加注重城乡一体化发展转变。2012年青岛市城镇化率达67.8%，城镇化质量指数在山东省排第一。“十二五”(2011—2015年)末，青岛城镇化率将提高到74%以上，10年内达到80%左右。预计青岛未来5年将有近70万农民迁入城镇。城镇化程度的不断提高，为健康服务业相关产业集聚提供了有利的市场条件和广阔的发展空间。

5. 城乡居民消费能力提升　2012年青岛市城区居民人均可支配收入由22368元增加到32145元，年均发展速度12.85%；农村人均纯收入由原先的9249元增加到13990元，年均发展速度为14.79%。储蓄存款额由2527.87亿元增加到3757.60亿元。收入及储蓄存款的增加说明青岛市城乡居民具备较强的购买力，随着居民保健意识的提升，其对健康服务的消费能力也将增加。

表1　2012年城镇居民人均可支配收入和人均储蓄额比较

城市	青岛	北京	上海	深圳	全国
人均可支配收入（元）	32145	36469	40188	40742	24564.7
居民储蓄总额（亿元）	3757.6	22298.6	20247.24	29662.4	29508

6. 产业信息化迅猛发展　近年来，青岛市信息产业发展迅速，可为健康服务业今后的发展提供有效保障。青岛市先后被授予国家电子信息产业基地、国家（青岛）通信产业园和国家（青岛）家用电子产品产业园，成为电子商务、电子政务、企业基础信息交换、金卡工程RFID应用等试点城市。“十一五”时期，信息化基础设施建设完善，经济信息化成效显著，

政务信息化成绩突出，社会信息化全面推进。研究显示[60]，青岛市2009年电子信息产业前三季度主营业务收入达到1557亿元，全年超过2000亿元。

7. 医药制造业力量雄厚　据不完全统计，2010年上半年我国医药工业总产值为7708.38亿元，同比增长25.23%，增幅比2009年同期增加7.84个百分点。其中，山东省的医药工业总产值在全国位列第一，所占比重上升到14.17%。此外，山东省的医药工业销售收入在全国位列第一，所占比重为14.34%。

处于全省医药行业“龙头地位”的青岛，其规模以上医药制造业产值2012年规模达96.5亿元，年平均增速达20.42%，对总资产贡献率到2012年实现21.12%（详见表2）。其中，海洋生物医药产业发展势头良好，2012年实现产值69.3亿元，增长35.5%，远高于规模以上工业产值增幅15.1%和战略性新兴产业产值增幅17.6%，约占全国的15%。

医药产业发展为青岛健康服务业的发展提供了经济支撑和带动，尤其对于药品零售和批发业、商务服务业、物流等产业领域有极大的促进作用。

表2　青岛市2010—2012年规模以上医药制造业发展情况

相关指标	2010年	2011年	2012年	平均发展速度（%）
总产值（万元）	665 736	798 126	965 373	20.42
主营业务收入（万元）	644 409	719 509	873 346	16.42
总资产贡献率（%）	17.19	22.06	21.12	10.84
资产负债率（%）	36.45	27.05	30.06	-9.19
流动资产周转次数（次/年）	1.66	2.15	2.25	16.42
工业成本费用利润率（%）	15.24	17.91	15.53	0.95

三、青岛市发展健康服务业的投入保障

（一）国家投入保障政策

近年来，国家对经济转型和产业结构调整的关注度不断提升，不断建立和完善投入保障政策，为各地发展健康服务业提供了较强的政策保障。2007年至今，国家在医疗健康方面的宏观投入不断增加，年平均增长率为12%～15%[61]，2013年卫生总费用达到2.78万亿。2013年9月国务院出台《关于促进健康服务业发展的若干意见》（国发〔2013〕40号）提出到2020年，基本建立覆盖全生命周期、内涵丰富、结构合理的健康服务业体系健康服务业，总规模达到8万亿元以上，成为推动经济社会持续发展的重要力量。国务院在《关于加快发展养老服务业的若干意见》（国发〔2013〕35号）中提出要积极应对人口老龄化，加快发展养老服务业，不断满足老年人持续增长的养老服务需求。

（二）地方投入保障政策

2011年青岛人民政府出台《关于促进服务业跨越发展的意见》，提出2015年服务业增加值达到5700亿元，年均增长15%以上，占全市生产总值的比重达到57%，力争达到60%以上，年均提高2个百分点以上的目标。服务业将吸纳城乡新增就业50万人左右，占全部城乡新增就业的70%以上。

青岛市“十二五”期间推进总投资7000亿元的550个市级服务业重点项目[62]，其中卫生领域投入4个项目，共计50亿元，占总比例的7%。与健康服务业直接相关的旅游业、软件与信息服务业、体育服务业、居民服务业、教育培训业等总投资为2570亿元，共计投入健康

服务业及直接相关行业2620亿元，占总投资的37.42%。

表3 “十二五”规划建设的550个市级服务业重点项目

产业	项目数量（个）	总投资（亿元）
现代物流业	70	300
旅游业	115	2100
商贸流通业	120	1000
科技服务业	27	300
软件与信息服务业	30	360
文化创意产业	53	550
房地产业	113	2200
会展业	3	30
体育服务业	2	20
居民服务业	10	50
教育培训业	3	40
医疗保健业	4	50
合计	550	7000

在大力发展服务业同时，青岛也大力发展服务业相关支撑产业，成为发展服务业有效的支撑机制。

青岛推进建设东北亚国际航运综合枢纽、区域性国际航空枢纽和国际物流中心及国际海滨旅游度假中心。为更好的吸引外资及扩大对外交流。2013年青岛与巴塞罗那等三个城市缔结国际友城关系，与日本京都、韩国釜山成为经济合作伙伴城市，2009年增开了青岛至日韩的国际航线，2013年开通了青岛至法兰克福和洛杉矶国际航线。2008年青岛市出台《关于加快青岛市航运企业发展的若干意见》，对航运企业税收、用房等给予资金优惠。2012年青岛市港口和集装箱吞吐量分别达到4.1亿吨、1450万标准箱。青岛市充分发挥民间投资在增强经济发展活力中的重要作用，在青政办发〔2009〕40号文中提出进一步放宽民间投资在注册资本和投资方式准入条件，加大民间投资的金融支持力度。

青岛市重视旅游业发展，在青发〔2010〕11号文中提出要加大政府旅游投入。从2011年起，每年安排市级旅游产业发展专项资金1亿元，主要用于旅游设施完善、公共服务平台建设、城市旅游品牌培育、旅游宣传促销、扶持旅行社发展等方面需求。

青岛市重视中医药事业的发展，在《关于扶持和促进中医药事业发展的意见》青发〔2011〕4号文中提出各区市政府要依法设立中医事业发展专项资金，并根据经济发展和财政收入的增长逐年增加，卫生投入要优先向中医事业倾斜。

在海洋经济方面，青岛市拟以总投资5385亿元的204个重点项目为抓手，加快构建以蓝色高端新兴为特色的现代产业体系，其中包括蓝色生物医药产业园等八个海洋特色园区，以增强海洋资源开发利用能力。

（三）健康服务业预期投入规模

2012年青岛市地方财政支出为765.98亿元，2009—2012年平均增长速度为21%，青岛市提出至2016年政府卫生投入占公共财政预算支出比例从现在的4.03%逐步提高到7%，平均增长速度为1%，按此推算得到青岛市财政支出与卫生投入估计表。

表4　青岛市未来8年财政支出与政府卫生投入估计表(单位：亿元)

年份	财政预计支出	政府卫生投入
2013	926.84	37.35
2014	1121.48	56.07
2015	1365.99	81.96
2016	1641.96	114.94
2017	1986.77	158.94
2018	2403.99	216.36
2019	2908.83	290.88
2020	3519.68	387.16

与此同时，基于在旅游业、金融业、信息技术服务业的投入规模及趋势，青岛市可有效开发医疗旅游、健康保险、健康服务信息化等健康服务业外围和支撑产业，使其成为健康服务业的潜在投资来源。

四、青岛市发展健康服务业的市场需求分析

寻找到市场需求，就能打开发展新空间；创造出市场需求，就能开辟财富新蓝图。青岛市巨大的市场需求，刺激了健康服务业的发展，并将为其带来巨大的发展空间。

(一) 医疗需求

2008年青岛市居民两周患病未治疗率为9.9%，远高于北京及上海，详见图4。2009—2012年青岛市医疗机构门诊总诊疗人次数4年间几乎翻番，从2268万增加到4349.18万，年均增幅达24.24%，各级各类医疗机构入院人数从80.41万人增加到113.19万，年均发展速度达12.07%。

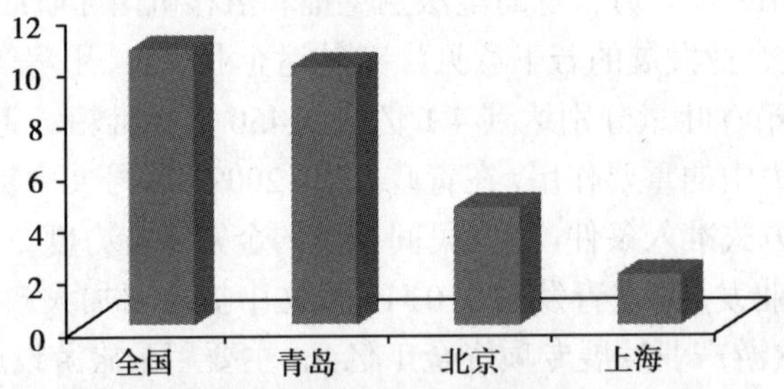

图4　两周患病未治疗率比较情况(单位：%)

同期，医疗收入也不断增加，从26.61亿元增加到42.32亿元，年均发展速度达16.73%(表5)。不断扩大的医疗需求将促进医疗收入的增加，预计，到2018年青岛市医疗收入可达108.56亿元。

表5　青岛市2009～2012年医疗服务提供及医疗收入情况

相关指标	2009年	2010年	2011年	2012年	平均发展速度(%)
门诊总诊疗人数(人次)	22 680 007	24 291 173	39 938 060	43 491 824	24.24
入院人数(人次)	804 089	875 381	961 520	1 131 944	12.07
医疗收入(万元)	266 088.38	315 856.88	342 076.49	423 183.996	16.73

然而，2012 年城乡人口医疗保健年均支出额分别为 1149.45 元和 487 元，城镇居民医疗保健支出额较高，但农村居民医疗保健支出额偏低，甚至低于全国平均水平（见图 5）。农村居民占青岛总人口数的 63.82%，其医疗保健需求仍存在巨大发展空间。

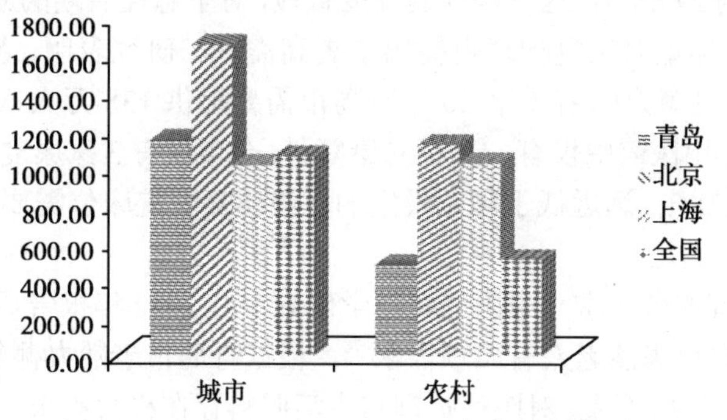

图 5　2012 年青岛市城乡人口医疗保健支出情况（元）

数据来源：《2013 年青岛市统计年鉴》、《2013 年中国统计年鉴》

（二）多样化健康需求

1. 营养保健需求　随着居民收入增加和保健意识的提高，对营养和保健品的投入将进一步增加。发达国家经验显示：人均 GDP 达到 1500～3000 美元，营养保健产业就会崛起。而青岛 2012 年人均 GDP 达 82 680 元人民币（约合 1.37 万美元），说明青岛目前理应进入营养保健业的快速发展期[63]。而目前城乡居民医疗保健支出占消费支出比重仅为 5.6%，远低于其他城市（图 6），保健品支出更是微乎其微。可见，青岛营养保健有巨大潜在市场需求。

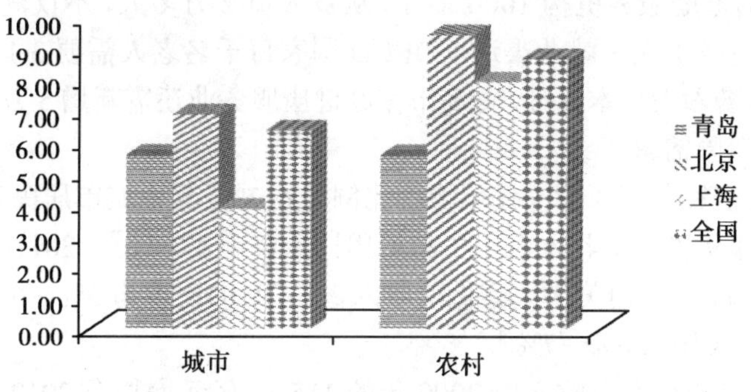

图 6　2012 年城乡医疗保健支出占现金消费比例（%）

2. 养老服务需求　2010 年我国 60 岁以上人口比例为 12.4%，日本为 30.7%[64]。到 2030 年，中国人口老龄化程度将超过日本，成为全球老龄化程度最高国家，2050 年将进入深度老龄化阶段，对于健康和保健的需求将大增[65]。

青岛市是全国人口老龄化进程快、高龄人口比例大的少数城市之一，面临老龄化的严峻挑战和多样化养老需求。目前，60 岁以上老年人口 138.8 万人，占户籍总人口的 18%，其中 65 岁以上老人 94.62 万人，占比为 12.30%。到 2015 年末 60 岁以上老年人口数将达到 160 万人，占户籍人口比例达 20%，到 2020 年将增加为 193.4 万人，2040 年为 301.6 万人，占比超过 27.6%，超过日本目前老龄化水平[66]。

日本 2007 年养老支出占 GDP 比重已达 10.1%，占财政支出比重达 27.9%[67]。参考日本比例估算，青岛市养老业的年产值约为 730 亿元人民币。

3. 康复护理需求　随着医学模式由传统的生物医学模式转变为生物 - 心理 - 社会综合医学模式，对居民健康状况影响最大的疾病也由传染性疾病向慢性非传染性疾病转变[68]。青岛市前五位死亡疾病分别为恶性肿瘤、心脏病、脑血管、伤害及呼吸系统疾病，其中心脏病死亡率占总死因的27.88%。这些慢性病高度致残，对于急性后期的康复护理需求较高。

同时，老龄化的加重对康复护理也提出了更高需求。研究表明，老年病患者中有50%需要康复医学服务，这就意味着未来20年青岛市需要提供138万人次的康复医疗服务[69]。但目前青岛市8家三甲医院中仅有一半设立康复科，全市仅有3家康复专科医院，医师不足百人，床位数约为250张，远远低于国家设定的三级康复医院床位需要超300张的标准，康复医疗服务需求有待满足。

4. 长期医疗护理服务需求　中国老龄科学研究中心2012年报告显示：77.1%的城市失能老人和61.8%的农村失能老人有照顾需求[70]。根据青岛市老龄办测算，2013年青岛市城乡失能、半失能老人约26万人，对医疗护理与生活照料存在极大需求。

为满足老年失能人口对医疗服务的需求，青岛市城镇基本医保自2012年实行长期医疗护理保险制度，目前共有244家承担居家护理的定点社区医疗机构、29家承担长期医疗护理的定点老年护理院以及9家承担医疗专护的二级医院。目前有近1万人在床，其中享受医疗专护的有498人，入住定点护理机构的有1269人，居家接受护理的有8867人。一年以来，全市共评估核准享受待遇人员1.3万人次，与定点护理机构结算2.3万人次，护理保险统筹金支付1.08亿元。失能和半失能老人比例约为1∶2，按照10%失能老人需要医疗照顾的比例测算，城镇基本医保护理保险支出将翻一番，即2亿元人民币[71]。

同时，青岛市积极推进家庭健康服务业的发展，推动日间照护的开展，截至2011年，青岛具有一定规模的家庭服务机构1000多家，从业人员2万多人，不仅满足市民的医疗、康复、护理需求，也有效扩大了就业渠道。OECD国家每千名老人需要3.1个护工，而日本则需要39名护工[72]，若参考日本标准，青岛市家庭健康服务业还需新增5万个岗位。

（三）商业健康险需求

2010年，我国居民购买商业医疗保险的比例为6. 3%，其中城市居民为6. 0%，农村居民为6. 4%，商业健康保险保费收入占卫生总费用比重仅为3.39%[73]。2011年我国商业保险收入占GDP的0.16%，而同期美国健康保险收入占GDP的比重为5%～6%，德国、澳大利亚为8%～9%，日本、英国为6%～7%[74]。

初步核算，青岛市保费总收入由2009年的115.31亿元增加至2012年的160.29亿元，年均发展速度为11.6%。根据青岛市保监局提供数据，2012年本市健康保险保费收入为9.89亿元，占市生产总值（7302.11亿元）的0.135%，占保费总收入的6.17%。2009—2012年健康险保费收入年均增长13.76%，而同期全国增长率为16.5%[75]。由此可见，青岛市健康保险保费收入偏低，有巨大发展空间，按2018年达到美国比例测算，健康保险保费收入将达900亿元人民币。

五、青岛市创建健康服务业试验区潜在收益分析

关于国家综合配套改革试验区的绩效评价、理论研究和一些地方实践显示，改革试验区收益一般分为经济收益和社会收益两大部分[76]，前者指经济主体行为产生的经济利润，后者指经济主体的经济行为给社会带来的效益。

（一）经济收益分析

通过梳理国务院关于发展健康服务业的相关政策要求，并分析我国国民经济核算体系

中与健康服务业相关的统计项目，我们将健康服务业产值统计口径划分为核心层、外围层和支撑层三部分。

第一部分核心层为医疗服务业务领域，在国民经济统计口径中对应“医疗卫生服务业(Q83)”，包括医院、社区医疗与卫生院、门诊部(所)、计划生育服务活动、妇幼保健院(所、站)、专科疾病防治院(所、站)、疾病预防控制中心和其他卫生活动(Q831-839)。

第二部分外围层是健康服务业重点发展的、与医疗服务核心链条直接相关的新型业态部分，包括健康保险、多样化健康服务和健康文化三部分。

其中，健康保险对应国民经济核算体系中的“健康和意外保险”(6812)、“财产保险”(6820)、“再保险”(6830)、“保险监管服务”(6860)和“其他未列明保险活动”(6899)中与健康保险相关的业务内容，以及“社会医疗保险”(9300)。

多样化健康服务包括国民经济统计口径里的“干部休养所”(8411)、“护理机构服务”(8412)、“精神康复服务”(8413)、“家庭服务”(7910)、“保健服务”(7960)、“老年人、残疾人养护服务”(8414)。多样化服务还包括健康体检，其对应国民经济统计中“社会经济咨询”(7233)和“其他专业咨询”(7239)中与营养健康、心理和医疗医药相关的咨询服务。另外，“休闲健身”(8830)和“理发及美容服务”(7904)中的医学美容服务也属于多样化健康服务范畴。

健康文化指健康相关的文化产业，主要包括“新闻业”(R851)、“出版业”(R852)、“广播”(R861)、“电视”(R862)和“群众文化活动”(8770)中与医疗保健相关的部分。

第三部分支撑层，即对健康服务业起支持作用的产业领域，但这里仅包含服务业领域内容，不包含医药生产制造等对健康服务业有支撑作用的第一产业内容。首先包括卫生保健和筹资行政管理可能涉及的“社会团体”(S942)、“基金会”(S943)及“国际组织”(T960)；其次包括批发和零售业，如“西药批发”(5151)、“中药批发”(5152)、“医疗用品及器材批发”(5153)、“营养和保健品批发”(5126)、“营养和保健品零售”(5225)、“药品零售”(5251)、“医疗用品及器材销售”(5252)；还包括“教育”(P)和“职业技能培训”(8291)中与健康培训相关的内容；最后还包括“医学科研和试验发展”(7340)，以及“质检技术服务”(7450)、“科技中介服务”(7520)、“信息传输、软件和信息技术服务业”(I)、“金融业”(J)、“商业服务”(L722—726)及“会议与展览服务”(7292)中与健康服务相关的部分。

根据上述统计口径，向青岛市统计局申请调取相关数据。根据青岛市统计局提供的数据，青岛市健康服务业外围和支撑层收入统计数据有缺失项，地方部门反映有些属于缺乏统计口径项，有些则属于数据未获得项，基于已有数据建立表6。

表6显示，2012年本市健康服务业可测的产业规模为321.65亿元，其中核心层医疗卫生服务业机构数为1263个，总营业收入为180.66亿元人民币，外围层机构311个，总营业收入为129.59亿元人民币，支撑层有医学科研机构57家，总营业收入为5.40亿元(表6)。

同时，青岛市国民经济纳入统计口径的机构数不足，可能导致产值测算偏小。例如，根据青岛市卫生统计年鉴数据，当年总机构数为7337个，而统计部门纳入国民经济核算的核心层实际机构数仅为1263个，因此推断相关部门未将所有医疗卫生相关机构纳入市生产总值统计口径。

鉴于上述原因，我们将根据青岛市国民经济统计口径可得数据，并结合前期投入需求综合分析数据，选取关键指标建立青岛市健康服务业经济收益分析模型。

表 6　青岛市健康服务业产业规模主要核算指标

类别名称	国民经济分类代码	机构数（个）	营业收入（万元）
第一部分核心层		1263	1 806 561.5
医疗卫生服务业	Q83	1263	1 806 561.5
医院	Q831	268	1 310 028.1
社区医疗与卫生院	Q832	397	214 340.6
门诊部(所)	Q833	372	141 056.8
计划生育技术服务活动	Q834	23	9600.1
妇幼保健院(所、站)	Q835	15	18 556.0
专科疾病防治院(所、站)	Q836	20	11 912.5
疾病预防控制中心	Q837	53	34 415.2
其他卫生活动	Q839	115	66 652.2
第二部分外围层		311	1 295 895.7
健康保险			
健康和意外保险(其中健康保险服务)	6812		98 900
社会医疗保险(“社会保障”其中基本医疗保险)	9300	21	920 000
多样化健康服务			
干部休养所	8411	17	8428.0
护理机构服务	8412	75	29 343.0
精神康复服务	8413	2	105 431.8
家庭服务(其中家庭护理服务)	7910	23	5726.9
保健服务	7960	2	2241.6
老年人、残疾人养护服务	8414	30	14 651.8
健康体检			61 200
休闲健身活动	8830	141	49 972.6
第三部分支撑层		57	53 984.6
医学科研和试验发展(包括药学研究、临床试验等生物医药研发服务外包)	7340	57	53 984.6

首先，根据青岛市服务业发展“十二五”规划的产值增加目标和增速，测算与健康服务业相关产业领域的 2015 年、2016 年、2018 年和 2020 年阶段性发展规模，并测算服务业中医疗保健业产值增加情况（表 7）。

表 7 显示了青岛市健康服务业及其他重点服务产业的潜在发展规模分析结果。对医疗保健业采取宽窄两个口径，窄口径仅选取当前统计口径中的医疗卫生服务业的测算口径，宽口径即包括部分外围和支撑层的健康服务业统计口径。在当前青岛市跨越式发展服务业改革背景下，按当前本市经济发展水平和服务业规模，健康服务业 2018 年和 2020 年保守规模估计为 601.76 亿元和 741.43 亿元人民币。2020 年健康服务业占服务业的比例为 6.47%，略低于当前国际平均水平 7%。

鉴于上述分析仅对健康服务业的核心领域医疗保健业进行了预测，仅纳入不到 1/5 的医疗卫生机构（7337 家机构中的 1263 家），同时未考虑健康服务业发展对药品零售批发、养生保健服务、医疗旅游、医疗信息等业态的发展的牵拉与推动作用，因此有必要进一步扩大健康服务业收益测算的口径。

表 7 青岛市服务业重点产业发展规模预测

编号	指标名称	当前值（亿元）	年均增速（%）	发展值（亿元）				占 GDP 比重（%）
				2015	2016	2018	2020	
.0	市生产总值	7302.11	11	10 000	11 100**	13 676.31**	16 850.58**	—
.1	市服务业	3575.47	>15	5700	6555**	8669**	11 464.75**	57
.2	金融业	237*	>20	600	720**	1037**	1493.28**	6
.3	现代物流业	512.9*	>14	1000	1140**	1481.54**	1925.39**	10
.4	旅游业	203	>15	450	517.5**	684.39**	905.11**	4.5
.5	商贸流通业	748.6*	14	1350	1539**	2000.08**	2599.30**	13.5
.6	科技服务业	76.7*	>20	200	240**	345.6**	497.06**	2
.7	软件与信息服务业	111.9*	22	300	366**	544.75**	810.81**	3
.8	文化创意产业	420*	19	1000	1190**	1685.16**	2386.36**	10
.9	房地产业	236.6*	4.3	430	448.49**	487.89**	530.75**	4.3
.10	中介服务业	168.2*	15	320	368**	486.68**	613.63**	3.2
.11	会展服务	26*	20	70	84**	120.96**	174.18**	0.7
.12	其他产业	1072.64**	15**	1710**	1966.5**	2600.7**	3439.43**	17**
	医疗保健业（窄）	180.66	11**	250**	277.5**	341.91**	421.27**	2.5**
	医疗保健业（宽）	321.65	11**	440**	488.4**	601.76**	741.43**	4.4**

备注：

1. 本表数据来源为《青岛市人民政府关于促进服务业跨越发展的意见》青政发〔2011〕28 号附件 1；
2. 其他产业包括非营利性服务、体育、教育培训、医疗保健、居民服务和节能环保等产业；
3. * 数值为 2010 年值；
4. ** 为根据目前水平和发展速度测算值；
5. 医疗保健业分为宽窄两个口径，分别按只包含核心层和包含核心层、外围层和支撑层两种方式测算。

根据青岛市卫生局关于发展健康服务业的主要目标及任务，确定了医疗卫生服务，商业保险，健康体检、医养护和特需服务等多样化服务，卫生人员培训，医疗信息化和药品零售等为新业态经济增长点，并建立了青岛市健康服务业产值规模增加值测算模型（表 8），根据模型测算青岛市健康服务业到 2018 年和 2020 年牵拉产业增值为 581.35 亿元和 725.78 亿元人民币。

表 8 青岛市健康服务业产值规模增加值测算模型

层次	领域	参数	变量	基准值	预期值	产值增量（亿元）		2020 年产值增加占比（%）
						2018 年	2020 年	
核心层	医疗卫生服务	医疗卫生服务收入（亿元）	政府卫生支出占比（%）	4.03	7	101.72	130.97	18
			医疗保健业投资（亿元）	0	50	50	75	10.3
			床位数（万张）	4.73	5.5	10.7	10.7	1.5
			人员（万人）	7.18	8.4	35.8	35.8	4.9
外围层	健康保险	商业保险收入（亿元）	保费收入占 GDP 比值（%）	0.14	2.5	332.02	411.37	56.7

续表

层次	领域	参数	变量	基准值	预期值	产值增量（亿元）2018年	产值增量（亿元）2020年	2020年产值增加占比（%）
外围层	多样化健康服务	特需服务	特需病床（万张）	0.47	0.6	7.22	7.22	1
		老年人残疾人养护服务	医养护床位（万个）	0.1	1.5*	8.4	8.4	1.2
		家庭护理服务	日间照料中心投资额（亿元）	0	1.1	1.1	1.1	0.2
		健康体检	体检人次（万人）	153	400	9.88	9.88	1.4
		休闲健身	医疗旅游（万人）	5	21	1.6	1.6	0.2
支撑层	教育	健康相关培训	培训卫生技术人员数（万人）	0	1.28	3.84	3.84	0.5
	批发和零售业	药品零售	中西药品类零售额（亿元）	14.37	31.54	17.17	26.62	3.6
	信息传输、软件和信息技术服务业	医疗信息化	医疗信息化投入（亿元）	0.92	2.82	1.9	3.28	0.5
产值增量总计						581.35	725.78	100

备注：

1. *表示养护和医护型养老床位的目标值为2015年目标。

2. 青岛市政府财政支出按2012年765.98亿元计，按历史4年20%（21%）的财政投入年平均增速和每年一个百分点卫生投入增速，测算2013年、2014年、2015年、2016年青岛市卫生投入总分别为926.84×4.03%=37.35亿元，1121.48×5%=56.07亿元，1365.99×6%=81.96亿元，1641.96×7%=114.94亿元，假设16年以后政府财政投入按10%增加，而卫生投入比例稳定在7%，则2018年和2020年投入增额分别为101.72亿元和130.93亿元。

3. 青岛市“十二五”期间对医疗保健业投入为50亿，约占总体服务业投资量7%。“十三五”期间青岛市服务业总体规模预计翻一番，医疗保健业专项投资量按照增加50%计算，为75亿。

医疗卫生收入产值增量计算公式：床位数产值＝增量×每床位占用固定资产（元/张），2012年青岛市医疗机构每床位占用固定资产为138 911.03元；卫生技术人员产值＝人员增量×每职工平均业务收入（元/人），2012年青岛市医疗机构每职工平均业务收入为293 146元。

4. 医养护床位产值＝床位增量×目前每床位年收入；收入额按目前青岛市医养护养老床位平均收费5000元/月计算，按一年12个月计算年收入。

5. 商业保险基准值为2013年青岛市健康保险保费收入占全市GDP比例，即0.14%，参考值取2011年美国商业保险保费占GDP比例（5%～6%）中低值的一半，即2.5%，根据推算2018年与2020年商保产值规模分别为341.91亿元和421.26亿元。

6. 特需病房按总床位数10%计算；每床位占用固定资产按普通床位2倍计算，即2012年青岛市医疗机构特需病床每床位占用固定资产为277 822.06元。

7. 家庭护理服务选择城乡老年人照护中心为测算对象，因目前青岛市家庭护理服务依托日间照料中心开展。

8. 体检人次数2012年为153万人次，按常住人口886万人一半人每年需体检一次计算，将2018年年体检目标值定为400万人次。

9. 医疗旅游基数按20万常住日韩人25%计算，为5万人/年；2012年青岛市入境游人数127万人次，历史四年平均增速8%，计算2015年入境旅游总人数约为160万人，估算其中10%为医疗旅游者，增幅为16万人次，平均医疗消费额按每人疗养院住院1天（520.8元）加1次体检（400元）计算为1000元。

10. 卫生技术人员培养费用按中央财政对单定向医学生培养的补贴标准计算，即每人每年6000元。

11. 中西药品类零售额基数按2012年《青岛市统计年鉴》数，即14.37，年度增长按商贸流通业平均增速14%计算，2015年药品零售额为21.29亿元，2018年为31.54亿元，2020年为40.99亿元。

12. 医疗信息化投入＝卫生机构事业信息网络支出＋专项投入金额，2012年青岛市卫生机构事业信息网络支出为674.76元，2011-12年青岛市政府专项投入8562.81万元加强卫生信息化建设；按照青岛市发展软件与信息服务业的年产值增速22%计算，2018年医疗信息化投入为2.82亿元，2020年为4.2亿元。

13. 数据来源：《2012年国家卫生财物年报》、《2013青岛统计年鉴》、《青岛市人民政府关于促进服务业跨越发展的意见》（青政发〔2011〕28号）、《青岛市民政局关于养老业发展报告》、《青岛市创建国家健康服务业试验区初步方案》和2013年12月18日青岛市调研记录等。

结合青岛市2018年健康服务业基础产值增量，预测2018年健康服务业总规模保守估计应在1200亿元左右，占服务业比重达到13.65%，成为服务业重要的支柱产业。按照预期发展，2018年青岛市健康服务业产值将为市国民生产总值的8.65%，成为促进本市经济发展的主要动力点。

按上述发展速度，青岛市2020年健康产业总产值将达到1500亿元左右，其中对产值规模拉动作用最大的行业为商业健康保险（56.7%），其余依次为医疗服务（34.7%），其他支撑行业（4.6%）和多样化服务（4%）。

上述分析显示：商业保险对于产值规模增加起到了极其重要的作用，因此需要加强对商保政策的开发，鼓励商业保险业发展，以实现预期产值规模。同时，多样化服务虽然受到青岛市卫生部门高度重视，但预期目标设定较为保守，并不能较大程度地带动健康服务业发展。医疗服务对于健康产业拉动作用较明显，主要归功于政府卫生投入的拉动，占医疗服务总体拉动力的51.9%，这与青岛市政府强有力的增加民生投入（特别是医疗卫生投入）的决心密不可分。

关于测算结果，需要注意的是：青岛市健康服务业产值增加模型仅保守估算了健康服务业重点业态对于整个产业增值初步促进作用，并未考虑外溢影响，也未将其他服务业重点产业领域（如旅游、信息化和居民服务业等）对于健康服务业的产值拉动纳入计算。

（二）社会收益分析

青岛市创建健康服务业试验区，将通过提升医疗水平、丰富健康服务内涵和外延及促进就业等，给社会带来巨大的收益，其中主要的社会收益包括：居民健康水平的提高、医疗服务质量和效率的改善、区域资源利用效率的提高、健康文化的建立与发展、带动第三产业整体发展和促进经济社会和谐发展等。

1. 市民健康质量改善　青岛市计划发展健康服务业，通过提升医疗服务水平，建立“防治康养护”一体化服务链条，可以使本市居民（尤其老年人）的健康质量获得较大改善。

青岛市居民平均预期寿命2012年已达到80.71岁，属于全国较高水平，同时婴儿死亡率和孕产妇死亡率逐年降低，2012年为3.2‰和8.46/10万。居民总体健康程度接近欧美发达国家水平。

根据相关研究，1990～2005年我国人均预期寿命增量为4.4，其中34%归因于60岁以上老人的寿命延长[77]。青岛市健康服务业发展突出对老年人群健康需求的重视，加强医养和养护设施建设、举办日间照顾中心和加强社区慢病管理等措施将有效满足老年患者需求，不但会延长平均预期寿命，也可提高健康预期寿命。

2. 社会就医可及性改善　青岛市健康服务业设计明确提出将形成多元办医格局，引入市场化竞争机制，以进一步推动医疗服务质量提升和效率改善。

2009年医药卫生体制改革实施以来，青岛市医疗机构效益和服务效率不断提升（表9）。在青岛市健康服务业发展和深化医疗卫生改革背景下，通过落实“建立5分钟和1小时就医圈”和鼓励患者下沉到社区就医等服务业态转型和升级措施，有关指标将进一步改善。

3. 区域资源利用效率提高　中外文献显示：在预防服务投入1元，可减少8.5元治疗费及100元抢救费，而在健康管理投资1元，后期可在医疗费用上节省8～9元[78]。

在青岛健康服务业创建过程中，政府将加大对医疗服务的投入，重点投入领域不再仅围绕医疗卫生服务机构，而是转向养老、康复和护理等非临床服务内容，并加强对健康管理和体检等预防服务投入，健康管理和预防服务的投入将有效降低临床医疗服务支出，进一步提升区域健康资源的使用效率。

表 9 主要服务质量和效率指标改善情况

指标	2009 年	2010 年	2011 年	2012 年	平均增速(%)
住院患者死亡率(%)	0.85	0.75	0.65	0.31	−28.55
医院感染率(%)	0.93	0.85	0.67	—	15.12
病床使用率(%)	74.76	77.46	77.82	79.03	1.8
平均住院日(天)	10.5	11.4	10.1	9.7	−2.6

同时，对防治康养护一体化医疗服务链的构建，也将极大改善医疗服务的连续性，避免资源的重复浪费，有效整合区域健康服务资源。

4. 促进健康文化发展　通过鼓励商业保险业发展，并通过加强预防和康养服务提供，居民健康意识得以提高，能有效鼓励健康文化的发展，并进而带动社会健康素养的有效提升。

5. 带动第三产业发展　在青岛市开展国家服务业综合改革试点背景下，创建健康服务业试验区具有重大意义。将健康服务业试验区规划纳入全市服务业综合改革的总盘子中，通过发展多样化健康服务，满足不同人群需求，牵拉和拖拽旅游、教育、居民服务等领域的发展，对服务业发展有较大促进作用。

按照青岛市健康服务业产值发展潜力核算，2018 年产业规模将占本市服务业总体产值的 12.69%，超过多数其他重点产业领域，成为名副其实的支柱型服务产业。

到 2018 年青岛市健康服务业预期提供 30 万个就业岗位，为服务业提供大批新的就业岗位，促进第三产业的发展。

6. 促进经济社会和谐发展　创建健康服务业试验区将成为青岛促进经济跨越式发展和成为蓝色经济领军城市的重要途径。首先，健康服务业发展是确保民生的重大改革项目，将满足人民群众多层次健康需求并促进医疗服务体系的全面升级和业态创新。其次，通过整合服务业资源，包括旅游、疗养和医疗等资源，能有效形成合力，打造国际宜居幸福城市。最后，随着就业岗位的增加，居民收入水平得以改善，将进一步促进经济社会的发展。

六、有关问题及建议

青岛市创建健康服务业试验区的设想——结合本市建立国家服务业发展综合改革试点的契机，围绕现有产业集群和业态形式，根据需求着力打造核心医疗服务体系，促进商业保险和疗养康复等外围服务业发展的同时牵拉引导教育、信息和旅游等服务业领域的协同发展，具有较好的经济可行性。然而，发展规划仍面临现实困难，还需采取相关措施，使其具有更强的经济可行性，确保产值目标的实现。

收益分析显示，对产业发展具有重大影响力的产业包括商业保险业、医疗服务业、多样化健康服务业（主要包括特需、养护、医疗旅游和健康体检）、药品批发零售业、健康信息业等。这些产业的发展，决定了青岛市健康服务业能否实现其目标产值规模。

然而，青岛市仅就医疗服务业和养护业发展有具体目标，对于商业保险业等领域尚未建立明确的发展指标，不利于了解相关产业对于健康业产值增加的促进和牵拉作用大小，也无法制定有针对性的政策措施，因此并不能真正确保有关产值目标的实现。

建议青岛市在健康服务业规划布局方面注重产业链布局，突出重点，明确任务，在摸清现有产业规模基础上，合理安排有关资源。应审慎分析目前青岛市经济社会发展情况及上述产业的基础，提出具体领域的科学发展规划目标，并设计配套政策和措施，为产值增加奠定体制机制基础。参考产值牵拉增长测算表（表8），建议任务分解和设定参考如下执行：

（一）商业保险业

青岛市健康服务业的发展规模和速度，很大程度上与商业保险的健康发展有直接的关系，但目前国家和青岛市还缺乏明确具体的针对商业健康保险发展的政策，特别是在经济政策、监管政策方面缺乏政策细节，会严重影响商业保险业的良性发展。

为实现2020年健康服务业产值过千亿目标，建议青岛市将商业保险保费占GDP比重作为主要的发展指标，为实现从0.14%到2.5%的飞跃式发展，青岛市必须在如下领域有所突破：

1. 准入政策　目前，对于社会资本举办商业健康保险机构并无明确限制，但对于外资健康保险机构并未放开。保监会关于支持中国（上海）自由贸易试验区建设的政策中，只是明确支持在自贸区内试点设立外资专业健康保险机构。建议青岛市全面对外资保险公司开放，活跃市场，并借机引入先进的健康管理、保险赔付比例测算和赔付范围确定方法，更好地带动本地健康保险业发展。

2. 财税政策　国务院《关于促进健康服务业发展的若干意见》规定，企业根据国家有关政策规定为其员工支付的补充医疗保险费，按税收政策规定在企业所得税税前扣除；要求借鉴国外经验并结合我国国情，健全完善健康保险有关税收政策，但并未明确具体政策细节。目前青岛市几家健康保险公司均呼吁获得税收方面的支持，便于改善补充医疗保险的赔付能力。青岛市在其健康服务业发展思路中已经提出要制定落实税收政策，但未提及落实的细则，建议尽快落实补充医疗保险费在企业税前扣除的规定，并启动试点实施项目，探索健康保险税收优惠改革措施。

3. 引导扶持政策　目前虽然青岛市商业健康险产品已有6000多种，但多数与基本医疗保险重复，缺乏新型、高端险种，不利于满足居民多样化健康需求。建议政府在以下五个方面开发有关政策措施，鼓励其有信心、有积极性地提供多样化创新产品：

（1）推进商业保险机构专业化发展，要求其加强对健康管理的理念、技术、方法和实践的学习，并以保监会牵头对其建立一定的行业监督管理和考核评估机制。

（2）赋予商业健康保险公司对医疗机构一定的监管权利，实现“风险公摊，利益共享”。

（3）赋予商业保险公司对医疗信息的共享权利，为健康管理提供信息基础，同时也为合理确定赔付比例和范围提供信息。

（4）支持基本医疗保险与商业保险公司合作开发某些大病险的经办，如癌症等，基本医疗保险提供基本医保部分补偿，商业保险提供补充部分理赔，双方注重理赔信息的衔接。

（5）简化理赔手续，方便群众结算，以推广商业保险。

4. 监管政策　各项相关政策均提出要“加强引导和监管，促使商业保险机构简化理赔手续，方便群众结算，合理控制保险基金结余率”，但同样缺乏实施细则。建议青岛市政府落实有关政策，加强对商业健康保险业的全面监督。具体措施包括加强信息透明化，增加行业监管力度等。

（二）养老护理业

青岛市将有效推进养老护理服务作为发展健康服务业、创建国家试验区的重要任务之一。国家和青岛均制定出台了关于养老服务业发展的政策要求，准入、医疗保险、价格、融资税费、人力和土地等政策较为明确，为青岛发展养老护理服务提供了政策基础。

然而，目前青岛市医养结合并取得老年护理定点机构资格的养老机构仅为38家，占养老机构的16.5%，远不能满足医养结合服务需求。同时，长期医疗护理险仅针对城镇居民，尚未将占青岛半数人口的农村居民纳入。为实现健康服务业发展目标，建议青岛市在以下方面有所突破：

1. 民政和卫生部门加强合作，进一步扩大医养结合机构的数量，提高服务质量。具体措施包括通过公共财政出资建设和重点扶持，由卫生部门和民政部门进行资格认证和联合督导，鼓励民间社会资本办理康复养老护理结合机构等。

2. 进一步扩大长期医疗护理险的覆盖范围和保障水平。建议使新农合参保人享受此保险服务。同时，鉴于部分城镇居民和农村居民经济承受力较差，建议进一步提高保障水平，以减轻家庭经济负担。

（三）健康体检业

青岛市目前年体检量为153万人次，距实现2020年达到年400万人次的目标还有一定距离。在健康服务业发展思路中，青岛市提出将在崂山湾围绕养生休闲产业建立普通的健康体检中心，在红岛医学院区建立专业体检中心，由1～2家国际医院和多家专科医院为主提供体检服务，同时，在北京协和医院建立高端体检中心。青岛市规划涵盖了高中低三种健康体检服务需求，基本可满足不同人群的需求。然而，如何开发本地居民和国内外游客的体检需求，还需要采取以下几点措施：

1. 加大健康体检重要性的宣传。具体包括借助社会媒体宣传养生保健知识和借助旅游宣传渠道介绍有关健康体检服务。

2. 加强行业监管，建立健康体检协会，自发组织内部标准制定和定期质量评价活动，并鼓励医疗方、居民和保险方参与监管。

3. 搭建现代健康数据信息通讯技术管理与服务平台，整合本地居民健康档案，为科学的健康管理奠定信息基础。

（四）家庭护理服务业

随着老龄化问题加剧，欧美等国家大力鼓励居家护理，家庭护理业的发展极大带动了健康服务业发展。青岛市健康服务业发展规划思路虽然提出家庭将成为老年健康服务的主要载体之一，却未明确如何推动家庭护理服务的开展。

目前，青岛市养老政策中提到了建立社区日间照顾中心，并提供一定额度的投资。根据此数值，测算了家庭护理服务业产值增加情况（表8），然而这个测算结果非常保守，未考虑社会和民间资本举办的家庭护理服务机构，而目前为满足老年、残疾和不能自理人群护理需要，此类机构如雨后春笋般出现，并不在少数。

建议青岛市将家庭护理服务纳入规划内容，并出台有关的监管和支持政策，引导居家护理服务的发展。

（五）健康旅游和医疗旅游业

依托优质海洋经济资源和地域环境优势，青岛市将健康和医疗旅游业发展作为健康服务业发展的重要内容提出，但目前存在概念混乱、定位不清的问题，同时，如何与旅游业发展目标契合的问题也较为突出，不利于产业良性发展。

首先，青岛市在其健康服务业发展思路中多次提及医疗旅游、养生旅游和健康旅游概念，如何区分上述概念？根据青岛市对健康旅游内涵的界定，其包括高端和涉外医疗护理、休闲养生、健康体检、健康管理、体质测定、体育健身、医疗旅游等。显然健康旅游包括养生旅游和医疗旅游，然而青岛市又常将健康旅游和医疗旅游并列提及，引起混乱。

同时，还提到医疗颐养旅游、康复疗养和“候鸟式”养老等概念，是否也属于养生旅游业范畴还需说明。

另外，东部老城区已有的健康旅游项目与西岸城区养生旅游及北岸医疗旅游项目如何协调发展也是青岛市亟需明确的问题。这涉及如何进行健康旅游产业链布局和如何规划有关健康服务资源的问题，将对健康旅游业的发展产生较大影响。

最后，健康旅游业横跨健康服务和旅游业两个产业领域，须获得旅游部门的大力支持，而青岛市健康服务业规划思路并未考虑本市旅游产业发展的背景情况，也未能结合旅游业的发展目标，更未积极争取旅游业发展有关资源。青岛市《关于加快旅游业率先科学发展若干政策的意见》(2013 年 4 月 1 日) 虽然创新地提出了旅游业发展的重点领域，却未将健康旅游纳入其中，足见健康旅游尚未引起其重视。建议青岛市立足健康服务业和旅游业发展背景，科学制定健康旅游发展规划。同时建议将健康旅游项目纳入旅游业抓手型项目，以更好地推动健康旅游业发展。

（六）药品批发零售业

青岛市将海洋制药和药品流通行业作为健康服务业的主要支撑产业，并计划显著扩大相关产业份额。同时，在发展中医药方面也强调了药品支撑产业发展对中医药产业的带动作用。作为西岸健康产业的核心，东海药业等药品产业将获得极大发展，形成产业基地。这些举措无疑将使本地药品批发零售业获得较大发展。

然而，如何确保药品批发零售业实现青岛市“十二五”服务业发展目标对批发零售业产值增速的高要求，需要青岛市落实相关政策，引导和鼓励规模型药品批发零售企业发展，并加强监督，确保产业良性增长。

（七）医疗信息业

在信息化时代，健康服务业的成功发展与医疗信息化程度息息相关。美国等发达国家健康服务业发展过程非常重视信息技术 (ICT) 对健康服务的支撑作用，同时健康信息化本身也成为新的服务业态，是带动经济增长的关键点。

虽然青岛市卫生部门较为重视医疗信息化建设，但在当前健康服务业态亟待升级的情况下，信息建设依然相对滞后，健康信息化服务产品相对单调，仍处于电子病历的规范和信息管理系统整合层面，大量医疗服务信息、支付信息和人群健康信息亟待整合，远程医疗和网络药品销售等新型服务业态也有待开发。

（八）特需服务业

青岛市将发展高端医疗服务市场作为健康服务业的重点内容，并定义了一些发展特需服务业的措施，具体包括：

1. 通过多种合作方式引入国内高水平医疗机构，如北大医院、北京协和医院等，发展不同专科特色的医学中心。

2. 建设红岛医院集团，规划床位 2000 张，2017 年投入使用。

3. 在即墨市建设北京协和医院青岛院区，突破国家、省公立医院特需病床比例不超过医院总床位数 10% 的限制，达到 50%。假设红岛医院集团规划床位中有 10% 的特需床位，即 200 张，而协和医院床位达 2000 张，则有 1000 张特需床位，可 100% 实现特需服务业规模增长目标。

然而，青岛市需进一步明确采取何种合作方式引入这些高端医疗机构，因为这直接决定了红岛医院集团和协和医院的性质和定位。如果以政府出资形式建立，则鼓励特需服务会违反非营利公共医疗机构的法定职责。

七、经济可行性分析局限性

健康服务业属于第三产业，不仅与健康产业存在复合性，还与其他经济部门存在相互交叉和渗透，因此测算收益时，外溢性问题如何解决是个难题。

同时，健康服务业突出生命周期健康管理概念，若希望精确测算其收益，需建立宏观经济学模型，深入分析预防和健康管理投入和健康产出的关系。

最后，社会收益往往难以准确衡量，需要从社会角度进一步拓宽分析视角，针对其对疾病负担、劳动力就业和国民经济发展的影响进行准确分析。

本报告在收益测算时面临以上问题，建议下一步开展相关研究，尽快建立规范的统计口径，对健康服务业规模和产值进行科学统计。

八、小结

通过对青岛市创建健康服务业试验区的投入保障，本报告认为青岛市当前有较好的经济投入保障和经济基础，为培育健康产业提供了良好的土壤环境。在蓝色经济发展和推进国家服务业综合改革试点的背景下，政府对包括医疗保健业在内的服务业较为重视，给予了较大的公共财政支持；大力发展旅游疗养和信息等业态，打造国际宜居城市的发展目标，也为健康服务业的发展提供了较大的外部支撑作用。

其次，通过分析青岛市创建健康服务业试验区的潜在经济收益和社会收益，本报告得出基本结论：健康服务业在青岛具有可观的经济发展前景，可以对本地民生、第三产业升级及经济社会和谐发展带来积极促进作用，因此可以给全国其他地区带来积极的示范效应。

然而，比对国内外健康服务业发展情况，本报告提出青岛市目前健康服务业发展还存在广阔的空间，其产业结构规划布局还需要进一步优化，同时需扶植商业保险，为健康服务业发展提供持续动力，并更广泛地利用信息技术，为医疗服务体系升级换代提供技术支撑。面对基本医疗需求和多样化医疗需求的激增，需要大力发展健康体检、健康管理、休闲养生以及康复护理养老等业态，以满足市场需求，繁荣医疗市场发展，带动健康产业链的形成。

国家卫生计生委卫生发展研究中心
青岛市卫生局

附件 7：

青岛市创建国家健康服务业试验区预评估项目风险评估报告

本部分主要通过历史数据分析、现场调研、专家咨询、情景分析等方法，对项目潜在或可能引发的风险进行了评估，结果发现：

一是项目决策可能存在的风险。项目存在缺乏长期发展规划、可量化性低、年度发展目标不是十分清晰的风险；需警惕项目可能引起物价快速上涨、国有资产流失以及行业竞争不规范导致当地原有企业 / 产业退出或破产风险的发生；需防范相关企业可能产生的环境海洋污染、以及对人文景观可能带来的不可逆破坏的风险；项目产生严重社会稳定风险可能性较小，但仍存在如拆迁补偿纠纷、改制重组等易引发公众不满的风险。

二是项目实施可能存在的风险。在项目正式启动前应制定内容具体、可操作性强的实施方案，防止出现执行偏差的风险；要防止项目实施后资金暂时短缺或供应不及时以及项目预算激增的潜在风险；防止管理人才能力不足及更替断节带来的风险，以及专业技术人才数量不足或质量偏低的风险；防止健康信息化建设能力及信息安全保护可能存在的技术难点和安全漏洞引发的风险；警惕中医药发展缺乏创新性、新药迟迟研发不出来的风险；警惕行业秩序混乱和恶性竞争等现象的发生以及执行者不作为等风险；此外，要充分考虑到现有政策难以突破或相关政策支持不足或不利的风险。

总体来说，该项目计划在决策和执行方面存在或潜在着一定的风险，但总体可控、可防。建议要根据风险筛选清单，提前制定防控和消减措施，制定相应预案及替代方案，提高风险管理能力，降低风险带来的危害；同时，根据实际情况的改变和项目实施过程中可能出现的新风险，及时开展风险信息反馈及动态评估，调整实施策略。

一、项目决策风险评估结果

1. 项目目标设计上尚存在缺乏量化指标及阶段目标不明确的风险。

第一，从项目设计上看，“青岛市设立国家健康服务业发展试验区项目”这一项目符合《国务院关于促进健康服务业发展的若干意见》（国发〔2013〕40 号）中的指导精神和要求，符合国家的发展战略和社会发展要求；从项目目标设置上看，是“以维护和促进人民群众身心健康为目标”，发展健康服务相关产业有利于促进青岛市民的健康水平的提高；而且，整个项目是在保障和完善基本医疗服务这一基础上开展的，因此一般情况下不会影响卫生服务供给公平性。

第二，在项目的可持续性上，青岛设定了五年发展愿景，但是目前尚未设定之后的发展方向和目标，这可能会存在因五年后的政策转变、执政者换届等因素导致政策支持的连续性、重视程度、投资力度等改变的风险因素，因此，可能对于整个项目的推进及长期可持续发展具有一定的挑战。

第三，目前对于健康服务业的需求和发展空间已被普遍看好，但青岛市健康服务业尚处于起步阶段，2012 年青岛市卫生总费用为 211 亿元，基础规模偏小，为实现 2018 年设定的“健康服务业总规模达到 800 亿元以上”这一目标，需要加快已有基础好的产业链条的发展，从而规避经济风险。如加强海洋制药、生物制药、商业保险等行业的发展。

第四，对于项目发展的思路设计，目前尚未设计针对宏观发展目标的具体年度发展目标与计划；尚未明确界定并量化年度发展目标，这对于项目的推进、考核及督促项目实现总体目标存在一定影响。

第五，项目目前对于医疗服务内容提供了量化的指标，但对于“健康管理与促进服务水平有效提高、老年健康护理服务体系逐步建立、商业健康保险快速发展、健康旅游业有较大提升、健康服务相关支撑产业规模显著扩大、健康服务业发展环境不断优化”这类发展目标，可量化性和约束性较差，只能对健康服务业的发展起到指导的作用，无法进行定量考核，不利于项目目标的最终实现和结果考核。

由此可见，青岛市设立国家健康服务业发展试验区项目的项目目标设定符合国家发展战略，有利于提高市民健康水平，是能够起到正向促进作用的项目。但是目标设定上仍存在着无长期项目发展规划纲要、目标可量化性低、年度发展目标不是十分清晰的问题，这可能会导致项目实施进度缓慢、执行者因目标不明确怠工钻漏子、项目可考核性差等风险。建议决策方根据已有资源条件及发展预期将项目目标更加具体化和量化，并增加未来10年的发展规划纲要以保证项目的持续性，同时增加年度目标督促项目发展进度和落实。

2. 决策程序应进一步规范，并贯彻公开、公正、公平的原则。

目前，青岛市卫生局已经基于相关历史和现状数据，对该市的健康服务业发展现状、存在的优势、对健康服务产业的需求以及面临的挑战因素等进行了分析和论证，相关结果表明青岛市发展健康服务业是有必要的且具有很大的发展空间；同时，课题组从第三方的角度对发展健康服务业的经济可行性、技术可行性的分析结果显示实施该项目是可行的。这些都为本项目的决策提供了相对充足和科学的依据。

从决策的程序上来看，目前的项目决策尚处于概念性研究与计划阶段，尚未经过必备的公众参与程序；从利益相关者分析上来看，尽管基于预评估需要，目前已经开展了部分相关民意调查，但整体来看，对健康产业机构主体及群众的调查与分析仍有不足。因此，在决策程序上建议进一步完善议事程序并据此进行决策，以保证项目决策的公开、公平和公正。

从决策的风险备择设计来看，由于目前项目仍处于思路设计与内容讨论阶段，截止课题组开展预评估为止，“青岛市设立国家健康服务业发展试验区项目”仍是产业布局设计阶段，尚未涉及产业投资引进与地区融合发展的阶段，所以青岛市当局并未针对整个试验区所包含的项目进行相关备选规划方案设计，是否有可替代或更加合理的方案仍需要决策方进一步研究论证。

综上所述，对于决策过程来看，目前项目决策方正按程序来进行决策，如开展决策前预评估、开展民意调研等，建议决策主体按照有关规定认真履行后续决策程序，保证决策过程的公开、公正和公平；在方案选择上需要对提出的项目方案进行最优化论证，以避免或降低因实施方案可能非最优所导致的资源浪费。

3. 产生严重影响社会稳定的风险可能性较小，但仍存在个别易引发公众不满的风险。

2010年11月，国务院发布《国务院关于加强法治政府建设的意见》，要求建立和完善风险评估机制。凡是有关经济社会发展和人民群众切身利益的重大政策、重大项目等决策事项，都要进行合法性、合理性、可行性和可控性评估，重点是进行社会稳定、环境、经济等方面的风险评估。目前，由于项目尚处于概念厘清与思路设计阶段，尚未正式开展社会稳定风险评估。

从课题组对青岛试验区项目的预评估结果显示，该项目的社会可接受度相对较好，能够得到绝大多数市民的理解和支持，群众满意度较高。但仍存在着一些易引起公众不满的风险因素：一是，从项目设计来看，由于未来项目开发需要占用大量的土地，涉及拆迁和拆迁补偿问题，如何避免和解决在项目实施过程中发生的拆迁纠纷事件，是项目执行者需要重点考虑的一个问题，如果处理不当极容易导致群体性事件的发生；二是，青岛在大力发展健康产业、引入外部资金及企业的过程中，可能导致原有企业的破产或兼并，须警惕由此产生的工人下岗再就业问题，做好相关预案，防止工人失业导致的社会不稳定风险。而且，通过引入社会资本，发展医疗卫生产业，由于医院并购、托管、重组可能带来的医务人员的转岗辞退等问题，以及职工身份引发的待遇与补偿问题等，都有可能造成社会不稳定的风险；三是，鉴于该项目的投资和规模巨大，在实施过程中可能出现的“寻租现象”、“贪污、受贿”等问题，应引起决策方和监督方的重视，此类事件易引发政府的公信力下降和公众不满情绪。

综上所述，青岛市对本试验区项目正处于预评估阶段，预评估的社会稳定风险评估结果表明，由于公众对该项目绝大多数持理解和支持态度，该项目产生严重社会稳定问题的可能性较小，但仍存在一些可能影响社会稳定的风险，如拆迁纠纷、改制重组就业、贪污受贿等现象所引发的公众的不满。为此，在进一步完善相关方案的同时，应该就可能存在的社会稳定风险因素进行识别和分析，制定相应的防控预案和措施，将社会稳定风险降到最低。

4. 在健康与健康保障方面需警惕执行偏离决策基本设计，产生过于逐利的风险，防止增大群众看病负担。

该项目是以提高群众健康水平为出发点，提倡预防保健的理念，因此不会对青岛市居民的健康水平带来损害，同时项目中提出的“加强体育健身与健康项目管理，扶持咨询、教育培训机构发展，促进健康体检、健康管理专业化发展”等内容，能够提高居民的健康管理意识、降低慢性病等的发生，有利于公众健康水平的提高。

项目所提出的“发展高水平和高端医疗服务体系”是在“大力发展基本医疗服务”、“政府主导，全域统筹，满足人民群众基本健康需求，维护基本健康权益”的基础上开展的，因此项目目标不会加重医疗费用支出负担，但这也提示我们，在项目实施过程中“大力发展基本医疗服务”这一基础原则不能动摇和忽视，在执行中一定要贯彻执行到底，防止项目发展偏离正确轨道、增大市民看病负担。

在项目的发展设计中十分重视健康资源的配置和规划，提出了“‘全域统筹、三城联动、轴带展开、生态间隔、组团发展’的城市空间发展大框架，实现健康服务业态的优化布局和重组，满足人民群众多层次的健康需求”的规划思路，力求对资源的合理优化配置和提高资源的使用效率”。

由于项目设计十分重视健康旅游业的发展，而随着旅游人员的增加、流动人口增多等，传染性疾病的输入风险会有所增加，但鉴于青岛一直以来都是一个旅游城市，以往的旅游人员和流动人口数量就很多，尽管随着旅游人口的增加会对传染病防控增加一定的压力，但当地传染病预警系统与卫生应急方案比较完备，卫生部门在传染病防控方面的能力较强，总体上可防可控。

鉴于以上分析，青岛市设立国家健康服务业发展试验区项目有利于促进群众的健康水平提升、优化资源配置，并且不会加剧医疗费用的上涨。但在执行“始终以维护和促进人民群众身心健康为目标，贯穿确保人民群众基本健康需求、努力满足高端需求两条主线”这一要求时，仍可能存在执行者过于追求经济利益而降低对基本医疗服务的重视，从而导致居民医疗负担加重等的风险，为此在项目执行中要及时对项目的发展路线进行不断检查，防止偏离决策路线的风险发生。

5. 从经济带动方面来看，该项目可以促进当地经济发展，增加劳动力就业需求，推动产业升级转型，但仍需警惕可能产生物价上涨、国有资产流失以及原有产业破产的风险。

随着健康服务业的发展，对于医务人员的需求量会大幅度增加；而随着老年健康产业与照护产业的发展，对于护理人员、服务人员的需求也会大量增加，因此，该项目可以提供大量的就业岗位；另外，健康服务业的发展能够促进相关行业产业链的延长，扩大市场规模，对于促进就业能够产生积极作用。参照OECD国家健康服务业从业比例，按照10%计算，青岛市可新增就业人口为30万人。

在增加就业的同时，随着健康服务业产业链的延长、高新技术的引入，特别是发展海洋生物制药及中医药的创新发展都能够优化产业结构，促进当地的经济结构转型升级。通过健康服务业的发展，可以拉动就业及促进经济结构的转型升级，提高当地居民的收入水平。在看到带来经济增长的同时，随着健康服务产业的快速发展，特别是高新技术企业的引入、高端医疗服务和健康旅游业的发展，可能会对当地的物价产生影响，执行方要积极应对和防控伴随着健康服务业发展带来的物价上涨过快的风险，避免给当地居民的正常生活带来不利影响。

该试验区项目在保障基本医疗服务的基础上，大力推动高端医疗、创新海洋药业、生态旅游等项目的发展，如“依托明月海藻、东海药业、聚大洋等健康产业龙头企业，加快培育一批具有鲜明特色、竞争力强、辐射范围大的优势高端健康产业集群”、“崂山湾国际生态健康城”、“莱西姜山新城青岛医疗颐养旅游项目”等，这些子项目的发展能够大幅度增加政府税收收入，同时部分收入又能够反哺基本医疗服务和公立医院的运转和发展，在提高政府财政收入的同时又能够降低政府在卫生支出方面的负担，达到一举两得。

扩大和发展健康服务业是基于群众对于该产业提供的服务和产品的消费需求，但已有数据显示青岛市市民的储蓄率很低，居民健康医疗支出占家庭可支配收入比例低，如何促进与拉动当地居民在预防保健、健康服务上的投入，推动健康产业的发展，需要进行广泛宣传，积极开展健康教育，提高居民的健康素养、转变消费理念。

通过招商引资以及鼓励社会办医等举措，可以吸纳更多的社会资本进入到青岛市健康服务业当中，但在这个过程中，执行方需谨慎国有资产被私有财产侵占的可能性，在市场竞争下要提高国有资产的竞争水平，促进国有和私有健康产业的齐头并进。此外，随着名优企业和高新技术的引入，对于当地原有的中小企业或技术落后的企业会带来一定的冲击力，这是经济结构转型升级所必然经历的一个过程，为此，政府部门更多的要考虑对当地原有企业的转型升级进行指导和帮助，同时加大对可能造成的失业人员的再就业帮助力度，提前制定相应的措施。

总体来看，青岛市设立国家健康服务业发展试验区项目对于当地经济发展能够起到很好的推动作用，促进当地的人员就业及政府税收收入，但与此同时，也应警惕该项目带来的物价快速上涨和国有资产流失的风险发生。

6. 在环境方面，需防范可能产生的环境海洋污染，以及对人文景观可能带来的不可逆破坏的风险。

“培育新区健康产业集群，着力打造全省乃至全国重要的海洋生物与食品药物基地、微生态药品产业化基地。加快推动‘中韩国际健康产业园’建设”是本项目的重点任务之一，在药品基地的建设过程中，随着相应科研成果的发展及规模的扩大，存在着对海洋生物链产生破坏的风险。统计数据表明，青岛市近几年的废水排放总量分别为41 157.04万吨、41 157.04万吨、42 796.99万吨，废水排放量呈现上升趋势，这对青岛市的垃圾、废水处理能力带来不小的压力。特别是随着健康服务业的发展，旅游人口、就业人口的增加会使相应的生活垃圾增多；药厂、企业、产业集群的发展使得污水排放量、工业垃圾增多；医疗服务市场的发育使得医疗垃圾等产生量也会随之增加，这对青岛市的排污除存压力将会更大。只有提高青岛市自身的垃圾处理能力，同时加强对企业污水、污染物排放的严格监管才能降低青岛市环境受到破坏的风险。在行政审批上，环保部门要做好守门人的角色，坚决杜绝环境测评不合格的企业进入青岛，最大限度的降低发展健康服务业带来的环境污染的风险。

而且，由于青岛市试验区涉及的地域范围较大，在规划区域内的部分人文景观和文化古迹应进行专门的鉴定和分类，对于具有重要价值的景观要尽可能的保留或者采取整体搬迁等措施避免这些人文景观受到不可挽回的破坏。

综上所述，发展健康服务产业难免会带来一定的环境压力，但就其产生的风险来说尚处于可控范围内。环境监管部门要严格把好准入守门关，同时在日常生产中加强监督和监测，严控污染物的排放。垃圾及污水处理机构要大力提高相应的处理效能，双管齐下，将发展健康服务业带来的环境污染风险降到最低。同时，充分重视和考虑项目对人文景观可能带来的破坏，采取有效的规避措施，防止带来不可逆转的损失。

7. 从对市民的生产生活的影响来看，可能会带来城市人口压力增大、道路拥堵、噪音等风险。

青岛全市总面积11 282平方公里，辖6区4市，常住人口886.85万人，随着健康服务产业的发展所带来的就业岗位大量增加，以及随着生态健康旅游等的发展，所带来的外来人口及旅游人员的增加都会增大青岛市的人口压力；对于青岛市已显拥堵的交通现状，道路堵塞压力也会随之增加。

而且，鉴于该项目建设和开展需要一个较长的周期，对于因项目建设的搬迁户安置、项目建设期间产生的噪音、灰尘等给当地居民的正常生活或多或少的都会带来一些不便，为此政府应制定相应的应对措施，尽可能减少对公众的正常生产生活带来不便。

二、项目实施的风险评估结果

1. 应重视项目方案的设计，细化实施方案，增强可操作性，防止出现执行偏差的风险。

截至目前，由于项目仍处于概念设计与预评估和论证阶段，尚未制定出一个细致、具体的实施方案。项目方案关系着整个项目能否顺利实施，因此决策方应加大对项目方案的研究制订力度，使方案具有更好的可操作性；同时完善相关配套方案的制订，保证项目能够按照预先设定路线和规划实施。如果方案笼统、可操作性差，会给项目目标的实现带来较大的风险。

2. 项目实施中需警惕和防止资金暂时短缺或供应不及时以及项目预算激增等潜在资金风险。

本项目的预评估报告对于项目的经济可行性分析进行了论证，结果证明该项目在经济上是可行的。但在项目具体实施过程中，仍可能会存在有一定的资金风险：首先是相关资金的到位率和及时性，由于该项目所涉及的资金数额十分庞大，在项目实施过程中，个别企业或项目存在着一定的资金暂时短缺或供应不及时的可能性；其次，随着项目的进展，实际所需的资金可能会远超出原本的预算，由此会对企业带来运营风险并直接影响地方经济。

为此地方政府和银行应制定相应的应急预案，同时，加强对该项目的资金运转监管，更加准确的测算和控制项目预算，降低应资金供应停滞带来的风险。

3. 防止项目出现管理和专业人才的数量短缺、能力不足以及人才更替断节的人力风险。

青岛市设立国家健康服务业发展试验区项目是一个十分复杂、庞大、周期长的项目，对于执行主体的管理和协调能力要求很高，这就需要青岛市政府、人力社会保障局、发改局、卫生局通力合作形成合力，由较高行政级别的管理人员主要负责并进行通盘管理，才能保证项目团队能够协调统一，向着项目目标前进。

在健康服务业发展所需要的专业技术人才上，目前，青岛市健康服务从业人员素质不高，高级人才和实用性人才严重不足。如 2012 年，青岛市全市千人口执业（助理）医师数 2.50 人，千人口注册护士 2.48 人。全市卫生技术人员中，本科学历仅占 17%，硕士以上学历不足 6%，全市在全国有影响力的学科带头人和在国内、省内具有领先优势的重点学科较少。此外，精通中医药、旅游、外语等的复合型人才缺乏，健康管理方面的人才严重不足。在试验区项目中，提出了“利用驻青高校和职业技术学校资源，培养健康服务业所需的技能型人才，如养老护理员、药剂师、营养师、育婴师、按摩师、社会体育指导员等。加强重点行业和瓶颈行业人才队伍建设，引进、培养所需人才。给予民营医疗机构与公立机构平等的人事政策。推进医师多点执业工作。加强院长的职业化培训，结合国家的医院去行政化，使医院院长成为专业的管理团队”的人力资源建设战略，这将使青岛市健康服务业专业技术人才的供给得到基本的保障和持续供应。但是，人才培养是需要一定周期的，就近几年来健康服务业发展所需的专业技术人才资源，相关部门要进一步进行测算，提前制定人才配置和引进策略，保证在项目初期的人才需求，降低和避免人才数量不足、素质偏低的风险，从而制约发展的速度。

4. 在信息资源保障方面，要强化信息化建设和信息安全，做好风险沟通，避免出现由于健康信息化建设能力及信息安全保护可能存在的技术难点和安全漏洞带来的风险。

对于项目的信息资源保障可能存在的风险，可分为如下两类：一是信息化建设面临的技术及安全挑战。在开展健康服务产业的信息系统建设和不同信息网络之间的整合需要进一步研发相关技术，同时对于健康信息的使用管理和信息安全保护等方面，面临着技术与管理的双重挑战；二是在信息沟通方面可能潜在的风险。项目信息公开，与媒体、公众的沟通不足，这可能会降低试验区的影响力和市场的引导力。为此，项目执行者要紧抓相关政策的发展及健康服务业的发展趋势和经验，对项目进行不断的修正和优化，同时对项目的相关进展及所能带来的福利和服务扩大宣传，加强与媒体和公众的沟通，让居民能够享受到健康产业发展带来的好处。

5. 警惕中医药发展缺乏创新性、新药迟迟研发不出等方面的技术风险。

本项目预评估报告中对技术的可行性分析结果表明该项目在技术上是可行的。但对于实施中可能存在的潜在技术风险，基于当前技术的投入和产出现状以及技术研发的不确定性，提出如下几点考虑：首先，从 2009 年到 2012 年青岛市在卫生技术研究与开发支出上分别是 468.78 万元、428.22 万元、221.5 万元及 124.01 万元，科研经费呈逐年递减的趋势；第二，青岛市所取得的科研成果从 2009 年的 572 项降到 2012 年的 304 项，尽管导致这些现象的原因可能是多方面的，但其表现的趋势仍应引起政策决策者的重视，应进一步加大对于卫生科技的投入，促进健康服务相关产品与技术的研发与技术转化。

在试验区项目设计中指出“中医药科技创新能力的提高可以为人民群众提供高水平的

医疗保健服务，中医药健康产业的发展则为民众提供了丰富的资源”，并提出了促进海洋制药的发展，这些均需要更多的技术投入和技术创新，来增加相应的竞争力和活力。如何发展中医药的创新、如何加快新药的研发速度，这些是政府以及企业所要重点考虑的问题。在项目实施过程中，出现中医药发展缺乏创新性、新药迟迟研发不出来的风险可能性比较大，可能会对健康产业的发展产生阻碍，为此，青岛市应在提高科研创新能力上加大人力、物力、财力等方面的扶持，并适当引入相关的科技创新技术，使得试验区取得良性发展，避免技术断节和老化的风险发生。

6. 警惕行业秩序混乱和恶性竞争等现象的发生以及执行者不作为等项目实施中的监督与管理的风险。

项目实施过程中严格、公正、及时的监督和管理是保证项目沿着正确轨道发展所不可或缺的环节。在项目实施阶段应有相应的约束制度和机制，设立第三方监督机构，建立完备的监管体系和责任追究机制。尤其是在企业准入、资格批准等方面，如果出现不合规问题，将会很容易导致行业秩序混乱和产生恶性竞争等现象的发生。

在项目实施中如无相应的约束和监督机制，容易导致执行者的不作为或者发生违法乱纪的问题，造成资源的浪费和流失，影响产业的健康发展，因此，建议政策决策部门在项目实施前应根据相关的法律法规和产业发展的要求制定完善的监督和管理机制，避免由此带来的风险，导致偏离项目目标的结果发生。

7. 充分考虑到现有政策难以突破或相关政策支持不到位的风险，以及安全生产事故、灾难等风险发生的可能性。

发展健康服务业是满足群众迫切需要、提升全民健康素质、保障和改善民生的重大举措，也是提升服务业水平、有效扩大就业、形成新的增长点、促进经济转型升级的重要抓手。国家对健康服务业发展的支持和鼓励政策在未来很长一段时期内发生改变的可能性极低，在国家的政策支持上会长期保持稳定，所以发生政治环境不稳或者发生重大转变，导致政策不支持该项目的风险发生可能性很小。但仍需要引起注意的是，在方案设计思路中期望能够获得“取消或下放审批权限，给予资金、税费和项目支持，在规划建设用地规模和用地计划上给与积极支持”等方面的政策突破和支持，鉴于上述几种政策突破和支持涉及的问题较复杂且利益相关方众多，在开展项目时应提前做好不能获得上述政策突破 / 支持的准备，提前做好预案和应对措施，防止因未能获得政策突破而导致项目难于实施的风险。

近年来，安全生产事故时有发生，特别是青岛发生的“11•22”原油管道爆炸事故，暴露出在安全生产监管上的漏洞。安全生产事故的发生在很大程度上都是可以避免的，但又因其具有不确定性和突发性，因此发生安全生产事故的风险依然是存在的，鉴于党中央对安全生产监管的要求以及青岛市经历了“11•22”事故后对安全生产的监管和重视程度上升到较高的水平，发生严重的安全生产事故可能性比较小，但发生小规模或因失误造成的安全生产事故仍有发生的可能。建议青岛市在提高重视的同时，健全安全生产监管机制，提前制定相应的应急预案。

此外，全球范围内报道的各种极端天气和自然灾害的发生比较频繁，从历史监测数据来看，青岛市发生重大自然灾害的可能性比较小，但一旦发生则带来的危害将会十分巨大。因此，在增强项目的抗灾害风险能力的同时，也要在健康服务业发展中重视提高青岛市卫生应急救援及保障的能力，在面对自然灾害时发挥应有的作用。

附录1：风险评估理论与评估实施报告

一、开展本项目风险评估的目的

通过对“青岛市设立国家健康服务业发展试验区项目”开展风险评估，可以进行先期预测、先期研判、先期介入、先期化解可能存在的风险，是为了更好的了解决策所存在的风险及可能带来的不良后果，及早发现问题，进行事前预防。通过风险评估，识别可能存在的风险，明确风险等级，对于是否应实施本项目提供科学判定依据，同时对发现的风险能够提早制定相应的应对建议和措施，确保项目能够连续、稳定的实施，保证本项目能够向着符合人民群众的利益和健康需求发展，达到预期目标。

二、开展风险评估的原则

（一）以人为本，从维护公众健康出发

健康服务业的基本出发点是维护和促进人民群众的健康，其是否能付诸于实施的基本标准则是群众是否支持拥护，既考虑人民群众的长远利益，也兼顾人民群众的眼前利益。

（二）遵循规律，促进发展

重大项目的实施或改革应与社会发展的速度和可承受程度实现有机统一，不能完全脱离现实的基本条件，卫生事业应与社会的发展协调统一，实现可持续性发展。

（三）预防为主，关口前移

通过对本项目的各类风险进行科学系统的预测、分析和评估，在项目实施前把风险降到最低程度或调整到可控范围。

（四）客观性原则

在风险评估过程中必须以社会环境状态的客观现实为事实依据，运用科学的定性、定量分析等评估方法，分析、评价政策决策实施可能存在的风险。不能主观臆断，以臆测代替社会的实际情况，更重要的是，要排除意识形态和利益因素的干扰，以客观事实为依据，让资料和数据“说话”。

（五）代表性原则

重大项目所面临的风险十分繁杂，既自成系统又互相联系，因此在评估过程中尽最大努力将项目所面临的主要风险因素都纳入到风险评估体系中，并选取能代表同类指标变化趋势和反映风险程度的风险指标。

（六）透明性和包容性原则

评估过程中应充分考虑对不同利益相关者的影响及其利益诉求，并在确定风险标准时考虑他们的看法，保证评估结果的公开、公正原则。

（七）动态性原则

当外部和内部的客观环境发生变化时项目存在的风险也可能随之改变，新的风险出现，某些风险改变，另一些风险则会消失，因此要针对项目本身及实施过程中这一现象及时开展动态评估。

三、风险评估的内容

（一）项目决策风险

1. 目标风险　目标的合法性、合理性、有利性、可持续性等方面的风险。

2. 决策过程风险　立项支持证据是否充足、决策程序是否合规、项目立项必要性分析结果、利益相关者分析、决策团队能力等方面潜在的风险。

3. 项目产生的社会稳定风险　群众满意度和接受度低、引发群体性事件、降低政府公信力等方面的风险。

4. 健康风险　有损市民健康水平、增大医疗负担、健康服务受益对象范围缩小、增大传染病的输入等不利于市民健康水平提高的风险。

5. 经济风险　导致失业率增加、物价增速过快、降低市民收入、财政负担过重、国有资产流失等的风险。

6. 环境损害风险　造成环境污染、饮用水污染、破坏海洋生物链以及对人文景观和文化的破坏。

7. 对市民生活产生的风险　带来生活不便、物价过快上涨、人口压力等风险。

（二）项目实施过程中可能存在的风险

1. 项目方案可行性风险　是否具体、明确和配套方案完备。

2. 资金风险　资金投入到位率、预算激增等。

3. 人力风险　执行主体的素质、技术人才及人才的连续性等。

4. 信息风险　实施的信息支持不足、与公众媒体的沟通不畅带来负面影响的风险。

5. 技术风险　已有技术对项目的支持度、技术研发速度和投入方面的风险。

6. 监督与管理风险　监督力度不足、行业竞争不规范等方面的风险。

7. 政策制度风险、突发安全生产事故及突发灾害等方面的风险。

四、本项目风险评估采用的主要方法

（一）基本方法

采用历史数据分析、问卷调查、专家经验和会商相结合的方法，搜索专业信息，召开座谈会进行头脑风暴，通过分析风险的承受能力和控制能力，确定本项目可能产生的风险及在实施过程中存在的风险特征、类型，列出风险识别表和风险分析表，并提出风险控制措施和建议。

（二）情景分析法

情景分析是指通过分析可能发生的各种情景及其对应的影响来分析风险的一类方法。换句话说，情景分析是“如果——怎样”的分析方法。未来是不确定的，而情景分析能够一定程度地“预见”将来，从而对未来的不确定性有一个较为直观的认识。

运用情景分析法，先确定了需要评估的事项背景，然后需要确定可能出现变化的性质。这就要求对主要趋势、趋势变化的可能时机以及对未来的影响进行研究。需要分析的变化可能包括外部情况的变化，会产生不同后果的各种决定，利益相关者的需求及对应的变化方式和宏观环境的变化等。局部及宏观因素或趋势可以按不确定性和重要性进行列举并排序，应重点关注那些最不确定、最重要的因素。

在对各个情景的问题与建议进行评估时需要进行修正，以使其更全面或风险更小。当情景正在发生变化时，可以找出能够表明变化的先行指标，监测先行指标并做出相应反应，为改变事先设定的战略提供机会，运用情景分析法模拟，难以找到最合适的情景，但可以对最终应对各种情景以及随着指标变化而调整行动方案的方法有较清晰的认识。

（三）风险综合评价方法（风险评价指数矩阵）

以澳大利亚、新西兰风险管理标准（Risk Management，AS/NZS 4360：2004）为依据，结合青岛市设立国家健康服务业发展试验区项目的实际情况，定义出可能发生的风险及其后果，并对风险可能造成的社会、经济、政治影响进行综合考量，在这基础上构建风险分析矩阵列表，按照风险排序标准的有关要求，确定各类风险的级别和各种危险指标的数量并进行排序，从而排列出哪些风险和危险因素应该提前防范和优先控制。

五、青岛市设立国家健康服务业发展试验区项目风险评估的资料来源

开展本项目风险评估的资料来源主要有《国家卫生统计年鉴》、《青岛市卫生统计年鉴》、《国务院关于促进健康服务业发展的若干意见》（国发〔2013〕40号）、《青岛市设立国家健康服务业发展试验区项目设计思路》、青岛市提供的相关政策制度文件、现场调研获得的资料、专家研讨和头脑风暴的结论以及《青岛市设立国家健康服务业发展试验区项目风险评价表》的调查结果。

六、青岛市设立国家健康服务业发展试验区项目的风险评估流程

青岛市设立国家健康服务业发展试验区项目风险评估实施步骤主要包括：计划准备阶段（确定风险评估事项、建立风险评估工作组、制订风险评估方案）；开展风险评估（风险识别、风险分析和风险评价）；提出风险管理建议（撰写风险评估报告、提出相关对策建议、进行跟踪动态评估）三个阶段（见图1）。

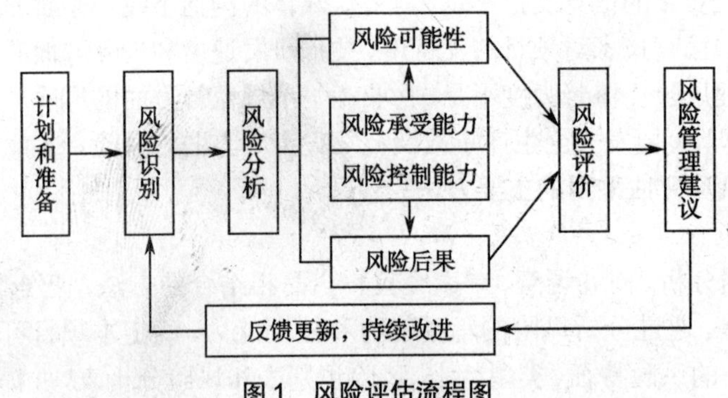

图1　风险评估流程图

（一）计划准备阶段

在开始风险评估前，首先要明确需要进行风险评估的领域，而后根据已选取的领域作为风险评估对象，确定风险评估的方法和整合风险评估所需的数据；接下来，根据本项目的类型组建由各相关学科领域专家构成的风险评估小组，来具体组织和实施风险评估工作；之后，由评估组制定风险评估方案，指导风险评估工作的开展。

（二）开展风险评估

风险评估包括风险识别、风险分析及风险评价三个阶段。

风险识别是发现、列举和描述风险要素的过程，其要素包括来源或危险源、事件、后果和概率。运用定量和定性的各类方法分析卫生政策决策风险可能存在的领域，确定决策具体可能存在的风险类型。

风险分析是在风险识别的基础上，对损失概率和损失程度进行量化分析的过程。项目决策和实施过程中存在的风险多种多样，错综复杂，有潜在的风险，也有实际存在的风险，有内部风险，也有外部风险。因此，首先要明确存在什么风险，需要通过归类分析各个途径所得获取的风险信息，掌握具体存在的风险有哪些，知悉导致决策风险的因素是什么。

风险评价是在风险识别和风险分析的基础上，将风险与给定的风险准则比较，以确定风险的严重程度并作出决策。在此过程中，需要回答“怎样才算安全”、“什么样的风险可以接受”、“什么样的风险必须采取措施”等关键问题。

（三）提出风险管理建议

根据风险评估的结果，撰写风险评估报告，结合风险的等级对相应的风险提出防控建议，达到降低或消灭风险的目的。同时，风险评估结果应根据环境条件的变化以及项目实施过程产生新的风险进行动态跟踪反馈和及时再评估调整。

七、风险评估的质量控制

首先，本项目的风险评估由卫生部卫生发展研究中心来承担，作为第三方独立评估机构保证了评估结果的公正性；其次，选取了风险管理、经济、环境、卫生管理等领域的专家以及利益相关方代表等作为专家咨询组和调查对象；最后，评估结果尽可能地使用数据作为评估依据，当数据和资料信息不足时，通过专家咨询和研讨等，对风险进行研判。

国家卫生计生委卫生发展研究中心

青岛市卫生局

第二部分　方法学报告

一、背景

随着第三产业的崛起，健康服务业逐步成为各国社会经济领域的支柱产业，引起了各国政府的普遍重视。多数欧美国家和日本、印度等亚洲国家已将发展健康服务业作为21世纪振兴国民经济、保障民生的主要驱动力，积极出台有关政策和措施，鼓励建立以公私医疗部门合作、商业医保、健康维护、医疗养老护理等为主导的健康服务业。

在我国，随着国民经济的发展和医药卫生体制改革的深入，政府近年来也公布了一系列相关政策，指导健康产业和健康服务业发展。2012年《国务院关于印发"十二五"期间深化医药卫生体制改革规划暨实施方案的通知》(国发〔2012〕11号)对健康产业的主要内容进行了阐述。同年7月,《国务院关于印发"十二五"国家战略性新兴产业发展规划的通知》(国发〔2012〕28号)拓展了"健康产业"的内涵，要求生物医学工程产业的路线图将"健康服务"纳入重大行动计划。《国务院关于印发卫生事业发展"十二五"规划的通知》(国发〔2012〕57号)，明确提出要加快健康产业发展，包括"建立完善有利于健康服务业发展的体制和政策"和"完善鼓励和促进非公立医疗机构发展的政策措施"等。

《国务院关于印发服务业发展"十二五"规划的通知》(国发〔2012〕62号)阐述了"健康服务业"的内容，指出健康服务业包括"基本与非基本医疗卫生服务、多层次的医疗保障体系、医疗护理、健康检测、卫生保健、中医医疗保健、康复护理、健康管理教育与培训、健康咨询、健康保险、康复医疗服务等诸多方面"。

2013年10月，国务院公布了《国务院关于促进健康服务业发展的若干意见》(国发〔2013〕40号)，对健康服务业发展的目的、目标、主要内容及保障机制做了详细说明，为指导各地健康服务业建设工作提出了理论指导框架。

青岛市近年来积极发展国际健康城、医疗旅游、医疗康复、医疗养生、健康管理、养老服务和一体化慢性病服务网络，为探索健康产业和健康服务业发展积累了先期经验。

在国务院2013年第40号文件指导下，青岛市正着手筹建以北部医疗中心和医学院区、崂山湾国际生态健康城，市南区健康服务业为先导的健康服务业试验区，更好地推动本市健康产业的建立与完善。国家卫计委法制司亦向青岛市卫生局发函，支持青岛市加强研究、先行先试、推动发展健康服务业，并在该市启动了创建国家健康服务业试验区预评估研究，计划于2014年1月底前完成。市南区、崂山区积极响应、超前谋划，分别制定了《市南区健康产业发展规划》、《崂山区建设崂山湾国际生态健康城的报告》。

在上述背景下，国家卫生计生委法制司支持青岛市组织专家对青岛市创建国家健康服务业试验区项目进行预评估。围绕青岛市健康服务业发展的预期结果和目标，研究分析青岛市建立健康服务业试验区项目的潜在价值、收益、风险和影响，并对项目可行性进行初步评估，指出健康服务业发展重点领域，为市政府建立和完善健康服务业发展规划提供相关依据，并为我国开展相关领域的预评估积累理论研究经验，开发方法和工具包。

二、预评估理论框架

（一）发展性评价理论

我国正处于快速经济社会发展转型期，医药卫生体系改革面临复杂多变的外部环境。在健康服务业发展新政推动下，随着公私部门合作深化，更多参与方将积极发挥作用，推动产业发展，进一步拓展医疗服务体系的内涵和外延。鉴于健康服务业是一个政府引导、市场调节、庞大复杂、多种经济体并存、多个领域参和相互牵制的体系，加之青岛创建国家健康服务业试验区基本设计仍处在思路形成和不断完善阶段，即设计理论在不断发展变化阶段，对这类项目评估，主要目的是协助完善项目理论，使其不断成熟。基于项目特征和属性，传统的评价方法如形成性评价和总结性评价，或过程评价和结果评价显然很不适合。随着社会发展关系不断演变和复杂程度不断加深，随着创新性社会干预项目不断涌现，评价方法学面临着不断调整和拓展。发展性评价[1-3]从复杂适应系统视角入手，应用现实主义评估方法，评价创新性干预项目，不断更新完善历练项目理论直至项目可以试行。鉴于本项目评估目的，采取了发展性评估方法和可行性评估方法对青岛健康服务业试验区预评估。

发展性评价从复杂适应系统视角入手，采取现实主义评估方法，对社会改革项目整体进行分析和评估。在此过程中，评估者不再是旁观者，而会直接参与被评估项目的设计、实施与完善过程，并积极影响项目的建立与开展；发展性评价目的不再是对项目实施进展和结果进行判断，而是以了解问题、汲取经验和提炼最佳模式为首要目的，不对修改更新完善项目理论。通过评估完善对评估对象的认识，为项目的设计改进提供反馈，不断夯实项目理论。

由于引入复杂视角，发展性评价认为项目整体由相互作用的子系统组成，对外部环境变化或事件刺激不断自发涌现出自我适应性行为，并引起系统的整体波动，产生大范围的效果和影响。从这一点而言，发展性评价不再研究“投入 - 活动 - 产出 - 结果”之间简单的线性因果关系，而提出投入 - 活动与产出之间存在多种交错的关系，引发预期和非预期的结果（图 1）[79]。

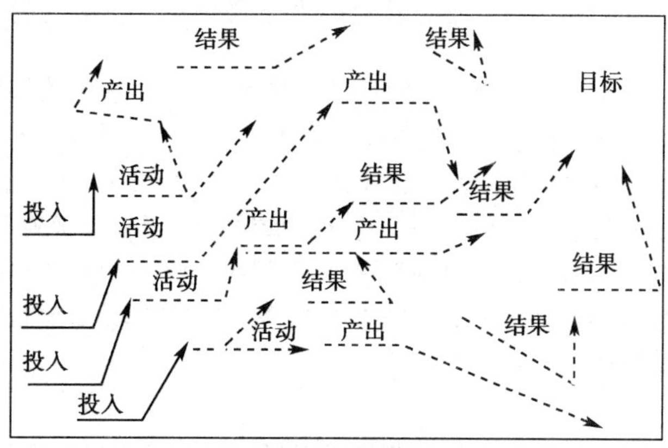

图 1　复杂背景下的发展性评价模式

备注：本图引自赵琨和宋文舸（2012 年）

“十二五”中期面临深化医改的重任，青岛市卫生局利用新政先机，启动了“创建健康服务业试验区预评估”项目，此举本身即大胆的创新。对国家政策的准确解读，对青岛市政府部门及相关部门的影响和带动程度，利益相关方对项目方案的接受度和反应，以及青岛市各项卫生及卫生相关改革措施的实施，都将影响试验区方案的设计与实施，因此有必要采用发展性评价模式，通过与项目设计者及利益相关方不断讨论和反馈，改善项目基本设计，直至可行，最终实现预评估的预期目标。

国务院2013年40号文为各地促进健康服务业发展提供了基本逻辑框架。健康服务业应以医疗卫生服务提升、健康管理和促进水平提高、健康保险服务完善、健康服务业环境改善和支撑产业规模显著扩大等五项目标为主，在加大政府投入、完善法律法规和监管、加强人才培养和流动、提升信息化和诚信体系等基础性建设及突破规划和用地、投融资及财税价等政策基础上，通过多元办医、优化医疗资源配置和发展护理服务等途径发展医疗服务，通过推动医疗机构与养老机构合作和发展社区健康养老服务等途径发展健康养老服务，通过丰富产品和加强健康组织管理推动健康保险业发展，通过提升中医机构服务能力和推广中医药措施加强中医药保健服务在服务业的作用，通过鼓励健康体检和咨询、加强全民体育健身和促进健康文化和旅游发展等措施发展多元健康服务，并通过支持国产医药产品及健康相关产品、发展第三方服务和培育健康服务业产业集群等方式促进支撑产业发展[80]。

青岛市卫生局在理解贯彻国务院2013年40号文件基础上，结合本地医药卫生改革实际，从经济基础、资源分布、技术能力、健康服务市场需求及制度环境等方面分析发展本地健康服务业的可行性进，并在国家健康服务业框架下，起草了创建青岛健康服务业试验区基本设计。

青岛市卫生局相关负责人与预评估团队专家应用发展性评价思路，采用每周互动讨论会方式，在实际调研和二手数据分析基础上五议其稿（见《工作报告》中附件1～5），围绕国家促进健康服务业发展的基本框架，逐步理清了发展本市健康服务业的初步思路。在国家鼓励健康服务业发展的宏观背景下，青岛市希望通过核心医疗服务体系的业态更新与升级，为健康服务业提供持续发展动力，同时拓宽和延长健康服务链条，将养老、旅游等内容纳入健康服务业规划，挖掘潜在巨大健康需求，并鼓励商业保险发展，将本市居民的潜在健康需求转化为产值增量。青岛市创建国家健康服务业发展试验区的初衷是在国家对类似综合配套试验区的相关政策支持下探索健康服务业发展的模式和经验，为国家推动健康服务业发展提供决策依据。

健康服务业是由多部门多主体协调参与的一项庞大系统工程，为实现2020年国家健康服务业总产值目标要求，应清楚看到健康服务业各业态间不是简单的线性因果关系（图2），而是一个复杂自适应性系统[81]，因此，应识别确定那些对目标产值贡献大的具有驱动作用的领域。发展性评价和经济可行性分析为夯实试验区项目因果逻辑关系和优先开发领域确定提供了方法学支撑。青岛市创建健康服务业试验区预评估项目为方法学的应用提供了现场。希望通过这样创新性评估，为青岛市健康服务发展规划提供参考依据。

（二）试验区预评估

1. 试验区研究

改革开放以来，我国在区域层面不断推进以经济发展为主的试点改革，“试验区”的改革模式在此背景下应运而生，经过近三十年发展，其内涵从注重经济发展的单项改革转变为区域协调发展，标志着我国区域发展政策的不断完善。

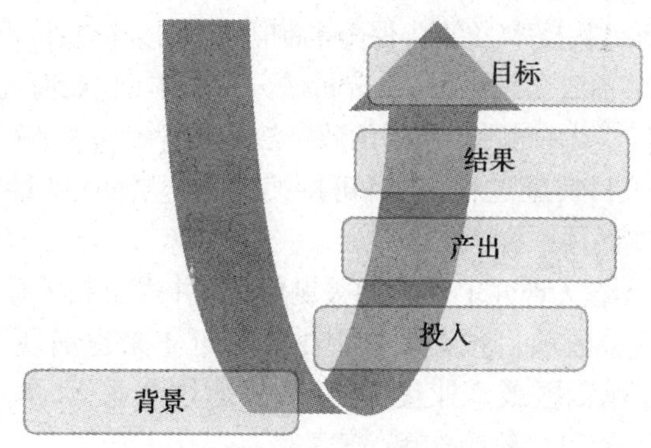

图2　健康服务业发展非线性因果链条

从类别看，各地试验区既包括国家和省市级层面综合领域的配套改革试验区，也包括旅游、航运、金融等专项领域的综合试验区[82-85]。分析现有文献发现：国家综合配套改革试验区是探索建立制度内生增长模式的举措，有利于突破体制和政策瓶颈，相关改革内容普遍具有鲜明的区域特色，配套改革往往具有综合性特点，不依赖于中央政府的优惠政策和财政支持，而是争取先行先试权，采取“特事特议”的模式以突破现有政策和制度限制[86-87]。但也有一些学者警告：试验区的先试先行应注重与立法的相互配套[88]。

文献显示，试验区建立前的可行性研究较少，而建立前的预评估更是闻所未闻。目前文献仅显示厦门建立综合配套改革试验区之前曾组织人员开展了可行性研究，对厦门试验区创建的必要性、有利条件和发展前景进行了分析[89]。

为科学判断国家综合配套改革试验区准入资格，并分析初步成效，近年来出现了一些试验区评估研究，主要集中在建立指标体系和开展绩效评估两个方面。有学者提出，试验区“门槛”指标应围绕试验区发展潜能、制度创新能力、区域联系能力和风险承受能力等方面，在选择试验区时应强调区域主导优势，并选择那些优先战略重点已形成，且有中心城市和城市群依托的地区[90]。

2. 预评估　预评估指对政策或项目在规划阶段时进行可行性评估、优缺点评估和优先顺序评估[91]。预评估进行的可行性评估一般是初步可行性或预可行性评估（prefeasibility study），即在项目设计初期基于可得数据和信息对项目初步设计思路进行的初步分析，旨在指导方案设计与完善。优缺点评估指项目的优势和劣势进行罗列并讨论的研究方法，以规避项目劣势并发挥项目优势[92]。优先顺序评估是指确定评估技术应考虑的各项因素的优先顺序。确定优先顺序的目的是使卫生技术评估投资的效益最大化。确定优先顺序包含着在某些方面要进行评估活动的成本与效益的价值判断，同时也需要考虑评估的可行性[93]。

国内外目前普遍将预评估用于洪水等自然灾害影响的分析与测量，也常用于对一些工程建设项目的劳动安全卫生等方面影响的研究分析，以及商业项目的成本预测、风险估计与可行性判断。

根据国内外现有文献，预评估通常以初步可行性分析为核心，对项目的技术准备情况、成本、收益及环境、社会和法规政策风险与影响进行分析。预评估普遍采取以下五个步骤：

（1）背景分析。介绍项目的背景情况、问题现状及范围，梳理预评估的意义和目的等。

（2）可接受性分析。运用利益相关者分析法，分析利益相关者对项目开展的态度、认知和潜在影响等[94]。

（3）初步可行性分析。从技术、经济、保障机制等纬度，分析项目设计思路的可行性。一般通过调研分析项目技术准备情况，利用情景分析法分析成本、收益情况，利用 SWOT 法分析项目优劣势、机会与挑战等[95-96]，并对项目所需的政策法规和管理层面的相关保障机制进行分析。

（4）风险分析。从项目实施过程、项目可持续性两个层面对项目的风险进行初始评估，指出解决方案，在下一步评估中深入分析[97]。

（5）结论与建议。总结从研究中得出的关键问题，并提出相关建议。

3. 医药卫生相关试验区项目预评估　卫生领域近年来也涌现了一些类似试验区的项目，主要以医药产业园、示范区或产业集群的形式，通过产业化、集群化发展模式对医药行业整体发展产生带动、示范和扩散的作用[98-99]。

卫生领域预评估的应用集中在医院基础建设[100]、大型设备配置[101]和职业病危害[102]等方面，主要探讨项目对卫生、经济及安全方面的影响，很少关于基地、试验区或产业园等项目的预评估。目前可查到的资料显示，安徽省中医药管理局对省中医院国家中医临床研究基地项目进行了预评估，采取座谈、文献法、访谈、实地考察和专家打分评估等办法，对基地建设项目进行分析[103]。

4. 青岛市健康服务业预评估思路　作为山东半岛经济圈龙头城市，青岛市拟申请建立国家级健康服务业综合配套改革试验区，希望依托自身自然禀赋、地理环境及经济发展优势，从提升医药卫生服务核心能力出发，围绕建立健康导向型医疗服务体系工作重点，通过加大政府卫生投入、加强政策导引及促进公私部门合作，着力打造医疗服务体系核心能力，带动商业健康保险、养老健康服务和医疗旅游等外围产业的发展，并加强生物制药、药品流通和零售等支撑行业发展（图 3）。

目前青岛市卫生局提出的设计思路，已明确了重点产业业态建设任务，并提出了产业链发展的优先顺序，初步具备了国家综合配套改革试验区的基本条件，但仍需要对创建试验区的必要性、可行性及风险进行研究，了解其发展潜能、先决条件和创新性，同时分析突破政策和体制机制的可能性，及对社会经济发展的影响性。

鉴于健康服务业在我国是全新的概念，前期并无健康服务业试验区项目，因此，本项目将在发展性评价理论基础上，借鉴参考其他领域大型建设项目预评估的方法，探索研究健康服务业试验区预评估的方法，为本领域相关工作开展作理论储备。

三、评估目的

通过对青岛市健康服务业试验区的背景、创新性、社会可接受性、潜在价值、收益、政策可行性、风险及影响进行分析，结合技术、经济、制度和环境等纬度综合判断青岛市创建健康服务业试验区的可行性，以及对当地社会经济发展作用和意义，并更新完善其健康服务业基本设计，为相关政策制定和健康服务业发展规划提供参考依据。同时探索健康服务业试验区预评估的方法、步骤、流程，为下一步开展有关评估提供规范的工具包。

具体目标包括：

1. 评估青岛健康服务业试验区在体制、组织、管理等方面的创新性。

2. 评估青岛市健康服务业试验区的居民接受度。

3. 判断试验区建设项目在技术、经济、法规及政策环境等方面的可行性。

4. 分析试验区建设项目的风险，识别并评估项目成功实施所面临的风险，以及维持试验区可持续性所面临的风险与挑战。

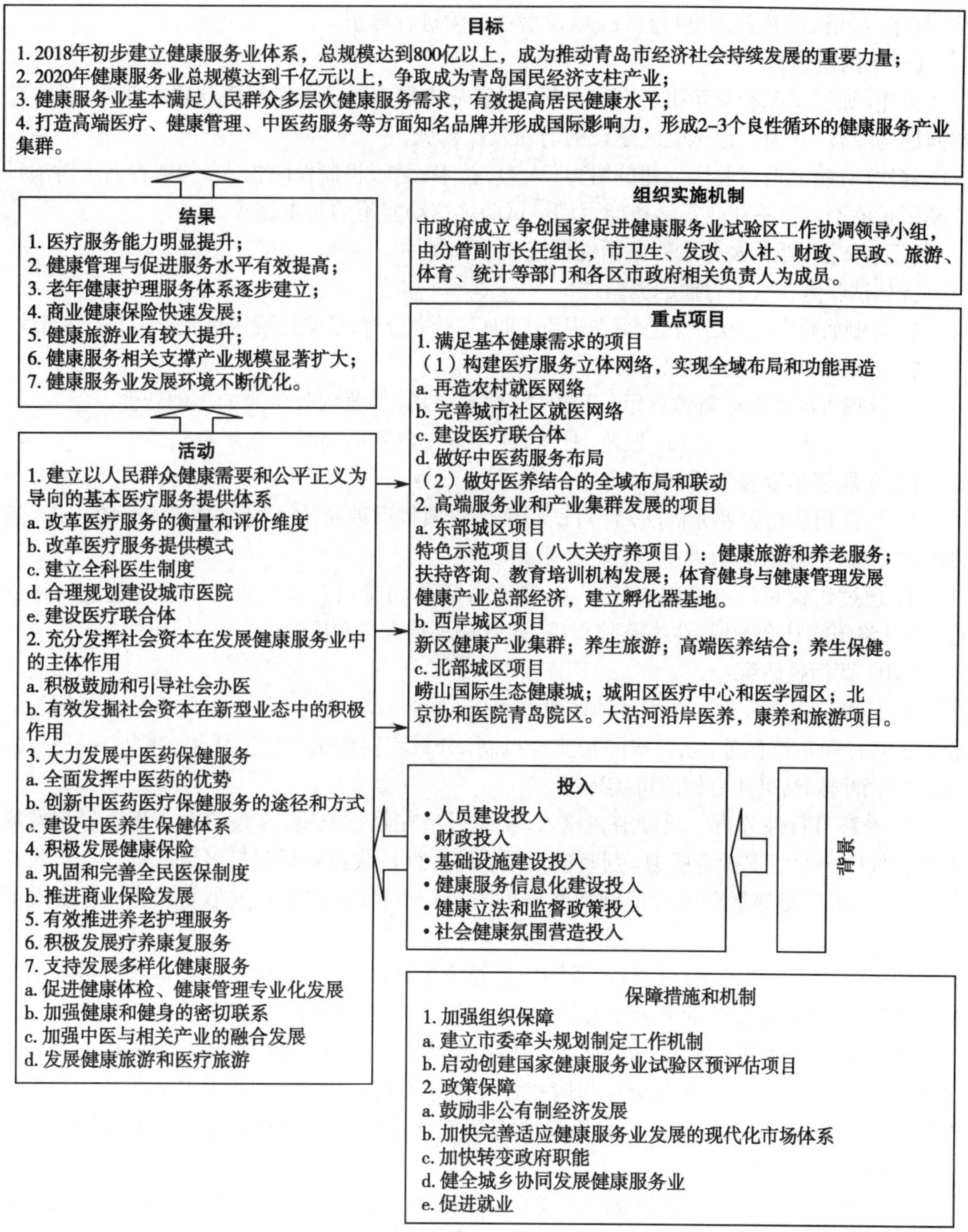

目标

1. 2018年初步建立健康服务业体系，总规模达到800亿以上，成为推动青岛市经济社会持续发展的重要力量；
2. 2020年健康服务业总规模达到千亿元以上，争取成为青岛国民经济支柱产业；
3. 健康服务业基本满足人民群众多层次健康服务需求，有效提高居民健康水平；
4. 打造高端医疗、健康管理、中医药服务等方面知名品牌并形成国际影响力，形成2–3个良性循环的健康服务产业集群。

结果

1. 医疗服务能力明显提升；
2. 健康管理与促进服务水平有效提高；
3. 老年健康护理服务体系逐步建立；
4. 商业健康保险快速发展；
5. 健康旅游业有较大提升；
6. 健康服务相关支撑产业规模显著扩大；
7. 健康服务业发展环境不断优化。

组织实施机制

市政府成立 争创国家促进健康服务业试验区工作协调领导小组，由分管副市长任组长，市卫生、发改、人社、财政、民政、旅游、体育、统计等部门和各区市政府相关负责人为成员。

活动

1. 建立以人民群众健康需要和公平正义为导向的基本医疗服务提供体系
a. 改革医疗服务的衡量和评价维度
b. 改革医疗服务提供模式
c. 建立全科医生制度
d. 合理规划建设城市医院
e. 建设医疗联合体
2. 充分发挥社会资本在发展健康服务业中的主体作用
a. 积极鼓励和引导社会办医
b. 有效发掘社会资本在新型业态中的积极作用
3. 大力发展中医药保健服务
a. 全面发挥中医药的优势
b. 创新中医药医疗保健服务的途径和方式
c. 建设中医养生保健体系
4. 积极发展健康保险
a. 巩固和完善全民医保制度
b. 推进商业保险发展
5. 有效推进养老护理服务
6. 积极发展疗养康复服务
7. 支持发展多样化健康服务
a. 促进健康体检、健康管理专业化发展
b. 加强健康和健身的密切联系
c. 加强中医与相关产业的融合发展
d. 发展健康旅游和医疗旅游

重点项目

1. 满足基本健康需求的项目
（1）构建医疗服务立体网络，实现全域布局和功能再造
a. 再造农村就医网络
b. 完善城市社区就医网络
c. 建设医疗联合体
d. 做好中医药服务布局
（2）做好医养结合的全域布局和联动
2. 高端服务业和产业集群发展的项目
a. 东部城区项目
特色示范项目（八大关疗养项目）：健康旅游和养老服务；扶持咨询、教育培训机构发展；体育健身与健康管理发展健康产业总部经济，建立孵化器基地。
b. 西岸城区项目
新区健康产业集群；养生旅游；高端医养结合；养生保健。
c. 北部城区项目
崂山国际生态健康城；城阳区医疗中心和医学园区；北京协和医院青岛院区。大沽河沿岸医养，康养和旅游项目。

投入

- 人员建设投入
- 财政投入
- 基础设施建设投入
- 健康服务信息化建设投入
- 健康立法和监督政策投入
- 社会健康氛围营造投入

背景

保障措施和机制

1. 加强组织保障
a. 建立市委牵头规划制定工作机制
b. 启动创建国家健康服务业试验区预评估项目
2. 政策保障
a. 鼓励非公有制经济发展
b. 加快完善适应健康服务业发展的现代化市场体系
c. 加快转变政府职能
d. 健全城乡协同发展健康服务业
e. 促进就业

图3　青岛市创建国家健康服务业试验区初步设想

5. 提出试验区建设项目重点方向及关键要素和机制等方面的相关政策建议。

6. 更新完善试验区基本设计和项目理论，直至交付试行。

7. 总结梳理试验区预评估方法和流程，开发预评估相关工具包。

四、评估内容

将围绕主要评估目标，针对青岛市创建国家健康服务业试验区的创新性、社会可接受

性，技术、经济、环境和制度可行性，以及潜在风险进行分析。

（一）背景分析

首先，通过文献和政策报告回顾分析，对青岛市健康服务业发展现状进行研究，旨在总结问题与经验，判断创建试验区建设的潜在重点领域。

其次，分析当前试验区创建的财力、人力、技术、运行机制保障投入，判断青岛市对项目启动所做的制度准备和政策储备能否满足试验区启动实施的基本需求。

（二）体制、组织及管理的创新性评估

评估试验区在以下方面的创新性：

1. 体制如政府和市场在医疗服务提供上职责、管办分开、公立医院所有制形式上的创新性。

2. 组织和业态上创新性。

3. 管理方面如医疗资源重组、开放医疗服务市场，筹集内外资源的等创新性。

4. 建立发改、卫生、药监、保监、社保、工信等部门的协同联动创新机制。

（三）居民接受度分析

1. 结合利益相关者分析法，针对试验区创建项目所涉及的不同利益相关者的构成、活动参与动机、潜在影响力大小等进行分析。

2. 通过访谈和焦点组座谈等方法，调查各主要利益相关者代表对试验区创建的接受度，具体将围绕社会发展、生态环境保护、伦理和民俗文化角度。

（四）可行性研究

1. 技术可行性分析　按照试验区设计思路，结合 SWOT 分析法，围绕青岛市健康服务业发展目标和重点任务，以及保障措施与机制，分析其创建试验区的优势、劣势、机遇与挑战，并判断预期结果和目标的可实现性。

2. 经济可行性分析　通过潜在投入、需求及潜在收益分析，了解青岛市现有经济发展水平和健康产业资本投资能力，判断项目经济可行性。收益分析包括经济收益和社会收益两部分，前者以健康服务业产值增加测算为主，后者将关注服务业发展对民生和社会发展带来的益处。

经济分析测算将紧密结合目前我国国民经济核算口径，按照国家发展健康服务业的基本政策思路，将健康服务业分为核心层、外围层和支撑层三部分。

核心层为医疗服务领域，外围层包是健康服务业重点发展的、与医疗服务核心链条直接相关的新型业态部分，例如健康保险和多样化健康服务。支撑层指对健康服务业起支持作用的产业领域，但这里仅包含服务业领域内容，不包含医药生产制造等对健康服务业有支撑作用的产业内容。

3. 政策可行性分析　通过梳理目前国家和青岛市出台的有关服务业及健康服务业发展的法规、政策和措施，分析试验区创建项目对立法、政策和相关机制的需求，探讨项目突破相关制度的可能性。

4. 预期结果和目标可实现性判断及影响分析　基于上述分析结果，判断健康服务业试验区创建目标实现的可能性大小，同时利用情景分析法（scenario analysis）分析可实现结果的预期和非预期影响。

（五）风险分析

首先，运用风险综合评价法，识别试验区创建方案的不确定性（主观上无法控制）因素，分析其环境状况和环境对方案的敏感程度。具体将制定风险因素调查表，甄别主要风险因素，并采取专家咨询法判断风险因素权重和发生概率，判断项目实施的整体风险情况。

其次，结合社会可接受性分析和可行性分析等结果，从社会、经济发展及立法政策等方面估计各种风险情况下项目在当前环境中的可持续性。

（六）试验区基本设计更新完善

通过发展性评价和可行性分析，进一步形成和夯实项目理论。在基础上，完善项目基本设计，直至交付试行。

（七）试验区预评估工具包

基于预评估的流程和方法应用经验，总结和梳理相关流程和步骤，提炼工具和指标，形成预评估相关方法学工具包。

五、评估方法

将采取定性与定量结合的方法开展相关评估。主要的定性方法包括文献和文件研究、利益相关方分析、现场调研及访谈、SWOT 分析、情境分析法和专家咨询法等。主要的定量方法包括二手数据收集分析和建模型分析法等。

（一）定性方法

1. 文献和文件研究　通过查阅青岛市相关政策文件与试验区方案等，分析政策背景，以及项目预期目标、内容和产出。通过文献研究，了解其他国家或我国其他地区健康服务业建设的有关经验，以及评估服务业试验区建设的方法。

2. 利益相关者分析法　梳理试验区创建所涉及的关键利益方，利用利益相关方分析法分析其动机、能力和态度对项目实施的潜在影响作用。

3. 现场调研及访谈　通过对试验区创建所涉及的居民代表展开访谈，了解其对创建服务业试验区的看法、意见和建议。

4. 态势分析法（SWOT 分析）　SWOT 分析是一种根据自身的既定内在条件进行分析，找出的优势、劣势及核心竞争力之所在的战略分析方法。首先，分析试验区的优势、劣势；其次，按可能的产业链或业态连接发展趋势，将其优势和劣势进行整合；最后，形成试验区 SWOT 分析结果。并对其价值、潜在收益进行判断，预测试验区的风险和影响。

5. 情景分析法　情景分析法是将规划方案实施前后、不同时间和条件下的环境状况，按时间序列进行描绘的一种方式。可以用于规划的环境影响的识别、预测以及累积影响评价等环节。将应用该方法判断分析不同环境变化条件下试验区创建所产生的可能影响。

6. 专家咨询法　在发展性评价中设计者和专家咨询互动，不断反馈专家意见，不断更新项目设计；在经济可行性分析和风险因素权重及发生概率估计中采用专家咨询，获取相关参数，用于经济模型分析和项目整体风险分析。

（二）定量方法

1. 二手数据收集与分析　利用文献或文件已有数据，及青岛市前期积累数据进行产业规模、相关成本、潜在收益的推算。

2. 横断面调查分析　应用调查问卷入户调查，收集城市和农村地区主要利益相关者对健康服务业的认知、看法、意见、意识到的风险等信息，进行统计描述分析，判断社会对健康服务业及其重点领域的可接受性。

3. 模型分析法　结合健康服务业基本要素和发展规律及基本数据，构建经济学模型，分析健康服务业发展经济收益情况。

第三部分　工 作 报 告

一、背景

随着第三产业的崛起，健康服务业逐步成为各国社会经济领域的支柱产业，引起了各国政府的普遍重视。多数欧美国家和日本、印度等亚洲国家已将发展健康服务业作为21世纪振兴国民经济、保障民生的主要驱动力，积极出台有关政策和措施，鼓励建立以公私医疗部门合作、商业医保、健康维护、医疗养老护理等为主导的健康服务业。

在我国，随着国民经济的发展和医药卫生体制改革的深入，政府近年来也公布了一系列相关政策，指导健康产业和健康服务业发展。特别是2013年10月，国务院公布了《国务院关于促进健康服务业发展的若干意见》(国发〔2013〕40号)，对健康服务业发展的目的、目标、主要内容及保障机制做了进一步详细说明和阐述，为指导各地健康服务业建设工作提出了理论指导框架。

山东省青岛市近年来积极发展国际健康城、医疗旅游、医疗康复、医疗养生、健康管理、养老服务网和一体化慢性病服务网络，为探索健康产业和健康服务业发展积累了先期经验。国家卫计委法制司领导和专家对青岛健康服务业发展状况进行过多次实地调研和考察，亦向青岛市卫生局发函，支持青岛市加强研究、先行先试、推动发展健康服务业，并在该市启动了建设国家健康服务业试验区预评估研究，并为卫生计生委搭建的国家卫生政策评价体系的方法学部分有所贡献。此项研究计划于2014年1月底前完成。

在上述背景下，国家卫生计生委卫生发展研究中心于2013年10月28日受卫生计生委法制司委托，作为预评估技术团队协助青岛市卫生局组织专家开展健康服务业试验区项目预评估工作。

二、工作组织

为能确保在短时间内完成卫生计生委下达的委托工作，工作组织和制度保障建立是完成项目的必要条件。

(一)建立预评估工作联席会议和工作推进组

为确保预评估工作的顺利推进和部门协调，成立以分管市长为召集人的工作联席会议，并下设工作推进小组。推进小组办公室设在市卫生局政策法规处。联席会议每月召开一次调度会议，推进预评估工作。

总召集人：栾新副市长

副总召集人：曹勇局长

联席会议成员：纪金亮、魏仁敏、周国栋、赵镭

联席会议下设预评估工作推进小组

组　长：魏仁敏

副组长：王体红、李传荣、朱俊萍、柳忠旭

成　员：宋云鹏、张文家、徐晓东

工作推进组负责青岛创建国家健康服务业试验区基本思路构建和框架设计，并撰写草案提交预评估专家组讨论。预评估主要侧重在创建试验区基本思路和战略框架的可行性和

创新性进行评估，并不断反馈和修改。

（二）成立预评估技术专家组

为使预评估工作在方法选择和数据分析上严谨和科学及可行，并确保评估工作质量和指导作用，成立由来自宏观经济、社会发展与规划、卫生政策、卫生发展、卫生核算、卫生技术评估和政策评价、卫生风险评估、公共卫生等领域的跨学科专家团队（名单见附件）。专家组办公室设在国家卫生计生委卫生发展研究中心卫生政策与技术评估室。专家组每周召开一次例会。

三、工作方案

为能及时有效完成此项目，合理规划工作任务和配置技术力量，制定了预评估技术工作方案。

（一）工作目的和原则

青岛市健康服务业发展在国务院40号文件和十八大三中全会精神推动下，在市场机制决定资源配置和以改革带动发展的决策引导下，青岛市将对健康服务业的布局和发展有大幅度创新和尝试，鼓励更多社会力量参与，推动健康服务业发展新政策不断涌现，进一步拓展医疗服务体系的内涵和外延。一些学者提出，我国当前环境下对这些不断改进完善的改革项目，特别是项目变革理论不清晰和不成熟时所进行的评估，有必要采用发展性评价思路[1-3]。

发展性评价从复杂适应系统（CAS）视角入手，采取现实主义评估方法，对社会改革项目整体进行分析和评估。在此过程中，评估者不再是旁观者，而会直接参与被评估项目的设计、实施与完善过程，并积极影响项目的建立与开展；评估目的也不再是对项目实施进展和结果进行判断，而是以了解问题、汲取经验和提炼最佳模式为首要目的，通过评估完善对评估对象的认识，为项目的设计改进提供反馈。

基于对该项目预评估工作性质的上述认知，预评估专家组和工作推进组紧密合作，在项目准备期，熟悉了解国家和青岛健康服务业相关文件政策及国内外健康服务业资讯和动态，在项目过程中，不断完善青岛健康服务业试验区设计思路，改进预评估方案，提炼预评估指标体系；在项目末期，通过青岛现场评估，为卫生计生委构建的国家卫生政策评价体系方法学部分提供技术参考，为卫生计生委和青岛市卫生局创建国家健康服务业试验区提供可行性分析和政策建议。

鉴于青岛在创建国家试验区基本思路、理论框架和设计构想处在雏形前期，预评估秉着尊重现实、实事求是、采取创新性评估思维和方法对待评估工作，并应用科学的且切实可行的分析思路；由于评估时间有限、数据不充足和不可得，为实现上述工作目的，采取现实主义评估方法，假设试验区内部因果关系存在但非线性，评估整体设计思路和战略框架的创新性和可行性，边评估边完善基本思路和框架，不断反馈，不断更新，直至设计思路和评价指标趋于成熟，可交付使用。

（二）工作任务

根据预评估方案，评估工作主要围绕青岛市拟创建的国家健康服务业试验区的社会可接受性，技术、经济、环境和制度可行性，创新性以及潜在风险进行分析。主要具体工作有以下八项：

1. 背景分析　通过文献和政策报告回顾分析，对青岛市健康服务业发展现状进行研究，旨在总结问题与经验，判断创建试验区建设的潜在重点领域。并分析当前试验区创建的财力、人力、技术、运行机制保障投入，判断青岛市对项目启动所做的制度准备和政策储备能否满足试验区启动实施的基本需求。

2. 体制和组织及管理的创新性评估　评估试验区的创新性主要体现在：1）体制如政府和市场在医疗服务提供上职责、管办分开、公立医院所有制形式上的创新性；2）组织和业态上创新性；3）在管理方面如医疗资源重组、对内外开放等创新性；和 4）建立发改、卫生、药监、保监、社保、工信等部门的协同联动创新机制。

3. 社会可接受性分析　分析试验区创建项目所对不同利益相关者带来的潜在影响和他们对试验区创建的意愿。

4. 可行性研究　重点围绕技术可行性、经济可行性、制度可行性分析。

5. 风险分析　识别试验区创建方案的不确定性因素，分析其环境状况和环境对方案的敏感程度，并估计各种风险情况下，项目在当前环境中的可持续性。

6. 预期结果可实现性判断及影响分析　基于上述分析结果，判断健康服务业试验区创建目标实现的可能性大小，同时利用情景分析法分析可实现结果的预期和非预期影响。

7. 健康服务产业链形成的可能性判断　综合前五个领域评估分析结果，结合目前青岛市健康服务业规模和发展速度，对试验区建设项目对市域范围健康服务业发展的促进作用进行分析。基于分析结果，判断产业链形成的可能性，并指出未来试验区建设的重点领域，以及关键因素和主要机制措施。

8. 生产试验区预评估工具包　基于预评估的流程和方法学应用经验，总结和梳理相关流程和步骤，形成预评估工具包。

（三）工作时间和产出

为确保预评估工作有序开展，在规定时间内及时高效完成委托任务，按专家队伍和推进工作组成员的技术背景和可操作性，根据预评估工作内容，对工作任务进行分工，并明确各项工作任务负责人、产出及产出时间。具体工作分工如下表。

预评估工作任务分工表

任务内容	负责人	产出	数据提交时间	初稿提交时间	定稿完成时间
青岛创建国家健康服务业试验区思路	青岛市卫生局 魏仁敏、宋云鹏、李传荣	设计思路报告	—	2013 年 12 月底到 2014 年 1 月每周三例会前	2014 年 1 月 24 日
数据资料收集	国家卫生计生委卫生发展研究中心 赵琨、肖月、单婷婷、邵刚 青岛市卫生局 李传荣	数据、资料及文件	2013 年 12 月 24 日	—	—
背景分析	青岛市卫生局 宋云鹏、李传荣	数据、资料及该部分报告	—	2014 年 1 月 14 日	2014 年 1 月 21 日
创新性评估	青岛市卫生局 李传荣	数据、资料及该部分报告	—	2014 年 1 月 14 日	2014 年 1 月 21 日
可接受度分析	青岛大学医学院公共卫生学院马爱国 中国海洋大学经济学院 杨林	数据、资料及该部分报告	—	2014 年 1 月 14 日	2014 年 1 月 21 日

续表

任务内容	负责人	产出	数据提交时间	初稿提交时间	定稿完成时间
经济可行性分析	国家卫生计生委卫生发展研究中心 赵琨、肖月、邵刚、单婷婷	数据、资料及该部分报告	—	2014年1月14日	2014年1月21日
技术可行性分析	国家卫生计生委卫生发展研究中心 肖月、赵锐、邵刚、单婷婷	数据、资料及该部分报告	—	2014年1月14日	2014年1月21日
政策法规可行性分析	国家卫生计生委卫生发展研究中心 赵秀竹、王秀峰	数据、资料及该部分报告	—	2014年1月14日	2014年1月21日
风险分析	国家卫生计生委卫生发展研究中心 郝晓宁、刘志、塔娜	数据、资料及该部分报告	—	2014年1月14日	2014年1月21日
总报告和工作报告	国家卫生计生委卫生发展研究中心 赵琨、肖月	总报告	—	2014年1月21日	2014年1月28日
政策建议报告	国家卫生计生委卫生发展研究中心 杨洪伟、赵琨	政策建议报告	—	2014年1月24日	2014年1月28日

四、工作机制

（一）工作路线与流程

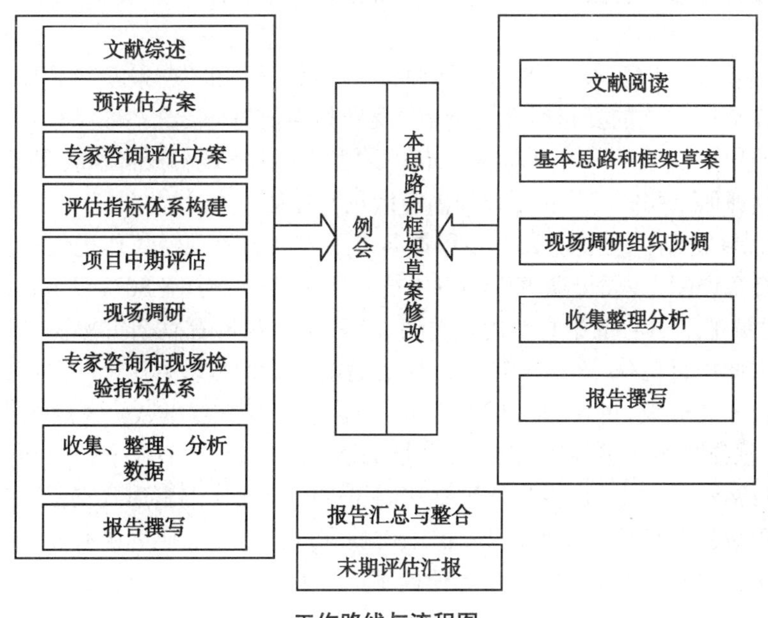

工作路线与流程图

（二）保障机制

1. 资料共享制度　为使预评估工作系统全面，数据库的建立和资料共享是确保该项工作顺利有序开展的前提条件之一，因此项目实行各分工单位和个人分头协作收集整理国家和青岛与健康服务业相关的一手和二手数据和文件，期间各负责单位和个人就收集整理情况保持及时顺畅沟通，避免工作交叉和疏漏，最后以电子版形式在任务规定时间内分发到专家团队和推进工作组手中。

2. 分工协作机制　鉴于三个月的工作时间，完成一项具有创新性的试验区预评估工作使项目具有一定的挑战性。因此团队合作显得非常必要和重要，有必要建立参与单位和个人及专家的分工协作机制。根据各自专业特长、技术能力、现场可操作性，在征求各参与单位和个人意见基础上，对工作分工、任务分解、责任人、交付时间和产出达成共识。

在工作任务分工表之外的专家，主要有国家发改委体改所宏观经济院与管理研究所公共管理研究室孙长学、国家发展改革委员会宏观院社会所社会事业研究室副主任邢伟；中国社会科学院经济研究所微观经济研究室主任朱恒鹏；卫生发展研究中心杨洪伟副主任、宋文舸教授、张毓辉副教授；中国医科大学人文学院吴华章教授等负责：①青岛健康服务业试验区基本思路和框架设计草稿审阅和反馈；②预评估技术报告的审阅和反馈；③预评估政策报告的审阅和反馈。

3. 会议制度（面对面、电话会议、现场调研与讨论）　应发展性评估方法学的要求，评估专家团队与青岛市卫生局项目推进组，要保持“一体”，紧密并行合作，边评估边发展，因此及时反馈和沟通是发展性评估必要工作形式。鉴于专家团队成员和工作推进组不在一地，为节省交通成本、时间成本、低碳环保，采取周三下午以电话会议为主、面对面沟通为辅的周例会形式开展沟通。在周会前，青岛市工作推进组根据上次专家反馈意见进行草案修改，提交专家审阅和反馈；专家就最新稿在周会上提出进一步反馈意见，青岛工作推进组进一步修改完善。同时评估团队不断向青岛工作推进组提供基础数据，并及时反馈数据分析结果，便于青岛方面在修改试验区基本思路和框架草案时参考。通过这样周期性反复循环，评估团队和设计团队平行紧密合作，不断更新完善基本思路和框架草案，从而完成发展性评估。

4. 时间进度和产出要求　为在有限时间内完成预评估工作，采取“倒逼制”的工作时间流程。以委托合同规定的交付时间为终点，反推到当前时间，设立每一具体工作任务交付时间与明确产出。该项目不仅要向卫生计生委提交预评估技术报告和政策报告，同时还提交与试验区预评估相关的工具包。详细内容请见预评估方案。

5. 后勤保障机制　发展研究中心和青岛市卫生局为该项目工作提供坚实的后勤保障工作。人力资源调配上，发展研究中心卫生技术评估室动员全室80%以上技术力量集中攻关项目，同时调配了中心卫生总费用核算研究室、卫生风险评估研究室协同攻关。青岛市卫生局为推进此项目工作，与分管市长汇报搭建以副市长为总召集人的多部门参与的试验区预评估项目联席会议，并下设工作推进组，分管局长亲自参与试验区草案撰写、讨论、修改完善工作；法制处牵头参与数据收集、现场调研组织协调、预评估背景分析和创新性评估工作。在项目活动经费上，由卫生计生委法制司以财政项目支出形式支持预评估团队和青岛地方协作单位的各项相关工作，以确保工作顺利进行。发展研究中心和青岛市卫生局及青岛大学医学院和海洋大学经济学院无偿提供项目所需电话会议设备、计算机等办公用品。

第四部分　政策建议报告

按照国际决策前预评估通用原则和方法，在通过对青岛市开展健康服务业背景分析、技术和经济可行分析、风险评估及创新性分析基础上得出结论：青岛开展健康服务业试验区具有良好的基础和条件，可操作性强，试验成功对全国有示范意义，对国家在2020年基本建立覆盖全生命周期、内涵丰富、结构合理的健康服务业体系、打造一批知名品牌和良性循环的健康服务业产业集群、形成一定的国际竞争力、基本满足广大人民群众的健康服务需求具有一定引领作用。现就有关政策建议报告如下：

一、青岛发展健康服务业优势和发展空间

（一）经济支撑能力强

全市生产总值逐年持续增长。2012年GDP为7302.11亿元。人均GDP 8.2万元，第三产业总值逐年增加，2012年增到3575亿元，比例达49%，高于深圳、宁波，也高于全国水平。2012年全年实现蓝色经济增加值1210.54亿元，增长17.2%，其中第三产业增加值544.51亿元，增长14.6%；全年实现海洋经济增加值1114.4亿元，增长19.9%，占GDP比重为15.3%，较上年提供1.2个百分点。

（二）区位优势明显

青岛市地处山东半岛东南部，先后被列为全国经济中心城市、副省级城市、计划单列市、首批中国优秀旅游城市。是我国五大港口之一、世界十五个亿吨级港口之一，是中国沿黄河流域和环太平洋西岸重要的国际贸易口岸和海上运输枢纽，货物吞吐量、集装箱运输量居全国沿海港口第三位，进入世界前十五名。

胶济铁路、三条高速公路、两条国道、连接欧美亚国际空港形成了青岛纵横交错的交通网络。

良好的地理优势和水陆空三栖运输系统为青岛健康服务业发展创造了独特外部空间，为辐射和牵拉周边地区经济发展提供了疏通渠道。

（三）产业资源丰富、业态形式有待创新

青岛市第一、二、三产业比例为4.4∶46.6∶49∶0，第三产业比例逐年增加，医疗卫生服务业存量资源丰富、千人口医疗床位数5.33张（常住人口），每千人口卫生技术人员6.22人；健康保险潜力巨大、6千多保险品种并不断优化；健康养老服务先行先试，医疗养老业发展势头看好，盘活和转型闲置医疗资源成为可能，有望扩充现有的每千名老人拥有床位数为21.3张的养老机构资源；多样化健康服务层出不穷，不仅满足多样化健康服务需求而且拉动30万人的社会就业；以制药和海洋生物药业为龙头产业形态支撑健康服务产业发展；信息传输和技术服务为健康服务业资源配置和规划提供信息保障。

（四）创建试验区环境良好

作为“国家服务业综合配套改革试点”，“十二五”期间投资7000亿元扶持550个市级服务业重点项目，其中与健康服务业相关项目164个，占总资金37%。政府投入保障机制明确，到2016年政府卫生投入占公共财政预算支出比例从现在的4.03%逐步提高到7%。

二、青岛发展健康服务业挑战

（一）对健康产业的认识不足

加快健康服务发展的最大障碍来自思想观念跟不上健康服务业发展的需要。目前社会对健康服务业的基本概念、构成要素与业态形式的准确定位还处在探索阶段，部分决策者没有把发展健康服务业放在构建和谐社会、转变经济增长方式、优化产业结构、提高产业国际竞争力的战略地位上来，与健康服务业的蓬勃发展态势不相称。

（二）在政策和法律上缺乏扶持

青岛在国家服务业综合改革试点项目的带动下，健康服务业发展已走在了全国前列，并取得了一定成就，但健康服务相关行业的规范化程度较低，相关的法律政策体系不够健全和配套，缺乏人才引进、资金、土地规划等方面的扶持与倾斜政策，致使很多具有新生业态的小微机构难以发展壮大，具有一定市场前景的新型业态难以形成产业集群。

（三）在法律、规范、标准上缺乏监管

目前，由于缺乏健康服务行业法律设置依据、操作规范和执业标准，致使人员流动受限，人力资源得不到有效利用。社会资本举办非营利性医疗机构的管理规范缺位，医疗服务资源和健康养老服务配置缺乏科学依据和实践经验，商业健康保险不仅缺乏扶持政策更缺乏有效监管手段。

（四）尚未形成市场决定资源配置机制

政府在机构设置、审批、准入、管理等方面发挥作用较多，未能充分发挥市场的优势，导致市场主体缺乏自由竞争和自主成长空间，社会资本投入健康服务业信心不足，多元化投资办医的格局尚未形成，相关服务业态无创新平台，新型业态有待开发和形成规模。存在市场作用不明显，竞争不充分，竞争秩序较为混乱等问题。

三、发展思路

（一）指导思想

贯彻落实十八届三中全会和国务院《关于促进健康服务业发展的若干意见》精神，以开展国家服务业综合配套改革试点为契机，以民生化、市场化、社会化、国际化为方向，加快健康服务业“创新、集聚、融合、开放”，构建覆盖生命全周期的健康服务体系，满足人民群众健康服务需求，服务于“全域统筹、三城联动、轴带展开、生态间隔、组团发展”全市发展战略，以改革带动发展，重构医疗卫生服务体系，培育新型服务业态，促进商业保险快速发展，拉动蓝色经济跨越式发展，为“国家服务业综合配套改革试点”做贡献。

（二）发展目标

1. 总体目标　到2018年全国率先基本建立覆盖全生命周期、内涵丰富、结构合理的健康服务业体系，打造3～5个国内一流世界知名的品牌和对全市具有牵动作用的产业集群。到2018年健康服务业总规模应达到1200亿左右，到2020年将达到1500亿左右，新增就业人口30万，不断满足人民群众多层次、多样化的健康服务需求。

2. 具体目标　为实现上述总目标，必须优先推进对健康服务业发展具有因果关系和显著贡献作用的服务业，如商业保险业、医疗服务业、多样化健康服务业（主要包括特需、养护、医疗旅游和健康体检）、药品批发零售业、健康信息业等，并制定针对性政策和措施促进优先服务业的发展。为实现青岛市2020年健康产业总产值1500亿元左右，其中对产值规

模拉动作用最大的行业为商业健康保险（占总产值 56.7%），其余依次为医疗服务（34.7%），其他支撑行业（4.6%）和多样化服务（4%）。这些服务业的发展，决定了青岛市健康服务业目标产值规模实现程度。青岛在已有的发展医疗服务业和养护业具体目标基础上，有必要进一步设立涵盖医疗、保险、康复及旅游业等方面的具体目标：

（1）基本形成多元化办医格局：通过引入社会资本，建立公私合作伙伴关系，营造公平竞争平台，吸纳高水平技术人才，主动承接国内外健康服务，并起到先进理念和技术辐射功能，打造以公立医疗机构为主的多元化办医新格局。

（2）医疗服务能力明显提升：到 2018 年，医疗床位增加 7700 张，总数达到 55 000 张，每千人口医疗床位数达到 5.5 张，千人口中医床位达到 0.52 张，民营资本占医疗资源上升 10 个百分点。新增医师和护士就业人口 30 万人，其中每千人口执业医师 3.0 人，每千人口注册护士 4 人以上，卫生专业技术人员总数达到 8.4 万人以上。

（3）健康管理与促进服务水平有效提高：到 2018 年，健康体检服务规模倍增，由现在的 153 万人增加到 400 万人，经济规模翻两番；以市场为导向，培育 2～3 个更具市场竞争力的健康管理连锁企业，起到市场引领和覆盖作用。打造 3～6 个融合现代健康管理理念和中医药特色的健康管理服务业态集群。

（4）老年健康护理服务体系逐步完善：新增医疗资源，并盘活存量资源，到 2015 年提供 1.5 万张老年健康护理床位，其中 1/3 床位来自改造转型为“医养结合”型的二级医疗机构，1/3 为新增床位的养老机构，1/3 为与社区服务中心（站）融合的日间照料中心。

（5）商业健康保险快速发展：将商业保险保费占 GDP 比重作为主要的发展指标，实现从 0.14% 到 2.5% 的飞跃式发展。鼓励商业保险公司提供多样化健康服务保险产品，积极开发面向中高收入人群的健康险种和老年长期照顾护理险，巩固扩大社会医保长期照顾护理险和大病补充险种，并使其成为保险业新的经济增长点和拉动健康服务业的新引擎。

（6）健康旅游业有较大提升：充分发挥区位和旅游资源优势，结合中医药和民族医药的传统优势，发展以高端和涉外健康旅游，实现其增长速度达 8%，健康旅游人数到 2015 年达 20 万人。

（7）健康服务相关支撑产业规模显著扩大：构建结构合理、科技含量高、竞争力强、满足人民群众多层次、多样化健康需求的健康相关产业。重点提升海洋制药等研发制造技术水平，打造具有国际竞争力的海洋药业和品牌，提升产品市场占有率，到 2018 年现有产值翻番。

（8）健康服务业发展环境不断优化：率先优化健康服务业优先发展领域的法律、法规、行业标准及相关政策环境，显著提高人民群众健康意识。

四、发展框架与宏观布局

（一）市场定位

通过政府引导，社会参与，市场调节，政策扶持，到 2018 年青岛将成为鲁东基本医疗服务中心，全国的具有青岛特色高端和多样化医疗服务结点，面向国内外以健康旅游和中医养生为重点的多样化健康服务重要基地。

（二）发展框架

按照市政府“全域统筹、三城联动、轴带展开、生态间隔、组团发展”的城市空间发展思路，在综合配套改革中，实现健康服务业发展目标。

依托现有的医疗卫生资源，盘活闲置的健康服务潜在资源，构建全域布局覆盖全生命周期的基本公共卫生服务、基本医疗服务、基本中医药服务和基本医疗养老服务网络。利用青岛区位优势、自然禀赋和已有服务业基础，三城联动，组团发展，挖掘各城区服务业重点、开发新型业态、提供多样化产品、拉长加宽产业链，形成既有基本健康服务的全域布局，又有三城联动的多种健康服务业集群，还有轴带展开并向外辐射的健康服务业链条，满足人民群众多层次多样化健康服务需求。

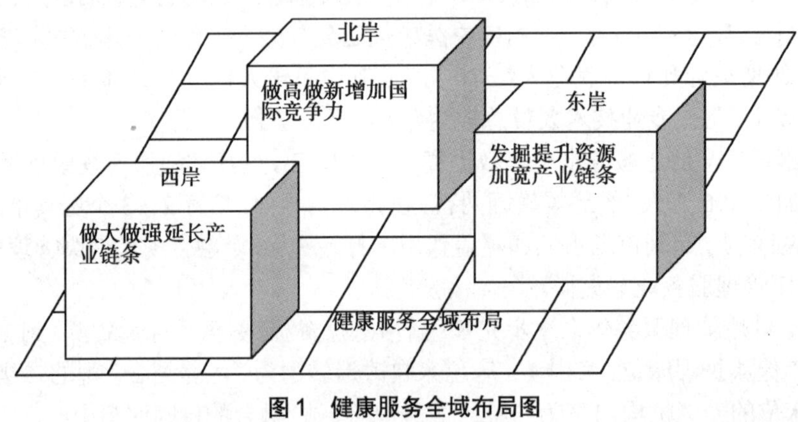

图1　健康服务全域布局图

（三）政府主导，全域统筹，提供基本健康服务

统筹全市人民基本健康服务需求，实现健康服务的全覆盖。

1. 全域统筹与布局公共卫生服务　依据全市人口特征、健康风险因素和疾病谱，健全以全市各类公共卫生机构为技术指导，各级各类医疗机构为协作体，社会各界和市民广泛参与的集健康教育和促进及疾病预防与控制为一体的公共卫生纵向服务网络，以此带动健康检测、健康体检、健康管理、健康保健品、心理咨询、媒体宣教、健身器材、风险监测与评价等服务业发展。

2. 充分满足基本医疗服务和中医药服务　加强基层卫生服务机构标准化建设，强化基层与上级医疗机构的纵向分工协作，推进分级诊疗体系体建设，实施临床路径管理，明确转入转出标准和双向转诊机制，制定鼓励双向转诊的医保等政策措施。在基层医疗机构建设中医优势的特色科室，形成与公共卫生服务网络协同的基本医疗服务体系。推广适宜卫生技术，拉动信息服务业、制药业、中医保健等相关支撑产业发展。

3. 医养结合的全域布局和联动　根据全市不同区域的老年人口密度和老年患病情况，科学合理规划政府投资建设覆盖老年人群的公立养老机构或社会资本举办非营利性养老康复机构，带动市场就业、教育培训、商业保险发展，并促进老年医学发展和老年病医生优质资源共享的多点执业出现，推动专业护工队伍扩大与完善，促进社会就业。

（四）三城联动，沿轴发展，促进高端健康服务业和相关产业集群发展

以胶州湾为核心，东岸、西岸和北岸联动发展，构建引领青岛市健康服务业发展的新引擎。东岸老城区重在健康服务业内涵和提质建设，实现现有健康服务资源的优化和发掘；西岸城区重在做大做强，开发养生旅游资源、打造海洋经济特色，培育健康产业发展；北岸城区重在做高做新，打造科技型、生态型、人文型医学城。

通过东岸、西岸、北岸三大地域建设，形成功能互补、相互依托、各具特色的高端健康服务业区域和集群。东岸作为优质医疗资源孵化器和健康服务业培训基地，为基本医疗公共卫生服务、中医服务及养老服务的全域布局，提供技术储备。西岸作为海洋生物制药、医疗旅游、休闲疗养和养老服务产业集聚地，向半岛、省外和国外区域辐射，实现蓝色跨越，拉动经济增长，带动健康产业和多样化服务业发展。北岸作为高新技术医学城、国际生态健康城产、学、研基地，打造国际品牌，提升高端医疗服务和生态健康服务的国内外竞争力。引发高新技术研发生产和应用同时带动经济增长。沿轴发展，就是沿青岛大沽河为中轴，在胶州、莱西、平度等地带发展特色的健康服务业。

1. 东部：创建优质资源孵化平台、开展多样化服务、加宽产业链。以青岛大学附属医院和青岛市中心医院为重点，加强国际国内合作，发展医疗重点心脏中心、慢病中心、糖尿病治疗等特殊专科领域。大力支持社会资本举办非营利性医疗机构，孵化优质医疗资源，提升优质医疗卫生资源辐射影响力。

规范扶持护士、养老护理员、育婴师、按摩师等健康服务业从业人员的培训，建立健康服务业从业人员培训基地。

整合提升健康体检、医疗按摩、美容、中医理疗、心理治疗、医疗康复等服务，形成统一推广的健康旅游产品。利用现有疗养院等医疗资源，转型或拓展养老护理服务。通过二级医疗机构转型成为医养结合为主的新型服务业态，全面提升市区医疗旅游和养老服务能力。

加强对居民健身运动的指导，建设更多的文化娱乐和体育场所，通过全区智慧健康平台，支持发展健康咨询、全民健身、生态旅游等多样化健康服务，培育扩大健康消费市场。

2. 西岸：培育健康产业集群。依托健康产业龙头企业，加快培育一批具有鲜明特色、竞争力强、辐射范围广的优势高端健康产业集群，着力打造全省乃至全国重要的海洋生物与食品药物基地、微生态药品产业化基地。充分利用半岛与日韩地区合作基础好的优势，加强国际交流合作，提升城市健康产业集群培育能力和品质。

充分发挥新区天然禀赋的资源优势，打造养生旅游、理疗康体、体育健身等具有竞争力的国家级旅游产业链。

在重点旅游景区附近规划建设一批功能齐全、设施完善、服务优良的高端休闲疗养及养老服务机构，吸引异地大中城市老年人到新区旅游观光、休闲度假、疗养康复和“候鸟”式养老，形成高端医疗旅游品牌。

以中医文化和技术为支持，扶持药膳餐饮业发展，提高传统餐饮产业附加值；扶持以提供中医适宜技术服务为主的医疗康复产业，促进传统医学传承和发扬。

3. 北部城区：以增量为重点，高起点开局，打造具有国际竞争力的青岛高新技术国际品牌。建设以“休闲、保健、康体、疗养”为特色的崂山湾国际生态健康城，成为东北亚旅游度假健康养生目的地。与蓝色硅谷核心区的海洋科技城互动发展，形成以养生产品的生产、研发、制造、销售等为产业链的新型功能区。

北部新城“医、教、研、产”相结合，建设满足半岛地区、全国乃至亚太地区的优质医疗服务的需求。采取政府引导下的市场化运营模式，通过引进国内外优质医疗资源，聚焦现代医疗服务、生物医药产业链，建设国际医院区、健康管理区、医学院校区、现代物流区和商务服务区，并培育以康复中心、影像诊断中心、体检中心、健康体验中心、中央化验室、食物配送中心等新型医疗服务业态。通过与具有世界领先水平的医疗机构、医疗管理机构、健康管理集团、医疗保险集团合作，引进先进的医疗服务理念和管理模式。

北京协和医院青岛院区将建设成为国内一流、国际知名的国际化医学中心。以青岛为腹地和形象展示平台，逐步建成为国家疑难重症诊断治疗中心、国际医疗中心、国家高端体检健保基地、国家远程会诊中心、国家基层医务人员的培养训练基地、国家科研与转化医学基地，并成为国际旅游医疗目的地。为青岛及周边地区、东北亚地区提供优质的医疗、保健以及医学教育培训服务。

4. 大沽河沿岸：把健康服务业发展成为"世界级旅居目的地"的产业内核

(1) 莱西姜山医疗颐养和旅游项目：作为世界级旅居目的地，在莱西姜山建设"国际医养健康城"，开发医疗颐养资源与高端旅游资源整合，将形成以医疗服务（综合医院、专科医院、康复医院）、医学教育（医学院、护理学院）、上下游配套产业（研发、营销、办公、商务）以及大型综合颐养社区等全医学产业链的健康主题园区。与多个主题乐园、专业直销城、配套商业、酒店群以及大型休闲度假社区等全旅游产业链园区衔接整合，形成医疗健康产业新高地，重点服务胶东半岛、辐射华东地区及日韩地区，与医疗园区结合，成为青岛国际医疗旅游的新名片。

(2) 胶州康复和医养结合项目：胶州建设集医疗、康复、养老、查体、健体及健康社区于一体的综合医疗中心。通过中间公司与部分单位接触，其中与美国医疗集团、上海仁济医疗集团，意向整体拿下该项目并全资投入。康复医院引进日本最大的康复医院KNI医疗集团或意大利的康复集团，作成中国康复的标杆，综合医院、查体中心由其自主经营；养老和健康社区由其找有关公司合作。

(3) 平度医疗和医养结合项目：平度市政府投资7亿元在生态商务区建设一所占地500亩的三甲医院，进一步提升群众就医条件。引进民间资本投资2000余万元建设康圣综合查体中心，在平度打造高端查体产业。投资1.5亿元建设增加托老服务床位1500张的平度市社会福利中心；同时，为更好的进行托老服务，市政府规划在福利中心同步建设一所综合医院，实现我市托老服务医养结合。

五、保障措施

（一）全面落实《国务院关于促进健康服务业发展的若干意见》等相关文件政策

通过市长联席会议，协调政府各部门认真贯彻落实国务院《关于促进健康服务业发展若干意见》提出的相关政策和文件，切实保障医疗服务平台、健康促进和管理平台、养老保健平台、商业保险平台、多样化健康服务平台、信息化平台、政策平台的构建，得以吸纳高端技术人才、发挥区域辐射和牵拉作用、实现产业重组与优化、培育新型服务业态和集群、提升国际竞争力。

（二）打造青岛市发展健康服务业的政策空间

经常与国家部门和省政府有关部门沟通协调，争取获得部分省级行政管理权限：

1. 青岛市直接审批境外资本在青岛举办医疗机构，逐步取消中外合资和合作医疗机构对境外资本股比限制的政策。

2. 鼓励青岛境外高端医生到青岛多点执业。

3. 拥有新技术临床应用和大型医疗设备配置的省级审批权。

4. 青岛市可以率先放宽境外保险机构进入青岛的审批要求。

（三）搭建促进健康服务业发展的公共服务平台

1. 理顺统计信息体系，构建健康服务业信息服务平台。

2. 实施科技含量高、创新性强、功能水平高的医疗服务平台。

3. 扶持发展健康旅游、颐养服务集聚区公共服务平台，增强新兴服务业支撑能力。

4. 搭建人才引入平台，提升健康服务业整体水平。

5. 搭建不同部门、企业、单位沟通协调平台，开展业态融合重组，打造新的产品和业态。

（四）加强人力资源开发、吸纳与储备

完善人才培养和引入机制，实施海外创新人才引入计划，以高素质人才推动健康服务业发展。利用驻青高校、科研院所和职业技术学校资源，培养健康服务业所需的技能型人才，如养老护理员、药剂师、营养师、育婴师、按摩师、社会体育指导员等。通过政策优惠平台，从住房、医疗、子女教育等方面，引进吸纳重点行业高端人才和行业瓶颈人才，孵化优质资源、挖掘提质储备所需人才。

（五）完善投融资体制

进一步拓宽健康服务业企业融资渠道，加大投入，加大财政资金对健康服务业的扶持力度，引导社会资本投向健康服务业，完善担保体系，鼓励银行资金支持健康服务业重点建设，支持符合条件的健康服务业和医疗机构通过股票上市、债券、项目融资、资产重组等方式筹措资金。

（六）给予资金、税费和项目支持

在健康领域的科研立项、资金扶持等方面给予优惠政策。涉及健康相关行业的重点企业、骨干企业给予用地等方面的支持。非营利性医院进口大型设备给予免税，进口药品给予减税。将占工资总额4%以内的企业补充医疗保险商保费可以直接列入成本。民营机构员工的养老保障方面给予公立机构平等的待遇。

（七）在规划建设用地规模和用地计划上给予积极支持

各级政府要在土地利用总体规划和城乡规划中统筹考虑健康服务业发展需要，扩大健康服务业用地供给，优先保障非营利性机构用地。新建居住区和社区要按相关规定在公共服务设施中保障医疗卫生、文化体育、社区服务等健康服务业相关设施的配套。支持利用以划拨方式取得的存量房产和原有土地兴办健康服务业，土地用途和使用权人可暂不变更。连续经营1年以上、符合划拨用地目录的健康服务项目可按划拨土地办理用地手续；不符合划拨用地目录的，可采取协议出让方式办理用地手续。

对发展潜力好、有示范作用的健康产业集群，如青岛崂山湾国际生态健康城，给予更加积极的土地政策支持。

（八）加强组织领导、完善工作机制

建立市健康服务业领导小组，加强对全市健康服务发展工作的组织协调，形成统一领导、各司其职、分工合作、齐抓共管的工作格局。建立完善健康服务业工作推进制度，建立部门协调，多方参与联动机制，重点项目建设、业态培育和品牌打造等工作推进机制。

（九）完善健康服务立法和监管

在新兴的健康服务领域，积累经验，率先制定法规和行业标准。强化服务质量监管和市场日常监管，严肃查处违法经营行为。加强诚信体系建设。

（十）营造良好社会氛围

充分利用媒体宣传健康知识，开办健康频道或节目专栏，倡导健康的生活方式，形成重视和促进健康的社会风气。打击虚假宣传，营造良好的健康消费氛围和社会环境。

参考文献

1. 赵琨，宋文舸．发展性评价：复杂多变视角下的引入与应用．中国卫生经济[J]，2012，(1)：66-69.
2. Xiao，Y. K. Zhao，David Bishai，David Peters. Essential drugs policy in three rural counties in China：What does a complexity lens add? Social Science & Medicine，2012：220-228.
   DOI information：10.1016/j.socscimed.2012.09.034.
3. 肖月，赵琨，张丽芳．复杂适应系统理论视角下国家基本药物制度的实施分析[J]．中国全科医学，2011，14(5A)：1419-1421.
4. http://www.juanico.co.il/Main%20frame%20-%20English/Issues/Feasibility%20studies.htm.
5. David Hall，Harriet Rueggeberg，Ian MacLennan. An environmental interpretive centre for the parksville-qualicumand surrounding area pre-feasibility study.
6. K. Nigim，N. Munier，J. Green. Pre-feasibility MCDM tools to aid communities in prioritizing local viablerenewable energy sources.
7. Mohd ZamriIbrahim. Pre-Feasibility Study of Hybrid Hydrogen Based Energy Systems for Coastal Residential Applications.
8. Breitspurplanungsgesellschaft. Pre-feasibility study for broad-gauge railway connection between Košice and Vienna.
9. 说明：《深化医药卫生体制改革文件汇编》所收录的医改相关政策截止到2012年.
10. 《关于进一步鼓励和引导社会资本举办医疗机构意见》(国办发〔2010〕58号)：允许境外医疗机构、企业和其他经济组织在我国境内与我国的医疗机构、企业和其他经济组织以合资或合作形式设立医疗机构，逐步取消对境外资本的股权比例限制．对具备条件的境外资本在我国境内设立独资医疗机构进行试点，逐步放开．简化并规范外资办医的审批程序.
11. 山东省积极采取多项措施促进区域经济协调发展[OL]. http://www.gov.cn/2006-05/09/content_275972.htm.
12. 2013年青岛统计年鉴.
13. 青岛主题[OL]. http://zh.wikipedia.org/wiki/Portal：青岛.
14. 徐盛，薛峰．基于SWOT分析的青岛高端产业发展研究[J]，经济研究导刊，2010，9(83)：141-143.
15. 青岛市2012年政府工作报告.
16. 青岛市促进健康服务业发展思路(讨论稿)，2013，12.
17. 青岛市城市园林绿化工作情况[OL]．青岛政务网．http://www.qingdao.gov.cn/n172/n1531/n14867760/n20060875/n20060834/20061065.html
18. 青岛海洋生物医药产业发展提速[N]．青岛财经日报，2013，5.
19. 青岛国家生物产业基地[N]．中国高新技术产业导报．http://www.chinahightech.com/views_news asp?NewsId=234393432333
20. 青岛市统计局．2009年青岛统计年鉴．北京：中国统计出版社.
21. 青岛市统计局．2010年青岛统计年鉴．北京：中国统计出版社.
22. 青岛市统计局．2011年青岛统计年鉴．北京：中国统计出版社.
23. 青岛市统计局．2012年青岛统计年鉴．北京：中国统计出版社.
24. 青岛市统计局．2012年青岛统计年鉴．北京：中国统计出版社．_2013_12/11/1579099_0.shtml
25. 明年县级公立医院取消药品加成[N]．经济导报，2013，12. http://finance.ifeng.com/a/20131213/11266035_0.shtml

26. 县级公立医院取消以药补医明年全市范围启动[N]，半岛都市报，2013，12. http://news.hexun.com/2013-12-12/160511754.html
27. 刘芳滨. 山东青岛医药卫生“信息化”建设项目正式启动实施[N]. 青岛日报，2011，5.
28. 青岛市基本医疗卫生体系不断完善[N]. 青岛财经日报，2012，10.
29. 盘点 2013 青岛重点卫生项目[OL]. 青岛新闻网 http://news.qingdaonews.com/qingdao/2013-12/12/content_10170228_all.htm
30. 王磊江. 青岛3年医改药价总体下降35% 新农合100% 覆盖[N]. 青岛早报，2012，9.
31. 青岛将鼓励社会资本办医院打造高端医疗旗舰[OL]. 青岛新闻网. http://www.qingdaonews.com/gb/content/2010-12/15/content_8599903_2.htm
32. 陈东. 今年青岛市新增医疗床位4000余张新农合全覆盖[N]. 青岛财经日报，2013，12.
33. 孙志文. 青岛居民健康达中等发达国家水平新农合实现全覆盖[OL]. 齐鲁网. http://qingdao.iqilu.com/qdyaowen/2013/1211/1781467.shtml
34. 刘雪莲，韦丽丽. 老人住院一个月1000元押金还没花完[N]. 半岛都市报，2012，11.
35. 青岛市政府.《关于加快推进残疾人社会保障体系和服务体系建设的实施意见》青政发〔2010〕13 号.
36. 荣坤，何劼. 青岛市自然疗养因子综合分析与应用. 中国疗养医学，2013，22(8)：699-700.
37. 山东省青岛疗养院. 青疗概况[EB/OL]]http://www.qdlyy.sd.cn/qlgk.aspx.
38. 青岛市政府.《关于加快推进青岛和谐保险业建设的意见》的通知青政办发〔2011〕15 号.
39. 健康服务业：向国民输送全生命周期的红利[OL]，中国财经报. http://www.ceh.com.cn/jjzx/2013/10/253507.shtml
40. Home Health Care Service. http://business.highbeam.com/industry-reports/business/home-health-care-services.
41. 环渤海经济圈的环境立法问题研究[OL]. 2011，3. http://www.doc88.com/p-0701672226685.html
42. 青岛市老龄办. 青岛市户籍老年人口 138.8 万[OL]. 2013，5. http://www.cncaprc.gov.cn/tongji/27679.jhtml
43. 焦旭翔. 从文献研究看健康产业的概念与分类. 浙江经济，2013，8：32-34.
44. 魏际刚. 健康产业的战略意义新经济研究，2012，(73)：77-81.
45. 沈玉良，景瑞琴借鉴国外先进经验推动上海健康服务业发展科学发展，2011，(5)：81-89.
46. 毛裕民. 健康产业发展新趋势[N]. 人民政协报，2009-03-04(D2).
47. 郭清. 健康管理是实现公众健康的战略选择[J]. 健康研究，2010，30(1)：1-4.
48. 吕岩健康产业：我国现代化进程中的巨大机遇和挑战理论与现代化，2011，(1)：16-20.
49. SelectUSA. The health and medical technology in the United States. http://selectusa.commerce.gov/industry-snapshots/health-and-medical-technology-industry-united-states. Accessed on January 9，2014.
50. Bureau of Labor Statistics. http://www.bls.gov/ooh/healthcare/home.htm. Accessed on January 9，2014.
51. 沈玉良，景瑞琴借鉴国外先进经验推动上海健康服务业发展科学发展 2011(5)：81-89.
52. National Science Foundation. Science and Engineering Indicators 2010.
53. PSW. Top health industry issues in 2014. http://www.pwc.com/en_US/us/health-industries/top-health-industry-issues/download.jhtml. Accessed on January 9，2014.
54. Global Industry Analysis. Global Healthcare Service Industry. 2012.
55. OECD. 2012. Medical tourism：Treatment，markets and health system implications：a scoping review. http://www.oecd.org/els/health-systems/48723982.pdf. Accessed on January 13，2014.

56. TRAM. Medical Tourism：A Global Analysis. Bruxelles：Tourism Research and Marketing，2006.
57. McKinsey，Company. Health Care in India：The Road Ahead. New Delhi：CII and McKinsey and Company，2002.
58. 李佐军．大健康产业：巨大市场潜力的新兴产业．http://www.cphi.cn/news/show-110983.html.
59. 鞍山市发展健康产业的调查与思考辽宁经济，2013（4）：48-555.
60. 青岛市产业信息化情况．http://www.miit.gov.cn/n11293472/n11293832/n12843986/12852911.html.
61. 谢礼琼，李林平新型医疗健康产业集群模式成都国际医学城探讨 2009（36）：62-64.
62.《青岛市人民政府关于促进服务业跨越发展的意见》青政办发〔2011〕20 号．
63. 吕岩．健康产业：我国现代化进程中的巨大机遇和挑战[J]．理论与现代化，2011，（1）：16-20.
64. United Nations. World Population Prospects：the 2012 Revision. http://esa.un.org/unpd/wpp/Excel-Data/population.htm. Accessed on January 11，2014.
65. 王晓迪，郭清．对我国健康产业发展的思考．卫生经济研究，2012（10）：10-13.
66. 青岛市民政局．坚持政府主导　整合资源　加快推进养老服务业发展 2013 年 10 月 23 日．
67. 杨黎源．老龄化成本的国际比较研究与中国应对策略．浙江社会科学，2013（3）：92-106.
68. World Bank（1993）World Development Report，Investing in Health[D] New York：Oxford University Press，1994.
69. 王强．青岛市城市人口老龄化对医疗资源配置影响及对策[R]．齐鲁医学杂志，2010，3（25）：273-276.
70. 中国老龄科学研究中心．全国城乡失能老年人状况研究[R]，2012.
71. 袁彩霞．青岛市长期医疗照顾护理保险制度论述．劳动保障世界，2013（8）：4-5.
72. Country Note：Japan - A Good Life in Old Age©OECD/European Commission，June 2013.
73. 严晓玲，王洪国，杨柳等．新医改环境下我国商业健康保险面的现状、问题与对策．中国卫生政策，2013（5）：50-54.
74. 中国保险报．美国健康产业的发展与启示．http://www.sinoins.com/news/101215/75155.html.
75. 李文群．中国健康保险市场现状、问题及行业对策．
76. 余鲁，白志礼．国家综合配套改革试验区的绩效评价研究．重庆工商大学学报（社会科学版）[J]，2009，26（1）：39-43.
77.《健康中国 2020 报告》．
78. 张成琪，孟庆跃，冯建利等健康体检发展与健康管理的模式探讨中国卫生事业管理，2007，（8）：510-513.
79. Quinn Patton. Developmental Evaluation：Applying Complexity Concepts to Enhance Innovation and Use. The Guiform Press：New York.
80. 国务院过于促进健康服务业发展的若干意见[D]．国发〔2013〕40 号．http://www.gov.cn/zwgk/2013-10/14/content_2506399.htm.
81. Quinn Patton. Developmental Evaluation：Applying Complexity Concepts to Enhance Innovation and Use. The Guiform Press：New York.
82. 唐茂华．天津滨海新区：发挥综合配套改革试验区的先导作用．天津大学学报（社会科学版）[J]．2007（1）：6-9.
83. 郭剑英，王瑛．城乡统筹下的旅游发展—以成都综合配套改革试验区为例．特区经济，2009（6）：185-187.
84. 汪传旭．关于上海建设国际航运发展综合试验区的思考．科学与发展[J]，2011（5）：56-65.
85. 林小文．浅谈温州金融综合改革试验区的发展前景．对外经贸[J]，2012（11）．

86. 于畅. 国家综合配套改革试验区制度创新研究. 2011.

87. 陈振明，李德国. 国家综合配套改革试验区的实践探索与发展趋势. 中国行政管理[J]. 2008(11)：78-84.

88. 李忠义. 我国综合配套改革试验区的立法研究. 2012.

89. 陈振明，李德国，陈文博. 设立国家综合配套改革试验区推动海峡西岸经济区建设—厦门设立综合配套改革试验区的可行性研究. 东南学术[J]. 208(6)：67-73.

90. 王家庭，季凯文. 国家综合配套改革试验区设立的评价指标与选择策略. 郑州航空工业管理学院学报[J]. 2008，26(2)：44-48.

91. http://www.juanico.co.il/Main%20frame%20-%20English/Issues/Feasibility%20studies.htm.

92. 戚晶. 建设项目中BOT融资模式优缺点分析[J]. 经济管理，1997.

93. 董恒进. 卫生技术评估优先顺序的确定[J]. 中华医院管理，1999，15(8)：510-512.

94. David Hall，Harriet Rueggeberg，Ian MacLennan. An environmental interpretive centre for the parksville-qualicumand surrounding area pre-feasibility study.

95. K. Nigim，N. Munier，J. Green. Pre-feasibility MCDM tools to aid communities in prioritizing local viablerenewable energy sources.

96. Mohd ZamriIbrahim. Pre-Feasibility Study of Hybrid Hydrogen Based Energy Systems for Coastal Residential Applications.

97. Breitspurplanungsgesellschaft. Pre-feasibility study for broad-gauge railway connection between Košice and Vienna.

98. 卞朝峰，王志勇. 整合资源，推进医药产业园集群化发展. 决策与信息[J]. 2005(2)：50-52.

99. 王帅，陈玉文. 我国医药产业园的发展现状与对策. 中国药事[J]. 2012(10)：1048-1051.

100. 俞晓红，袁飞，徐正龙. 某市一综合性医院建设项目的卫生学预评价，[J]. 职业与健康，2009，25(6)：641-642.

101. 王小林，刘斯峰，聂臻. 医院DR机房改建项目职业病危害放射防护预评价，[J]. 浙江预防医学，2013，25(1)：60-61.

102. 毕元兑. 某钢铁企业职业危害的卫生学预评价，[J]. 职业与健康，2008，24(23)：2582-2583.

103. 安徽省卫生厅. 省中医药管理局对省中医院国家中医临床研究基地建设项目进行预评估[EB/OL]. http://www.ahwst.gov.cn/chn201011161623346/article.jsp?articleId=112720758.2013-9-5.

东部某省县级公立医院医药价格改革评价

国家卫生计生委卫生发展研究中心

2014年9月，北京

2011年东部某省启动了县级公立医院医药价格改革，围绕“总量控制，结构调整”的要求，以取消药品加成、调整医疗服务价格、改革收付费方式和探索三医联动政策为内容，分步实施改革试点并不断总结评估试点县经验，最终于2012年12月发布了县级公立医院价格改革指导意见，全省推开医药价格改革。本次评价团队于2014年8月底赴该省5县进行了现场调研，对8家县级公立医院医药价格改革实施情况和效果进行了评估。

一、资料与方法

1. 变革理论　公立医院改革是新一轮医改的难点和重点领域[1]，在全国大面积推广县级公立医院改革背景[2,3]，该省于2011年底率先选取首批6家试点县进行公立医院综合改革，并于2012年6月逐步分段扩大试点，截至目前，已覆盖了79个县（市区）的299家公立医院。

本次改革将医药服务价格改革作为县级公立医院综合改革政策的重要组成部分，并与医疗保险结算和支付政策、财政投入政策同步进行改革，同时结合医院行为监管及内部精细化管理制度改革，形成“五环联动”机制以彻底解决县级公立医院长期存在的不合理的补偿机制，即破除“以药养医”机制。

医药价格改革主体思路为“一减两调一补”，即减少药品费用、调整医疗服务价格、调整医疗保险政策、增加财政投入，并通过内外部监督管理制度改革以提升县级医院服务能力、调动医务人员积极性，最终实现“群众得实惠、医院得发展、政府得民心”的改革目标。

医药价格改革的具体措施包括：1）取消药品加成：价格补偿80%-90%，财政补偿10%，医院消化10%；2）调整医疗服务价格，即：调整诊查费、护理费、治疗费、手术费、床位费。除床位费外，其余上浮幅度分别为170%、125%、28%、30%。

2. 评价问题　本次评价围绕以下主要内容：

一是关于改革政策落实情况的问题，包括：①改革工作是否按计划实施？②配套措施是否到位？

二是关于机构层面改革措施执行情况的问题，包括：①医院运行机制变化，“以药补医”是否消除？②医院收支结构是否优化？③经济运行是否平稳？④医疗行为是否发生改变？⑤内部管理机制是否发生改变？⑥诊疗费用和服务效率是否发生改变？

三是关于改革效果的问题，包括：①医务人员对改革的态度如何？②医保基金支出状况如何？③患者就医负担变化？

3. 研究对象与方法　采取典型案例和自身前后比较评价设计，结合定性和定量方法收集案例地区有关数据信息。

采取关键知情人访谈和半结构焦点组访谈方式，对5个案例县卫生、价格和发改部门管理者12人及三种主要的公立医疗保险（新型农村合作医疗、居民医保和城镇职工医保）部门管理者6人，8家县级公立医院管理者和医务人员代表69人，以及8名患者进行了深度访谈，掌握其对医药价格改革的参与程度，了解对于改革措施实施现状和结果的看法和建议。

通过发放调查问卷、提取三个病种日清单和病案首页信息，收集改革前后连续5年医疗机构基本信息和经济运行、医疗服务提供情况（包括数量、质量和效率）、医疗费用、治疗处方行为、病人自付水平等信息。

应用改革前后比较方法，分析改革对医疗机构运行与发展、收支结构、业务开展情况、临床诊疗行为，以及服务质量和效率的影响。通过时间间断序列分析（interrupted time series，ITS），判断本次改革对医疗费用、药品费用、检验检查费用、住院床日、病人自付水平带来的净影响。

访谈资料用主题分析法进行整理[4]（Bazeley，2007）。对于调查问卷资料，应用Epidata3.0软件双份数据录入，并校验。

二、评价结果

1. 医药价格改革设计与实施　案例县均按照省级政策要求，制定了公立医院改革方案，对医药价格政策进行了调整，实施药品零加成政策，结合各地实际不同程度地提高了诊查费、护理费、床位费、治疗费和手术费，并对财政补助、医保和医疗管理政策提出了具体调整要求，详见表1。

表1　案例县公立医院改革方案

案例县	价格政策调整	配套政策调整		
		财政补助政策调整	医保政策调整	医疗政策调整
A	医疗服务价格补偿率93%。诊查费门诊住院分别为10元和15元，护理费、床位费、治疗费和手术费分别上调30%、30%、30%和20%。	加快推进县级医院基础设施建设，投资近7000万元启动县人民医院住院楼项目，投资200万元实施县中医院药剂楼和病房修缮工程。	提高新农合和城镇居民医保住院报销标准；一般诊疗费纳入医保报销；出台《A县基本医疗保险付费方式改革实施意见》，实行住院医疗费用总额预算管理；按照“剔除违规、按月结付、节约共享、超支分担”的原则结算。	实施县级公立医院绩效综合目标考核，通过信息化系统对医院医疗、用药进行实时监控。
B	医疗服务价格补偿率93.45%。诊查费门诊住院分别为10元和15元，特级护理费20元/日，床位费不变，治疗费、麻醉费和手术费分别上调42.8%、50%和25%。	县财政拨出200万元专款，设立公立医院综合改革调节基金；财政增加投入近2000万元，用于公立医院离退休人员费用、人才专科发展、重大设备购置等。	优化新农合政策：将门诊诊查费纳入专项报销范围，报销70%；住院报销比例由60%提高到70%；起报线降低200元；特殊病种报销比例由50%提高到70%；实行限量定额、按月预结、超支分担、结余奖励的支付方式改革。	卫生部门设立相关考核指标，对医院实行绩效工资总额控制，由医院自主发放，确保医务人员待遇总体水平不下降。保护院长和医务人员积极性。

续表

案例县	价格政策调整	配套政策调整		
		财政补助政策调整	医保政策调整	医疗政策调整
C	医疗服务价格补偿率89%。诊查费门诊住院分别为10元和14元(二级医院12元),护理费三级16元,二级15元,特护5元/小时、床位费未调,治疗费上调10%(注射输液抢救上调20%),手术费上调25%(牙科上调15%)。	出台《C县县级公立医院综合改革政府投入政策实施意见》,对医务人员"五险一金"按人均1.7万标准由财政补贴;基本建设和大型设备实行"一事一议";设立学科和人才建设专项资金;设立政策性亏损专项资金。	出台《C县县级公立医院综合改革医疗保险实施意见》,按照"总额控制、节约共享、超支分担"原则,对医疗保险费用结算实行总额预算管理。	出台《C县县级公立医院综合改革医院内部运行机制改革实施意见》,以政府财政投入为经济杠杆,对公立医院进行全面量化绩效考核。
D	医疗服务价格补偿率90%。诊查费门诊住院分别为10元和15元,护理费20元/天,特级护理费6元/小时,床位费不变,治疗费和手术费上调30%。	出台政策,化解县级公立医院历史性债务。出台《关于进一步加强卫生人才队伍建设实施意见》、《D县卫生人才队伍及学科建设专项资金管理办法(试行)》,建立卫生人才队伍与学科建设专项资金,实施卫生人才队伍建设"四大工程。	出台《医疗保险费用总额预付办法》及《医疗保险相关政策调整方案》,实施医疗保险总额预付结算。	出台《D县医疗卫生机构双控考核办法(试行)》、《公立医院绩效考核办法(试行)》、《D县公立医院绩效工资实施办法》。
E	医疗服务价格补偿率87%。	化解历史债务的60%,三年内化解全部公立医院债务,政策已有,但资金不到位。	实行总额预付结算,价格调整纳入报销范围,一般诊疗费社保和新农合报销80%。	实行绩效工资制度,医院加班以节约人工支出

备注:1、医疗服务价格补偿率指医疗服务价格提高对于医院执行药品零加成政策所造成收入损失的弥补程度,所有补偿率信息均从各县试点方案中获得。

调研发现,经过近三年的运行,5个案例县8家公立医院通过医疗服务价格调整获得的实际补偿水平多数低于最初改革方案的标准(表2)。由于中药饮片未纳入医药价格改革范畴,中医院普遍补偿比要高于县人民医院。

表2 案例县8家公立医院药品差价弥补情况(2013年)

医院名称	医疗服务价格补偿率(%)
A县人民医院	94.00
A县中医院	147.00
B县人民医院	84.50
B县中医院	84.77
C县中心医院	75.95
C县中医院	83.20
D县人民医院	81.86
E县人民医院	102.35

5个案例县对公立医院财政补偿水平均有所提升，但补偿机制各不相同，包括对人员经费的补偿、基础设施建设补偿，和债务化解补偿等，总体看仍未建立长效机制，各机构所获得的实际补偿额度也存在较大差异。

5县均提高了补偿比，加强了对支付的管理，实行总额控制，但仅部分县将部分价格调整纳入了城乡基本医保，仍需要进一步加强与医药价格调整政策的衔接。

5县卫生行政管理部门加强了对公立医院的监管，实行严格的绩效考核制度。

2. 实施结果　案例县改革实施两年后，8家公立医院运行较为平稳，收入稳定增加情况下收支结构发生了优化调整，证明医药价格调整措施与有关配套政策改革对于县级公立医院产生了积极作用。然而，值得警惕的是医疗服务量增速过快，医保支出增速过快，患者自付费用有所增加，部分机构以药补医机制仍存在，长效的良性补偿机制尚未真正建立。

(1) 医院运行机制变化：随着药品零加成政策和医疗服务价格调整政策的贯彻实施，案例县级公立医院逐步调整了运行机制。

经济运行方面看，首先，所有机构的总收入均增加，部分机构收支结余扩大，债务减少，经济运行平稳。其次，收支结构得以优化，财政收入增加，诊查、护理、床位和手术收入有较大幅度增长，化验检查收入和其他收入增幅明显，同时药品收入占比降低很快(图1～图6)。案例县公立医院改革后第一年人员支出均大幅增加，第二年大部分机构增速放缓(表3)。

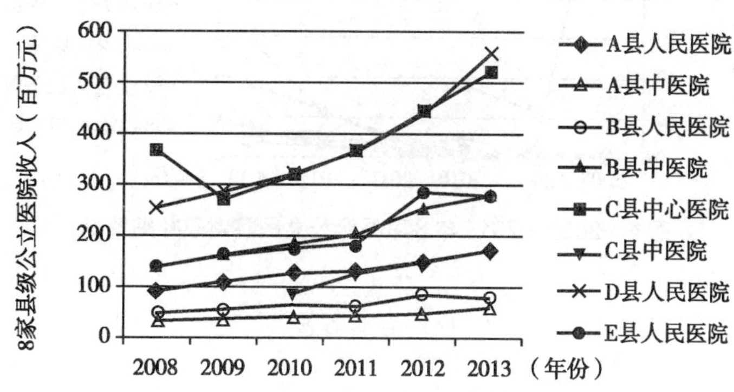

图1　2008—2013年8家县级公立医院收入情况

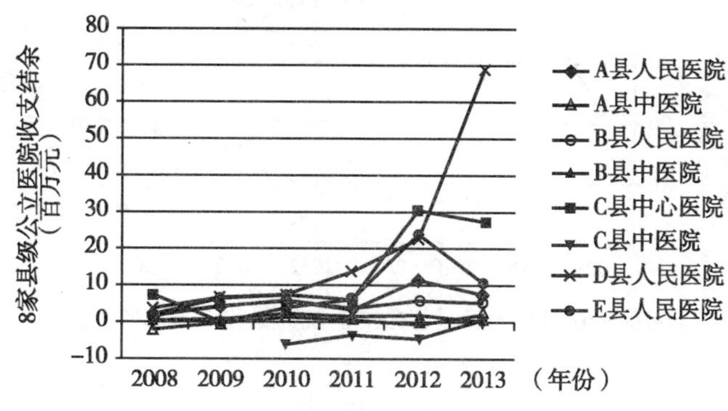

图2　2008—2013年8家县级公立医院收支结余情况

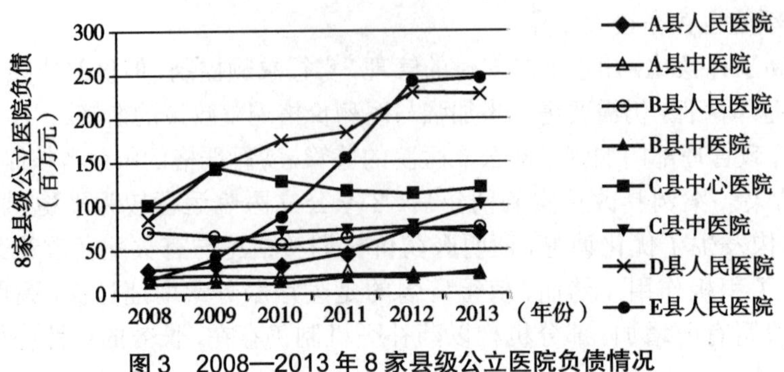

图 3　2008—2013 年 8 家县级公立医院负债情况

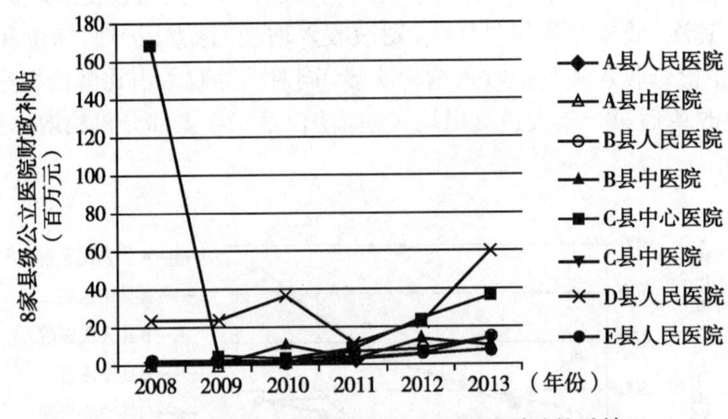

图 4　2008—2013 年 8 家县级公立医院财政补贴情况

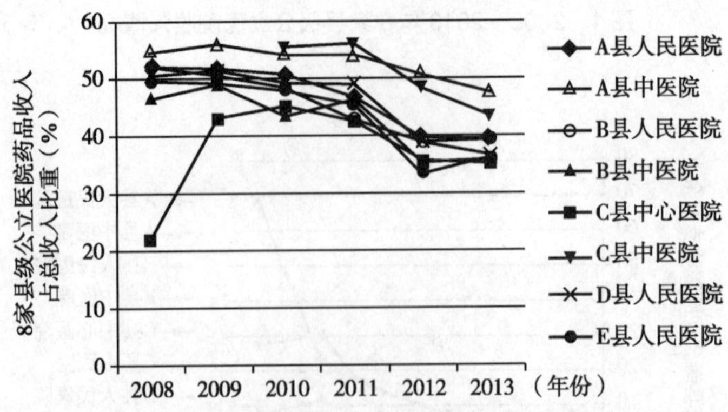

图 5　2008—2013 年 8 家县级公立医院药品收入占总收入比重情况

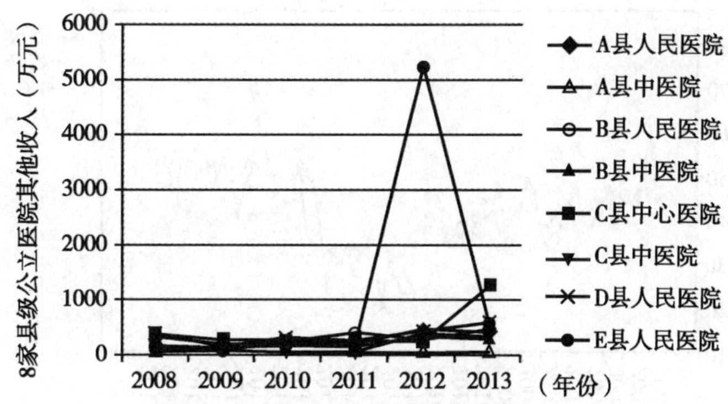

图6　2008—2013年8家县级公立医院其他收入情况

表3　2009—2013年8家县级公立医院职工人均人员费用环比增长速度(%)

	2009	2010	2011	2012	2013
省平均水平	11.77	9.72	13.63	13.80	9.92
A县人民医院	109.23	4.82	17.60	6.46	17.38
A县中医院	6.80	2.18	0.94	28.45	8.30
B县人民医院	−11.83	13.10	1.46	23.58	0.17
B县中医院	14.27	−5.34	20.54	8.52	5.98
C县中心医院	34.74	13.23	8.26	7.53	10.86
C县中医院	—	—	5.88	10.19	0.40
D县人民医院	14.42	−3.69	14.27	36.95	9.16
E县人民医院	−0.57	−1.04	8.79	11.82	7.28

(2) 医院内部管理机制变化：调研得知，案例县公立医院为了应对强化的外部监管措施，加强了内部绩效管理，对药占比、次均费用增加、高值耗材使用量等指标进行了严格考核管理。同时，一些机构还采取临床路径管理等方式，应对支付方式的变化，提高了医务人员诊疗行为的规范化程度。

多数机构自发提高内部运行效率，采取加班和取消周末等措施，通过增加医疗服务量，提高医疗收入以弥补药品加成收入损失。

(3) 诊疗费用及效率变化：对B、E两县3家医院2008年1月至2013年10月期间收治的脑出血、剖宫产及胆囊切除术住院患者开展间断性时间序列(ITS)，分析结果显示：改革对于脑出血和胆囊切除术月均住院人次未产生显著影响，但对剖宫产住院人次有明显增加作用(图7)；脑出血患者人均住院天数减少(图8)；脑出血、剖宫产和脑囊切除术患者住院费用(包括治疗费、护理费、床位费和手术费)有明显增加。

(4) 医疗行为变化：通过对三个病种日清单分析，医务人员在高和低段价位药品的处方行为变化不显著，但对中段价位的药品处方行为发生显著改变，如胆囊良性病变手术改革前中段药价平均费用为333元，改革后为94元。脑出血改革前为199元，改革后为91元。医药价格改革实施后，检验检查费用(见图9)水平显著高于改革前，表明此次药品零差价政策对医务人员检验检查行为带来一定影响。

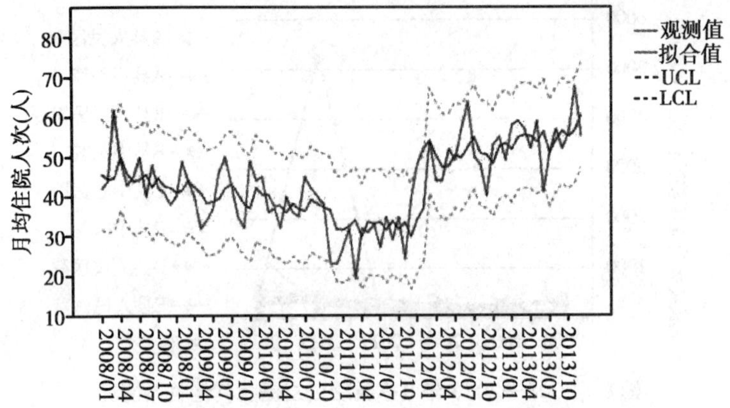

图7　2008—2013年E县剖宫产月均住院人次变化情况

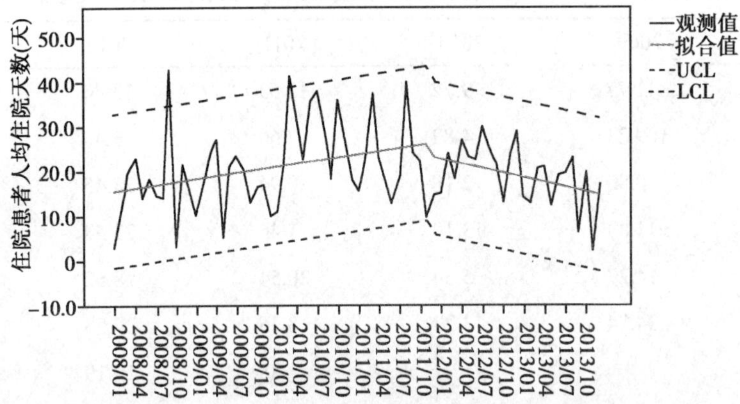

图8　2008—2013年B县脑出血患者人均住院天数变化情况

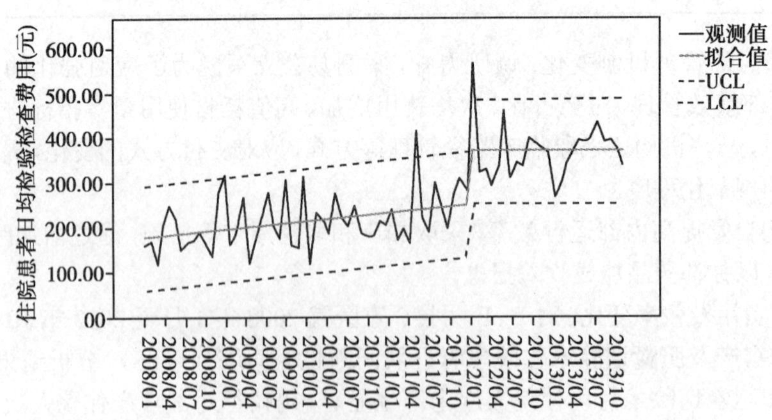

图9　2008—2013年B县剖宫产住院患者检验检查费用变化情况

（5）医务人员对改革的满意度：部分机构工作人员对改革有一定抱怨情绪。首先，医疗服务价格调整主要集中在手术项目，造成内外科科室收入增加速度不一，影响科室绩效；其次，为了应对药品加成收入损失，县医院普遍采取增加工作量的方式，个别机构甚至取消了双休日以促使人员连轴转，但工作量的增加与收入增加不成正比，造成人员不满。

（6）医保支出情况变化：医药价格改革开展以来，全省层面医保支出增加较快，目录外药品增速明显增加，医保基金运行风险变大（图 10，表 4）。案例县新农合基金实际支出增加，住院和门诊补偿比大幅增加，对居民的保障力度提高（图 11～图 13）。

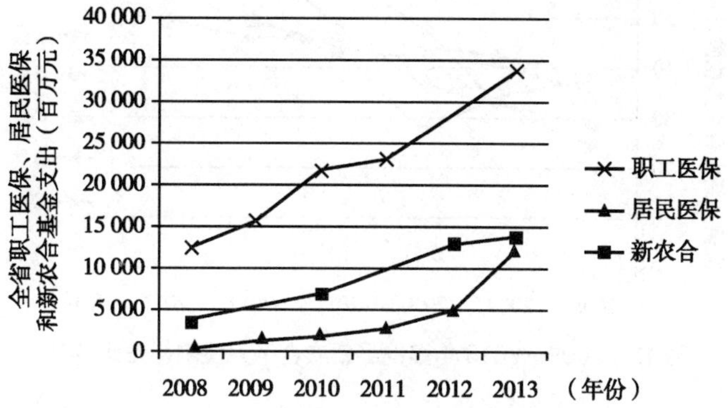

图 10　2008—2013 年全省职工医保、居民医保和新农合基金支出变化情况

表 4　2009—2013 年全省职工医保、居民医保目录内外药品支出增加速度（%）

	2009 年		2010 年		2011 年		2012 年		2013 年	
	目录内	目录外	目录内	目录外	目录内	目录外	目录内	目录外	目录内	目录外
职工医保	—	—	15	5	6	−17	14	17	4	15
居民医保	186	181	8	−1	60	76	76	35	141	178

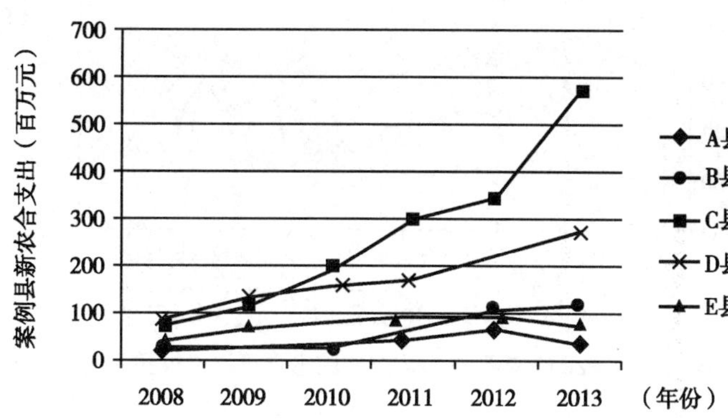

图 11　2008—2013 年案例县新农合基金支出变化情况

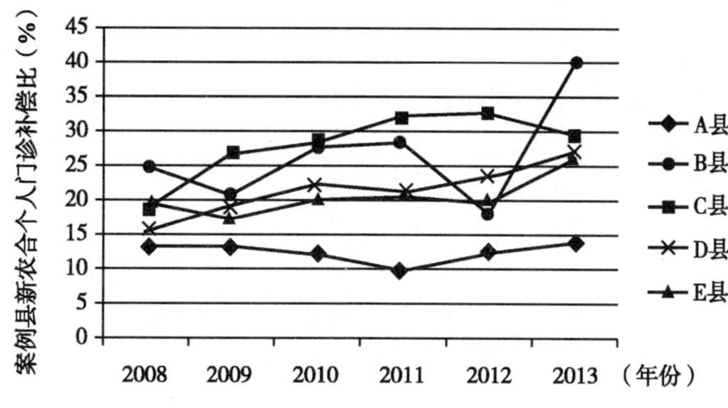

图 12　2008—2013 年案例县新农合个人门诊补偿比情况

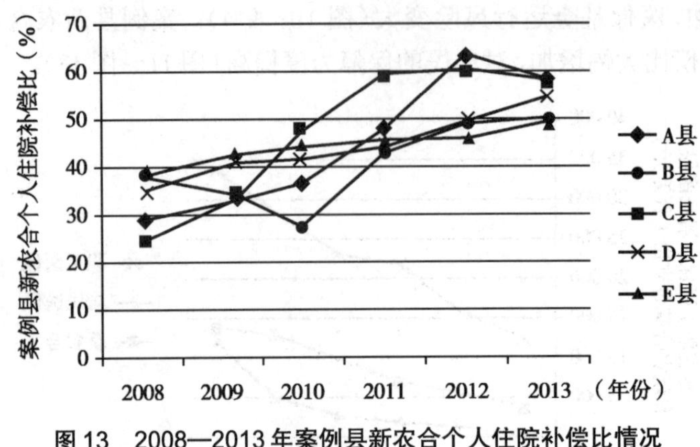

图 13　2008—2013 年案例县新农合个人住院补偿比情况

（7）患者就诊负担变化：该省卫生筹资水平较高，随着 2011 年以来公立医院综合改革的启动，基本医保对于患者保障力度进一步加强，案例县公立医院的参保患者反映就诊负担不重，对医疗服务满意度较好。然而，对 B 和 E 县三家医院 2008—2013 年剖宫产及胆囊切除术住院费用的间断性时间序列（ITS）分析结果显示：改革后胆囊切除术患者和剖宫产患者自付费用呈缓慢增加态势（图 14、图 15）。

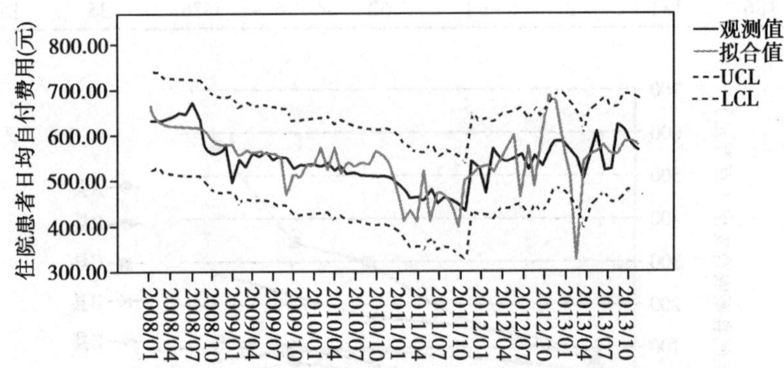

图 14　2008—2013 年 B 县剖宫产住院患者日均自付费用变化情况

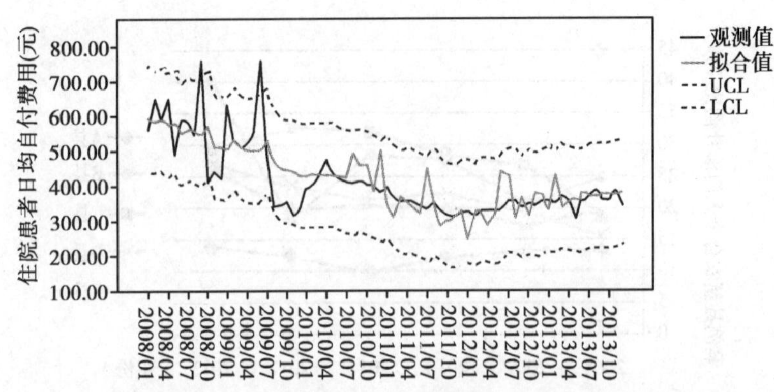

图 15　2008—2013 年 E 县胆囊切除术住院患者日均自付费用变化情况

三、讨论

某东部省县级医药价格改革措施实施后，5 类医疗服务价格的调整在较大程度上弥补了原来的药品加成收入。财政补贴政策、医保补偿制度和医疗管理制度的配套调整，也在很大程度上助力了公立医院补偿新机制的形成。案例县 8 家医院发展运营平稳，运行机制得以优化，医药价格改革初步效果较好。

然而，此次医药价格改革仅提高了部分服务项目价格，仅迈出了“以药补医”退出机制的第一步，仍缺乏全面系统的调价改革举措，财政补助政策尚未形成可持续的长效机制，医疗保障政策仍需要进一步与价格改革措施相配套，以完善公立医院的补偿机制。

在当前补偿机制下，案例县 8 家公立医院通过调整内部收支结构，改革运行和管理机制，尽力减少药品加成损失对机构运行的负面影响，但一些提升机构效率的机制造成医务人员压力过大，疲于应对紧张工作节奏，虽然收入有所增加，仍不足体现医务劳动付出，难免产生抱怨情绪。同时看到，医疗供方行为调整后，服务量激增，使医保支出提升较快，给保险基金造成一定风险，同时也给患者带来了一定额外的经济负担。

中医院由于中药饮片尚未纳入改革，受到的影响相对较小，下一步如果要考虑中药饮片价格调整，需要慎重考虑，因为有可能对基层中医药发展产生不利作用。

评价发现，一些核心体制机制层面的问题是导致“以药补医”退出机制未真正形成的主要原因：

一是三医联动机制有待完善，医药价格调整和医疗服务监管以及医保制度发展之间未建立有效联系，导致医药价格改革措施未与配套措施充分耦合，产生合力。例如，基本医保所采取的机构为单位的总额定额支付，一定程度上弱化了新一轮价格调整对于医疗供方的激励作用；医疗服务监管采取严格的次均费用零增长指标，未考虑价格调整和慢性病负担及老龄化对次均费用的刚性拉升作用。

二是县级公立医院内部人事收入分配制度僵化，医药价格改革对于临床诊疗行为的经济激励作用尚有限。医疗机构层面虽然采取促进绩效的措施，但医务人员积极性并未因此受鼓舞，主要原因是工作量与个体绩效收入并未建立明确的相关关系，被迫提高工作量引起不满情绪。

三是缺乏合理的常规化、透明化、标准化财政投入机制，县级医院发展的后顾之忧未解除，公益性难以呈现，机构普遍采取服务量换效益的粗放型运行模式，不仅妨碍机构科学发展，还对医院正常运转带来挑战。

四是医药价格改革有待深入。首先，未全面建立药品、耗材和诊疗器械的定价机制，无法实现以成本效果最大化为原则科学定价；其次，医药用品流通领域监管不足，产品厂商或经销商仍然可以影响医生处方行为，以药补医不良筹资和激励机制仍普遍存在；其次，价格调整范围尚有限，未建立动态价格调整机制，药品收入损失无法获得充分补偿；最后，未建立分级分类定价制度引导和推动各级机构明确其功能定位。

五是公立医院监督管理机制有待完善。首先，未实现对临床诊疗流程的透明化管理，循证规范诊疗行为；其次，缺乏科学严谨医疗服务成本测算体系，机构内部诊疗服务成本不明，使机构缺乏经济运行的理念；最后，未建立科学有效的内外部绩效考核机制和合理的指标体系，敦促县级机构提供优质高效服务，并发挥在农村三级医疗保健网络中的龙头带动作用。

六是县级公立医院定位尚未明确。目前，县级公立医院一方面受到区域外三级医院“虹吸”影响，另一方面由于乡镇医疗机构能力较差，人才匮乏，无法成为普通门诊服务和一般性诊疗服务的守门人，大量患者自发涌向县医院就诊，县医院面临工作量激增。在这种情况下，县级医院发展受到影响和制约，同时随着城镇化、老龄化进程加剧，县级医院在分级诊疗体系建设中的功能定位亟待明确。

四、结论

通过对某东部省5个经济水平各异的县进行公立医院医药价格改革实施的评估，了解到目前医药价格调整对医院运行、诊疗行为和患者经济负担产生了一定影响，一些初步效果显现的同时，也存在一些体制机制层面的核心问题有待解决。

下一步除了深化医药价格改革本身外，还需要加强农村分级诊疗体系建设，推动医药、医疗和医保联动机制探索工作，彻底变革公立医院人事与收入分配制度，并创新医疗机构的内外部监管激励措施。

参 考 文 献

1. 李玲．我国公立医院管理与考核的现状、问题及政策建议[J]．中国卫生政策研究，2010，3(5)：12-16.
2. 赵云，农乐根．县级公立医院管理体制和运行机制改革的思路．中国卫生经济[J]，2013，32(8)：5-8.
3. 方鹏骞，闵锐，邹晓旭．我国县级公立医院改革关键问题与路径选择．中国医院管理[J]，2014，34(1)：4-8.
4. Patricia Bazeley. Qualitative Data Analysis with NVivo[M]. 2007 London：SAGE Publications.

附件 1

浙江省嘉兴市海盐县公立医院医药价格改革案例研究报告

一、背景

（一）海盐县县级公立医院改革背景

1. 海盐县基本情况

（1）社会、人口、经济情况：海盐县位于杭嘉湖平原东缘，濒临杭州湾，沪杭东西大道及杭浦高速公路、杭州湾跨海大桥贯通本县。县域总面积 1073 平方公里，其中陆地面积 535 平方公里、海域面积 538 平方公里，岛礁 0.48 平方公里。县域户籍人口 373 147 人，暂住人口 12.13 万；下辖 5 个建制镇、4 个街道，105 个行政村。2010 年，全县生产总值和人均生产总值分别达到 238.27 亿元和 64 063 元；地方财政收入达到 13.68 亿元，同比增长 25.7%；镇居民人均可支配收入 29 287 元，农村居民人均纯收入 14 111 元。

（2）居民健康状况：2010 年全县人口出生率为 8.72‰，死亡率为 7.24‰，自然增长率为 1.94‰，居民期望寿命达到 79.48 岁，其中男性为 77.73 岁，女性为 81.14 岁。慢性非传染性疾病已经替代传染性疾病成为海盐县居民的主要死因。2010 年统计数据表明，恶性肿瘤、心脑血管疾病、呼吸系统疾病、损伤和中毒是引起海盐县居民死亡的主要原因，共死亡 1765 人，占全部死因的 65.37%。

（3）卫生资源现状：2010 年，全县有各级各类医疗机构 142 家，其中县级医院 4 家，镇卫生院 12 家，城乡社区卫生服务站 104 家，核电系统医疗机构 2 家，民营医疗机构 3 家，学校、企业等其他医疗机构 17 家。全县共有卫生技术人员 1915 人，每千人口卫技人员数为 5.13 人，其中医师 801 人，千人医生数 2.15 人，注册执业护士 682 人，千人护士数 1.83 人。

2. 前期医改进展　海盐县是浙江省 24 个“2+X”改革试点县之一，一直以来是浙江省改革重点县。2003 年起开始建立城乡一体的基层医疗卫生服务体系，县卫生局出台《海盐县镇村医疗卫生机构一体化管理实施意见》（盐政发〔2003〕143 号），政策实施后，社区卫生服务实现了全覆盖，县 13 家社区卫生服务中心和 104 家社区卫生服务站建立了行政和业务统一规范的行业管理运行机制。

2009 年，海盐县作为浙江省医药卫生体制机制改革试点县，对县域内医疗资源进行了规划与整合。确定县域内两家龙头县医院，鼓励发展一家中医院，对妇幼卫生、精神卫生、传染病、个人诊所及民营医疗机构等进行了区域内资源规划与配置，有效并全面地配置了县域内医疗资源。

2014 年，海盐县进一步规划区域医疗资源，正式成立“2+10”医疗联合体。海盐县人民医院、海盐县中医院、海盐县妇幼保健院等 6 家县级医院分别与 12 家基层医疗机构结成医疗联合体，其中海盐县人民医院与西塘桥街道社区卫生服务中心，海盐县中医院与通元镇卫生院结成“紧密型医疗联合体”。

3. 县级公立医院改革情况　作为浙江省县级公立医院综合改革 29 个试点县（市、区）之一，2012 年，海盐县开始开展县级公立医院改革。根据浙江省公立医院改革进程安排和实施要求，海盐县开展以“一减一调一补”（即减少药品费用，调整医疗服务收费，适当增加财政对公立医院改革的投入）为主要内容的公立医院改革工作，制定了《县级公立医院药品总控目录》，形成并实施“9+1”的海盐模式，即：国家基本药物目录 307 种、浙江省增补非基本药物目录150种、特殊管理药品（精、麻、毒、放射）目录不超过35种；血液制品目录不超过8种；其他药品品种不超过400种；县级医疗单位根据本院疾病谱自选增补药品不超过100个品种，品种总数不超过1000个（中药饮片除外）。2012年5月31日全县县级公立医院所有药品（中药饮片除外）按实际进价全部实行零差率销售。

海盐县卫生局同时制定出台了《海盐县卫生局关于印发海盐县卫生系统医疗服务阳光用药工程实施方案的通知》文件，对县级公立医院基本药物配备使用品种数和基本药物销售比例分别作了相应规定。同时，海盐县人民政府出台了关于印发《海盐县县级公立医院综合改革财政补助办法》的通知，明确了价格调整之后对公立医院的补助原则、补助范围、补助程度等。

（二）海盐县县级公立医院医药价格改革设计

价格改革是一个综合性改革，2012年5月31日，海盐县正式施行价格改革，主要做法有：

1. 全面实施药品零差率销售　从2012年5月31日零时起，县级公立医院全部实行药品零差率销售。药品使用上采取“三降一升”的办法，即：药品总收入明显下降、药品占比明显下降、抗生素使用比例下降、基本药物使用明显上升。

2. 适当上调医疗服务价格　对县级公立医院医疗服务价格，按调整增加的总金额不大于减少的药品差价收入的90%标准调价，调价项目主要涉及门急诊诊查费、住院诊查费、手术费、护理费、治疗费、床位费等。

3. 改革医保支付方式　一是同步推进基本医疗保险结算制度改革。积极探索建立总额预付、按病种付费、按服务单元和按人头付费等总额控费机制。二是扩大新农合参保人员在基层医疗机构、县级公立医院、县外医疗机构之间的就诊报销比例差距，鼓励在县内基层医疗机构就医。即：县域内基层医疗机构门诊、住院报销比例为30%、80%；县级医疗机构门诊、住院报销比例为15%、70%；县域外医疗机构门诊医疗费用不列入新农合报销范围，定点医疗机构住院按55%的比例报销，非定点医疗机构住院按35%的比例报销。

4. 建立财政投入保障机制　对于县级公立医院药品收入与医疗服务价格调整的差价（10%）部分由财政给予补偿，对于基本建设、设备购置、离退休人员费用、养老保险单位缴费补助、历史存积欠账、政策性亏损和承担的公共卫生任务等按照不同分类给予保障。

2012年9月，国家发改委、卫生计生委、人力资源和社会保障部联合出台《关于推进县级公立医院医药价格改革工作的通知》，通知规定，按照建机制、控费用、调结构、强监管的原则，积极稳妥推进县级公立医院医药价格改革。要通过取消药品加成、调整医疗服务价格、改革收付费方式和落实政府办医责任等综合措施和联动政策，破除“以药补医”机制，降低群众医药费用负担，为2015年实现县级公立医院阶段性改革目标打好基础。

2012年12月，浙江省物价局出台《关于全面推进县级公立医院医药价格改革的指导意见》。意见对浙江省县级医疗机构收费价格做了第二次调整，并附上《县级公立医院改革医疗服务最高指导价格表》，实行最高指导价格管理，调整标准为：

普通门诊诊查费（含挂号费、药事服务成本）：10元/人次。

住院诊查费：15元/日。

护理费：等级护理费20元/日，特级护理费5元/小时，其他护理费按日计费的按等级护理费的调整差价额调整，按次计费的按特级护理费调整幅度调整。

治疗费（包括病理检查、精神心理卫生检查、康复检查评定收费）：按30%幅度调整。口腔科治疗、血液及淋巴系统治疗、物理治疗与康复项目按10%幅度调整。放射治疗、血液透析、血液滤过、连续性血液净化、血液病毒灭活等项目价格不作调整。

手术费（包括中医特有诊疗项目）：按35%幅度调整，口腔手术按15%幅度调整。

床位费：根据所在地医保最高报销标准确定3人间（带卫生间）的收费标准，原则不高于40元/床日（含空调和取暖费）。

二、价格改革实施情况

（一）改革落实情况

截至2011年底，海盐县共有县级公立医院4家。四家县级公立医院承担着全县医疗、急救、教学、科研、保健等主要任务，其中：县人民医院为国家二级甲等综合性医院；县中医院为国家二级甲等中医医院；县妇幼保健院为国家二级乙等妇幼保健院；县口腔医院成立于2011年8月8日，是一所以口腔医疗、口腔预防保健为主的专科医院。2012年5月31日，四家医院全部实行医药价格改革，即实行药品零差率，调整医疗服务价格，接受政府补助等。由于海盐县人民医院是海盐县唯一一家综合医院，本报告数据以海盐县人民医院为主，以海盐县人民医院为例，价格改革实施后（2013年）海盐县人民医院药占比为37.97%，较改革实施前（2012年）降低了将近4个百分点。与此同时，各项医疗收入指标均有所增长，只有床位费未做调整（见图1）。

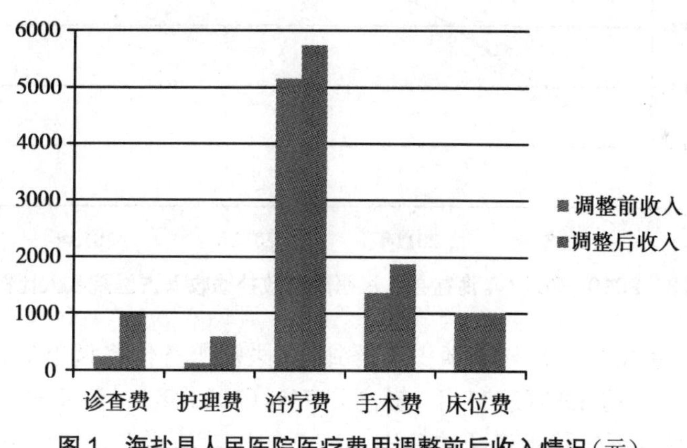

图1　海盐县人民医院医疗费用调整前后收入情况（元）

（二）配套政策及措施落实情况

1. 财政补助落实到位　2012年12月，海盐县人民政府出台关于印发《海盐县县级公立医院综合改革财政补助办法》的通知。通知写明补助的范围为：县级政府举办的各类综合性医院和专科医院，包括海盐县人民医院、海盐县中医院、海盐县妇幼保健院和海盐县口腔医院。补助政策主要有：

（1）基本建设以及因基本建设等形成的历史债务，县财政补助60%。

（2）对县级公立医院因业务需要购置大型医疗设备（单价在10万元及以上），根据需要和可能，由县卫生局、县财政局审核后，列入年度采购计划，县财政和县级公立医院按1∶1配套筹集资金，列入年度预算。

（3）卫技人员培训及学科建设补助。卫技人员培训及学科建设资金由财政和县级公立医院按1∶1配套筹集，其中：县财政按县级公立医院当年度医疗收入（不含药品收入）的0.5%筹集。

(4) 对公立医院在册的离退休人员按规定发放的生活补贴，县财政按 70% 给予以保障。

以海盐县人民医院为例，政府财政补助逐年增加，且占医院总收入的比例也在不断上升，12 年 5 月价格改革实施后，政府补助比例明显增加（见图 2、图 3）。

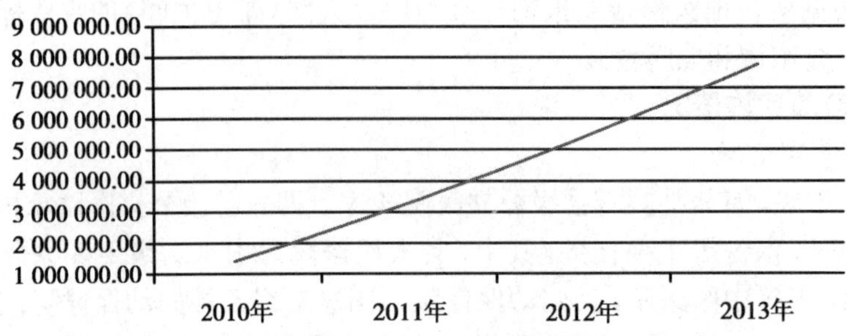

图 2　2010—2013 年海盐县人民医院财政基本补助收入（元）

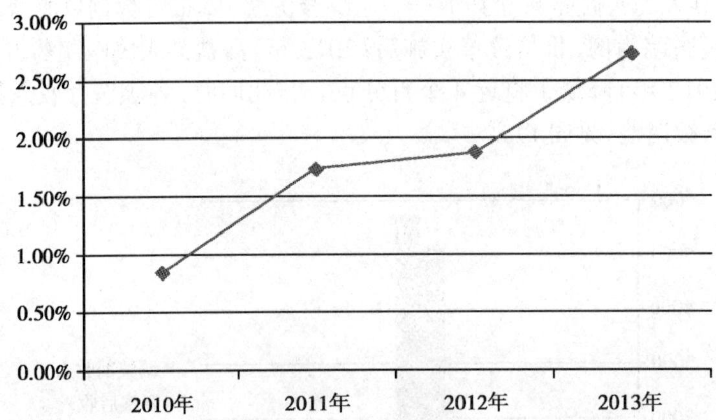

图 3　2010—2013 年海盐县人民医院财政补助收入占医院收入比例

2. 医保报销比例稳步增加　访谈中了解到，在医疗服务价格调整后，海盐县提高了新农合报销比例，由原来的 60%（2011 年）提高到 75%（2013 年）。但新农合实际报销比例没有显著增加，而是呈现逐年稳步增长的趋势。2012 年海盐县新农合门诊报销比例为 19.9%，2013 年增长至 26.1%；2012 年住院报销比例为 45.7%，2013 年增长至 49.9%，详见图 4。

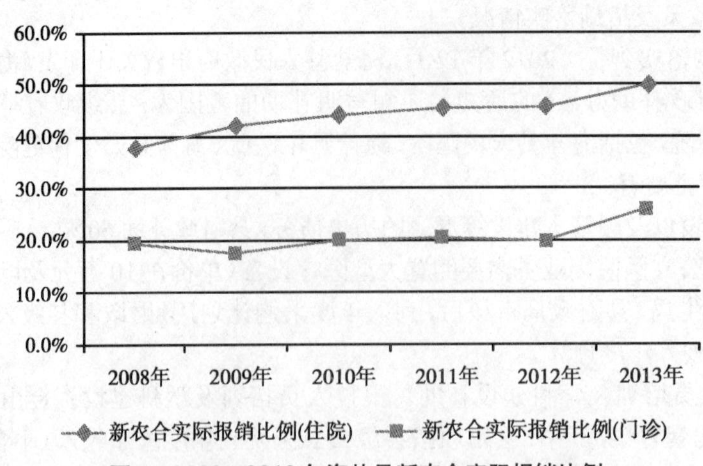

图 4　2008—2013 年海盐县新农合实际报销比例

三、初步效果

经过一年改革，海盐县基本建立了医疗服务价格调整机制，调整价格基本能够弥补药品零差率造成的损失，医院运行基本平稳，收入结构逐渐趋于合理。医保保障水平有所提高，居民就医条件有所提高。

（一）医疗服务价格调整机制初步建立

2012 年医疗服务价格改革实施以来，调研医院已经初步建立了医疗服务价格调整机制。医院诊查费、治疗费、手术费和护理费均有所上调，见图 1。与此同时，医院实行药品零差率，药品收入占机构总收入的比例逐年下降，2013 年有小幅度反弹，见图 5。调整价格基本能够弥补药品零差率造成的损失，2012 年弥补率为 93.99%，2013 年弥补率为 102.35%。

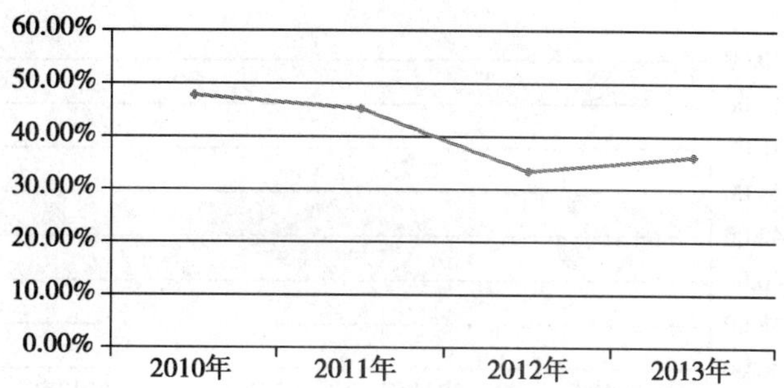

图 5　2010—2013 年海盐县人民医院药品收入占机构收入比例

（二）医疗机构运行平稳

1. 医院服务量增加　海盐县人民医院门急诊人次逐年增加。2011 年环比增长率为 14.9%，2012 年为 7.0%，2013 年为 9.7%。其中 2011 年和 2013 年增幅较大，改革实施后，增幅有所增加，见图 6。

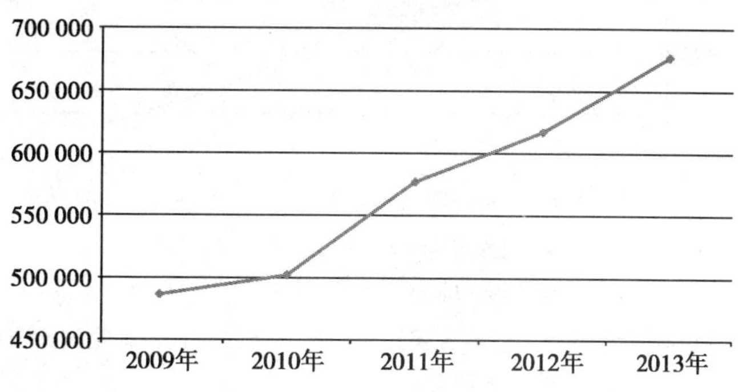

图 6　2009—2013 年海盐县人民医院门急诊人次

出院人次方面，2012 年、2013 年医院住院量显著增加，环比增长率分别为 30.6% 和 26.0%。由于医院 2012 年搬迁到新大楼，不能认为患者出院量的显著增加为此次改革的效果，但改革为影响因素，见图 7。

2. 医疗机构药品收入得到有效控制　海盐县人民医院药占比逐年减少，自 2011 年起显著下降，2013 年已将药占比控制在 38%，见图 8。药品收入占机构总收入比例也逐年减少，且 2012 年开始药占比大幅下降，2012 年、2013 年门诊药品收入占门诊总收入比例分别为 48.2% 和 44.2%；住院药品收入占住院总收入比例分别为 37.0% 和 33.8%，见图 8、图 9。由于此次调价未调整重要饮片价格，且门诊药品新农合不予报销，导致医院门诊重要饮片收入显著增加，环比增长率分别为 23.2% 和 9.8%，见图 10。

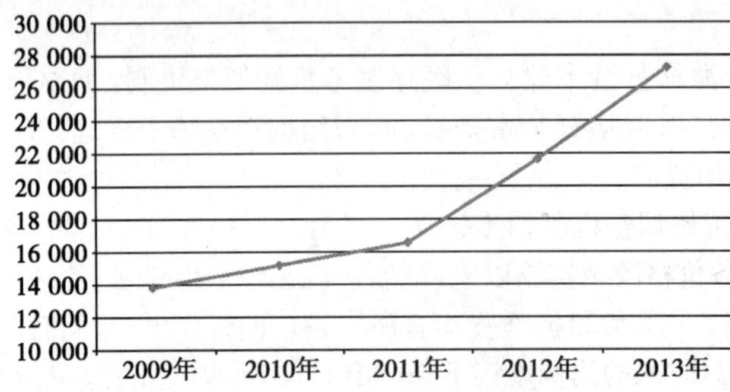

图7　2009—2013年海盐县人民医院患者出院人次

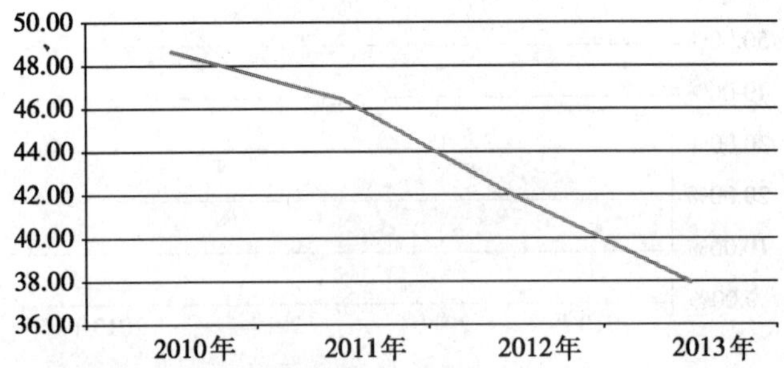

图8　2010—2013年海盐县人民医院药品收入占医疗收入比例(%)

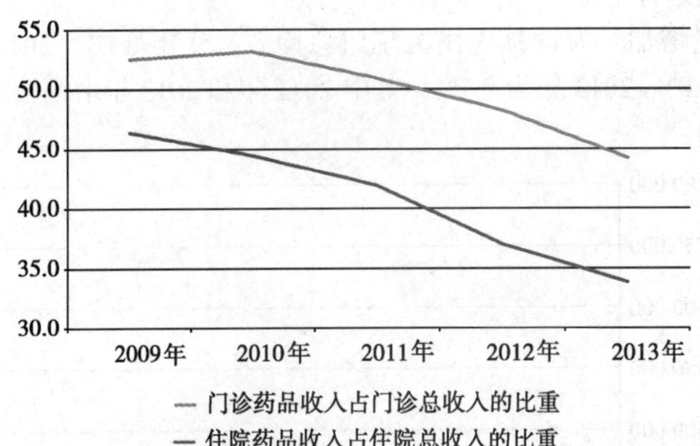

图9　2009—2013年海盐县人民医院门诊和药品收入占总收入比例(%)

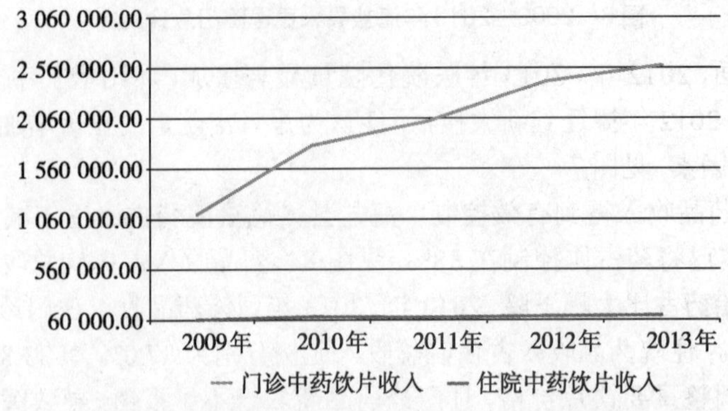

图10　2009—2013年海盐县人民医院门诊和住院重要饮片收入(元)

3. 医疗机构收入稳步增长，收入构成发生改变

价格改革后，医疗机构收支结余不断增加，医院持续保持盈利状态，医院运营情况稳定，见图 11。医疗机构收入构成发生显著改变，医疗收入占比由 2012 年的 46.3% 增长至 2013 年的 59.0%；药品收入占比基本不变，2012 年为 33.4%，2013 年为 36.1%；财政收入占比有所增加，由 2012 年的 1.9% 增长至 2013 年的 2.7%，见图 12～图 15。

机构医疗收入结构有所改变，劳务收入和检查检验收入明显增加，向着改革预期的目标发展，见图 16、图 17。

4. 医疗机构负债得到一定化解　改革实施后，海盐县人民政府出台了关于印发《海盐县县级公立医院综合改革财政补助办法》的通知，通知说明医疗机构基本建设以及因基本建设等形成的历史债务，县财政补助 60%。2013 年海盐县人民医院负债没有增加，说明财政补助落实到位，一定程度上减轻了医疗机构负担，见图 18。

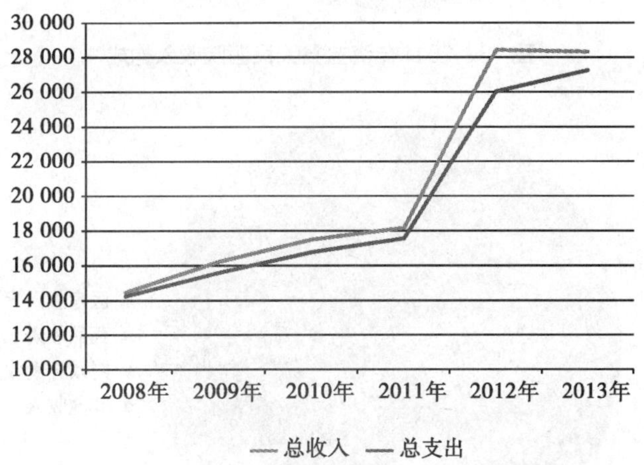

图 11　2008—2013 年海盐县人民医院收支情况（万元）

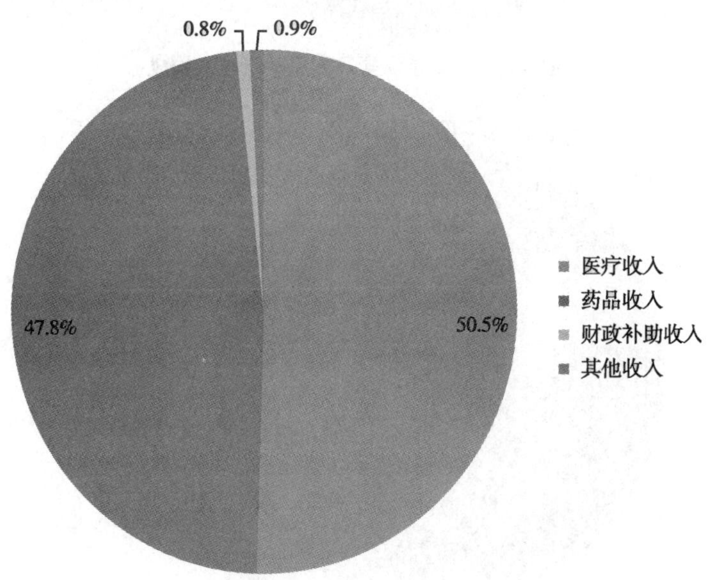

图 12　2010 年海盐县人民医院收入构成

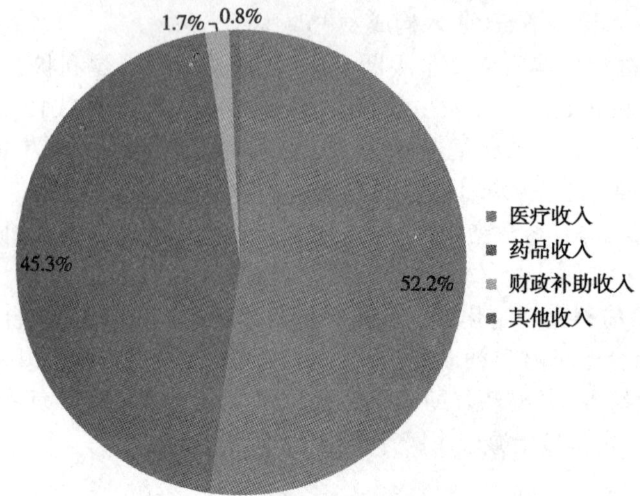

图 13　2011 年海盐县人民医院收入构成

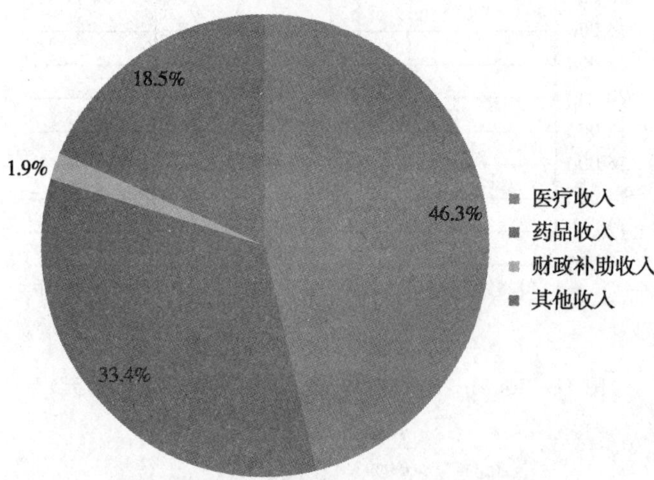

图 14　2012 年海盐县人民医院收入构成

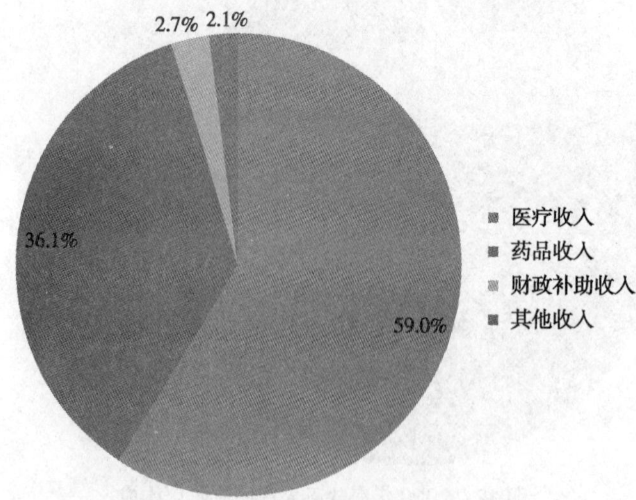

图 15　2013 年海盐县人民医院收入构成

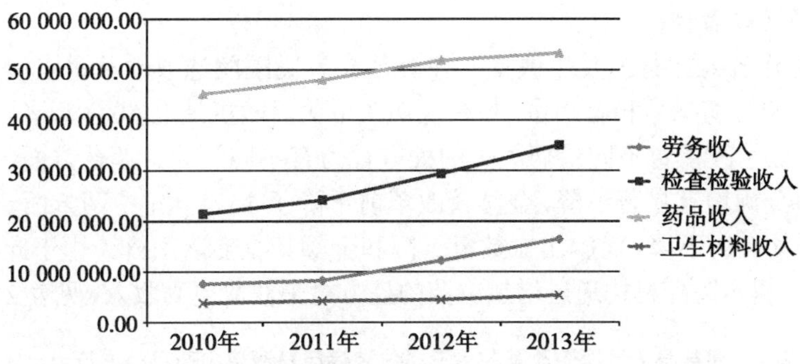

图 16 2010—2013 年海盐县人民医院门诊医疗收入情况（元）

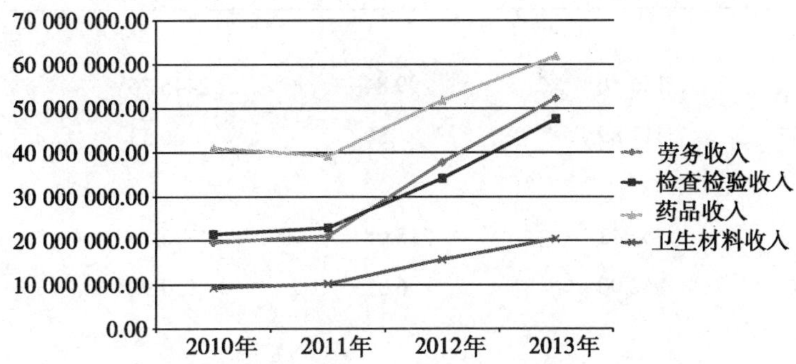

图 17 2010—2013 年海盐县人民医院住院医疗收入情况（元）

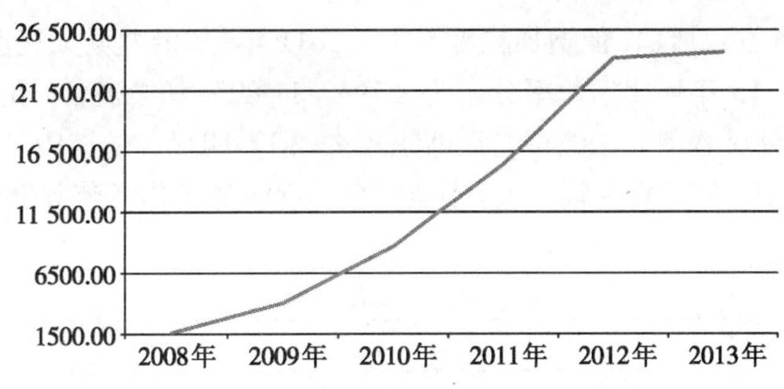

图 18 2008—2013 年海盐县人民医院负债情况（万元）

5. 医疗机构工作效率有所提高　改革后，海盐县人民医院工作效率有所提高，平均住院天数显著下降，由 2012 年的 9.15 天下降至 2013 年的 8.50 天；同时病床周转次数增加，由 2012 年的 35.48 次增长至 2013 年的 43.82 次，见表 1。

表 1 2010—2013 年海盐县人民医院机构运营情况

类别	2010 年	2011 年	2012 年	2013 年
开放总床日（万日）	14.50	14.97	20.79	22.72
平均住院天数（日）	10.40	10.02	9.15	8.50
病床周转次数（次）	37.06	40.40	35.48	43.82

（三）医务工作者情况

1. 医务工作者处方行为发生改变　在海盐县人民医院选取改革重点涉及的三种外科疾病：剖宫产、胆囊切除术和脑出血，每种疾病改革前后随机抽取50例患者，比较医务工作者处方行为。显示改革对不同疾病医生的处方行为有不同影响。西药方面，脑出血患者医生处方数量和金额均有显著下降，金额较改革前下降了1571元；中药方面，胆囊切除术中药数量及金额均有所下降，而脑出血数量下降和金额却有显著上升。由于此次调价未涉及中药饮片调价，提示医疗机构通过增加中药的处方量来获取更高收入，见表2。

表2　海盐县人民医院改革前后三类住院病历日清单中药品处方行为比较

	平均数量（个）		平均金额（元）	
	改革前	改革后	改革前	改革后
胆囊切除术				
西药	156.46	99.84	2445.76	2254.94
中药*	117.89	1.80	66.33	16.60
脑出血				
西药*	345.42	215.08	4776.70	3205.68
中药*	42.00	6.32	120.90	302.74
剖宫产				
西药	76.76	84.76	908.91	973.11
中药	21.28	49.80	129.49	107.40

2. 医务工作者收入增加，但增加幅度不大　2011年起，海盐县人民医院人均工资显著增加，11年、12年、13年环比增长率分别为8.79%，11.82%和7.28%。由于12年医院搬迁至新大楼，人均工资显著增加。改革之后增幅较大，但不明显。访谈中了解到，改革使得医务工作者工作量增加，但工资涨幅不大，不能完全体现医务工作者劳务价值，见图19。

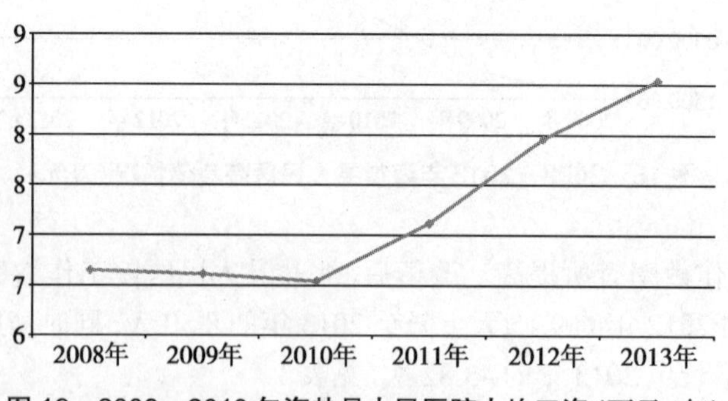

图19　2008—2013年海盐县人民医院人均工资（万元/年）

（四）患者自付费用增加

选取改革影响较大的三种疾病：剖宫产、胆囊切除术和脑出血作为研究疾病，调取医院2008—2014年三种疾病所有患者的费用信息，使用间断时间序列分析（ITS）方法分析改革对患者日均自付费用的影响。显示改革后，剖宫产患者均自付费用增加了61.6元（$P<0.01$），违背了改革初期目标，见图20。

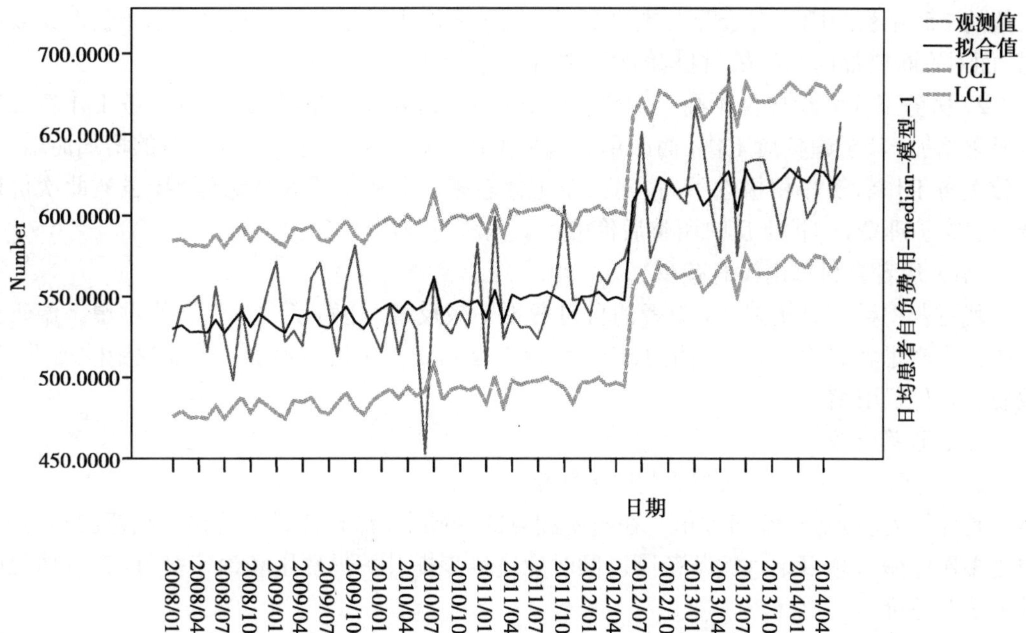

图 20　2008—2014 年海盐县人民医院剖宫产患者日均自付费用 ITS 分析结果

四、问题与挑战

海盐县是调研的五个县中唯一一家第二批改革试点县，自 12 年 6 月改革以来至今，初步建立了价格调整机制。调整后的医疗服务价格收入超额弥补药品零差率造成的机构损失，同时医务工作人员收入有所提高，符合改革设计的设想。然而，在改革实施的过程中，仍旧有不同层面的问题，如机制的合理性问题，配套政策的可持续问题，县级龙头医院盲目扩张问题和医务工作者待遇不能完全体现工作量等。

（一）价格机制仍需调整

海盐县此次价格调整主要针对外科疾病，调整费用为手术费、护理费、诊查费、治疗费和床位费，对于以内科为主的医院价格弥补力度不足，应纳入更多对内科疾病项目收费有利的价格调整，使医疗机构得到补偿。

（二）药品价格改革仍待深入

本轮改革仅涉及药品在医院的销售加成，尚未触及药品生产、销售和流通环节的价格及加成管理。某种程度来讲，药价虚高的根源问题尚未触及，在药商和分销商的影响下，医疗机构及其人员仍存在趋利性，以至于暴露出医务人员受贿的丑闻，由此看遂昌县以药补医机制并未真正破除，医药价格改革的效果受到影响。

（三）区域医疗集团尚需建立

此次调研的海盐县人民医院于 12 年搬迁至新大楼，服务量急剧增加，访谈中了解到医务工作者常需要加班加点才能完成工作。县级龙头医院的盲目扩张提示我们需建立区域化的分级诊疗医疗集团，合理分流患者，防止龙头医院的盲目扩张。真正实现，小病不出乡，大病不出县的患者分流。

（四）机构层面问题

1. 机构人才队伍需加强建设　在县医院不断增加业务量的同时，机构人才队伍亟需建设。调研机构正高级职称人员仅有 12 人，占全院人员比例的 1.8；副高职工 51 人，占全院人数的 7.5%；初级职工占全院人数的 40%。某种程度上显示医疗机构医疗水平仍旧比较薄弱，面对不断增加的业务量，机构的医疗质量令人担忧。

2. 医务工作者积极性不高　调研了解到，由于医院业务量激增，导致医务工作者工作量显著增加，甚至超负荷工作，而改革后医务工作者收入并没有随着业务量的增加而增加，导致医务工作者工作积极性不高，对改革抱怨较多。其中护士反应最强烈，虽然此次价格调整包括护理费，但护士反映调整后价格仍旧无法充分体现其工作量。

（五）患者自付费用没有减少

就可获得数据分析显示，患者的自付费用不减反增，违背了改革初期的设想。调研抽取的剖宫产患者平均日均费用增加 61 元，可能是由于医生处方增加了不能报销的项目，导致患者自付费用增加。

五、政策建议

（一）深化价格改革，动态监测改革效果

首先，应持续进行价格改革。在科学测算的基础上，进一步扩大价格调整范围和力度，将更多医疗服务项目纳入改革范围。同时应进一步提升护理费用和诊疗费用，充分体现医务人员劳务价值。

其次，对价格调整项目进行动态监测，随时调整价格，避免价格调整无法弥补医疗机构药品差价或调整过盛引起医疗资源的不必要浪费。

（二）加强配套政策的落实

应建立长期的政府补助机制，保证政府对医疗机构的常态化补助，缓解医疗机构债务危机，保障退休医务工作者退休经费并鼓励医疗机构进行科学研发。

扩大医保报销范围。将改革后调价部分全部纳入医保报销，不增加患者的自付负担。

深化支付方式改革。在总额预付的基础上，探索按病种付费、按床日付费等多种支付方式相结合的混合支付方式，实现医疗资源的有效利用。

（三）加强监管

建立改革监管小组，定期抽查医疗机构的执行情况。同时加强医疗机构的内部监管，建议医疗机构将监管指标纳入常规考核指标之中，以提高医疗机构医疗质量和效率。

附件2

浙江省衢州市龙游县公立医院医药价格改革案例研究报告

一、背景

（一）县基本经济社会人口和卫生事业发展情况概述

龙游县行政隶属于浙江省衢州市，位于浙江西部，总面积1143平方公里，县辖2街道、6镇、7乡，常住人口36.24万人，城镇人口占36%。2011年，龙游县生产总值141.7亿元，人均生产总值突破3万元，财政总收入11.1亿元（地方财政收入7.1亿元），经济发展水平在浙江省中处于中等水平[1]。县域有医院3家，乡镇卫生院14家，城乡居民的医保覆盖率为95.23%（2014）[2]。

（二）价格改革目的，基本设计和总体历程介绍

2011年12月，根据浙江省政府的统一部署和指导，龙游县作为浙江省首批试点县启动了以药物零差率为抓手，破除“医药养医机制”的县级公立医院综合改革试点工作。

乡政府充分重视和认识本次改革的重要性，随即成立了公立医院综合改革领导小组作为总指挥，协调县卫生局、县物价局、财政局和医保局等相关部门互相配合，并选取龙游县人民医院和龙游县中医院作为试点实施单位，积极推进医疗价格改革。具体改革措施如下四项：

一是改革药品加成政策。所有药品（中药饮片除外）实行零差率销售。二是改革医疗服务收费政策。按照医药费用“总量控制、结果调整”的原则，对5项医疗服务费用（手术费、治疗费、护理费、诊查费和床位费）进行调整并要求调价总量不超过药品差价的90%。三是改革医保政策。实行总额控制下的多种结算方式，建立保险机构与医疗机构“超支分担、结余奖励”的制约与激励机制，发挥医疗保险对医药费用尤其是过度用药的制约作用。四是改革财政投入政策。加大对医保基金的财政保障和试点县级公立医院的财政补助力度。

同时，鼓励并推动县级试点医院进行包括经济运行、内部管理、人事激励分配、上下联动协作等内部改革与改革政策形成“五环联动”的内外合力，最终达到“群众得实惠、医院得发展、政府得民心”。如图1所示：

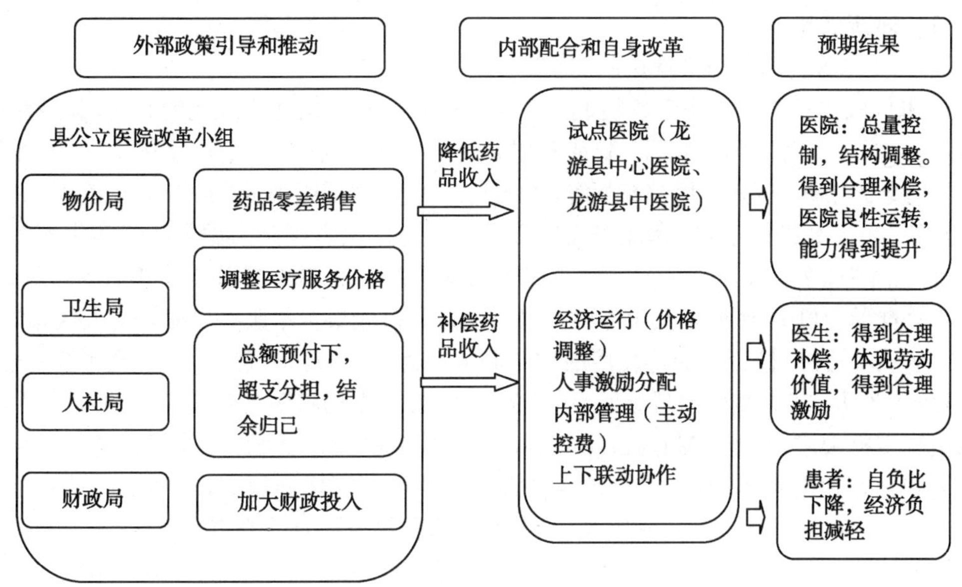

图1　龙游县医疗服务价格改革理论

二、改革进展情况

（一）各项价格改革措施实施情况

2011 年 12 月本次改革之时，两所试点医院所有药品（中药饮片除外）实行零差率销售，按县物价局医药价格调整方案及时调整医疗服务价格。2013 年 7 月，根据省政府全面推进县级公立医院综合改革总体部署，县级公立医院医疗服务实行最高指导价格管理，执行新的医疗服务价格。2013 年两所试点医院得到合理的补偿，县人民医院和县中医院的药品差价弥补率分别为 84.5% 和 84.7%，符合弥补率不超过 90% 的要求。调整标准具体为：

1. 诊查费　门诊：10 元 / 人次；住院：15 元 / 日

2. 护理费　等级护理费 20 元 / 日，特级护理费 5 元 / 小时

3. 治疗费

（1）（包括病理检查、精神心理卫生检查、康复检查评定收费）：按 30% 幅度调整。

（2）口腔科治疗、血液及淋巴系统治疗、物理治疗与康复项目按 10% 幅度调整。

（3）放射治疗、血液透析、血液滤过、连续性血液净化、血液病毒灭活等项目价格不做调整。

4. 手术费　按 35% 幅度调整，口腔手术按 15% 幅度调整。

5. 床位费　根据所在地医保最高报销标准确定 3 人间（带卫生间）的收费标准，原则不高于 40 元 / 床日（含空调和取暖费）。

（二）配套和保障机制落实情况

财政投入加大。县财政局拨出 200 万元专款设立公立医院综合改革调节基金；改革至今，财政增加投入近 2000 万元，用于公立医院离退休人员费用、人才专科发展、重大设备购置等。

优化新农合政策。县新农合部门将门诊诊查费纳入专项报销范围，报销 70%；住院报销比例由 60% 提高到 70%；起报线降低 200 元；特殊病种报销比例由 50% 提高到 70%；实行限量定额、按月预结、超支分担、结余奖励的支付方式改革。

卫生部门设立相关考核指标，对医院实行绩效工资总额控制，由医院自主发放，确保医务人员待遇总体水平不下降。保护院长和医务人员积极性。

三、创新机制

（一）公立医院运行与管理机制创新

1. 机构成本控制和效率改善机制　基于总额预付和机构成本控制的驱动，试点医院结合新农合、医保的各项考核指标，制定各相关科室次均费用指标、药品比例指标、抗生素使用率使用金额指标、有效费用率指标等，每月进行考核，与科室绩效挂钩，滚动管理。

此外，为提高机构运行效率以缩短病人就诊时间，试点医院为做到住院病人预约医技检查时间不超过 24h，为门诊病人相关检查如放射、心电图、B 超等检查半小时内出具报告，生化等检查于当日 11 时前出具报告并提供自助打印检验报告单服务以缩短病人候诊时间。

2. 药品、耗材、检查检验等使用的控制制度　为强化用药管理，做到合理用药、规范用药，杜绝大处方，着力减轻患者就医负担，2011 年县卫生局将阳光用药工程纳入工作重点。试点医院根据要求，严格控制药占比并制定合理控制药占比奖励措施，每月进行考核。优先配备和合理使用基本药物，贯彻落实抗菌药物临床应用指导原则，完善抗菌药物临床合理应用水平。积极开展临床药学服务，加强对临床药物遴选及处方审核工作。

此外，为配合阳光用药工程，加大对药品使用情况的监控力度，试点医院出台《进一步加强控制门诊、住院均次药品、材料等费用的通知》对临床药品用量实行动态监控并实施用

量超常预警机制。每月对药物尤其是抗菌素使用情况进行统计分析，实行药品监控制度。开展处方点评，对不合理用药处方进行公示及经济处罚。

3．人事与收入分配机制　为深化人事制度改革，试点医院通过按岗位设置要求推行员工聘任制。实现员工由身份管理向岗位管理的转变。转换用人机制，整合人才资源，凝聚优秀人才，有效增强员工的危机感和责任感，激发工作积极性。

4．绩效管理与考核奖励制度　试点医院根据业务发展情况，完善绩效奖分配方案，将医务人员的绩效收入与医疗服务的数量、质量、技术难度、医疗安全、成本控制、费用控制指标、群众满意度等挂钩，分配向临床岗位、风险岗位倾斜，进一步体现专业技术价值，做到多劳多得、优绩优酬。

同时，试点医院根据各科室及中层干部岗位职责，制定了各项考核细则，成立考核办负责考核。通过每月考评，达到强化管理和质量控制的目的，并将考评结果与绩效分配挂钩，促使全院上下共同自觉参与。

5．其他　为促进优质医疗资源下沉，试点医院借助平台，积极提升医疗技术水平。如县中医院通过加强与上级医院的对接，2012 年成为浙一医院的协作医院，并开通“网络医疗服务平台”，2014 年又与衢州市人民医院开展紧密合作，通过优质医疗资源下沉、人才下沉，促进医院在管理理念、运行机制、学科建设及管理制度上不断创新，提升医疗技术水平。

四、初步效果

（一）建立了医疗服务价格调整机制

在改革中，各地按照县级公立医院综合改革的顶层设计，各部门加强政策协同，形成了医疗服务价格调整、医保支付方式改革、加大财政投入、加强医疗服务行为监管和医院内部精细化管理“五环联动”的良性推进态势。

（二）公立医疗机构收入与医药费用控制情况（以县中心医院为例）

由于受此次综合改革的影响，激发当地居民潜在的卫生需求，使卫生服务的利用增加，导致 2010—2013 年试点县医院总收入逐年上升从 2010 年的 1.8 亿上升至 2013 年的 2.7 亿，各类收入均具有上升趋势（见表 1 和图 2）。其中受药品零差价销售和医疗服务改革影响，改革后（2012 年）医疗收入明显上升，与改革前（2011 年）环比上升速度达 37%，高于药品收入的 14%。此外，当地财政对试点医院加大财政补助力度，由 2010 年的 104 万增值至 2013 年 1406 万，增长 13.5 倍。

表 1　2010—2013 年龙游县人民医院收入统计表（万元）

类别	2010 年	2011 年	2012 年	2013 年
医疗收入	9191.85	10 425.75	14 272.28	15 000.79
药品收入	8887.65	8560.96	9766.00	10 898.00
财政补助	104.73	657.02	834.22	1406.15
其他	242.54	395.06	278.76	458.36
总收入	18 426.77	20 038.79	25 151.25	27 763.29

此外，就费用控制而言，2010—2012 年县人民医院的门诊和住院的次均费用逐年上涨但是在 2013 年出现下降（见表 2），期间次均费用的增长速度有下降趋势并在 2013 年出现负增长（见表 3）。可见，本次改革对费用控制产生了良好的效果。但是，值得注意的是在各项医疗服务费用中，化验检查费有较快的增长速度，然而并非医疗服务价格调整的类别（见表 4）。

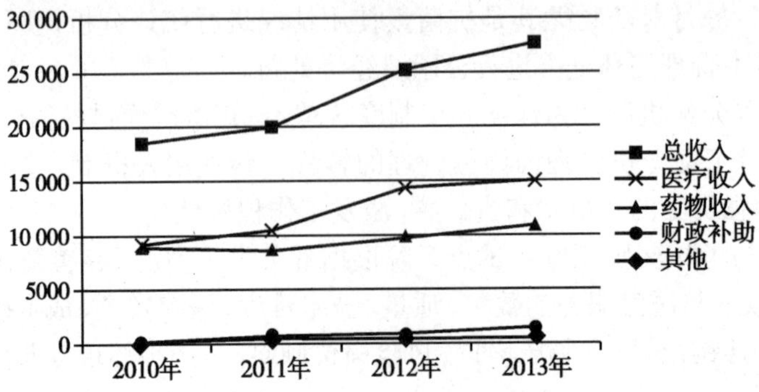

图 2　2010—2013 年龙游县人民医院收入情况（万元）

表 2　2010—2013 年龙游县人民医院次均费用情况

类别	2010 年	2011 年	2012 年	2013 年
门诊次均费用	114.23	138.02	147.50	144.03
院人次均费用	5673.03	5940.72	5954.43	5588.97

表 3　2011—2012 年龙游县人民医院次均费用环比增长率（%）

环比增长率	2011 年	2012 年	2013 年
门诊次均费用	20.8	6.9	−2.4
院人次均费用	4.7	0.2	−6.1

表 4　2011—2013 年龙游县医院各项医疗服务费用增长情况（%）

类别	2011 年	2012 年	2013 年
护理	16.3	223.6	4.0
床位	5.9	9.1	6.6
手术	6.5	48.6	9.8
治疗	11.1	69.0	3.1
化验检查	21.2	27.5	11.5
卫生材料	18.7	19.0	9.9

（三）机构收入构成情况变化

2010—2013 年龙游县人民医院收入构成中（见表 5），医疗收入的构成逐年上升（2013 年较 2010 年上升 5%），而药品收入构成则逐年下降（2013 年较 2010 年下降 9%），本次改革初步达到逐步取消以药养医和收入结构调整目的。

表 5　2010—2013 年龙游县人民医院收入构成比（%）

类别	2010 年	2011 年	2012 年	2013 年
医疗收入	49.88	52.03	56.75	54.03
药品收入	48.23	42.72	38.83	39.25
财政补助	0.57	3.28	3.32	5.06
其他	1.32	1.97	1.11	1.65

（四）医务人员行为变化

在选取试点医院2011年（改革前）和2014年（改革后）胆囊疾病、脑出血和剖宫产住院病历各50例，进行日清单分析后发现（见表6），本改革对医生针对不同疾病的用药处方行为影响不同。西药方面，脑出血和剖宫产的处方数量和金额有所下降，而胆囊疾病有所上升。中药方面，脑出血的处方数量和金额上升明显，胆囊疾病和剖宫产的数量有所下降但是金额上基本保持不变。可推测本次价格改革对于部分疾病的西药处方行为有明显效果，而由于中药饮片不在药品销售零差价政策范围中，因此医生的中药处方行为未受到有效的约束。

表6　龙游县人民医院改革前后三类住院病历日清单中药品处方行为比较

	平均数量（个）		平均金额（元）	
	改革前	改革后	改革前	改革后
胆囊疾病				
西药	138.00	207.00	2166.86	2178.98
中药	581.00	52.00	161.00	176.79
脑出血				
西药	192.00	138.00	1390.15	895.68
中药*	253.00	1691.00	164.76	776.85
剖宫产				
西药*	127.00	89.00	1086.82	842.71
中药*	914.00	847.00	313.98	309.97

*差别有统计学意义

（五）机构工作效率变化

2010—2013年试点医院开放总床日逐年上升，而平均住院天数由上升到逐年下降的转变，并由2011年（改革前）9.8至2013年（改革后）为8.8天，下降了1天（见表7），说明试点医院的工作效率得到了有效的提升。

表7　2010—2013年龙游县人民医院工作效率指标

类别	2010年	2011年	2012年	2013年
开放总床日（万日）	16.16	16.94	18.39	22.99
平均住院天数（日）	8.46	9.84	9.25	8.80
病床周转次数（次）	54.2	54.46	55.93	49.84

（六）居民就医负担变化

2010—2012年（改革前）龙游县新农合个人实际支出呈现逐年快速上升，在2013年（改革后）回落，下降10%，提示改革有效遏制了快速增长的个人医疗支出，减轻居民就医负担（见表8）。但是，对2008—2013年试点医院所有胆囊疾病、脑出血和剖宫产住院病历的支付费用进行间断时间序列分析后发现，胆囊切除术和剖宫产住院患者的自负费用在改革后上升（见图3和图4），提示本次改革对于不同患者的效果不一。

表8　2009—2013年龙游县新农合个人实际支出及其增长速度

类别	2010年	2011年	2012年	2013年
绝对数（万元）	67.68	94.24	148.07	13.35
环比增长率（%）	—	39	57	−10

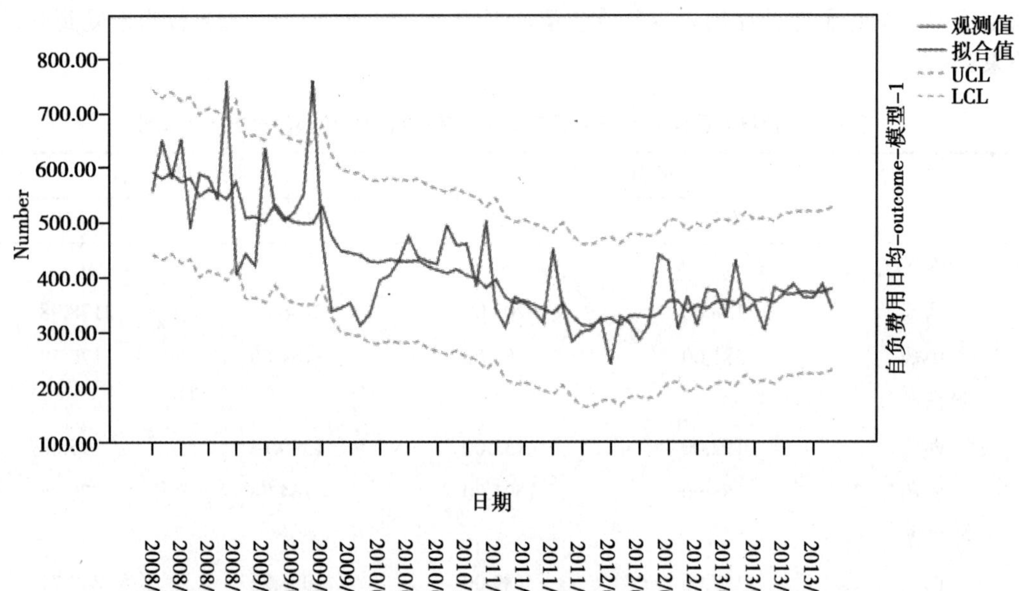

图3　2008—2013年龙游县人民医院胆囊切除术患者自付费用ITS结果图

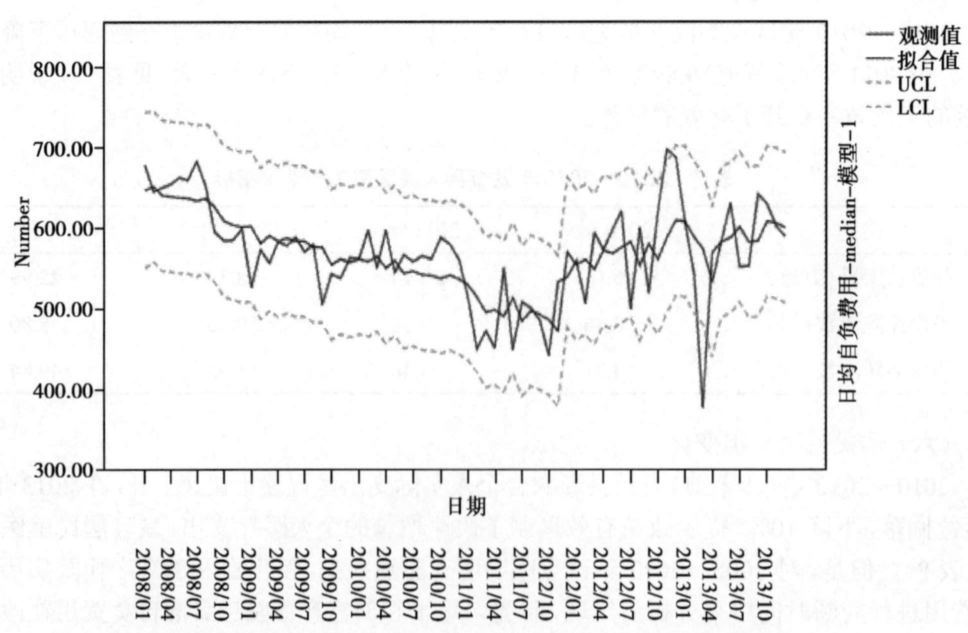

图4　2008—2013年龙游县人民医院剖宫产患者自付费用ITS分析结果图

五、问题与挑战

县级医院服务能力难以满足当地居民日益提升的医疗需求。药物零差率政策配合医保报销比例提高，激发了医疗的潜在需求。尽管试点医院在运行效率上得到了一定的提升，但是受制于医疗资源有限和能力不足，仍满足不了在短期内快速上升的服务量，造成了新型看病难问题。

医疗费用控制政策有待进一步优化。随着医院的发展，医疗质量的提升和医疗新技术的应用必定导致医疗成本的刚性增长，与目前县域医保实施的总额预付和控制次均费用的政策产生矛盾可能日益加大。

医疗服务价格调整政策仍需不断完善。医务人员医疗服务价格仍旧偏低，未能完全体现医务工作者的劳动价值。因此，发生了医务人员将原有的西药加成收入转嫁至中药和化验检查项目等。此外，改革实行了统一的调价幅度，对不同疾病和患者群体可能造成不一的影响，如数据分析中发现的部分患者自付费用不降反升的情况，最终未能从根本上规范医疗行为和减轻患者医疗负担等情况。

药品流通仍旧严重滞后，药价仍旧虚高。药品零差价政策只是取消了药品销售的加成，只是药价虚高的一部分。本次改革仍未涉及药品流通这一本质环节。

六、完善建议

完善各项改革政策发挥五环联动的最大效率。目前，龙游县的综合改革基本达到预期效果，但是各项政策仍存在不足之处需要进一步优化打磨，是“五环”更紧密有机的结合。一方面，在深入分析和研究的基础上，建立精细化和动态的价格调整机制，对不同等级医院、不同服务项目和不同患者人群实行不同的价格调整政策，加强对于医疗行为的监测，在价格体现医务人员的劳动价值以调动积极性的同时防止医务人员的费用转介情况的发生。另一方面，发挥医保对医疗行为和医药费用的调控引导和监督制约作用，同时积极探索在支付方式的改革，应对医疗费用的刚性增长，保证医院自身发展的需要。

试点医院抓住机遇全面提升县服务和管理能力。县级医院应定位为区域服务龙头，但是目前试点医院无法满足当地卫生需求。因此，医院应抓住优质医疗下沉的政策导向，加强上级医疗机构合作的同时，同时把握当地建立分级诊疗和双向转诊的机遇，与下级医疗机明确分工密切合作。同此，加强医院内部精细化管理，继续优化人事制度和绩效考核等制度，在保证医疗服务质量的前提下提升服务效率最终满足当地老百姓的卫生服务需要。

参 考 文 献

1. 龙游县人民政府网．2014. http://www.longyou.gov.cn/
2. 龙游县城乡合作医疗．2014. http://www.nmjkw.com/NewsFiles/20140208084345.shtml

附件 3

浙江省丽水市遂昌县公立医院医药价格改革案例研究报告

摘要

遂昌县公立医院医药价格改革措施实施后，5 类医疗服务价格超额弥补了药品加成，给机构调整补偿机制留下了较大的发挥空间。财政补贴政策、医保补偿制度和医疗管理制度的配套调整，也在很大程度上助力了公立医院补偿新机制的形成。两所医院发展运营平稳，总体看，医药价格改革效果较好。

然而，财政补助政策尚未形成可持续的长效机制，而医疗保障政策有些还需要进一步与价格改革措施相配套，因此以药补医退出机制尚未真正建立，公立医院的补偿机制有待进一步完善。

遂昌县公立医院医药价格改革面临着体制层面、措施机制层面、机构层面和医患个体层面的问题与挑战。体系层面表现为缺乏三医联动机制、未建立有效的分级诊疗制度，给县级医院造成较大的发展阻力，不利于医药价格改革的深入；措施和及机制方面，财政常规化补偿机制、医药价格动态调整机制、医保支付制度及医疗管理机制尚未完善；机构层面，内部管理改革配套措施有待落实，一味提高效率应对补偿机制调整给原本短缺的人力资源队伍造成了极大的压力，不同科室如何建立有效的绩效考核机制以鼓励内外科均衡发展也是一个主要问题；个体层面，医护人员对医疗服务价格调整幅度和范围不满意，抱怨工作量过重，而收入不能体现其劳动付出。患者的就医负担虽然随着医保政策改善得以缓解，但内科和外科患者的负担差异化增加，产生了新的公平性问题。

关键词：公立医院；医药价格改革；药品加成；财政补贴；医保部长制度；以药补医

一、背景

（一）遂昌县县级公立医院改革的背景

1. 遂昌县基本情况　遂昌县位于浙江省西南部山区，隶属于浙江省丽水市，全县总面积 2539 平方公里，总人口 22.74 万，以汉族为主，其他少数民族占少数。辖 9 镇 11 乡，390 个行政村，7 个城市社区。总计山地面积 338.44 万亩，占全县面积的 88.83%，是典型的山地县。

遂昌县属于经济欠发达地区，但近年来经济增长速度较快。2012 年全县城镇居民人均可支配收入 27 534 元，同比增长 12.7%；农民人均纯收入 9056 元，增长 13.7%，其增幅均高于全国、全省和全市平均水平。

2. 前期医改进展　由于卫生事业发展相对落后，遂昌一直是浙江医改的重要试验田。2005 年起遂昌开始探索农村社区责任医生制度，并加强了乡镇卫生院建设，完善了基层医疗服务网点建设，积极探索县乡医疗资源统筹协作。2009 年，遂昌作为浙江省推行医药卫生体制改革的试点，对县域医疗资源进行优化工作，加强了县医院和中医院的建设，对医技科室、人员、设施设备进行优化整合，发挥两家机构的特色学科优势的同时，提高检验、放射和医疗后勤保障等资源和功能的共享度[1]。

同时，遂昌还探索了公立医院的“管办分开”机制，组建了县级医疗管理委员会和县级医疗机构管理中心，对医院的资产、人事和药品采购进行统一管理，对医院行政、财务和医疗业务进行监管。这些措施很大程度上提高了医院管理的透明度，对于提高医疗运行效率、鼓励规范化诊疗行为有较大促进。

遂昌县整合有限的财力，分别启动了县人民医院住院楼项目和县中医院药剂楼项目。2012年底又投入1293万元对8所乡镇卫生院改扩建，投入300万元为乡镇卫生院添置和更新医疗设备。

3．县级公立医院改革情况　2011年底启动的浙江省县级公立医院改革中，遂昌成为了首批6个试点县之一，选择了县人民医院和中医院两家机构，进行药品加成、医疗服务价格、医保支付方式和财政补偿机制的综合改革。

遂昌县两家县级公立医院在医改前的药品实际收入占医院总收入的51%，取消药品加成后，意味着砍掉了超过一半机构收入及其附带的利益链，对于机构运行会造成较大影响，因此此轮公立医院改革引起了县政府的高度重视。

为了严谨起见，在县政府统一协调下，县财政、人社、物价、卫生等部门商议和讨论了改革思路，在测算基础上建立了“一减一调一补助”的公立医院改革方案：“减”即对县级公立院所有药品（中药饮片除外）销售实现零差率，减去药品加价利润；“调”指适当上调部分医疗服务价格；“补助”即增加财政投入。

本轮公立医院医改领导小组组长由县委书记一把手担任，县医改办主任由县卫生局局长兼任而非由发改委副主任兼任，这样的改革实施的管理和组织架构在浙江全省是较为独特的，充分说明了遂昌县对医改工作的重视[2]。

2012年底，遂昌县卫生局针对公立医院改革监测数据进行了梳理和总结，发现公立医院改革取得了阶段性成效。2011年12月1日至2012年9月，两家县级公立医院共接待病人46万人次，减少医药费支出1026.89万元，医疗服务费提高而增加的支出为512.58万元，群众看病费用实际减少支出为514.31万元。门诊人次同比上升17.8%，病患医药费支出平均减少11.17%。新农合与城镇居民医保县域就诊率提高到77.9%，位列丽水市第一。

2013—2014年遂昌县经济体制改革领导小组办公室印发了《2013—2014年遂昌县深化改革实施意见》，提出将“巩固三年五项医改成效，深入推进医疗保障、医疗服务、公共卫生、药品供应等综合改革。进一步完善县级公立医院综合改革配套政策……进一步推进“医疗服务阳光用药工程”建设。（县卫生局牵头，县发改局、县人力社保局、县财政局等参与）”。这标志着遂昌县非常重视此次改革，并逐步在深化有关改革。

（二）遂昌县县级公立医院医药价格改革设计

2011年12月底，遂昌县发展和改革局主导设计了医疗服务价格改革。首次价格调整方案见图1。以2011年底改革前的医疗服务价格为基数，调整标准为：门诊和住院诊查费分别调整为10元和15元，护理费、床位费和治疗费上调30%，手术费上调20%。根据2012年8月公立医院监测数据分析结果，医疗服务价格调整约弥补药品差价的92.63%。

2012年底，按照《浙江省物价局关于全面推进县级公立医院医药价格改革的指导意见》（浙价医〔2012〕320号）精神，遂昌县发改局对医疗服务价格进行了二次调整，执行省定最高指导价。

普通门诊诊查费（含挂号费、药事服务成本）为10元/人次。住院诊查费为15元/日；等级护理费20元/日，特级护理费5元/小时，其他护理费按日计费的按等级护理费的调整差价额调整，按次计费的按特级护理费调整幅度调整；治疗费（包括病理检查、精神心理卫生检查、康复检查评定收费）按30%幅度调整（口腔科治疗、血液及淋巴系统治疗、物理治疗与康复项目按10%幅度调整。放射治疗、血液透析、血液滤过、连续性血液净化、血液病毒灭活等项目价格不做调整）；手术费（包括中医特有诊疗项目）：按35%幅度调整，口腔手术按15%幅度调整。上述价格完全与省最高指导价格一致[3]。

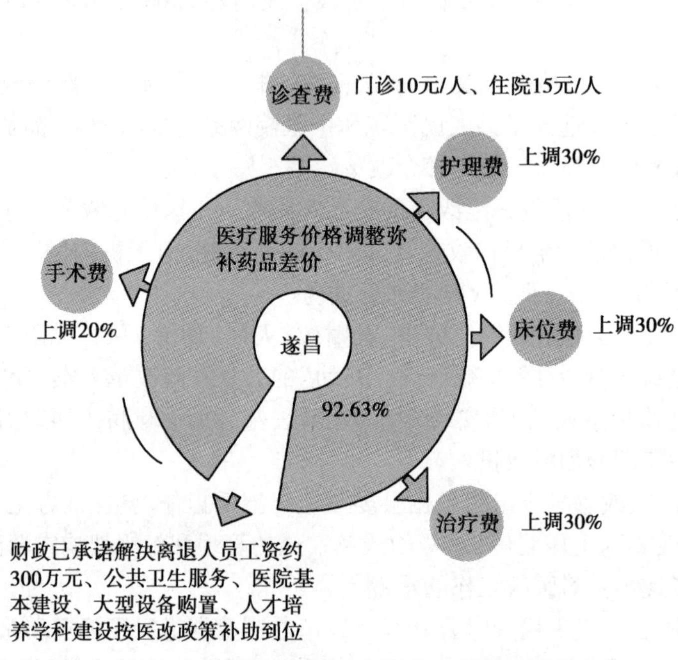

图1　2011年遂昌县县级公立医院第一次价格调整方案

床位费仍按2012年底丽水市病床定价标准[4]执行，即将普通病房按房屋面积、病房设施设备、卫生及服务要求等情况，划分为一类、二类、三类和四类病房四个价格类别，具体定价见表1。省价格部门规定的床位费最高限价为40元/床日（三人间，含取暖和空调费），与丽水市标准较为接近。

表1　丽水市医疗机构普通病房分类价格标准

单位：元/（床•日）

分类	单人间	双人间	三人间	四人间	五人间	六人及以上
一类	36	30	25	22	19	17
二类	46	38	31	26	22	20
三类	56	45	37	30	25	22
四类	66	53	43	35	28	25

二次调价后，遂昌县两家机构医疗服务价格调整所得收入约可补偿药品加成的106.75%，机构自身承担的损失责任较小。

二、遂昌县医疗服务价格改革的组织与实施

（一）医药服务价格改革措施实施情况

遂昌县县级公立医院医疗价格改革，作为县级公立医院改革的重要组成部分，在县政府统一协调下，由县发改委具体负责测算调价方案，卫生局、人社和财政等部门共同配合执行。试点机构为县人民医院（二级甲等）和中医院（二级甲等），2010年两家机构基本情况如下：

	县人民医院	县中医院
业务用房面积(m^2)	16000	9372
开放床位数(张)	280	125
职工总数(人)	439	190
其中,在编人数	311	132
卫生技术人员	394	167
十万元以上医疗设备(台)	83	20
年急门诊量(万人次)	29.87	14.02
出院患者数(人次)	7087	2519
平均住院床日(天)	14.42	16.20
床位使用率(%)	137.14	87.85
床位周转次数(次)	35.9	20.15
门诊人均收费(元)	153.03	133.69
住院人均收费(元)	7659.89	8127.46
百元医疗收入药品费用(元)	44.28	56.98
百元医疗收入卫生材料耗费(元)	4.4	8.4
药占比(%)	51.03	56.98
新农合患者比例(%)	60	75

数据来源：遂昌县县人民医院和中医院运行监测数据表

两家医院患者均以内科疾病患者为主，本地新农合患者居多，其余为城镇职工医保和工伤患者。

医药价格改革分两阶段开展实施。

第一阶段：2011年12月31日至2012年12月31日。

以县发改委初步方案为主，使用医疗服务价格调整补偿2010年药品收入的15%加成，县人民医院和中医院两家机构分别弥补了94%和100%的药品加成损失。

第二阶段：2013年1月1日至今。

除床位费外，其余4类服务价格均以省物价局发布的县级公立医院医药价格改革指导意见的最高定价标准为主，县中医院服务价格调整弥补了128%的差价，人民医院数据缺失，访谈数据显示该医院加成损失基本补平，且略有节余，预计应在90%以上。两家机构平均弥补率为106.75%。

（二）配套和保障机制落实情况

1. 财政投入未建立常态化机制　根据公立医院改革设计，遂昌县财政应调整投入政策，加大医保资金财政保障力度，对于因政策调整造成的基本医疗保险基金赤字，由财政予以保障，同时还应完善县级公立医院的财政补助政策，通过采取财政兜底、承担离退休人员费用、财政差额补助、大型设备专项补助等措施，对医改进行投入。

但实际情况是，县财政仅对县级医院基础设施建设加大了投资，启动了县人民医院住院楼项目和县中医院药剂楼和病房修缮工程。2011年人民医院财政投入占总收入比例仅为1.5%，2012年为“0”，2013年为1%。2011年县中医院财政收入占比为3.4%，2012年和2013年均为“0”，2014年获得90万元补助（见图2）。

除了退休补贴，财政承诺的多项补助在改革初期并未到位，并未形成常态化医院补助机制。

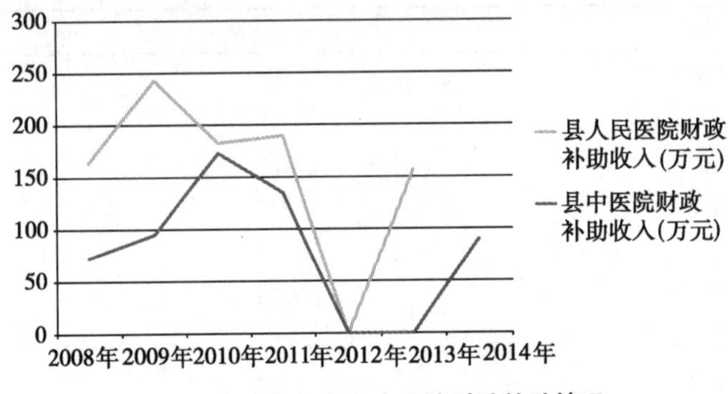

图2　县人民医院和中医院财政补助情况

2. 医疗保障制度改革喜忧参半　医药价格改革实施期间，遂昌县提高了新农合和城镇居民医保住院补偿标准，将政策内项目报销比例由60%提高到了70%，并将一般诊疗费的变化纳入了医保报销，同时加强了对医疗供方的管理，总体看保障制度设计较为合理，存在的最大问题是实行总额限制，造成医药价格改革执行第二阶段住院患者实际补偿比的降低，同时由于医院次均费用标准按照历史低位水平设立，且缺乏动态调整机制，给县级公立医院运行造成了较大影响。

2012年县人社局制定了《遂昌县基本医疗保险付费方式改革实施意见》，对住院医疗费实行总额预算管理，按照"剔除违规、按月结付、节约共享、超支分担"原则结算。综合考虑了医保政策变化、社会经济发展、医疗条件改善、医学科技进步，以及医疗机构所承担的医疗服务技术难度、风险度、质量、数量等情况，核定了县级公立医院基本医疗保险住院医疗费用预算总额，以及人头人次比(1.18)。未超出调整预算总额的费用，采用分段累计的方法计算节约共享，而超过指标部分的费用，采用分段累计的方法计算超支分担增加决算额。在历史次均费用基础上，设定了次均费用控制线，按照人头付费的方法，按月结算，节约共享，超支分担。县人民医院住院均次线设定为5100元，县中医院为6000元。

县人社局制定了《实施基本医疗保险定点医疗机构考核细则》等一系列规范性配套文件，实施定点医疗机构医保医师服务证管理制度，实行违规记分制管理，促进医保医师自我规范、自我约束。

表2　遂昌县新农合近6年运行情况

年份	新农合总支出(万元)	个人实际支出(万元)	基金支出占个人总支出占比(%)	住院总人次	住院总费用(万元)	住院实际补偿比(%)	门诊总人次	门诊总费用(万元)	门诊实际补偿比(%)
2008	1868	6289	29.70	8115	4881.7	28.93	304 314	2996.7	13.08
2009	2357	7018	33.59	8704	5940.2	32.3	302 940	3336.3	13.12
2010	3415	8001	42.68	10 506	7600.6	36.42	397 429	3446.2	11.94
2011	5046	7798	64.71	12 703	9206	47.99	356 854	3034	9.72
2012	7252	8132	89.18	14 190	9795.1	63.62	522 512	5010	12.41
2013	4255	5236	81.25	7865	6363.2	58.54	274 871	2904.7	13.79

数据来源：浙江省新型农村合作医疗管理数据库

图 3、图 4、图 5 显示：遂昌县新型农村合作医疗制度基金支出水平在 09 年医改后显著提升，在个人实际支出中的占比逐渐增加，保障水平不断提高，到 2012 年达到顶峰。

随着县级公立医院改革的实施，个人总支出和新农合支出均显著降低，新农合对住院患者的实际补偿比下降了 5.08%，门诊患者补偿比上升了 1.38%，总体看遂昌县新农合参保居民实际补偿水平降低了 7.93%。

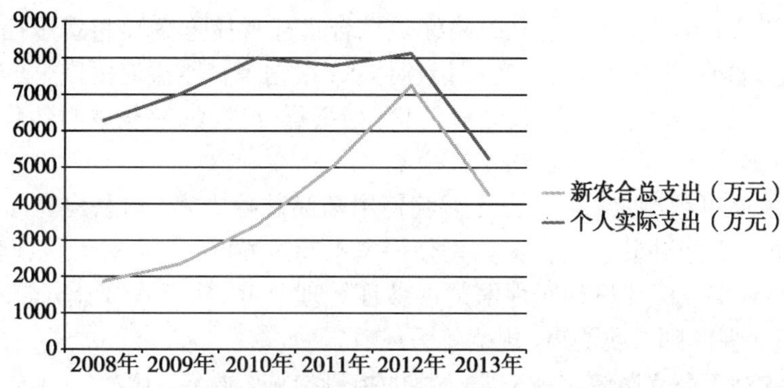

图 3　遂昌县新农合总基金支出及个人实际支出变化

2012 年遂昌县对基本医保制度进行了调整，对次均费用、人均就诊次数和医院支付总额进行了限制，显著降低了住院门诊人次数和总费用，大幅度减少了个人实际支出和新农合支出。

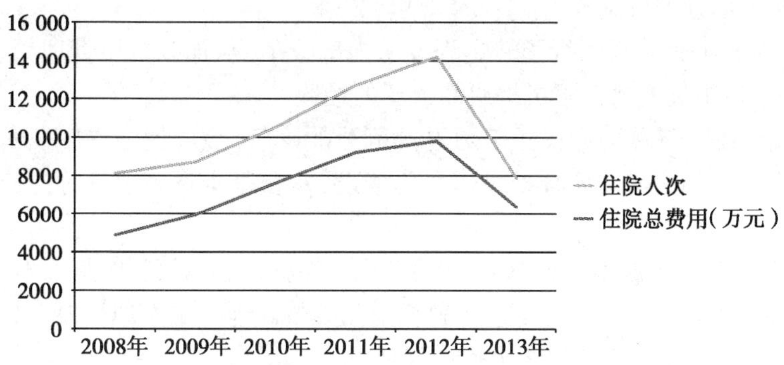

图 4　遂昌县新农合住院人次及总费用变化情况

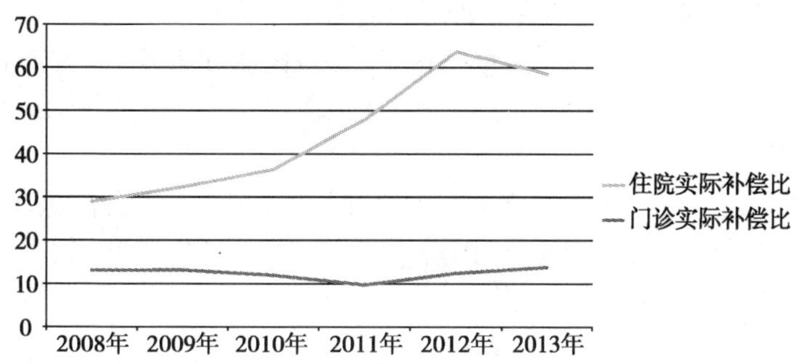

图 5　遂昌县新农合住院及门诊实际补偿比变化情况

然而，个人实际支出和新农合支出是否真的降低了，是否在满足居民基本医疗服务需求的前提下合理控制了医疗费用增加，这些仍需要进一步进行新农合患者和资金的流向分析才可知。根据医院反映，由于新农合过于严格的总额控制、次均费用限制和人头人次比限制，造成医院倾向于收住轻症患者，推诿病重患者，新农合基金可能存在大量外流。

3．医疗行为监管得以加强　本次改革中，县卫生局加大了对医疗机构行为的监管力度，实施了县级公立医院绩效综合目标考核，通过信息化系统对医院医疗、用药进行实时监控。

卫生主管部门制定了《县级公立医院绩效综合目标考核方案》，将费用控制、医疗服务质量、医疗安全、群众满意度等纳入考核指标体系，根据考核结果对医院、班子和职工实施相应奖惩，并与两家县级公立医院签订责任状，如果得分过低，院长须引咎辞职，职工也接受相应的惩罚措施[5]。

遂昌县卫生局组织制定《县级公立医院使用药品总控方案》和总控药品目录，共确定1097个品种，同时要求住院患者抗菌药物使用率不超过60%，门诊患者抗菌药物处方比例不超过20%，实施定点医疗机构医保医师服务证管理制度，实行违规计分管理和双重奖惩制度，从而促进医保医师自我约束，规范就医环境[6]。

由于浙江省对于公立医院采取非常严格的控制措施，要求强化次均门诊和住院费用零增长和耗材检查费用控制等指标，因此对于本次医药价格改革产生了一些复合影响作用，对于医院运行和内部管理产生了一定的影响。积极的影响是控制了检查化验费用，消极影响是医院对于需要使用大量耗材的患者或费用较高的患者会采取消极治疗态度。

医院层面均反映监管措施仍偏重经济运营指标，不利于引导机构提高质量，改善公益性。

（三）机构内部管理机制改革

县人民医院和中医院都进行了一定程度的内部改革，从加强费用管理，提高绩效入手，为建立药品加成退出机制探索了机构层面改革的经验。

1．县人民医院　遂昌县人民医院通过规范医师诊疗行为、加强临床技术能力建设、开展便民惠民服务、深化运营机制、推进信息化建设、加快基本设施建设等措施，促进医院管理的提升。

同时，医院加强了对成本的控制，建立了药品、耗材、检查检验等使用的控制制度，并按月给科室下达考核指标，控制收费结构，狠抓药品处方。为了更好地控制工作流程、压缩成本，医院还采取了临床路径管理，大力推广优质护理工程。

建立了绩效管理与考核奖励制度，改善了人事与收入分配机制，但由于人力缺乏，劳动强度过大，收入增幅十分有限，院领导采取取消周末的办法，要求全体职工加班加点工作以维持机构的运转。目前正式人员年薪为8.9万元，非正式人员收入较低。

由于县公安局近期介入了一起销售回扣案，三位医生涉事入狱，若干名医护人员主动上缴了收受回扣款（3万～15万元不等）。此事在机构内部造成较大震动，从整体上强化了医务人员的规范用药行为。

2．县中医院　遂昌县医院通过规范医师诊疗行为、建立收入分配机制等措施，促进医院管理的提升。除了强化控费措施外，医院还建立了绩效考核制度，拉大了人员工资的档次，以奖优罚懒，激发职工工作积极性。

三、初步效果

经过两年的改革，遂昌县医疗价格调整初步弥补了取消药品加成给县级公立医院造成的损失，两家县级公立医院运行基本平稳，收入结构趋于合理，机构效率提高。基本医疗保障制度补偿力度加大，居民受益水平提高。

（一）公立医院运行基本平稳

1. 服务量稳步增长，质量得以改善　遂昌县人民医院和中医院服务量稳步增加。2010—2011 年门急诊量分别增加了 5.1% 和 15.9%，2011—2012 年增加了 9.4% 和 8.8%，2012—2013 年门诊量增速放缓。

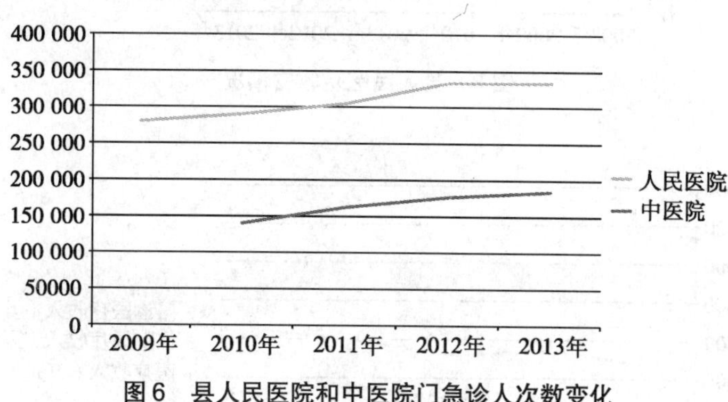

图 6　县人民医院和中医院门急诊人次数变化

住院人数也逐步增加，尤其中医院，2012 年增速较快。人民医院从 2011 年开始住院人次数增加放缓，主要与基本医保实行总额控制和均次费用控制等措施有关，同时还受到了百元医疗支出耗材使用等医疗管理指标的影响。

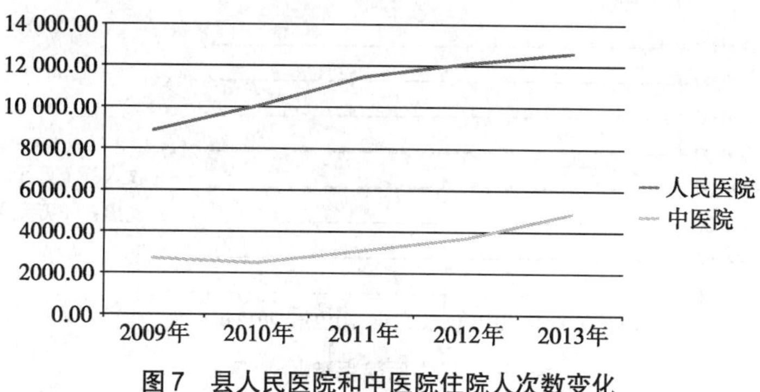

图 7　县人民医院和中医院住院人次数变化

为了优化服务流程，加强质量控制，医院管理层加强了临床路径的使用，着重对抗生素的使用进行管理，同时突出优质护理理念，加强了护理团队建设，很大程度上改进了服务的质量，获得了群众的好评。

2. 收入增加，收支结余扩大　2011 年改革实施以来，县人民医院和中医院的收支情况发生了一些变化。医院总收入和医疗总收入受到了本次县级公立医院改革的影响，呈现出相似的波折和变化，即 2010 年改革前收入增速变缓，2011 年开始加速增长，收支结余进一步扩大（图 8～图 10）。

由于住院医疗收入受县级公立医院改革的影响较大，主要为基本医保制度的总额和次均费用控制措施，因此两家医院的住院医疗收入在 2011 年改革初期呈减少趋势，之后随着医院逐步适应了改革措施，住院医疗收入稳步提升（图 9、图 11）。

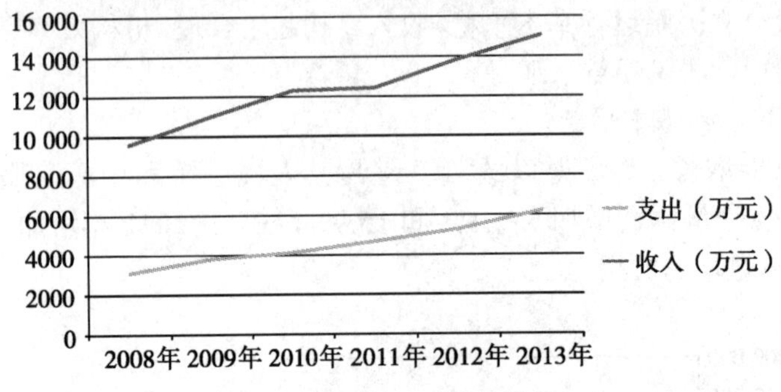

图 8　县人民医院收支情况

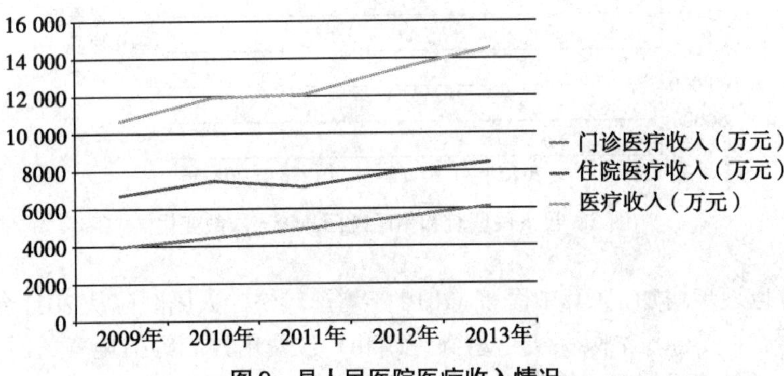

图 9　县人民医院医疗收入情况

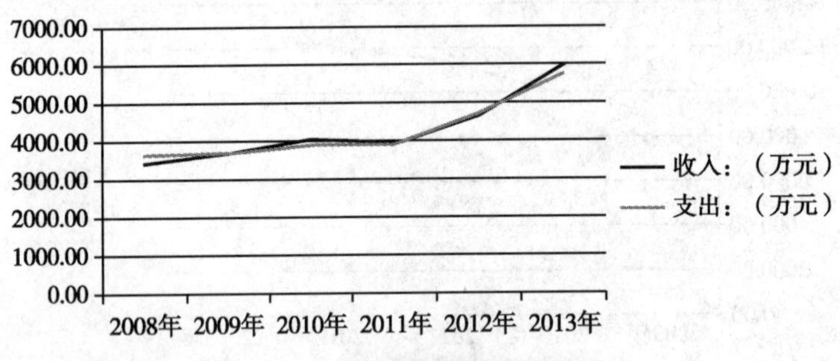

图 10　县中医院医院收支情况

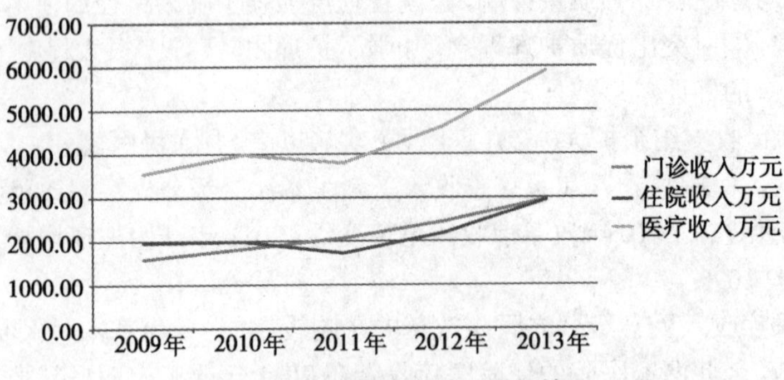

图 11　县中医院医疗收入增加情况

3. 收支结构逐步合理化

（1）遂昌县人民医院：2008—2013 年机构总收入逐年增加，平均增速分别为 9.45%. 其中医疗收入增加迅速，6 年环比增速为 15.52%、13.98%、10.33%、26.53%、8.61%，其中 2012 年增速高达 26.53%。医务人员劳务价值得到较大实现。

药品收入占比不断降低，从 2010 年的 52.3% 降低到 2013 年的 40.8%，2011—2012 年降幅较大，为 7.2%。

财政补贴收入量不稳定，尚未形成稳定的投入机制。

其他收入变化负责，占比逐渐增加，由于其他收入内容复杂，需加强管理。

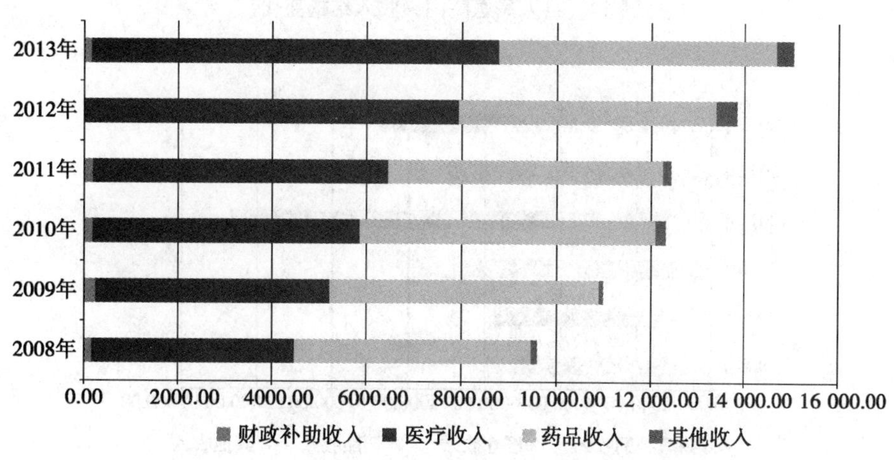

图 12　县人民医院 2008—2013 年收入构成变化（万元）

门诊和住院收入构成也逐步得到控制，门诊药品收入增加，住院药品收入大幅降低。门诊住院劳务和检查收入有一定提升，其中护理、治疗、床位费和手术费等收入大幅增加，充分显示收入结构逐步调整，以药补医机制正逐步退出。值得一提的是卫生材料收入得到有效控制，主要归功于医疗管理指标的控制作用。

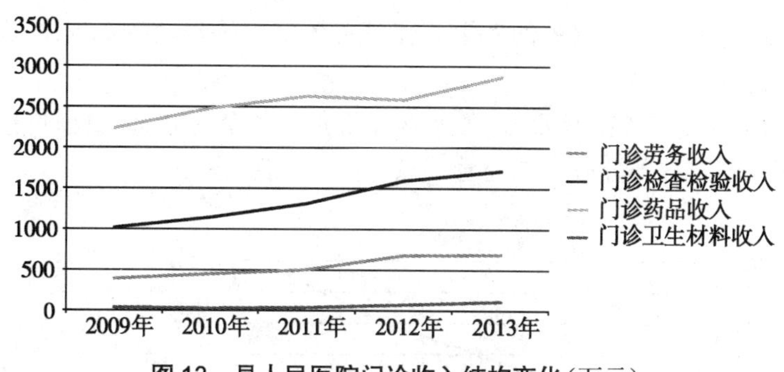

图 13　县人民医院门诊收入结构变化（万元）

（2）县中医院：2008—2010 年机构总收入稳定增长，医疗和药品收入均有增加；改革第一年 2011 年医疗收入略有下降，而药品收入增加了四倍，2012—2013 年药品收入回落，医疗收入增速较快，体现了机构收入构成逐步趋于合理。

与人民医院一样，中医院的财政补贴收入量不稳定，2012—2013 年甚至未能获得任何补助，未形成稳定的财政投入机制。

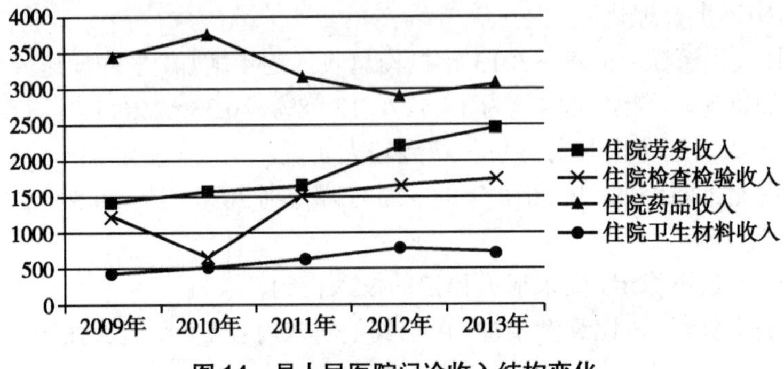

图 14　县人民医院门诊收入结构变化

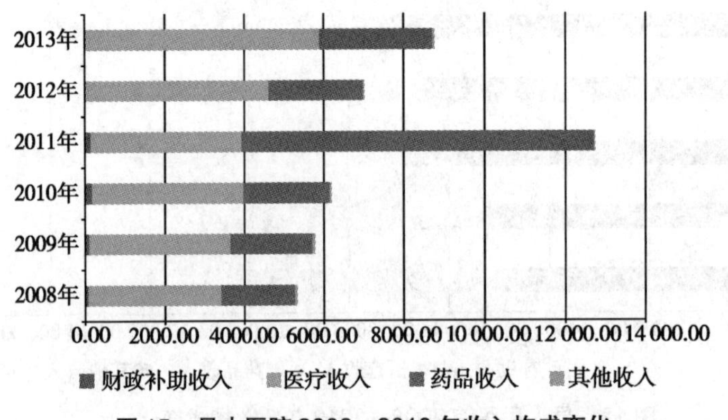

图 15　县中医院 2008—2013 年收入构成变化

与 2011 年改革初期相比，2013 年住院药品收入有了极大的降低，但 2012 年开始迅速提升，门诊药品收入增幅显著，占门诊收入 64.2%，主要与中药饮片未实施零加成有关，中药饮片收入占门诊药品收入的 38.1%。

门诊和住院劳务收入有较大增长，尤其住院劳务收入，2013 年占比达 32.3%，较 2011 年提高了 12.3%，体现了价格改革的效果。住院劳务费中护理、治疗、床位费和手术费等收入大幅增加，结构变化明显。

值得注意的是住院检查检验收入，改革 3 年增加了 4 个百分点，目前价格调整尚未触及这部分，未来应加强对这部分收入的监管。

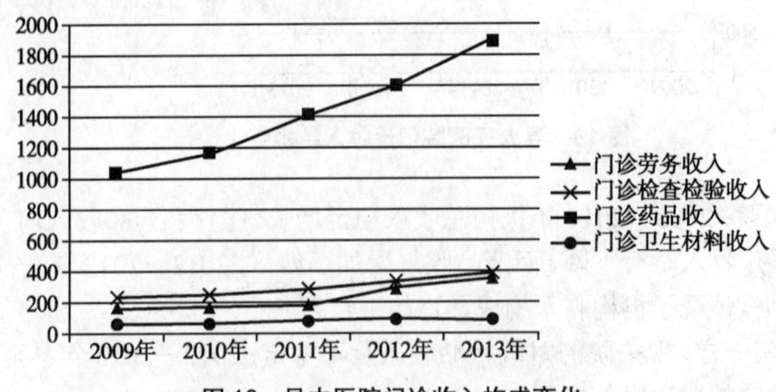

图 16　县中医院门诊收入构成变化

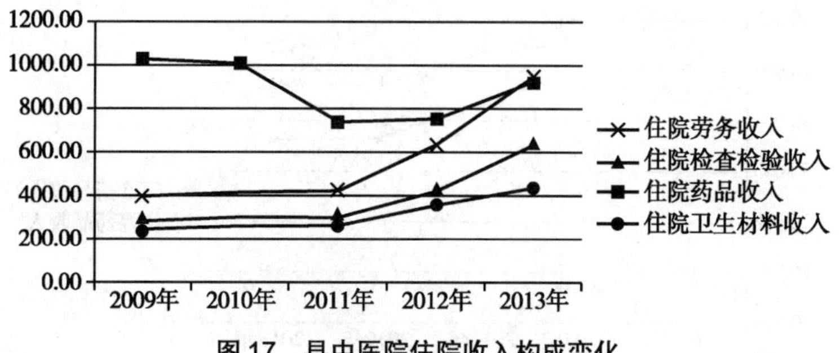

图 17　县中医院住院收入构成变化

4. 机构负债得到一定化解　县人民医院和中医院在改革开始后债务增幅较大(图 19)，人民医院 2012 年债务达 7 千余万元，主要由于建设新业务楼所致，而中医院也因房屋翻修等项目导致债务额增加。

从 2012 年开始，在财政补助政策支持下，两所机构债务均有明显的减少。

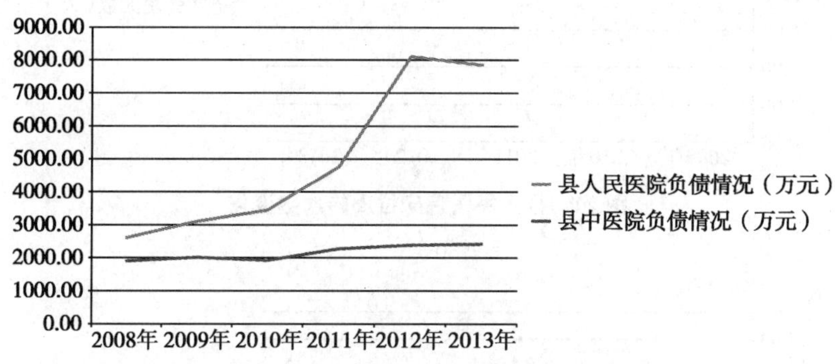

图 18　县人民医院和中医院债务情况

5. 医药费用增长得到控制　遂昌县人民医院和中医院的药品费用得到有效控制。人民医院门诊和住院药品收入绝对值和占总费用的比例均有不同程度的降低(图 19、图 20)。

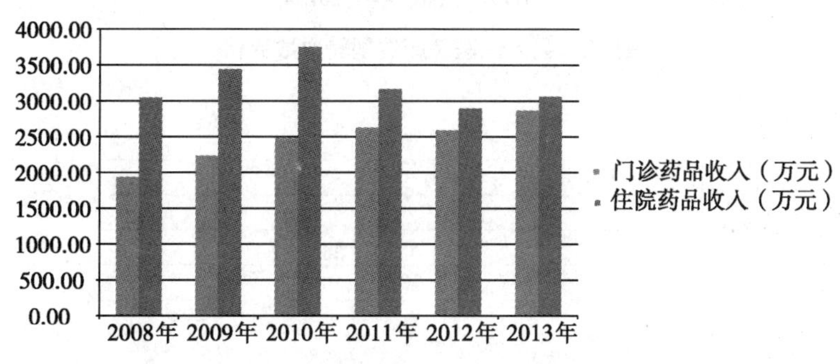

图 19　遂昌县人民医院门诊和住院药品收入情况

6. 机构服务效率提高　2011 年县级公立医院改革启动以来，县人民医院和中医院两家机构服务效率稳步提高。平均住院床日降幅明显，床位使用效率不断提高。

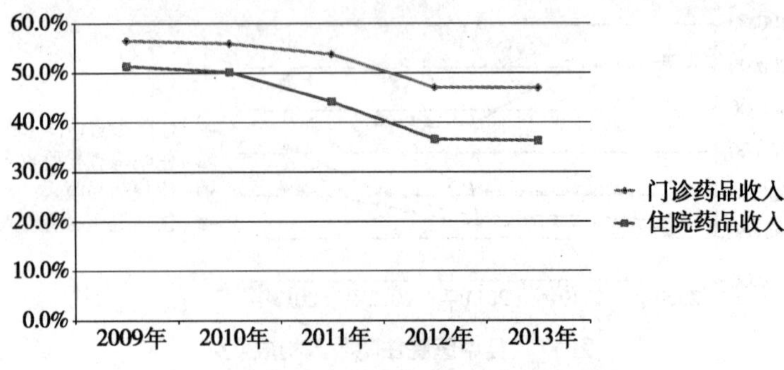

图20　遂昌县人民医院药品收入占比情况

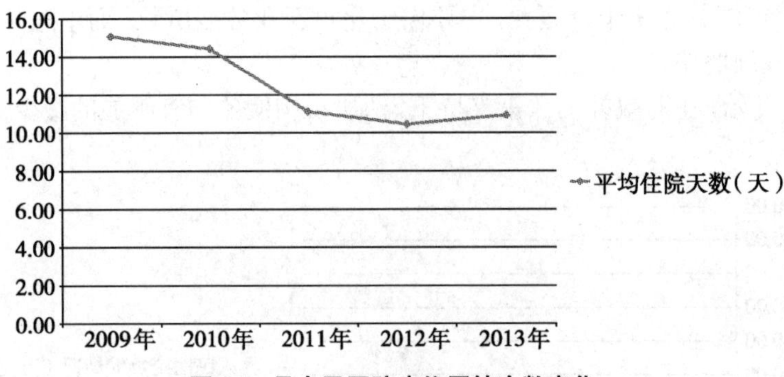

图21　县人民医院床位周转次数变化

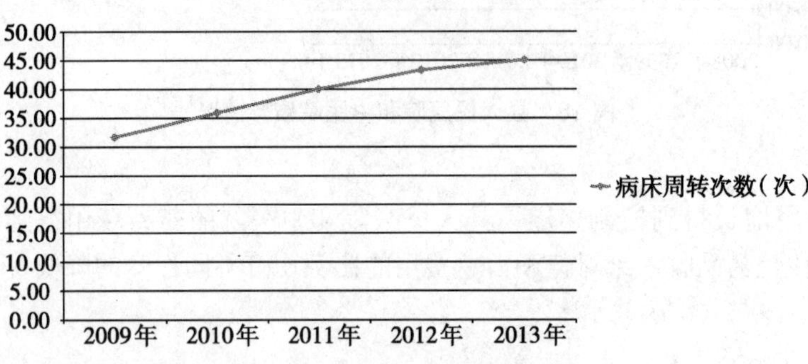

图22　县人民医院床位周转次数变化

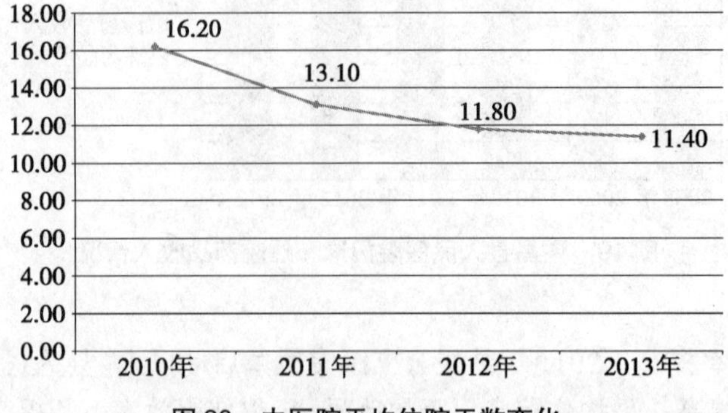

图23　中医院平均住院天数变化

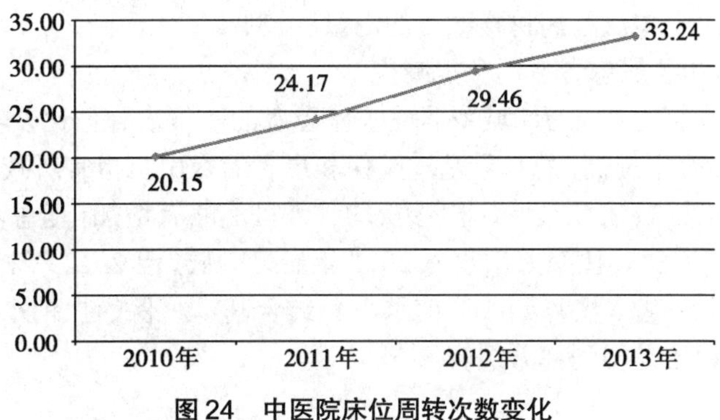

图 24　中医院床位周转次数变化

（二）人员队伍稳定，工作效率提高，但满意度较低

1. 编制内外人员增加，护理工作得以强化　两家县级医院人员数量稳定增加，尤其编制外人员，从改革开始以来有相对较大幅度增加，一方面显示机构业务量增加显著，对于人员需求量增加，另一方面也显示了编制数量有限，增速缓慢，一定程度上限制了人员队伍的建设和发展(图 25)。

技术人员占比稳定在 89%～90%，比例较高。从不同职称的卫生技术人员占比来看，初级人员占比从 2010 年的 49% 增加到了 2013 年的 59%，而中级职称人员同期占比由 34% 降低到了 26%，反映出中级职称人员有一定程度的流失，机构为了发展也在不断招聘新职工。

在临时聘用人员中，护理人员居多，医院与丽水市职业技术学院和护士培养机构建立合作关系，大量引入护理人员，强化了护理工作。

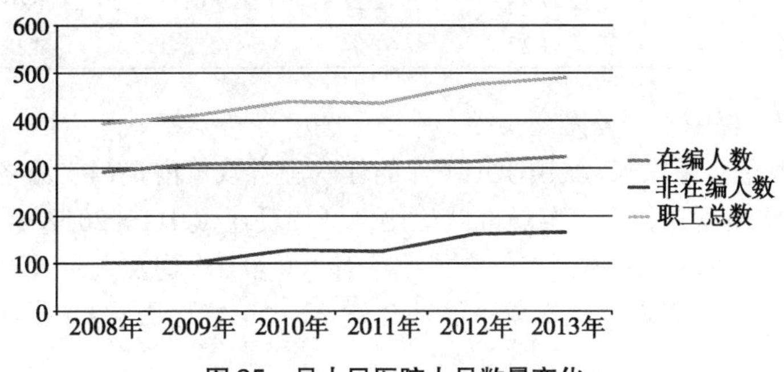

图 25　县人民医院人员数量变化

2. 医务人员劳务价值得到一定程度的体现　县人民医院和中医院 2011—2013 年两年的工资福利支出实现一定增长，人员劳务价值得到一定程度体现，但同比增长率低于全省平均增幅。

2011—2012 年职工的平均收入同比增长率为 18.05%，省级平均增长 26.50%，2012—2013 年平均收入增长 1.37%，但省级平均为 7.47%。

2011 年遂昌县人民医院平均医务人员收入为 4.83 万元，为全省最低。

3. 工作强度过大，收入低于预期水平，对改革满意度较低　访谈中，医务人员普遍反映改革虽然对于居民带来了实惠，但在强化的绩效管理体制下，工作强度激增，略有提高的收入水平并不能弥补工作强度过大给医务人员身心健康及家庭生活造成的不良影响[7]。

外科医生和护理人员普遍对医疗服务价格调整幅度不满意，内科医生对调整项目内容不满意。全体职工对于改革带来的工作量陡增现象不满意，对收入增长过慢也不满意，因此总体看医务人员对于本次医药价格改革的满意度较低。

（三）基本医保和参保患者费用负担减少

前面基本医保数据分析显示：城乡居民医保患者的政策内补偿比及实际补偿比均有增加，参保患者的保障水平提高，总体看基本医保和患者的费用负担有所减轻。

机构层面数据（表3、表4）显示：门诊次均收入虽然略有增加，但患者现金支付率降低了，患者自付未显著增加。住院人次收入2011年显著降低，但2012年和2013年有不同程度的回升，县人民医院基本恢复到改革前水平。结合基本医保的报销水平的提高，总体看居民就诊的费用负担还是得到部分缓解。

表3　县人民医院患者负担情况变化

	2009年	2010年	2011年	2012年	2013年
每门诊人次收入（元）	141.54	153.03	160.61	159.44	165.24
门诊患者现金支付率（%）	86.98	87.70	86.67	82.99	81.29
每住院人次收入（元）	7553.61	7659.89	6632.79	7130.68	7523.37
住院患者现金支付率（%）	62.05	61.41	68.58	52.47	50.76

表4　县中医院患者负担情况变化

	2009年	2010年	2011年	2012年	2013年
每门诊人次收入（元）	108.60	118.09	114.13	109.45	149.22
门诊患者现金支付率（%）	81.60	78.71	73.98	63.36	61.23
每住院人次收入（元）	7269.63	7972.28	5590.33	5896.03	6035.32
住院患者现金支付率（%）	53.22	51.04	48.34	44.19	39.15

（四）城乡居民保障水平差距逐步缩小

表5显示：改革实施以来，城镇职工医保的住院患者政策内报销比例略有降低，一定程度上影响了参保人员受益程度。县域外就诊比例增加迅速，2011—2012年外流患者增加了15%，外流的主要原因可能是因为支付方式改革对于总额、次均及人头人次比限制严格，造成机构回避部分患者。患者外流造成医保基金外流，也可能会影响县内就医的参保人员的受益程度。

同期新农合实际补偿比不断增加，患者外流情况不详。城乡居民医保患者与职工医保患者差距逐步缩小。

表5　2011—2013年遂昌县基本医保主要运行指标变化

	统筹区（县）域外就诊比例（%）			住院患者政策范围内支付比（%）			住院患者实际补偿比（%）		
	2011年	2012年	2013年1～6月	2011年	2012年	2013年1～6月	2011年	2012年	2013年1～6月
城镇职工医保	31.00	46.00	48.60	78.00	77.00	74.50	72.00	69.70	69.30
城乡居民医保	—	22.10*	—	54.12	63.99	67.57	47.72	55.55	59.94

*根据2013年改革

四、问题与挑战

遂昌县医药价格改革措施实施后，5 类医疗服务价格超额弥补了药品加成，给机构调整补偿机制留下了较大的发挥空间。财政补贴政策、医保补偿制度和医疗管理制度的配套调整，也在很大程度上助力了公立医院补偿新机制的形成。两所医院发展运营平稳，总体看，医药价格改革效果较好。

然而，财政补助政策尚未形成可持续的长效机制，而医疗保障政策有些还需要进一步与价格改革措施相配套，因此以药补医退出机制尚未真正建立，公立医院的补偿机制有待进一步完善。

遂昌县公立医院医药价格改革面临着体制层面、措施机制层面、机构层面和医患个体层面的问题与挑战。

体系层面表现为缺乏三医联动机制、未建立有效的分级诊疗制度，给县级医院造成较大的发展阻力，不利于医药价格改革的深入。

措施和及机制方面，财政常规化补偿机制、医药价格动态调整机制、医保支付制度及医疗管理机制尚未完善。

机构层面，内部管理改革配套措施有待落实，一味提高效率应对补偿机制调整给原本短缺的人力资源队伍造成了极大的压力，不同科室如何建立有效的绩效考核机制以鼓励内外科均衡发展也是一个主要问题。

个体层面，医护人员对医疗服务价格调整幅度和范围不满意，抱怨工作量过重，而收入不能体现其劳动付出。患者的就医负担虽然随着医保政策改善得以缓解，但内科和外科患者的负担差异化增加，产生了新的公平性问题。

（一）三医联动机制尚未形成，医药价格改革有待深入

本轮改革仅涉及药品在医院的销售加成，尚未触及药品生产、销售和流通环节的价格及加成管理。某种程度来讲，药价虚高的根源问题尚未触及，在药商和分销商的影响下，医疗机构及其人员仍存在趋利性，以至于暴露出医务人员受贿的丑闻，由此看遂昌县以药补医机制并未真正破除，医药价格改革的效果受到影响。

（二）分级诊疗体系尚未建立，公立医院发展瓶颈无法突破

遂昌县虽然从 2005 年开始就在试点县乡村医疗资源统筹，进行建立完善分级诊疗体系的探索，但县级公立医院对上仍然面临着患者外流、资源被虹吸的挑战，同时也在吸走了乡镇卫生院的大量患者和资源。在无序的诊疗体系中，县级公立医院在补偿机制和支付制度不完善情况下，只能通过升级设施和扩大规模等资源投入为导向的粗放型发展模式来获益，而不去关注精细化服务模式的建立，也毫不关心服务的质量和成本效果。这是当前医药价格改革真正落实和发挥效果所面临的最大体系挑战。

（三）医药服务补偿机制有待完善

遂昌县公立医院医疗服务价格调整基本补偿了 15% 药品加成，对于引导机构调整内部运行机制有重大意义，初步看已调整了医院的收入结构，鼓励机构提高了运行效率，一定程度上增加了人员投入。

然而，从县人民医院近期发生的医生收受药品销售人员贿赂事件看，遂昌县县级公立医疗机构虽然切断了医院和药厂的利益关系，但医务人员与药厂间仍存在一定的利益纠葛，以药养医的不良补偿机制未能真正破除，合理的药品加成补偿体系尚未形成。存在的一些具体的机制问题包括：

1. 医药价格体系有待完善　首先，目前药品价格体系尚未建立，需要建立完善一个涵盖药品生产、流通、销售等层面的价格管理体系，以便于真正合理控制药品价格，避免药品价格虚高问题，为全面取消药品加成奠定体系基础。

其次，医疗服务价格体系有待完善。目前初步调高了手术、诊查等5项费用的标准，主要涉及手术类服务，对于以内科患者为主的县级公立医院来说，补偿力度尚不足。需要纳入更多的内科诊疗项目，以及检查检验费用项目，以增强对医务人员劳务的补偿力度。

最后，目前桐乡市尚未建立医药价格动态调整机制，药品加成补偿标准仍沿用2010年的，未考虑价格浮动、科技创新等因素。

2. 药品加成退出机制尚未完全建立　首先，初步价格调整尚未完全体现医务人员劳务价值，主要原因在于原始价格偏低、调整幅度过小。

其次，缺乏差异化定价机制，一方面缺乏以循证证据如临床路径和指南为基础的定价机制，另一方面未拉开不同级别机构间的支付价格差异，不利于引导居民有序就诊。

3. 常规化的财政补偿机制有待建立　遂昌县县级公立医院反映在改革过程中未获得相应的配套财政经费支持，一些政策性损失有待弥补，政府办医责任还需明确和落实。

4. 基本医保补偿机制还需优化　遂昌县基本医保实行的总额预付支付方式对于县级公立医院存在支付总额和次均费用限制，一定程度上制约了县级医院医疗服务业务的开展，对药品加成退出机制的形成造成一定阻力。

（四）医疗管理指标体系尚须完善

目前实行门诊住院次均费用零增长指标和百元以上耗材控制指标，虽然此类一刀切型指标短期内能有效控制单次医疗费用增加并杜绝昂贵耗材使用，但长期来看对于医疗供需双方均有不利影响。物价上涨导致医疗费用自然增加由机构来消化，损害了机构的利益，而医生为了避免违反规定只能推诿重症或需要昂贵耗材患者，导致患者利益受损。

（五）机构运营发展面临挑战

在遂昌县公立医院医药补偿机制不完善的前提下，采取了应对措施，比如提高运营效率和增加其他收入来源等，这些代偿措施又带来了新的挑战，具体包括：

1. 收支结构需要进一步调整完善　收入方面，门诊检查收入增长过快，不利于减轻患者负担，同时其他收入增加过快，需要进一步查明收入类型，判断如何采取管理措施。

支出方面，人员支出增速仍处于较低水平，不利于鼓励医务人员工作积极性。

2. 业务量激增，对医院人力提出了挑战　2011年新农合保障水平的提高鼓励了患者就诊，使住院患者增加较快，给县级医院带来工作量的增加。2012年医药价格的调整又使遂昌县两家公立医院进一步提高工作效率，并增加医疗服务业务量，以弥补药品加成取消造成的损失。

然而，遂昌县属于发展落后地区，县级医疗机构普遍面临编制不足、人员招聘和留用困难等问题。因此，为了应对激增的工作量，县级医院一方面通过取消医护人员节假日等方式延长其工作时间，另一方面通过聘用大量临时工或实习护理人员方式增加人力，上述两种途径似乎暂时解决了工作量激增问题，但长期看，超负荷工作及大量使用临聘人员可能带来医疗服务安全隐患。

3. 内部管理机制有待加强　经济运行机制改革需深化。医院的经济运行机制有所改变，由于基本医保仍然是机构收入的主要来源，而基本医保改革后对县级机构采取总额预付制度，以历史费用总额为参考标准，未考虑医疗费用自然增长趋势及机构发展的需要，不利于机构内部经济运行机制改革的深化。

内部收入分配机制有待改革。县人事局对于县级医疗机构医务人员绩效工资总额进行了控制，使机构难以落实经济激励措施。

尚未完全落实内部质量控制机制。县级医院未建立完善的质量控制机制，临床路径管理制度尚未建立，不利于机构管理服务流程，改进质量。

（六）医务人员士气低落，缺乏改革参与感

由于工作负担增加过多，收入增加不明显，县级公立医院医护人员普遍反映压力大，情绪低落。本次医疗服务项目调价主要涉及外科手术类项目，内科医护人员（尤其儿科）无法从价格调整过程中获益，即医疗服务价格调整未补偿其药品加成取消的损失，因此影响了其对改革的参与度，抱怨较多，工作积极性不高。

（七）不同疾病患者间就医不公平性加剧

改革期间，遂昌县城乡医保和城镇职工医保患者实际补偿差异虽然显著减少，降低了不同医保制度间横向不公平性，但由于此次医疗服务价格调整主要关注外科手术类患者，造成患者群体间的横向不公平现象加剧，应引起重视。

五、政策建议

（一）继续深化县级公立医院医药价格改革

首先，在弥补15%药品加成基础上，继续扩大服务价格调整范围和调整力度，在科学测算基础上核定价格标准，并参考当前物价水平调整不合理的定价项目，力争服务价格既能反映技术创新水平，又能体现医务人员劳动价值。应尽快调整检查收费，将更多内科服务项目纳入价格调整范畴，并进一步提高护理和手术费标准，以引导医院和医务人员逐步规范行为，注重服务的内涵和质量。

同时，建立医药服务价格动态调整机制，对药品加成进行动态分析测算，结合有关医疗服务价格指数，动态调整有关服务的价格。

最后，完善医药价格体系。建立药品价格追踪体系，全程控制药品价格；建立医疗服务价格体系，加快对接2012年新版《国家医疗服务价格项目规范》，利用人时、技术难度和风险等要素精确设定服务价格，以体现医务人员劳务价值。

（二）加强配套措施改革，促进机构建立合理的补偿机制

建立医药、医保、医疗三医联动机制，落实各项改革措施的配套性，才能真正实现县级公立医院综合改革的预期结果。因此建议落实以下措施：

首先，应加大财政补偿力度，并建立透明化、标准化、常规化的补偿机制，使县级公立医院打消运营发展顾虑，转变资源密集型的粗放型发展模式为注重服务内容和质量的精细化发展模式上。

其次，需深化支付方式改革，探索建立多种支付方式混合的支付制度（如按病种和按项目支付结合），建议按病种重新测算医疗机构的住院均次费用，并区分普通疾病和复杂罕见病的人头人次比，贯彻落实总额预付制度，并对合理突破总额的部分予以补偿。

另外，还应加强医疗服务监管，合理制定公立医疗医疗机构考核指标，目前急需调整过于严苛的费用控制指标。

最后，大胆创新医疗机构内部管理制度改革，改革人事收入制度，提高绩效工资比重，落实按绩效定收入制度。实行全面质量管理，控制服务和运营流程。

（三）全面深化医疗服务体系变革，为医药价格改革成功创造良好外部环境

应促进分级诊疗体系的建立，并将包括医药价格改革在内的县级公立医院综合改革措施与分级诊疗改革措施进行有机衔接，通过差异化服务，差异化价格和差异化支付，合理分流病人，减轻县级医院医疗负荷。

针对当前县级公立医院发展面临的夹击困境，一方面要应对大城市医院对其资源和患者的虹吸，另一方面还需要扶持人才匮乏的乡镇机构，有必要建立分级诊疗体系，明确各级各类卫生机构在居民健康维护过程中的职能，建立大医院与县级机构及县级机构与基层机构间的协作关系，通过规划、资源配置、医疗技术管理和服务质量监管等政策的引导，并综合利用价格、支付、收入分配机制等多种经济杠杆，引导机构明确定位，树立科学发展观，将谋求经济利益。并重视与基层机构的对接合作，将老年病、慢性病门诊患者及康复期患者尽量下沉在基层治疗。

（四）及时关注医患诉求，加强政策宣传

改革过程中需及时收集医务人员及患者对于改革的诉求与意见，并给予解答或纳入政策制定中，并加强对医务人员及患者的政策宣传，以争取其对改革的认同。

参 考 文 献

1. 佚名．浙江医改试水遂昌．中国卫生产业．2011，7(2)：70-73.
2. 柴国荣李仲泉．遂昌：浙江穷县的医改[EBOL]．中国经济新闻网．2011 年 11 月 6 日．http://www.cet.com.cn/ycpd/sdyd/667816.shtml.
3. 浙江省物价局．县级公立医院改革医疗服务最高指导价格表，浙价医〔2012〕320 号文件．2012 年 12 月 http://zjpi.gov.cn.
4. 丽水市发改委，卫生局，人社局．丽水市医疗机构普通病房床位价格分类管理办法．丽发改费管〔2012〕412 号．2012 年 12 月 27 日．http://www.lishui.gov.cn/zwgk/zwxxgk/fgw/zcfg/gjj_1/t20130118_864032.html.
5. 杨晓惠．遂昌县医改："五环联动"破除以药养医机制．中国健康界．2012 年 10 月 18 日．http://health.sohu.com/20121018/n355146407.shtml.
6. 谢炳碧，刘彦领，蓝培富．浙江遂昌县深入推进城乡统筹医改[EBOL]．中国改革报，2012-10-12 08：27：07. http://www.crd.net.cn/2012-10/12/content_5339190.htm.
7. http://blog.sina.com.cn/s/blog_a209713a0100wv3o.html.

附件 4

浙江省嘉兴市桐乡市公立医院医药价格改革案例研究报告

摘要

桐乡市医药价格改革措施实施后，5 类医疗服务价格弥补了大部分药品加成，而财政补贴政策、医保补偿制度和医疗管理制度的配套调整，很大程度上促成了公立医院形成新的补偿机制。与此同时，机构自身在改革中也积极调整内部管理和运营模式，通过调整效率，改善绩效，以适应补偿模式变化对机构产生的影响。总体看，桐乡市医药价格改革获得了本地财政、医保、物价部门的政策支持，在不影响机构正常运营发展情况下，初步取消了机构药品的加成，调整了补偿机制，一定程度上促使机构转变了发展模式。

然而，通过考察桐乡市第一医院的改革实施情况发现，初步价格调整并未实现其预期的药品加成补偿率，取消药品加成所造成的损失近 1/4 仍由机构背负，而财政补偿机制也初步探索建立阶段，而医疗保障制度改革没有完全兼顾医药价格改革的需要，以药补医退出机制尚未真正建立，公立医院的补偿机制有待进一步完善。

关键词：公立医院；医药价格改革；药品加成；财政补贴；医保补偿制度；以药补医

一、背景

（一）桐乡市公立医院改革背景

1. 本市基本情况　桐乡市位于浙江省北部，属嘉兴 5 县市之一，东距上海 131 公里，北离苏州 74 公里，西邻杭州 65 公里，居沪、杭、苏金三角之中。下辖 3 个街道、9 个镇、2 个新区，人口 82 万。于 1993 年 4 月撤县设市，目前有常住人口 100 万。

桐乡市经济水平在嘉兴地区位列第二，在全国 2000 多个县（市）排名 28 位，属于经济发展较好的县级市。2012 年生产总值（GDP）525.58 亿元，户籍人口人均生产总值 1.22 万美元[1]。

2012 年，全市有各级各类医疗机构 266 所，其中市级综合性医院 4 家，专科医院 3 家，社区卫生服务中心（卫生院）15 家，社区卫生服务站 158 家，民营医疗机构 50 家。民营医疗机构中有综合性医院 1 家、专科医院 1 家、门诊部 6 个、个体诊所 42 个。全市有医疗床位 2915 张，千人床位数 4.29 张；卫技人员 4245 名，千人卫技人员数 6.24 名。执业医师（助理）1374 名，千人执业医师（助理）数 2.02 名；注册护士 1582 名，千人注册护士数 2.33 名。全市卫生系统有事业编制工作人员 2538 名，其中专技人员 2401 名，研究生以上学历 84 名，正高职称 48 名，副高职称 291 名，中级职称 966 名，中级以上职称占专技人员的 54.4%。

2012 年合作医疗人均筹资额达 510 元，全市共有 44.88 万人参加合作医疗，农村居民参保率达 99.36%，城镇居民参保率达 99.18%，全年合作医疗基金共为 308.5 万人次报销医药费 2.3 亿元，受益面达 87.8%。

2. 前期医改进展　桐乡市一直是浙江省医疗改革的试验点之一。2002 年，桐乡率先在全省实施社区卫生服务机构“一体化管理”制度，即由社区卫生中心统一领导管理服务站点，并探索市级公立医院与社区之间的“一院多站”管理模式，由市级医院统一管理社区卫生站，为探索医疗服务的整合、提高资源使用效率提供了体系基础。

2003 年，桐乡市被浙江省定为首批新型农村合作医疗试点县之一。至 2010 年末，农村居民参合率达 97.1%，城镇居民参保率达 93.3%，合作医疗人均筹资达 300 元，2011 年人均筹资增加到了420元，2012年为510元，覆盖面和筹资水平都取得了较快发展。然而，新农合实施评估结果显示：城乡医保存在筹资机制不稳定、个人缴费比例高、补偿方式不合理、报销比例低等问题[2]。

桐乡市2005年开始启动医药卫生体系全面改革[3]，主要措施包括加强政府对医疗卫生的投入力度、引导社会资本办医、改革公立医疗机构等系列措施。此轮改革还改革了就医管理制度，鼓励居民自由择医，以加强机构竞争，鼓励其改善效率和质量。在此次改革中，桐乡还明确了政府财政补助的范围和方式，并确定了卫生事业投入占同级财政支出的比重应逐年增加，超过5%以上。

3. 县级公立医院综合改革情况　2011年8月，桐乡成为全省首批29个公立医院改革试点县，并作为改革重点联系县，率先开展了取消药品加成、调整医疗服务价格、改革医保支付方式和财政补偿机制的综合改革。

2011年底，桐乡市出台了《公立医院综合改革试点工作实施意见》，并于年底前整体实施。其中，药品"零差率"及医疗服务价格调整于12月21日在市第一医院先行实施，其他公立医院于2012年2月21日实施。

医疗服务价格本次改革主要任务包括：

一是探索建立公立医院经济运行新机制。公立医院全部药品实行零差率销售，销售金额占业务总收入的比例控制在45%以内，探索完善药品、医疗器械（耗材）采购机制。调整五大类医疗服务收费价格，推进基本医疗保险和新农合结算制度改革，建立以财政保障为主的债务化解机制。

二是大力提升公立医院服务能力。加强临床技术能力建设，选择市外转诊率靠前的临床科室进行重点帮扶。深入实施卫生人才队伍建设"四大工程"，设立卫生人才队伍及学科建设专项资金，加强中医药服务能力建设。

三是充分发挥公立医院的龙头和纽带作用。科学配置医疗资源，逐步建立临床检验、影像会诊等"五大"中心。深化医疗开放合作，加强与上海、杭州等地高等医药院校合作。深入推进市镇村卫生一体化，完善"一院多站"改革模式。

四是切实加强公立医院综合管理。加强医疗费用控制和医疗行为管理，对均次费用和药品占比进行双控考核。建立与省市联网的卫生信息平台，建立居民电子健康档案和电子病历两大核心数据库，逐步实现医疗服务、公共卫生、医疗保障信息化。

五是深化公立医院运行机制改革。完善院长负责制，健全院长收入分配激励机制和约束机制。改革人事和收入分配制度，全面建立岗位管理和全员聘用制度。健全绩效考核制度，实施绩效工资。加强医疗费用控制管理，推广精细化管理和全成本核算。

六是全面改善公立医院医疗服务。推行预约挂号诊疗及双向转诊服务，实施便民措施，方便群众就医。完善医德医风管理制度，健全医疗志愿服务体系。完善医患纠纷第三方调解机制，严厉打击"医闹"行为，优化医疗执业环境。

2011年10月，为了减轻居民就医负担，控制医药费用不合理增长，桐乡市卫生局联合财政局下发了《桐乡市医疗卫生机构双控考核办法》，对公立医院的门诊、住院均次费用、药占比进行严格要求，提出门诊住院次均费用零增长指标，并提出了评分标准，对全市公立医院进行考核。

（二）公立医院医药价格改革设计

同浙江省其他首批公立医院改革试点县一样，桐乡于2011年12月在县人民医院同步启动了医药价格改革，奉行所谓的“一减二调”原则，即减去中药饮片之外全部药品差价，并规定药品品规和剂量，同时上调手术、治疗、诊查、护理和床位费等5类费用。

医疗服务价格初步调整方案见图1。手术和治疗上调30%，门诊和住院诊查费分别调整为10元/人和15元/人，等级护理费由7元/天上调为20元/天，特级护理费由2.5元/小时上涨到6元/小时，床位费提高为45元。根据2010年医疗收入情况核算，医疗服务价格调整将能弥补药品收入15%加成的87%。2012年5月省级医药价格改革指导意见出台后，桐乡市物价部门积极响应，调整了特级护理费标准，降为5元/小时，并提出了“价格只要合理可以新增”的观点，支持医疗机构提出的合理调价建议，拟使医疗服务价格对药品加成的补偿比例达到90%。

财政、医保和医疗政策进行同步调整，以助力医药价格改革。首先，财政对基础设施建设和设备购置予以经费支持，并补助事业单位养老保险单位缴纳金、离退休人员费用、政策性亏损及公共卫生服务任务等，同时财政还以多种方式化解公立医疗机构的历史债务。其次，城乡居民医保和城镇职工医保均不同程度地接受了价格调整，并将支付比例上调。同时，医院还加强了内部管理机制改革。

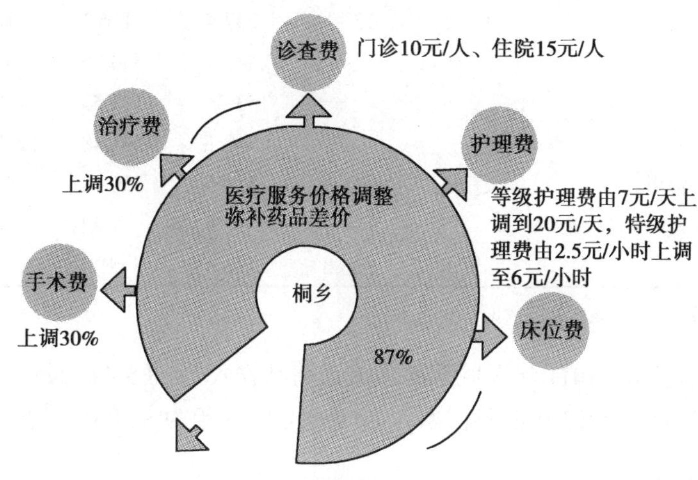

图1　桐乡市医疗服务价格调整方案

二、医疗服务价格改革的组织与实施

（一）医药服务价格改革措施实施情况

2011年12月桐乡市选择在市第一人民医院率先开展县级公立医院综合改革，其余7家县级公立医院在次年3月陆续启动了改革工作。下面将以第一人民医院为主介绍医药服务价格改革措施情况。

第一医院1942年建立，是本市大型综合医疗机构，临床诊疗能力较强，2013年晋升为三乙医院，目前有31个临床科室，11个医疗技术辅助科室，20个病区，职工974人，核定床位600张（实际开放床位860张），医院基本情况详见表1。

按患者筹资来源看，第一人民医院就诊患者中医保患者占40%，农合患者占30%，自费患者为30%。

第一医院改革初期为二甲医院，目前为三乙医院，但目前实施的收费项目仍按二甲执行，未及时调整。2012年机构新建大楼，极大扩充了机构建筑面积。

表1　桐乡市第一医院改革前后运营情况

	2008年	2009年	2010年	2011年	2012年	2013年
业务用房面积（m^2）	25 752	25 752	25 752	13 448	101 220	101 220
开放床位数（张）	480	480	866	697	835	835
职工数（人）	708	753	828	913	955	983
在编人员（人）	528	552	567	604	623	639
卫生技术人员（人）	621	639	698	795	830	861
十万元以上医疗设备（台）	120	128	129	164	223	204
年急门诊量（万人次）	—	—	85.11	78.35	91.74	103.04
出院患者数（人次）	—	—	21 432	24 536	28 925	24 536
平均住院床日（天）	—	—	9.3	9.28	9.15	9.28
床位使用率（%）	137.1	137.1	247.4	116.2	139.2	139.2
床位周转次数（次）	—	—	44.65	40.89	48.21	37.11
门诊人均收费（元）	—	—	153.73	175.53	177.74	184.1
住院人均收费（元）	—	—	7463.1	7291.48	7252.93	8031.05
百元医疗收入药品费用（元）	—	—	55.95	50.74	41.27	41.41
百元医疗收入卫生材料耗费（元）	—	—	9.75	9.22	8.72	8.63
药占比（%）	56.0	56.0	56.0	51.0	41.0	41.0

数据来源：桐乡市第一医院运行监测数据

医院财务数据显示，2011年医院药品加成占药品收入的18.53%，医疗服务费用调整弥补了药品差的84.10%，2012年的补偿率为86.09%，2013年为81.86%，均低于90%的预期补偿率。

第一医院机构运营情况来看，2011年改革后门急诊量稳步增加，住院量先大幅增加后又回落，但床位使用率仍较高，住院床日基本趋势在缩短，药占比降低，稳定在41%（低于45%的考核要求），机构总体运营情况并未受到显著影响。

（二）配套和保障机制落实情况

1. 财政投入政策逐步完善和落实　桐乡市政府积极出台政策，加强财政投入，支持县级公立医院改革。首先，出台了《关于进一步加强卫生人才队伍建设实施意见》、《桐乡市卫生人才队伍及学科建设专项资金管理办法（试行）》，建立卫生人才队伍与学科建设专项资金，实施卫生人才队伍建设“四大工程”，极大增加了对公立医院卫生人才队伍发展的投入。

其次，桐乡市财政还加大了对公立医院的补偿力度，扩大了财政补贴范围，补偿包括离退休职工费用、机构债务、重点学科发展、事业单位发展、公共卫生和政策性亏损等在内的六大项内容，2013年财政对医院总计补偿额为5228.42万元，较2011年增加了近4倍，占机构总收入的10.59%（见图2）。

另外，财政还积极化解县级公立医院历史性债务，2013年由政府直接偿还的第一人民医院债务为3560万元，占机构总债务额的60%。

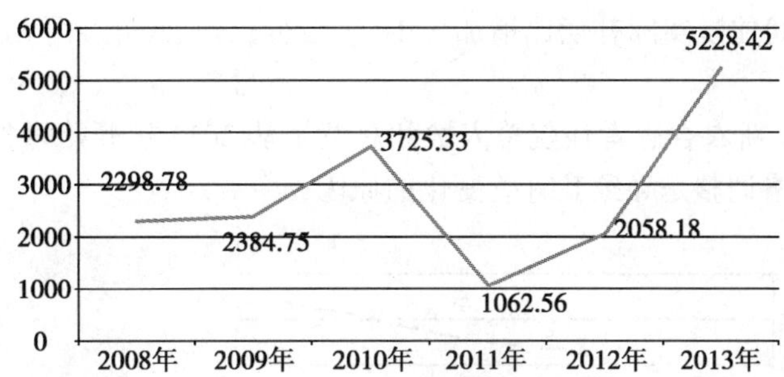

图2　桐乡市第一人民医院财政补助情况 2008—2013 年（万元）

2. 医疗保障制度改革不断深入　为了配合县级公立医院综合改革的深化，桐乡市医保制度也进行了配套改革，出台了《医疗保险费用总额预付办法》及《医疗保险相关政策调整方案》，实施医疗保险总额预付结算，尤其城乡居民医保，实施了系列配套措施，并启动了支付方式改革。

2011 年 11 月底，桐乡市人民政府印发了《桐乡市 2012 年城乡居民合作医疗保险工作实施意见》的通知。根据政策要求，总体按“总额包干，结余奖励，超支分担”原则，将统筹区域政策范围内住院费用报销比例提高到 70% 以上，限制总费用同时设定了均次费用额，并规定了统筹区域外住院人次占比不得超过 30%，旨在控制医药费用，降低参合居民医药费用负担，确保基金平稳、安全运行。

城乡居民合作医疗保险还进一步拉开了各级机构报销比例，规定市级机构报销 50%，县级机构 70%，乡镇卫生院 80%。同时，将住院患者报销封顶线提高到 12 万元，上浮了中药饮片等中医药费用报销比例。

支付方式也进行了同步改革，实行总额按月预付、全年结付方式。根据 2011 年统筹基金总额、门诊住院就诊人次、次均费用，并结合全市前三年平均费用增长率（根据机构情况做一定调整）测算了 2012 年全年总控额度。

城镇职工医保将所有调整价格项目纳入甲类报销。但城乡居民医保尚未将所有价格项目调整纳入医保报销范围，部分项目仍按照原来报销比例报销。

表2　桐乡县新农合 2008—2013 年运行情况

年份	新农合总支出（万元）	个人实际支出（万元）	基金支出占个人总支出占比（%）	住院总人次	住院总费用（万元）	住院实际补偿比（%）	门诊总人次	门诊总费用（万元）	门诊实际补偿比（%）
2008	8707.03	25 097.9	34.69	24 130	16 651.78	35.1	1 726 731	15 778.16	15.32
2009	13 119.08	29 977.04	43.76	28 542	21 451.99	40.5	2 103 990	20 023.28	19.25
2010	16 215.60	31 852.76	50.91	30 759	25 453.31	41.7	2 192 042	20 536.29	22.2
2011	18 349.59	32 857.76	55.85	33 785	28 710.52	44.1	2 528 285	20 099.09	21.24
2012	24 065.97	34 982.92	68.79	39 133	34 192.70	49.4	2 901 694	21 674.45	23.41
2013	30 782.87	36 975.70	83.25	43 919	39 656.93	54.5	3 317 663	24 377.56	27.11

数据来源：浙江省新型农村合作医疗管理数据库

桐乡市新农合运行情况显示：本轮医药价格改革期间，新农合总支出显著增加，增幅远超过个人实际支出额增幅，同时保障力度不断加大，对门诊和住院患者实际补偿比显著增加，2011—2013 年间住院实际补偿比增加了 10 个百分点，门诊增加了近 6 个百分点（表 2、图 3、图 5）。

值得警惕的是，新农合患者住院总人数和总费用从 2011 年开始增加明显（图 4），需深入分析是否医药价格调整是导致其有关变化的原因。

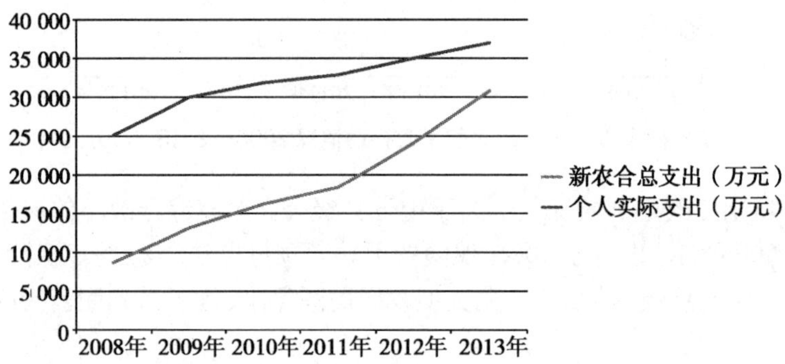

图 3　桐乡市第一人民医院新农合基金支出及个人实际支出变化

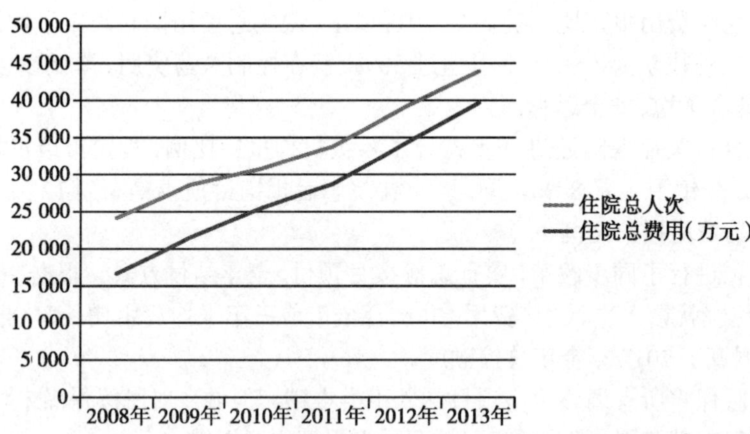

图 4　桐乡市第一人民医院新农合住院患者数及总费用变化情况

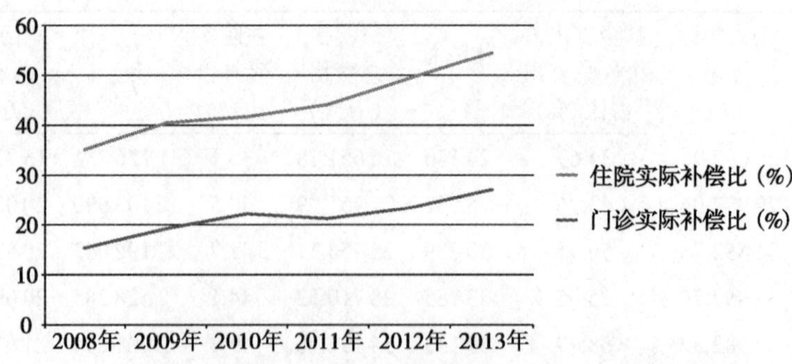

图 5　桐乡市第一人民医院新农合患者住院及门诊实际补偿比

3. 医疗行为监管得以强化　桐乡市卫生部门加强了对公立医院诊疗行为的监督管理，先后出台了《桐乡市医疗卫生机构双控考核办法（试行）》《公立医院绩效考核办法（试行）》《桐乡市公立医院绩效工资实施办法》等文件，制定并落实了对药品使用、费用控制和绩效工资落实等工作的监管措施。

这些管理措施较好地规范了公立医疗机构及医务人员的行为，激发了其控制药品费用、改善绩效的积极性。但机构反映一些指标过于严苛，例如规定门诊住院费用零增长，未将物价上涨和医疗科技发展等因素造成的服务费用增长纳入考虑。

（三）机构内部管理机制改革

桐乡市第一人民医院加强了内部绩效管理，以配合医药价格改革措施的实施。首先，针对内科和外科分别做了有关绩效的测算，对绩效考核标准做了一定调整。在药品使用方面采取了严格的控制措施，并纳入科室和个人绩效考核指标。

医药价格改革开展以来内科患者量增加较快，而外科增加慢（从2010年手术量不足8000增加到2013年9700人）。主要是由于桐乡地理位置靠近上海和杭州等医疗资源丰富地区（距离上海150公里，杭州60公里），且交通方便，因此大量外科患者外流，而内科患者群主要以老年病和慢性病患者为主，多留在本地就诊。

三、初步效果

桐乡市开展县级公立医院综合改革以来，通过改革医药价格，在总收入增加的前提下机构收支结构发生了显著变化，趋于合理。同时，门诊住院服务量增加，住院床日降低了，服务质量和效率得以提升。

下面将以第一人民医院数据分析结果为例，展示2011年改革以来，医院补偿机制发生的变化对机构运行、人员工作情况、患者负担和医保支出所产生的影响。

（一）公立医院运行基本平稳

1. 服务量稳步增加　2011年公立医院综合改革实施以来，桐乡市第一人民医院门诊和住院服务量稳步增加。2011—2012年门诊诊疗人次数增加了17.08%，2012—2013年增加了12.31%（图6）；同期住院服务量增速明显，显示出改革措施一定程度上刺激了公立医院服务量的提升。

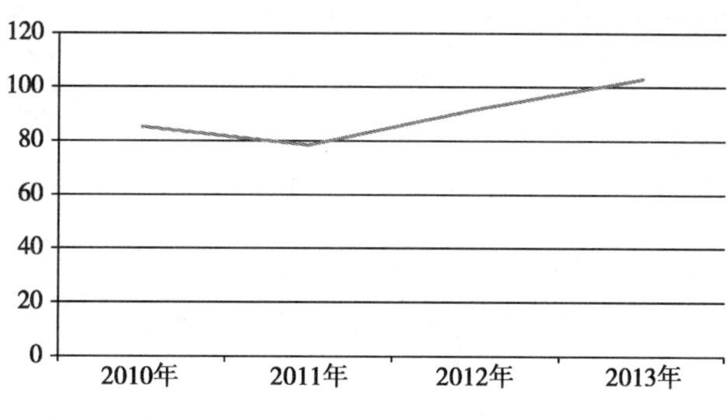

图6　桐乡市第一人民医院门急诊人次数变化（万人次）

2. 收入增加，收支结余扩大　随着医院升级、财政补助增加和机构自然发展等，第一医院总收入自2011年起有了较大幅度的增长，尤其住院收入，增速较快，使收支结余不断扩大，机构短期内取得了较好的经济效益（图8、图9）。

3. 收支结构趋于合理　在总收入大幅增长情况下，医疗收入、财政补贴收入、药品收入和其他收入均有不同程度的增加，增速最快的是财政补贴收入，其余依次为医疗收入、其他收入和药品收入。

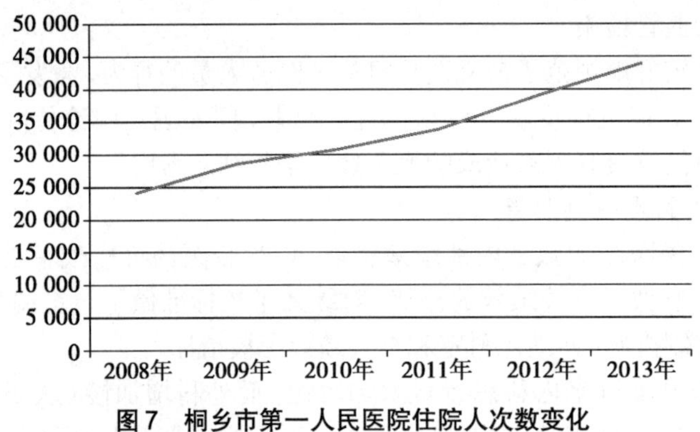

图7　桐乡市第一人民医院住院人次数变化

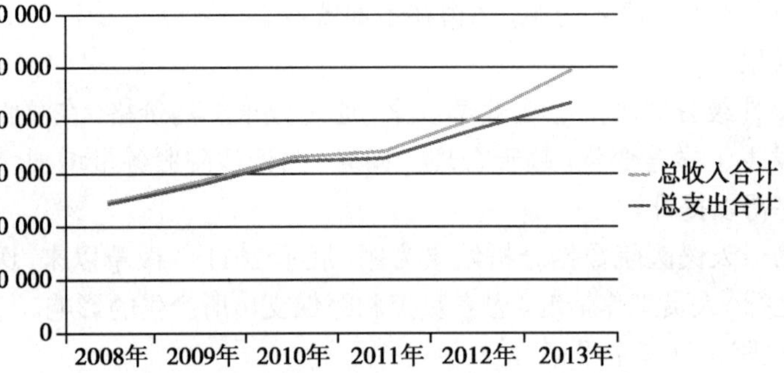

图8　桐乡市第一医院收支情况

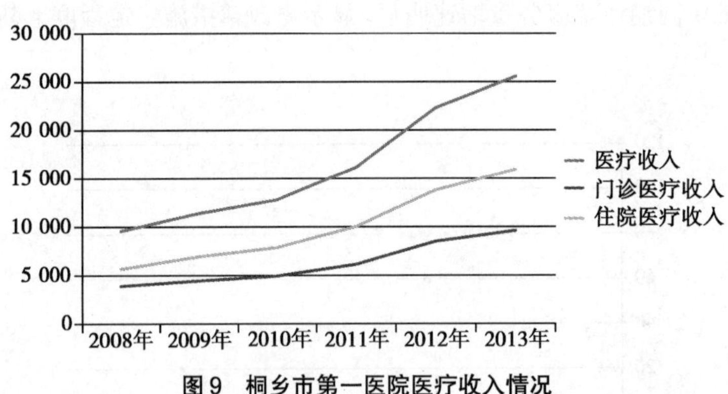

图9　桐乡市第一医院医疗收入情况

2008—2013 年第一医院总收入逐年增加，平均增速分别为 6.56%。其中医疗收入增加迅速，6 年环比增速分别为 15.77%、15.75%、3.25%、18.28%、22.00%。

另外，财政补贴收入量稳步增加，2012—2013 年增幅显著。其他收入也有较大幅度增加。药品收入占比不断增加，从 2010 年的 41.4% 提高到了 2013 年的 55.9%，2012—2013 年间涨幅最大，为 5.1%。

门诊和住院费用结构也发生了变化。门诊住院劳务收入大幅增加，住院劳务增加较快。门诊和住院收入中的检查检验收入增幅惊人。门诊和住院药品收入占比从 2012 年开始有大幅提升。

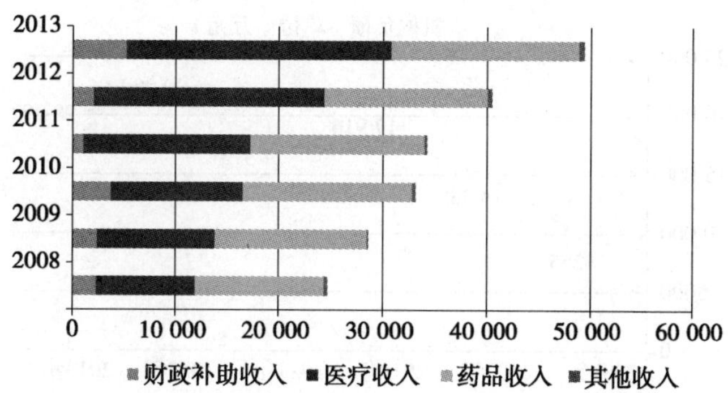

图 10　桐乡县第一人民医院 2008—2013 年收入构成变化

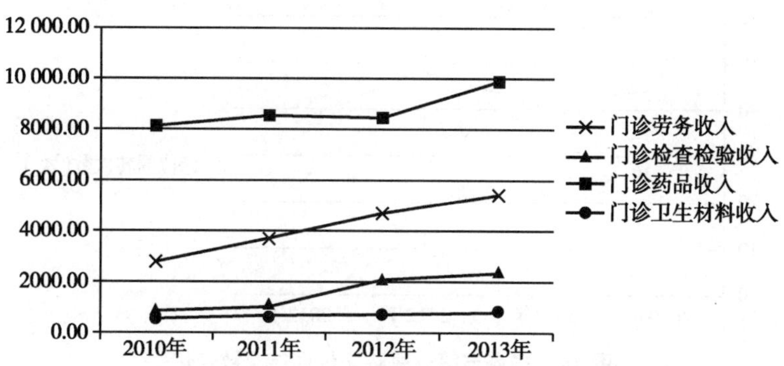

图 11　桐乡县第一人民医院门诊收入结构变化

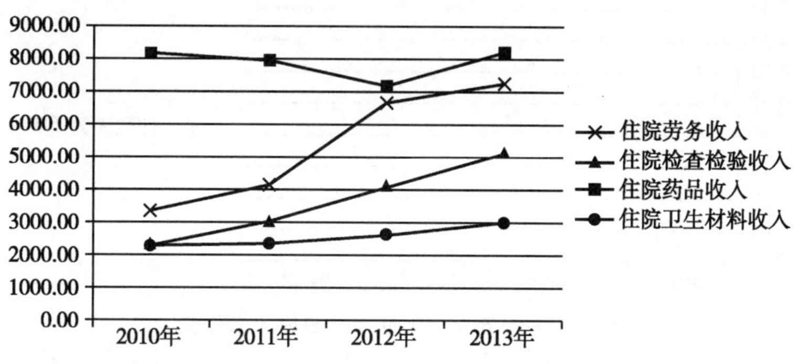

图 12　桐乡县第一人民医院住院收入结构变化

4. 机构负债缓解　机构负债情况显示：第一医院在改革前负债额增速较快，2010 年近 1.8 亿元。2011—2013 年间，负债额增速明显放缓，尤其 2012—2013 年，呈现负增长情况，说明在收支结余扩大和财政补贴增加情况下，机构运行平稳，经济风险明显减少。

5. 服务效率发生变化　第一医院的床位周转次数和床位使用率变化较为复杂，反映出机构对于外部改革措施的适应过程。

2011 年前床位周转次数减少，平均住院日略有缩短；2011 年公立医院综合改革启动后服务效率提升，平均住院日大幅缩短；2012 年价格改革措施二次调整后床位周转次数大幅滑落，平均住院日显著拉长。

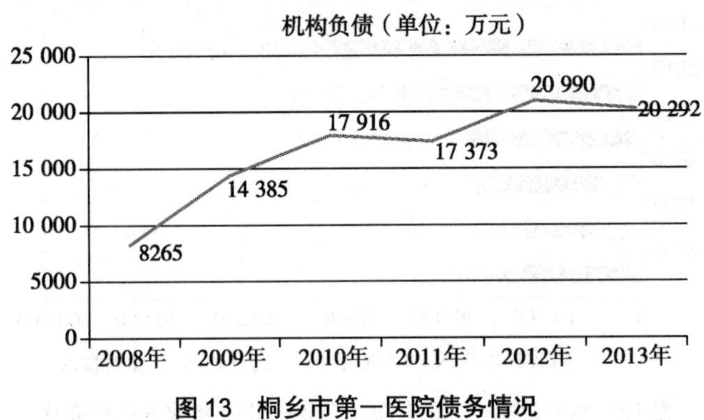

图 13　桐乡市第一医院债务情况

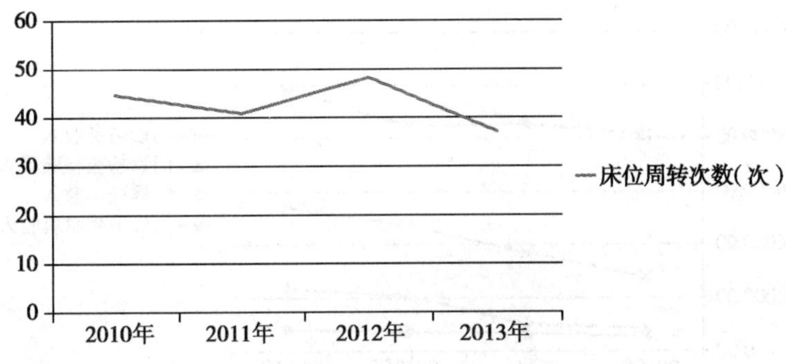

图 14　桐乡市第一医院床位周转次数变化

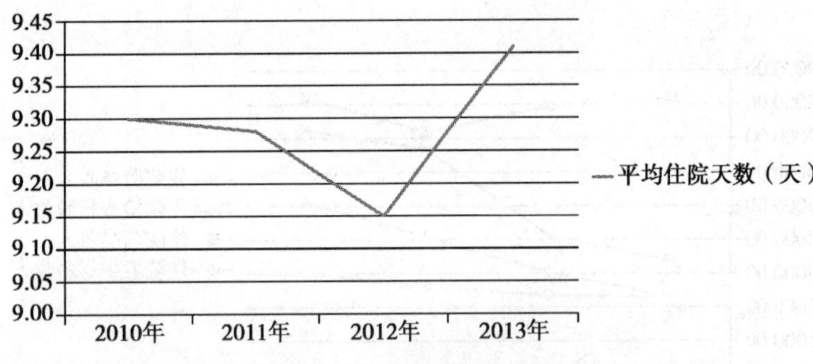

图 15　桐乡市第一医院平均住院天数变化

（二）医务人员情况

1. 人员队伍总数不足，临时聘用人员增加较快　第一医院职工总数达 983 人，其中 2/3 为在编人员，剩余为临时聘用人员，多为护理人员。虽然近年来职工总数一直稳步增长，但主要增加的是临时聘用人员，这是由于存在编制限制，影响到了医务人员队伍的发展，机构只能通过招聘大量临时聘用人员缓解人力困境。

2. 人员收入有所增加　桐乡市第一医院 2011—2013 年两年的工资福利支出实现一定增长，人员劳务价值得到一定程度体现，但同比增长率低于全省平均增幅。

2011—2012 年职工的平均收入同比增长率为 3.05%，省级平均增长 26.50%，2012—2013 年平均收入增长 -1.63%，但省级平均为 7.47%。2011 年在编正式卫生技术人员收入为 11 万元，处于全省较高水平。

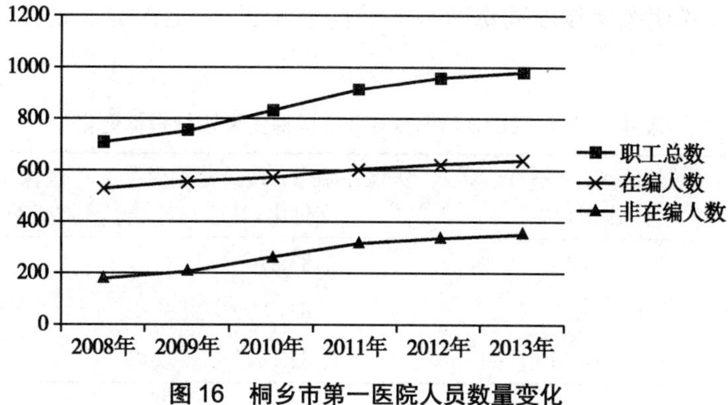

图 16　桐乡市第一医院人员数量变化

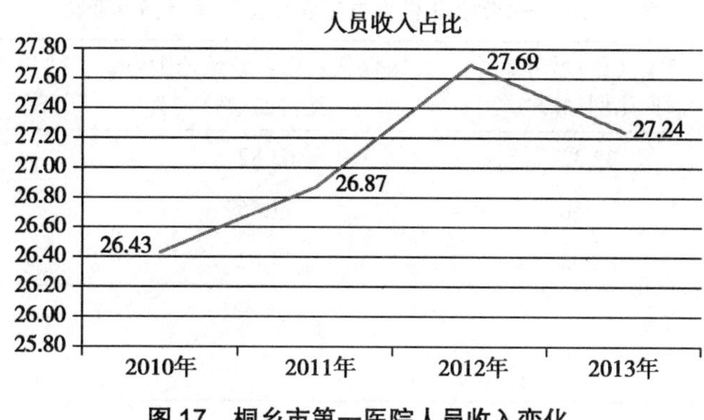

图 17　桐乡市第一医院人员收入变化

3. 工作强度大，对改革的满意度一般　访谈中，医务人员普遍反映改革后工作强度激增，略有提高的收入水平与工作付出不成正比。

一些医务人员还反映内外科受价格调整的影响不同，对于此次调价内科服务项目调整内容少，因此未能均衡补偿内科工作人员。

（三）患者医疗费用负担发生变化

表 3 显示：县级公立医院综合改革启动后，第一医院门诊和住院患者现金支付率均有大幅降低。门诊患者自付水平略有降低，而住院患者次均收入由于增加较多，因此患者自付仍较高。

表 3　桐乡市第一医院患者负担情况变化

	2010 年	2011 年	2012 年	2013 年
每门诊人次收入（元）	153.73	175.53	177.74	184.10
门诊患者现金支付率（%）	95.99	74.63	72.41	69.82
每住院人次收入（元）	7463.10	7291.48	7252.93	8031.05
住院患者现金支付率（%）	91.44	62.65	57.68	52.38

（四）城乡居民保障水平变化

公立医院改革实施后，城乡居民医保的保障水平有所提高，政策内和实际报销比例增加，县域外就诊比例基本稳定在 32% 左右；而职工医保政策内和实际报销比增幅较小，县域外就诊比例增加较快，2013 年上半年已超过 44%。同时，两种医保制度间住院患者补偿比差异正逐步缩小，说明医保制度间保障水平越来越接近，一定程度上改善了医保间的纵向公平性问题。

表4　2011—2013年桐乡县职工医保主要运行指标变化

	统筹区（县）域外就诊比例（%）	医保住院患者政策范围内支付比（%）	医保住院患者实际补偿比（%）
2011年	24.44	83.89	70.53
2012年	37.91	83	71.48
2013年1～6月	44.26	83.18	71.33

表5　2011—2013年桐乡县新农合主要运行指标变化

	统筹区（县）域外就诊比例（%）	医保住院患者政策范围内支付比（%）	医保住院患者实际补偿比（%）
2011年	32.32	63.82	44.14
2012年	33.60	71.65	48.98
2013年1～6月	32.08	74.82	53.86

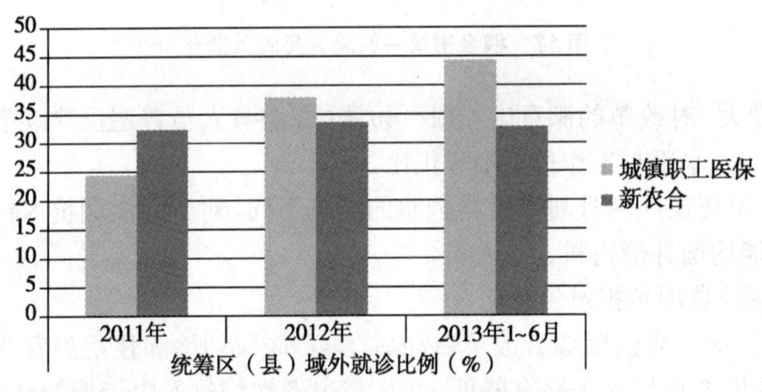

图18　统筹区（县）域外就诊比例

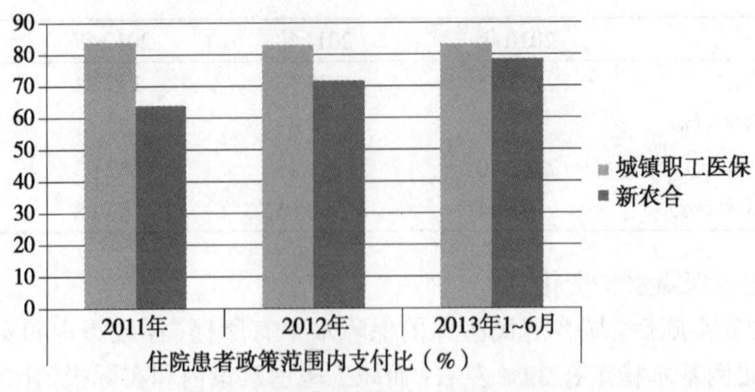

图19　住院患者政策范围内支付比

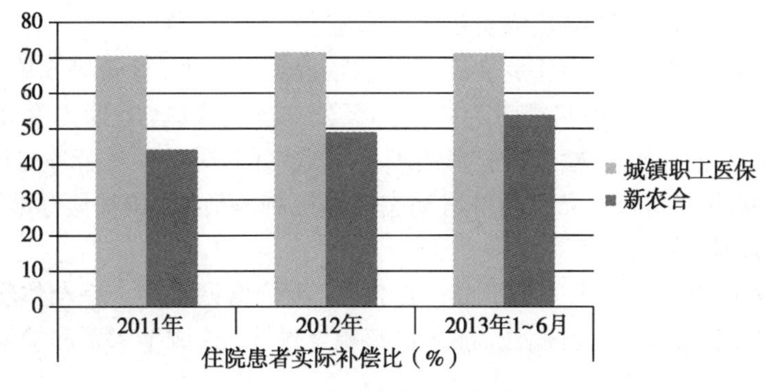

图20　住院患者实际补偿比

四、问题与挑战

桐乡市医药价格改革措施实施后，5类医疗服务价格弥补了大部分药品加成，而财政补贴政策、医保补偿制度和医疗管理制度的配套调整，很大程度上促成了公立医院形成新的补偿机制。与此同时，机构自身在改革中也积极调整内部管理和运营模式，通过调整效率，改善绩效，以适应补偿模式变化对机构产生的影响。总体看，桐乡市医药价格改革获得了本地财政、医保、物价部门的政策支持，在不影响机构正常运营发展情况下，初步取消了机构药品的加成，调整了补偿机制，一定程度上促使机构转变了发展模式。

然而，通过考察桐乡市第一医院的改革实施情况发现，初步价格调整并未实现其预期的药品加成补偿率，取消药品加成所造成的损失近1/4仍由机构背负，而财政补偿机制也初步探索建立阶段，而医疗保障制度改革没有完全兼顾医药价格改革的需要，以药补医退出机制尚未真正建立，公立医院的补偿机制有待进一步完善。

一些具体问题与挑战如下：

（一）三医联动机制尚未形成，医药价格改革有待深入

本轮改革仅涉及药品在医院的销售加成，尚未触及药品生产、销售和流通环节的价格及加成管理。某种程度来讲，药价虚高的根源问题尚未触及，在药商和分销商的影响下，医疗机构及其人员仍然会存在趋利性，因此以药补医机制无法真正破除，医药价格改革的效果难以发挥出来。仅通过改革医疗服务价格来弥补药品收入损失，恐怕难以实现。

（二）分级诊疗体系尚未建立，机构面临发展困境

桐乡市毗邻医疗资源丰富的上海、杭州和苏州，交通便利，患者流动性较大，对于本地公立医院发展产生了较大影响，随着外科患者外流、大量城镇职工医保资金流失在县域外，一定程度上会影响本地患者的补偿水平。

第一医院这样的区县级医院，面对的主要就诊人群为多发病、常见病和慢性病患者，由于与乡镇级机构配合不佳，还存在对下级机构患者及资源的虹吸现象。在无序的诊疗体系中，区县级公立医院在补偿机制和支付制度不完善情况下，只能通过大开检查检验来获益，或者通过增加隐性药品加成收入。这是当前医药价格改革真正落实和发挥效果所面临的最大体系挑战。

（三）医药服务补偿机制有待完善

1. 医药价格体系有待完善　首先，目前药品价格体系尚未建立，需要建立完善一个涵盖药品生产、流通、销售等层面的价格管理体系，以便于真正合理控制药品价格，避免药品

价格虚高问题，为全面取消药品加成奠定体系基础。

其次，医疗服务价格体系有待完善。目前初步调高了手术、诊查等5项费用的标准，主要涉及手术类服务，对于以内科患者为主的县级公立医院来说，补偿力度尚不足。需要纳入更多的内科诊疗项目，以及检查检验费用项目，以增强对医务人员劳务的补偿力度。

最后，目前桐乡市尚未建立医药价格动态调整机制，药品加成补偿标准仍沿用2010年的，未考虑价格浮动、科技创新等因素。

2. 药品加成退出机制尚未完全形成　首先，初步价格调整尚未完全体现医务人员劳务价值，主要原因在于原本价格就偏低，加之调整幅度过小，造成手术费和护理费等项目未能真正体现医务人员劳务价值。

其次，价格调整以手术项目为主，忽略了多数区县级机构以内科患者为主的实际情况，手术科室收入上升快，而内科科室受药品控制措施影响往往收入下降，造成科室间收入差距的拉大。

3. 常规化的财政补偿机制有待建立　目前桐乡市采取直接化解大额机构债务的办法来支持公立医院发展，而对于常规财政补贴项目的支持额度较少，这种财政补贴模式值得商榷，因为尚未形成透明化、常规化和制度化的机制措施，医疗机构发展经费的来源仍不固定。

4. 基本医保改革对于公立医院改革促进作用不明显　桐乡市基本医保实行的总额预付支付方式对于公立医院存在支付总额和次均费用限制，一定程度上制约了医院医疗服务业务的开展，对药品加成退出机制的形成造成一定阻力。

同时，由于各级机构间支付差异不明显，市级和县级相差20%，县和乡镇级间仅差10%，参保人员在县域外就诊比例较高（新农合32%，城镇职工医保44%），一定程度上未能使差异化定价的优势充分显现出来。

（四）医疗管理指标体系尚须完善

目前实行门诊住院次均费用零增长指标和百元以上耗材控制指标，虽然此类一刀切型指标短期内能有效控制单次医疗费用增加并杜绝昂贵耗材使用，但长期来看对于医疗供需双方均有不利影响。物价上涨导致医疗费用自然增加由机构来消化，损害了机构的利益，而医生为了避免违反规定只能推诿重症或需要昂贵耗材患者，导致患者利益受损。

（五）机构运营发展面临挑战

1. 收支结构需要进一步调整完善　收入方面，门诊住院检查收入增长过快，不利于减轻患者负担，应加以控制；药品占比仍然有增加趋势，需要进一步查明收入类型，判断如何采取管理措施。支出方面，人员支出增速仍处于较低水平，不利于鼓励医务人员工作积极性。

2. 业务量增加对医院有限的人力提出了挑战　医务人员工作量显著增加，普遍反映压力较大。然而，桐乡市受编制指标限制，无法增加过多的人员，为了应对激增的工作量，医院主要通过聘用大量临时工或实习护理人员方式增加人力，虽然暂时解决了工作量激增问题，但长期看，超负荷工作及大量使用临聘人员可能带来医疗服务安全隐患。

3. 内部管理机制有待加强　经济运行机制改革需深化。医院的经济运行机制有所改变，由于基本医保仍然是机构收入的主要来源，而基本医保改革后对县级机构采取总额预付制度，以历史费用总额为参考标准，未考虑医疗费用自然增长趋势及机构发展的需要，不利于机构内部经济运行机制改革的深化。

内部收入分配机制有待改革。市人事局对于市级医疗机构工作人员和管理人员绩效工资总额进行了控制，使机构难以落实经济激励措施。

尚未完全落实内部质量控制机制。县级医院未建立完善的质量控制机制，临床路径管理制度尚未建立，不利于机构管理服务流程，改进质量。

（六）医务人员士气低落，缺乏改革参与感

由于工作负担增加过多，收入增加不明显，第一医院医护人员普遍反映压力大，情绪低落。本次医疗服务项目调价主要涉及外科手术类项目，内科医护人员无法从价格调整过程中获益，即医疗服务价格调整未补偿其药品加成取消的损失，因此影响了其对改革的参与度，抱怨较多，工作积极性不高。

（七）不同疾病患者间就医不公平性加剧

改革期间，桐乡市城乡医保和城镇职工医保患者实际补偿差异虽然显著减少，降低了不同医保制度间横向不公平性，但由于此次医疗服务价格调整主要关注外科手术类患者，造成患者群体间的横向不公平现象加剧，应引起重视。

五、政策建议

（一）继续深化县级公立医院医药价格改革

首先，在弥补15%药品加成基础上，继续扩大服务价格调整范围和调整力度，在科学测算基础上核定价格标准，并参考当前物价水平调整不合理的定价项目，力争服务价格既能反映技术创新水平，又能体现医务人员劳动价值。应尽快调整检查收费，将更多内科服务项目纳入价格调整范畴，并进一步提高护理和手术费标准，以引导医院和医务人员逐步规范行为，注重服务的内涵和质量。

同时，建立医药服务价格动态调整机制，对药品加成进行动态分析测算，结合有关医疗服务价格指数，动态调整有关服务的价格。

最后，完善医药价格体系。建立药品价格追踪体系，全程控制药品价格；建立医疗服务价格体系，加快对接2012年新版《国家医疗服务价格项目规范》，利用人时、技术难度和风险等要素精确设定服务价格，以体现医务人员劳务价值。

（二）加强配套措施改革，促进机构建立合理的补偿机制

应建立医药、医保、医疗三医联动机制，落实各项改革措施的配套性，才能真正实现县级公立医院综合改革的预期结果。因此建议落实以下措施：

首先，应加大财政补偿力度，并建立透明化、标准化、常规化的补偿机制，使县级公立医院打消运营发展顾虑，转变资源密集型的粗放型发展模式为注重服务内容和质量的精细化发展模式上。

其次，需深化支付方式改革，探索建立多种支付方式混合的支付制度（如按病种和按项目支付结合），建议按病种重新测算医疗机构的住院均次费用，并区分普通疾病和复杂罕见病的人头人次比，贯彻落实总额预付制度，并对合理突破总额的部分予以补偿。

另外，还应加强医疗服务监管，合理制定公立医疗医疗机构考核指标，目前急需调整过于严苛的费用控制指标。

最后，大胆创新医疗机构内部管理制度改革，改革人事收入制度，提高绩效工资比重，落实按绩效定收入制度。实行全面质量管理，控制服务和运营流程。

（三）全面深化医疗服务体系变革，为医药价格改革成功创造良好外部环境

应促进分级诊疗体系的建立，并将包括医药价格改革在内的县级公立医院综合改革措

施与分级诊疗改革措施进行有机衔接，通过差异化服务，差异化价格和差异化支付，合理分流病人，减轻县级医院医疗负荷。

针对当前县级公立医院发展面临的夹击困境，一方面要应对大城市医院对其资源和患者的虹吸，另一方面还需要扶持人才匮乏的乡镇机构，有必要建立分级诊疗体系，明确各级各类卫生机构在居民健康维护过程中的职能，建立大医院与县级机构及县级机构与基层机构间的协作关系，通过规划、资源配置、医疗技术管理和服务质量监管等政策的引导，并综合利用价格、支付、收入分配机制等多种经济杠杆，引导机构明确定位，树立科学发展观，将谋求经济利益。并重视与基层机构的对接合作，将老年病、慢性病门诊患者及康复期患者尽量下沉在基层治疗。

（四）及时关注医患诉求，加强政策宣传

改革过程中需及时收集医务人员及患者对于改革的诉求与意见，并给予解答或纳入政策制定中，并加强对医务人员及患者的政策宣传，以争取其对改革的认同。

参考文献

1. 2012年桐乡市国民经济和社会发展统计公报．桐乡市统计信息网．
2. 施能进，陈志良．桐乡市新型农村合作医疗制度存在的问题及对策．现代医药卫生，2012，28(6)：952-953.
3. 桐乡市人民政府．桐乡市人民政府关于卫生体制改革的实施意见．桐政发〔2005〕15号．http://wenku.baidu.com/link?url=3S-uYHji-ZRVUeFy5OkTXs3mfDSwrKCO_-KbFoWR1qMg1Mqugz_-fmnncEDzATuVnGs6HimpHL1TFvtaH5VwSfC2hMEPWY2fgXKkW8eThfq.

建立完善全国康复医疗服务体系末期评估报告

国家卫生计生委卫生发展研究中心

第一部分　评 估 报 告

一、评估背景

（一）康复及康复医疗基本内涵

目前全球有超过10亿的残疾失能者，约占世界总人口数的15%，给社会和家庭带来沉重负担。根据世界卫生组织（WHO）定义，残疾或失能（disability）包括损伤、活动受限以及参与限制，是疾病和环境因素与个人因素相互作用所产生的消极结果，不仅是健康问题，还是复杂的社会问题[1-2]。

大量研究证明：通过提供综合性康复服务，可改善残障者生活质量，恢复其身心功能，并有助于他们重返社会。综合性康复服务分为医学康复、职业康复、教育康复和社会康复等四个领域[3]。

康复医学是指运用康复的手段，以恢复或提高患者身体和心理的功能、以及在必要时候身体某方面的代偿能力为目的，从而达到生活自立，提高生活质量的一种医学过程；职业康复指为残疾人提供职业指导、康复训练等服务，使残疾人可以获得与身体能力相适应的就业机会，或可以尽早恢复工作能力重返工作岗位的一组职业康复训练计划过程；教育康复指针对残障儿童制定特殊教育课程，并采取心理、语言等康复措施提高其教育水平的过程。社会康复是以提高社会生活能力为目的的康复过程。

对康复领域内涵的把握和理解，有助于建立完善我国康复医疗服务体系，并为探索适宜我国社会经济形式下的综合康复体系发展提供理论基础。

康复服务一般发生在医院、家庭和社区等场所。WHO认为，作为一体化医疗卫生服务不可分割的部分，康复服务不仅应在医疗机构提供，更应依托社区机构和家庭协助残障者获得完整连续的康复服务。医疗机构是康复服务提供的起点，承载着提供专业化康复医疗服务的任务，而家庭和社区机构则为残障人士提供支持性服务，在康复体系中发挥着重要作用[4]。

康复医疗服务指在医疗机构内提供的康复服务，一般通过组建多学科医务人员团队提供临床康复诊治服务，以减少疾病或外伤对机体活动能力及认知能力的损伤，协助患者恢复自理能力和日常活动能力。康复医疗服务往往围绕疾病急性期、稳定期和恢复期开展多种治疗服务。WHO将康复医学与预防医学、保健医学和临床医学并列作为现代医学四大支柱[5]，凸显其在当代卫生服务体系中的重要位置。

各国对于康复医疗服务内涵的界定略有不同，这取决于各国的福利水平、卫生体制和康复医学科发展水平等因素。例如，澳大利亚老兵事务部认为康复医疗包括诊治服务、手术介入、理疗和疼痛管理；美国纽约康复医疗机构主要提供物理治疗、作业治疗、言语治疗和心理咨询等服务，而我国在上述服务基础上还增加了中医药传统康复的项目。

康复医疗服务的提供不仅要有专门的场所、经费、专业人员和设备设施等，还需要获得立法保障、管理政策的配套和其他体制机制的支持，从而形成了一个组织和提供康复医疗服务的系统，即康复医疗服务体系。

1958 年、1967 年和 1981 年 WHO 康复医疗专家委员会分别公布了三个技术报告，为指导康复医学发展和康复医疗服务体系建设提供了技术支持。1981 年的 WHO 技术报告里提到，疾病已由“病因 - 病理 - 表象”传统模式转变为“疾病 - 损伤 - 失能 - 残疾”模式。这种新的疾病模式认为，康复医疗服务体系不仅仅包括医院提供的诊疗服务，还应包括失能的预防服务、社区康复服务和社会参与支持等内容，由此拓宽了康复医疗服务体系内涵和外延。

康复医疗服务体系的构建也因各国福利水平、人口学特征、卫生体制和康复医学科发展水平不同而表现出明显的差异，普遍将康复医疗与康复服务体系紧密结合甚至融合一体乃大势所趋。很多国家甚至进一步按人群需求划分康复医疗服务体系，将儿童和老人康复服务从普通医疗康复体系中剥离出来（尤其是儿童康复服务），由专门的康复机构提供。

康复医疗服务的效果一般由治疗前后功能改善情况来反映，一些主要的功能包括日常活动能力（ADLs）、运动步态、平衡、认知、疼痛等，由各类不同量表测量相关内容。2000 年以后世界卫生组织提出了《国际功能、失能和健康状况分类》（ICF），试图将运动、认知和生活质量等内容整合为一个表，便于各国统一使用。

住院康复医疗服务的强度一般要求达到每周五天、每天三小时，同时，除了医疗服务本身的质量和强度，康复治疗效果还受到其他一些患者个体因素影响，包括患者的积极主动性、患者和治疗师的配合程度、患者及其家属的预期值和主观感受等。因此国外往往很重视患者及家属或其他陪护人员的教育，以促进患者更好地接受康复治疗并从中获益。

（二）康复医疗服务体系建设主要模式

从 20 世纪 50 年代起，康复医学在很多欧美国家蓬勃发展，期间历经变化，各国逐步形成各自的服务体系。总体看国际上康复体系建设框架可分为三种主要的模式，即：①围绕临床医疗组建康复体系的模式；②以社会公共服务体系为依托提供康复服务的模式；③以社区为主发展康复的模式。

1. 围绕临床服务组建康复体系的模式　美国、加拿大、澳大利亚等国家医疗服务体系的组织是将疾病急慢性期分阶段治疗的模式，这样的医疗服务体系组织模式对于康复医疗服务体系有深远的影响。

以美国为例，疾病过程在美国被分为急性期和急性后期两个阶段。主要的医疗机构分类也围绕疾病治疗分期展开。短期急性期医院（acute-care hospital）负责疾病急性期治疗，患者在这一类机构住院治疗很短的时间（最长 7 天），然后进入急性后期医疗机构（post acute facilities），接受长期住院治疗。这类急性后期医疗机构包括长期急性期医院（long-term acute-care hospital）（一般住院时间为 14～21 天）、住院康复机构（in-patient rehabilitation facility）（一般住院时间为 3～6 个月）、专业护理机构（skilled nursing facility）和家庭健康照顾机构（home health agency）[6]。

美国的康复医疗服务体系采取的是从急性病医院到专业康复机构再到家庭的模式。急性期住院康复服务主要由急性病医院康复医学科或康复专科医院（IRF）提供，疾病稳定期住院康复治疗主要由专业护理机构（SNF）提供（平均住院时间为33天），到恢复期多数患者都能回家，一些进入家庭健康照顾机构，只有少数需转到专业护理机构（SNF）的长期照护病房。另外，一些临床专科组也提供一定的康复服务，如脑外伤单元或心脏病单元等。

美国短期急性期医院相当于我国的三级医院，而长期急性期医院相当于三级医院康复科，住院康复机构相当于我国现有的康复专科医院和二级医院康复科，专业护理机构相当于我国具备医疗养护功能的老年护理院，同时承担疾病稳定期康复的住院治疗。

患者大部分甚至全部的康复治疗费用都可以获得老年人医疗保障（Medicare）、残疾及低收入人员医疗救助（Medicaid）和商业医疗保险的报销。这些保险都有较严格的支付政策要求和标准，例如Medicare要求患者在进入专业护理机构前一个月内因为康复相关疾病住过院（至少3天），还规定必须每周对患者进行功能评定，根据功能改善情况支付医疗费用[7]。

美国急性期医院康复科及康复专科医院走的是高度专业化发展道路，同时非常关注临床康复的功能评定，这也在很大程度上带动了体系的发展。美国专家率先提出了使用功能独立性评定（FIM）的方法。在美国，“功能改善的量”用FIM评分来测定，平均每个住院日功能改善超过1.8分，医保将支付医院1千美元/床日，如达不到这个功能改善评分值，医疗保险就拒绝支付。美国医保支付采用下列公式：

$$\text{住院天数} \times \frac{\text{功能改善程度（量化分值）}}{\text{住院的花费}}$$

在这种按绩效支付的支付方式约束下，为赢得更好的效益，急性期医院每个医生、护士也尽可能地缩短住院日、减少住院花费并最大限度地增加功能改善的积分。在固定医疗保险的支付体系中，只要达到功能改善的积分要求，患者花的钱越少，医护人员得到的钱就越多。这种支付体系从1983年开始在美国实施，在一定程度上，用经济杠杆实现了提高康复医疗效率的目的，并促进了机构间转诊的发生。利用功能评定，美国制度化地将病人从急性期到稳定期及恢复期转移，实现病人急性康复到护理及老年护养的有机联动。同时按功能评定（绩效）的支付方式，实现了医疗保障的分级分阶段，确保病人在不同级机构和不同身体功能状态下，顺利转入转出，从而促进公用医疗资金的科学使用。

鉴于保险机构对于康复治疗功能改善效果的关注，美国的各级住院康复机构非常重视临床康复评定，根据病情选择有康复价值的患者，一般在入院后两天内对患者进行评估，预估潜在功能改善分值，为后续治疗提供设定目标。潜在功能改善只能针对患者本次住院疾病，不能包括其已有的慢性病。医护人员在康复过程中会不断监测患者功能改善，在治疗效果消失后第一时间中止康复治疗。很多接受康复治疗的患者出院后会到社区机构接受门诊治疗，或在家开展康复治疗。美国康复医疗服务体系中最特别的无疑是专业护理机构。2011年美国有近1.6万家专业护理机构，其中68%为盈利性的，25%为非盈利的，还有6%是政府办的。这些机构一共容纳了130万65岁及以上患者，平均住院时间为386天，床位使用率达87%。除了老年病护理服务，这些专业护理机构同时还为其他一些患者提供疾病稳定期住院康复服务[8]。

美国的康复医疗服务体系组建围绕着临床诊治工作开展，同时走康复专业化发展道路，以康复医学科发展带动康复医疗体系的建立，同时强调功能改善效果，以此为抓手确定医保支付方式，从而撬动了服务质量为导向的康复医疗服务提供。这个模式的优点在于：

①在卫生部门统一协调和组织下，依托急性和急性后期分段组织的临床服务体系，康复医疗服务和养老护理及社区居家康复形成一体化联网；②建立按功能改善评分支付的医保支付政策和相关管理措施，激励和引导康复医疗服务供方关注服务效率和质量，较好地提高了康复医疗资源使用效率，并形成了分阶段、分层次的康复体系。同时，一些研究认为这种模式也有其缺点，具体包括：①以医学康复为核心的康复体系，对社会经济等因素考虑不足，和其他公共服务（尤其针对残疾人的设施与服务）衔接不足；②由于主要依赖医保资金，不能有效整合其他社会资源，一定程度上使患者和残疾人（尤其那些未享受医保的人群）承受着较重负担。

2. 以社会服务网络为依托提供康复服务的模式　欧洲大多数国家以社会大康复为理念，由政府部门牵头建立综合性社会服务网络，在这个服务网络下，康复医疗服务体系是其中一个重要组成部分，瑞典是这种模式的典型代表。

1977年瑞典公布了《工作环境法案》，规定单位有责任向职工提供康复服务。以工伤康复为轴心，瑞典建立了社会康复体系，包括康复医疗、社会康复、职业康复和工伤康复四个部分。在立法保障下，四部分由各级政府部门承担组织和管理任务。1982年出台了《健康与医疗服务法案》，规定各省政府负责组织公共卫生服务，其中包括医疗康复服务，旨在尽快恢复患者的功能。根据1980年建立的《社会服务法案》，社会康复服务的组织和管理主要由市级政府承担，其终极目标是确保人人享有康复服务，并通过康复积极参与社会生活。职业康复由劳动部门负责，主要通过职业培训恢复雇员适应劳动市场的就业要求。而工伤康复则由雇主和相关社保部门负责，帮助雇员早日恢复工作能力和谋生能力。

在瑞典，雇主仅负责患者前两周的康复治疗费用，剩余费用由社会保障部门承担。

从20世纪90年代起，瑞典政府开始制订各类政策和措施，鼓励不同康复服务组织者和提供者之间建立协作关系。2004年政府印发了《康复服务经费整合法案》，正式以立法形式确保各类康复服务资源得以整合。法案规定：卫生部门、社会保障部门、劳动部门等各类承担康复服务组织和管理的部门应联合起来，以市级政府为依托形成协作委员会（CAS），统一调配康复资源，制定康复服务预算，根据各类康复人群的需求，提供急慢性疾病康复医疗、残疾人康复和工伤康复等服务。协作委员会一般包含一个决策董事会和一个协调员，主要负责预算制定和资源的规划使用管理[9]。

瑞典政府2008年又对工伤康复政策进行修订，提出了康复期限要求，分为3个月，6个月和6个月以上三个阶段，这对于建立一体化康复服务提出了进一步要求，推动了不同部门间在康复体系建设方面的合作。

瑞典医疗服务通常以郡为单位来组织提供，因此康复医疗服务也不例外。各郡的初级医疗保健机构负责失能和残疾预防工作，以及门诊康复医疗服务。住院康复治疗主要由郡医院和地区医院提供，郡医院相当于中国城市二级医院，区域医院相当于省级医院。瑞典一共有80多家郡医院，是康复医疗服务的主力军，区域医院康复医学科专家更多一些，通常会分为专业组和亚专业组。

儿童康复服务也由郡政府组织提供，不仅包括临床诊疗服务，还包括理疗、作业疗法、言语治疗等内容。每个郡还建立了视觉和听力服务中心，给儿童和成人提供视力、听力等方面的咨询服务，以及理疗、矫形、肢具等服务。

瑞典政府同时还出台了教育、交通、文化等政策，以配合社会大康复体系的建立，为失能者和残疾人提供完善的社会服务。为了确保残疾人真正享受公平的社会经济地位，政府出台了系列法律，并建立了失能养老金和残疾人补贴制度[10]。

以瑞典为代表的欧洲高福利国家康复医疗服务体系组织管理模式可以简单归纳为：①从人人公平享有社会服务角度出发，建立社会大康复概念，将康复医疗服务体系作为社会康复体系的一个重要组成部分；②着力整合各类康复资源，利用经济纽带链接各部门和机构，促进了社会大康复体系的建立；③社会保障、卫生、劳动等部门在统一立法框架下建立康复工作协作机制，以促进工作和社会生活参与度为最终目标，提高康复资源使用效率。

这种模式的优点是康复医疗服务体系与其他康复服务之间有较强的关联性，能更好地考虑患者的社会经济等因素，使其享受连续的康复服务，最终提高其工作生活的参与能力。也有研究提出来，这样的康复医疗服务体系不利于康复医学科的专业化发展，康复医疗服务提供效率并不高。

3．社区康复模式　1981年WHO报告显示，发展中国家失能者中仅有1%～2%的人获得了所需的康复服务，康复服务的覆盖面仍然较窄。于是1978年国际初级卫生保健大会及阿拉木图宣言之后，WHO一直提倡发展中国家将社区康复（Community-based rehabilitation，CBR）作为一种策略，为残疾人提供基本康复服务。过去30年中，社区为主的康复服务组织模式在发展中国家得以广泛推广，成为康复资源有限情况下康复服务组织和管理的经典模式。

1994年国际劳工组织、联合国教科文组织以及世界卫生组织共同制定了《社区康复联合意见书》，后期不断修订，于2010年出版，成为指导各国社区康复工作的指南。

根据社区康复理念，整个康复服务包括健康促进、预防、医疗保健、辅助器具等四个连续的、相辅相成的方面。

健康促进的目的是增加对健康和健康决定因素的控制。一系列的策略和方法都是直接为增强个体的技能和改变社会、经济和环境的因素，以减少这些因素对健康的影响。

预防与健康促进的关系非常密切，疾病的预防（例如：患病、失调、损伤）涉及初级预防（避免发生）、二级预防（早期发现和早期治疗）和三级预防（康复）措施。这里所强调的主要是初级预防。

医疗保健主要包括对疾病及残疾的早期发现、检查和治疗。目的是治愈或限制它们对个体的影响。医疗服务可以在医疗卫生系统的初级、二级或三级水平进行。

辅助器具是利用一个经过设计、制作或改良的器具，用以帮助人们去完成某一特定的活动。许多残疾人得益于一个或多个辅助器具的使用。

在社区康复模式下，医疗机构和其他机构共同围绕致残性疾病的预防和治疗开展工作，提供相应的康复服务。康复医疗服务虽然是社区康复的重要组成部分，但这个模式强调社会相关因素对于康复的影响，更注重医疗机构和其他社会康复机构在社区层面的衔接。

在许多国家，如阿根廷、印度尼西亚、蒙古和越南，社区康复项目直接与医疗卫生系统连接，由医疗卫生部门管理并通过他们的初级医疗保健架构进行实施。

另有一些国家，将社区康复工作交给社会福利部门负责，这往往需要与初级医疗保健机构对接，在对接过程中会产生一些问题，影响社区康复的效果。

社区康复为主的模式主要有以下特点：①依托基本医疗卫生服务体系，倡导建立健康促进、预防、疾病诊治和康复及社会支持性服务一体化的医疗体系；②强调发挥社区机构的核心联系作用，围绕健康社会影响因素改善健康，预防残疾；③不单一强调康复服务本身，还将康复作为疾病诊治和社区支持性服务不可分割的内容，融入一体化服务体系建设。

我国很早就有关于以社区为基础建立康复医疗体系的讨论，一些学者认为，目前康复医疗资源短缺，集中在大医院康复科，难以满足我国众多康复患者和失能者的需求，建议大力开展社区康复医疗服务，加强预防和健康教育[11]。然而我国社区机构康复能力较弱，很多工作围绕残疾康复开展，对于疾病恢复期康复关注较少，使一些本应享受社区康复服务的人群无法获得相应的服务。同时，由于残联的社区康复工作与二三级康复医疗服务缺乏有效衔接机制，造成社区康复工作无法真正与康复医疗服务体系建立一体化联系。

（三）我国现阶段建立完善康复医疗服务体系要求

按现行残疾标准测算，我国有8500多万残疾人，其中90%有康复需求，而得到康复服务的残疾人仅1000多万[12]。同时，我国有慢性病患者2.7亿，有迫切康复医疗服务需求的人数达1.3亿[13-14]。

随着人口老龄化态势日益严峻，我国60岁以上的老人已超过1.26亿，并以每年3%的速度增长，据WHO预测，到2020年我国老年人口将达到2.5亿以上。有关资料表明，老年病患者中约有50%需要康复医疗服务。

此外，由于疾病谱的变化，老慢残病更加突出，其中功能障碍者为数不少。随着老龄化社会的提前到来，心脑血管疾病发病率不断上升。但科技发展和医学进步使脑卒中等心脑血管病存活率大大提高，据研究70%～80%的脑卒中存活者均有不同程度的功能障碍（例如运动、感觉、言语、吞咽、认知障碍等），给社会和家庭造成沉重负担。

随着保障水平的提高，居民康复医疗需求逐步增加。在对北京以外地区180名脑血管意外病人调查显示，希望得到上门服务的人占71.71%，希望社区提供康复训练的占34.21%，希望得到心理咨询的占18.24%[15]。

现代康复医学于80年代初在我国建立，但发展落后，属于临床边缘学科，未引起足够的重视。对于康复医学的内涵，国内学界一直在摸索，从最初以传统中医和理疗为主，到发展疗养康复医学，到目前逐步向国际康复医学概念靠拢，道路十分曲折。2008年汶川地震中康复医学在帮助灾区人民恢复身体和心理功能方面发挥了较大作用，地震后卫生部门连续发布的7个与地震相关的文件均涉及康复医疗工作，为振兴康复医学提供了政策保障。

2009年全国康复医学资源调查结果显示，我国有3288家综合医院设置康复医学科，各类康复医院338所，共有康复床位52 047张。康复医学专业技术人员39 833人，其中康复医师15 949人（执业范围为康复医学者6135，占38.46%），康复治疗师13 747人，康复护士10 137人。根据《综合医院康复医学科建设与管理指南》配置要求，我国目前至少存在1.5万名康复医师和2.8万名康复治疗师的人力缺口。

数据显示，我国康复医学专业队伍存在学历和职称较低的问题。仅有约50%的康复医师、34%康复治疗师和30%康复护士取得中级以上职称，有50%的康复医师、33%康复治疗师和将近15%的康复护士取得本科以上学历。

总体看，康复医疗资源严重不足，在城乡和地区间分布不均，优质资源主要集中在大城市的大型医疗机构中，中小城市以及基层医疗机构的康复医疗服务能力十分薄弱，供需矛盾十分突出。

首先，我国三级医院、二级医院/康复专科医院、社区卫生服务中心一体化的三级康复服务网络建设尚不完善，各种原因导致大量患者堆积在治疗水平较高的三级医院和二级医院，不愿意转入一级医疗机构接受治疗。综合医院康复医学科、康复医院和社区康复服务机构间的双向转诊机制尚未形成。

同时，临床康复医疗服务能力与患者的需求仍存在差距，主要表现在临床康复医疗服务多以慢性疾病恢复期治疗为主，有20%的省级综合医院康复医学科、30%的市级综合医院康复医学科以及56%的市级以下康复医学科不具备早期康复介入的能力。

其次，康复医疗服务局限在医院，未能向家庭、社区和全社会拓展。

由于缺乏科学管理的康复医疗服务模式，导致患者不能获得及时、价廉和优质的康复医疗服务[16]。为满足人民群众日益增长的康复医疗需求，中央政府从2009年开始将康复医疗服务体系发展列入国家医药卫生改革工作内容，并在“十二五”卫生发展规划中进一步明确了康复医疗服务体系建设的要求，为各地卫生行政部门提供了思路和抓手。

同时，中央卫生行政部门联合残联等部门2011年底在14个省46个城市（城区）启动了全国建立完善康复医疗服务体系的试点工作，以期为下一步政策调整提供依据。

2012年初国家卫生计生委印发了《“十二五”时期康复医疗工作指导意见》，提出初步建立分层级、分阶段的康复医疗服务体系，逐步实现患者在综合医院与康复医院、基层医疗卫生机构间的分级医疗、双向转诊。该政策对康复医疗体系建设提出了具体要求，包括：①提高康复医疗机构建设和管理水平；②加强康复专业人员队伍建设；③提高康复医疗服务能力；④初步建立分层级、分阶段的康复医疗服务体系；⑤统筹规划、合理利用各类康复医疗资源。这个文件为“十二五”期间康复医疗服务体系发展提供了基本蓝图，从政策上指引了各地体系建设工作。

2013年初，残联和国家卫生计生委联合印发了《关于共同推动残疾人康复机构与医疗机构加强合作的通知》（残联厅发〔2013〕1号），要求促进残联机构和医疗机构的合作，促进残联康复服务体系和康复医疗服务体系的融合，并联合推动康复医疗服务体系试点工作的开展。

图1显示了我国目前康复医疗服务体系基本框架。临床康复、工伤康复、慢性病/老年病康复和残疾康复构成了大康复体系，其中依托医疗机构建立的临床康复体系是大康复体系的主体，围绕临床康复，针对工伤、慢性病、老年病及残疾人等各类有康复需求的患者，建立了不同的服务体系，这些体系主干部分有重合，即均以社区家庭为依托组织残障的预防服务，以三级医疗服务体系为载体组织和提供残障的诊治和康复服务。

在上述体系建设背景下，全国14个省46个城市（具体名单见附件1）启动了建立完善康复医疗服务体系试点工作，探索如何通过政策引导和机制的建设，推动各类医疗机构的分工定位，加强机构间合作联系，并促进临床康复医疗体系与其他康复体系间的协调配合，从而提高区域康复资源的使用效率，降低康复患者经济负担，最终改善患者功能和生活质量。

二、评估设计

为总结经验，发现问题，提供决策依据，国家卫生计生委启动了试点评估工作，通过收集各地试点数据和信息，开展点面结合的试点评估，对康复医疗服务体系的结构、实施过程和运行效果进行分析，寻找影响因素和作用机制，以查找影响体系运行的主要障碍，拟定解决问题的政策措施，摸索出建立完善康复医疗体系的有效模式。

（一）评估问题

1. 康复医疗服务体系建设工作是否与当地医药卫生体制改革统筹兼顾，在当地公立医院改革中所处地位如何？

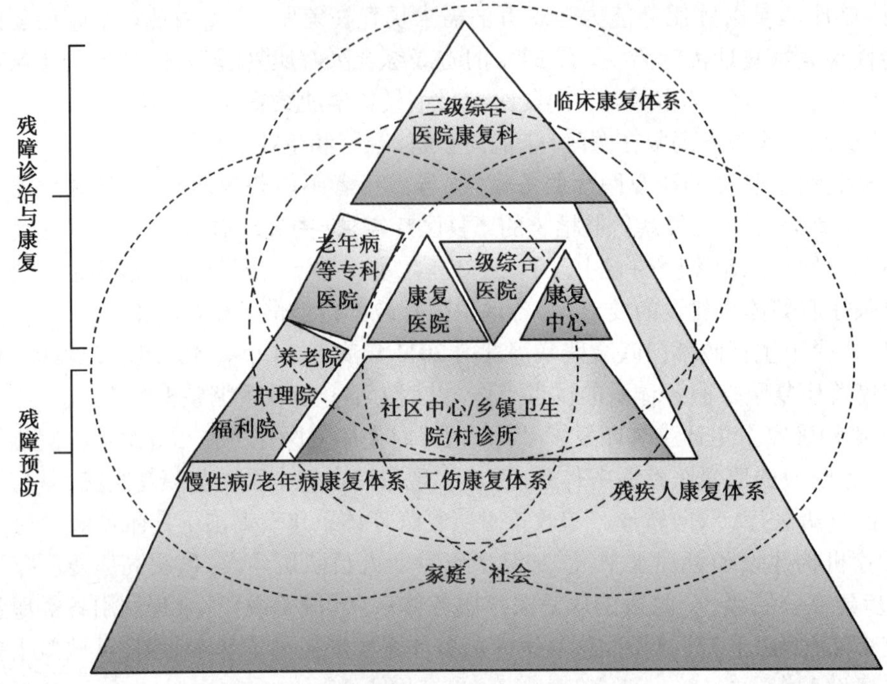

图1 我国康复医疗服务体系建设基本构架

2. 康复医疗服务体系建设过程中是否整合区域内卫生资源，并纳入区域卫生规划？

3. 康复医疗服务体系建设是否如期启动并按计划实施？实施的关键环节有哪些？

4. 康复医疗服务体系建设是否实现预期目标？具体包括：是否避免患者伤残发生或减低伤残程度？是否提高患者生活质量？政策、技术、管理、运行方面的作用机制有哪些？各项工作措施的效果如何？

5. 康复医疗服务体系运转是否可持续？是否具有成本效益？

6. 康复医疗服务体系建设是否提高医疗资源整体使用效率？是否提高了机构（尤其是大医院）运营效率？

（二）评估方法

康复试点评估主要采取面上评估和点上评估两部分。面上评估采取过程评估方法，定期监测试点地区康复体系建设进展情况，通过定期数据上报、问卷调查和定性访谈方法收集数据，并根据数据分析试点总体进展、成效和问题；点上评估主要采用结果评价方法，应用干预前后同期对照设计，从政府角度分析体系建设项目的成本和收益及对区域医疗资源效率的影响，并分析相关技术、管理、体制机制和政策环节与要素，是提炼试点经验的基础，可为下一步工作的部署提供决策依据。

（三）数据来源

1. 面上数据来源 评估组在2012年初和2013年初分别进行了两次面上数据收集，对纳入试点的14省46个城市（城区）卫生行政部门和各级医疗机构进行了问卷调查，分别收集了各省市康复医疗服务相关政策制定实施情况，各试点医疗机构康复医学科能力建设及基本配置情况、经济运营情况、康复医疗服务情况及康复医疗服务体系建设结果指标等。期间还走访了10个试点省，通过对相关部门代表、试点医疗机构人员等进行访谈，在文件梳理和定性与定量数据分析基础上完成了试点工作面上评估。

2. 点上数据来源　从试点省份中选取东中西地区试点工作开展相对较早、体系粗具雏形、有一定创新意识的地区作为重点评估对象，包括上海市、北京市、黑龙江省哈尔滨市、山东省淄博市、湖南省长沙市、云南省昆明市和新疆维吾尔自治区乌鲁木齐市等7个城市(表1)。各地选择1家承担区域体系建设总技术协调的三级试点机构作为核心评估对象，并选取1家与其建立转诊联系的二级或一级对口医院，同时采取当地卫生行政部门推荐的办法，选择市域内三级康复医疗机构及与其合作的二级或一级机构各1家作为对照机构。总共选择了27家主要评估机构。其中，三级综合医院14家，二级综合医院5家，一级机构2家，康复专科医院6家，民营医院3家(表1)。

表1　试点及对照机构纳入情况

地区	试点机构			对照机构		
	名称	等级	类别	名称	等级	类别
上海市	华山医院	三甲	综合	东方医院	三甲	综合
	永和分院	二乙	康复专科	养志康复医院*	未评审	康复专科
北京市	北京朝阳医院	三甲	综合	北京安贞医院	三甲	综合
	北京英智康复医院*	未评审	康复专科	北京朝阳中医院	二级	综合
哈尔滨市	哈医大一附院	三甲	综合	哈尔滨第二医院	三丙	综合
	黑龙江省海员医院	二乙	综合	哈工大医院	二乙	综合
	哈尔滨南岗区芦家社区卫生服务中心	一级	综合			
淄博市	淄博第一医院	三乙	综合	淄博中心医院	三甲	综合
	源泉中心卫生院	一甲	综合	张店中医院	二甲	综合
长沙市	湘雅医院	三甲	综合	长沙第一医院	三甲	综合
	湘雅博爱康复医院*	三级	康复专科			
昆明市	昆明医大附二院	三甲	综合	云南省第三医院	三乙	综合
	昆明广福医院*	二甲	康复专科			
乌鲁木齐市	自治区人民医院	三甲	综合	新疆大学一附院	三甲	综合
	米东分院	二甲	综合	温泉康复医院	二级	康复专科

备注：“*”代表私营性质机构

选择发病率和患病率较高、住院康复服务需求较大的脑梗死神经康复患者作为追踪对象，每家机构选取至少100例脑梗住院康复患者，追踪其转诊流向、康复治疗费用及日常活动能力(ADL)评定改善分值，选择30例在治脑梗患者进行满意度及疾病经济负担调查。

问卷调查。设计机构调查表和患者调查问卷，并分别发放了27份和780份，回收了25份机构调查表和710份患者调查问卷，回收率分别为92.59%和91.03%。

座谈与访谈。组织卫生、残联、民政、社保、定价、财政和发改等部门代表座谈的方式，了解各地试点总体进展、经验和问题，及多部门合作情况。通过对试点和对照机构调研和供方代表的访谈，了解了机构层面试点开展的现状、问题及主要意见和建议。共计访谈126人。

数据录入及分析。定量数据使用EpiData3.1软件进行了数据录入，采用SPSS18.0统计软件进行数据整理和分析，并对分析结果进行了统计学检验。定性数据结合录音和访谈记录做要点梳理，并利用主题分析法，对主要问题和建议进行了整理归类。

三、评估结果

（一）面上评估结果

面上评估结果发现，各试点省份在两年试点过程中以公立医院改革为契机，从各地实际出发探索建立分级分段康复医疗服务体系，取得了一定的成绩。各地试点工作在当地卫生主管部门及其他有关部门的政策推动下，从人员培训、体制机制建设和服务模式创新等方面，做了大量探索性工作，积累了体系建设经验，部分地区针对试点运行技术要素、管理环节和政策支持等方面问题提出了具体解决方案，为进一步扩大试点结果的应用提供了参考。

1. 加强政策推动，确保试点顺利开展　面上评估数据显示，为确保本地试点运行平稳，各省市卫生行政主管部门均将康复医疗服务体系建设纳入地方医改和卫生事业发展规划，多地联合残联、民政、人社等相关部门为康复医疗发展提供政策支持，并制定管理措施和双向转诊技术标准（表2），为试点运行提供了政策、管理和技术支持。

表2　省级政策制定实施情况（单位：%）

年份	文件制订率	卫生发展规划制定率	管理办法制定率	基本标准制定率	财政补助政策制定率	医保报销政策制定率	纳入卫生体制改革考虑率	整合机制建立率	医疗服务功能定位制定率	双向转诊制度制定率
2011年	83.3	33.3	33.3	50.0	16.7	16.7	100.0	83.3	50.0	83.3
2012年	100.0	54.6	54.6	54.6	27.3	63.6	100.0	90.9	81.8	90.9

一些主要政策措施的制定和实施，极大地推动了试点工作的开展，为康复医学科发展指引了方向，并为体系建设提供了技术、管理和体制机制保障。主要政策、机制和措施具体包括：完善康复医疗资源规划和配置的政策措施、加强康复医疗质量控制的政策和机制、引导二级医院转型的政策和措施、鼓励和监管民营资本办康复的政策、支持社区康复发展的政策和措施，以及加强医、养、康、护等服务结合的政策和措施。

2. 明确机构定位，扩大试点规模　试点省市认真进行体系设计，明确各级各类康复医疗机构的功能定位，并与残联、人社和民政等部门积极开展合作，通过政策引导，推动公立医院和民营资本积极发展康复医疗。

从体系建设总体模式上看，试点机构数增加速度较快，由2011年的252家增加到2012年379家，其中，增幅最大的是一级医疗机构，即社区卫生服务中心和乡镇卫生院（增长了2.1倍），显示出多数试点地区已认识到其在三级康复医疗服务体系中作为服务网底的重要作用。

非公立医疗服务机构（主要是私营机构）也积极参与了体系试点工作。通过分析试点机构经营类型发现，国有机构所占比例最大（81.43%），其余依次为集体（9.55%）、私营（5.84%）、其他（2.92%）和联营（0.27%）机构。一级机构中非公立机构所占比例较大（11.49%），二、三级机构中的非公立机构比例依次降低，分别为9.66%和3.57%。

各试点省市已初步形成以二、三级综合医院为服务主力军、三级综合医院康复科和康复专科医院为技术支撑，一级医疗机构为依托的三级康复医疗服务体系格局（表3，表4）。

表 3　康复试点医疗机构数变化情况

试点医疗机构性质	试点医疗机构数（个）		绝对增量（个）	环比发展速度
	2011 年	2012 年		
一级	43	135	92	310%
二级	95	107	12	110%
三级	48	75	27	160%
专科医院	13	24	11	180%
其他	53	38	−15	70%
总体水平	252	379	127	150%

表 4　各省试点机构数量变化

区域范围	康复医疗机构数量			
	2011 年	2012 年	绝对增量	增长速度
山东省	97	139	42	40%
广东省	30	8	−22	−70%
湖南省	28	34	6	20%
河南省	17	60	43	250%
云南省	15	14	−1	−10%
上海市	13	36	23	180%
福建省	11	7	−4	−40%
江西省	10	23	13	130%
四川省	9	9	0	0%
北京市	7	8	1	10%
黑龙江省	6	9	3	50%
江苏省	4	16	12	300%
新疆	3	9	6	200%
湖北省	2	7	5	250%
总计	252	379	127	50%

3．结合各地特点，创新服务模式　试点开展过程中，一些先试先行地区还涌现了有亮点的体系建设模式，在服务模式方面做了技术、管理或政策机制层面的创新，一定程度上促进试点工作实现了预期效果。

探索各类机构分工定位，搭建网络化服务体系。多数省市体系建设从机构分工定位入手，发挥区域医疗中心技术带头作用，引导和协调区域内康复医疗机构构建网络化服务平台，使患者获得连续的康复医疗服务。

在上述模式下，上海、黑龙江和新疆等省份建立了一些创新的体制和机制，例如哈尔滨医科大学附属第一医院与黑龙江省海员总医院康复分院在契约合作基础上探索建立责权利明晰的机构间协作长效机制；上海市华山医院康复科不设住院病床，以鼓励医师和治疗师深入临床科室开展疾病急性期康复介入；新疆维吾尔自治区人民医院利用远程会诊网络，辐射带动区域康复医疗服务体系建设。

建立大康复理念，盘活区域康复资源。一些地区树立大康复理念，将康复医疗服务体系的规划嵌入社会大康复体系框架中，政策设置上关注康复医疗服务体系与残疾康复体系、工伤康复体系、老年人及慢性病康复体系，以及养老护理等服务体系的配合与衔接。

山东淄博市加强部门联动、质控、培训等政策措施的设计关注康复医疗与社会康复的衔接，通过加强康复理念的培训、宣传和推广，探索大康复体系建设。云南省昆明市整合康复医疗和残疾人康复资源，探索建立分级分段的区域康复医疗服务网络。北京市以二级医疗机构为切入点，与三级医院、社区及社区残疾人康复站积极对接，为患者提供连续性康复治疗服务。长沙市鼓励社会资本办康复，探索公私合作模式下如何有效利用残疾康复、工伤康复等资源，建立大康复模式，满足区域康复需求。

4. 加强标准化基础建设，改善机构服务绩效　面上评估显示，体系建设带动了多数试点机构基础建设，提升了机构运营绩效，改善了康复服务的质量和治疗效果（表 5、表 6、图 2、图 3）。

试点期间，各级政府加大对康复医疗机构的投入，使二、三级试点机构床位数有大幅增加，康复科室面积达标率、康复床位比合格率、康复治疗师达标率有所提高。投入的增加，提升了康复医疗服务质量。同时，三级机构康复早期介入合格率和康复护士达标率有所改善，二级机构康复早期介入合格率、康复科室面积达标率、康复床位比合格率、康复治疗师达标率有所提高，显示机构在标准化建设方面取得了一定成果。

各级各类机构康复科康复评定率均有改善，说明机构对康复的技术要求加强了，为提高康复医疗服务质量奠定了基础。同时，二、三级机构床位使用率、周转率均有明显改善，一级和三级康复机构的住院日缩短，显示出体系建设促进了服务效率的提升。

表 5　各级各类医疗机构基础设施建设情况

医疗机构	康复科平均床位数（张）		康复床 / 总床位		康复室平均面积（平方米）	
	2011 年	2012 年	2011 年	2012 年	2011 年	2012 年
一级	32.03	22.77	0.25	0.52	582.89	299.23
二级	38.90	90.06	0.12	0.81	593.92	505.04
三级	66.63	110.08	0.06	0.09	1216.75	1386.92
专科医院	158.15	343.25	0.74	4.71	5791.76	3250.00
其他	110.33	53.41	0.33	0.15	1076.18	779.40
总体水平	65.14	83.31	0.21	0.77	1109.59	791.84

注：表中数据分析为 2011 年纳入试点的 252 家医疗机构和 2012 年 379 家试点机构。

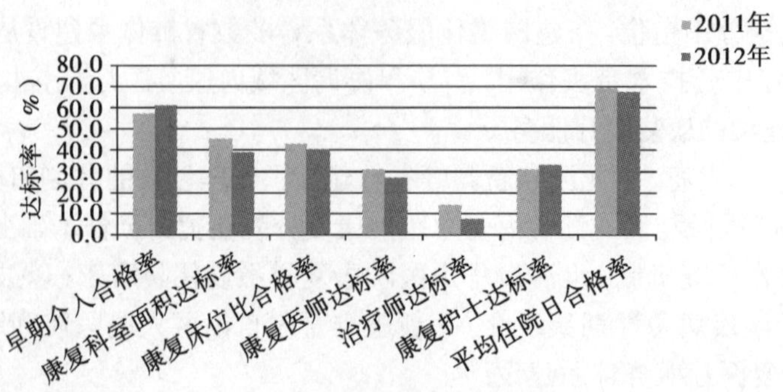

图 2　三级综合医院达标率

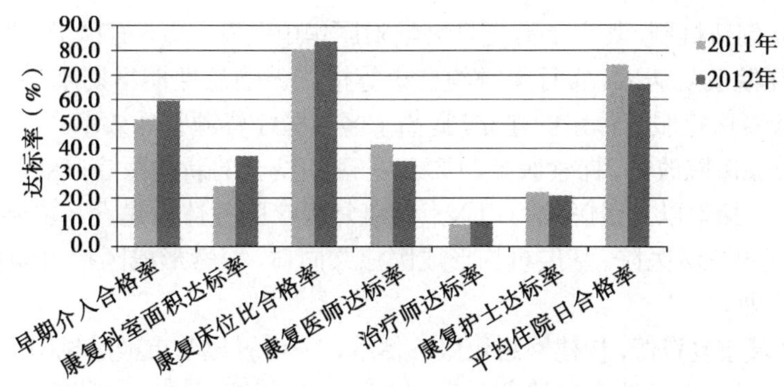

图3 二级综合医院达标率

表6 试点康复医疗机构服务绩效变化情况

医疗机构	康复治疗有效率(%)		康复床位使用率(%)		康复科床位周转率(%)		康复科住院日（天）		康复功能评定率(%)	
	2011年	2012年	2011年	2012年	2011年	2012年	2011年	2012年	2011年	2012年
一级	87.2	84.0	81.5	57.9	50.9	72.9	24.8	14.0	55.1	59.8
二级	91.9	90.7	84.8	87.4	56.2	62.0	27.2	28.5	59.7	81.9
三级	96.2	95.0	102.1	129.4	56.6	80.1	29.8	26.6	74.5	86.8
专科医院	95.6	95.1	73.5	82.0	55.5	49.5	42.7	54.4	88.5	94.5
其他	92.1	92.4	93.0	81.2	164.0	59.3	30.7	37.9	64.5	81.1
总体水平	92.2	89.7	88.6	83.9	77.5	68.3	29.0	25.8	65.0	76.7

（二）点上评估结果

1. 主要亮点模式　根据面上评估结果，选择了上海市等7个城市作为评估对象（表7）。选择的原则是，这些城市在康复医疗服务体系试点过程中取得了较快进展，并出现了一些有亮点的模式和体系建设经验。

表7 亮点模式选择

试点地区	亮点模式及特点
上海市	华山医院模式：创新机制，鼓励康复早期介入
北京市	朝阳模式：以二级康复医院为切入点，促进机构间转诊
山东	淄博模式：加强政策联动，推广大康复理念
黑龙江省	哈尔滨模式：契约基础上推进二三级机构双向转诊
湖南省	长沙模式：公私合作模式（PPP）构建区域康复医疗中心
云南省	昆明模式：整合区域康复医疗和残疾康复资源，建立区域康复医疗服务网络
新疆维吾尔自治区	乌鲁木齐模式：区域康复医疗中心带动康复医疗发展

上述7城市在康复医疗服务体系建设方面主要的模式特点总结如下：

（1）加强政策引导，鼓励机制创新。上海市卫生局会同物价、医保、财政、人保、编办等部门联合下发了《关于鼓励本市部分二级公立医疗机构功能转型的指导意见（试行）》，对发展康复医疗机构给予了政策支持，并下发了双向转诊技术标准、培训管理规范以及创建康复示范医院等文件，为各区卫生局开展相关工作提供了政策指引。在政策引导作用下，试点城区积极建立创新机制，其中上海复旦大学附属华山医院（以下简称华山医院）的康复医学科通过不设住院康复病床、实行无预约会诊等措施鼓励急性期早期康复介入，推动了本区域分级分段康复医疗服务体系的建立，提高了区域医疗资源整体效率。

（2）依托公立医院改革，探索医疗、康复、护理相结合的新型医疗产业。北京市以公立医院改革为契机，探索以二级医院为切入点的康复医疗服务体系建设。主要措施包括鼓励二级医院与区域内三级医院、基层机构形成医疗共同体，探索形成医疗、康复、护理有序衔接的新型服务产业。

（3）盘活区域康复资源，构建网络化服务体系。云南省昆明市鼓励昆明医科大学第二附属医院康复医学科作为区域康复技术龙头，与云南省残联康复中心建立了长期战略合作关系，形成了医疗联合体管理策略，同时与4～5家区域内康复专科医院或二级医院签订协议，建立帮扶及共建关系，各二级机构将与本区域4～5家社区卫生服务中心建立共建关系，通过搭建网络化服务平台，有效整合区域康复资源，为患者提供完整连续的康复医疗服务。

（4）发挥多部门联动优势，为构建大康复体系做准备。山东省淄博市发挥部门联动作用，共同进行康复医疗服务体系规划和布局设计，整合卫生、残联、民政等康复服务资源，鼓励了医疗机构开展康复医疗服务的积极性，并以加强质控、培训和督导作为体系建设的节点，确保体系良性运转。淄博市不但开展了各类康复转岗和在岗培训，加强了康复能力建设，还加强了对普通医务人员、患者及患者家属的培训，利用媒体宣传等方式增强了全社会对康复重要性的认知，以此推动了大康复体系构建。

（5）规范化建立双向转诊合作机制，稳固康复医疗体系发展。黑龙江省哈尔滨市以康复资源规划配置为抓手，合理设置区域康复资源，同时鼓励区域康复医学中心哈尔滨医科大学第一附属医院为技术龙头，辐射带动二级医院发展完善康复服务。该模式探索机构间在契约基础上建立双向转诊合作，明确转诊上下级机构间的责权利，较好地确保了医疗服务的质量和安全，保护了合作机构和医务人员利益，并使患者能够真正获得连续性康复治疗服务。

（6）鼓励引导民营康复机构发展，增强康复医疗体系服务能力。湖南省长沙市创新地探索了公立医疗机构出技术、私立医疗集团做管理、民营资本出资金举办大型三级康复医疗服务机构（湘雅博爱康复医院）的模式。通过积极争取省残联、人社和民政部门的政策支持，湘雅博爱康复医院已成为省脑瘫儿童康复基地、省新农合定点单位和长沙市工伤康复定点部门。私营资本的介入增加了康复医疗资源存量，提高了区域康复医疗服务体系的能力，可一定程度上缓解康复医疗服务供求矛盾。

（7）以康复医学科发展带动医院发展，实现医、保、患共赢。新疆维吾尔自治区人民医院改革机构内部管理机制，鼓励康复科早期介入其他科室急性期，最终实现康复科发展带动全院服务绩效和质量改善的共赢局面，同时给患者减少了治疗负担，也为医保和社会减轻了经济负担。

各亮点模式评估报告见附件1，下面将结合面上评估结果介绍各试点末期评估的总体成效和经验，以及存在的共同问题，并将针对有关问题提出总的政策建议。

2. 试点成效和经验

（1）试点干预下康复住院治疗更具成本效果：机构数据分析结果显示：在体系建设背景下，脑梗住院患者经康复急性期介入和连续的稳定期康复治疗后功能改善速度明显优于对照机构，单位效果改善所需治疗成本相对较低。

例如，北京市朝阳医院与本区英智康复医院依托体系试点工作搭建合作关系，开展康复患者早期介入和双向转诊，比较朝阳医院转入英智医院脑梗康复患者和英智其他脑梗患者的功能改善情况发现，前者日常活动能力（ADL）评分提高 24.3 分，显著高于后者（14 分），同时单位 ADL 费用比较发现试点干预患者的费用低于非试点患者，干预治疗的成本效果较明显（见表 8）。

表 8　北京英智康复医院试点与非试点患者康复效果比较

患者类别	人数	平均住院天数	日均住院费用（元 / 天）	次均费用（元 / 人）	ADL 平均提高（分）	单位 ADL 康复成本
试点患者	82	50.01	426.25	21 317.87	30.12	707.72
其他患者	140	49.88	385.87	19 246.54	23.06	834.73

注：其他患者指未经朝阳医院转诊直接在英智康复医院就诊的脑梗神经康复患者

又如，新疆乌鲁木齐市试点机构自治区人民医院积极开展急性期早期介入，同时与米东分院建立双向转诊联系，及时下转稳定期患者，其患者人均日常活动能力（ADL）评分提高 19.07 分，显著高于对照机构新医大一附院（13.28 分），单位 ADL 康复治疗成本也显著低于对照机构，说明试点干预具有成本效果。

表 9　新疆乌鲁木齐市试点机构与对照机构患者功能改善情况比较

机构类别及名称	次均康复费用（元 / 人）	日均康复费用（元 / 人）	人均 ADL 提高（分）	单位 ADL 康复成本
试点				
自治区人民医院	7788.09	335.57	19.07	1398.51
米东分院	2461	235.02	—	—
对照				
新医大一附院	5530.97	260.31	13.28	1571.81
温泉医院	15 252.79	231.52	10.41	1465.7

注：“—”代表数据不可得。

（2）科室及医院整体运行效率改善：在各地试点工作推动下，相关机构（尤其试点三级医院）结合本地康复医疗体系特点，明确分工定位，积极开展康复早期介入和双向转诊，促进了院内科室间的融合及院外各级医疗机构间的合作，甚至促进了医疗康复和社会康复资源的有效整合，从而优化了康复科和相关临床科室床位使用，缩短了平均住院日，改善了医院整体运行效率。

首先，随着医院对康复医疗服务重视和投入的增加，康复医学科效率指标及运营指标均有所改善。如以 6 家三级试点医疗机构为例（见图 4），自 2011 年项目实施以来，康复医学科住院床日呈现降低趋势，2012 年住院天数较 2011 年平均降低 6.84 天（同比降低 16.42%），而同期全国医院年均住院日降低 0.3 天（同比降低 2.91%）[17]。据试点调研结果，2012 年 4 个三级试点机构康复医学科年住院人次较 2011 年同比增长 18.36%，同期全国医院年平均入院人次同比增长 18.34%。

其次，相关临床科室与康复医学科室的有序合作，有效提高了临床科室的资源利用效率。云南省昆明医科大学第二附属医院（简称昆明附二院）自 2011 年开展康复试点以来，积极与神经外科对接开展早期介入康复治疗，显著缩短了神内科平均住院日（降低 4.41 天），提高了资源利用率（图 5）。

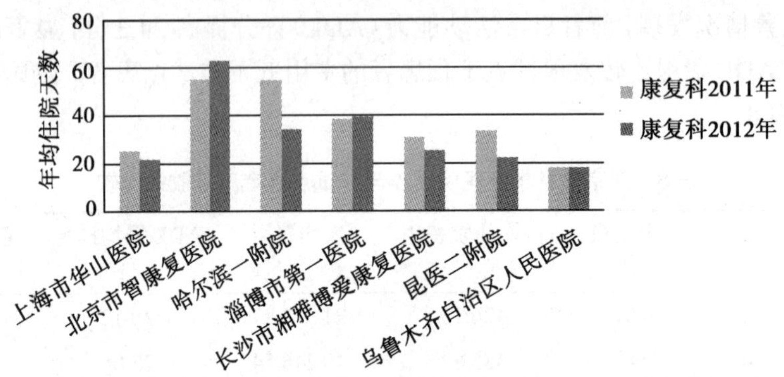

图4 全国七个试点省市试点医疗机构康复科年均住院天数变化

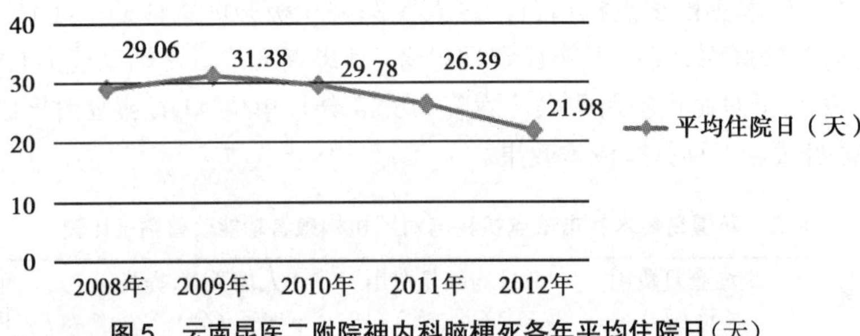

图5 云南昆医二附院神内科脑梗死各年平均住院日(天)

最后，康复科对全院业务的贡献率逐年增加，康复医疗服务体系提高了医院整体运营效率。以上海市华山医院、淄博市第一医院和新疆维吾尔自治区人民医院三家机构为例，全院业务收入中康复医学科收入占比逐渐增长(见表10)。通过试点工作三级医疗机构和二级医疗机构搭建合作关系，除了长沙市二级医疗机构，其余7家三级试点医疗机构和6家二级试点医疗机构2012年全院年均住院日较2011年分别平均缩短0.71天和1.35天，同比降低率分别为6.15%和8.31%(见表11)。

表10 试点医疗机构2011—2012年全院业务收入中康复医学科收入占比(单位:‰)

年份	上海华山医院	淄博市第一医院	新疆维吾尔自治区人民医院
2011	3.44	11.50	11.40
2012	6.90	13.51	12.63

表11 试点医疗机构全院年均住院日变化

	省份	上海市	北京市	哈尔滨市	淄博市	长沙市	昆明市	乌鲁木齐市
二级	2011年	57.46	65.00	22.32	13.70	21.00	15.00	11.36
	2012年	50.79	63.00	22.00	12.50	25.30	12.00	10.8
	住院日变化	−6.67	−2.00	−0.32	−1.20	4.30	−3.00	−0.56
三级	2011年	8.84	9.82	10.87	12.10	11.86	13.60	11.97
	2012年	8.40	9.10	10.53	11.40	11.47	12.40	10.81
	住院日变化	−0.44	−0.72	−0.34	−0.70	−0.39	−1.20	−1.16

（3）区域医疗资源使用效率提高：由于试点地区三级康复医疗机构普遍提高了医院及科室层面的运行效率，通过搭建区域康复医疗服务网络，带动了其他机构康复医疗的发展，并提高了网络机构整体运行效率，整体提高了区域医疗资源使用效率。

通过合作开展康复医疗服务，2012 年全国试点省市试点医疗机构康复年均住院日为 25.8 天，2011 年为 29.0 天，缩短 3.2 天（同比降低 11.0%），高于同期全国医院平均住院日降幅，试点工作开展对缩短试点机构平均住院日有明显促进作用。

以云南省为例，昆明医科大学附属第二医院与广福医院等二级机构对接合作，确保稳定期患者及时下转，从而使康复科住院床日显著降低（即缩短 10.9 天，同比降低 32.54%），床位使用率降低趋向合理化，每人次门诊和住院费用降低的同时，科室收入增加，表明体系建设积极促进了机构康复服务效率的提高，降低了患者、医保和社会总体经济负担，最终促进了区域康复医疗资源合理使用，提高了资源使用效率（表 12）。

表 12 昆明附二院康复科运营情况

年度	平均住院日（天）	床位使用率（%）	床位周转率（%）	次均门诊费（元）	日均住院费（元）	收支结余（万元）
2011	33.5	181.85	20.46	110	407	581.44
2012	22.1	104.41	14.72	98	533	612.56

再者，哈尔滨医科大学第一附属医院康复科在试点启动以来，与黑龙江省海员医院开展合作共建，不但带动本科室运营效率的提升（表 13），还带动了海员医院康复服务规范化发展（表 14），盘活了区域康复医疗资源，提高了资源使用效率。

表 13 哈医大一附院康复科运营情况

年度	平均住院日（天）	床位使用率（%）	床位周转率（%）	治疗有效率（%）	次均门诊费（元）	日均住院费（元）	收支结余（万元）
2011	54.74	129.16	8.09	98.50	98.50	511	356
2012	34.25	128.48	9.02	98.70	98.70	465	500

注：哈医大一附院 2011 年、2012 年全院平均住院日为 10.89 天和 10.50 天

表 14 海员医院康复分院运营情况

年度	平均住院日（天）	床位使用率（%）	治疗有效率（%）	康复评定费（元）	收入（万元）
2012	48.00	89	96.00	85	220.83*
2013*	32.30	98.50	96.80	98.17	246.41

注：1）2012 年收入数据为 2012 年 1～6 月数据；2）均使用 2013 年 1～6 月数据代表全年情况

（4）康复患者经济负担降低，满意度较高。调查结果显示：随着体系建设试点工作深入，通过提供连续、规范、优质的康复治疗服务，一定程度减轻了康复患者的疾病经济负担，提高了患者满意度。

各地均加强了质控、转诊等标准的建设，规范了供方行为，虽然短期内规范的康复治疗将增加总体治疗费用，但由于治疗效果改善速度更快，因此单位效果的成本降低了，从这个角度看社会总治疗成本将减少，患者总体支付水平将随之降低，进而减少了患者及患者家

庭经济负担。

试点数据显示，试点医疗机构药费占比得到控制，一定程度上减轻了患者疾病负担。患者入院后进行康复早期介入、物理治疗、作业治疗等多种康复治疗方法，有助于改善机体状态，一定程度上简化临床治疗，三级医疗机构和二级医疗机构分工明确，患者主要在三级机构接受急性期康复治疗，待病情稳定后转入二级机构接受时间相对较长、以非手术治疗为主的恢复期康复治疗。2012 年 7 个试点二级医疗机构康复科患者平均药费占比为 29.39%，同时期全国医疗机构平均药费占比为 41.10%[18]。以北京英智康复医院为例，2012 年患者自付费用占比为 10.65%，比 2011 年降低了 2.76%，同时药费占比下降，治疗费占比升高，显示出治疗规范程度提高（表 15）。

表 15　北京英智康复医院患者自付费用、药费及治疗费占比情况（%）

年份	患者自付占比	药费占比	治疗费占比
2011	13.41	31.08	58.61
2012	10.65	25.06	65.33

上海华山医院康复科积极开展疾病急性期早期介入，将病情稳定的脑梗患者转入永和分院，一体化康复治疗服务不仅降低了次均费用，还降低了单位功能改善的成本，对减轻患者经济负担产生积极影响（表 16）。

表 16　上海试点机构与对照机构脑梗康复住院治疗成本效果比较

机构类别及名称	次均康复费用（元/人）	日均康复费用（元/人）	人均 ADL 提高（分）	单位 ADL 康复成本
试点				
华山医院	921.14	71.52	12.09	76.19
永和分院	6501.71	165.30	9.60	677.17
对照				
东方医院	1903.75	103.46	11.02	172.79
养志康复医院	19 598.70	349.39	3.50	5593.08

试点干预下各机构改善了服务质量，患者总体满意度较高，平均水平高达 95.82%。其中对医护人员技术水平及解释交流情况满意度最高，其次是康复设施设备和转诊流程，价格和饮食满意度较低，最不满意的是报销水平（图 6）。

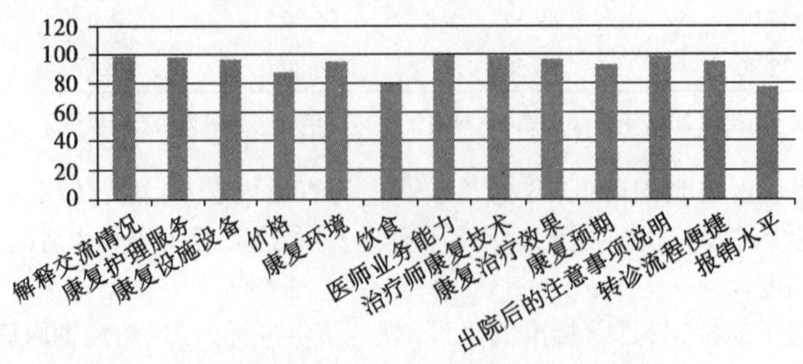

图 6　试点机构脑梗康复住院患者满意度调查结果（%）

注：分析基于 514 份患者满意度问卷。

(5) 康复医疗服务体系纳入社会大康复格局基本形成。调研结果显示：试点地区均采取卫生牵头、多部门联合的方式进行康复医疗服务体系建设总体框架设计，注重临床康复与社区慢性病康复、残疾人康复、老年人养护等领域的衔接，同时争取残联、民政、社保、发改等相关部门的政策支持、资源投入和体制机制保障。

山东省淄博市联合多部门共同进行康复医疗服务体系规划和布局设计，整合卫生、残联、民政等康复服务资源，争取社保部门优惠的补偿政策，极大地提高了医疗机构开展康复医疗服务的积极性。同时市卫生局在全市范围开展医务人员和患者及患者家属的康复知识培训，并通过媒体推广和依托医院举办多种形式宣传活动，为树立社会大康复理念奠定了基础。

北京市卫生局根据试点需求积极与财政、人社等部门进行沟通并在北京市医改领导小组的领导下开展工作，从康复诊疗标准和付费机制改革方面积极开展探索，同时注重加强与残联在社区康复培训、残疾人康复服务提供等方面合作。

上海市卫生局会同物价、医保、财政、人社、编办等部门联合下发了《关于鼓励本市部分二级公立医疗机构功能转型的指导意见(试行)》，对发展康复医疗机构给予了支付、补偿、人事等多方面政策支持，通过联合顶层设计，确保二级医院顺利转型。

(6) 政策指引、管理强化、技术保障是试点顺利实施的要素。调研发现，地方政府相关部门的政策指引是体系建设的框架基础，决定了体系发展的方向；机构管理层的管理认识代表体系建设的目标，决定了机构定位是否准确，分工是否明晰；康复机构技术能力决定了体系的基本内容，科室间和机构间合作机制和激励机制的建立则决定了体系能否顺畅运转。取得一定成果的试点模式，一般都是上述三方面要素联合作用的结果。

第一，政策层面的衔接和联合。各地康复医疗服务体系相关部门主要包括卫生、残联、社保、民政、价格、财政、人事(编办)等，其中卫生、残联、社保和民政部门分别负责了康复医疗、残疾人康复和社区慢性病康复、工伤康复和老年人养护等内容，是康复体系的主要协调机构。社保同时还负责城市地区机构的补偿和支付，定价部门(发改和价格部门)负责服务项目的定价。这些机构政策机制的衔接配合深刻影响了康复医疗服务体系的格局和发展方向。

各地卫生部门均将康复医疗服务体系建设纳入本地区“十二五”卫生发展和医改(尤其公立医院改革)的框架下，并出台了相关的医疗资源规划和管理措施，制订了质控、转诊等系列措施，明确了机构分工和职责，并加强人员培训和管理。

一些地区(如北京、上海)卫生部门联合残联、民政部门设计和实施康复医疗服务体系相关政策，为试点工作推进提供了保障；另一些地区(如云南省昆明市、山东省淄博市)残联、民政和社保等部门积极参与试点，通过建立联合措施，有效促进了资源的整合和盘活，提高了机构的运营效率，降低了康复患者的就医负担。

第二，机构管理机制的设计节点。为鼓励康复科尽早介入其他临床科室患者的急性期治疗，多数试点机构普遍采取了激励会诊的措施(如无预约会诊、双向计费或按比例奖励临床科室转介等)，这对于引导康复早期介入的开展有极大的促进作用。上海华山医院甚至采取不设康复病床的措施，鼓励全体康复科医师和治疗师深入全院各科病房，收到了良好的效果。

同时不同级别康复医疗机构之间通过托管、签订契约等方式建立合作共建关系，建立畅通的会诊转诊渠道，明确权责利的同时建立良好互信的关系。新疆维吾尔自治区人民医院、上海华山医院等均采取托管方式，与二级医院建立合作联系，在统一管理措施保障下顺利开展双向转诊联系；黑龙江海员总医院和哈医大一附院签订了合作契约，规范了技术、管理和经营等多个维度的责权利关系，较好地规范了机构间合作。

社区机构和二三级医院对接是体系建设的难点问题。北京英智医院通过自建门诊和与社区机构签协议书的方式，为出院患者提供延伸服务。

一些机构创新性地建立一些鼓励延续性服务的管理机制，如淄博市第一医院拟开展临床医师与患者签署康复知情协议书，加强医患对康复服务权益的认知；新疆维吾尔自治区人民医院建立随访呼叫中心，患者可支付 10 元 / 月订购随访服务，加强了包括康复在内临床服务的随访，对提高服务延续性有积极影响。

第三，技术能力的支撑要素。从技术环节看，体系建设较成功地区往往有具备相对较高技术水平的三级医疗机构康复科作为体系建设技术龙头（至少一家），能够及时处理疑难重症的康复需求，特别是能够对急性期患者开展早期康复介入，同时也能肩负本地区质控、人员培训及下级机构技术指导的职责，协助卫生主管部门开展相关临床管理和能力建设活动。

二级综合医院或康复专科医院需要具备接诊稳定期康复患者的技术能力，才能保证康复治疗的延续性。一级机构需要配备相应的基本设施，并加强全科医师的康复知识培训，才能其发挥社区康复的职责。

四、问题与建议

（一）亟待建立社会大康复体系规划，为康复资源整合提供立法和政策框架

多地座谈发现：多部门对于建立社会大康复格局呼声强烈，尤其残联和民政等部门，希望建立以康复医疗服务体系为主体，兼顾残疾人康复、老年人养护等服务需求的大康复模式。但由于缺乏立法和政策支持，各地不能系统有效地整合工伤、残疾、卫生和养老等资源，合理规划大康复体系，真正提高区域康复资源使用效率。

应围绕康复医疗服务，规划医疗、教育、职业和社会康复相结合的大康复体系，具体建议包括：

首先应加强立法，建立一体化法律和法规框架，整合社会康复资源，为各类康复患者提供连续性康复服务。目前有《残疾人保护法》和《劳动法》等涉及残疾人和工伤康复患者的相关服务，但老年患者、慢性病患者及广大急性期康复患者服务权益并未享受法律保护，应建立相应法规，保障其获得及时、有效和高质量的康复服务。

其次，建议以卫生、残联、民政和社会保障部门为主要机构，建立联合协调机制，负责资源规划使用和服务提供过程管理，以医疗机构为技术依托，以残疾人康复、养老院和护理院及社区机构为服务基础，向社会提供一体连续的康复服务。在现有康复资源不足情况下，建议以社区康复为体系下一步发展的重点内容，通过促进社区康复发展，带动各类康复资源的整合，同时探索医养护衔接和联动机制，为建立社会大康复框架积累实践经验。

最后，为了应对激增的康复服务需求，建议增加康复投入，促进医疗、教育、职业和社会康复发展，并鼓励社会资本创办康复、养老和护理等机构，引导养、护、康一体化的医疗产业良性发展。

（二）康复体系发展缺乏政策支持，迫切需要支付和定价政策保障

各地试点开展普遍受到医疗服务定价和医保支付政策的制约，导致医疗机构开展试点

的积极性受挫，不利于患者接受连续性康复治疗。

1. 按项目支付的方式，未能有效引导康复机构开展双向转诊。医保政策的限制一方面使供方不能以功能改善为导向为患者提供所需的康复治疗，另一方面使机构间不能有效建立双向转诊机制，使患者无法在体系内有序流转。

国家层面虽已出台政策，将运动疗法等9项康复项目纳入基本医疗保障范围，但部分试点地区医保部门尚未真正执行相关政策。

多数地区康复服务往往按时间和项目进行支付，导致医疗供方过分追求服务数量和时间，未能以功能改善为核心。

一些地区医保部门实行总额预付、单次限价和住院床日限制等管理措施，对康复服务开展造成一定影响，也制约了患者转诊的开展。

针对上述问题，建议医疗保障部门加强对康复项目支付政策的改革。首先，将基本康复项目纳入基本医疗保障，并在试点扩大支付范围，将老年病和慢性病康复等有关项目纳入保障，鼓励医疗机构和其他康复机构积极参与有关服务的提供；其次，应依托疾病急慢性分期诊疗指标和转诊指标建立康复服务质量控制指标，并以功能改善为导向进行支付，引导医疗机构及其他参与康复服务的机构改善效果，提高资源使用效率。最后，各地医保应联合卫生管理部门，根据本地区康复需求量和康复资源分布等指标，合理设定康复医疗服务的支付措施。例如对二三级医疗机构住院床日的规定应结合《综合医院康复医学科建设与管理指南》及地方出台的康复医学科管理标准等要求。

2. 康复服务定价偏低，不利于鼓励医务人员工作积极性。由于康复治疗的服务性收费项目居多，而服务项目恰恰缺乏合理的定价机制，使康复服务价值难以体现，挫伤医务人员和机构开展康复治疗的积极性。

建议中央定价部门逐步将康复相关项目纳入《全国医疗服务价格项目规范》，同时建议地方定价部门结合本地区物价水平和工资标准确定本地康复医疗服务收费价格。

（三）康复医学学科发展缓慢，人才缺口较大

多数试点地区存在康复医疗专业技术力量不足的和服务水平参差不齐现象，一、二级康复医疗机构能力普遍不足，导致患者拥堵在三级医院康复科，使康复医疗学科建设和体系建设存在现实困难。

经过两年试点，各地康复医疗机构和康复床位数虽有所增加，但人员配置跟不上基础建设步伐，康复医师、治疗师和护士缺口仍较大，导致机构因为人员不到位无法开展具体的业务，这一问题在一级机构尤为严重（表17、表18）。

表17　各级各类试点机构人员数量变化

医疗机构	康复科平均医师数（人）		康复科平均治疗师数（人）		康复科平均护士数（人）	
	2011年	2012年	2011年	2012年	2011年	2012年
一级	19.20	2.52	4.36	2.66	5.02	2.04
二级	5.44	5.40	5.67	6.51	6.10	6.49
三级	9.84	9.64	14.02	13.35	12.80	12.50
康复专科医院	18.85	17.04	24.92	27.17	37.15	24.88
其他	7.13	6.42	9.76	8.64	7.98	6.94
总体水平	9.61	6.07	8.95	8.17	9.20	7.44

表 18　各级各类试点机构人员床位比变化

医疗机构	康复医师/床（人）		治疗师/床（人）		护士/床（人）	
	2011年	2012年	2011年	2012年	2011年	2012年
一级	0.65	0.37	0.25	0.27	0.26	0.23
二级	0.28	0.22	0.26	0.24	0.25	0.21
三级	0.21	0.21	0.27	0.28	0.25	0.25
专科医院	0.18	0.15	0.26	0.25	0.29	0.22
其他	0.23	0.31	0.21	0.32	0.21	0.24
总体水平	0.32	0.27	0.25	0.27	0.24	0.23

建议在康复医疗服务体系建设过程中重点加强康复能力建设，以解决人员短缺问题。为了尽快填补人才缺口，建议地方卫生行政主管部门采取双认证等措施鼓励临床人员转型从事康复服务，同时加强社区工作人员康复技能培训，使其掌握基本康复技能，尽快开展社区康复工作。长远看，各地应加强康复医师和治疗师学历教育规划，根据地方康复服务需求制定培训和教育计划，更好地建立康复人才储备长效机制。

（四）康复患者仍面临较重经济负担，需提高康复保障水平

除了个别地区（如北京和淄博）医保政策对康复有所倾斜，普遍看康复住院治疗补偿比偏低，康复患者及其家庭面临较重经济负担，患者对报销政策普遍存在不满。

对本次末期评估机构在治脑梗患者经济负担调查结果显示：二级医院自付比例高达79.01%，三级医院为52.48%（表19）。各地医保政策普遍对二级机构康复服务存在种种报销限制，使稳定期患者自付比例较大，负担较重。农村康复患者受经济负担的影响最大，因经济问题不就诊现象严重。

表 19　二三级医院脑梗患者自付费用占比情况

医院类别	康复例均住院自付费用（元）	康复例均住院总费用（元）	自付费用占比（%）
二级	12 359.50	15 642.79	79.01
三级	10 418.34	19 851.98	52.48
总计	11 388.92	17 858.15	63.77

注：1）康复例均自付费用分析基于试点二三级医院收集的431份患者满意度问卷：二级医院195份，三级医院236份；2）康复例均住院费用分析基于试点二三级医院收集的患者费用数据：二级医院6288例，三级14 488例；3）康复例均住院自付费用和例均住院总费用皆取平均值。

（五）社会资本办康复存在现实困难，需加强引导与监管

多地都在鼓励社会资本办康复，在少数试点城市私营医疗机构甚至逐步成为康复医疗服务体系建设的主力。然而，由于缺乏政策支持，多数私营医疗机构面临人员短缺和医保不能纳入等问题，使其不能真正在体系建设中发挥应有的作用，同时部分私营医院存在骗保等不规范的服务作为，服务质量不高，在群众中的信誉受到影响。

针对上述问题，首先中央和地方层面在设置康复相关政策时应兼顾考虑私营机构的发展，在人事政策和医保定点等政策方面予以支持，鼓励私营机构积极参与健康大产业的构建与发展。

其次，建议对营利性医疗机构加强两个层面的监管，一方面作为普通企业，其市场准

入、运营行为等都应接受发改、工商、税务、物价等部门的监管；另一方面，医疗行政部门和行业系统应加强对其服务质量的监管。

参 考 文 献

1. WHO. Disability：Report by the secretary. 66th World Health Assembly. Provisional agenda item 13.5. A66/12. 11 March 2013. http://apps.who.int/gb/ebwha/pdf_files/WHA66/A66_12-en.pdf. Accessed on August 5，2013.
2. WHO Expert Committee on Medical Rehabilitation. 2nd Report. WHO Technical Report Series. No. 419. 1981，WHO：Geneva.
3. WHO Expert Committee on Medical Rehabilitation. 2nd Report. WHO Technical Report Series. No. 419. 1969，WHO：Gen
4. World Bank World report on disability（2011），Chapter 4 on Rehabilitation.
5. 王强，郭全民. 中国康复医学模式思考[J]. 继续医学教育，2006，20（33）：21-22.
6. 王茂斌. 关于康复医疗服务体系建设的若干问题[J]. 中国康复医学杂志，2012，27（7）：587-589.
7. United Hospital Funds. Family caregiver guide：Planning for inpatient rehabilitation services. 2010. www.neststepincare.org.
8. Highbeam Business. Skilled Nursing Care Facilities. Industry Report. http://business.highbeam.com/industry-reports/business/skilled-nursing-care-facilities. Accessed on August 9，2013.
9. Christian Ståhl，Tommy Svensson and Kerstin Ekberg，From Cooperation to Conflict? Swedish Rehabilitation Professionals' Experiences of Interorganizational Cooperation.，2011，Journal of occupational rehabilitation，（21），3，441-448.
10. Council of Europe. Rehabilitation and integration of people with disabilities：Policy and legislations 7th Edition. Council of Europe Publishing：Germany. http://www.coe.int/t/e/social_cohesion/soc-sp/7th%20edition%20legislation%20e%20in%20color.pdf. Accessed on August 11，2013.
11. 黄有霖. 新医改下构建富有中医特色的社区康复医疗服务的思考[J]. 福建中医药大学学报，2011，21（6）：65-66.
12. 赵燕潮. 中国残联发布我国最新残疾人口数据[J]. 残疾人研究，2012（1）.
13. 黄有霖. 新医改下构建富有中医特色的社区康复医疗服务的思考[J]. 福建中医药大学学报. 211，21（6）：65-66.
14. 王葆华，密忠祥，程军，等. 我国康复医疗机构服务体系建设研究[J]. 中国医院，2012，16（6）：9-10.
15. 凌腾愿，王虹，王秀玲. 脑血管意外病人对社区卫生服务需求的调查[J]. 中国全科医学，2005，8（3）：249-251.
16. 王强，郭全民. 中国康复医学模式思考[J]. 继续医学教育，2006，20（33）：21-22.
17. 数据来源：《2012年中国卫生统计年鉴》以及《2013年中国卫生和计划生育统计年鉴》.
18. 数据来源：《2013年中国卫生和计划生育统计年鉴》.

第二部分　实证研究 - 康复医疗服务效率评价

第一章　文 献 综 述

医疗服务是一种以患有疾病或怀疑患有疾病的人群为对象，经由医疗机构或医务人员以一定医疗技术和设备开展实施的一种非物质性的服务，即医务人员在接收患者之后对患者所采取的一切行为[1]。医疗服务效率是指在医疗服务过程中投入的人力、物力、财力及时间与各项卫生服务产出的均衡性，旨在有限的卫生资源下实现最优化产出。自 20 世纪 90 年代以来，我国综合医院的数量和规模发展较快，服务能力也在不断提高。许多医院为了经济效益，竞相扩大规模，增加床位，致使医院床位规模一路飙升[2]，由此带来的医疗服务效率低下的问题也日渐凸显。

一、国外医疗服务效率研究

Joses M Kirigia 等[3]在应用数据包络分析模型评价厄立特里亚 19 家社区医院的技术效率和规模效率时发现，有 8 家医院相对有效，综合效率平均值为 0.903，有 13 家医院技术有效，有 8 家医院规模有效，效率均值分别为 0.969 和 0.93。Ersoy K 等[4]在应用数据包络分析模型分析土耳其 573 家综合医院的效率时发现，仅有 54 家医院是有效的(约占总数的 9.4%)，无效医院的效率的原因主要是医生数量和床位数较有效医院要多，而门诊人次、住院人次和手术次数要低。Vivian G Valdmanis 等[5]在应用数据包络分析模型评估美国 1377 家城市医院的质量和效率之间关系时发现，通过增加产出量可以提高 26% 的医院效率，在低效率医院中，可以通过提高劳动力投入来提高医疗服务质量。Morey 等[6]在应用数据包络分析方法对美国 300 家医院进行服务质量与医院成本分析时，发现医院床位的增加会引起医院成本的上升。Hsing 等[7]和 Polyzos 等[8]的研究分别发现不同级别医院存在适宜规模范围。Chirikos TN 等[9]应用数据包络分析和随机前沿回归两种方法分析 1982—1993 年医院效率时发现，在评价医院效率时不能简单地应用随机前沿模型，应该结合实际研究结果来选用模型。

二、国内医疗服务效率研究

1. 省市级等大型医疗机构医疗服务效率评价　张瑞华等[10]对我国 31 个省市医疗卫生服务的相对效率进行评价，平均总体效率值为 0.985，非总体有效省市 7 个，非 DEA 有效的医院存在卫生技术人员、床位数投入相对过剩，门急诊人次数、入院人数、病床周转次数过低。孙强等[11]对 57 家医院进行数据包络分析，63% 的医院非 DEA 有效，省级和市级医院中东部地区效率最高，西部地区效率最低；县级医院中西部地区效率最高，而东部地区效率最低。胡蓉等[12]应用 DEA 方法对 26 家省级肿瘤医院进行医疗服务效率评价，81% 的医院总体效率无效，导致无效的原因是床位数和职工数投入过剩，而在门诊人数、住院人次和手术人数方面产出不足。王伟等[13]应用 DEA 模型对新疆生产建设兵团 14 家师级医院的效率进行评价，整体效率、纯技术效率、规模效率值分别为 0.736、0.812、0.899，提高技术水平和内部管理水平可以提高整体效率。大部分医院不适宜扩大规模。

2. 县级及以上医疗机构医疗服务效率评价　刘雅倩等[14]在对四川省340家县级及县级以上公立医院进行技术效率评价，等级较低的医院，技术效率相对较低，各项投入要素的利用程度相对也较差。霍海英等[15]应用DEA对广西26家县级医院进行效率评价，总体效率、纯技术效率、规模效率值分别为0.964、0.986、0.977，投入中门诊病人人均医疗费用、在岗工作人员数、实际开放床位数存在冗余，产出中门急诊人次数、出院人数存在不足。唐娴等[16]对四川省284家县级及县级以上公立医院2003-2007年医院投入产出情况评价，平均技术效率为0.73，技术效率随年份的增加小幅提高，技术效率与平均住院日呈负相关、与病床使用率呈正相关关系。

3. 社区医疗服务机构医疗服务效率评价　张哲[17]对全国31个省市的社区医疗卫生服务中心进行超效率分析，有19个地区非DEA有效，大部分地区社区医疗的硬件投入过剩，45.2%的地区床位过多，35.5%的地区卫生机构数量过剩。董四平等[18]将湖北省61家县级医院按照床位规模进行分组评价医院效率，随着床位规模的扩大，综合效率呈现先升后降的趋势，中等规模医院综合效率最大。陈东等[19]利用随机生产边界模型对2000—2009年我国31个省市的农村医疗卫生服务效率进行估算，随着政府投入增加农村医疗卫生整体供给效率在逐年增加；东部地区农村医疗卫生的政府供给效率基本保持不变，中西部地区供给效率也在递增；东部和中部地区省份的农村医疗政府供给效率明显高于西部地区，各省份供给效率差别很大。

综上所述，我国各级医疗机构效率均不高，各地间存在较大的差异，大部分地区出现床位数过多，平均住院日过长，门（急）诊人次数和出院人次数不足等现象，尚有多种问题需要在今后发展中予以解决。

三、评价方法/模型

目前，国内外有多种方法对医疗服务效率进行评价，选用一种有效的评价方法得到更准确的分析结果很重要。因为医疗是一项公益性事业，要想评价医院的效率不能简单追求利益最大化，需考虑多因素影响，因此不能追求单一产出指标的最大化[20]，应运用多指标的综合效率评价方法，进行全面评价。

在对医院服务效率评价中，综合多因素考虑的评价方法主要有三种，多元回归分析、数据包络分析（data envelopment analysis，DEA）和随机前沿分析（stochastic frontier analysis，SFA）。多元回归分析是经过建立模型、参数估计、模型检验、方差分析、模型预测、模型总结六步，通过不断带入或剔除指标的方式对所有影响因素进行计算，可以得出因变量和自变量之间是否存在相关关系以及关联强度和关联方向，但无法计算实际生产前沿面。数据包络分析是一种非参数估计方法，通过保持决策单元的输入或输出不变，借助于数学规划和统计数据确定相对有效的生产前沿面，将各个决策单元投影到DEA的生产前沿面上，并通过比较决策单元偏离DEA前沿面上的程度来评价他们的相对有效性，能够更理想地反映对象自身的信息和特点，但选取指标数量受样本量限制。随机前沿分析是一种技术效率理论的参数方法，通过构造生产前沿面来计算技术效率，但计算效率时需要将多产出合并成一个综合产出，且投入指标过多时会对结果产生影响。

目前，国内外在对医疗服务效率研究中多采用数据包络分析。数据包络分析是一种非参数估计方法，适于处理多指标数据，并且不需要数据本身满足一个明确的函数形式；该方法不仅可以用线性规划来判断决策单元对应的点是否位于有效生产前沿面上，同时还可以获得许多有用的管理信息；该方法充分考虑对于决策单元本身最优的投入产出方案，能更理想地反映对象自身的信息和特点，同时对于评价复杂系统的多投入多产出分析具有独到之处[21]。因此，DEA模型更适合评价医疗服务效率。

四、今后研究方向

国家医改“十二五”目标中提出了提高医疗服务效率的工作任务。目前，提高医疗服务效率已成为医院管理者、医护人员、医疗保险管理机构或公司、患者及患者家属所共同关注的问题。近年来，国家卫生计生委出台多项政策推动康复医学事业的发展，我国康复医学事业得到了国家的大力重视与发展。康复医疗服务提倡早期介入治疗开展床头医疗服务，对资源的投入和使用有较多的规定和限制，医疗机构在开展康复医疗服务时更加注重其效率，因此更有必要对康复医疗服务进行效率分析。通过几大数据库检索，发现国内外有大量关于不同地区、不同级别医院、不同类型医疗机构的医疗服务效率研究，但少有对医院各个科室进行医院效率的评价，特别是对康复医学科的医疗服务效率评价。康复医疗服务是医疗服务的一部分，具有医疗服务的本质，因此评价医疗服务效率方法也应适用于评价康复医疗服务效率。目前，外文数据库中搜索关键字“efficiency 并 rehabilitation medical service”及“efficiency 并 rehabilitation”，结果显示研究多集中在某种治疗方法或某种技术或某种疾病康复效率评价，鲜见对康复医学科或康复医院的效率评价。检索国内文献，关键词键入“康复医疗服务效率”，结果多为医疗服务效率研究或康复医疗服务体系建设情况研究，也无一篇关于康复医疗服务效率评价的研究。由于目前国内尚且没有对康复医疗服务进行效率评价的研究，针对康复医疗服务效率情况需要进一步的研究和探讨。

参考文献

1. 罗阳峰. 西部地区乡镇卫生院医疗服务效率分析[D]. 成都. 华中科技大学社会医学与卫生事业管理，2013.
2. 马丹. 部属(管)综合医院效率评价与规模经济分析[D]. 大连. 大连医科大学社会医学与卫生事业，2007.
3. Joses M Kirigia，Eyob Z Asbu. Technical and scale efficiency of public community hospitals in Eritrea: an exploratory study. Health Economics Review. 2013；3：6.
4. Ersoy K1，Kavuncubasi S，Ozcan YA，et al. Technical efficiencies of Turkish hospitals：DEA approach. Journal of MedicalSystem，1997，21(2)：67-74.
5. Vivian G Valdmanis，Michael D Rosko，Ryan L Mutter. Hospital Quality，Efficiency，and Input Slack Differentials. Health ServRes. 2008；43(5 Pt 2)：1830-1848.
6. Morey RC，Fine DJ，Loree SW，et al. The trade-off between hospital cost and quality of care：An exploratory empirical analysis. Med Care，1992，30(8)：677-698.
7. Hsing Y，Bone EO. In search of optimal productivity and hospital size：a case study. Health Care Superv，1995，14(2)：50-55.
8. Polyzos NM. Striving towards efficiency in the Greek hospitals by reviewing case mix classifications. Health Policy，2002，61(3)：305-328.
9. Chirikos TN，Sear AM. Measuring hospital efficiency：a comparison of two approaches. Health Services Research. 2000；34(6)：1389-1408.

10. 张瑞华，刘莉，李维华，等．基于数据包络分析的我国31个省市医疗卫生服务效率评价[J]．中国卫生经济，2011，02：69-72.
11. 孙强，郭晓日，孟庆跃，等．卫生部57家成本监测医院的DEA效率分析[J]．中国卫生经济，2012，09：72-74.
12. 胡蓉，李鸷．26家省级肿瘤医院医疗服务效率的DEA评价[J]．中国肿瘤，2008，05：348-350.
13. 王伟，潘景香．基于DEA模型的新疆生产建设兵团14家师级医院效率研究[J]．中国卫生经济，2013，07：78-80.
14. 刘雅倩，潘晓平，廖菁，等．不同数据包络分析模型评价医院技术效率的比较分析[J]．中国卫生经济，2011，03：65-67.
15. 霍海英，吴维民．基于DEA的广西26家县级医院相对效率评价[J]．中国卫生事业管理，2012，11：834-836.
16. 唐娴，潘晓平，廖菁，等．公立医院技术效率影响因素研究[J]．中国卫生经济，2011，03：56-57.
17. 张哲．基于超效率DEA的社区医疗服务效率评价[J]．山东大学学报(医学版)，2011，08：148-152.
18. 董四平，肖婧婧，梁铭会．基于数据包络分析的县级综合医院规模经济效率研究．中国卫生经济，2011，01：67-70
19. 陈东，程建英．我国农村医疗卫生的政府供给效率—基于随机生产边界模型的分析[J]．山东大学学报(哲学社会科学版)，2011，01：64-71.
20. 王梅新，李莉，唐春．数据包络分析法在三级甲等医院手术室护理效率评价中的应用[J]．中国实用护理杂志，2013，29(2)：69-72.
21. 魏权龄．评价相对有效的数据包络分析模型-DEA和网络DEA．北京：中国人民大学出版社，2012.1-6.

第二章　基于DEA模型三级综合医院康复医疗服务效率分析

一、前言

随着社会人口老龄化日益严重，人们对医疗服务的需求不断增加，对生命质量的要求也不断提高。康复医疗是医疗服务的重要组成部分，以疾病、损伤导致的躯体功能与结构障碍、个体活动以及参与能力受限的患者为服务对象，当患者在疾病早期接受康复治疗，可以避免疾病的发生或者减轻伤残的程度，提高伤、病、残人士的生命质量和重返社会，减轻家庭和社会的经济负担。

我国现阶段医改提出了建立完善康复医疗体系，以满足人民日益增长的康复需求。2011年国家卫生计生委颁布了《建立完善康复医疗服务体系试点工作方案》并启动了涉及东部、中部、西部14个省市46个城市（城区）的试点工作，探索构建分层级、分阶段康复医疗体系。2012年又印发《"十二五"时期康复医疗工作指导意见》，指出综合医院康复医学科应达到《综合医院康复医学科基本标准》和《综合医院康复医学科建设与管理指南》的要求（以下简称《标准》和《指南》），康复医院应达到《康复医院基本标准》。综合医院康复医学科要立足于疾病急性期的早期介入，与相关临床科室充分融合，促进患者身体功能恢复，预防残疾发生，改善患者预后，提高生活质量。《标准》和《指南》中明确指出各级综合医院康复医学科的建设和管理的具体标准，康复医疗服务作为促进身心功能恢复正常、预防或减轻残疾发生和提高生命质量的重要环节已引起人们重视。

医疗服务效率是指医疗资源投入与医疗服务产出的比率。康复医疗服务效率是指康复医学科在进行康复诊疗活动中投入的资源和产出的比率。如果医疗服务效率低下，不仅会导致医疗费用的上升，造成财政上的浪费，还会影响到患者的生命质量，得不到应有的经济学与社会学效益。医院在开设康复医疗服务过程中，对康复医疗服务体系建设投入了人力、物力、财力等资源，使规模不断扩大，服务能力不断增强，服务水平不断提高。然而康复医疗服务效率如何，还需要进行科学、有效的评价。自建立完善康复医疗服务体系试点工作以来，各地康复医疗服务体系建设已初见成效，但不同医院康复医学科的建设情况、达标程度各异。三级综合医院康复医学科以疾病急性期患者为对象，立足开展早期康复介入，及时下转患者，并承担人才培养（培训）任务；康复医院以疾病稳定期患者为主，提供专科化、专业化康复服务；基层医疗机构以疾病恢复期患者为对象，为患者提供专业康复医学指导。三级综合医院作为康复医学科发展龙头，其发展好坏将直接关系到我国康复医疗事业发展的状况。因此，在康复医疗服务体系建设同期，加强对三级综合医院康复医疗服务效率的研究尤为重要。通过几大数据库检索，发现国内外有大量关于医疗服务效率研究的文章，外文数据库中搜索关键字"Efficiency 并 rehabilitation medical service"及"Efficiency 并 rehabilitation"，国外的研究多集中在某种治疗方法或某种技术或某种疾病康复效率评价，鲜见对康复医学科或康复医院的效率评价。检索国内文献，关键词键入"康复医疗服务效率"，结果多为医疗服务效率研究或康复医疗服务体系建设情况研究，无一篇关于康复医疗服务效率评价的研究。

医疗是一项公益性事业，要想评价医院的效率不能简单追求利益最大化，需考虑多个因素的影响，因此不能追求单一产出指标的最大化[1]，应运用多指标的综合效率评价方法，进行全面评价。1978 年美国得克萨斯大学的著名运筹学家 Charnes A. 和 Cooper W.W. 等人提出来一种以相对效率为基础的综合评价方法—数据包络分析（data envelopment analysis，DEA）。DEA 方法是一种非参数估计方法，适于处理多指标数据，并且不需要数据本身满足一个明确的函数形式；DEA 方法不仅可以用线性规划来判断决策单元对应的点是否位于有效生产前沿面上，同时又可获得许多有用的管理信息；DEA 方法充分考虑对于决策单元本身最优的投入产出方案，能够更理想地反映对象自身的信息和特点，同时对于评价复杂系统的多投入多产出分析具有独到之处。因此该方法被广泛应用于各个领域中[2]，也在很多领域被认为是一种主要的评估工具[3]。Sherman 在 1981 年首次将 DEA 应用于医院效率评价中[4]，我国学者于上世纪 80 年代中期将 DEA 方法应用于卫生计量经济学研究中，该评价方法是目前评价医疗机构效率较为成熟和先进的方法之一，是卫生服务效率研究的基准方法[5]，也是用来评价医院效率和效益最常用的方法之一。综上所述，采用 DEA 模型分析三级综合医院康复医疗服务效率是必要且可靠的。

因此，本文基于 DEA 模型计算三级综合医院康复医学科医疗服务的效率，分析不同省份、不同地区、不同规模医院效率分布差异，分析影响效率的因素，并计算无效医院期望投影值，给出医院在今后的发展中存在的优势和不足，为促进医院合理配置康复医疗服务资源，纠正医院的不合理行为提供参考意见。并为医院管理者指导医院合理化建设，制定相关策略规划提供依据。

二、资料来源与方法

1. 资料来源　国家卫生计生委于 2011 年 8 月启动的在 14 个省（直辖市、自治区）46 个城市建立完善康复医疗服务体系试点工作，同期开展了康复医疗服务体系基线调查评估工作。本研究相关资料来源于该基线调查全国上报数据和现场调查及访谈信息。

康复医疗服务体系试点以来，不同医院康复医学科的建设情况、达标程度各异，三级综合医院作为康复医学科发展龙头，其发展好坏将直接关系到我国康复医疗事业发展的状况，因此本研究的对象为三级综合医院。数据选用截止 2013 年 5 月末上报的 2012 年三级综合医院数据，以及现场与各省卫生厅相关人员访谈和调查信息。

2. 研究方法

（1）效率模型简介：数据包络分析是一种非参数估计的方法，其原理主要是通过保持决策单元的投入或产出不变，根据每个决策单元（DMU，Decision Making Units）的投入、产出数据建立线性规划模型，借助数学规划和统计数据确定相对有效的生产前沿面，然后将各个决策单元投影到 DEA 的生产前沿面上，并通过比较决策单元偏离 DEA 前沿面上的程度来评价决策单元的相对有效性。对于每一个决策单元都有相应的效率评价指数：

$$h_j=\frac{u^T y_i}{v^T x_j}=\frac{\sum_{r=1}^{s} u_r y_{rj}}{\sum_{i=1}^{mn} v_i x_{ij}},j=1,2,\cdots,n$$

注：x_{ij} 指第 j 个决策单元对第 i 种类型输入的投入总量，$x_{ij}\rangle 0$；

y_{rj} 指第 j 个决策单元对第 r 种类型输出的产出总量，$y_{rj}\rangle 0$；

v_i 指对第 i 种类型输入的一种度量，权系数；

u_r 指对第 r 种类型输出的一种度量，权系数；

i=1，2，…，m；

r =1，2，…，s；

j=1，2，…，n；

对第 j 个决策单元进行效率评价，一般说来，h_j 越大表明 DMU_j 能够用相对较少的输入而取得相对较多的输出。这样我们如果对 DMU_j 进行评价，看 DMU_j 在这 n 个 DMU 中相对来说是不是最优的，就可以考察当权重变化时，h_j 的最大值究竟是多少。

BCC 模型和 CCR 模型是 DEA 中最常用的两个模型，BCC 模型考虑规模效率即规模效率可变，CCR 模型不考虑规模效率即规模效率不可变。BCC 模型可以分别计算出效率中纯技术效率和规模效率值，纯技术效率能够反映管理水平和整体技术能力水平，规模效率能够反应 DMU 规模状况，综合效率 = 纯技术效率 × 规模效率。DEA 计算的效率均为相对有效而非绝对有效。

（2）DEA 方法优缺点：DEA 适于处理多指标数据，并且不需要数据本身满足一个明确的函数形式；DEA 方法不仅可以用线性规划来判断决策单元对应的点是否位于有效生产前沿面上，同时又可获得许多有用的管理信息；DEA 方法充分考虑对于决策单元本身最优的投入产出方案，能够更理想地反映对象自身的信息和特点，同时对于评价复杂系统的多投入多产出分析具有独到之处。

DEA 分析是评价决策单元相对有效性的一种方法，在实际应用中也存在缺点和不足，受样本量和样本个体差异等多种因素的影响，常会出现多个决策单元有效的情况，而大多数 DEA 模型不能对有效的决策单元进一步加以区分。1993 年 Andersen 和 Petersen 找到了对有效决策单元进行排序的方法，提出了 SE-DEA 模型，可以将效率有效的决策单元进行进一步分析排序[6]。

（3）指标筛选：秦侠[7]认为选取指标应符合具有代表性、可得性、稳定性、独立性等方面的要求；钟若冰等[8]认为，依据专业理论和实践经验来选取指标，指标要有代表性、确定性。本研究通过访谈专家的意见和文献研究，得出 DEA 模型决策单元数为指标数两倍以上、以最小投入得到最大产出为原则（即投入指标为越小越好，产出指标为越大越好）的应用特点，经过反复衡量，最终确定能够反映医院康复医学科规模、医疗质量、效益、效率等方面状况[9]的七个指标，输入指标四个，分别为康复支出、康复床位数、医生和治疗师总数、康复设施总数（包括功能评定与实验检测设备、康复治疗专业设备、急救设备、信息化设备）；输出指标三个，分别为康复医学科出院人次数、接受康复治疗人次数、康复医疗收入。

（4）DEA 结果判断：当综合效率值等于 1 时，称该决策单元相对有效，表示该决策单元的投入和产出达到平衡，以最小的投入得到相应的产出或投入的资源得到充分利用从而得到最多的产出；当综合效率值小于 1 时，称该决策单元无效，该决策单元投入可等比例减少相应（1- 效率值）时产出不变，效率值越小投入比例应相应减少越多。当技术效率值为 1 时，称该决策单元技术有效，表示在目前的医疗和技术水平上其投入资源的使用是有效的，当技术效率值小于 1 时，称该决策单元技术效率无效，越接近于 0 说明其技术越低。当规模效率值为 1 时，称该决策单元规模效率有效，表示实际生产规模达到最优生产规模，当效率值小于 1 时，表示生产规模有待整改。当规模收益呈递增趋势时，若适当增加投入量，其产出量将达到更高比例，当规模收益呈递减趋势时，若控制或减少投入量，可以提高医院服务效率。

（5）效率分析方法：运用 DEAP 2.1、DEASolver Pro 5.0 和 SPSS 20.0 软件对数据进行统

计描述和统计学分析。运用 DEAP 2.1 软件进行数据包络分析，评价康复医学科医疗服务效率，效率测量方向（orientation）为产出导向，计算采用 BCC 模型，选用可变规模报酬模型即 VRS 模型来计算规模效率、技术效率和综合效率。采用齐同产出模式，分析各个医院的投入或产出的合理性。由于 DEA 分析会出现多个决策单元有效的现象，无法判断这些位于前沿面上的决策单元效率的高低，查阅文献得知，部分学者应用超效率模型来解决此问题。超效率模型在计算效率时将被评定单元排除在生产可能集之外[10]，可以区分每个决策单元的效率值，可以弥补 BCC 模型的这个缺点。因此，运用 DEASolver Pro 5.0 构建超效率模型，对有效的决策单元进行超效率数据包络分析（super-efficiency DEA，SE-DEA），选用 Super-SBM Oriented 中的 Super-SBM -O-V（以考虑规模收益为导向的超效率 SBM 模型）模型，对效率相对有效的决策单元进行排序。由于我国康复医学科建设时间较短，不同地区、不同医疗机构间康复医疗服务效率可能存在一定程度的差异，因此运用 SPSS 20.0 进行 U 检验、相关分析等方法，分析不同地区、不同规模、不同机构间康复医疗服务效率的差异以及影响因素，以及是否达到国家标准等。

3．结果　共有 75 家试点三级医疗机构上报数据，剔除专科医院、数据缺失严重的医院，经筛选有 58 家三级综合医院数据相对完整，约占上报医院的 77.3%。其中，直辖市医院有 2 家，省会城市医院有 20 家，其他城市医院有 36 家；东部地区有 18 家，中部地区有 26 家，西部地区有 14 家。

（1）康复医疗服务体系基本建设情况：依据《综合医院康复医学科基本标准》和《综合医院康复医学科建设与管理指南》对三级综合医院康复医学科建设标准的要求，对 58 家医院基本建设情况进行整理，梳理综合医院康复医学科诊疗活动达标情况、康复医学科资源配置达标情况和三级综合医院康复医学科人员配置达标情况，具体结果如下。

1）三级综合医院康复医学科整体建设情况：58 家三级综合医院康复医学科建设有多项指标不达标。康复医学科治疗活动中，功能评定率为 87.8%（小于国家标准 98%），未达标；病历合格率、治疗年技术有效率、年技术差错率均达到国家标准要求，依次为 98.26%（国家标准≥90%）、95.05%（国家标准≥90%）、0.3%（国家标准≤1%）；康复医学科资源配置要求中，康复床位占总床位数比 9.5%（国家标准 2%～5%）超过国家标准，康复医学科面积 1543.63m^2（国家标准 >1000m^2）符合国家标准、每床面积 9.8m^2（国家标准 >6m^2）达标；人员配置中，每床康复医生数、康复治疗师数、康复护士数依次为 0.21（国家标准≥0.25 人）、0.28（国家标准≥0.5 人）、0.26（国家标准≥0.3 人）均未达标。

58 家医院的各指标达标率由高到低依次为：病历书写合格率和治疗年技术有效率均为 100.0%，年技术差错率达标率为 96.5%，每床面积达标率为 85.7%，平均住院日达标率为 73.2%，功能评定率达标率为 55.6%，康复医学科面积和床位比达标率为 46.4%，每床康复护士配置达标率为 37.9%，每床康复医生配置达标率为 31%，每床治疗师达标率仅为 8.6%。总体来看，58 家医院康复诊疗质量达标情况相对较好，资源配置充足，部分地区康复床位配置过高，人员配置情况最差，达标医院较少，人力资源严重不足。

2）不同省市康复医学科建设情况：14 个省市中，A 直辖市 1 家医院，康复床位比约为 25.8%，达标，人员配置均低于标准，病例合格率 98%、治疗有效率 95%、治疗差错率 0，均达标，其他项由于缺失，无法进行比对。B、C 两省康复床位和面积指标均达标；康复医学科治疗活动中，除功能评定率低于标准外，其余各指标均达到标准；人员配置中，每床康复医生数、康复治疗师数、康复护士数均未达标。D 省为直辖市，1 家医院，达标情况较好，除康复医学科面积低于标准，每床治疗师略低于标准外，其余各项均达标，且无论是效率指标还是资源配置及服务质量指标，均优于其他省（市）。E 省康复医学科治疗活动均达标；床位比高于标准；人员配置均低于标准。F 省康复医学科治疗活动达标情况良好，除功能评定率较低外，其余均达标；床位比高于标准 8 倍以上，每床面积低于标准；人员配置均不达标，康复医学科人员严重不足。G 省康复医学科治疗活动均达标；康复医学科面积和床位比不达标；人员配置均低于标准，特别是每床治疗师仅为 0.09 人。H 省康复医学科面积和床位均符合标准；治疗活动情况，功能评定率较低（仅达到 78.2%），其余指标均达标；人员配置均未达标。I 省达标情况良好，除每床康复护士率低于标准，每床治疗师不足之外，其余指标均达标。J 省诊疗活动中，功能评定率较低，其余指标均达标；康复医学科面积不足，床位比较大；人员配置中，康复医生和治疗师不足。K 省康复医学科面积不足，床位比和每床面积达标；人员配置中，每床康复护士达标，其余均不达标；诊疗活动达标情况较差，年技术差错率、功能评定率均不达标。L 省和 M 省功能评定率均为 70% 左右，功能评定率低，L 省除每床治疗师和护士不足、M 省除每床治疗师不足外，其余各指标均达标。N 省诊疗活动中，功能评定率不足；床位比高于标准；人员配置中除每床康复护士达标外，其余指标均未达标。详见表 1。

表 1　58 家试点机构康复医疗服务体系建设情况

省市	医院数	康复医学科面积（m^2）	床位比（%）	每床面积（m^2）	康复医生（人/床）	治疗师（人/床）	康复护士（人/床）	平均住院日（天）	病历合格率（%）	治疗年有效率（%）	年技术差错率（%）	功能评定率（%）
A	1.0	—	**25.80**	**0.00**	**0.03**	**0.01**	**0.01**	—	98.00	95.00	0.00	—
B	3.0	2033.33	4.40	28.70	**0.15**	**0.27**	**0.22**	25.50	100.00	95.50	0.00	**95.00**
C	9.0	1344.22	3.10	8.80	0.28	**0.36**	**0.37**	38.50	96.80	95.70	0.20	**90.50**
D	1.0	**580.00**	3.50	6.20	0.49	**0.47**	0.35	25.20	99.50	98.00	0.10	98.00
E	1.0	6500.00	**11.50**	9.50	**0.13**	**0.25**	**0.27**	28.20	100.00	100.00	0.00	100.00
F	3.0	1017.67	**43.60**	**5.90**	**0.09**	**0.07**	**0.06**	27.60	94.70	96.70	1.00	**85.00**
G	3.0	**196.67**	**8.90**	11.30	**0.17**	**0.09**	**0.24**	41.70	99.20	97.20	0.20	98.70
H	11.0	1108.89	4.40	8.90	**0.20**	**0.32**	**0.22**	19.40	98.80	91.10	0.40	**78.20**
I	6.0	1436.67	3.20	9.20	0.30	**0.25**	**0.27**	25.80	99.10	97.50	0.00	99.10
J	3.0	**490.33**	**36.30**	7.10	**0.08**	**0.08**	**0.11**	19.10	99.20	97.00	0.30	**86.70**
K	3.0	**683.33**	3.00	6.00	**0.19**	**0.45**	0.34	30.50	98.70	92.00	**1.50**	**93.30**
L	3.0	1742.67	4.20	20.00	0.29	**0.29**	**0.27**	19.00	100.00	95.90	0.50	**70.70**
M	3.0	1533.33	3.00	6.20	**0.24**	**0.33**	0.31	26.10	97.30	97.80	0.40	**70.00**
N	8.0	3196.25	**9.10**	8.00	**0.18**	**0.27**	0.31	22.70	98.00	94.20	0.10	**93.50**
标准	58	>1000	2%～5%	≥6	≥0.25	≥0.5	≥0.3	≤30	≥90%	≥90%	≤1%	>98%

注：标准所在行对应的数值 58 为医院数和，其余为各项指标的国家标准范围

3）不同地区康复医学科建设情况：从地区间来看（见表 2），东部地区 6 省 18 家医院面积床位情况中，床位比未达标，其余指标达标；人员配置各项指标均不足；康复诊疗活动指标中，康复医学科平均住院日高于标准，其余各项均达标。中部地区 5 省 26 家医院中，康复医学科面积不足，康复床位比高于标准；人员配置各项指标均不足；康复诊疗活动指标

中，功能评定率较低（仅为88.07%），其余各项均达标。西部地区3省14家医院中，床位比略高于标准，其余指标均达标；人员配置中，每床康复护士接近0.3人，勉强达标，每床治疗师和每床康复医师数均低于标准，配置不足；康复诊疗活动指标中，功能评定率较低仅为83.59%，其余各项均达标。

表2　不同地区试点机构康复医疗服务体系建设情况

地区	医院数	康复医学科面积（m^2）	床位比（%）	每床面积（m^2）	康复医生（人/床）	治疗师（人/床）	康复护士（人/床）	平均住院日（天）	病历合格率（%）	治疗年有效率（%）	年技术差错率（%）	功能评定率（%）
东部	18	1573.94	**11.8**	11.01	**0.22**	**0.28**	**0.27**	**33.35**	97.24	96.17	0.27	91.1
中部	26	**946.42**	**8.15**	8.7	**0.2**	**0.26**	**0.23**	24.4	98.9	94.03	0.36	**88.07**
西部	14	2528.43	**6.83**	10.18	**0.22**	**0.29**	0.3	22.63	98.29	95.35	0.22	**83.59**
标准	58	>1000	2%～5%	≥6	≥0.25	≥0.5	≥0.3	≤30	≥90%	≥90%	≤1%	>98%

注：标准所在行对应的数值58为医院数和，其余为各项指标的国家标准范围

（2）康复医疗服务效率情况：采用DEA-BCC模型和超效率模型计算58家三级综合医院效率得分，并对效率得分情况进行分组描述，具体结果表3所示。

1）综合效率得分分布：对58家三级综合医院进行DEA分析，其综合效率均值为0.537，其中14家医院康复医疗服务效率相对最优（综合效率=1.000），约占总数的24.14%，有44家医院相对无效，约占总数的75.86%。综合效率值在0.8～1.0的有16家，0.6～0.8的有3家，其余39家医院综合效率均小于0.6，分别占总数的27.59%、5.17%、67.24%，其中综合效率最低的医院效率仅为效率最优医院的7.1%。以效率最低的H20医院为例，当投入减少92.9%时产出保持不变。58家三级医院康复医疗服务体系建设中，规模收益呈递增趋势的有6家，约占总数的10.35%；规模收益不变的有15家，约占总数的25.86%；规模收益呈递减趋势的有37家，约占总数的63.79%，详见表3。医疗机构间康复医疗服务效率水平差异较大，综合效率值偏低。分布情况见图1。

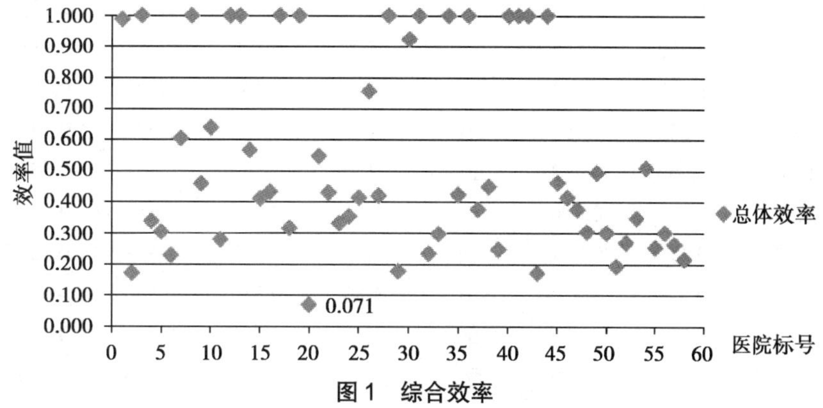

图1　综合效率

2）纯技术效率得分分布：从纯技术效率和规模效率来看（详见表3），纯技术效率均值为0.695，其中有21家医院技术效率相对最优（技术效率=1.000），约占总数的36.21%，其余医院则技术效率分布不均，最低仅为技术效率最优的18.2%。技术效率值在0.8～1.0的共

有24家，0.6～0.8的有9家，小于0.6的有25家，分别占总数的41.38%、15.52%、43.1%。

3）规模效率得分分布：规模效率均值为0.762，其中有15家医院规模效率相对最优（规模效率=1.000），约占总数的25.86%，最低仅为规模效率最优的23%。其中规模效率值在0.8～1.0的有30家，0.6～0.8的有11家，0.6以下的有17家，分别占总数的51.72%、18.97%、29.31%。

4）无效医院纯技术效率和规模效率得分分布：相对效率有效的14家医院，纯技术效率和规模效率均为1。相对无效的44家医院纯技术效率和规模效率不全为1，详见表3。

表3　58家三级医院康复医学科DEA分析效率得分

医院代码	综合效率	技术效率	规模效率	规模收益	医院代码	综合效率	技术效率	规模效率	规模收益
H1	0.987	1.000	0.987	drs	H30	0.924	0.949	0.974	drs
H2	0.172	0.476	0.362	drs	H31	1.000	1.000	1.000	—
H3	1.000	1.000	1.000	—	H32	0.235	0.340	0.691	drs
H4	0.339	0.352	0.964	irs	H33	0.300	0.300	1.000	—
H5	0.304	0.389	0.783	drs	H34	1.000	1.000	1.000	—
H6	0.229	1.000	0.229	drs	H35	0.426	0.857	0.496	drs
H7	0.607	1.000	0.607	drs	H36	1.000	1.000	1.000	—
H8	1.000	1.000	1.000	—	H37	0.379	0.496	0.765	drs
H9	0.461	0.662	0.696	drs	H38	0.452	0.696	0.649	drs
H10	0.641	0.687	0.933	irs	H39	0.248	0.329	0.754	drs
H11	0.281	0.298	0.940	irs	H40	1.000	1.000	1.000	—
H12	1.000	1.000	1.000	—	H41	1.000	1.000	1.000	—
H13	1.000	1.000	1.000	—	H42	1.000	1.000	1.000	—
H14	0.567	0.689	0.823	drs	H43	0.172	0.694	0.247	drs
H15	0.413	1.000	0.413	drs	H44	1.000	1.000	1.000	—
H16	0.436	1.000	0.436	drs	H45	0.462	0.990	0.466	drs
H17	1.000	1.000	1.000	—	H46	0.417	0.655	0.636	drs
H18	0.316	0.580	0.544	drs	H47	0.379	0.731	0.518	drs
H19	1.000	1.000	1.000	—	H48	0.304	0.317	0.959	drs
H20	0.071	0.202	0.352	drs	H49	0.494	1.000	0.494	drs
H21	0.549	0.556	0.988	drs	H50	0.302	0.544	0.556	drs
H22	0.433	0.434	0.996	drs	H51	0.195	0.357	0.545	drs
H23	0.332	0.414	0.801	irs	H52	0.271	0.564	0.481	drs
H24	0.355	0.371	0.957	drs	H53	0.350	0.506	0.692	drs
H25	0.415	1.000	0.415	drs	H54	0.512	0.726	0.705	drs
H26	0.757	0.765	0.989	drs	H55	0.253	0.486	0.520	drs
H27	0.422	0.474	0.892	drs	H56	0.302	0.490	0.616	drs
H28	1.000	1.000	1.000	—	H57	0.265	0.320	0.830	drs
H29	0.178	0.182	0.977	irs	H58	0.216	0.416	0.519	irs

注：drs表示规模收益递减，—表示规模收益不变，irs表示规模收益递增

其中有7家医院技术效率最优，但因规模效率低导致总体无效；有1家医院规模效率最优，但因技术效率低导致总体无效；有36家医院因为技术效率和规模效率均无效而导致总体无效。有14家医院技术效率和规模效率相差超过0.5。

5）综合效率有效的14家医院超效率得分分布：对58家医院进行超效率分析，14家相对有效的医院效率值均大于或等于1，无效的44家医院效率值与BCC模型分析结果相同。通过超效率分析可知，有效的14家医院排序依次为H19、H8、H41、H42、H13、H34、H3、H44、H40、H28、H17、H36、H12、H31。其中，H19医院效率值最高为12.08，H8效率值次之为10.78，第三位H41效率值为4.24，H31医院效率值最低为1.00，其他10家医院效率值集中在1.04～3.05间。具体分布见图2。

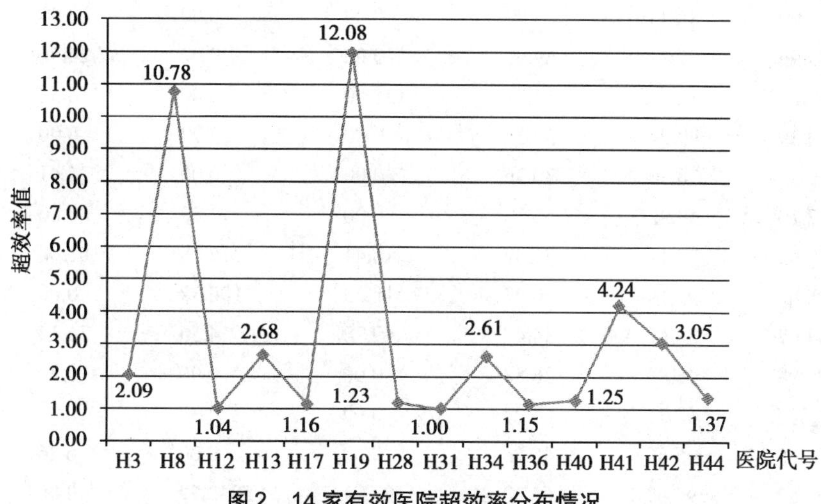

图2　14家有效医院超效率分布情况

（3）齐同产出模式检验

1）非有效医院投入产出冗余和不足率：58家医院中，14家医院相对有效，综合效率、技术效率及规模效率均为1，资源投入可以得到相应的产出。非有效医院各指标的差异详见表4。

表4　非有效医院实际值与期望值差异

医院编号	出院人数差异（%）	接受治疗数差异（%）	康复医学科收入差异（%）	康复医学科支出差异（%）	康复医学科床数差异（%）	医生总数差异（%）	设备总数差异（%）
H2	−52.37	−52.37	−52.37	0.00	457.58	21.39	0.00
H4	−64.80	−64.80	**−84.06**	0.00	0.00	18.48	21.61
H5	−61.11	−63.91	−61.11	145.17	0.00	84.46	0.00
H9	−33.75	−33.75	−33.75	0.00	0.00	64.00	0.00
H10	−31.29	−88.80	−42.17	0.00	0.00	32.35	242.62
H11	−70.16	−70.16	−70.16	0.00	0.00	0.00	0.00
H14	−31.09	−68.35	−31.09	0.00	0.00	46.60	0.00
H18	−41.96	−41.96	−41.96	180.46	0.00	43.86	0.00
H20	−79.77	−79.77	−79.77	0.00	66.52	77.49	0.00
H21	−44.42	−44.42	−44.42	0.00	0.00	30.60	0.00

续表

医院编号	出院人数差异(%)	接受治疗数差异(%)	康复医学科收入差异(%)	康复医学科支出差异(%)	康复医学科床数差异(%)	医生总数差异(%)	设备总数差异(%)
H22	−56.57	−66.98	−56.57	119.87	0.00	6.03	2.12
H23	−58.62	−58.62	−58.62	0.00	0.00	0.00	109.04
H24	−62.88	−62.88	−62.88	34.72	0.00	16.37	0.00
H26	−23.46	−23.46	−46.70	0.00	8.27	15.14	0.00
H27	−52.74	−52.65	−52.65	0.00	22.17	70.26	391.12
H29	**−81.77**	−81.77	−81.77	0.00	0.00	0.00	12.26
H30	−5.15	−48.17	−36.05	0.00	4.17	72.90	0.00
H32	−65.99	−88.43	−65.99	0.00	0.00	18.95	0.00
H33	−69.99	−69.99	−69.99	0.00	9.02	24.56	0.00
H35	−14.28	−14.28	−14.28	121.30	0.00	116.54	43.38
H37	−50.39	**−99.94**	−50.39	0.00	13.72	0.00	0.00
H38	−30.36	−30.36	−30.36	0.00	0.00	24.41	**540.05**
H39	−67.10	−69.92	−67.10	0.00	13.08	0.00	11.07
H43	−30.62	−88.12	−71.89	16.44	215.18	101.06	0.00
H45	−0.98	−99.14	−0.98	18.53	100.32	0.00	0.00
H46	−34.47	−34.47	−34.47	49.70	14.50	36.14	0.00
H47	−26.88	−26.88	−26.88	0.00	0.00	**170.84**	208.72
H48	−68.27	−68.27	−68.27	0.00	0.00	0.00	0.00
H50	−45.65	−45.65	−45.65	0.00	0.00	6.26	0.00
H51	−64.32	−97.60	−64.32	27.21	**5925.79**	0.00	0.00
H52	−43.60	−98.00	−43.60	**348.79**	1547.34	0.00	0.00
H53	−49.43	−49.43	−49.43	0.00	4.72	0.00	6.07
H54	−27.40	−27.40	−41.00	0.00	2279.63	0.00	0.00
H55	−51.43	−51.69	−51.43	0.00	551.71	0.00	0.00
H56	−51.00	−93.01	−51.00	0.00	0.00	53.37	0.00
H57	−68.02	−68.02	−68.02	0.00	0.00	18.38	0.00
H58	−58.37	−97.99	−58.37	0.00	0.00	14.42	0.00

注：负数值指与预期值相比，低于预期值百分比；正数值指高于预期值百分比

采用齐同产出模式对医疗机构内部进行检验，58 家医院中，有 37 家医院存在投入冗余或产出不足现象，其中 37 家医院三项投入指标均存在不同程度产出不足现象，27 家医院个别指标存在不同程度投入冗余现象。其中 H52 康复医学科支出高于期望投入的 3.5 倍、H18 高于 1.8 倍、H5 高于 1.45 倍、H22 高于 1.2 倍，H51 康复床位数高于期望值投入的 59.3 倍、H54 高于 22.8 倍、H52 高于 15.5 倍、H55 高于 5.5 倍、H35 高于 1.2 倍、H43 高于 1 倍，H38 设备总数高于期望投入 5.4 倍、H27 医院高于 3.9 倍、H10 高于 2.4 倍，H47 高于 2.1 倍、H23 高于 1.1 倍。由表 4 可知，部分医院资源投入严重过量，造成浪费。

2）个案研究：医院 H20 为 58 家医院中综合效率最低的医院（基本情况见表 5），其综合效率为 0.071，纯技术效率为 0.202，规模效率为 0.352。以该医院为例，其各项投入产出变量值及其期望值如表 5 所示。经过齐同产出模式计算，可知 H20 的投入冗余，实际康复

床位数可调整为 60 张，医生总数可调整为 20 人，就可以满足需求；而产出指标中，出院人次数应由实际的 200 人次提高至 989 人次、接受治疗人次数应由实际的 10 280 人次提高至 50 813 人次、收入也相应提高至 35 094 450.2 元，才可充分利用资源，达到效率最优。

表 5　医院 H20 的基本情况

项目	实际值	期望值	超出或不足率(%)
出院人次数	200	989	−79.77
接受治疗人次数	10 280	50 813	−79.77
康复收入(元)	7 100 000.0	35 094 450.2	−79.77
康复支出(元)	4 013 700.0	4 013 700.0	0.00
康复床位数(张)	100	60	66.52
医生 / 治疗师总数(人)	35	20	66.52
康复设施总数(台)	99	99	0.00

注：超出或不足率 =(实际值 − 期望值)/ 期望值 *100%

(4) 不同地区、不同医疗机构效率情况

1）不同省市效率得分分布：按照不同省市进行分组，由表 4 可知 A 直辖市综合效率值最高为 0.987，次之为 J 省，综合效率值为 0.749，第三为 K 省，效率值为 0.742，其余省市综合效率值集中在 0.419～0.614 间。14 个省市中有 1 个省综合效率均值超过 0.8，3 个省综合效率均值在 0.6～0.8 间，其余 10 省均在 0.6 以下。纯技术效率中，A 直辖市和 E 省技术效率有效，效率值为 1.000，其余均集中在 0.483～0.898 间。规模效率中，A 直辖市效率最优为 0.987，其次 J 省规模效率为 0.981，其余各省规模效率均值集中在 0.413～0.881 间。综合来看，14 个省市中 A 直辖市效率最好，J 省和 K 省的效率相对较好。按照 14 个省市分组，采用 Kruskal-Wallis H 检验，检验综合效率是否有差异，结果显示 14 个省市间综合效率无统计学差异。

2）不同地域效率得分分布：如表 6 所示，从地域分布可知，中部地区综合效率值和规模效率值最高，分别为 0.602、0.844，东部地区纯技术效率值最高为 0.785。总体来看，中部地区整体的效率值要高于东部地区，东部地区要高于西部地区。以地域分组，采用 Kruskal-Wallis 检验，得出东部地区、中部地区、西部地区三组间效率值不全相等，有统计学差异（χ^2=6.39，P=0.041）。对三组进行组间比较，西部地区与东部地区（Z=−2.379，P=0.016）、西部地区与中部地区（Z=−2.153，P=0.031）的效率有统计学差异，东部地区与中部地区效率无统计学差异。

表 6　不同地区效率得分均值

地区	综合效率	纯技术效率	规模效率
A 市	0.987	1.000	0.987
B 省	0.504	0.609	0.775
C 省	0.614	0.782	0.799
D 市	0.567	0.689	0.823
E 省	0.413	1.000	0.413
F 省	0.584	0.860	0.660

续表

地区	综合效率	纯技术效率	规模效率
G省	0.540	0.586	0.780
H省	0.550	0.630	0.881
I省	0.593	0.725	0.818
J省	0.749	0.776	0.918
K省	0.724	0.898	0.749
L省	0.419	0.792	0.540
M省	0.367	0.620	0.670
N省	0.296	0.483	0.614
东部地区	0.597	0.785	0.762
中部地区	0.602	0.695	0.844
西部地区	0.337	0.579	0.610

3）不同康复床位规模组效率值变化情况：将康复医学科床位数按照四分位数法进行分组，可将58家医院分为四组，效率变化趋势如图3所示。小规模组床位数为0～22张，共有14家医院，其中35.7%的医院呈规模收益递增趋势；中小规模组床位数为23～40张，共有15家医院，其中有6.7%的医院呈规模收益递增趋势；中大规模组床位数为41～95张，共有15家医院，其中有86.7%的医院呈规模收益递减趋势；大规模组床位数为96张以上，共有14家医院，所有医院均呈规模收益递减趋势。

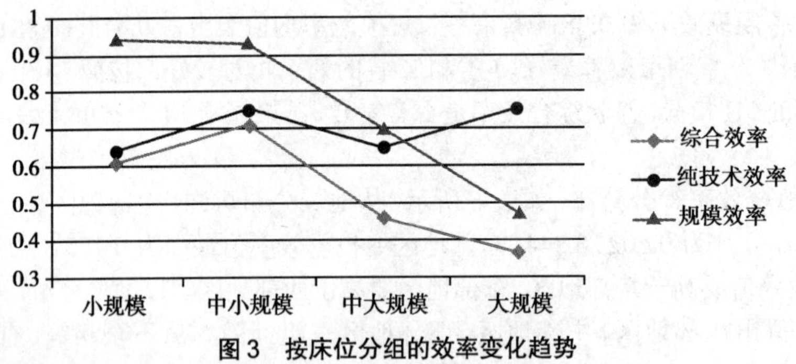

图3　按床位分组的效率变化趋势

（5）康复医疗服务体系建设与效率间关系

1）不同指标与效率相关性分析：将康复资源配置、康复医疗质量以及效率之间进行相关分析。由表7可知，康复床位比与每床康复医师（γ=−0.639，*P*=0.000）、每床治疗师（γ=−0.500，*P*=0.000）和每床护士（γ=−0.619，*P*=0.000）配置呈中度负相关，即康复床位比越高，人员配置越少；每床面积与每床治疗师呈弱正相关关系（γ=0，274，*P*=0.041）；病历合格率与治疗有效率呈弱正相关关系（γ=0.327，*P*=0.015）、与治疗年技术差错率呈弱负相关关系（γ=−0.319，*P*=0.021）；综合效率与康复医学科平均住院日（γ=−0.305，*P*=0.025）、床位比（γ= −0.32，*P*=0.016）和差错率（γ=−0.294，*P*=0.033）均呈弱负相关关系。

2）达标组与未达标组效率差异：将各项指标按照是否达标进行分组，采用Mann-Whitney U检验对两组效率值进行统计学分析。其中康复医学科平均住院日达标组的41家医院综合效率值（0.544）明显高于未达标组的效率值（0.421）（*Z*=−2.004，*P*=0.045）有统计学意义，其余指标无统计学差异。将综合效率分为有效组和非有效组、各项指标按是否达标分组，采用 χ^2 检验，其中只有每床康复医生数有统计学差异（χ^2=4.194，P=0.044），达标组效率要高于未达标组。

表 7　康复资源配置、康复医疗质量及效率之间的相关分析

项目	统计参数	康复医学科平均住院日	康复床占总床比	每床康复医师	每床治疗师	每床护士	治疗有效率	差错率
康复床占总床比	Γ系数	0.120	1.000	**−0.639****	**−0.500****	**−0.619****	0.075	0.025
	P值	0.398	—	**0.000**	**0.000**	**0.000**	0.592	0.859
每床面积	Γ系数	−0.073	0.153	0.109	**0.274***	0.060	0.051	0.030
	P值	0.599	0.266	0.423	**0.041**	0.663	0.706	0.832
病历合格率	Γ系数	−0.111	0.038	−0.012	0.012	−0.102	**0.327***	**−0.319***
	P值	0.423	0.783	0.928	0.928	0.455	**0.015**	**0.021**
效率	Γ系数	**−0.305***	**−0.320***	0.143	0.007	−0.012	0.038	**−0.294***
	P值	**0.025**	**0.016**	0.295	0.957	0.930	0.780	**0.033**

注：spearman 相关检验，$^*P<0.05$，$^{**}P<0.01$

4．讨论

（1）康复医疗服务体系建设情况分析：本研究数据来源于康复医疗服务体系基线调查评估的基线调查上报资料，由于我国康复医学科建设时间较短、各地上报水平有限等原因，上报数据质量一般，因此上报数据有效率仅为 77.3%。经过两年的试点，不同地区康复医疗服务体系建设水平不均，各地康复医疗服务水平差异也较大[11]。

从 58 家试点机构康复医疗服务体系建设情况和不同地区试点机构康复医疗服务体系建设情况可知，各地各医院均存在多种、不同程度问题，主要表现在康复专业人员配置低下、功能评定率开展不足，康复床位配置过高、康复医学科平均住院日过长等。尤其体现在人员配置不足上，普遍缺乏康复医师、康复治疗师和康复护士，其中康复治疗师严重不足，仅 8.6% 的医院达标。14 个省市中 D 直辖市和 L 省的康复医学科建设情况相对较好，但仍存在人员配置不足的现象。个别省市功能评定率低于国家标准（28%），如果不能对就诊者进行全面的功能评定，将直接影响康复效果，降低康复诊疗质量。东、中、西部地区均存在康复床位比过高的现象，这将导致资源的浪费。

定性访谈得知，康复医疗服务体系建设初期，大部分管理人员、医务人员对康复医疗服务体系概念认识不清，对其本质特征不了解。两年后，管理人员、医务人员对康复医疗服务体系建设内涵的认知有所提高，但依然存在将康复医疗服务体系建设等同于康复医学科建设的观念，导致的后果就是扩大康复医学科床位，重视科室自身建设，弱化与其他科室之间的合作，导致人员配置不足、早期介入开展率低下[12]。由于管理人员认知不清，阻碍了康复医疗服务体系建设。因此，国家应重视培养康复医学专业人才，扭转康复专业人员配置远落后于康复医疗实际需求的现状，三级综合医院康复科应控制康复医学科床位数量，全面开展功能评定[13]。

（2）康复医疗服务体系效率整体情况分析：综合效率方面，由 58 家三级综合医院康复医疗服务效率的 DEA 分析结果可知，试点医院康复医疗服务综合效率较低，仅有 14 家相对有效，约 67.4% 的医院综合效率在 0.6 以下，最低不足 0.1。这一比例远高于张哲[14]调出的社区医疗服务效率在0.6以下机构占总数的32.2%的结论。仅14家医院整体配置情况属相对最优，其他44家医院未能充分地利用医疗资源并得到相应的产出，投入产出不平衡。可见目前我国三级综合医院康复医学科医疗服务效率很低，这将降低医疗服务质量，导致康复资源的浪费，应得到足够的重视。在58家医院中有6家医院规模收益呈递增趋势，表示当增加投入时可以得到相应的产出(即提高资源投入量，产出量也会增加)，因此该6家医院可以适当增加投入扩大规模。而规模收益呈递减趋势的37家医院，应控制康复医学科规模，减少资源投入，充分利用现有资源提高产出，才能提高效率。

纯技术效率和规模效率方面，效率无效的44家医院中，有21家医院纯技术效率有效，表示该21家医院管理制度和管理水平较好，在目前的医疗技术水平上对投入资源的利用是有效率的；有15家医院规模效率有效，表示该15家医院实际规模为最优生产规模。有7家医院是在技术水平上能够有效利用投入资源，但由于规模无效导致总体无效，该7家医院应重点控制医院的规模，充分发挥其规模效益；有1家医院规模效率达到最优生产规模，但不能有效利用投入资源而导致总体无效，该医院应该减少资源投入，充分利用资源，避免资源浪费，以提高医院效率；有14家医院技术效率与规模效率相差超过0.5，提示这些医院不能只重视技术水平或规模收益的提高，应该同时提高规模收益和技术效率，控制规模的同时充分利用资源。

利用DEA方法BCC模型进行相对有效性评价，操作方便，评价结果直观、可靠，有较强的说服力。DEA方法可以计算出决策单元相对效率，给出效率值、松弛变量等信息，但也有其自身的缺陷，不能充分给出有效决策单元的信息。如本文对58家医院进行DEA效率分析，结果有14家医院有效，其综合效率、纯技术效率、规模效率均等于1，且排序相同，不能判断之间的差别。然而超效率分析解决了这一问题，超效率模型可以对相对有效的决策单元重新进行计算，使每个决策单元都能得到相应的效率值，可以清楚判断所有决策单元效率高低情况。超效率高的医院综合考虑医院的实际情况，如果希望通过康复医学科提高医院整体效益，可以增加投入。对于相对有效的医院，不能疏于重视，也应该加强管理，不断提高管理水平完善管理制度。对于无效的医院应提高管理水平、技术水平，控制规模、减少投入，从而提高资源利用率，提高效率。

(3) 齐同产出模型分析：齐同产出模式是比较非有效单元的投入达到有效单元投入的百分比，非有效单元的产出达到有效单元产出的百分比，其优点是可以明确并量化每一个决策单元投入的冗余和产出的不足之处。模型分析时，会计算出实际值与期望值的投影，得出存在产出不足和投入冗余的程度。从医疗机构内部来看，根据齐同产出模式分析，在非有效医院中，有37家医院存在不同程度的投入冗余或产出不足问题，产出效益不能与投入相适应，导致资源浪费。

对效率值最低的第20号医院进行模型分析，模型结果显示，该院的投入冗余，实际康复床位数可由100张调整为60张，医生总数由35人调整为20人。该院总床位为1500张，如果将康复医疗床位下调至60张，则康复床位占总床位比将由6.7%下降为4.0%，调整后的指标符合国家标准；而每床医生和治疗师配置比仅由0.35下降为0.33，说明减少康复医疗服务床位，通过提供康复医疗服务可增加收入，使资源得到有效利用，达到效率最优。同理，根据非有效医院实际值与期望值差异表所示，其余非有效医院应根据相应期望值合理配置和利用资源，科学的整改存在的问题。

(4) 不同地区、不同规模医疗机构效率差异与影响因素分析：14个省市的效率均未达到最优，总体效率均较低，省市间效率并无统计学差异。A 直辖市的综合效率值相对较好，技术效率最优，规模效率也为最高，可能与 A 直辖市管理水平较高，制度较完善，投入的资源利用率较高有关。从地域分布来看，东、中、西部地区医院效率均较低，说明全国三级综合医院康复医学科效率整体较低，存在严重的资源冗余问题和规模过大问题。东部地区和中部地区的效率值无差异，但要高于西部地区，说明西部地区医院较东、中部地区的效率更低。各地域要结合地区实际情况，严格控制规模，制定科学的方案，提高资源利用率。

不同医院规模组效率值变化分析，综合效率随着康复床位数的增加呈现先增后减的趋势，表示康复医学科床位数并非越多越好，当床位数为中小规模（23～40 张）时效率最大，提示三级综合医院应控制康复床位数，避免因床位过多造成资源的浪费。规模效率随着规模的增大而不断变小，说明床位数扩大导致其偏离最优规模配置，提示规模不经济。这与董四平[5]对 61 家县人民医院效率的研究结果相符，医院康复医学科应适当控制康复床位数，限制床位数过度增长。

（5）康复医疗服务体系建设与效率间关系分析：从体系建设与效率的关系性分析来看，康复医学科平均住院日达标组的效率要明显高于未达标组。康复床位和总床位比与每床康复医师配置呈负相关关系，效率与平均住院日、康复床位占比及技术差错率呈负相关关系[15]。这些结果提示，康复床位配置过高的地区，人力资源配置显得不足，导致康复服务能力下降（功能评定率），住院日延长。由相关分析可以得出，平均住院日越低、差错率越低，则床位比越小，效率越高。因此，康复医疗服务体系建设不能简单地追求康复医学科的规模扩大。三级医院康复医学科建设要以提高服务能力为主，控制床位数量，开展其他病房早期床头康复，提高效率与质量；要建立双向转诊机制，优化资源配置，提高服务能力[16]。这一结果也间接证明了国家康复体系建设配置指标设定的合理性。

另外我们也注意到，数据显示各地区医疗机构间康复医疗服务水平差异较大，效率水平分布不均。三级医疗机构的康复医疗服务能力代表了该区域康复医疗服务的最高水平，其不仅是保证该区域康复医疗服务网络建设能否成功的关键，也是国家康复医疗服务公平性能否得到实现的重要方面。因此，加强康复医疗服务能力建设，减少地区间、医疗机构间康复医疗服务水平差异，是我国康复医疗服务体系建设的重点。

经统计学检验可知，康复医学科平均住院日达标组效率值要高于非达标组，住院日越长医院效率越低，这与上述相关性分析结果也相一致。康复医学科医生配置情况也是影响效率的重要因素，医生配置越高效率值越高。

三级医院康复医学科主要针对疾病急性期的早期康复，当疾病处于平稳期时应当及时转诊到其他医疗机构，充分发挥各级医疗机构的作用，避免三级医院大材小用、下级医院资源限制而导致资源的浪费，实现分阶段、分层级的康复医疗服务网。目前部分三级综合医院康复医学科平均住院日过长现象，可能与三级医院不能落实转诊制度或下级服务能力不足有关，可能与疾病本身比较严重不能在 30 天内进行转诊有关，或者与患者意愿在三级医院进行康复治疗而不愿转诊有关。三级综合医院不仅承担疾病急性期的早期康复治疗，还承担着区域内康复医学专业人才培训的任务，而三级综合医院康复医学科人员配置普遍不足又如何能够做好培训工作，这也将直接影响该区域康复医疗服务的质量。在康复治疗过程中，康复医生制定治疗方案并组织治疗，康复治疗师和康复护士实施治疗。如果康复医生能够为每一位患者制定科学周全的方案，将会提高患者恢复的质量；当康复医生数量不足不能有充足的经历为每位患者制定合理的治疗方案，将直接影响患者的康复，降低服务质量，从而影响效率。因此，提高康复医生配置对于提高三级综合医院康复科效率尤为重要。

5. 结论　我国三级综合医院康复医疗服务效率参差不齐，有 24.14% 的医院效率为 1.000，有 67.24% 的医院效率在 0.600 以下。康复医疗服务体系建设中达标较好的医院效率优于未达标医院。体系建设中存在的问题主要表现为康复专业人员配置不足、功能评定率开展不足、康复床位配置过高以及康复医学科平均住院日过长。影响效率水平低下的主要因素是康复床位盲目扩张和人员配置相对或绝对不足。康复医疗机构床位规模来看，中小规模康复医学科的效率相对较高。14 个省市医疗机构的康复医疗服务效率水平分布不均，主要集中在 10.296～0.987 之间，其中 A 直辖市效率最优，N 省效率最差。

6. 建议

（1）加强宣传，提高相关人员认知：康复医疗服务旨在促进患者恢复，预防残疾发生，改善患者预后，提高生活质量，特别是三级综合医院康复医学科应早期介入，加强与临床科室充分融合，开展床头康复，不应简单的追求扩大床位，因此提高管理人员、医务人员对康复医疗服务体系建设内涵的认知尤为重要。建议卫生计生行政部门加强宣传，开展康复医疗服务体系建设相关培训，让管理人员和医务人员对康复医疗体系建设内涵有充分的认知，使之能够按照三级综合医院的宗旨建设康复医学科，深入临床科室开展早期康复，避免盲目扩张床位。建议医院自身定期培训医务人员，提高康复医疗技术水平。制定考核方案，对从事康复医疗服务的医务人员进行考核评价，使医务人员按照方案进行康复治疗，避免医生为了追求效益而延长住院日。

（2）合理配置康复服务资源，提高效率：非有效医院应根据实际情况结合齐同产出结果制定整改方案，投入冗余的医院相应减少康复医疗服务资源的投入，比如控制康复床位数增长或适当减少床位数，合理配置康复医生总数，避免增加不必要的康复设备；对于产出不足的医院，应尽可能利用投入的资源，提高服务量，从而提高效率，提升医疗服务能力[16]。可以学习乌鲁木齐自治区人民医院的做法，建立康复医疗服务体系协作关系，培养下级医疗机构康复医疗服务能力，开展双向转诊，及时转诊患者，充分利用三级综合医院康复科资源，从而提高效率[17]。各省市应优化区域内康复医疗资源配置，根据地区需求建设三级综合医院康复医学科，避免投入过多，提高资源的利用率，减少资源浪费，提高效率。

（3）落实各项制度，提高康复医疗服务能力：三级综合医院康复医学科以疾病急性期患者为对象，立足开展早期康复介入，及时下转患者，并承担人才培养（培训）任务。三级综合医院康复医学科应加强与各临床科室联系，早期介入，及时开展床头康复服务。认真做好培养（培训）下级医疗机构工作，提高康复医院及基层医疗机构的康复服务能力，使下级医疗机构能够承担相应的康复医疗服务任务。落实双向转诊制度，将需要转诊的患者及时转到下级医疗机构，不人为延长平均住院日，避免造成不必要的资源浪费，降低患者的医疗费用。医院管理人员应完善规章制度，制定合理诊疗规范，协助康复医学科早期介入各临床科室开展床头康复医疗服务，提高医疗服务质量，加快康复医疗服务能力建设。

（4）定期开展评价，完善康复医学科建设：三级综合医院作为康复医学科发展龙头，建议其定期对康复医疗服务体系建设情况进行评价，及时发现医院管理中的不足和康复诊疗服务中存在的问题，并提出整改意见并改正。加强康复医疗服务体系建设研究，建议非有效医院学习效率高的医院的经验做法，有效医院应学习国外先进的康复医疗技术和管理体系，进一步提高康复医疗服务能力，完善康复医学科建设，从而提高康复医学科的效率。

参 考 文 献

1. 王梅新，李莉，唐春. 数据包络分析法在三级甲等医院手术室护理效率评价中的应用[J]. 中国实用护理杂志，2013，29(2)：69-72.
2. 庄宁，李伟，黄思桂，等. 医院医疗服务效率测量方法应用评价[J]. 中国卫生资源，2001，4(3)：124-126.
3. 吴德胜. 数据包络分析若干理论和方法研究：[D]. 合肥：中国科学技术大学，2006.
4. 林皓，金祥荣. 政府投入与我国医院效率的变化[J]. 经济学家，2007(2)：77-83.
5. 董四平，肖婧婧，梁铭会. 基于数据包络分析的县级综合医院规模经济效率研究[J]. 中国卫生经济，2011，01：67-70.
6. 刘雅倩，潘晓平，廖菁，等. 不同数据包络分析模型评价医院技术效率的比较分析[J]. 中国卫生经济，2011，03：65-67.
7. 秦侠. 卫生管理运筹学. 北京：人民卫生出版社，2005：302-304.
8. 钟若冰，张靖，廖菁. 医院效率评价方法的研究[J]. 实用医院临床杂志，2010，01：127-130.
9. 郑琦，黄灏然，蔡肯. 广东新型农村合作医疗的效率与潜力研究. 中国卫生事业管理，2013，06：451-454.
10. EhrethJL. The development and evaluation of hospital performance measures for policy analysis. Medical Care，1994，32(6)：568-587.
11. 丁海云，张莹，刘嘉，等. 我国三级综合医院康复学科建设现状调查. 中华医院管理，2015，31(5)：336-340.
12. 张莹，赵琨，肖月，等. 康复医疗服务体系建设试点地区相关人员认知访谈[J]. 中华医院管理，2015，31(5)：347-349.
13. 孙强，郭晓日，孟庆跃，等. 卫生部57家成本监测医院的DEA效率分析. 中国卫生经济，2012，31(9)：72-74.
14. 张哲. 基于超效率DEA的社区医疗服务效率评价[J]. 山东大学学报(医学版)，2011，08：148-152.
15. 王洪强. 现代综合医院康复医学科发展前景展望[J]. 中国医学创新，2012，9(17)：153-154.
16. 肖月，赵琨. 关于建立三级康复医疗体系的思考：基于北京、云南、黑龙江的试点实践[J]. 中国卫生经济，2012，11(6)：10-12.
17. 马朝霞，赵琨，肖月，等. 康复医疗服务体系建设试点情况与问题及对策[J]. 中华医院管理，2015，31(5)：332-335.

国家卫生计生委临床路径管理试点工作第三方评估报告

国家卫生计生委卫生发展研究中心

2011年12月6日

第一部分　报告摘要

对临床路径管理试点工作的评估主要由三部分组成：面上数据分析、点上评估和深度访谈。根据国家卫生计生委“中国临床路径网数据上报平台”提供的2009年至2011年12月3日的医院上报数据和各地卫生厅上报数据形成面上分析结果；从国家卫生计生委临床路径试点医院中的区县二级医院、市级的三级甲等医院、省会城市教学附属三甲医院中各选取一家医院及各自相应同级别同区域的非临床路径管理医院为对照医院形成点上评估结果；并对医院负责人和相关科室医务人员进行了访谈。主要评估分析结果如下：

一、试点工作总体进展顺利平稳

根据地方卫生厅上报的数据显示，截至2011年底，全国已有3467家医疗机构，共计25 503个科室开展临床路径管理。2011年1月至10月底，全国开展临床路径管理病例数达到1 414 543例，其中变异251 745例，变异率为17.80%，退出150 723例，退出率为10.66%，完成率为89.43%。

截至2011年12月3日，全国共有593家开展临床路径管理的医院通过“中国临床路径网”上报数据，多数医院不在国家卫生计生委试点医院名录中，其中二级医院309家，三级医院273家，未定级医院11家；涉及63个专业，2172个病种；上报入径人数367 913例，完成人数309 667例，完成率84.17%，变异人数87 748例，变异率23.85%，退出人数35 513例，退出率9.65%。国家卫生计生委试点医院110家，其中二级医院5家、三级医院105家，开展了63个专业，2172个病种临床路径管理试点工作，完成率87.96%，变异人数59 723人，变异率27.58%，退出人数22 325人，退出率10.31%。

二、临床路径管理试点工作效果显著

（一）实施临床路径管理，保证了医疗质量和安全

从全国上报数据上看，入径人数和完成人数前十位病种为老年性白内障、乳腺癌、结节性甲状腺肿、腹股沟疝、慢性胆囊炎或合并胆囊结石、慢性鼻炎-鼻窦炎、计划性剖宫产、自然临产阴道分娩、2型糖尿病、子宫平滑肌瘤。以上10种疾病从2009年到2011年平均住院日普遍呈下降趋势，降幅达13.17%～22.89%；病死率、医院感染率、手术病人手术部位感染率等指标发生率均为零。

从点上数据看，区县二级和市级三甲试点医院，抽取的病种中 80%～90% 的病种好转率呈现上升 1.06%～12.76%；病死率除剖宫产外，其他病种病死率下降 0.12%～1.34%；多数病种治愈率下降 0.55%～12.89%，这些病种为老年性白内障、急性心肌梗死、不稳定性心绞痛、脑出血、腹股沟疝、重度膝关节炎、大肠息肉。

数据说明，临床路径管理能够保证医疗质量和安全，而且在优化诊疗技术，规范医疗服务，改善医疗诊疗效果的同时，没有引发其他任何临床上的副作用。

（二）实施临床路径管理，医疗服务效率进一步提高

1. 平均住院日下降。从 2009 年到 2011 年全国上报数据看，90% 的病种平均住院日普遍呈下降趋势，如乳腺癌的平均住院日降幅达 22.89%；2 型糖尿病降幅达 18.70%；子宫平滑肌瘤降幅为 13.17%。从点上数据看，二级和三级医院抽取病种中 90% 病种无论有无合并症，其住院天数在去掉基线和试点期间其他影响因素后，减少了 0.50～2.60 天，其中剖宫产、急性阑尾炎、慢性胆囊炎住院天数下降最明显，分别下降 1.34 天、2.20 天、2.63 天。

2. 手术等待时间缩短。择期手术术前平均住院日出现下降势头，如计划性剖宫产、结节性甲状腺肿和慢性鼻窦炎术前住院日下降了 0.06～0.16 天；但个别病种略有增加，如老年性白内障和乳腺癌择期手术术前平均住院日上升了 1 天，但其住院总费用没有增加。

（三）实施临床路径管理，临床用药更加规范

1. 大部分病种次均药品费用下降。区县二级和市级三甲试点医院抽取的病种中 66% 病种次均药品费用下降 4.5%～65%，这些病种为腹股沟疝、老年性白内障、声带息肉、急性 ST 段抬高型心肌梗死（支架介入）、腺样体肥大和剖宫产；33% 的病种药品费用增加了 3.9%～23%，它们是结节性甲状腺肿、头位顺产、糖尿病。

2. 大部分病种抗菌药物次均费用下降。区县二级和市级三甲试点医院抽取的病种中 80% 病种抗菌药物次均费用下降 9%～65%，它们是腹股沟疝、老年性白内障、急性 ST 段抬高型心肌梗死（支架介入）、老年性白内障、声带息肉、糖尿病、结节性甲状腺肿和剖宫产；20% 病种（腺样体肥大和头位顺产）抗菌药物费用增加了 16% 和 41%。

3. 术前抗菌药物使用合格率进一步提高。随机抽取的 5 种行手术治疗病种，4 个病种术前抗菌药物使用合格率高出试点前 6%～37%。

实施临床路径管理有效地规范了医师处方行为，降低了治疗行为的随意性，缩小了处方的差异性，引导临床合理用药，改善了医疗质量，避免了医疗资源的浪费。

（四）实施临床路径管理，控制医疗不合理费用的效果显现

全国上报数据显示，实施临床路径管理的病例次均住院总费用和次均药品费用绝大部分下降或持平，个别病种诊疗费用上升，但涨幅减小。

点上评估的二级试点医院，按病种进行抽样调查，在选取病种中无论有无合并症，其次均住院费用增幅从 2007 年或 2008 年起均呈现加速增长势头，到 2009 年或 2010 年出现费用增幅下降的拐点，并开始出现了负增长趋势，至 2011 年次均住院总费用增幅总体上呈现负增长，以试点病种伴有合并症的病例最为明显，如慢性胆囊炎和老年性白内障（见图 1 和图 2）。

在点上评估的市级三甲医院，路径完成人数前 10 位病种中，无论有无合并症，2007—2011 年次均住院费用增长幅度，9 个病种（90%）临床路径组均低于非临床路径组；仅大肠息肉的临床路径组次均住院费用增幅高于非临床路径组。

点上评估的市级三甲医院，23 个临床路径病种（外科 17 种，内科 6 种）分析显示，除急性 ST 段抬高心肌梗死外，其他病种进入路径患者的平均住院费用均低于同期出院患者的

平均费用。其中，脑出血、急性非ST段抬高心肌梗死介入治疗、重度膝关节骨关节炎临床路径管理患者费用下降尤为明显。

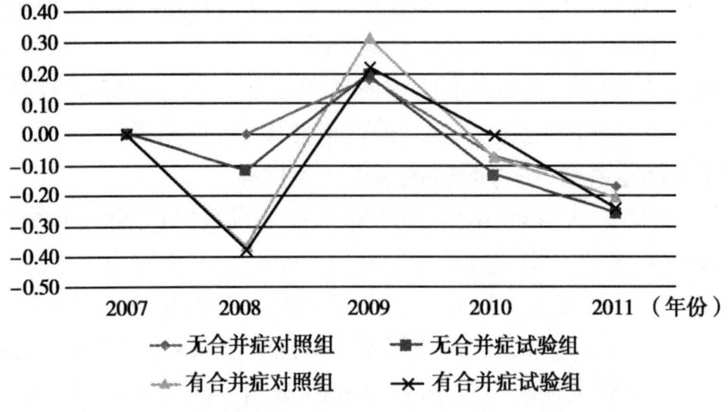

图1　慢性胆囊炎次均住院总费用环比增长率

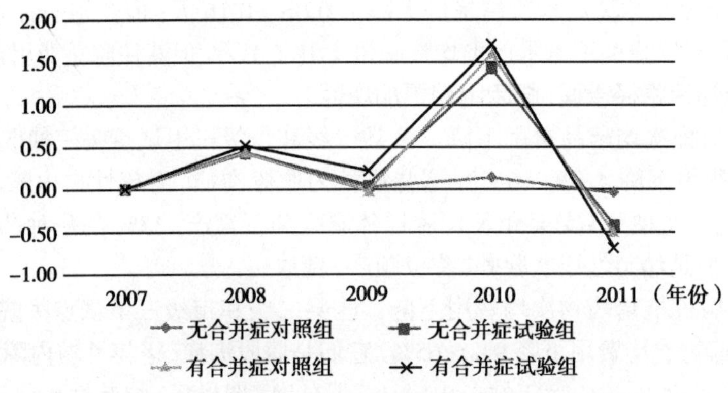

图2　老年性白内障次均住院总费用环比增长率

临床路径管理一定程度抑制了次均住院费用增长势头，次均住院费用增幅低于同期非路径病种。说明实施临床路径管理对控制不合理医疗费用过快增长发挥了积极作用。

（五）实施临床路径管理，试点医院社会效益显现

来自县级二级试点医院的数据，患者满意度分别为97.3%、98.4%，高于对照医院的95.6%、97.8%。同时与对照医院相比，胆囊良性病变手术为例，试点医院临床路径患者自付费用下降20%～26%。

三、推进临床路径管理还需要克服一些困难

通过访谈发现，个别医师对临床路径管理的认识不够全面，对实施临床路径的目的认识不清。医师对实施临床路径管理的态度经历了由抵触到接受的转变过程。临床路径管理体系的内容与管理方法有待完善，要进一步建立适合于临床路径推广的医院整体的管理体系。医保支付方式影响路径管理模式，付费方式改革有利于推进临床路径工作。电子版临床路径文本，可以简化医疗程序和提高工作效率，因而提升了医师对临床路径的认可度。

访谈中发现影响医务人员积极开展临床路径的主要因素：一是医院领导的管理能力与个人职业素养；二是医院内部管理体系的完善与院领导阶层的高度重视；三是医保支付方式；四是医院床位使用率；五是路径文本的制定和电子化路径管理；六是医院的激励机制和科室间的合作。

第二部分　研究总报告

一、评估背景

临床路径管理试点工作是我国新一轮医药卫生体制改革重中之重—公立医院改革试点工作的核心举措之一。2009年，针对我国医药卫生事业发展水平与人民群众健康需求及经济社会协调发展要求不适应的矛盾问题，我国启动了新一轮深化医药卫生体制改革。此次改革旨在解决城乡和区域医疗卫生事业发展不平衡，资源配置不合理，公共卫生和农村、社区医疗卫生工作比较薄弱，医疗保障制度不健全，药品生产流通秩序不规范，医院管理体制和运行机制不完善，政府卫生投入不足，医药费用上涨过快，个人负担过重等一系列矛盾和问题。《中共中央国务院关于深化医药卫生体制改革的意见》(以下简称意见)明确提出，要建立规范的公立医院运行机制。意见要求，公立医院要遵循公益性质和社会效益原则，坚持以病人为中心，优化服务流程，规范用药、检查和医疗行为。

同年，《医药卫生体制改革近期重点实施方案(2009—2011年)》进一步明确了公立医院改革试点工作的核心内容之一是强化医疗服务质量管理。规范公立医院临床检查、诊断、治疗、使用药物和植(介)入类医疗器械行为，优先使用基本药物和适宜技术。

在当前机制体制不健全的情况下，我国各级医疗机构不同程度地存在医疗不足、医疗滥用和医疗过度的问题，因此对诊疗技术的优化需要在提高基层医务人员诊疗能力的基础上，对其行为进行规范，减少服务提供的差异，改善质量的同时避免资源的浪费。

国际学界认为，优化诊疗技术的临床应用，可减少医疗服务差异，提高质量，实现效率最大化。一旦诊疗技术未获得最佳临床应用，如过度、延迟、错误提供，利用不足或重复利用，不仅会影响患者享受的服务质量，还会影响整个医疗系统的效率。受医务人员专业水平和偏好的影响，或受机构外部条件或患者特殊要求等影响，诊疗技术应用往往因地区而异，甚至因医务人员而异，因患者而异。这些差异会造成医疗质量问题或医疗服务可及性的问题，甚至造成医疗服务利用的不公平性等社会伦理问题。在医疗服务技术日趋现代化和物化、医疗保障社会化、医疗服务成本逐步增长的条件下，诊疗技术差异是造成医疗服务费用持续增长的关键因素之一。

优化诊疗技术不仅是医疗问题，也是制度问题，医疗技术问题常常受到经济因素的影响。因此要在管理制度层面对医疗机构和医务人员的医疗行为进行规范和要求，进行补偿机制和激励机制的改革，更好地引导医疗机构和医务人员应用适宜、有效的技术。基于对上述问题的理解，在大力推动医院支付方式改革的同时，卫生领域的决策者多次提出应用临床路径作为公立医院改革创新的突破口。

临床路径(clinical pathway)管理将病人从住院到出院整个过程视为一个作业流程，并建立“诊疗流程”，再由“监控流程”对变异情况与治疗结果进行持续地修正，以促进医疗质量的提升及医疗资源的有效利用。自1996年起，我国一些学者和医院管理专家逐渐引入了临床路径的概念和理论，国内有一些城市三级综合性医院尝试针对部分病种实施临床路径管理。从相关实践研究的结果来看，临床路径在医疗、护理和药学领域的应用都收到了良好的效果，不但改善了医疗质量，同时还提高了资源的利用效率。

国家卫生计生委于2009年启动了临床路径管理试点工作(以下简称试点工作)，目的是通过实施临床路径管理，规范医疗服务行为，进而提高医疗质量和保障医疗安全，控制不合理医疗费用。其核心是以临床路径实施为手段，对医务人员的诊疗行为进行干预。

本次评估将依据行为心理学理论[1]，对行为干预效果进行评估，首先关注临床路径实施对医务人员医疗规则意识的改变；其次是关注医务人员是否有依从临床路径的动机；再者关注医疗团队整体医疗行为的变化；进而关注医疗质量的改进、医疗安全保障、医疗效率提高、医疗费用的控制及医务人员和病人的满意度等。然而，在关注这些变化同时，不容忽略的是该项试点工作是在社会大变革、国民经济高速增长、经济发展模式转变、科学技术发展突飞猛进、医药卫生体制改革进一步深化的复杂背景下进行的，以上宏观因素对大规模的临床路径管理试点工作都将产生非线性、错综复杂、不可控的影响[2]。在这样复杂的宏观背景下，开展试点工作的评估，应在全社会视角下，既要关注临床路径管理本身所带来的预期和非预期效果，同时也要关注临床路径实施进程中，外部环境对其实现预期效果的影响，并识别出临床路径管理工作推广的前提条件和外部政策环境，特别是医疗保障制度的设计和医院监督管理机制的设计。

二、评估目的

1. 全面了解各试点地区和医院试点工作情况，总结试点工作经验，发现试点工作中的问题和难点，研究解决问题的措施，促进临床路径管理工作取得实效。

2. 对评估结果进行分析比较，不断优化临床路径管理工作流程，提高临床路径管理水平，推动临床路径管理工作广泛、深入开展。

3. 对病种选择和临床路径实施等关键环节进行研究，进一步完善临床路径的科学性和可操作性，以提高临床路径管理的质量。

4. 进一步完善临床路径管理相关制度，逐步建立与医院整体发展相适应的临床路径管理工作体系。

三、评估对象

全国开展临床路径管理试点工作的试点医院，以国家卫生计生委指定开展临床路径管理试点的23个省（区、市）110家医院为主。

四、试点工作评估的核心内容

围绕试点工作预期目标，本次评估工作至少要回答以下几个问题：

1. 实施临床路径，对试点医疗机构医务人员的医疗规则认知是否产生了影响；医务人员是否有实施临床路径管理的意愿。

2. 实施临床路径，是否有效地改变了医疗机构和医务人员的医疗行为：行为改变的动机是什么，需要哪些支持因素。

3. 试点工作预期目标实现程度如何，是否有效地保障了医疗安全，改善了医疗质量。

4. 实施临床路径，能否有效地杜绝或减少医疗资源的浪费，控制医疗费用不合理增长。

5. 临床路径对医疗服务效率是否产生影响。

6. 如何有效地调动医务人员使用和依从临床路径的积极性。

7. 实施临床路径，病人诊疗流程是否改进，患者就医感受是否改善，患者就医费用是否有所降低；患者对临床路径的看法；以及临床路径是否改善了医患关系。

8. 临床路径实施需要什么样的宏观环境和医疗机构的微观管理条件。

9. 试点医院成功经验与做法是否可以被推广到其他医院。

10. 临床路径开展的建议，如病种的选择等临床路径关键环节的改进建议。

五、评估方法

国家卫生计生委于2009年在全国23个省(区、市)110家医院开展了为期2年的临床路径管理试点工作。在试点工作末期，将对该试点工作进行结果评估(outcome evaluation)。本评估将从卫生行政主管部门角度，依照“面上评估——点上评估——深度访谈”思路，采用“工作规划——实施情况”一致性评估方法[3]对试点工作实施一般性结果进行全面评估；同时应用倍差法[4]对试点工作取得的效果进行重点评估；为准确地发现试点工作的关键性问题和探讨相应解决对策，将采用目的抽样方法对重要利益相关者进行深度访谈，以探究试点工作背后蕴藏的深层次问题、成因及对策。

(一) 面上评估

即围绕试点工作目标、内容和要求，采用“工作规划——实施情况”一致性评估方法，对全部试点医院的试点工作目标实现情况进行定量测量。具体而言，根据各试点医院上报数据测量工作指标的实际进展情况。

1. 评估对象　国家卫生计生委指定的110家临床路径管理试点医院。

2. 评估内容　主要评估临床路径的一般实施情况：包括一般工作量指标、效率指标、效果指标、卫生经济学指标。

(1) 试点医院一般工作指标。包括各国家卫生计生委临床路径管理试点医院申报临床路径管理试点的病种名称、启动临床路径管理的时间、试点以来该病种全部出院人数、以及同期进入路径的病例总数、变异病例总数、退出路径病例总数、试点前后该病种全部出院病人的平均住院日、病种死亡率和次均住院费用等一般信息。

(2) 单病种非特异性指标资料。包括各试点病种的一般效率指标、效果指标、工作量指标、卫生经济学指标等信息。从“中国临床路径网数据上报平台”中提取所有医院上报数据，从中选择入径人数和完成人数较多的病种数据进行分析。各类分析指标内容及指标解释详见表1。

表1　单病种非特异性指标评估表

专业：　　　　疾病名称：　　　　ICD编码(全称)：

序号	评估指标	单位	指标解释
	一、效率指标		本项只统计完成路径的患者
1	平均住院日	日	平均住院日＝出院者占用总床日数÷出院人数。出院人数指完成路径患者
2	择期手术术前平均住院日	日	指完成路径患者
	二、效果指标		本项只统计完成路径的患者
3	病种死亡率	%	病种死亡率＝死亡人数/因该病出院病人总数×100%。因该病出院病人总数，应包括未入径人数
6	医院感染率	%	医院感染率＝医院感染人数/完成路径人数×100%
7	手术病人手术部位感染率	%	手术病人手术部位感染率＝手术病人手术部位感染人数/手术人数×100%

续表

序号	评估指标	单位	指标解释
8	出院当天再住院率	%	出院当天再住院率 = 住院患者出院当天再住院人数 / 完成路径人数 ×100%
9	2-31 天内再住院率	%	2-31 天内再住院率 = 住院患者出院 2-31 日内再住院人数 / 完成路径人数 ×100%
10	手术病人非计划重返手术室再次手术发生率	%	手术病人非计划重返手术室再次手术发生率 = 手术病人非计划重返手术室再次手术人数 / 手术人数 ×100%
11	常见并发症(1)		
12	并发症发生率(1)	%	并发症发生率(1)= 常见并发症 1 发生人数 / 入径人数 ×100%
13	常见并发症(2)		
14	并发症发生率(2)	%	并发症发生率(2)= 常见并发症 2 发生人数 / 入径人数 ×100%
15	常见并发症(3)		
16	并发症发生率(3)	%	并发症发生率(3)= 常见并发症 3 发生人数 / 入径人数 ×100%
17	常见并发症(4)		
18	并发症发生率(4)	%	并发症发生率(4)= 常见并发症 4 发生人数 / 入径人数 ×100%
19	常见并发症(5)		
20	并发症发生率(5)	%	并发症发生率(5)= 常见并发症 5 发生人数 / 入径人数 ×100%
	三、工作量指标		
21	入径率	%	入径率 = 入径人数 / 出院患者总人数 ×100%
22	完成率	%	完成率 = 完成路径人数 / 入径人数 ×100%
23	变异率	%	变异率 = 变异人数 / 入径人数 ×100%
24	退出率	%	退出率 = 退出人数 / 入径人数 ×100%
	四、卫生经济学指标		本项只统计完成路径的患者
25	单病种次均总费用	元	单病种次均总费用 = 出院患者总费用 / 完成路径人数
26	单病种日均总费用	元	单病种日均总费用 = 出院患者总费用 / 出院者占用总床日数
27	单病种次均总药费	元	单病种次均总药费 = 出院患者总药费 / 完成路径人数
28	单病种日均总药费	元	单病种日均总药费 = 出院患者总药费 / 出院者占用总床日数

3. 资料收集和分析方法　利用国家卫生计生委组织开发的“中国临床路径网数据上报平台”，提取 2009 年至 2011 年 12 月 3 日的医院上报数据。对各试点医院临床路径的实施与进展情况、临床效率、效果、工作量、卫生经济学指标进行描述和分析，发现问题，查找原因，并提出政策建议。

（二）点上评估

1. 评估框架　为正确判断试点工作所带来的干预效果，采取准试验设计中干预前后带有对照组实验设计（图 3）和倍差法（Difference in Difference）分析，比较试点医院和非试点医院在临床路径管理试点工作实施前后的效果变化。同时对医务人员进行定性访谈，分析医疗机构管理的变化和医务人员医疗行为改变；通过分析临床路径变异因素，探究改善医疗机构临床路径实施和管理的政策与专业认知，进而判断试点工作外推的可能性。

倍差法是用于评价政策影响的一种计量方法，应用于评估一项政策给政策作用对象带来的净影响。其基本思路是在非随机分配的两个调查样本，一组是政策干预组，一组是非政策干预的对照组，计算干预组在政策实施前后某个指标的变化量，以及对照组在同期同一指标变化量，上述两个变化量的差值即反映了政策对干预组的净影响，比较政策对政策干预对象和非政策干预对象效果随时间的变化[5]。为使两组病例数据具有可比性，将依据临床路径准入标准、病人年龄、性别和病情对两组病例按 1∶1 配对原则进行匹配。

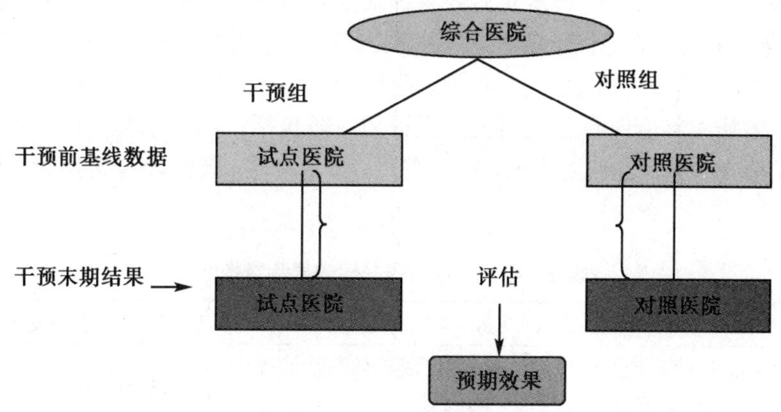

图 3　点上评估框架图

评估的内容涉及各单病种平均住院日、择期手术术前平均住院日、抗菌药物使用平均天数，病人转归情况、患者满意度等效果指标，以及单病种次均住院费用、单病种抗菌药物费用比例、医疗费用增长率的变化等经济学指标（详见表 2）。

2. 评估对象　为正确判断试点工作所带来的干预效果，将评估对象分为试点医院和非试点医院两组，以观察比较两组医院在临床路径试点工作实施前后效果的变化。

点上医院：从国家卫生计生委临床路径试点医院中的区县二级医院、地市三级医院、省会城市院校附属三级医院中，按目的抽样法各选取一家医院做为干预医院，选取各自相应同级别同区域的非临床路径管理医院为对照医院。根据面上评估结果，选取进入路径数和完成路径人数较多的病种作为评估病种。

对照组医院选择标准：采取 1∶1 配对原则，选择未开展上述病种临床路径管理的医院为对照组医院。对照组医院所在地区在社会、经济、文化和疾病流行状况等方面应与试点医院所在地区相似。同时对照组医院在规模和服务提供能力及业务收入上与试点医院具有可比性。具体选择标准如下：

（1）与试点医院在同一或相近省份，并在人口学特征、疾病流行状况相似，与试点医院地理位置相距较远。

（2）与试点医院所在地区的经济水平、文化结构和地理地貌情况非常相似。

（3）与试点医院在规模上、服务提供能力和业务收入方面非常相似。

（4）HIS 系统完善，与试点医院数据信息系统相匹配。

（5）有较好地合作诚意，并能积极配合数据收集。

3. 病种选择和样本量估计　为确保评估工作质量，避免不必要的数据收集分析工作，清晰明了地反映临床路径实施效果，以临床路径管理覆盖病人多的病种为分析重点。对来自全国上报数据的面上评估，选取入径人数和完成人数前十位病种；对来自样本数据的点上评估，考虑病种的路径完成人数占到出院人数一半以上时，才可能看到实施临床路径管理对这个病种人群所产生的影响。因此选择路径完成人数占出院人数50%以上病种作为评估病种；对日清单数据分析，病种选择路径完成人数大于30例以上病种为分析对象。这样确保选取的病种在入径管理病人的样本量上具有一定代表性。

4. 测量指标　本阶段研究主要目的是检验综合干预措施实施后的临床效果和成本效果。为评估干预措施的效果，将收集干预前和后疾病诊疗效果和费用信息。

（1）手术病人的临床路径管理实施效果评估内容包括：预防性抗菌药物应用的类型、预防性抗菌药物应用的天数、非计划重返手术室次数、手术后并发症、住院天数、手术前住院天数、住院费用、药品费用、医疗耗材费用、病人转归情况、患者满意度等。

（2）非手术病人临床路径管理实施效果评估内容包括：实施病情严重程度评估、主要药物选择、并发症发生情况、住院天数、住院费用、药品费用、医疗耗材费用、病人转归情况、患者满意度等。

表2　临床路径管理关键效果测量指标

<table>
<tr><th>指标类型</th><th>因变量</th><th>控制变量</th></tr>
<tr><td>临床效果</td><td>（1）抗菌药物的使用：包括使用三线抗菌药物的患者比例、抗菌药物使用的平均天数
（2）一般质量指标：包括病种死亡率、治愈率、好转率、医院感染发生率、手术病人手术部位感染率、前三位常见并发症及其发生率。</td><td rowspan="3">（1）医院基本情况：包括床位数、年住院人次、年门诊人次、平均床位使用率、平均床位周转次数、医院总收入及其构成。
（2）临床路径实施情况：包括实施临床路径管理的专业数、病种数、某病种入径管理病例数占该病种病例总数的比例、临床路径管理与信息系统衔接的紧密程度。
（3）患者一般信息：包括患者性别、年龄、医保类型、疾病严重程度。</td></tr>
<tr><td>成本效果</td><td>平均住院日（天）、手术病人术前平均住院日（天）、单病种（按照有无并发症分组）次均费用（总费用和总药费）、单病种日均费用（总费用和总药费）、单病种抗菌药物费用比例、单病种耗材费用比例、单病种检查费用比例、患者自付费用比例、医疗费用增长率的变化</td></tr>
<tr><td>患者满意度</td><td>方便性、可及性、安全性、有效性、可支付性</td></tr>
</table>

5. 数据来源与资料收集　研究病例筛选依据：临床路径准入标准、病人病情进行选取和匹配。病人医疗费用和医疗质量等数据将从医院HIS系统和临床路径监管软件系统中提取。通过问卷方式收集病人对治疗效果及医疗费用和负担水平的满意度信息。这些信息的收集将通过培训的调查员来完成。同时应用半结构访谈，收集卫生和医保相关部门负责人、医院管理者、医务人员对临床路径实施的建议和想法，医疗行为改变和临床路径依从性的动因，并探讨蕴藏其背后更深层原因。基线数据将从实施试点工作启动前三年数据中收集。

6. 数据分析　为评估干预措施的效果，将在干预前和干预后两个时点上收集有关疾病诊疗效果和费用的数据。

（1）基本描述：

1）对配对的两组医院病人干预前后，临床路径实施时间、病种数量、干预病种出院者平均住院天数、术前住院天数、住院费用、药品使用数量和费用、术前抗菌药物使用天数和费用、好转率、治愈率和病死率情况进行描述；

2）对涉及率的指标用百分比表示，如治愈率；对费用等数量指标用均数或中位数描述他们的集中趋势，用标准差表示数量指标的离散程度；对检查和药品使用种类用频数表示事件发生强度。

（2）统计分析：倍差法分析和 bootstrapping 线性回归：首先分别计算两组病人干预前后的住院天数、术前住院天数、医疗费用、药品费用差值和 bootstrapping 线性回归估计这些变量的差值和 P 值。

（3）医疗行为改变分析：利用干预组干预前后同一时期同一病种日清单数据，运用卡方检验分析临床路径实施对医师处方行为的影响。以国家卫生计生委《抗菌药物临床应用指导原则》为"标准动作"，比较日清单中术前抗菌药物使用信息，以判断干预前后医师处方行为的改变及程度。

（三）深度访谈

1. 访谈对象与数量　根据面上评估结果，采用目的抽样法，确定深度访谈的数量和具体省份。

（1）小组访谈：受调研省份组成 8～10 人访谈小组：省卫生行政部门相关工作负责人 1 人、试点医院负责人 1 人、试点医院临床路径工作负责人 1～2 人、医疗质控负责人 1 人、试点科室负责人代表 1 人、试点科室医师和护士代表各 1 人等。

（2）关键知情人访谈：对国家卫生计生委临床路径有关工作负责人 1 人进行访谈。

2. 访谈方式　半结构小组访谈和关键知情人访谈。

3. 访谈工具　应用由开放式问题组成的访谈提纲收集有关利益相关者对临床路径管理的动机、认知、态度、实施模式、满意度、制约因素、导致差别的成因，及这些心理和行为背后所蕴藏的社会文化乃至对现状、政策等深层次的想法和真实观点。录音笔和现场访谈记录将被用来记录被访谈的信息。

4. 访谈员培训　对所有课题访谈人员进行访谈程序培训。首先，要求所有访谈员在开场白中阐明本评估工作的目的和本次访谈的目的，并给予被访谈者关于个人隐私权保护的书面和口头承诺；之后，邀请每位成员进行简短的自我介绍，以使访谈者与被访谈者相互熟悉和活跃访谈气氛；随后，访谈人员将围绕访谈提纲，提出一些开放式的，较轻松而宽泛的，具有共性的问题去刺激和激励被访者参与讨论。参与者被鼓励清楚地表达他们对临床路径管理的看法与感受乃至建议。随着访谈的进行，一些现象问题的范围被逐步缩窄，问题也将从较宽泛的角度转移到规范医疗服务行为制约因素、实施临床路径管理所需配套政策、质量改进的手段、医疗保障部门对此看法等。当访问到这些具体问题时，访谈者的作用是在引导访谈对象围绕问题谈话，但态度始终保持中立。

5. 访谈时间与地点　小组访谈时间约为 1.5 小时，所有访谈将在指定的地点进行。

6. 数据分析　应用 Giorgi，A.（1995）的四步主题性分析法对整理后录音和文字资料进行定性分析。

六、评估结果

按照评估方案设计要求，开展了面上和点上评估，并进行深度访谈。形成了面上数据分析报告、点上数据分析报告及定性访谈数据分析报告。这里仅罗列各评估主要结果和发现，具体详细分析结果请见各分报告（见附件 1、2、3）。

（一）全国临床路径上报数据分析结果（面上评估结果）

1. 临床路径管理工作总体进展顺利平稳　根据地方卫生厅上报的数据显示，截至2011年底，全国已有3467家医疗机构，共计25 503个科室开展临床路径管理。2011年1月至11月底，全国开展临床路径管理病例数达到1 414 543例，其中变异251 745例，变异率为17.80%，退出150 723例，退出率为10.66%，完成率为89.43%。

根据“中国临床路径网”数据上报平台数据显示，如表1所示，全国2009年试点临床路径以来，截至2011年12月3日，共有593家医院（三级273、二级309、未定级11）上报开展了临床路径管理试点工作。共计上报入径人数367 913例，完成人数309 667例，完成率84.17%，变异人数87 748例，变异率23.85%，退出人数35 513例，退出率9.65%。

2009—2011年，国家卫生计生委指定的110家试点医院（三级医院105家、二级医院5家）入径总人数216 548人，完成人数190 486人，完成率87.96%，变异人数59 723人，变异率27.58%，退出人数22 325人，退出率10.31%。

国家卫生计生委试点医院开展临床路径管理，入径人数与完成人数均位于前十位的病种依次是：老年性白内障、计划性剖宫产、自然临产阴道分娩、2型糖尿病、子宫平滑肌瘤、结节性甲状腺肿、腹股沟疝、乳腺癌、慢性胆囊炎或合并胆囊结石、慢性鼻窦炎。

2. 临床路径管理入径率、完成率逐步提高　自2009年到2011年，入径人数前10位病种中有6个病种的入径率呈逐年上升趋势，如老年性白内障从9.16%升到82.11%，计划性剖宫产从4.82%增至62.20%，自然临产阴道分娩从35.92%增至73.12%，2型糖尿病从3.51%增至44.57%，子宫平滑肌瘤从27.36%增至65.31%，结节性甲状腺肿从28.32%增至61.72%。在临床路径完成率方面，有4个病种的完成率逐年上升，且均呈现高位上升。其中乳腺癌完成率从88.67%升至98.08%，结节性甲状腺肿由91.22%升至100%，计划性剖宫产由82.10%升至96.82%，子宫平滑肌瘤由86.22%升至92.31%。反映了医务人员对临床路径管理的认识更加深入，积极性提高。对于诊断明确、变异小、治疗方案明晰的病种进行临床路径管理，推进效果更加显著，医务人员对这些疾病的路径准入标准掌握较好，路径管理技术运用相对成熟，使这类病人得到了规范化诊疗服务。

3. 实施临床路径管理，保障了医疗质量与安全　从上报数据看，自2009年至2011年老年性白内障、乳腺癌、结节性甲状腺肿、腹股沟疝、慢性胆囊炎或合并胆囊结石、慢性鼻炎-鼻窦炎5个病种的病死率、医院感染率、手术病人手术部位感染率、出院当天再住院率、2～31天内再住院率、手术病人非计划重返手术室再次手术发生率、常见并发症、并发症发生率等均为零，没发生变化。计划性剖宫产、自然临产阴道分娩、2型糖尿病、子宫平滑肌瘤医院感染率从1%～3%降为0，而并发症发生率从2010起均为0。截至目前没有发生一起与临床路径应用有关的医疗事故投诉案件和医疗纠纷。反映出临床路径在优化诊疗技术，规范医疗服务，保证诊疗效果的同时，能够保证医疗质量与安全。

4. 实施临床路径管理，医疗服务效率提高　从2009年1月到2011年12月入径病例数前十位病种中，9个病种（90%）的平均住院日呈下降趋势，如乳腺癌的平均住院日由19.44天降至14.99天，降幅达22.89%；2型糖尿病的平均住院日由13.69天降至11.13天，降幅达18.70%；子宫平滑肌瘤的平均住院天数由10.10天降至8.77天，降幅为13.17%。仅老年性白内障平均住院天数增加1.10天。择期手术术前平均住院日出现下降势头，如计划性剖宫产、结节性甲状腺肿和慢性鼻窦炎术前住院日下降了0.06～0.16天；但个别病种略有增加，如老年性白内障和乳腺癌择期手术前平均住院日上升了1天，但其住院总费用没有增加，考虑与部分门诊进行术前检查的患者改为住院后进行术前检查有关。以上结果说明，试点医院按照临床路径管理所规定的住院床日限定，缩短了平均住院天数，达到了临床路径试点工作目标之一。

5. 实施临床路径管理，控制医疗不合理费用效果初步显现　全国上报数据显示，实施临床路径管理的病例次均住院总费用和次均药品费用绝大部分下降或持平，个别病种诊疗费用上升，但涨幅较小。老年性白内障和外科手术类病种次均住院费下降、次均药品费用上升。肿瘤、慢性病（糖尿病）、妇产科病种次均住院和药品费用上升，但较未开展临床路径管理的对照组涨幅较小。

这些波动的费用信息：①反映临床路径的实施某种程度上约束了这些不必要的医疗服务提供，特别是对那些实施按病种收费的疾病，临床路径从技术操作上保障了医疗机构医疗费用超支风险。对那些费用上升的病种，反映了以往治疗的不规范性和服务不足，映射了临床路径在医疗活动中既控制过度治疗又解决医疗服务不足的双刃剑作用，说明按医学规律规范医疗服务行为上，临床路径发挥了积极作用；②反映由于路径文本下的各医院具体操作临床路径表单的不统一，和各医院在药品采购价格的不一致，致使各医院临床路径病人费用呈现无规律的波动；③反映由于各地医保对各种疾病采取的不同支付方式和控费措施及支付标准不同，导致各医院临床路径病种的费用有所差异，即使同一病种，不同地区不同医院医保支付标准的不同，或同一地区支付标准的动态调整，也导致路径病人费用的波动性。

（二）抽样数据分析结果（点上评估结果）

从国家卫生计生委临床路径试点医院中的区县二级医院、地市三级医院、省会城市院校附属三级医院中，按目的抽样法各选取一家医院做为干预医院，选取各自相应同级别同区域的非临床路径管理医院为对照医院。参照国家卫生计生委制定的331个临床路径管理病种，结合各医院开展的临床路径病种数，考虑病种的路径完成人数占到出院人数一半以上时，才有可能观察到实施临床路径管理对该病种患者群体所产生的影响。因此选择路径完成人数占出院人数50%以上的病种，收集这6家试点医院与对照医院2007—2011年间相关疾病病案首页信息、住院期间医保费用信息及试点医院病人的日清单信息，运用倍差法和bootstrapping线性回归进行分析。结果如下：

1. 区县二级医院临床路径开展情况

（1）试点工作总体进展顺利：2010年4月启动临床路径管理试点工作，至今共开展了19个专业74个病种临床路径管理，共入路径管理2003例患者，其中产科、眼科、耳鼻喉科、普外科入径率50%以上的病种共有7个：急性阑尾炎、老年性白内障、子宫平滑肌瘤、剖宫产、慢性胆囊炎、腹股沟斜疝、急性ST段抬高心肌梗死。

（2）医疗质量与安全得到了保障：好转率，除急性阑尾炎较前持平外，其他6个病种好转率均上升了1%到5%；病死率，除剖宫产较前持平外，其他病种病死率下降0.12%到1.34%。总体上看，临床路径的实施保障了医疗安全，在一定程度上改善了临床诊疗效果。

（3）医疗服务效率进一步提高：平均住院日数据分析，所有抽取的试点病种无论有无合并症，其住院天数在去掉本底和同期其他相同影响因素外，减少了0.5～2.6天，其中慢性胆囊炎、急性阑尾炎和剖宫产分别减少了2.63天、2.20天和1.34天，下降明显；仅腹股沟斜疝病平均住院日持平。对于手术病种，术前住院天数呈显著下降的病种为急性阑尾炎和慢性胆囊炎，其有合并症病例分别下降0.5～1.8天；子宫平滑肌瘤和心肌梗死有合并症病例（支架介入）的术前住院天数增加了1.3～2.7天，但住院费用下降。

（4）临床用药更加规范：实施临床路径管理后，医务人员的处方行为发生了变化。通过对区县二级医院6种疾病：腹股沟疝、急性ST段抬高型心肌梗死（支架介入）、结节性甲状腺肿、老年性白内障、剖宫产、头位顺产临床路径实施前后5年间的用药数量和药费进行对比研究发现，实施临床路径管理后，医务人员的处方行为发生了改变，尽管统计学检验用药数量和药品总费用差异不显著，但6个病种次均药品费用呈现3降2增1持平状态。3个费用下降病种为腹股沟疝、老年性白内障、急性ST段抬高型心肌梗死（支架介入），药品总费用从试点前的772元、1466元、5371元下降至735元、1043元、4255元，分别下降了4.5%、28.84%、20.7%。2个费用增加病种为结节性甲状腺肿和头位顺产，次均药品费用增加了3.9%和23%，剖宫产次均药品费用持平在1600元左右。

6个病种的抗生素使用数量呈现4降2增现象，相应的抗生素使用次均费用呈现4降1增1持平状态。4个抗生素费用下降病种为腹股沟疝、老年性白内障、急性ST段抬高型心肌梗死（支架介入）和结节性甲状腺肿，下降了9%到65%。头位顺产次均抗生素费用增加了41%。剖宫产抗生素费用持平在900元左右。虽然结节性甲状腺肿和老年性白内障路径病例抗生素使用数量较非路径病例明显增加（$P<0.05$），但抗生素费用并没有相应增加。头位顺产路径病例抗生素使用数量较非路径病例明显下降（$P<0.05$），但其抗生素总费用却上升了41%。

总体而言，在区县医院临床路径的实施有效地改变了医师处方行为，约束了治疗行为的随意性，缩小了治疗动作的差异性，引导了合理用药，改善了医疗质量，避免了医疗资源的浪费。

（5）控制不合理医疗费用的效果显现。从2007年至2011年次均住院总费用和住院天数环比增长幅度看，去除子宫平滑肌瘤和ST段抬高心肌梗死（因数据不完整）外，其他病种无论有无合并症其次均住院总费用增幅分别从2007年或2008年起集体呈现上扬势头，到2009年或2010年出现费用增幅下降的拐点，并出现了负增长趋势，至2011年次均住院总费用增幅总体上呈现负增长，以试点病种的合并症病历最为明显。可以看出临床路径的实施使不合理医疗费用增长幅度得到了一定程度控制。

2. 地市三级医院临床路径管理试点工作开展情况

（1）试点工作总体进展顺利。2010年3月开始实行临床路径试点工作，至今开展了188病种235个路径（临床专业覆盖率100%，科室覆盖率84.78%）管理工作，其中耳鼻咽喉科、头颈外科入径率达到95%。截至2011年9月30日，入径病例总数6647例。2011年每月入径完成人数占同期出院患者总数比最多达到86%，最小为15%左右。路径完成人数占出院人数比超过50%的病种共有10种。

（2）保障了医疗质量与安全。试点医院临床路径实施后路径完成人数超过50%的病种中，8种疾病的好转率上升，老年性白内障、慢性化脓性中耳炎治愈率上升。试点期间9个病种没有出现死亡病例，仅脑出血的病死率上升了0.17%，但无统计学差异。

（3）医疗服务效率明显提高。实施临床路径管理后，入径病例前10位的疾病，住院天数总体呈下降趋势，住院天数下降了0.5～5.8天。

（4）临床用药行为更加规范。抽取的6个病种抗菌药物使用数量和费用呈现4降2增。抗菌药物费用下降的病种为声带息肉、糖尿病、老年性白内障、腹股沟疝气，次均药品费用减低21%～63%，其中老年性白内障临床路径管理病例的抗菌药物费下降最明显（$P<0.05$）。

腺样体肥大和剖宫产次均抗菌药物费用明显高于非路径患者的16%和34%（$P<0.05$）。

（5）抗菌药物术前使用合格率提高。从试点医院随机抽取5种手术类病种，由表3可以看出，除腹股沟斜疝外，其他4种病自实施临床路径管理后术前抗菌药物使用合格率高于试点前。反映了临床路径管理有助于抗菌药物的合理使用，规范了医疗行为，从而改善了医疗质量。

表3　术前抗菌药物使用合格率

疾病	临床路径实施后	临床路径实施前
老年性白内障	0.37	0.00
剖宫产	0.10	0.04
腺样体肥大	0.47	0.24
腹股沟斜疝	0.06	0.10
声带息肉	0.38	0.12

注：依据《抗菌药物临床应用指导原则》，试点医院临床路径实施前后抗菌药物使用天数小于等于指南中（路径中）规定天数为合格使用

（6）控制不合理费用效果初步显现。实施临床路径管理后，入径病例前10位的疾病，次均药品费用总体出现负增长趋势，次均药品费用减少了77～1737元，脑出血合并症病人的次均药品费用下降最为明显，为5835元。反映住院周期和药品使用得到一定程度控制。

住院总费用有增有降，波动性大。从这10种病的2007年至2011年次均住院总费用增长幅度看，去除2个数据不完整病种，经3%贴现后，8个病种的住院费用环比增长率无论有无并发症，其他7种疾病的临床路径病例的次均住院总费用增幅均低于同期非临床路径病人的增幅，仅大肠息肉病种略有增长，但无统计学差异。

总体而言，地市三级医院临床路径管理病种次均总费用增长势头得到一定程度抑制，增长幅度低于同期非路径病种。说明临床路径对控制不合理医疗费用过快增长发挥了一定作用。

（三）访谈发现

个别医师对临床路径管理的认识不够全面，对实施临床路径的目的认识不清。医师对实施临床路径管理的态度经历了由抵触到接受的转变过程。临床路径管理体系的内容与管理方法有待完善，要进一步建立适合于临床路径推广的医院整体的管理体系。医保支付方式影响路径管理模式，付费方式改革有利于推进临床路径工作。电子版临床路径文本，可以简化医疗程序和提高工作效率，从而提升了医师对临床路径的认可度。

访谈中发现影响医务人员积极开展临床路径的主要因素：一是医院领导的管理能力与个人职业素养；二是医院内部管理体系的完善与院领导阶层的高度重视；三是医保支付方式；四是医院床位使用率；五是路径文本的制定和电子化路径管理；六是医院的激励机制和科室间的合作。

第三部分 临床路径作用机制、组织模式和试点范围

临床路径作为一种标准化管理方法，兴起于美国等西方发达国家，至今已有近20余年的发展历史。临床路径这一概念最早由美国提出。美国在1983年实行疾病诊断相关分组预定额付费制（DRG/PPS）以后，为保证医院在DRG/PPS规定的医疗费用范围内让患者早期治疗，保证医疗质量，减少住院天数而制定的一种高效率、标准化的医院管理措施，至今被世界许多国家所采用[6-9]。

美国等西方发达国家以及我国台湾、香港地区都有大量相关文献报道，美国近60%的医院在不同程度地使用临床路径，并且正在从外科向内科、从急性病向慢性病、从院内向社区医疗服务、从单纯临床管理向医院各方面管理扩展。临床路径包含了质量管理、循证医学以及以患者为中心等现代管理理念，采用简单易操作的计划方式，将常见的诊疗与护理工作标准化，既可以保证医疗质量，又能降低医疗成本，病人也可得到“人性化服务”。因此，临床路径已逐渐成为医疗规范化管理中应用最广泛的质量效益型医疗管理模式[10]。

20世纪90年代中期，临床路径管理的理念引入我国，北京、江苏、浙江、山东等地部分医院也进行了很多有益的尝试和探索，积累了很多有益经验。我国于2009年将临床路径管理工作纳入到我国公立医院改革中。在总结国内医院探索经验的基础上，借鉴国际有益经验，国家卫生计生委于2009年下发了《关于开展临床路径管理试点工作的通知》和《临床路径管理试点工作方案》，正式启动了临床路径管理工作。

为保证临床路径管理工作的顺利开展，国家卫生计生委于2009年8月成立了临床路径技术审核专家委员会，邀请了10位中国科学院、中国工程院院士作为首席专家，聘请了22个临床学科及相关专业知名专家204名作为专家组成员，负责临床路径的审核工作，并为临床路径的试点提供技术指导。从2009年开始，国家卫生计生委启动了临床路径编制工作，组织有关专家制定了部分病种的临床路径。2001年，国家卫生计生委委托中华医学会组织编写了《临床诊疗指南》和《临床技术操作规范》，目前已出版了40余个专业分册，对医疗机构相关诊疗工作起到了规范和指导作用。这些规范和指南为实施临床路径提供了重要的基础和技术保证。目前，国家卫生计生委已制定下发22个专业331个病种的临床路径，在23个省110家医院开展试点。

一、试点工作的指导思想与工作目标

认真贯彻落实党的十七大精神，以科学发展观为指导，坚持“以人为本”，落实深化医药卫生体制改革相关工作，贯彻国家基本药物制度，进一步规范临床诊疗行为，提高医疗质量，保障医疗安全，为人民群众提供安全、有效、方便、价廉的医疗服务，促进社会和谐。

利用2年左右的时间，通过在110家医院开展临床路径管理试点工作，探索建立适合我国国情的临床路径管理制度、工作模式、运行机制以及质量评估和持续改进体系，为在全国范围内推广临床路径管理积累经验并提供实践依据；对已颁布实施的临床路径的科学性、规范性、先进性和可操作性进行论证和进一步完善，使之能够更好地推广并为临床工作服务。

二、临床路径管理作用机制

过度医疗作为一个全球性的问题已经引起了广泛的社会关注，医疗不足问题在我国也

不容忽视。无论是解决过度医疗，还是解决医疗不足，不仅需要宏观政策层面引导医疗服务的适度提供，还需要一套行之有效的技术手段予以监控和引导医疗行为的改变，在当前社会环境下，显得尤为重要。

在实际工作中，规范医疗机构和医务人员医疗行为的主要方式有：培训医务人员、提升医疗机构技术水平，通过调整补偿和激励机制改变医务人员行为，以及由卫生行政部门或行业推荐使用的临床指南、操作规范、临床路径等。这些方法中，医务人员培训和医疗机构新技术的应用，主要是提升医务人员的专业认知能力和技术水平，属于微观层面医疗机构和医务人员的自律行为。补偿机制和激励机制主要是由宏观卫生管理部门以及医疗付费部门从经济层面的引导和政策层面的鼓励影响医疗机构与医务人员的行为改变。临床指南、操作规范和临床路径是从专业技术层面，对医疗机构和医务人员的医疗服务进行规范和要求，帮助医务人员做出适宜的临床决策，并向社会和患者提供高质量的服务。在市场经济条件下，无论哪种手段和方法，经济因素和专业因素都互相渗透、互相影响、互相作用[11]。

在大力推动医疗费用支付方式改革新形势和趋势下，如何应对病种收费方式带来的成本控制风险，已成为卫生行政主管部门和医疗机构急切要回答和解决的问题。国内外实践经验证明，当政府对医院的支付方式改变时，医院的内部结构和运作过程也会发生相应的改变。承担成本控制风险的医疗机构，为了控制医院内部成本，通常需要进一步完善医院内部医疗服务管理机制，从专业技术层面上进行反应和适应，在保证医疗质量和安全的前提下提高服务效率，实现机构的高效运转。临床路径出现并应用于美国，就是美国医疗机构对医疗保险公司 DRG/PPS 制度的适应性反应。临床路径不但可以帮助医疗机构建立标准化、规范化和程序化的疾病诊疗计划，对其行为进行规范，减少服务提供过程的差异，避免医疗资源的浪费，提高资源使用效率。因此，各国卫生决策者和医院管理者们高度关注临床路径管理模式的应用。20 世纪 90 年代中期至今，很多欧美国家出现了临床路径实践的热潮，一些亚洲国家，如新加坡、日本和韩国，也开始探索临床路径的使用[12-13]。

但临床路径不可能适应全部病种，对常见病、多发病，治疗方案相对明确，技术相对成熟，诊疗费用相对稳定，疾病诊疗过程中变异相对较少的病种具有普适性。我国台湾地区经验表明，只要有 60% 的病种纳入临床路径管理，就能够显著降低医院成本控制的风险。基于对上述问题的理解，卫生领域的决策者多次提出应用临床路径作为公立医院改革创新的突破口[14]。

临床路径（clinical pathway），又称为关键路径（critical pathway），是医院里的诊疗相关人员共同针对某一病种的监测、治疗、护理和康复所制定的一个有严格工作程序、有准确时间要求的医疗服务计划，以减少康复的延迟和资源的浪费，使服务对象获得最佳的医疗护理服务质量。这个概念源于工业界，将工业界“持续质量改善”（continuous quality improvement）的理论应用于临床，将病人由住院到出院视为一个作业流程，并针对流程的各环节建立“治疗流程”（临床路径），再经由“监控流程”对变异与治疗结果进行持续不断地修正，以促进医疗质量提升及医疗资源的有效利用。

目前我国主要对住院病人实施临床路径管理，对口腔、皮肤科等门诊病历也探索开展临床路径管理。其临床路径文本一般应当包括路径标准住院流程、医师版临床路径表、患者版临床路径告知单和变异分析表。临床路径住院流程包括：适应对象、诊断依据、治疗方案选择及依据、标准住院日、进入路径标准、术前准备、选择用药、出院标准、变异及原因。路径表是以时间为横轴、诊疗项目为纵轴的表单，将临床路径确定的诊疗项目依时间顺序以表格清单的形式罗列出来。

临床路径诊疗项目包括医嘱类项目和非医嘱类项目。医嘱类项目应当遵循循证医学原则，同时参考国家卫生计生委发布或相关专业学会（协会）和临床标准组织制定的疾病诊疗常规和技术操作规范，包括饮食、护理、检验、检查、手术、处置、用药（以基本药物目录为主）等。非医嘱类项目包括健康教育指导和心理支持等项目。按下面流程实施临床路径（如图4）。

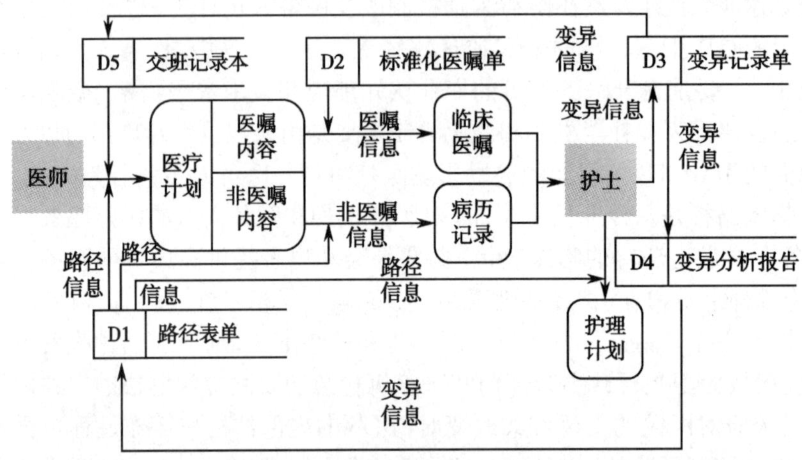

图4 临床路径实施流程图

自1996年起，国内的一些学者和管理专家逐渐引入了临床路径的概念和理论，之后国内逐渐有一些城市三级综合性医院开始尝试针对部分病种实施临床路径管理。从相关实践研究的结果来看，临床路径在医疗、护理和药学领域的应用都收到了良好的效果，不但改善了医疗质量，同时提高了资源的利用效率[15]。

三、试点工作组织管理模式

临床路径管理试点工作由国家卫生计生委医政司负责组织和管理，包括确定试点方案并组织实施，组织制定试点病种临床路径，确定试点医院和试点病种，并组织对试点工作开展情况进行监督、指导和评估（见图5）。

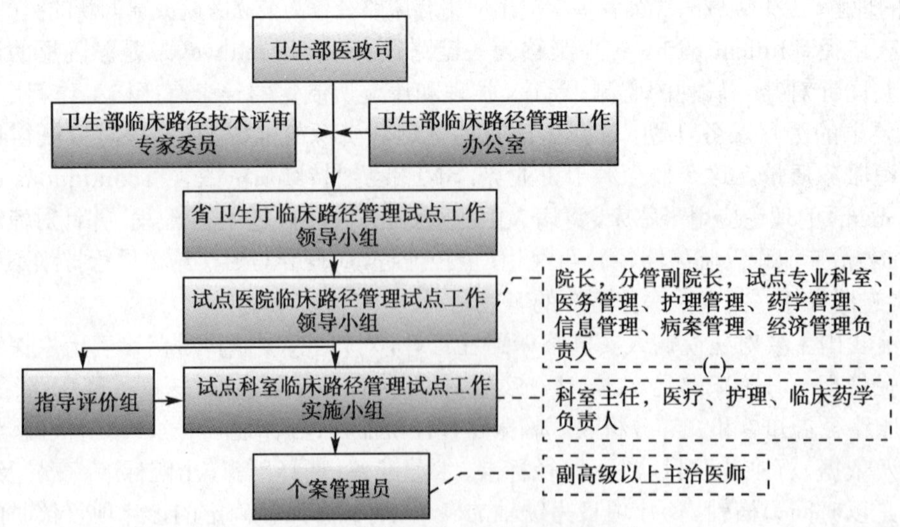

图5 试点工作组织管理模式

国家卫生计生委临床路径技术审核专家委员会具体负责制订各试点病种临床路径，对各试点医院工作进行专业指导，收集、分析试点医院试点工作相关信息，制订综合监测和试点效果评估工作方案并组织实施。

各省级卫生行政部门成立本省临床路径管理试点工作领导小组和专家工作组，负责组织本辖区试点医院开展试点工作，对各试点医院试点工作开展情况进行监督、指导和评估，并开展临床路径管理相关研究工作，定期向国家卫生计生委医政司报告本辖区试点工作开展情况相关信息等。

各试点医院应成立临床路径管理试点工作领导小组，由院长任组长，分管院长任副组长，各试点专业科室、医务管理、护理管理、药学管理、信息统计、病案管理、经济管理等部门负责人任成员。领导小组具体负责制定本院具体试点工作目标和实施方案并组织实施，研究制定试点工作相关管理制度，完善试点工作机制，根据本院实际情况，在我部下发的各病种临床路径的基础上，制定本院相关试点病种临床路径，组织对相关试点科室医务人员进行培训，指导并监督各试点科室开展工作，组织本院临床路径实施效果的评估与分析，定期向本省临床路径管理试点工作领导小组和专家工作组报告试点工作开展情况相关信息等。

各试点医院试点科室成立临床路径管理试点工作实施小组，由科室主任任组长，医疗、护理、临床药学人员和相关科室的负责人任成员。实施小组具体负责本专业相关病种临床路径的实施和临床路径相关资料的收集和整理工作，参与临床路径实施效果评估与分析，并根据临床路径管理试点工作的实际需要对科室医疗资源进行合理调整[16]。

四、试点工作范围

在全国范围内分批遴选 110 家试点医院，承担 22 个专业（见附件 1）331 个病种的临床路径管理试点工作。

（一）试点医院的遴选办法和遴选原则

1. 按照统筹兼顾东、中、西部地区分布的原则　结合试点医院所在地区对试点的重视程度和积极性，以及当地医院前期临床路径管理工作开展情况，选取北京市、辽宁省、吉林省、上海市、江苏省、山东省、河南省、广东省、四川省、贵州省、云南省、甘肃省 12 个省（直辖市）作为指定试点省份。原则上各指定试点省份省级卫生行政部门在医院主动申报的基础上，遴选本辖区三级医院作为国家卫生计生委临床路径管理试点医院，报国家卫生计生委审定。

2. 试点医院应具备以下条件

（1）试点三级医院应为地市级及以上三级医院。

（2）对于开展临床路径管理试点工作有较高积极性。

（3）医院管理水平较高，前期有临床路径或病种质量管理工作经验优先。

（4）有较好的专业基础，在当地综合实力较强且具有代表性。

（5）满足承担试点工作所需的其他条件。

（二）试点专业的遴选办法和遴选原则

1. 在国家卫生计生委制定的 22 个专业 321 个病种临床路径的范围内，综合医院选择至少 2 个专业作为试点专业，专科医院按照专科特色确定试点专业。

2. 确保试点医院能够涵盖全部 22 专业 321 个病种。

3．确保试点医院的试点专业有一定样本量，具有统计学意义。

4．试点专业科室应具备以下条件：

（1）试点专业科室对于开展试点工作有较高积极性。

（2）试点专业科室管理水平较高，有开展临床路径或病种质量管理工作经验或曾开展相关研究。

（3）试点专业科室医疗服务水平应在本地区处于领先地位，专科医院选择的试点专业应与本院专科特色相符。

（4）试点专业科室满足承担试点工作所需其他条件。

参 考 文 献

1. U.S Development of health and human services. Theory at a Glance：A Guide For Health Promotion Practice. National Institute of Health，2005：9-31.
2. 谭跃进，邓宏钟．复杂适应系统理论及其应用研究[J]．系统工程，2001，19(5)：1-6.
3. 鄢一龙，王亚华．经济社会发展规划实施评估方法[J]．经济研究参考，2009(50)：50-55.
4. 赵琨．农村医疗机构诊治技术优化和补偿机制改革干预效果的评价：基于倍差法效果评价[J]．中国卫生经济，2011(07)：13-16.
5. Paul J Gertler，Sebastian Marthinez，et al. Impact evaluation in practice[M]. The world Bank[Z]，2011：96.
6. Zander K. Integrated Care Pathways：eleven international trends. Journal of Integrated Care Pathways[J]，2002(6)：101-107.
7. Vanhaecht K，Bollmann M，Bower K，Gallagher C，Gardini A，Guezo J，et al. International survey on the use and dissemination of clinical pathways in 23 countries. Accepted for Publication in Journal of Integrated Care Pathways[J]，2006.
8. Hindle D，Yazbeck AM. Clinical pathways in 17 European Union countries：a purposive survey. Aust Health Rev[Z]，2005，29(1)：94-104.
9. 山内豊明．クリティカルパス：なぜ生まれ、何をもらすか、そして課題は何か．大分看護科学研究，1999，1(1)，11-19.
10. 国家卫生计生委新闻办公室．国家卫生计生委成立临床路径技术审核专家委会；www.moh.gov.cn，2009-08-18.
11. 肖月等．农村诊治技术优化的现实意义及途径选择[J]．中国卫生经济，2011，8：5-8.
12. Steven.D.Pearson，D.Goulart-fisher，T.Lee.Clinical pathway as a strategy for improving care：Problems and potentials[J]. 15 December 1995，Annals of Internal Medicine. Vol.123，No.12：941-948.
13. 洪剑霞．开展能改善医疗质量的临床路径[J]．国外医学，医院管理，2002，19(3)：23-26.
14. 李芃．公立医院改革序幕拉开探索临床路径成首要任务．21世纪经济报道．引自"中国临床路径网站"http://www.ch-cp.com/show.asp?id=328
15. 张帆，刘本禄．临床路径在我国医院管理中应用的现状与展望[J]．中华医院管理杂志，2004，20(7)：410-413.
16. 国家卫生计生委．国家卫生计生委关于开展临床路径管理试点工作的通知[Z].

附件 1

临床路径试点专业目录

一、呼吸内科专业
二、消化内科专业
三、神经内科专业
四、心血管内科专业
五、血液内科专业
六、肾病学专业
七、内分泌专业
八、普通外科专业
九、神经外科专业
十、骨科专业
十一、泌尿外科专业
十二、胸外科专业
十三、心脏大血管外科专业
十四、妇科专业
十五、产科专业
十六、儿科专业
十七、小儿外科专业
十八、眼科专业
十九、耳鼻喉科专业
二十、口腔科专业
二十一、皮肤科专业
二十二、肿瘤科专业

我国部分地区基层妇幼和计划生育工作整合机制和结果评估报告

国家卫生计生委卫生发展研究中心

2014年7月

一、评估背景

在我国，计划生育工作是一项基本国策，而卫生工作是保障居民健康，改善民生福祉的重要内容，二者均以人口为服务对象，两个领域工作存在密切联系。基层卫生服务站和计生站一直“联系”密切，不少地方的计生服务站和卫生服务站就是一起开展孕前保健和计划生育指导服务等工作的。

20世纪60～70年代，我国计划生育工作曾是卫生工作的一部分，由卫生部门负责，后由于控制人口数量的工作压力较大，70年代末国家将计划生育工作作为一项基本国策，并于80年代初成立国家计划生育委员会，负责管理全国计生工作，逐步在县、乡、村建立了计生服务站（所、室）。经过30多年努力，我国计划生育工作取得了显著成就，人口出生高峰得到了遏制，计划生育已被多数人接受并成为自觉行动，工作重点也逐步由控制人口数量转向优生优育和生殖保健等提高人口质量的举措，重新趋同于卫生常态性工作。

近年来，国家颁布了一系列法律和规定，指导地方层面综合利用卫生和计生资源。其中包括《中华人民共和国人口与计划生育法》、《计划生育技术服务管理条例》（国务院令〔2001〕第309号）和《关于农村卫生改革与发展的指导意见》（国办发〔2001〕39号）等，要求地方政府合理统筹规划卫生和计生资源，并敦促乡镇卫生和计生机构整合。在有关政策法规指导下，广东、重庆、青海等省市先试先行，在基层探索卫生与计生机构的合并和功能整合，并取得了相关经验和教训。

2013年3月《第十二届全国人民代表大会第一次会议关于国务院机构改革和职能转变方案的决定》指出将国家卫生计生委（原卫生部）的职责、人口计生委的计划生育管理和服务职责整合，组建国家卫生和计划生育委员会，由此拉开了全国到地方层面卫生与计生工作系统整合的序幕。同年6月份国务院办公厅印发《国家卫生和计划生育委员会主要职责内设机构和人员编制规定》（国办发〔2013〕50号）就机构主要职责权限及人员编制调配方面进行明确界定，提出要推进医疗卫生和计划生育服务在政策法规、资源配置、服务体系、信息化建设、宣传教育、健康促进方面的融合。国家卫生计生委、中央编办《关于优化整合妇幼保健和计划生育技术服务资源的指导意见》（国卫妇幼发〔2013〕44号）明确了妇幼保健及计划生育整合的指导思想及原则，指出整合主要方式为“省选设、市县合、乡增强、村共享”。

目前基层卫生部门主要负责基础医疗服务、公共卫生服务、疾病的预防与控制、妇幼保健等工作。基层计划生育部门主要负责计划生育、优生优育、生殖保健、宣传教育等工作。其中优生优育及生殖保健工作在两部门职能中有交叉，如婚前检查、婚育咨询、叶酸发放、预防出生缺陷、婴幼儿保健、早期教育、性病的预防与治疗、妇科病普查、两癌检查等。两部门存在资源重复投入、资源利用效率不高等问题，部分地区的卫生部门也开展计划生育相关服务。国内些许地区已开展相应的整合工作。

我国西部地区如青海和贵州由于地广人稀、交通不便和卫生人力贫乏，妇幼卫生发展落后于全国，计生工作也面临艰巨挑战，为进一步降低孕产妇死亡率和改善人口素质，自2000年以来多地积极探索以县为单位整合基层卫生和计生资源的有效机制。部分东部省份如辽宁，妇幼保健及计划生育工作开展较好，且具有创新意识，其相对欠发达地区也较早开始尝试基层妇幼计生工作的衔接，基层地区于2002年便开始卫生计生资源整合工作，以更好地发挥资源使用效率，有效地促进了基层妇幼及计生工作的开展。

本研究选取西部省份青海和贵州，及东部辽宁作为案例地区，通过分析三个省典型地区妇幼与计生整合措施和效果，探索可推广的模式及机制，为全国其他地区整合基层妇幼与计生工作提供可借鉴经验。

二、评估设计

（一）评估目的

1. 掌握典型案例地区卫生与计生工作整合现状，包括资源投入、基础建设、体制机制建设和业务开展等层面的整合情况。

2. 结合案例地区前期经验分析妇幼与计生资源与工作整合对于基层主要的卫生与计生服务质量、可及性和效率的影响。

3. 针对当前整合政策措施提出建议。

（二）评估主要内容

1. 现状分析　通过文献研究了解妇幼卫生与计生工作整合的历史沿革和政策背景，并结合现场调研分析试点地区工作机制、开展条件和进展，具体进展包括基层卫生和计生服务在资源投入、基础建设、体制机制建设和业务开展等层面的整合情况。

2. 结果趋势判断　围绕妇幼与计生服务的相关结果指标，判断实施效果趋势。具体的结果指标包括前期整合过程中服务质量、可及性、效率变化情况等，以及居民对妇幼卫生与计生服务满意度情况。除了预期结果指标，还将通过访谈梳理确定非预期结果，通过了解基层卫生和计生服务机构整合对相关指标的影响，分析效果变化趋势。

（三）评估方法

将主要采取专家咨询、焦点组座谈和深度访谈等定性方法收集相关数据，同时辅以问卷调查和二手数据整理等定量方法。邀请卫生政策评价及技术评估、妇幼保健及计划生育领域相关专家形成专家组，共同参与研究方案撰写、调研工具包设计、评估报告撰写等。访谈对象包括地方卫生及计生工作主管部门领导和工作人员、医疗机构管理人员和医生、计生机构管理者和工作人员，以及患者和居民等。制定并发放问卷以了解地方卫生及计生行政部门、卫生及计生机构基本情况。二手数据主要来源将包括文献数据、国家统计部门和卫生部门统计数据、地方政府数据和机构层面数据。

卫生及计生领域就妇幼保健、计划生育服务多有交叉，本次调研问卷及访谈主要集中研究妇幼保健及计划生育服务的整合情况。

（四）评估数据来源

评估组于2014年4～5月分别前往贵州省、青海省及辽宁省进行调研，调研前积极全面了解各省卫生计生整合工作情况，经各省卫生及计生行政部门推荐选择开展较早、成效较好的市级行政区及卫生计生机构作为重点调研对象，结合调查问卷、焦点组访谈及深度座谈，获悉各省市卫生计生资源整合相关政策制定实施情况，了解各省市卫生及计生服务开展现状及结果指标，知晓各重点调研机构能力建设及基本配置情况、经济运营情况、卫生计生服务开展情况及结果指标等，并经过访谈得知了省市及机构卫生计生资源整合工作面临的问题。

共调研了3个省市，8家已完成资源整合工作的机构，1家未完成合并的机构（表1）。这些机构最早是在2002年便开始了整合工作。

二次文献搜集分析。文献查找范围包括CNKI期刊库、万方期刊库、中央及地方卫生计生部门网站、影响较大的新闻媒体网站（如新浪、搜狐、财经日报、人民网等）。通过文献综述和二手数据分析整合，获得前期情况和背景的相关数据资料。

专家咨询。选择并邀请卫生政策评价及技术评估领域、妇幼保健及计划生育领域相关专家，参与调研工具包设计及报告撰写。

问卷调查。设计并下发了9份卫生计生行政部门调查表、7份卫生计生机构调查表及120份患者调查表，共搜集了6份行政部门调查表、6份机构调查表及120份患者调查表，回收率分别为66.7%、85.7%及100%。

座谈及访谈。经地方省卫生厅／卫生计生委员会组织相关卫生计生行政部门妇幼计生科室主要负责人及工作人员、卫生计生机构业务负责人及妇幼计生科室相关负责人与工作人员参与调研，了解各地区及各单位卫生计生工作现状、整合工作开展现状，听取整合工作进展的主要问题及经验、建议等。各机构约有10人参与访谈，共访谈了90人。

表1　各重点调研省市的卫生计生机构纳入情况

<table>
<tr><th>省</th><th>市／县</th><th>现机构名称</th><th>原机构名称</th><th>整合时间（年）</th></tr>
<tr><td rowspan="4">贵州省</td><td rowspan="4">丹寨县</td><td>丹寨县中心医院</td><td>县中心医院</td><td>该单位尚未整合</td></tr>
<tr><td>丹寨县计生妇幼保健服务中心</td><td>县计划生育技术服务指导站、县妇幼保健站</td><td>2003</td></tr>
<tr><td>兴仁镇卫生院</td><td>兴仁镇卫生院</td><td>2004</td></tr>
<tr><td>兴仁镇计生妇幼保健服务站</td><td>镇计生服务站、镇卫生院妇幼保健和产科</td><td>2004</td></tr>
<tr><td rowspan="4">青海</td><td rowspan="2">西宁市</td><td>大通县妇幼保健计划生育服务中心</td><td>县妇幼保健站、县计划生育服务站</td><td>2012</td></tr>
<tr><td>大通县朔北乡卫生院</td><td>乡卫生院、乡计生站</td><td>2011</td></tr>
<tr><td rowspan="2">海东市</td><td>平安县妇幼保健计划生育服务中心</td><td>县妇幼保健院、县计划生育服务站</td><td>2014</td></tr>
<tr><td>平安县古城乡卫生院</td><td>乡卫生院、乡计生站</td><td>2011</td></tr>
<tr><td>辽宁</td><td>凌海市</td><td>市计划生育服务保健服务中心</td><td>市妇幼保健所、市计生服务站</td><td>2002</td></tr>
</table>

数据录入和分析。定量数据使用EpiData3.1软件进行了数据录入，采用SPSS18.0统计软件进行数据整理和分析，并对分析结果进行了统计学检验。定性数据结合录音和访谈记录做要点梳理，利用主题分析法，对主要问题和建议进行了整理归类。

三、评估结果

（一）整合措施评估结果

1. 评估结果 贵州、青海和辽宁三个省市的基层妇幼计生工作整合时间较长，前期已积攒了一定的经验，并发现了有关问题。在新一轮卫生计生整合政策下，三个省卫生计生行政主管部门在前期调研总结经验基础上，制定颁布相关政策文件，明确了整合工作的思想和原则，并推动各级管理部门和机构的有序整合。

（1）早期开展基层妇幼计生资源整合：经调研及资料分析，贵州省于2000年开展第一轮卫生计生整合工作，至2014年共经历三轮整合工作，前两轮主要针对基层妇幼和计生机构的整合。青海省于2002年将妇幼保健机构归并入疾控中心，后又于2007年尝试将乡镇卫生院和计生站部分资源和业务进行整合。辽宁省部分市县于2002年开始探索基层妇幼和计生工作整合。三个省市整合工作开展较早，且尝试多种整合方案及措施，前期整合主要集中在乡镇基层层面，经验较为丰富（图1～图3）。

整合工作主要集中在基层机构，省级及市级较少开展，出现一定架空现象。

（2）加强政策制定，推动卫生计生整合：调研定性资料显示，为确保卫生计生工作整合工作的顺利开展，各省市卫生计生行政部门已联合省编办、财政等部门制定相关政策文件，明确整合原则、方式及时限（表2），主要政策措施的制定和实施，极大推动了整合工作的开展，为整合工作指引了方向，并为当地为生计生整合工作提供了政策、管理及技术支持。

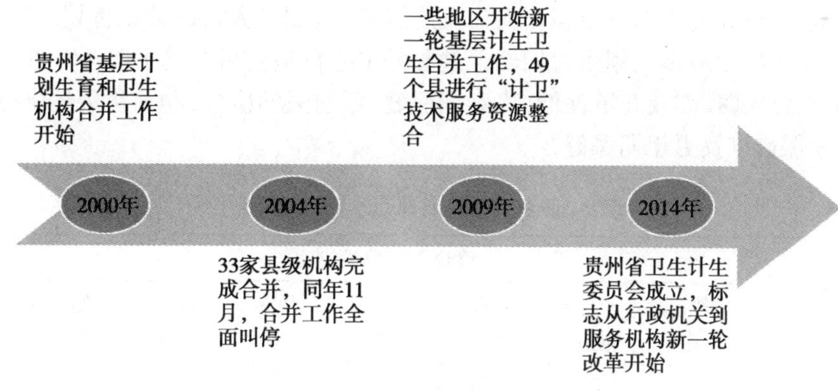

图1 贵州省卫生及计生整合历程图

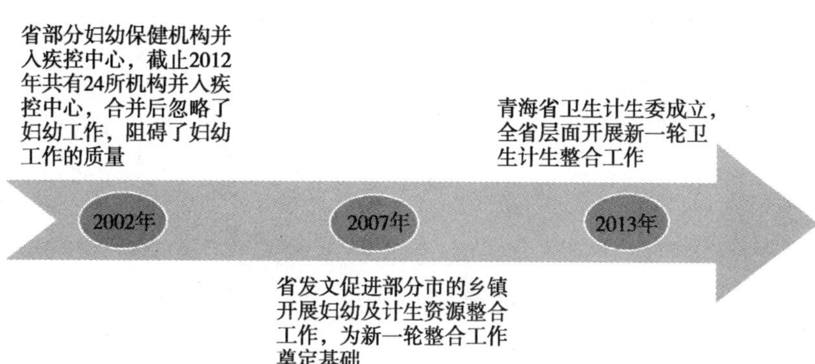

图2 青海省卫生计生整合历程图

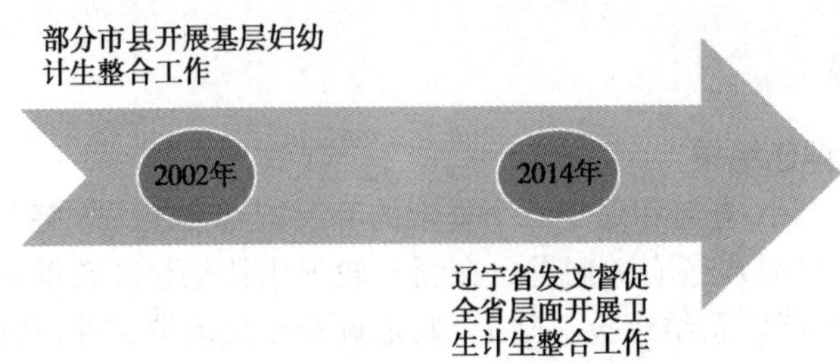

图3 辽宁省卫生计生整合历程图

以市县（区）及乡镇为单元，制定颁布政策文件。由表2可知，100%的调研地区注重并实现了多部门合作，66.7%的行政区域设置了整合工作办公室，100%的行政部门已制定文件，主要政策、机制和措施具体包括：整合工作思路、原则和措施、整合后部门/科室的管理体系、整合后部门的人财物管理条例、部门科室设置规范、科室及工作人员职责分类、绩效管理等。由表3可知，60%的机构成立了整合专题小组，100%的调研机构已制定了机构整合管理条例，主要内容包括：机构科室设置规范、科室职责范围、人员培训计划、科室及人员绩效考核办法、整合工作重要性的宣传等。其中66.7%的机构管理条例未涉及工作人员招聘。

（3）扩展了卫生计生服务范围和对象：机构整合后，其服务范围也随之有所增加。如新组建的青海省卫生和计划生育委员会整合原省卫生厅的职责、原省人口和计划生育委员会的计划生育管理和服务职责，同时承担原省医药卫生体制改革领导小组办公室的职责，将省人口和计划生育委员会的研究拟订人口发展战略、规划及人口政策职责划入省发展和改革委员会。辽宁省凌海市计划生育妇幼保健服务中心自整合后扩展了服务对象范围，服务于人的整个生命周期，涉及儿童保健、青春期保健、婚前医学检查、孕前优生健康检查、孕期保健、育龄期保健以及更年期保健。

表2 卫生计生行政部门政策制定情况

行政区	多部门合作	整合工作政策制定							整合工作办公室
		文件已制定	整合措施	管理体系	人财物管理	科室设置	职责分类	绩效管理	
贵州省	√	√	√	√	√	√	√	√	√
丹寨县	√	√	√	√	√	√	√	√	√
兴仁镇	√	√	√	√	√	√	√	√	√
青海省	√	√	×	×	×	×	×	×	×
西宁市	—	—	—	—	—	—	—	—	—
海东市	—	—	—	—	—	—	—	—	—
平安县	√	√	√	√	√	×	√	√	√
大通县	√	√	√	√	√	√	√	√	×
辽宁省	—	—	—	—	—	—	—	—	—
凌海市	—	—	—	—	—	—	—	—	—

注："√"表示已完成；"×"表示未完成；"—"表示资料缺失或未能获取相关资料

表 3　卫生计生机构管理条例制定情况

行政区	机构名称	机构整合计划与文件							整合专题小组
		文件已制定	科室设置	科室职责范围	整合工作的宣传	工作人员招聘计划	工作人员培训	科室及人员绩效考核	
贵州省									
丹寨县	县计划生育妇幼保健服务中心	√	×/	√	√	√	√	√	/×
兴仁镇	镇计划生育妇幼保健服务站	×/	√	√	√	√	√	√	√
青海省									
平安县	妇幼保健计划生育服务中心	√	√	√	√	×	√	√	—
大通县	妇幼保健计生中心	√	√	√	√	×	√	√	√
朔北乡	乡卫生院	√	√	√	√	×	√	√	√
古城乡	乡中心卫生院	√	×	×	√	×	√	×	×
辽宁省									
凌海市	市计划生育服务保健服务中心	—	—	—	—	—	—	—	—

注:“√”表示已完成;“×”表示未完成;“—”表示资料缺失或未能获取相关资料

(4) 明确整合原则,促进人财物管理

1) 部门及机构整合方式:各省市于各轮整合过程中制定政策时均明确了卫生计生行政部门及机构整合的原则和方式。地区卫生计生部门则直接整合。

县级妇幼与计生机构整合方式主要分为三种:

一是妇幼与计生机构直接整合形成新机构,多数情况下机构整合后成为“妇幼保健计生中心(站)”,如青海省大通县整合县妇幼保健站及县计划生育服务站成立大通县妇幼保健计划生育服务中心。

二是从原机构中剥离出妇幼保健业务或计生业务,再进行整合工作。如青海省规定若计划生育机构单设,妇幼保健机构与其他单位合署办公,则在计划生育服务机构基础上,与剥离后的妇幼保健业务及相应人员编制合并成为妇幼保健计划生育服务中心;同理若计划生育机构与其他机构合署则采取相同方式进行整合。

三是实行一个机构,两个牌子。如贵州省遵义市是保留卫生院和人口计生服务站两块牌子,整合后机构实行院(站)长负责制,由县级卫生行政部门任免。

2) 人事编制数和待遇标准:对整合后的卫生计生部门 / 机构保持不减员、不减编、不变待遇的原则,原则上实现人员编制数“1+1=2”,实行以人定岗,根据其实际业务及行政能力分配岗位,实现“大岗位、多职责、细分工、大合作、一人多能、岗位互联”的原则。如青海省规定若计划生育服务机构和妇幼保健机构与其他机构合署,但编制实行单列的,单列编制整体划转;但编制未单列的,所需编制由各县编制办会同卫生计生部门,按照“人随事走”的原则。贵州省于 2003 年成立丹寨县计划生育妇幼保健服务中心,2010 年编制增加至 30 名,2012 年编制增加至 53 名。

3) 财政补助原则:多数地方合并后的机构均为全额预算拨款事业单位,财政补助经费原则上实现“1+1=2”，部分地区还加强了投入力度。如贵州省于2013年3月投入28万元（计生局12万元、卫生局4万元、乡镇自筹12万元）建设羊满哨村卫生计生服务室。青海省西宁市2007年对合并后机构的经费管理有相关规定，整合后的妇幼保健计划生育服务中心人员经费原则上为全额拨付。

4）机构管理及考核方式：对于整合后的机构实行业务指导和行政职能管理分离、政府及卫生计生部门分工负责制。

如贵州省规定合并后机构的相关业务分别由县级人口计生、卫生行政主管部门管理。2004年贵州省颁布文件宣布组建兴仁镇、杨武乡等七个乡镇计划生育妇幼保健站，隶属乡（镇）人民政府管理，计划生育服务和妇幼保健服务业务分别受县人口和计划生育局与县卫生局的指导；经费纳入财政全额拨款预算。

青海省依据2007年相关整合文件及最新进展，若省/市/县卫生计生行政部门已合并，则辖区内合并后的妇幼保健计划生育服务中心/站业务上接受省/市/县卫生和计划生育委员会/局指导，行政管理上同时接受政府双重管理。若省/市/县卫生计生行政部门未合并，则辖区内合并后的妇幼保健计划生育服务中心/站同时接受本级卫生及计生部门业务指导，在管理上接受卫生局、人口与计划生育局及政府多重管理。且接受卫生计生双重指标考核和监督。

（5）明确整合时限与阶段：多数地方的整合措施方案中均涉及整合的步骤及时限，明确界定辖区内部门及机构整合的具体时间。如辽宁省《关于印发<关于优化整合妇幼保健和计划生育服务资源的实施意见>的通知》中明确2014年3月至12月辖区内各市县整合步骤。青海省的《关于全省县级计划生育服务机构和妇幼保健机构整合的通知》（青编办〔2013〕29号）文件中指出各县（市、区、行委）应于2014年2月15日前将辖区内计划生育和妇幼保健机构的机构编制整合方案上报到州市编办。西宁市2013年方案指出市、县（区）卫生和计划生育委员会（局）应于9月15日之前挂牌运行。西宁市2007年方案划分了具体整合阶段。

2. 亮点经验

（1）多部门合作，促进清资核资工作：卫生计生工作整合的第一步是资产的整合。青海省及西宁市整合方案提出需各级组织、人社、编制、财政等部门协调指导有关编制、人事、资产清理等工作，严防国有资产流失。西宁市2007年合并方案中明确指出县级财政、审计、卫生、计生、固有资产管理等部门联合组成工作组进行资产整合工作。

（2）创新整合工作制度：实行卫生计生工作联席制。青海省省级文件及西宁市市级文件指出各县应尽快建立由政府分管领导牵头的卫生计生联系会议。乡镇政府定期召开人口与计划生育工作联系会，组织乡镇计生和卫生机构专题研究人口和计划生育工作，听取工作进展情况和工作中存在的问题，并及时得到解决。

实行工作协同配合制。青海省大通县2012年发文规定乡镇计生办和卫生院搞好协调和相互配合，合理配置和使用设备及服务用车等资源，是有限的资源发挥最大的效益，更好地为居民提供优质的计划生育技术服务。

实行工作一票否决制。该制度作为计划生育主要制度，贵州省、青海省及辽宁省均采取计划生育工作一票否决制。青海省大通县县政府与乡政府签订《人口和计划生育工作年度目标责任书》，乡镇政府将目标责任指标分解到乡镇卫生院和乡镇计划生育办公室，其中技术服务指标分解至卫生院，由卫生计生部门和乡镇政府完成考核；行政管理指标分解到乡镇计划生育办公室，由县人口和计划生育领导小组考核。对于工作完成情况差的乡镇卫生院和乡镇政府，由县卫生计生监督管理单位及县人口和计划生育工作领导小组分别实行工作考核“一票否决制”，取消年终评优资格和奖励工资，并在全县范围内通报，问题严重的一并追究责任。

(3) 加强合并后机构的财政投入力度，保障业务的开展：贵州省加大了合并后机构的经费投入力度，省级层面每年给县级财政拨付20万左右财政补贴，县级财政中对计生的投入高于对卫生的投入，卫生投入主要依靠中央财政的拨付。计生单位的房屋配备、仪器设施等方面均优于卫生单位，但使用情况不佳。

2010年7月贵州省卫生厅出台《关于进一步加强母婴安全管理的通知》，要求各市（州、地）卫生局和人口计生委，保证正常分娩免费，并为农村孕产妇住院分娩予以400元补助（300元降消，100元计生营养费）。这些举措使得全省住院分娩率大幅提升。

(4) 制定目标责任书，加强绩效考核：青海省针对整合后的机构制定了目标责任书，包括妇幼卫生和计生业务考核指标。整合后机构业务范围扩大，包括公共卫生工作、基本医疗及计划生育工作。随之三大服务业务指标也划分到合并后的机构。如大通县要求县卫生和计划生育局出面与机构签订县乡机构绩效目标考核管理责任书，自2012年整合后将计划生育服务工作纳入绩效考核内容之一。

(5) 探索村级机构共享新机制：贵州省黔东南州探索了村级卫生和计生机构共享新模式，建立了“一校一间七室”，实现村级资源的共享和工作的协同开展。2013年3月贵州省投入28万元（计生局12万元、卫生局4万元、乡镇自筹12万元）建设羊满哨村卫生计生服务室，统一设置标志和“一校一间七室”（人口学校、卫生间、药具室、消毒室、康复室、诊断室、治疗室、妇检室和B超室），业务用房面积由原来的54平方米，扩展到现在的124平方米，统一配备了服务专用柜、上墙制度、服务记录本、需求信息意见箱、开通网上直报合医补助等，把散落在村组的资源，用规范的长线相连，实现普及生殖健康知识、计生服务、疾病诊治一体化服务。

新科室技术人员月工资构成：400公共卫生补助+800计生专干补助+自行开展妇女病普查普治等业务绩效工资，年终考核合格后按分数线奖励2000～4000元，月均工资3000元左右。2014年全州有60个村卫生计生服务室的新建任务，其建设标准全部按照镇远县羊满哨村的卫生计生服务室的标准，以服务群众。

(6) 加强整合科室的规范化建设：辽宁省凌海市计划生育妇幼保健服务中心成立之初，邀请计划生育、妇幼保健等相关领域专家共同商讨确定机构内科室的种类及数量，涵盖了计划生育服务及妇幼保健服务，手术室全部按照三通道设计，现共设立了孕优诊室、女性诊室、男性诊室、彩超室等23个处室，机构功能分区布局合理，流程科学规范。

(7) 合并前调研和合并后督查极大提高了整合效果：青海省西宁市于该次合并工作开展前深入辖区内区县了解机构运转情况，认真开展调研工作。市政府办公厅相关整合方案出台后，搜集分析并参考相关资料，借鉴其他省市区卫生计生机构改革的先进经验和成功做法。该市部分乡镇2007年已开始合并工作，西宁市于2011年督查乡镇卫生院和乡镇计生服务机构整合进展情况，形成了督查专报，汇报市内整合情况。

（二）整合成效

三省数据分析结果显示：县级和乡级妇幼卫生和计生在资源和业务方面的合并利于充分发挥卫生计生技术优势，总体增强了卫生计生机构的业务能力，改善了妇幼健康水平，促进了人口管理和计划生育工作的开展，并产生了提高居民政策知晓度和服务满意度的效果。

然而，前期三个省部分地区基层妇幼计生工作效果指标显示，基层妇幼与计生机构整合后短期内可能会对部分妇幼或计生业务指标产生影响，大部分影响的原因是居民对于卫生计生整合政策的不认知所致。

1. 对居民健康的影响

(1) 对妇女健康的影响：调研数据分析结果显示，基层妇幼计生资源与业务的整合利于发挥助于区域内妇女健康的发展，助于提高了孕产妇产前检查例数、孕产妇产后访视例数及妇女病检查例数，助于提高孕产妇分娩率。

贵州省丹寨县卫生和食品药品监督管理局提供数据显示，丹寨县住院分娩率由 2004 年的 34.42% 提高到 2013 年的 97.86%。丹寨县整合前一年及整合当年多数妇幼保健指标均有所改善，孕产妇产前检查率、产后方式率、妇女病检查率及随访服务率均有所提高(图 4)。

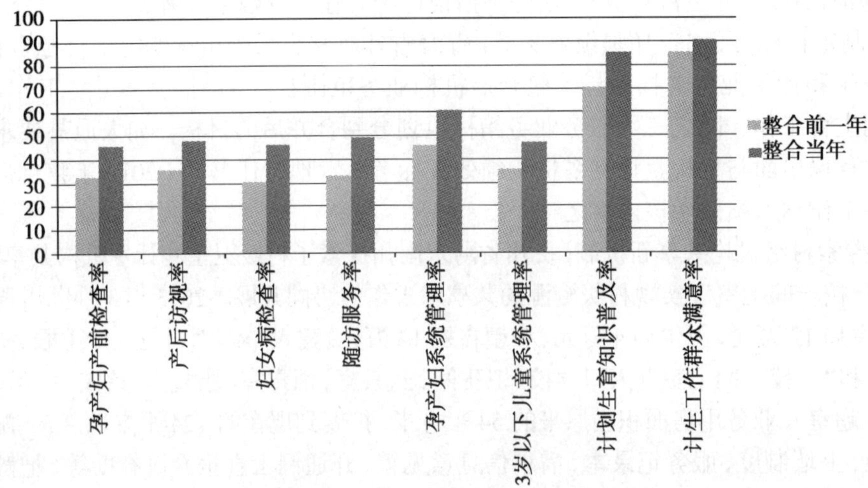

图 4　贵州省丹寨县资源整合前后指标变化情况

2011 年青海省大通县朔北乡卫生院卫生计生服务整合后，孕产妇产前检查例数、孕产妇产后访视例数及妇女病检查例数有明显增加(见图 5)。然而，因为宣传不到位以及辖区内居民的错误认识，居民因担心超生检查不敢前往卫生院就诊，导致 2011 年孕产妇产前检查例数降低。另外合并时计生专职人员调离，卫生人员接手计生服务，因对工作不熟悉，造成部分计生工作出现滑坡，引起妇女病检查例数降低。但随着整合工作逐步理顺，2011 年后，各项妇女保健工作指标逐渐得以改善。

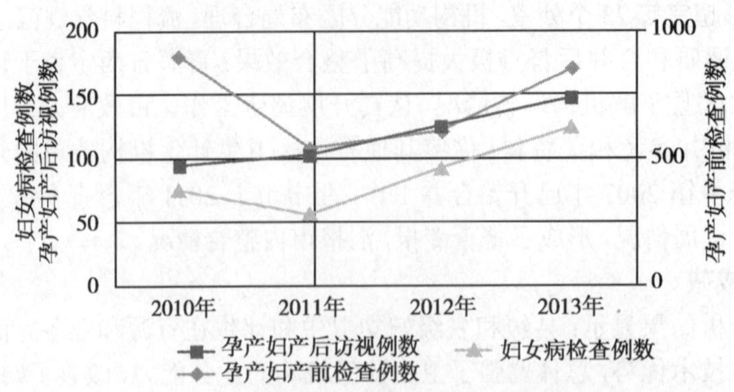

图 5　2010—2013 年青海省大通县朔北乡卫生院妇女保健例数

(2) 对儿童健康的影响：整合工作较大促进了儿童保健事业的发展。一是接受儿童保健服务的居民数增加。如青海省大通县朔北乡合并后婴幼儿产后访视例数逐年增加，儿童疾病筛查数大幅度提升(图 6)。

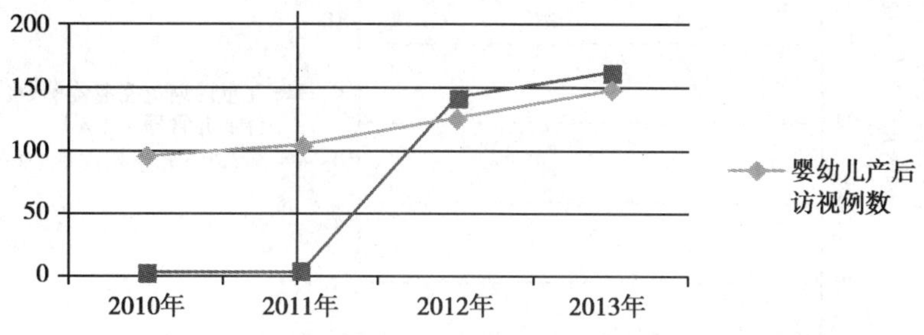

图 6　2010—2013 年青海省朔北乡卫生院儿童保健例数变化情况

二是主要儿童保健指标有所改善，婴儿死亡率、5 岁以下儿童死亡率有所降低，儿童计划生育覆盖率增加。如贵州省兴仁镇自 2004 年资源整合以来，婴儿死亡率、5 岁以下儿童死亡率一改前期上升趋势，转而大幅度降低(图 7)。青海省平安县自 2011 年资源整合后 5 岁儿童死亡率明显降低，改变了整合前大幅度增加的现象；儿童计划免疫覆盖率增加，改善了整合前逐渐减低的趋势；体弱儿管理率虽短时间内出现降低，可能与孕产妇健康管理水平降低有关，但于 2012 年快速提高(图 8)。

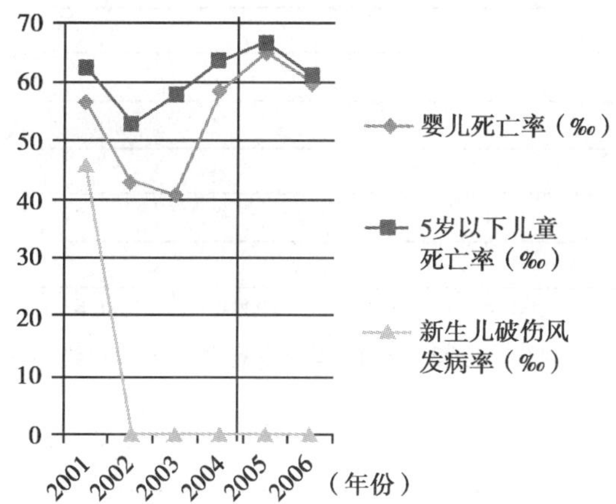

图 7　2001—2006 年贵州省兴仁镇儿童健康指标变化情况

2. 对人口管理工作的影响　卫生和计生整合背景下，借助妇幼卫生人员的技术优势，计划生育相关工作能力得以加强，极大促进了人口管理有关目标的实现。

首先，接受计划生育服务的居民数增加。如青海省自 2007 年基层资源整合工作开展之后接受节育手术的居民例数大幅度增加，一改前期快速降低的趋势(图 9)。青海省朔北乡卫生院自整合后开展的放取宫内节育器手术例数增加幅度大于整合前(图 10)。

其次，晚婚率、计划生育率及晚婚率提高。如贵州省丹寨县以及兴仁镇的计划生育率均在该辖区整合当年得以改善，计划生育率转而大幅度提升(图 11～图 12)。青海省平安县 2008—2013 年晚婚率逐年提高，但 2011 年妇幼计生整合后增幅加大；计划生育率于整合当年降低，之后呈现增长趋势，变化波动较大，可能因为青海省人口流动性较大(图 13)。

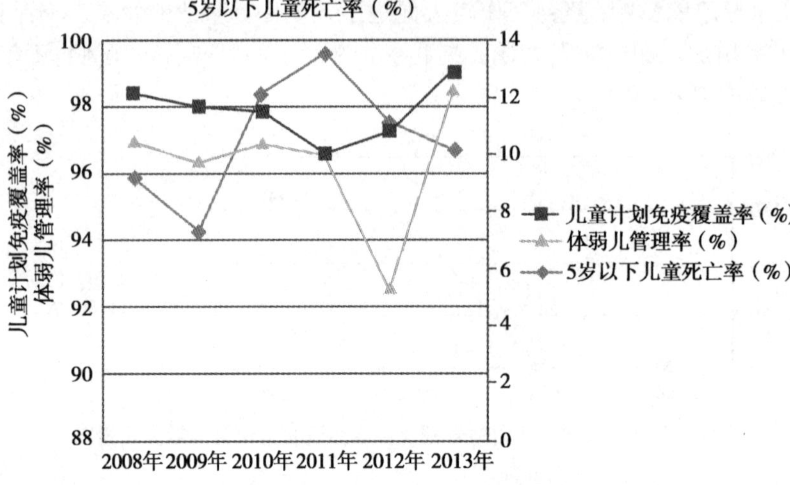

图8　2008—2013年青海省平安县儿童健康指标变化情况

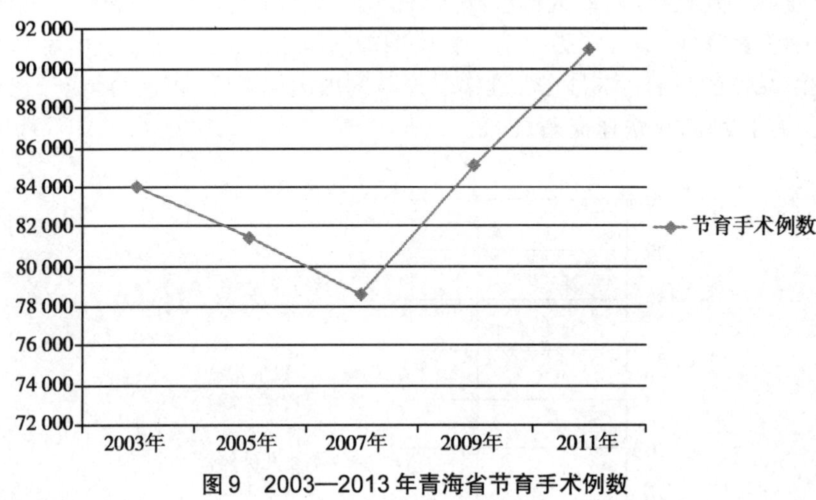

图9　2003—2013年青海省节育手术例数

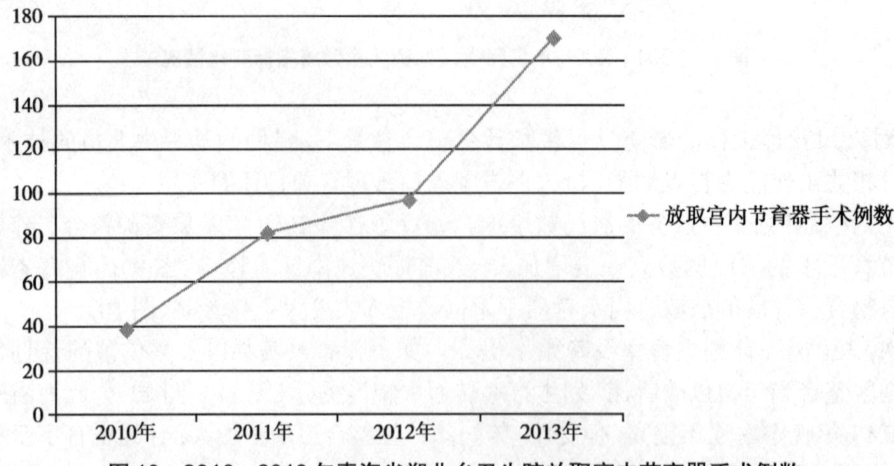

图10　2010—2013年青海省朔北乡卫生院放取宫内节育器手术例数

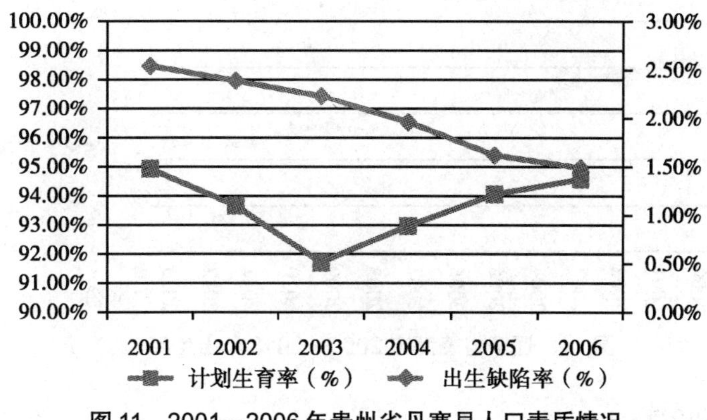

图 11　2001—2006 年贵州省丹寨县人口素质情况

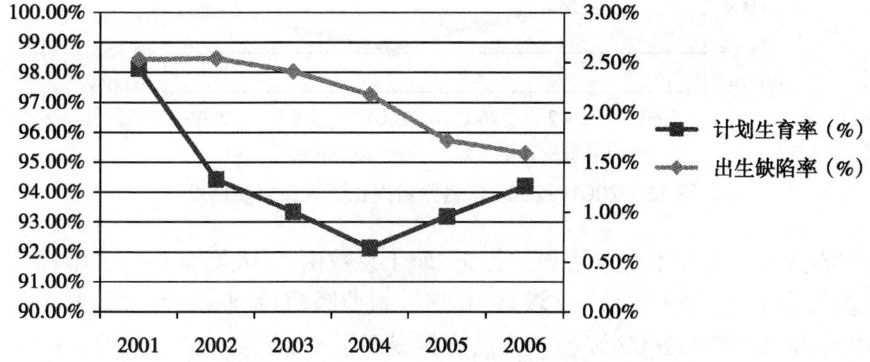

图 12　2001—2006 年贵州省兴仁镇人口素质情况

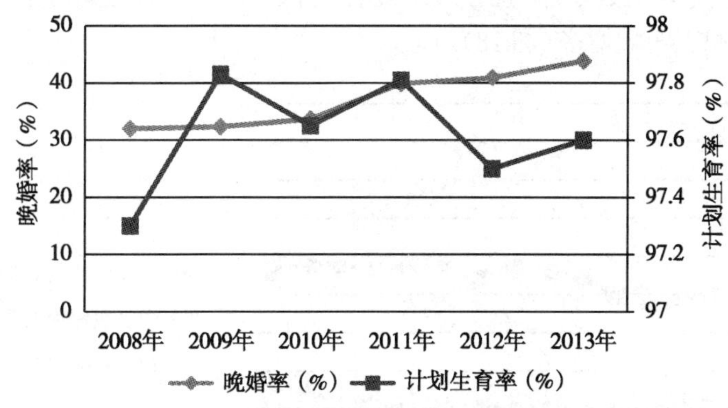

图 13　2008—2013 年青海省平安县计划生育率及晚婚率

最后，出生率及出生缺陷率呈降低趋势。如 2002 年后凌海市出生率仍呈降低趋势，但幅度有所减缓（图 14）。贵州省兴仁镇自 2004 年资源整合之后出生缺陷率降幅明显（图 15）。

3. 对机构运营的影响

（1）工作人员结构发生变化：多数地区均遵照整合后不减员、不减编、不变待遇的原则，原则上实现人员编制数在维持原有不变基础上还略有增加的目的，即“1+1≥2”。

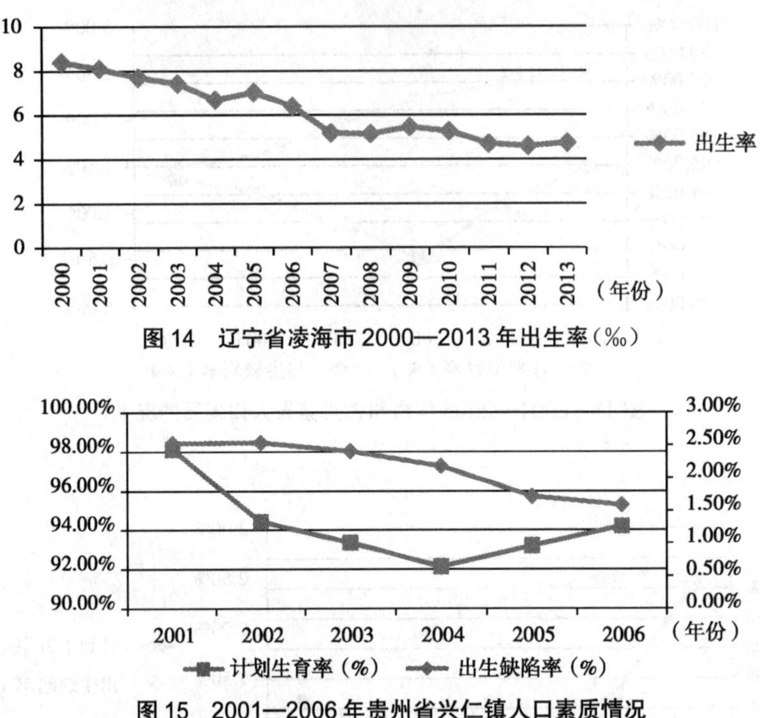

图 14　辽宁省凌海市 2000—2013 年出生率（‰）

图 15　2001—2006 年贵州省兴仁镇人口素质情况

如辽宁省人力资源技术力量增强。首先，职工总数由 31 人增至 69 人（增幅 123%）、卫生专业技术人员由 16 人增至 42 人（增幅 162%），执业医师（执业助理医师、护士等）由原来的 10 人增至 26 人（增幅 160%），技术人员比例提高了 9.2 个百分点。其次，中心工作人员以初级职称为主，自整合后初级职称工作人员数降低，中级职称职工数增加（图 16）。再者，整合前后中心均以高中及以下文化程度为主，自整合后高中及以下文化程度职工数大幅度降低，本科文化程度职工数增加（图 17）。最后，自整合后 35 岁及以下工作人员大幅度降低，36 岁到 55 岁职工明显增多（图 18）。

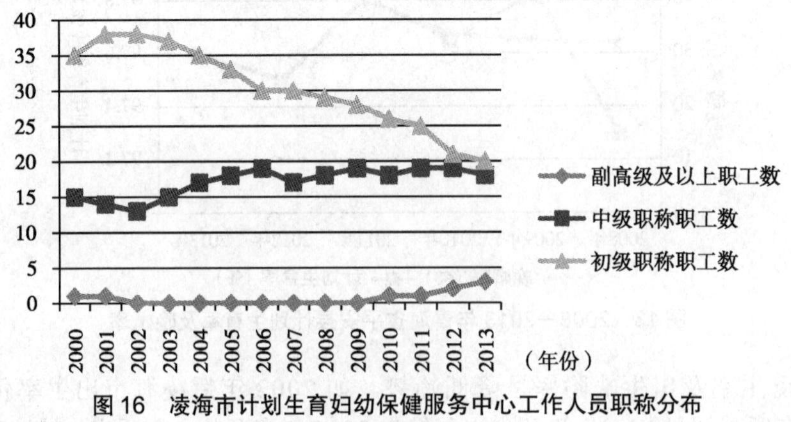

图 16　凌海市计划生育妇幼保健服务中心工作人员职称分布

青海省平安县原妇幼保健站核定编制 22 人，原县计划生育服务站核定编制 16 人，整合后县妇幼保健计划生育服务中心共有编制 38 人。

（2）机构收支增加，工作人员收入增加：首先，机构总收入及业务收入整体增加。如贵州省丹寨县计保中心资源整合后机构年总收入和支出明显增加（图 19）。

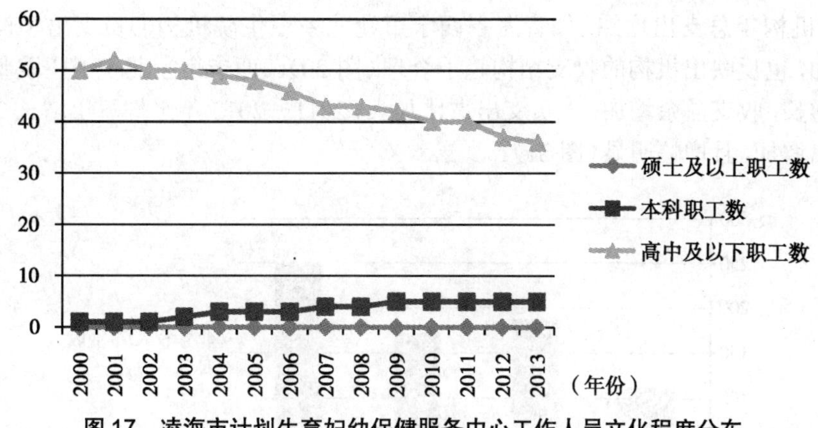

图 17　凌海市计划生育妇幼保健服务中心工作人员文化程度分布

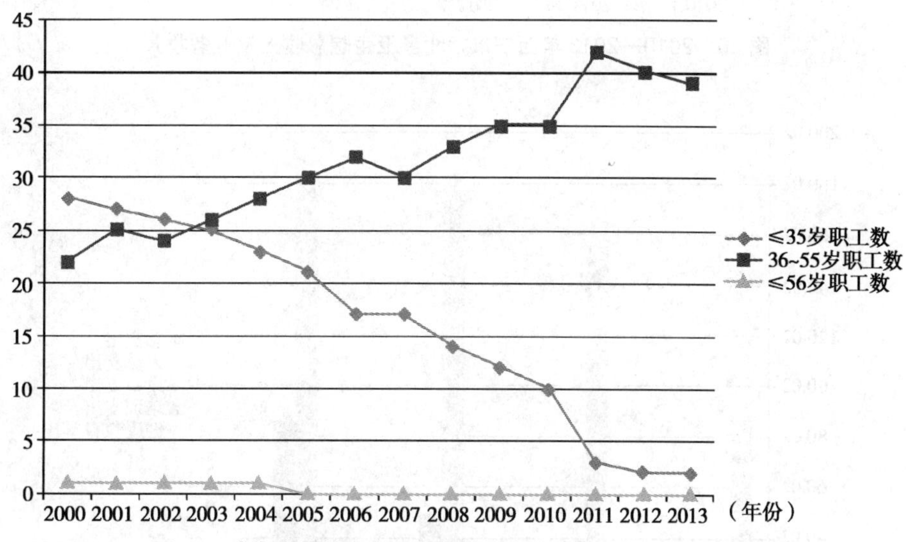

图 18　凌海市计划生育妇幼保健服务中心工作人员年龄分布

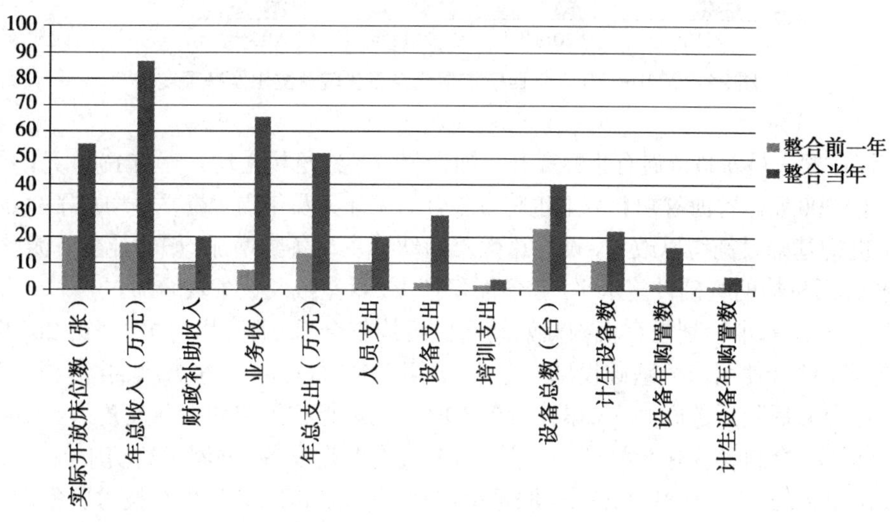

图 19　贵州省丹寨县计保中心资源整合前一年和当年变化情况

其次，机构年总支出增加，如青海省西宁市朔北乡卫生院机构人员支出和健康教育事业支出增加，也反映出机构的收支结构趋于合理（图 20）。西宁市朔北乡卫生院整合后业务收入逐年增长，收支盈余增加；人员支出占比加大，2011—2013 年平均每年增长 23.41%；健康教育支出增加，且增幅明显（图 21）。

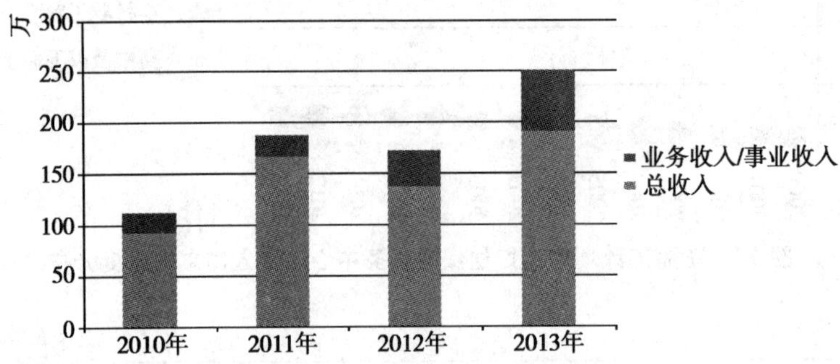

图 20　2010—2013 年西宁市朔北乡卫生院总收入及业务收入

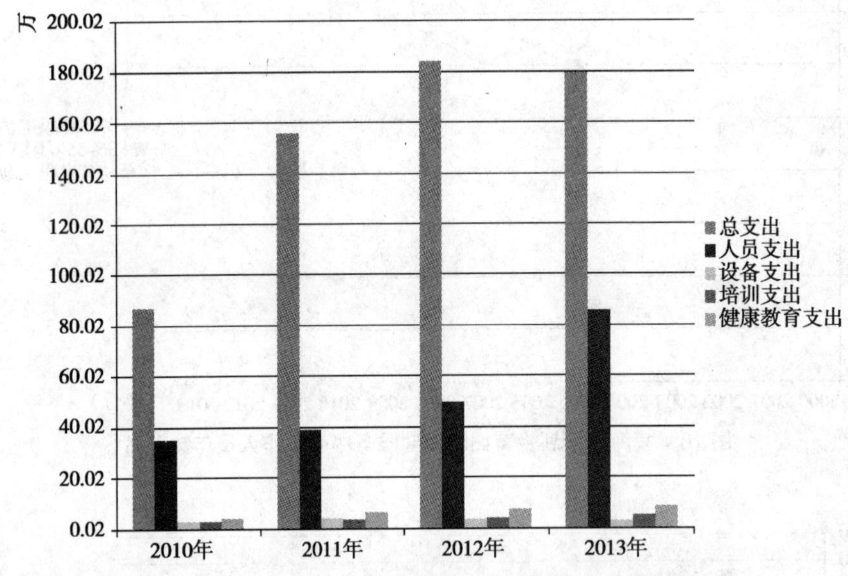

图 21　2010—2013 年西宁市朔北乡卫生院总支出及各项支出

最后，在职人员薪资待遇有小幅提升。如贵州省县级机构人均升高约 1000 元，乡镇机构人均增长约 200 元。青海省朔北乡卫生院自整合后工作人员年均工资平均增加了 9000 元。

（3）机构基础设施得以改善，设备总数及妇幼计生设备数增加：妇幼计生资源整合工作改善了整合后机构的基础设施水平，业务面积扩大，科室数及设备数增加。

如辽宁省凌海市计划生育机构及妇幼保健机构整合后，业务用房扩大，由 2002 年的不足千平方米，整合使用国债基础设施资金后，重新兴建了 1500 余平方米的综合服务楼。设备增加，在合并后随后的时间内，累计投资 190 万元进行改扩建和更新设备，增添了化学发光免疫分析仪、全自动生化分析仪、三维彩照等大型医疗设备，增添了流动服务车。科室数量增加，由原来的 13 个增设至 26 个，服务范围由原来的 3 项（计划生育技术服务、孕环情检查、生殖保健）拓展至婚前检查、孕产妇保健、儿童保健、妇女保健、计划生育及生殖保健、出生缺陷三级预防及三网监测等。

青海省朔北乡藏族乡卫生院2011年开始整合工作，同时开展卫生及计生服务，整合后机构设备数增加，2011年新购置设备3台，机构设备共增加6台，增幅为33.33%，其中妇幼计生设备数也呈现增长趋势（表4）。古城乡中心卫生院整合当年新购置设备1台，机构设备总数增加4台，全部为妇幼计生设备。

表4 2010—2013年青海省西宁市朔北乡卫生院设备数量（台）

设备数	2010年	2011年	2012年	2013年
设备总数	18	24	31	36
妇幼计生设备数	7	12	15	15
设备年购置数	5	3	5	3
妇幼计生设备年购置数	2	1	2	0

（4）机构业务量呈增加态势：卫生计生整合后，人力资源总量增加，机构能力得以提升，服务人群叠加后，使整合后业务量出现明显增长。

妇产科及计生科业务量增加较为显著。如贵州省妇产科与计生科各项服务量均有所上升，尤其是县级机构业务增加情况较为凸显，妇女病检查例数增加尤为明显，丹寨县计保中心从整合前的0例增至372例，兴仁镇计保站从0例增至2140例，侧面反映出卫计整合工作使新成立的县、乡卫生计生服务机构增添了妇女病检查功能，有效分流上级机构就诊人群，在增加自身工作量、保证基层资源有效利用的同时，减轻了其他卫生机构的工作负担（图22）。

妇幼计生业务流程整合仍需一定的磨合期。妇幼计生资源整合后，青海省朔北乡卫生院同步开展卫生及计生服务，2011年9月份因整合工作卫生院进行装修整改，影响了机构业务量，当年妇产科门诊人次数受到一定影响，但之后妇产和计划生育科室门诊就诊人次数有大幅增加，特别是整合一年后，可见业务科室的工作流程及机制的整合需要一定磨合期（图23）。整合前（2010年）朔北乡原计划生育机构计生科室工作人员数3人，科室年门诊量40人次，整合后2014年朔北乡卫生院计生工作人员数4人，但计生科室年门诊量172人次，工作人员增幅33.3%，但计生科室年门诊量增加330%。

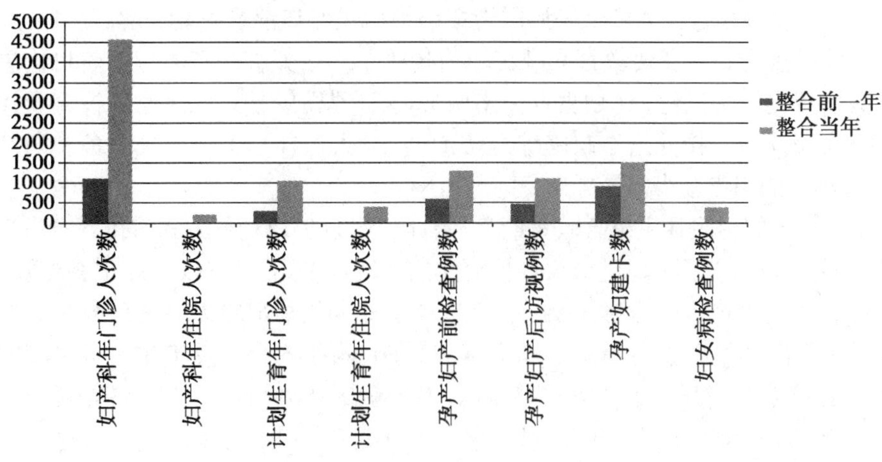

图22a 贵州省丹寨县计保中心资源整合前后业务量变化情况

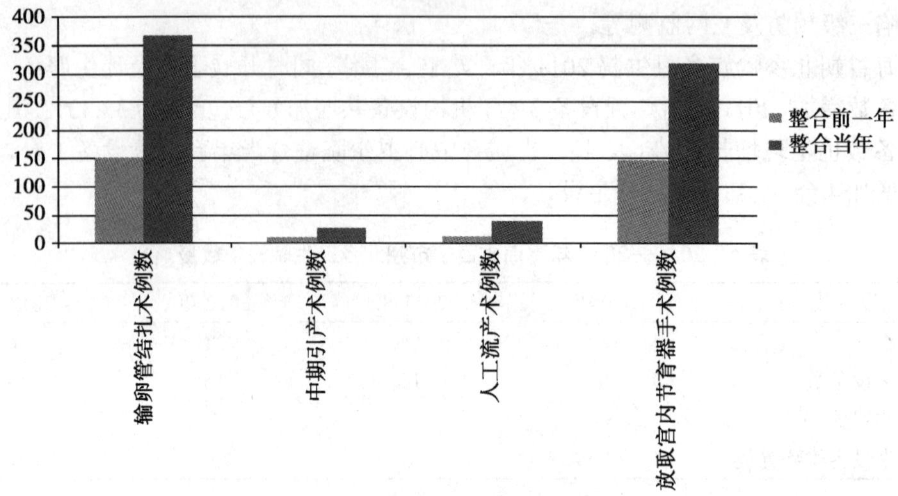

图 22b　贵州省丹寨县计保中心资源整合前后业务量变化情况

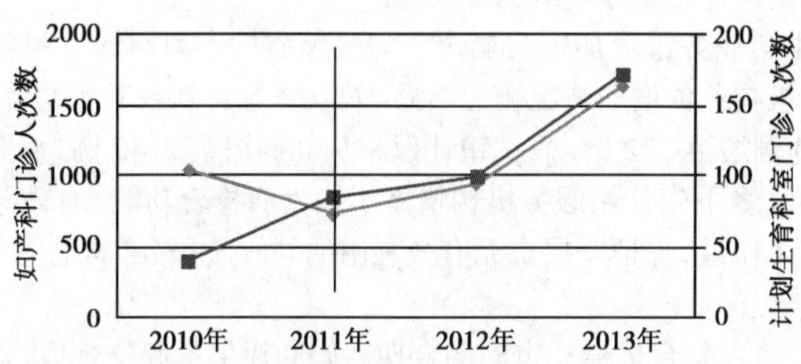

图 23　2010—2013 年朔北乡卫生院妇产科及计划生育科室门诊人次数

4. 对居民的政策知晓度及满意度的影响

首先，居民对卫生计生整合政策的知晓度较低，根据居民调查显示：贵州省县级机构就诊人群中仅有 21.1% 听说过 2014 年新一轮卫生计生整合的消息，而乡镇级机构就诊人群中卫生计生整合消息的知晓率为 0，可见基层人群中由于文化程度低、多民族共居造成的语言交流障碍、交通闭塞和宣传力度低等原因造成当地居民对该消息不甚了解。

其次，居民接受到的宣传教育类型仍较为传统单一。如青海省 4 家调研机构患者调查表结果显示，接受妇幼保健、计划生育技术服务、药具发放、孕前优生健康检查及计划生育宣传教育的居民较多，接受出生缺陷综合防治、流动人口计划生育相关服务及妇幼重大公共卫生服务项目的患者较少（图 24）。

再者，居民了解卫生计生整合政策的途径有限，多以口口相传方式获得。青海省 4 家调研机构患者调查表结果显示通过口头宣传得知的居民最多，占比 53.66%；电视传媒次之，占比 31.71%；标语文字宣传占比 29.17%；报纸杂志方式占比 9.76%；流动车宣传占比 7.32%。

最后，对就医环境及设备情况的满意度较高，对药品齐全性及工作人员态度的满意度相对较低。结合贵州省居民调查表结果显示，对于就医环境、设备、药品齐全性以及工作人员服务态度等方面，85% 以上居民表示满意或十分满意。其中设备和药品齐全性满意度较低，需要引起妇幼计生机构的重视（表 5）。

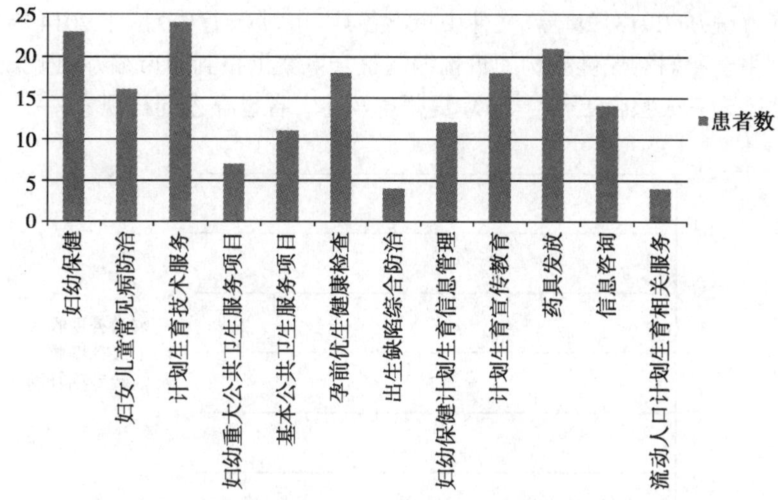

图 24 青海省居民接受的妇幼卫生计生服务类型占比（%）

表 5 贵州省计卫整合患者满意度占比（%）

指标名称	十分满意	满意	一般或不确定	不满意	十分不满意
就医环境满意度	15	77.5	7.5	0	0
设备齐全性满意度	15	70	15	0	0
卫生和计生机构药品齐全性满意度	16	70	12.5	2.5	0
对工作人员服务态度满意度	17.5	82.5	0	0	0

四、问题

1. 缺乏有效的监督考评措施，部分政策未严格执行　因缺乏监督考评措施，部分地方的卫生计生部门及业务机构对已颁布的相关政策措施的执行力度不足，阻碍了辖区内卫生计生整合工作的开展，可能会影响预期效果。

（1）人员编制未全部实现不减编：如贵州省原卫生厅、原省人口和计划生育委员会机关行政编制为 143 名，整合后，现省卫生计生委机关行政编制 126 名，编制人数降低 11.9%。部分乡镇人口与计划生育办公室增加行政编制困难，大部分人员从乡镇计划生育妇幼保健站的事业人员中调配，存在职能错位，与国家政策相悖，影响了计生工作顺利开展，这种模式下人员调动须由各乡镇政府同意，经多部门协调，程序复杂，造成医技人员分配不合理，调配困难。

（2）财政补助政策待落实：各行政区相关卫生计生部门的资源整合方案虽明确合并后机构财政补助需“1+1=2”，但实际落实情况不甚乐观。如据访谈，青海省理论上应实现了叠加，但拨付到机构的资金不多，尤其是技术服务经费严重不足，且政策宣传支出占据财政补助的一大部分。朔北乡卫生院 2011 年完成卫生计生合并，但 2012 年及 2013 年补助的经费增加并不明显（图 25）。

（3）未严格遵从整合步骤及时限：虽多数地方的卫生计生部门设立了整合步骤及时限，但按时准确完成的比例不高。如青海省《关于全省县级计划生育服务机构和妇幼保健机构整合的通知》(青编办〔2013〕29号)文件中指出各县(市、区、行委)应于2014年2月15日前将辖区内计划生育和妇幼保健机构的机构编制整合方案上报到州市编办，但于2014年5月份仍有部分地方未完成整合工作(表6)，贵州省及辽宁省也存在同样现象。

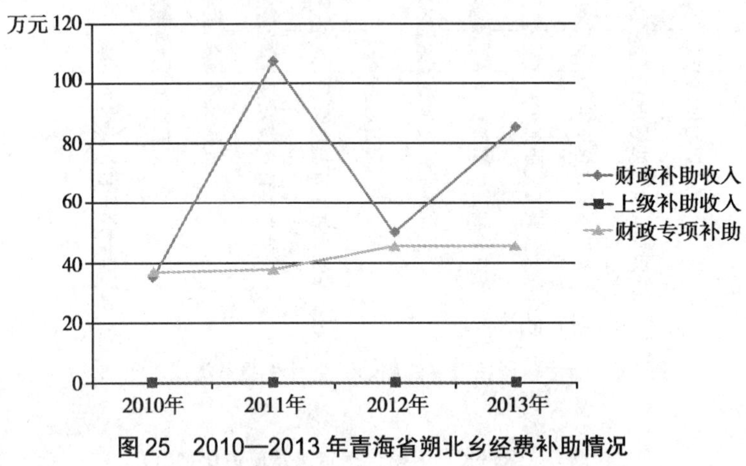

图25 2010—2013年青海省朔北乡经费补助情况

表6 青海省卫生计生资源整合工作进度

行政级别	内容	完成情况
8个州(地、市)	行政部门整合	部分完成
	业务机构整合	均未完成
46个区县	行政部门整合	部分完成
	业务机构整合	30.43%已完成
403个乡镇	业务机构整合	100%完成

2. 缺乏业务工作整合标准和规范　截至目前，三个省尚未针对卫生和计生服务机构的建设标准、服务流程等规范性文件，包括机构人员编制、科室、床位的设置，设施的配备，工作流程的规范及考核指标的设定等标准。各地基层妇幼计生机构不利于卫生计生的整合管理和卫生计生事业的规范性依法性发展。

3. 各级机构整合进展不一，影响整合效果　纵观贵州省、青海省及辽宁省的卫生计生合并情况，整合机构较为复杂，省/市/县/镇/乡/村的整合进展不统一，出现下级已整合，但上级未整合的现象，出现架空现象，造成管理体制机制不顺，政出多门。

整合方式较为多样。如青海省乡镇级的"计卫整合"情况较复杂，部分县未整合，妇幼保健工作仍由乡镇卫生院承担；部分县已将卫生院的妇幼人员合并到计生指导站，组建乡镇计划生育妇幼保健站，职能全部划转由乡镇计划生育妇幼保健站承担；部分县乡镇卫生院原有妇幼保健人员仍在卫生院，将乡镇计生指导站改名为计划生育妇幼保健站，妇幼保健工作职能由卫生院划出。此外，一个县内可能会出现县级合，乡镇不合，村级又合；或县级不合，而乡镇合或部分合，村级不合或合等现象，在管理上已经形成复杂的、政出多门甚至混乱的结构。

青海省乡镇机构合并工作于2007年便已陆续开始，省级部门合并于2013年底开始。目前省级机构、部分市级部门及机构并未合并，出现断层架空，不利于政策及实施方案的上传下达。在无政策方案宏观指引下，乡镇部门及机构合并易事倍功半。同时也破坏了先前建立的卫生、计生服务网络，无法建立县、乡、村三级卫生、计生相结合的服务体制。

4. 合并后机构的职能和业务能力定位不清　合并后的基层妇幼保健计划生育服务机构是否需要在保健服务、计划生育服务基础上提供临床服务，是否应开设临床床位仍存在争议。

《计划生育技术服务管理条例》规定县级以上城市从事计划生育技术服务的机构可以在批准的范围内开展部分与计划生育有关的临床医疗服务。《妇幼保健机构管理办法》规定妇幼保健机构因以群体保健工作为基础，在切实履行公共卫生职责的同时，可开展与妇女儿童健康密切相关的基本医疗服务。

基层妇幼保健及计划生育机构合并后是否需要开展临床服务？合并后的机构，尤其是县乡卫生院是否需要过问多胎？保健服务的开展需要临床技术支撑，若开展临床服务，则与区域内妇产科等医院交叉冲突。若开展临床服务，财政补助是为全额还是差额？现有医疗机构类别中无妇幼保健计划生育服务中心，该类机构应如何归类？在增加该类医疗机构类别之前，该类机构人员执业注册时如何选择执业机构？上述问题需要国家卫生计生委牵头提出原则意见，指导各省市根据自身情况确定具体的标准。

5. 部门 / 机构及个人绩效考核及监管方法待完善　关于整合工作，虽有设定整合时间及步骤，但无相关奖励惩罚措施，地方整合工作开展无动力，无压力。关于业务服务，卫生计生工作性质略有不同，考核指标不同，多数地区针对合并后部门和机构的相关绩效考核、监管体系尚未更新完善。

6. 信息化程度低　调研发现，整合方案及整合实际工作尚未涉及卫生计生信息化系统资源的整合。如 2012 年青海省 3.46% 的妇幼保健机构无任何信息系统设备。

首先，合并后的妇幼保健计划生育服务机构如今仍需填写卫生和计生两份报表，内容重叠，工作重复，降低了人力资源利用率。

其次，信息多次统计，统计方法不一，造成部门数据不一致。根据调研数据发现，平安县 2008—2013 年卫生及计生途径统计得出的孕产妇产后访视率不一致，2013 年卫生统计的孕产妇产后访视率为 98.48%，计生统计结果为 97.50%。

最后，尚未完全发挥计划生育服务在全国建立的服务网络的功能，未实现卫生和计划生育信息共享。如平安县 2011 年后孕产妇建卡率和系统管理率以及 3 岁以下儿童系统管理率均呈下降趋势，一定程度上与信息系统对接不畅通有关（图 26）。

7. 合并后机构基础建设不合理，各方面有待提高

（1）人员流失，技术薄弱，工作量过多：人才队伍需扩大，技术力量需加强。青海省原计划生育工作人员主要从事行政工作，技术能力不足；基层原计划生育服务人员老龄化严重、文化水平低，不能胜任合并后卫生计生工作，全省原计生服务人员中技术人员只占 42%，不足一半。虽整合方案要求人员不减、编制不减，但因退休、借调等情况部分机构人员减少。青海省 8 个州（地、市）每个妇幼保健机构平均有工作人员 15 人。调研发现，青海省基层计划生育技术人员仍存在非法行医、无证上岗现象。

工作人员担负工作量过多。青海省原卫生机构人员既要负责基本医疗服务、公共卫生服务，又要抓紧计生技术服务，工作量明显增加，大通县妇幼保健计划生育服务中心合并后编制总数为 38 人，但实际开展技术服务的人员只有 8 人，人员不足，工作压力大。

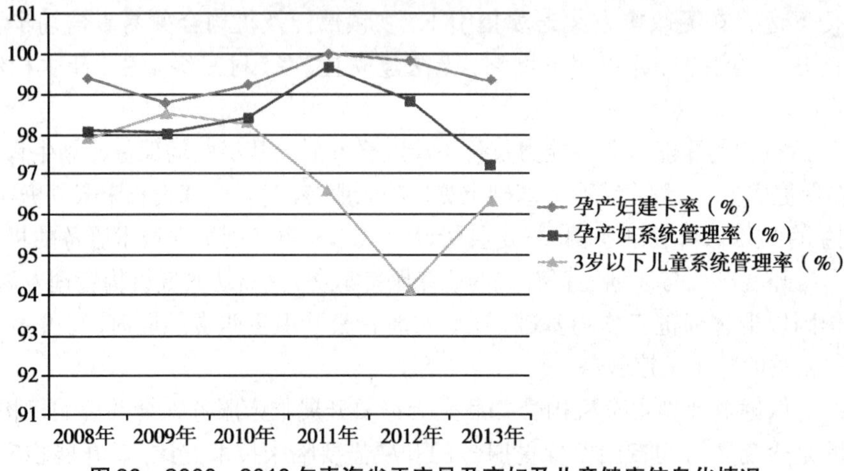

图26　2008—2013年青海省平安县孕产妇及儿童健康信息化情况

(2) 设备不足与闲置现象并存：合并后业务设备一并合并，仍旧不全且老化。就妇幼保健服务而言，按照我国妇幼保健机构评审标准的要求，各级妇幼保健机构应必备34种常用设备，但本次调查发现，多数机构设备不全，据2012年调查显示，青海省妇幼保健机构1万元以上的常用基本医用设备仅有363件，基层妇幼保健机构设备缺乏情况尤为严重，且各地没有统一的设备配备标准。青海省有保健设备的机构仅有18个，这18个机构也仅共有48件保健设备，妇科检查床及产床设备也较为缺乏。63.46%的机构无任何信息系统设备(图27)。同时据访谈可知因人员能力不足，血生化分析仪等新增设备闲置未使用。

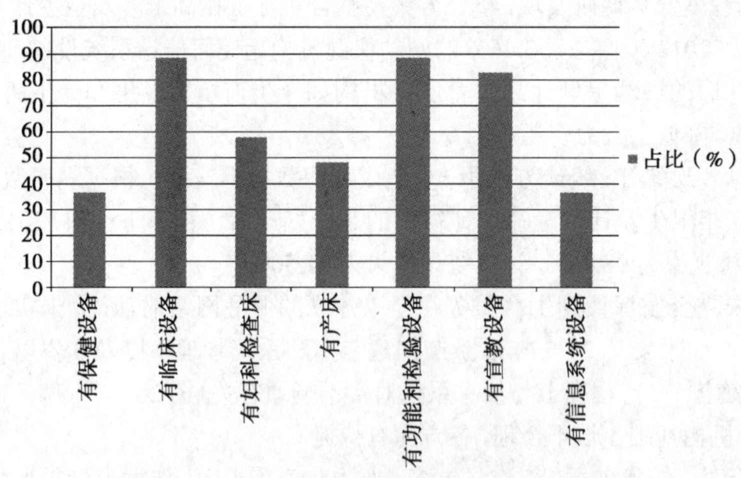

图27　2012年青海省妇幼保健机构设备配备情况

8. 针对群众的卫生整合宣传不到位，不利于服务开展　整体看，针对卫生计生整合政策和机制的宣传力度不够，居民对卫生计生合并存在误解，影响了卫生计生工作的开展，特别是妇女保健服务。据平安县古城乡工作人员反映，当地为少数民族聚集区，超生现象普遍，居民对计划生育工作有抵触情绪，卫生院挂上计划生育站牌子后，因害怕妇产科人员开始查超生，一些孕产妇有意避免去医院就诊，短期内影响了孕产妇保健服务的开展，造成合并后孕产妇建卡率和管理率下滑，死亡率显著增加。

9. 卫生领域工作人员对计划生育工作重要性的认识不足　调研发现，计生相关汇报及反应较少，因计生领域技术力量、人才配备本身较为薄弱，更易被忽视。

10. 人员培训不足　整合后工作人员业务负担量加大，时间紧，因此接受的妇幼计生培训较少。如青海省朔北乡卫生院自2011年合并当年只有1人参加了妇幼计生培训（占机构人员总数的9.10%），2012年仅2人（占16.67%），2013年1人（占7.70%）。

五、建议

（一）省级政府及相关卫生计生部门完善政策及制度建设

1. 强化卫生计生制度设计和机制建设　省级政府及卫生计生等相关部门牵头，积极与编制、人力资源、财政等部门协调沟通，加快卫生计生制度建设，根据本地区地理人文环境特点，结合卫生计生资源情况，合理制定区域妇幼计生资源配置规划和工作机制，协调发展。

开展调研，确定整合模式。方案措施制定前，应前往整合工作初见成效的省市进行现场调研，并深入辖区内各行政地区及各级卫生计生部门／机构进行预调研，借鉴其他省市经验，切实结合辖区内部门／机构实际情况，确定整合模式，是否需要“一个机构、两个牌子”或者“两处办公，一块牌子”等？何种情况下采取何种模式？青海省指出妇幼保健院／计划生育服务机构应从其他已合署机构中剥离出，之后再进行合并。整合工作过程中，也应积极开展调研工作，明晰开展情况，及时调整整合方案；整合工作完成时，调研整合结果，汇总经验。

确定管理模式。明确应如何整合后的机构。可采取政事分离，多重管理方式。整合后妇幼保健计划生育服务机构的技术服务业务指导和行政职能管理分离。业务上主要接受本级卫生计生行政部门的指导和支持，行政管理上同时接受本级政府的双重管理，合并后的机构为本区内人口与计划生育计划服务指标的完成负全部责任，接受卫生计生双重考核和监督。政府可成立人口和计划生育管理服务办公室，负责辖区内计划生育宣传、信息统计上报、人口控制等工作。针对人财物，实行统一协调、统一分配、统一管理。

建立有效的沟通协调机制。整合初期政府等部门应积极牵头各部门、卫生计生机构建立工作联席会议，加强部门沟通和协调、统一认识，统一步调，定期开会总结整合工作进展、商讨卫生计生事业发展大计。

2. 强化考核机制及监管机制　根据已制定的整合步骤及时限，应规定奖惩措施。若完成较好，则给予财政奖励；若效果不好，则减少财政奖励；针对情况较为严重的，则通报批评等。

结合整合后机构的性质及职能，根据管理模式，制定目标责任书。若是政事分开，双重管理，可分别制定技术服务目标责任书及行政能力目标责任书，实现机构全面发展。合并后的机构为本区内人口与计划生育计划服务指标的完成情况负全部责任，接受卫生计生双重考核和监督。同时应建立明确且有力的奖惩措施，根据目标责任完成程度对机构奖惩。

3. 切实落实财政补助　政府、卫生计生部门及财政部门等应拨款支持进行中的整合工作，保证机构顺利开展整合工作。负担整合过程中发生的一切费用。针对合并后的机构应尽量全部转换为全额拨款事业单位。并保障资金的顺利拨付。

4. 明确机构性质及职能　政府及各级主管部门应明确整合后的机构性质，是否为全额拨款事业单位？机构执业注册许可证机构类型等？界定整合后机构的业务权限，明确其开展何种类型卫生计生服务。

应将整合后的机构融合到大卫生环境中，明确机构在三级技术服务网络体系建设中应处的位置，确定整合后机构在分级诊疗制度中可发挥的作用，分析整合后机构在双向转诊体系中的作用等。

5. 制定下发规范性文件

首先，确定机构的构建标准，处室/科室的设置标准、职责标准，从宏观上把控部门/机构。

其次，确定人员编制数、人员职责、人员资质认证及职称晋级、人员培训计划、设备标准、机构床位标准、机构财政补助标准，充实部门/机构人财物建设。通过政策方案措施，确保机构基础设施合理化、科学化，扩大机构办公及业务面积，加大卫生及计生两大领域的培训，积极探索解决培训经费来源问题，强化人员技术力量，科学核算规划地区及机构医疗设备数，避免设备不全和闲置并存的现象。

最后，制定工作流程、行业服务规范，保证妇幼计生服务的质量，提高安全性。

6. 确定辖区内卫生计生人员竞聘方式　借此整合时机，加强部门及机构内工作人员的管理与素质的提升。可采取全员合约竞聘上岗方式，制定详细明确的招聘规范，实行辖区内统一招聘、按需分配、按需编制。

7. 加大信息化建设　计生部门在全国范围内建立的服务网已较为健全成熟，可以起到服务网底的作用，应充分发挥该优势作用，及时将服务网络引进卫生体系，尽快构建覆盖全区域的卫生计划生育技术服务网络，提升卫生服务能力。另外，统一卫生计生信息化上报报表，减除重复指标，提高人力资源利用率。

（二）机构加强自身建设

1. 明确工作机制　制定有效的工作机制。整合后的机构应尽快调整工作重点等，尽快适应整合后的业务内容。根据地区实际情况，选择性使用卫生计生工作联席制、沟通协作制、分工协作制及一票否决制等。

2. 重新规划机构及科室基本建设　根据上级部门的政策方案，结合整合后机构的业务内容，重申现有基本设施是否能保证业务的顺利开展，是否能满足患者所需，是否人性、客观、科学？以科室为单位重新规划人财物建设，根据机构设置标准、机构业务内容及职责范围，确定应设立的科室类型及数量。并明确科室职责及工作内容、人财物配备数量及标准，将责权利具体到个人，明确岗位职责。

3. 建立明确的考核及奖惩措施　机构明确岗位职责之余，应重新制定考核及奖惩制度，在原有考核内容基础上添加妇幼保健或计划生育考核指标，制定全面、科学的绩效考核体系与奖惩体系，监督考核岗位职责履行情况、目标任务完成情况及效能廉政建设情况。明确考核方式，如实行日常考核与年度考核、定量考核与定性考核相结合；明确考核内容、考核评比标准、考核时间间隔等。

4. 加大培训力度　卫生及计生服务理念有所不同，工作人员业务重点有所差异，业务能力有所不同，因此整合后机构应积极开展培训工作，同步提升工作人员的卫生服务能力及计划生育服务能力，避免出现设备无人可以操作的现象。

另外，上级机构应鼓励其工作人员深入到下级及基层机构，积极引进下级及基层机构工作人员前来实习，开展培训工作，同时带动下级及基层服务水平，提升医疗质量，促进卫生计生事业的顺利开展。

（三）加大宣传，增强社会认知度

卫生计生部门及合并后的机构均应加大宣传力度。加强宣教工作，通过培训、讲座、会议形式，利用现代宣传手段，如多媒体、网络、有线电视、流动板报、墙报、标语、派发传单、精读本、举办讲座学习班等形式强化各级部门 / 机构工作人员卫生计生同等重要的意识，提高居民对卫生计生整合工作内涵及外延的认识，宣传优化整合妇幼保健等卫生服务和计划生育技术服务资源配置的长远意义，增强信息和决心，统一思想，凝聚共识，形成全社会共同支持改革、参与改革的良好舆论环境。

六、局限性分析

由于对于前期整合数据进行的是回顾性分析，未搜集对照数据，一些效果的出现可能不能完全与整合措施对应，希望未来开展本轮基层妇幼计生机构整合效果评价时能考虑选取对照，更加真实反映整合措施对妇幼计生工作的效果和影响。

附件

1. 贵州省卫生与计划生育工作整合机制和结果评价调研报告
2. 青海省卫生与计划生育工作整合情况
3. 辽宁省凌海市卫生与计划生育工作整合情况调研报告

附件 1

贵州省卫生与计划生育工作整合机制和结果评价

调研报告

受国家卫生计生委规划与信息司委托，我中心开展了“西部地区卫生与计划生育工作整合机制和结果评价研究”，研究有关地区基层妇幼卫生与计生工作前期整合措施做法及有关结果和影响，分析当前整合过程的关键环节和有关问题，旨在为推进西部地区卫生与计生整合工作顺利开展提出可行政策建议。

调研组于 2014 年 4 月 27～30 日对贵州省进行了调研，选取合并工作开展得较早、较完善的丹寨县，走访了县中心医院、县计生妇幼保健中心、兴仁镇卫生院和计生妇幼保健站等四家机构，通过座谈、访谈和问卷调查等方式收集了基层卫生和计划生育工作前期及当前整合的信息与数据，并了解了行政主管部门、基层卫生和计生机构及患者对整合工作的看法。

一、贵州省卫生与计划生育整合背景

（一）人口和妇幼健康基本情况

贵州省位于中国西南地区云贵高原东部，共有 9 个地级行政区划单位，88 个县级行政区划单位，508 个乡（其中含有 252 个民族乡），691 个镇。2010 年，贵州省预期寿命为 71.1 岁，低于当时全国水平 74.8 岁。贵州省总人口数 4331.61 万，常驻人口 3874.9 万人，流动人口 1128.04 万人，其中少数民族占总人口 36.11%，是一个多民族共居的省份。黔东南州总人口数 480.7 万，常驻人口 435.3 万，流动人口 45.4 万，其中少数民族占总人口 78.92%。丹寨县总人口 17.2 万，常驻人口 16.98 万，流动人口 2.9 万，其中少数民族占总人口 87.2%。

截至 2013 年底，贵州省卫生机构在职职工 22.23 万人，其中 70.4% 为技术人员；计生机构在职职工 1.96 万人，其中仅 44.8% 为技术人员。有妇幼保健机构 98 所，工作人员 4889 人，其中专业技术人员 4201 人，占总人员数的 85.93%；有县级及以上计生机构 100 个，工作人员 3229 个，其中专业技术人员占 87.7%。

根据 2013 年统计数据显示（图 1），贵州省妇女病检查率、婚前检查率显著低于全国水平，反映出该省多民族人口构成以及经济文化发展滞后所造成的群众疾病预防意识低下；

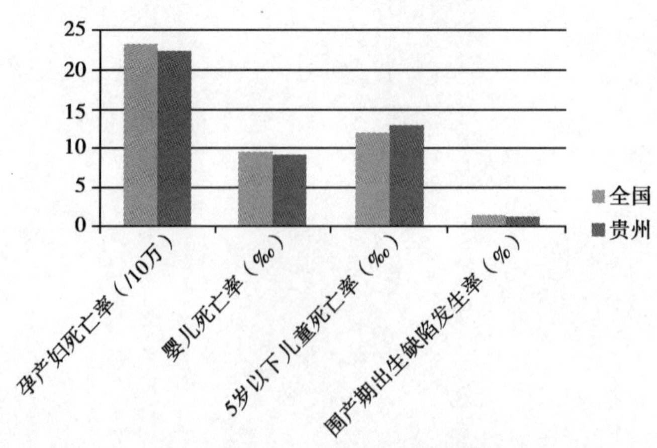

图 1　全国与贵州省妇幼健康指标 1

3 岁以下儿童系统管理率低于全国水平、5 岁以下儿童死亡率略高于全国水平，显示该省婴幼儿健康管理仍有发展进步的空间(图 2)。

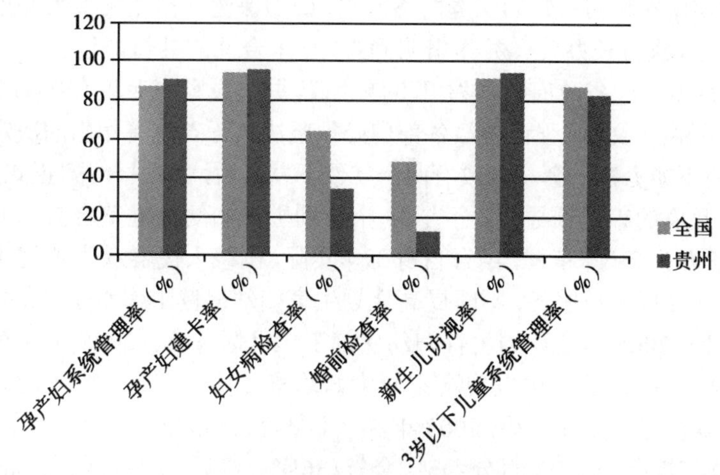

图 2　全国与贵州省妇幼健康指标 2

贵州省基层计划生育和卫生机构合并工作始于 2000 年，一些地方政府和有关部门为了创建“计划生育优质服务县”，针对贵州省农村公共卫生资源严重不足且分散的情况，对计划生育技术服务机构和妇幼保健机构进行合并。由地方政府下发文件，在县、乡、村(居)，将妇幼保健机构并入计生机构，成立计划生育妇幼保健服务中心(站、室)，人、财、物均由人口与计生行政主管部门管理，业务上接受计生和卫生部门指导。截至 2004 年，已有 33 家县级妇幼卫生保健机构被合并至计生部门，同年 9 月，贵州省试点整合的地区全面完成了县乡村计生技术服务机构更名工作：县计划生育宣传技术指导站更名为“县人口和计划生育妇幼保健服务中心”，乡镇计划生育服务站更名为“乡镇计划生育妇幼保健服务站”，县妇幼保健院加挂“县妇幼保健计划生育服务中心”的牌子，乡镇卫生院加挂“乡镇妇幼保健计划生育服务站”的牌子，村级计划生育服务室和卫生室合并为“村计生卫生服务室”(图 3)。

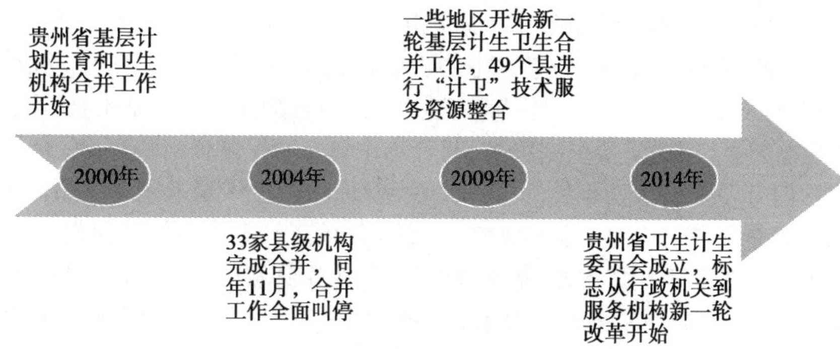

图 3　贵州省计生与卫生整合历程图

2004 年初省卫生厅收集数据信息时发现，合并后机构的性质和功能定位不清，工作开展的力度和效果受到影响，同时监管工作面临一些问题。因此，合并工作紧急叫停。针对合并后出现的问题，省政府于 2004 年 6 月 23～25 日组织办公厅、计生委、卫生厅、人事厅、编办等省级部门有关人员，赴黔西南州兴义市就机构合并后计划生育和妇幼保健工作情况进行调研。调研发现，通过实施计卫合并，实现资源整合、优势互补的构想并没有达到预期的效果。将妇幼机构撤并到计生部门的地方，计生工作整体水平得到较大提高，但妇幼保健职能被严重削弱，使原本脆弱的妇幼保健网络破损，妇幼保健工作受到很大冲击。为此，同年8月省政府召开58次省长办公会并作出明确决定：未合并的县暂停进行，已合并的要完善管理。同年11月16日，省政府再次召开专题会议，并下发黔府专议〔2004〕76号和黔府办发电〔2004〕228号两个文件，强调各级各部门必须坚决执行省政府作出的决定，做到令行禁止，政令畅通，决不能另搞一套。省政府两个文件下发以后，"计卫合并"正式宣布停止。

在省委、省政府的正确领导下，全省33个计划生育妇幼保健整合县（市、区、特区）按照"第58次省长办公会议"精神，结合自身工作实际，围绕人民群众生殖健康需求，积极拓宽服务领域，深入开展优质服务，不断提高计划生育妇幼保健工作水平。2005年12月，省人口计生委组织了2005年度计划生育妇幼保健工作目标考核。2006年3月，进行了妇幼保健依法服务情况调查，调查中发现全省计生妇幼整合县（市、区、特区）妇幼保健工作取得重大进展，呈现很好的发展态势：2005年，33个整合县（市、区、特区）总的住院分娩率为53.27%，比2004年提高18.67个百分点，比全省（36.4%）高近17个百分点；高危住院分娩率为87.35%，比2004年提高1.4个百分点；孕产妇系统管理率为64.88%，比2004年提高8.65个百分点；孕产妇死亡率为85.54/10万，比2004年下降6.92个十万分点，比全省（109/10万）低23.46个十万分点；新生儿死亡率为20.12‰，比2004年下降0.23个千分点；婴儿死亡率为33.23‰，比2004年下降0.24个千分点，比全省（34‰）低0.77个千分点。

调研同时发现整合地区计划生育妇幼保健工作虽然取得一定的成绩，但仍然存在一些亟待解决的问题：

1）妇幼保健工作发展不平衡。2005年住院分娩率最高达到99.32%，最低为12.08%；高危住院分娩率有7个县（市、区）达到100%，最低为10.94%；孕产妇系统管理率最高达到98.9%，最低为7.58%；孕产妇死亡率4个县（区）为0，最高为226.24/10万；新生儿死亡率最低为4.33‰，最高为64.15‰；婴儿死亡率最低为5.77‰，最高为95.33‰；5岁以下儿童死亡率最低为7.21‰，最高为140.75‰。从各市、州、地情况看，黔西南州的妇幼保健工作在2004年的基础上有了很大进步，但由于望谟等县妇幼保健工作基础非常薄弱，妇幼主体指标完成情况与其他地区相比，还存在一定的差距。

2）部分县（市）贯彻落实《第58次省长办公会议纪要》精神不力。一是个别地方领导认识不统一、不到位，对整合工作仍持等待观望态度，到目前为止，尚有12个县（市）没有按照《第58次省长办公会议纪要》要求完善乡、村计划生育妇幼保健资源整合，影响了计划生育妇幼保健工作的有序开展。二是妇幼工作关系、管理和指导体制未完全理顺，妇幼保健人员、设备、技术服务等资源分散，未形成整合效应，影响了计划生育妇幼保健工作目标任务的分解和落实。三是管理力度不大、工作效能不高，个别县政令不畅通，未及时完成上级部门下达的工作任务，少数县的报告未对本县贯彻落实《第58次省长办公会议纪要》精神和妇幼保健工作的情况向省政府详细汇报。

3）机构、人员执业资质严重不足。六个县级《母婴保健技术许可证》需抓紧办理，乡级有83.33%的机构没有《母婴保健技术许可证》。县、乡计生妇幼机构中技术服务人员没有取得《母婴保健技术考核合格证》分别占54.15%和90.02%。由于有关部门支持配合不够，机构人员执业资质准入困难，影响了计生妇幼机构、人员执业资质证照的办理，依法服务难以落实。部分妇幼保健技术服务人员学历、职称和业务素质较低，专业结构不合理，离依法服务的要求有差距，影响服务领域的拓展，不能满足群众生殖健康的需求，影响妇幼保健工作整体水平的提升。

省政府两个文件下发以后，“计卫整合”之风平息五年。自2009年起，一些地区以深入贯彻落实科学发展观的名义，又将此事提上日程，并大力推动整合之事。黔东南州人口计生委、卫生局联合出台了《全州计划生育妇幼保健资源整合规范管理意见》，指导4个县整合了计生与妇幼保健机构。全州县级妇幼保健院（站、所）和县级计划生育技术服务站，实行“两块牌子，一套人马”的管理办法，以县级人口和计划生育行政主管部门管理为主，卫生行政主管部门管理为辅。此外，遵义市汇川区新成立计生妇幼保健中心，由计生局主管。安顺、毕节、黔西南州及铜仁也有部分县进行了计生卫生整合。

二、整合工作总体进展

贵州省卫生计生整合现状与国家有关优化整合妇幼保健和计划生育技术服务资源的规划理念仍存在差距（图4）。

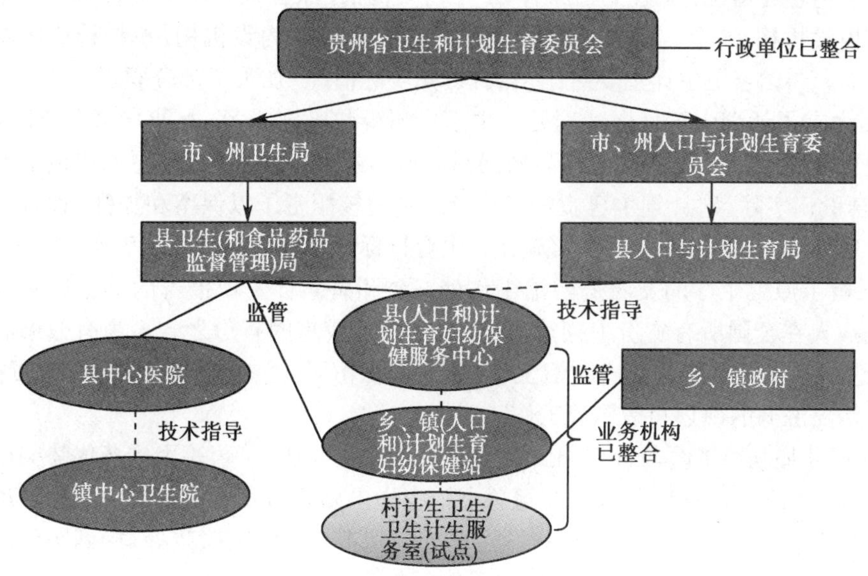

图4　当前贵州省卫生计生整合结构图

（一）政策整合情况

根据《中共中央国务院关于地方政府职能转变和机构改革的意见》（中发〔2013〕9号）文件要求，贵州省印发了《中共贵州省委、贵州省人民政府关于省人民政府职能转变和机构改革的实施意见》（黔党法〔2014〕3号）和《贵州省人民政府职能转变和机构改革方案》，积极推进机构改革工作。省编办、省委组织部、省监察厅、省财政厅、省人力资源社会保障厅联合下发了《关于在政府职能转变和机构改革中严肃纪律的通知》（省编办字〔2013〕151号），要求在机构改革中要严肃政治、编制、干部人事、财经纪律，强化监督检查。

2014年2月25日，贵州省宣布了省卫生计生委领导班子组成情况，党组成员10人，原省人口计生委党组书记、主任任省卫生计生党委组书记、主任。根据国家卫生计生委三定方案明确职能职责、内设机构设置以及人员编制，贵州省卫生计生委员会也根据其实际情况加强了部分职责，新设立了计划生育目标管理处，保留艾滋病防治处和加强了中医药管理局的职责。4月底印发了《省人民政府办公厅关于印发贵州省卫生和计划生育委员会主要职责内设机构和人员编制规定的通知》(黔府办发〔2014〕10号),各部门人员基本到位,工作职能分工完毕。计划市、州行政部门改革在6月底前完成,县级在年底完成。

职责调整情况:

1. 取消化学品毒性鉴定机构资质认定、计划生育调查统计调查许可等11项职责,将相关工作转移给有条件的社会组织承担。

2. 下放计划生育技术服务人员执业证书核发、特别重要公共场所和省级医疗机构候诊室卫生许可等15项职责。

3. 增加组织我省全国计划生育优质服务先进单位评审工作、港、澳、台投资者在内地设置独资医院审批等4项职责。

4. 调整、整合深化医药卫生体制改革,拟订人口发展战略、规划及人口政策,组织实施药品法典、确定食品安全检验机构资质认定条件和制定检验规范3项职责。

5. 加强深化医药卫生体制改革、坚持计划生育基本国策等4项职责。

内设机构整合情况:原省卫生厅有21个内设机构,原省人口计生委有14个内设机构,两家共有内设机构35个。新成立的省卫生计生委有27个内设机构,机构构成比原单位设置有所精简。与国家卫生计生委对比,结合贵州实际情况,加强了部分职责:

1. 新设立了计划生育目标管理处。由于贵州少数民族居多、农业户籍人口比重高、人口转型晚于全国10年、第四次生育高峰滞后且压力不减、群众生育意愿未实现根本转变等原因,结合贵州实际,对计划生育责任目标推进及考核职责予以保留和加强,设置了计划生育目标管理处。负责研究、完善和实施计划生育目标管理责任制考核等工作。

2. 保留了原卫生厅的艾滋病防治工作处。贵州省累计发现报告的艾滋病病毒感染者和艾滋病病人在全国所有省份中列第8位,属于疫情较重的省份之一。为有效遏制艾滋病的蔓延,进一步做好全省艾滋病防治工作,贵州省保留了艾滋病防治工作处,负责拟订、实施全省防治艾滋病的规划和措施等工作。

3. 保留并加强了中医药管理局。贵州省中药资源丰富,苗药等民族药优势突出。中药材产业作为贵州的"五张名片"之一,习总书记也指出要着力发展贵州的中医药这项特色优势产业,故将省中医药管理局原业务一处、二处分别更名为中医医政处(中西医结合和民族医药处)、中医科技教育处的基础上,增设了中医综合处。

人员编制情况:原卫生厅、原省人口和计划生育委员会机关行政编制为143名,现省卫生计生委机关行政编制126名。其中:主任1名、副主任5名(其中1名兼任省医办主任),省委保健委员会办公室专职副主任1名(副厅长级);处级领导职数38名,卫生计生监察专员5名(正副处长级)。

省级卫生计生机构整合,基本实现了中发〔2013〕9号转变职能、简政放权、优化机构设置、严控人员编制、提高行政效能的要求。在省委、省政府及各相关部门的大力支持下,在县委领导的积极协商大力争取下,形成了现在的省卫生计生委"三定",基本实现了原拟"三定"的目标。

(二)资源整合情况

贵州省卫生计生技术服务资源的整合于2000年已在部分地方进行整合。主要方式是在县级层面将计划生育技术服务机构和妇幼保健机构进行整合。人、财、物由计生行政部门主管,卫生行政部门进行业务指导的管理模式。目前,已有49个县进行了卫生计生技术服务资源的整合。但存在多头管理,基层工作人员工作量加大等一些问题。

同时，部分县在乡镇层面进行了“卫计”服务资源的整合，现主要方式有两种：

1. 将乡镇卫生院妇幼保健职能交由乡镇计生服务站承担，如黔东南州部分县、乡镇。

2. 近年来，形成新的整合思路，试点以县级计生服务站整合到妇幼保健院、基层计生服务机构整合到卫生院，整合后的保健院或卫生院接受计生部门分配的计生服务任务。

2012 年，部分市（州）出台了乡村两级“卫计”技术服务资源整合的方案：

1. 黔西南州是将乡镇卫生院和乡计划生育技术服务站进行合并，组建“计划生育和医疗服务中心”，由乡镇政府管理，县财政全额拨款，业务接受县卫生、计生部门双线指导和考核。由于整合过程中卫生部门和计生部门对整合后工作的权力和职责无法平衡，而由乡镇长担任主管领导。但乡镇长对于卫生计生的工作并不熟悉，工作开展不够顺利，同时由于行政部门职能并未整合，双线的管理与考核加大了工作量。但随着这次卫生计生的整合，部分问题应该能够得到解决。

2. 遵义市是保留卫生院和人口计生服务站两块牌子，整合后机构实行院（站）长负责制，由县级卫生行政部门任免，任免前需书面征求县计生行政部门和乡镇党委、政府的意见。此模式由于卫生、计生机构受到县级卫生行政部门的直接管理，乡镇政府对计划生育工作无法管理，计划生育工作的顺利开展受到影响。

3. 铜仁市部分县撤销原乡（镇）计生服务站、卫生院，组建新乡（镇）卫生院，由县级卫生行政部门主管，并接受乡镇党委、政府领导。新组建卫生院及县卫生行政部门计生相关工作的考核任务由县计生行政部门，实行“一票否决制”。其中铜仁市德江县卫生计生合并后，出现了为数不多的计生与卫生工作均良好发展的现象。专家分析这是由于合并后机构的领导能力强，政府部门重视工作，计卫工作两手抓，哪个工作都不偏废，做到各项工作均衡开展。

此次调研了解到贵州省黔东南州丹寨县妇幼保健与计划生育资源整合情况，在部门和机构座谈中，有关人员重点描述了镇远县金堡镇羊满哨村试点开展村级卫生计生服务整合的情况。相关信息如下：

1. 丹寨县基层卫生计生资源整合情况　丹寨县地处贵州省东南部，全县辖 4 镇 2 乡 1 个省级经济开发区 1 个国营农场，县境内多民族聚居，有苗、汉、水、布依等 18 个少数民族，占总人口 87.2%。全县医疗机构 172 个，其中县级医疗机构 2 个，民营医院 4 个，乡镇卫生院 7 个，乡镇计划生育妇幼保健站 6 个，个体卫生所 4 个，村卫生室 149 个，计划生育服务室 161 个，村级计划生育服务室 15 个；共有卫生计生人员 611 人，其中执业医师（含助理）213 人，每千人口拥有卫计人员 3.04 人。

2003 年 10 月，丹寨县县编委印发《关于组建“丹寨县计划生育妇幼保健服务中心”的通知》（丹编字〔2003〕26 号），宣布将乡镇卫生院妇幼保健职能交由乡镇计生服务站承担，组建丹寨县计划生育妇幼保健服务中心，机构规格为副科级事业单位，编制 25 名，隶属于县计划生育局管理，其妇幼保健业务接受县卫生局指导。2010 年 9 月，根据《关于丹寨县计划生育妇幼保健服务中心机构升格和增加事业编制的通知》（丹编发〔2010〕9 号）的要求，将丹寨县计划生育妇幼保健服务中心升格为正科级事业单位，内设 7 个股级科室，编制增至 30 名。2012 年根据《关于增加县人口和计划生育技术服务机构事业编制的通知》（丹编发〔2012〕47 号）总编制增至 53 名。

根据省人民政府省长办公室《关于研究部分县、乡、村计划生育与妇幼保健机构资源整合等问题的会议纪要》和中共黔东南州委常委会议纪要〔2004〕32 号文件要求，2004 年 11

月县编委印发《关于组建乡镇计划生育妇幼保健站的通知》(丹编发〔2004〕24 号),宣布组建兴仁镇、杨武乡等七个乡镇计划生育妇幼保健站,机构规格为股级事业单位,编制为 6～11 人,隶属乡(镇)人民政府管理,计划生育服务和妇幼保健服务业务分别受县人口和计划生育局与县卫生局的指导;经费纳入财政全额拨款预算。

2. 村级卫生计生技术资源共享情况　黔东南州镇远县金堡镇羊满哨村试点开展村级卫生计生服务整合,金堡镇党委、政府为切实解决村级计生、卫生服务技术人员和设备不足等问题,大胆突破长期以来计生卫生各自服务体系的封闭性与技术力量、服务水平的局限性,有机整合资源,实行优势互补,提升服务水平。争取县委、县政府同意,按照"资源共享、技术整合、优势互补、服务于民"的目的,紧紧围绕人口"双降"和巩固"国优"两大目标,以人口计生"双诚信、双承诺"为载体,以"管理规范、环境整洁、服务高效、群众满意"为宗旨,率先在羊满哨村开展"重心下移、计卫整合"试点,成功后再全面推开。

2013 年 3 月投入 28 万元(计生局 12 万元、卫生局 4 万元、乡镇自筹 12 万元)建设羊满哨村卫生计生服务室,计卫标室整合,统一设置标志和"一校一间七室"(人口学校、卫生间、药具室、消毒室、康复室、诊断室、治疗室、妇检室和 B 超室),业务用房面积由原来的 54 平方米,扩展到现在的 124 平方米,统一配备了服务专用柜、上墙制度、服务记录本、需求信息意见箱、开通网上直报合医补助等,把散落在村组的资源,用规范的长线相连,实现普及生殖健康知识、计生服务、疾病诊治一体化服务。

新科室技术人员月工资构成:400 公共卫生补助 +800 计生专干补助 + 自行开展妇女病普查普治等业务绩效工资,年终考核合格后按分数线奖励 2000～4000 元,月均工资 3000 元左右。2014 年全州有 60 个村卫生计生服务室的新建任务,其建设标准全部按照镇远县羊满哨村的卫生计生服务室的标准,以服务群众。但存在资金补贴不足的情况,每个村仅有 8 万元补贴,其余靠地方自筹。

(三)配套保障、财政补偿与信息建设

合并后经费投入加强,省级层面每年给县级财政拨付 20 万左右财政补贴,县级财政中对计生的投入高于对卫生的投入,卫生投入主要依靠中央财政的拨付。计生单位的房屋配备、仪器设施等方面均优于卫生单位,但使用情况不佳。

2010 年 7 月贵州省卫生厅出台《关于进一步加强母婴安全管理的通知》,要求各市(州、地)卫生局和人口计生委,保证正常分娩免费,并为农村孕产妇住院分娩予以 400 元补助(300 元降消,100 元计生营养费)。这些举措使得全省住院分娩率大幅提升。

计生宣传形式多样,包括大字报、墙版画、报刊杂志和新出现的手机报等。计生年报纳入统计体系,直报上级单位。卫生方面正在积极筹划卫生信息化项目。卫生方面宣传教育工作继续沿用公共卫生信息均等化政策,计生方面按照以前计生部门要求继续开展,二者业务上的合作方案尚未明确。因此,地方上报数据时出现重复填报,工作任务繁重。

三、整合结果与经验

贵州省卫生计生整合工作分为三个阶段,其中前两轮整合工作主要针对妇幼卫生与计划生育服务资源进行整合,截至 2013 年,全省过半县级及其以下单位进行机构整合,整合形式多样,影响各异。2014 年初,省政府根据国发文件,加快政府职能转变,深化政府机构改革,全省开展新一轮主要针对卫生与计生行政部门的整合工作。下表 1 详细描述各阶段的整合措施、整合进展及影响等内容。

表1　贵州省卫生计生整合工作概况

内容＼年份	2000—2004年	2009—2013年	2014年
整合动机	1．地方政府和有关部门为创建“计划生育优质服务县” 2．贵州省农村公共卫生资源严重不足且分散	整合基层卫生计生资源	2013年9月，国家下发文件要求各地加快政府职能转变，深化政府机构改革
整合措施	1．由地方政府下发文件，将妇幼保健机构并入计生机构，人、财、物均由人口与计生行政主管部门管理 2．将原来的县计划生育宣传技术指导站和县妇幼保健院加挂对方的牌子，互增对方的服务项目，相关业务分别由县级人口计生、卫生行政主管部门管理 3．部分乡镇卫生院的妇幼人员合并到计生指导站，组建乡镇计划生育妇幼保健站，职能全部划转由新部门承担 4．部分乡镇卫生院原有妇幼保健人员仍在卫生院，将乡镇计生指导站改名为计划生育妇幼保健站，妇幼保健工作职能由卫生院划出 5．乡镇计生服务机构整合到卫生院，卫生院接受计生部门分配的计生服务任务，其开展的计生技术服务产生的费用经成本核算后由计生部门支付 6．建设试点村卫生计生服务室，计卫标室整合，统一设置标志和“一校一间七室”		2014年4月，印发《省人民政府办公厅关于印发贵州省卫生和计划生育委员会主要职责内设机构和人员编制规定的通知》(黔府办发〔2014〕10号)，宣布将卫生厅、人口和计划生育委员会职责整合，组建卫生和计划生育委员会，为省政府组成部门。不再保留卫生厅和人口和计划生育委员会。 将省人口和计生委员会的研究拟订全省人口发展战略、规划及人口政策职责划入省发展和改革委员会。
牵头部门	地方政府	计生局、卫生局、地方政府	省人民政府
整合单位性质	计划生育技术服务机构、妇幼保健机构、卫生院妇幼科室		省卫生厅、省人口和计划生育委员会
整合后单位名称	计划生育妇幼保健中心(院、站、所)	计划生育妇幼保健中心(院、站、所)、村卫生计生服务室	省卫生和计划生育委员会
整合结果	33家县级妇幼卫生保健机构被合并至计生部门	49个县进行了“卫计”技术服务资源整合	省级行政部门完成整合工作，计划市、州行政部门改革在6月底前完成，县级在年底完成。
整合效果	计生工作整体水平提高，妇幼保健工作受冲击	1．卫生并入计生：妇幼人员减少，相关工作受影响 2．计生并入卫生：避免卫生人员合并后技术退化和计生机构缺乏技术支撑难以开展妇幼保健工作的情况	基本实现转变职能、简政放权、优化机构设置、严控人员编制、提高行政效能的要求

由于当地卫生计生整合工作开展较早，且多集中在基层服务资源整合层面，故相关结果、问题和政策建议的部分以调研地区整合情况反映为主，以此推测新一轮改革可能出现的情况。

（一）对妇幼卫生与计生工作的影响

由于计划生育拥有完整的网底，双方整合后优势互补，卫生技术服务人员能够充分利用计生网络优势，将公共保健服务工作做好，做扎实，切实为群众提供优质服务，提高了妇幼基本公共卫生服务水平。

丹寨县卫生和食品药品监督管理局提供数据显示，丹寨县住院分娩率由2004年的34.42%提高到2013年的97.86%，县中心业务收入由整合前计生、妇保两站不足5万元增加到2013年的400万元，根据整合前后一年对比，计划生育流动服务用车从12辆增至16辆，伴随计卫整合工作的开展，妇幼保健与计生工作各项指标均有所提升（图5），计卫整合初见成效。

（二）对基层服务机构运行的影响

1. 优势互补，资源共享　整合机构后人员数量得以增加，特别是具有职业资格的医疗技术人员得到共享，提高了新机构法定职业技术人员的数量，规范了医疗技术服务管理，提高依法服务水平；技术服务设备及房屋也得到共享，生化检验、彩色B超、电子阴道镜、腹腔镜等医疗设备得到较好运用，提高了资源的使用效率，完善了服务内容，提高了服务质量，提升了服务能力。有利于整合社会资源，合理规划配置，减少了资源浪费和重复建设。

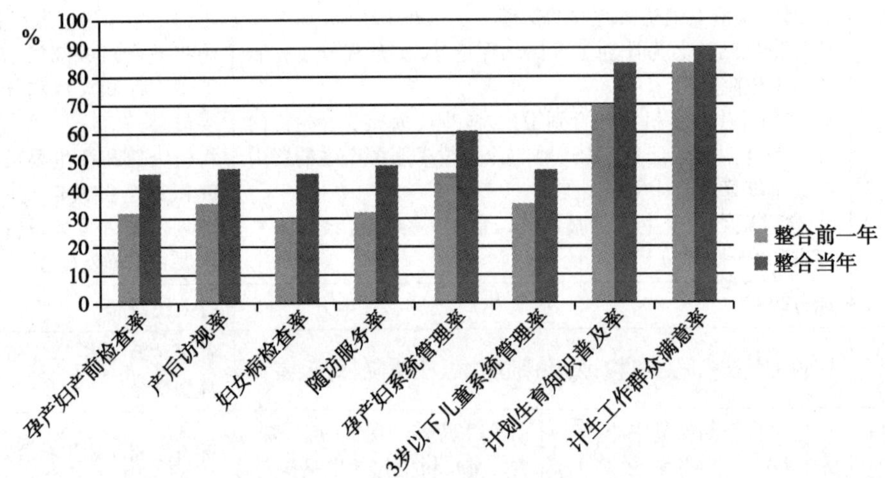

图5　丹寨县整合前后妇幼保健和计生工作指标变化情况

2. 提高了技术人员的服务水平　整合后，计生站技术人员可通过妇幼保健院（乡镇卫生院）参加职业技术考试，有效解决了计生站技术人员职称晋升、注册难的问题。原计划生育技术服务机构技术服务人员在新的机构中，能够得到更加宽的服务范围，提高了应用实践的机会，原卫生院技术人员也能够获得更多接触和实践计划生育技术服务的理念与服务，两方人员通过更多的实践与交流，提高了为广大群众服务的水平。在整合技术服务资源中，以人为本、以服务对象为中心的服务理念得到了进一步的发展。

3. 提高了技术服务人员的积极性　整合后的机构积极开展对外服务，在法律法规允许的范围提高了经济效益，使技术人员特别是原计划生育技术服务机构人员待遇得到了相应的改善，提高了技术服务人员的积极性。

4. 对机构运行的影响　本部分将分析2003年、2004年贵州省丹寨县（图6）及其下属兴仁镇卫生计生机构（图7）上报数据，以期总结共性问题，为今后基层服务资源整合工作的开展提供借鉴和参考。调研地区卫生计生整合方式是将卫生院妇幼保健职能交由计生服务中心（站）承担，根据整合前后原计生中心（站）与现计划生育妇幼保健中心（站）所提供的数据可以看出：

(1) 县级与乡镇级机构，在卫生计生整合后收支水平、开放床位数和设备物资条件均有所提升，整合工作颇有成效，以县级机构提升幅度更为显著。这是因为县级机构整合于2003年11月进行，当时政府对整合工作扶持力度较大，各项财政设备支持落实到位，整合效果显著。2004年8月召开58次省长办公会议强调“未整合的县暂停进行，已整合的要完善管理”，兴仁镇计保站在同年11月建成，整合任务侧重理顺计生与妇幼保健职能，故整合效果一般。

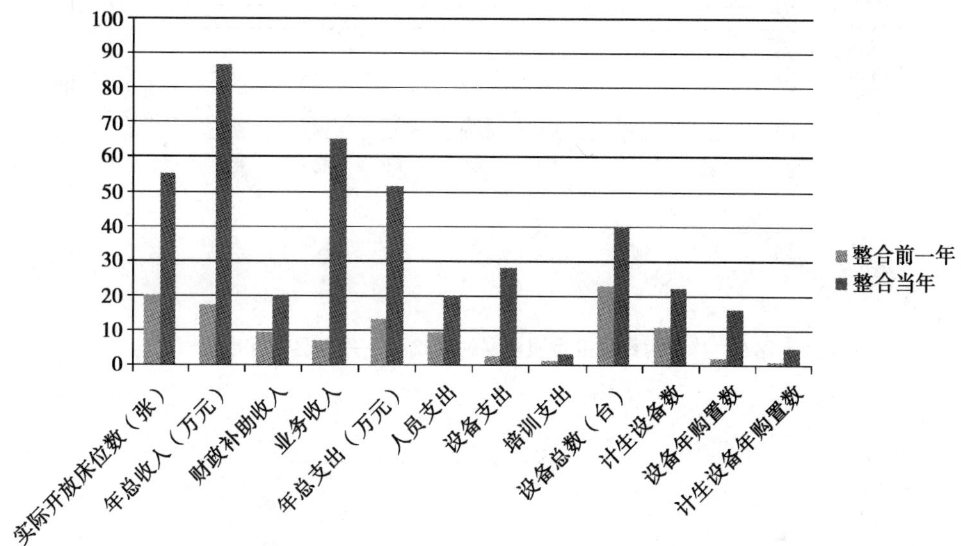

图6　整合工作对机构业务开展影响——丹寨县计保中心

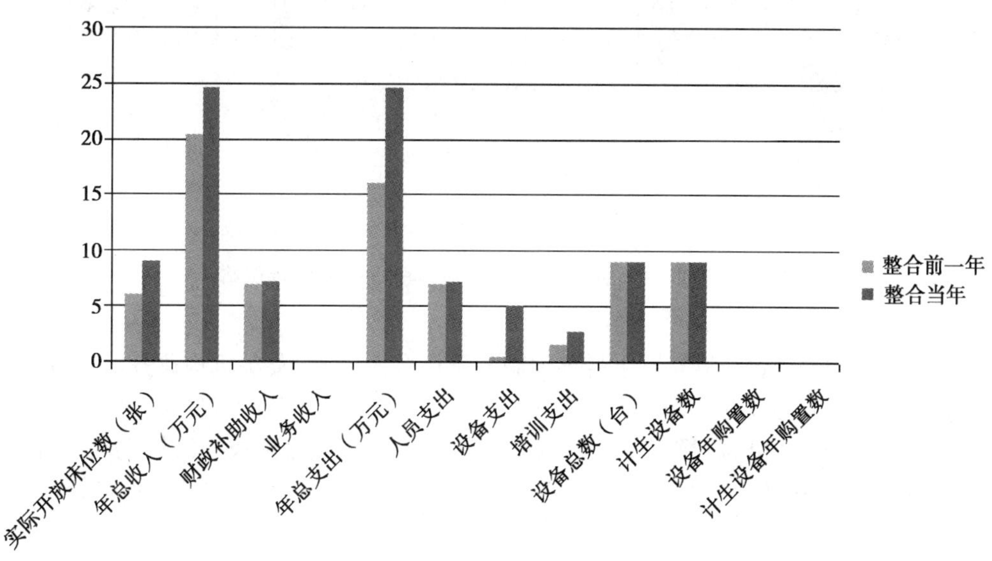

图7　整合工作对机构业务开展影响——兴仁镇计保站

(2) 卫生与计生业务整合后，在职人员薪资待遇有小幅提升，县级机构人均升高约1000元，乡镇机构人均增长约200元。县级机构合并前后人力情况基本维持原状，乡镇级机构整合后新增3名卫生专业人员，但均未达到国家要求的妇幼保健计划生育服务机构中卫生技术人员比例不应低于总人数的 80% 的要求。整体来看，无论整合前后，县乡机构的在职医务人员职称、学历均较低，对此相关部门应采取一定政策倾斜，强化地方单位人员的技术培训和职称考核制度（图 8、图 9）。

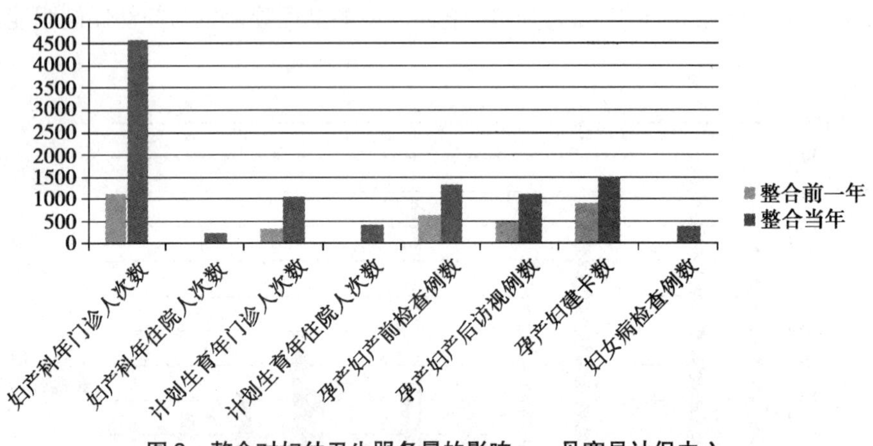

图 8　整合对妇幼卫生服务量的影响——丹寨县计保中心

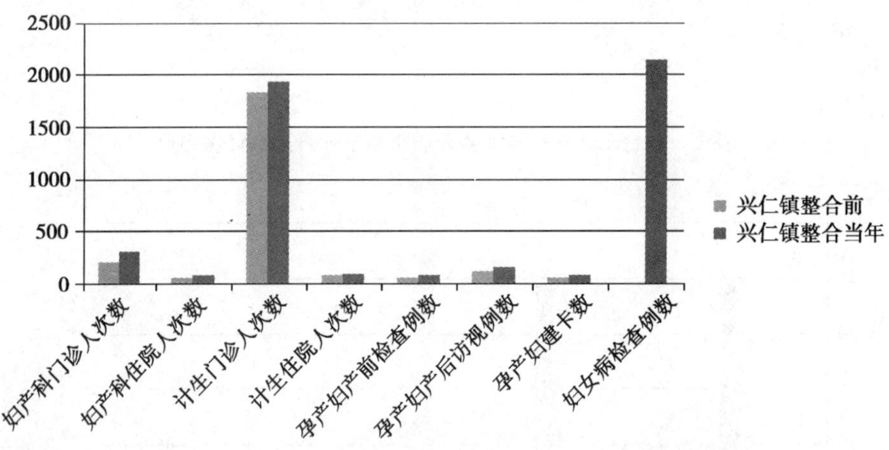

图 9　整合对妇幼卫生服务量的影响——兴仁镇计保站

（3）机构整合后，妇产科与计生科各项服务量均有所上升，县级机构业务增加情况尤为明显，其中妇女病检查例数一项，丹寨县计保中心从整合前 0 例增至 372 例（图 10），兴仁镇计保站从 0 例增至 2140 例（图 11），侧面反映出卫计整合工作使新成立的县、乡卫生计生服务机构增添了妇女病检查功能，有效分流上级机构就诊人群，在增加自身工作量、保证基层资源有效利用的同时，减轻了其他卫生机构的工作负担。

（三）对居民健康结果的影响

卫生与计生技术资源整合主要涉及妇幼健康与计划生育两方面工作内容，整合后的机构以促进妇女儿童健康、提升出生人口素质为其主要工作目标，故调研组以调研地区丹寨县、兴仁镇为单位收集相关数据资料，观察各项指标在整合前后变化趋势（注：丹寨县机构整合时间为 2003 年 11 月，兴仁镇为 2004 年 11 月），得出以下结论：

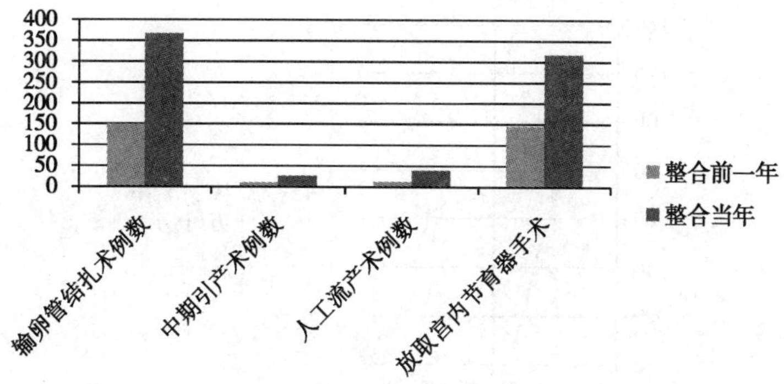

图 10　整合对计划生育服务量的影响——丹寨县计保中心

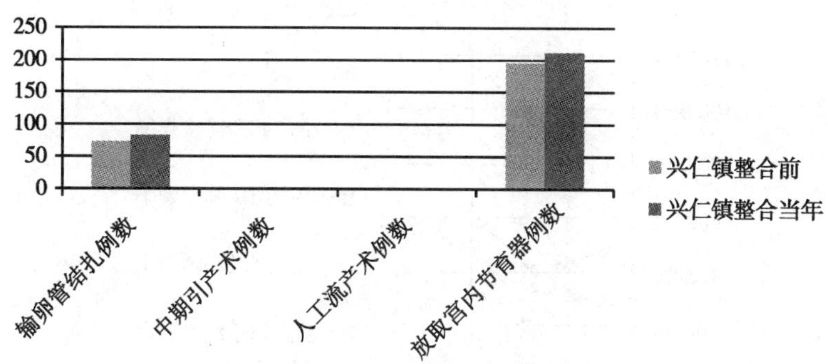

图 11　整合对妇幼卫生服务量的影响——兴仁镇计保站

1. 对妇女健康的影响　由图 12、图 13 可见，在服务资源整合的 2003 年、2004 年两年间，孕产妇住院分娩率、妇女常见病筛查率均有大幅提升，孕产妇死亡率下降明显，兴仁镇孕产妇系统管理率也有所提升，孕产妇产前检查率 6 年间基本持平且均处于较高水平。以上数据表明，试点地区机构间的整合有效促进当地妇女健康水平。图中显示，当孕产妇系统管理率较低时，孕产妇死亡率较高，说明若疏忽孕产妇管理工作会导致孕产妇死亡率升高。

2. 对儿童健康的影响　2003—2005 年间，该辖区婴儿死亡率、5 岁以下儿童死亡率均升高且升高幅度较大，直至 2006 年才有所降低。原因分析：

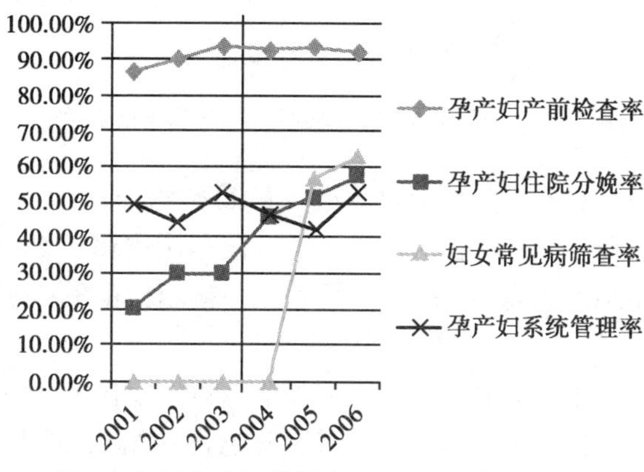

图 12a　丹寨县机构整合对妇女卫生服务的影响

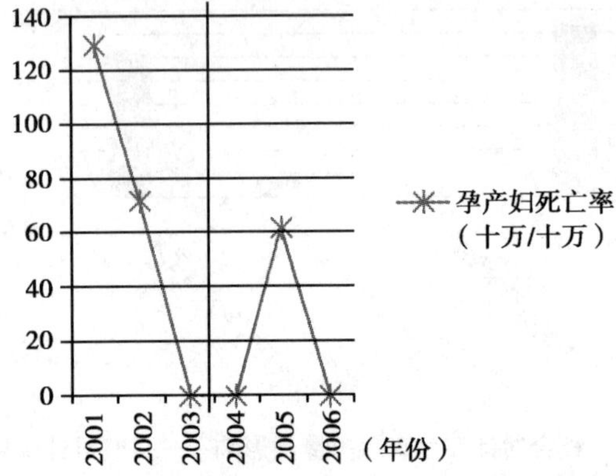

图 12b　丹寨县机构整合对孕产妇死亡率的影响

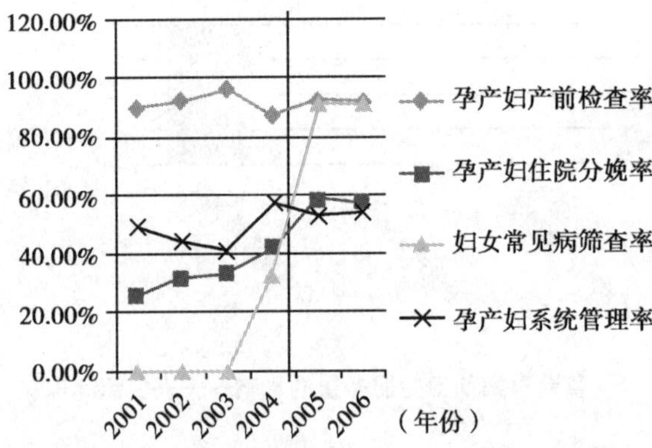

图 13a　兴仁镇机构整合对妇女卫生服务的影响

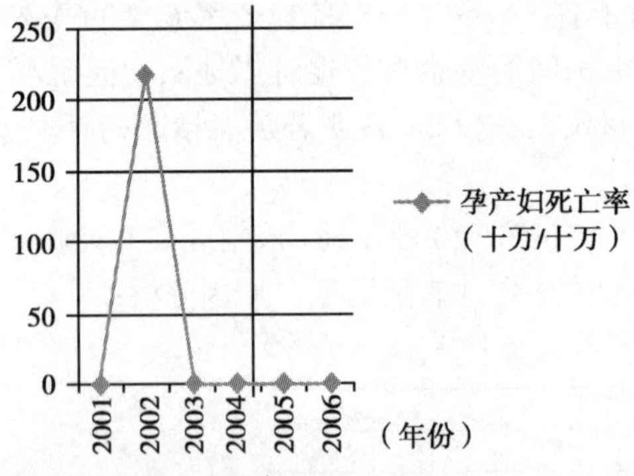

图 13b　兴仁镇机构整合对孕产妇死亡率的影响

（1）2003 年县级、乡镇级儿童计划免疫率处于最低水平，即当年有较多儿童未接受相关传染病疫苗的注射。历年疾病信息显示，2003 年全国范围内暴发 SARS、手足口病等传染性疾病，贵州省当年无 SARS 感染上报记录，但手足口病、流感等传染性疾病同样容易导致儿童死亡。

（2）合并初期，由于计生工作一直由政府监管，监管力度极大，致使计生工作作为合并机构的重点项目执行，一时间妇幼卫生工作有所懈怠，而婴幼儿指标也受到了不良影响。如图 14、图 15 所示，2003 年、2004 年儿童计划免疫率与 3 岁以下儿童系统管理率较低，与此对应的婴幼儿死亡率升高。

(3)丹寨县、兴仁镇人口基数均较少，全县每年出生人口不足1000人，不排除当年死亡人数的小幅升高造成死亡率的极大改变。种种原因导致上述死亡率的升高。

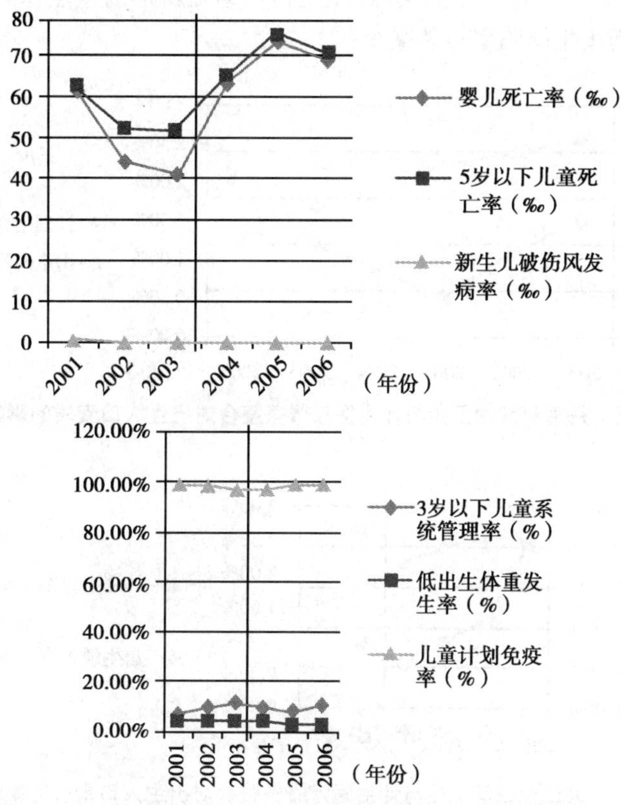

图14 丹寨县妇幼卫生与计生医疗服务整合对儿童健康的影响

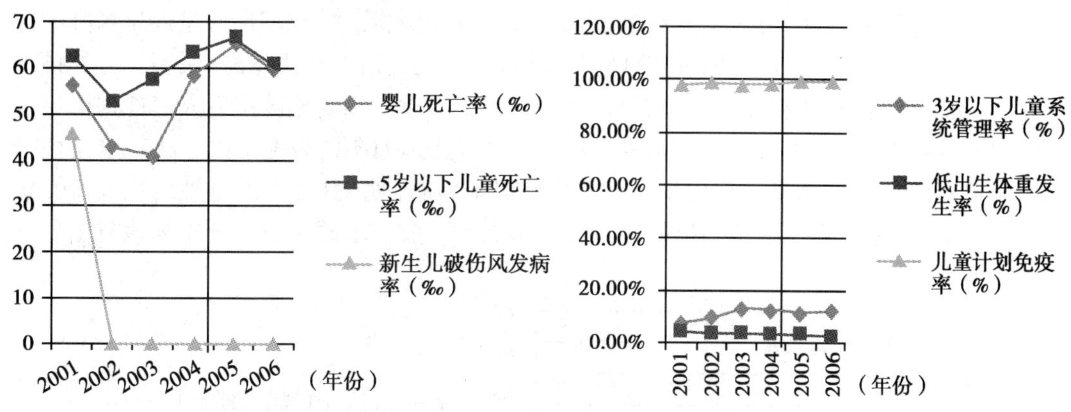

图15 兴仁镇妇幼卫生与计生医疗服务整合对儿童健康的影响

3. 对出生人口素质的影响　提高出生人口素质，积极倡导优生优育，需要人口和计划生育技术服务机构与医疗保健机构要在各自职责范围内密切配合，相关部门做好宣传工作，大力普及预防出生缺陷科学知识，做好婚前检查和孕前保健工作，实施生殖健康促进计划，普及家庭教育的科学知识，开展婴幼儿的早期教育等等，我们从以下四幅图中简要分析整合工作对人口素质的影响。如图 16、图 17 所示，丹寨县以及兴仁镇的计划生育率均在该辖区整合当年出现拐点且出生缺陷率降幅明显，说明在机构整合之前，计生工作开展情况不佳，这是由于原计生机构缺乏人员和资金支持，相关工作难以开展。服务资源整合后，由于新机构人员的增加，政府扶持力度加大，计生工作作为新机构的重点任务得到良好发展，计划生育率显著增加而出生缺陷率显著减少。

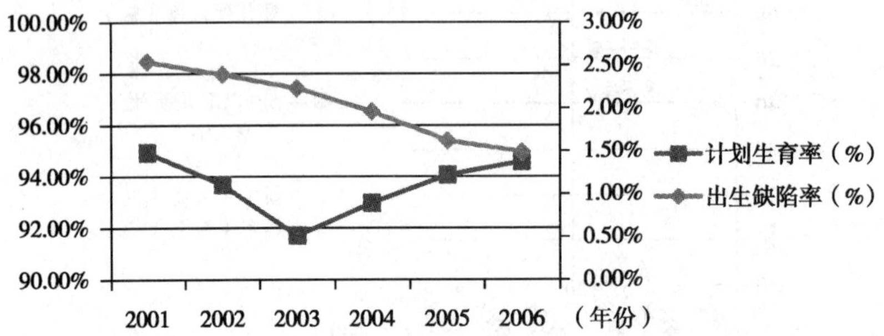

图 16 丹寨县妇幼卫生与计生医疗服务整合对出生人口素质的影响 1

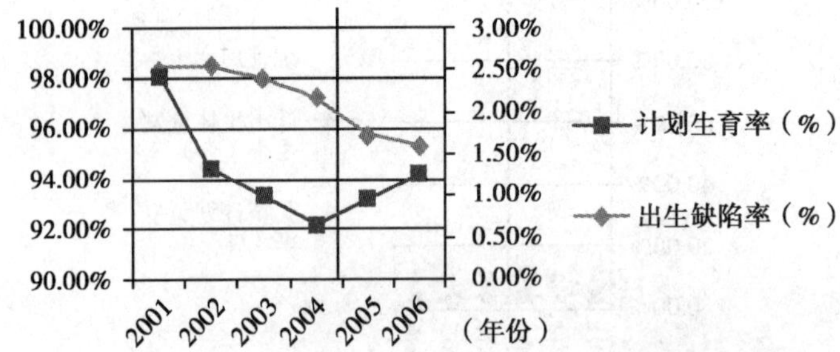

图 17 兴仁镇妇幼卫生与计生医疗服务整合对出生人口素质的影响 1

前贵州省人口计生委汇总各市、州、地计划生育统计年报数据显示：2000 年“五普”时贵州出生人口性别比为 108.87，但从 2000 年离开正常值域后，“十五”期间呈逐年攀升的态势；无论是全省还是部分市、州、地，均是孩次越高，出生人口性别比越高，表明生育的孩次越高，生男愿望越强。图 18、图 19 所示，2002—2003 年间，调研地区出生人口性别比显著下降，但在机构整合后维持在较高水平（注：出生性别比 >107 则为性别比升高），这是由于“十五”期间党和政府高度重视出生人口性别比失衡问题，明确把“高度重视出生人口性别比升高问题”作为应当集中精力抓好的三件大事之一。省委省政府也十分重视该省出生人

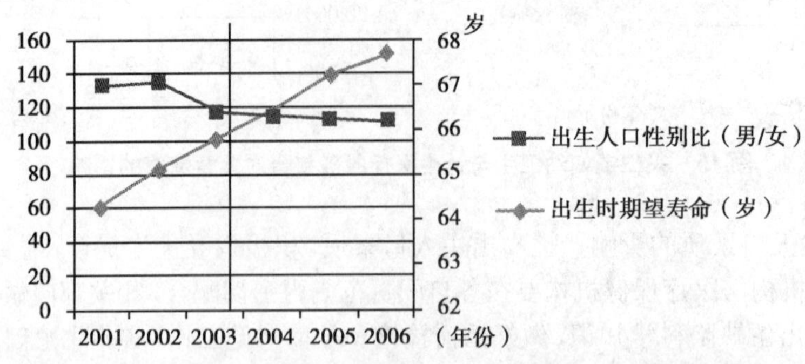

图 18 丹寨县妇幼卫生与计生医疗服务整合对出生人口素质的影响 2

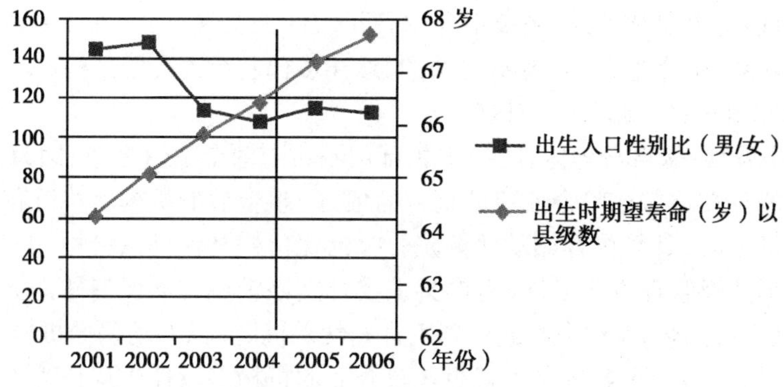

图 19 兴仁镇妇幼卫生与计生医疗服务整合对出生人口素质的影响 2

口性别比升高问题，对专项治理工作进行了安排部署，省政府出台了专门的地方性规章，前省人口计生委专门设立协调督查处强化治理工作的协调督查落实。但出生人口性别比失衡是多种因素综合作用的结果，更具有长期累积性和滞后性的综合效应，治理性别比失衡不可能一蹴而就（表 2）。

表 2 计卫整合患者满意度占比（%）

指标名称	十分满意	满意	一般或不确定	不满意	十分不满意
就医环境满意度	15	77.5	7.5	0	0
设备齐全性满意度	15	70	15	0	0
卫生和计生机构药品齐全性满意度	16	70	12.5	2.5	0
对工作人员服务态度满意度	17.5	82.5	0	0	0

（四）居民对整合工作的认知情况及满意度

根据居民调查显示：县级机构就诊人群中仅有 21.1% 听说过卫生计生整合的消息，而乡镇级机构就诊人群中卫生计生整合消息的知晓率为 0，可见基层人群中由于文化程度低、多民族共居造成的语言交流障碍、交通闭塞和宣传力度低等原因造成当地居民对该消息不甚了解。对于就医环境、设备、药品齐全性以及工作人员服务态度等方面，85% 以上居民表示满意或十分满意。其中设备和药品齐全性满意度较低，需要引起妇幼计生机构的重视。

四、问题与挑战

卫生计生整合虽然已见成效，但是由于整合工作开展较早，并且早期缺乏系统、完善的政策方针作指导，在整合过程中出现了许多问题，梳理前期问题将有助于理解当前整合需要注意的关键环节及要素。

（一）整合结构复杂，政出多门

由于省级卫生计生委员会成立不久，市（州）、乡（镇）卫生和计生行政部门没有整合，详细的卫生计生整合方案预计 6 月份出台，造成管理体制机制不顺，政出多门，增加基层负担。

乡镇级的“计卫整合”情况较复杂，有的县未整合，妇幼保健工作仍有乡镇卫生院承担；有的县是将卫生院的妇幼人员合并到计生指导站，组建乡镇计划生育妇幼保健站，职能全部划转由乡镇计划生育妇幼保健站承担。有的县乡镇卫生院原有妇幼保健人员仍在卫生院，将乡镇计生指导站改名为计划生育妇幼保健站，妇幼保健工作职能由卫生院划出。此外，在一个县可能会出现县级合，乡镇不合，村级又合；或县级不合，而乡镇合或部分合，村级不合或合等现象，在管理上已经形成复杂的、政出多门甚至混乱的结构。

（二）整合措施多样，难以统一管理

以往调研中发现，大部分地区计生、卫生部门不希望两个部门合并，因为合并后很容易削弱一方的职能。在这些已整合或启动整合的地方，整合后的机构名称五花八门，有称计划生育妇幼保健中心、计划生育妇幼保健院。有的保留妇幼保健站名称，与新名称并列两块牌子。整合形式及管理方式多样，有的县编委行文撤销原妇幼保健站，与计生技术指导站重新组建计划生育妇幼保健中心或计划生育妇幼保健院，原妇幼保健机构的所有内设科室合并为一个科，科室人员数量显著减少。整合后的机构多以计生局作为主管，卫生科只承担技术指导。其中，黔西县和大方县的所谓整合令人费解：两县政府均行文将原来的县计划生育宣传技术指导站和县妇幼保健院加挂对方的牌子；服务项目也是互相增设对方的服务项目；相关业务分别由县级人口计生、卫生行政主管部门管理。

（三）人力资源配置不合理、人员流失严重

人员缺编依然十分严重，医技人员匮乏，统筹协调人员困难。整合后单位编制数为原计生、卫生单位编制相加，总编数没有增加，且实际在编人员仅为编制总数的50%左右，缺编严重，现有在职人数更加难以满足群众对卫生、计生服务的需求。乡镇人口与计划生育办公室增加行政编制困难，大部分人员从乡镇计划生育妇幼保健站的事业人员中调配，存在职能错位，与国家政策相悖，影响了计生工作顺利开展。以乡镇政府管理模式合并的地方，人员调动须由各乡镇政府同意，经多部门协调，程序复杂，造成医技人员分配不合理，调配困难。

整合后由于收入、技术利用、业务内容等问题，许多原卫生技术人员不愿在计生部门或新部门留用，造成人力资源损失、工作积极性下降的现象。卫生行业是知识密集型行业，而乡镇卫生计生服务人员由于工作任务重、压力大、学习环境差等原因，很难考取执业医师资格证，许多技术人才纷纷往县城调动或改行，有的乡镇卫生院存在非法行医的行为，承担着很大的医疗风险。高层次专业技术人才和管理人才严重缺乏，高职称、高学历集中在县级医疗卫生机构，乡镇卫生院存在低学历、低职称、低服务水平的“三低”现象。这样的工作环境不利于卫生事业的可持续发展。

（四）卫生计生工作受民族传统影响较重

由于贵州属于少数民族聚集区，由于民族风俗习惯的影响，群众的生育意愿和生育政策之间存在较大差距，卫生计生工作的开展受到很大影响。贵州省2001年发布了《贵州省儿童发展规划（2001—2010年）》，2003年，新《婚姻登记条例》颁布实施，婚前医学检查由强制变为倡导、自愿后，由于风俗习惯、交通不便等原因，婚前医学检查率迅速下降。2010年，全省婚前医学检查率为7.59%，其中城市13.80%，农村4.92%，距目标值均有较大差距。自2000年以来，出生缺陷发生率呈缓慢上升趋势，2003年，婚前医学检查不再强制执行后，出生缺陷发生率在2006年达到高峰，然后进入一个平台期，2010年出生缺陷总发生率为140.3/万，较2000年上升了32.95个万分点。虽然采取了各种措施，但距离目标值仍有巨大差距，出生缺陷发生率总体呈上升趋势，令人担忧。

（五）房屋设施资源整合困难

大部分业务用房相距较远，整合后难以统一使用和集中管理。各地大部分乡镇卫生院和计生站地址分设在不同地段，相隔较远，难以统一使用和集中管理。乡镇的设备资源整合不合理，乡镇计保站缺乏产科设备，导致业务开展不畅、经济压力较大。

五、政策建议

全面实行卫生计生技术服务资源整合，是一项艰巨、复杂的工作，目前，省级卫生计生行政机构整合工作已经基本结束，但市、县两级卫生计生行政机构整合仍将持续的一个过程。建议：

（一）平衡卫生和计生工作，做到各项工作协调发展

针对目前把妇幼保健机构整合到计生机构之后出现的弊端，近年来一些地方形成了新的整合思路，一反过去的模式，开始试点将基层计生服务机构整合到卫生院，卫生院接受计生部门分配的计生服务任务，其开展的计生技术服务产生的费用经成本核算后由计生部门支付，这样既避免了卫生人员合并到计生机构后技术退化的现象，也避免了计生机构缺乏技术支撑难以开展妇幼保健工作，造成人员和设备闲置、资源浪费的局面。但这种整合目前仅在少数乡镇级层面开展，如开阳县楠木渡镇、绥阳县枧坝镇等。

（二）优化组织结构、明确职责、权利、理顺管理体制

首先要明确整合后的机构各部门组织的构成、功能职责与权利义务，在全省范围开展深入调研工作，形成系统完整的卫生计生整合方案，规范落实整合工作。根据前期调研发现，计划生育与妇幼保健服务对象与服务内容具有一定的重复性，随着人口低出生率的逐步稳定，计划生育技术服务质量需求越来越高。贵州省的卫生资源相对较为匮乏，从大卫生观念出发进行整合，理顺管理体制，让技术层面的问题回归卫生部门来解决。这样既可避免计生与卫生重复建设，又能切实保证服务质量。

利用妇幼保健机构在保健和医疗技术上的优势，计生部门在设备、信息管理系统等方面具有优势，将两部门优势资源进行整合，提高县级妇幼保健和计生的服务能力。整合后形成的县、乡、村三级技术服务网络平台，由卫生计生行政主管部门进行医疗服务监管，包括技术人员的服务质量、服务范围、培训、考核、以及技术资质认定等，有利于资源的合理利用，降低管理成本。

（三）服务机构加强人员培训、合理配置资源

加强对基层卫计人员进行服务技能、服务流程和服务理念的规范培训，提高基层卫生计生技术服务人员的服务水平。根据实际现状，按照科学规划、资源共享、协作密切、优势互补的原则，整合后的机构应优先解决机构的合法性和资质问题，确保在法律法规许可的范围内开展相关技术服务工作。要考虑人、财、物的统筹兼顾，形成这三个要素的合理配置，在工作中起到协同作用，提高机构服务能力。整合后机构的人员数量增加后，应采取多种形式加强培训，尤其是产科和妇幼保健技术服务能力培训，将整合后机构的人员数量优势转化为真正的妇幼保健和计划生育技术服务优势。

（四）加强监督管理

统筹卫生计生业务考核评估标准，减少交叉重复，减轻基层负担，提高工作效能。明确整合后机构的职责，对整合后机构应统一管理，制定明晰的责任和制度。建立卫生和计生行政主管部门统一考核评估机制，下属计生和卫生部门各负其责，促进整合机构履行职责。如整合机构要明确卫生服务和计生服务的人员安排和工作职责，确定其应承担的职责，做好责、权、利的统一，合理、有效利用现有资源和避免内耗。

（五）完善沟通协调机制，促进卫生和计生工作协同并进

以前，妇幼保健和计划生育有着不同的政策考虑和工作目标，导致整合后机构的妇幼

保健功能有不同程度弱化的现象。而此次卫生计生整合，各主管部门应重视确保整合机构的妇幼保健功能和职责，加强部门沟通和协调、统一认识，统一步调。对资源使用、信息交流等方面的达成共识，尤其是在省、市（地）、县级机构之间的沟通，形成明确的对基层工作指导方针和管理办法。建议设立专门卫生计生信息部门，安排专业人员负责各部门间日常信息交流和技术支持协调工作。

（六）加强人事保障，确保编制不减

“三定方案”下发后，有可能造成整合后编制缩减导致工作受阻。在贵州，由于经济、地理、文化等原因，地方单位人员招聘、留用困难，缺编现象严重，但这不等于人力资源过剩，建议采用“定岗、定编、不定人”的方案，政府财政保证按照定岗编制数足额拨款，保证基层单位在岗职工工资按标准发放。

（七）加大投入，鼓励创新，保障地方卫生计生事业发展

加大妇幼卫生工作的经费投入，在基础建设、人员培养、设备支持和信息化建设方面给予政策和经济倾斜。加强人员培训，采用“请进来、送出去”的方式科学培养专业技术人才，适当改良乡、村级别整合单位中技术人员职业资格的考核制度，保证单位执业合法性；积极开展乡镇卫生计生机构信息化建设，仿效新疆等环境相似地区开展的远程医疗、电话随访等信息化服务，利用科技资源，创建符合自身要求的信息化平台。

附件2：

青海省卫生与计划生育工作整合情况调研报告

为了解青海省卫生和计划生育服务整合工作进展情况，及时发现工作中的难点并总结经验，受国家卫生计生委规划与信息司委托，国家卫生计生委卫生发展研究中心组织专家组于2014年5月11～14日对青海省卫生和计生整合工作进行了调研。

青海省基层妇幼和计生工作前期有较丰富的整合经验，部分州（地、市）于2007年便开始妇幼计生整合工作，其中西宁市大通县及海东市平安县等地区卫生计生部门及机构已完成整合，工作开展较好，特选择西宁市及海东市作为重点调研城市，了解基层妇幼和计生工作整合的前期效果及经验，考察新一轮整合的背景和政策要求，为有关政策的实施提供可行建议。

调研组听取了省/市/县（区）卫生和计生生育局、卫生和计划生育机构的汇报，走访了西宁市大通县妇幼保健计划生育服务中心和朔北乡卫生院、海东市平安县妇幼保健计划生育服务中心和古城乡卫生院，收集了行政部门、医疗机构和患者等方面的数据。2007年整合工作政策及方案制定较为完善，2013年整合可视为在2007年基础上扩大了宽度及深度。

本报告汇报了调研发现，通过分析青海省卫生和计划生育2007年以来整合工作结果数据及经验和目前进展情况，总结以往经验与成效，提出主要共性问题，为进一步优化本地区妇幼保健及计生技术资源整合提供了参考意见。

一、背景介绍

（一）基本情况

青海省位处我国西北地区青藏高原，近年来经济发展速度较快，2013年生产总值为2101.05亿元，增速在全国各省（市、区）中位列第9。第一产业为农业和畜牧业，是我国主要的牧区和羊毛产区之一。

青海省现辖西宁市、海东地区，以及海南、海北、黄南、玉树、果洛藏族自治州和海西蒙古族藏族自治州等8个市、地、州，51个县级行政单位，403个乡镇。2012年末全省常住人口573.17万人，其中城镇人口占47.44%，农村人口52.56%。男性占51.5%，女性48.5%。

青海省是个多民族聚居的省份，有汉、藏、回、蒙古、土、撒拉等全国所有56个民族中的54个。青海省行政区划辖地面积大，占全国总面积的十三分之一，但人口少，全省46个县（市区）中，15万人以下的37个（占80.43%），5万人以下的23个（占50%），玛多县仅万余人。

2013年末青海有卫生机构1666个，床位2.95万张。其中，医院145个，床位2.36万张；卫生院405个，床位4306张；社区卫生服务中心177个；疾病预防控制中心（防疫站）2个；单设独立的妇幼保健院（所、站）24个（图1）。卫生人员3.67万人，其中，执业医师1.21万人，注册护士1.14万人。

2013年青海省共有计划生育服务机构50所，省级计划生育科技技术指导中心1所；州（地、市）级计生服务站6个（海东市、黄南州无机构）；县（区、市）级计生服务站43所。乡镇级计生站已于2007年与乡镇卫生院完成合并。截至2012年底全省计生服务机构现有工作人员共1086人。

青海省妇幼保健服务水平略低于全国平均水平（图2），人口计生自然增长率明显高于全国平均水平（图4）。青海省孕产妇建卡、产前检查、住院分娩、产后访视等工作完成情况低于全国平均水平，孕产妇死亡率及婴儿死亡率等指标高于全国平均水平。由图3可见，青海省2012年与2013年相比妇幼卫生指标完成情况变化不大，孕产妇系统管理率下降了3.58个百分点，孕产妇死亡率增加了7.87个千分点，孕产妇系统管理率对降低孕产妇及围产儿死亡率起重要作用。由于人口少，2012年节育手术总例数在全国31个省市排名第30位，人口自然增长率高于全国平均水平3.29个千分点，人口性别比（109.4）低于全国水平（117.1）。

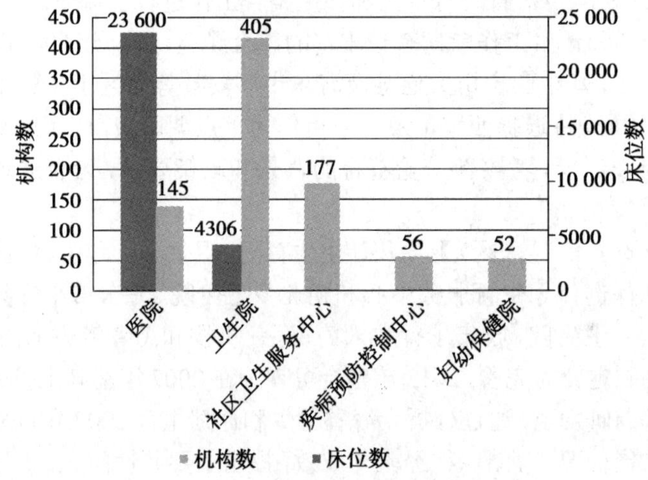

图1　2013年青海省卫生机构及床位分布情况

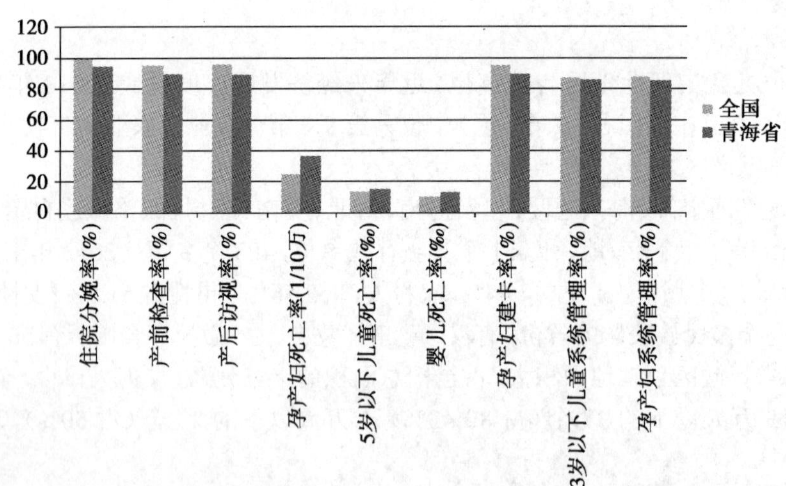

图2　2012年青海省妇幼卫生指标完成情况及与全国平均水平比较

（二）妇幼保健服务机构基本情况

1. 机构设置情况　全省原设有妇幼保健机构52所，其中：省级妇幼保健院1所，州（地、市）级妇幼保健院8所，县（区、市）级妇幼保健院/站43所。

2000年机构改革以来，部分妇幼保健机构并入疾控中心或其他部门，截止2012年底，全省单设的妇幼保健机构共16所，并入疾控中心的24所（占比46.15%），其中独立运行的有4所；与计划生育技术服务机构合署的11所（占比21.15%）；并入县医院1所（占比1.92%）。

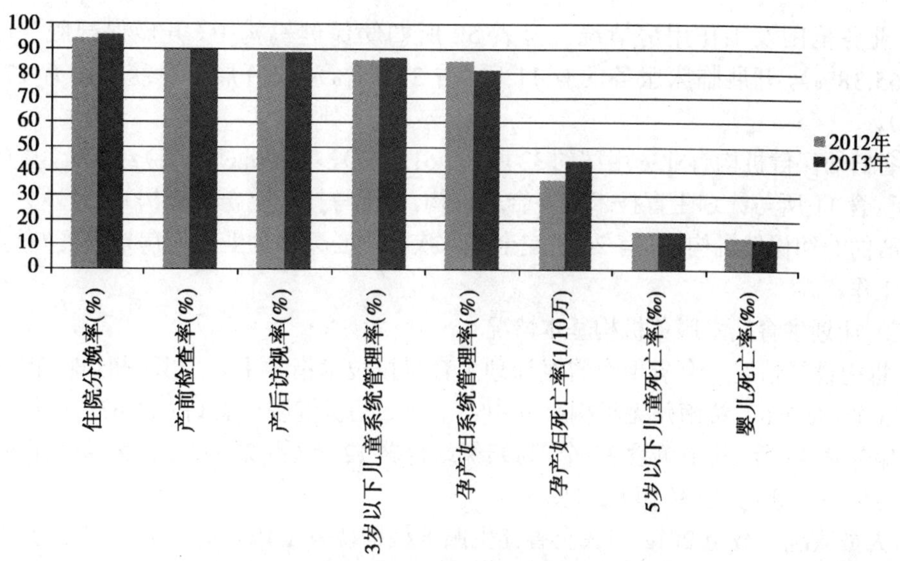

图3　2012—2013年青海省妇幼卫生指标完成情况

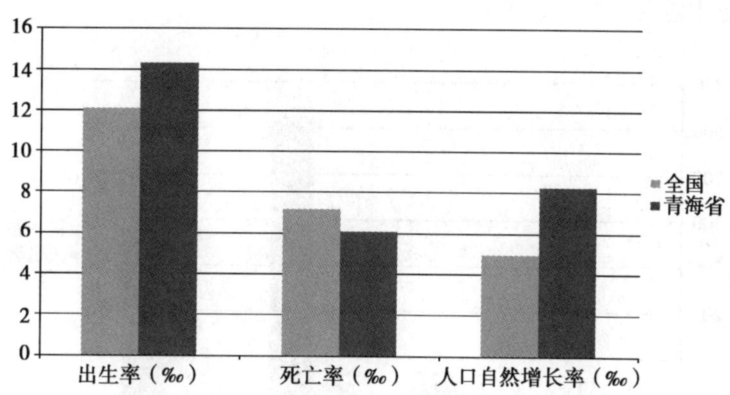

图4　2012年青海省人口计生指标完成情况及全国平均水平比较

2. 人员情况　截至2012年底全省妇幼保健机构共有工作人员963人，其中：省级妇幼保健院173人（占17.96%），市、州级165人（占比17.13%），县级625人（占64.90%）。其中专业技术人员占比85%。工作人员、机构数与地区分布情况见表1。青海省地区间妇幼保健人员及机构量差异较大，西宁市和海东市工作人员占全省总数比例较高，见表1。对照《妇幼保健机构管理办法》（卫妇社发〔2006〕489号）规定发现，青海省有50%的市州人员配置标准不达标。

表1　全省市/州妇幼保健机构工作人员数

工作人员	总数	省级	西宁市	海东市	海南州	海北州	海西州	黄南州	果洛州	玉树州
机构数（个）	52	1	8	7	6	5	6	5	7	7
人员总数（人）	963	173	208	213	27	42	77	47	44	132
每机构人员数（个）	—	173	26	30	5	8	13	9	6	19
人员全省占比（%）	100	17.9	21.6	22.1	2.8	4.3	8.0	4.9	4.6	13.7

3．业务范围及工作用房情况　全省 52 所妇幼保健机构中，开展保健服务的有 34 所（占 65.38%），开展临床服务的有 11 所（占 21.15%），仅开展信息统计的有 17 所（占 32.69%）。

全省妇幼保健机构有业务用房的 32 所（占 61.54%），其中州（地、市）级 3 所，县（区、市）级 29 所（含 11 所与计划生育技术服务合署机构，1 所与县医院合署机构）。另外 24 所归入疾控中心的妇幼保健机构中，有 20 所完全并入疾控中心无单独业务用房以开展妇幼保健相关服务工作。

（三）计划生育技术服务机构基本情况

1．机构设置情况　全省现有省级计划生育科技技术指导中心 1 所；州（地、市）级计生服务站 6 个（海东市、黄南州无机构），其中 1 个与妇幼保健院合署（占 16.67%）；县（区、市）级计生服务站 43 所，其中单设 31 个，与妇保站合署 12 个（占 27.90%）；乡（镇）计生服务站全部与卫生院合署（完成率 100%）（图 5）。

2．人员情况　截至 2012 年底全省计生服务机构现有工作人员共 1086 人。其中，省级计生科技指导中心 16 人（占 1.47%），州（地、市）级 72 人（6.63%），县级 625 人（57.55%），乡镇级 373 人（34.35%）。其中专业技术人员 452 人，占比 42%（图 5）。

注：乡镇级计划生育机构数缺失。

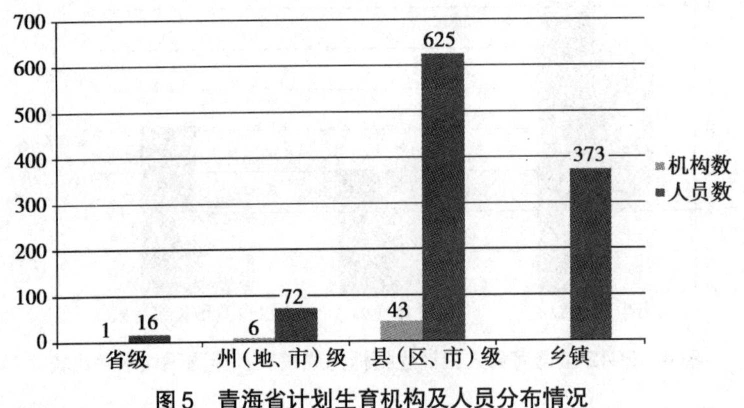

图 5　青海省计划生育机构及人员分布情况

二、青海省妇幼保健和计划生育机构整合情况

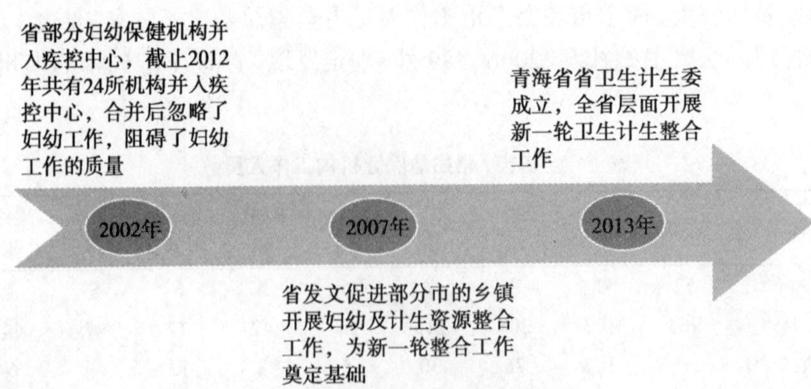

图 6　青海省卫生计生整合历程图

（一）前期经验

1. 2002年妇幼保健机构并入疾控中心　自2002年机构改革以来，青海省部分妇幼保健机构并入疾控中心。截止2012年共有24所机构并入疾控中心，占妇幼机构总数的46.15%。其中20所完全并入，无业务用房；9所妇幼保健机构并入后不再开展保健或临床服务，仅能开展妇幼卫生信息统计上报工作，导致妇幼保健机构常规工作受房屋、人员等条件限制无法开展，业务大幅萎缩，专业技术人员流失，机构辖区内妇女、儿童系统管理工作基本停滞，造成孕产妇、婴儿和5岁以下儿童死亡率地区间差异进一步拉大，严重阻碍了本地妇幼保健等医疗服务的发展（图6）。

以青海省妇幼保健院为例，自2002年并入省疾病预防控制中心后，实际业务用房面积不足2000平方米，科室设置和规模仅为国家省级妇幼保健院设置标准的五分之一至七分之一，远远不能满足开展妇幼保健相关服务的需求，难以发挥区域妇幼保健技术“龙头”的作用。

2. 2007年探索整合妇幼保健和计生服务　2007年青海省原卫生厅与原人口和计划生育委员会联合发文敦促西宁市、海东市、海北州和海南州等在乡镇层面整合卫生和计划生育服务资源。文件指出：具备条件的乡镇，可整体实现卫生院和计生技术服务站合署办公；不具备条件的乡镇，可两处办公，挂两块牌子。

此次整合的主要特点在乡村两级共享妇幼卫生和计生技术资源，同时采取计生行政管理与技术服务分离的办法理顺了计生管理，加大了计生工作在基层的推进力度。行政上原乡镇计生技术服务站的行政管理服务职能由乡镇政府统一行使，同时成立乡镇政府人口计生管理服务办公室，受乡镇政府委托履行计生行政管理和执法主体职责，同时服从县级人口计生行政部门和县级卫生局的双重业务指导。原乡镇计生站的计生服务职能和从事计生技术服务的人员与乡镇卫生院整合，计生服务资源和计生服务人员由卫生院统一管理。整合后仍挂乡镇卫生院和乡镇计生技术服务站两块牌子，即一个机构两块牌子。村卫生室同时为计生服务室，挂两块牌子。分别建立计划生育业务技术和行政管理工作考核机制，同时签订计划生育业务技术服务和行政管理目标责任书，实行双达标机制。并要求各县建立卫生、计生工作联席会议制度，定期召开专题会。

（二）卫生计生资源整合工作近期进展

青海省省市县乡等各级卫生计生行政部门自2007年陆续研究发布妇幼保健和计划生育资源整合的措施方案，有力推进了省内妇幼保健机构及计划生育机构的整合工作，并为2013年国家卫生和计划生育委员会提出的卫生计生资源整合政策的有效开展提供了政策基础、工作经验及成果数据。2007年基层乡镇卫生院与计划生育服务站整合措施较为全面，除了整合方式及管理方式，仍涉及了工作机制、人财物管理、考核办法、服务理念及服务形式。而2013年新一轮卫生计生整合工作主要在2007年基础上，扩大了合并范围，增加了宽度及深度。因此2007年整合工作可为2013年卫生计生整合措施及方案的制定提供参考与依据（表2）。

新组建的青海省卫生和计划生育委员会整合原省卫生厅的职责、原省人口和计划生育委员会的计划生育管理和服务职责，同时承担原省医药卫生体制改革领导小组办公室的职责，将省人口和计划生育委员会的研究拟订人口发展战略、规划及人口政策职责划入省发展和改革委员会。

表2　2007年与2013年青海省卫生计生整合措施对比

年份	2007年	2013年
牵头单位	青海省卫生厅 青海省人口和计划生育委员会	青海省机构编制委员会 青海省财政厅 青海省卫生和计划生育委员会
试点行政区域	西宁市、海东地区、海北州、海南州为主	全省各州市县
试点行政部门	未涉及	全省各州市县卫生、计生部门
职责变化	未涉及	合并后部门承担原卫生计生部门主要职责及原医药卫生体制改革领导小组办公室的职责。人口发展战略、规划及人口政策的研究拟订职责划入发展和改革委员会。
试点业务机构	乡镇卫生院、计划生育服务站	全省各级妇幼保健、计生机构
职责变化	公共卫生、计划生育、基本医疗服务	公共卫生、计划生育、基本医疗服务
整合方式	合署办公，“一班人马，两块牌子”；或两处办公、两块牌子	妇幼保健及计划生育机构与原合署机构剥离后整合，合署办公
管理方式	政事分离，多方管理	未再次明确
工作机制	分工负责制；工作联系制；工作协同配合制度；工作一票否决制	未再次明确
人财物	统一编制，统一调配 统一使用，统一管理	未再次明确
人员招聘	全员竞聘上岗，统筹分配	未再次明确
经费拨付	全部过渡为全额拨款，经费叠加	未再次明确
考核办法	卫生和计生双指标，技术服务和行政管理双考核	未再次明确
服务理念	加强计生、发展卫生	未再次明确
服务形式	结合院内服务与上门服务 结合宣传教育与技术服务 结合妇幼保健与优生优育	未再次明确

截至2014年5月，青海省8个州（地、市）中部分完成市级卫生计生部门整合，其中西宁市和海东市已完成部门整合；但均未完成卫生计生机构的整合。46个区县中只有14个区县完成了卫生计生机构的整合，占比30.43%。自2007年便已陆续开始乡镇级妇幼保健和计划生育整合工作，403个乡镇全部完成卫生计生机构的整合，完成率100%（表3）。

表3　青海省卫生计生资源整合工作进度

行政级别	内容	完成情况
8个州（地、市）	行政部门整合	部分完成
	业务机构整合	均未完成
46个区县	行政部门整合	部分完成
	业务机构整合	30.43%已完成
403个乡镇	业务机构整合	100%完成

1. 制定整合方案　在前期探索基础上，围绕国务院及国家卫生和计划生育委员会相关政策要求，于2013年6月30日，新组建的青海省卫生和计划生育委员会、青海省食品

药品监督管理局正式挂牌成立。新组建的青海省卫生和计划生育委员会将原省卫生厅的职责、原省人口和计划生育委员会的计划生育管理和服务职责整合；同时将省发展和改革委员会承担的省医药卫生体制改革领导小组办公室的职责，划入省卫生和计划生育委员会；将省人口和计划生育委员会的研究拟订人口发展战略、规划及人口政策职责划入省发展和改革委员会。新组建的青海省食品药品监督管理局，将省食品安全委员会办公室、原省卫生厅管理的食品药品监督管理局、省质量技术监督局的生产环节食品安全监管、省工商行政管理局的流通环节食品安全监管职能进行整合，并加挂省政府食品安全委员会办公室牌子。不再保留省卫生厅、省人口和计划生育委员会、省食品药品监督管理局。

2013 年 12 月，青海省编办、青海省财政厅和青海省卫生计生委联合下发了《关于全省县级计划生育服务机构和妇幼保健机构整合的通知》（青编办〔2013〕29 号），开展全省县级计划生育服务机构和妇幼保健机构的资源整合工作。界定了机构整合方式、整合后机构主要职责、编制调整方式及整合实现等。

各州（地、市）也根据本地实际情况，以市 / 县为具体单位，相应制定了整合方案和要求。关于部门整合，西宁市人民政府于 2013 年 9 月发布《西宁市市县（区）卫生和人口计生部门职能机构调整整合实施方案》（宁政办〔2013〕179 号），整合市卫生局、市人口和计划生育委员会的职责，组建市卫生和计划生育委员会，同时挂市爱国卫生运动委员会办公室的牌子，不再保留市卫生局、市人口和计划生育委员会。并相应要求建立县（区）卫生和计划生育局。将市、县（区）卫生、人口和计生部门所属事业单位成建制划入市、县（区）卫生和计划生育委员会（局）。

市 / 县（区）卫生和计划生育委员会 / 局在部门“三定”规定中应明确其主要职责、内设机构、人员编制和领导职数等要求。并规定了市 / 县（区）卫生和计划生育委员会 / 局、发展和改革委员会、食品药品监督管理局的职责分工。

青海省各级原卫生局与计生局依据国家及上级政府部门相关方案开展部门整合工作，与此同时，各级行政部门相继颁布实施方案促进辖区内卫生计生机构的整合。关于机构整合，西宁市也发布了《西宁市市级妇幼保健机构和计划生育技术服务机构整合实施方案》，自 2007 年便陆续有相关文件出现，最新方案已初步拟定且待征求意见后上报市政府、市编办。

部分区县紧跟步伐，如海东市大通县印发了《大通县乡镇卫生计生技术资源整合管理意见》，对辖区内县卫生计生部门、县妇幼保健计划生育服务中心、村卫生院（计生站）的资源整合提供指导与方向；大通县也制定了《大通县妇幼保健计划生育服务中心科室及人员岗位设置》，详细规定了中心科室设置、人员职责。西宁市平安县制定了卫生计生局科室设置及干部职工岗位职责等文件。

2. 明确资源整合原则

（1）确定机构合并方式：青海省级文件提出，各级妇幼保健机构 / 计划生育服务机构与原合署办公机构剥离，之后再进行合并工作，主要将计划生育服务并入卫生机构，一个机构一块牌子。具体而言，各市应积极设立县（市、区、行委）妇幼保健计划生育服务中心，为县（市、区、行委）卫生计生部门管理的全额预算事业单位，承担妇幼保健、计划生育公共卫生服务项目。若原计划生育机构和妇幼保健机构均单独设置的，则直接进行成建制整合；若计划生育机构单设，妇幼保健机构与其他单位合署办公，则在计划生育服务机构基础上，与剥离后的妇幼保健业务及相应人员编制合并成为妇幼保健计划生育服务中心；若妇幼保健机构单设，计划生育机构与其他单位合署，则在妇幼保健机构基础上，与剥离后的计划生育服务业务及相应人员编制合并成为妇幼保健计划生育服务中心。

（2）设定人事编制数和待遇标准：对整合后的卫生计生部门 / 机构保持不减员、不减编、不变待遇的原则。目前若计划生育服务机构和妇幼保健机构与其他机构合署，但编制实行单列的，单列编制整体划转；但编制未单列的，所需编制由各县编制办会同卫生计生部门，按照“人随事走”的原则，从合署机构中虽职能和人员合理划转相应的编制。由调研市县发现，整体基本实现了人员编制数量“1+1=2”。对于原单位的具有医学专业学历和职业资格的工作人员，实行以人定岗，根据其实际业务及行政能力分配岗位，实现“大岗位、多职责、细分工、大合作、一人多能、岗位互联”的原则。整合后的机构需要设立计划生育科室，保证专职从事（或主要从事）计划生育工作人员的岗位津贴和待遇与卫生工作人员同等对待，确保其相对稳定以支持人口计划生育工作力度不减，关于此点西宁市明确指出该工作的落实由市 / 县 / 乡卫生计生委员会 / 局负责落实。

（3）确定财政补助原则：合并后的机构为全额预算事业单位，财政补助经费“1+1=2”，若不是全额拨付单位则在合并后逐渐转为全额拨付单位。西宁市 2007 年对合并后机构的经费管理有相关规定，整合后的妇幼保健计划生育服务中心人员经费原则上为全额拨付，并安排年度预算保证必要的工作经费，人员及工作等基本经费和补助定额按年度预算下达到卫生计生部门，并根据机构完成的公共卫生、人口计划生育服务工作数量和工作质量，分别考核，定期结算，拨付到卫生计生机构。

（4）明确固定资产审核原则：多部门共同合作核定资产，原部门 / 机构的房屋、设备等各类资产，全部规划到整合后的部门 / 机构，实行人财物统一管理、统一调配、统一使用。2007 年西宁市合并方案中便指出，县级财政、审计、卫生、计生、固有资产管理等部门联合组成工作组，先进行清资核资工作，建立资产移交清单，核定一个，移交一个，验收一个，并接受市卫生计生部门的监督和指导。

3．整合并扩大服务体系内涵和外延　青海省级、市级等各级发布相关实施方案界定整合后的部门及机构应履行的职责。新组建的青海省卫生和计划生育委员会整合原省卫生厅的职责、原省人口和计划生育委员会的计划生育管理和服务职责，同时承担原省医药卫生体制改革领导小组办公室的职责，将省人口和计划生育委员会的研究拟订人口发展战略、规划及人口政策职责划入省发展和改革委员会。各州（地、市）、县（区）和乡镇也规定了其卫生计生委员会 / 局应承担的职责。

乡镇卫生和计生资源整合方案中明确了卫生计生机构职能职责。整合后的机构具有公共卫生、人口计划生育技术和基本医疗三大服务功能，综合承担健康教育、疾病预防控制、康复保健、基本医疗、妇幼保健和人口计划生育技术服务、合作医疗等服务任务。

4．政事分离，多种工作机制并存　合并后机构技术服务业务指导和行政职能管理分离，实行政府及卫生计生部门分工负责制。依据 2007 年相关整合文件及最新进展，若省 / 市 / 县卫生计生行政部门已合并，则辖区内合并后的妇幼保健计划生育服务中心 / 站业务上接受省 / 市 / 县卫生和计划生育委员会 / 局指导，行政管理上同时接受政府双重管理。若省 / 市 / 县卫生计生行政部门未合并，则辖区内合并后的妇幼保健计划生育服务中心 / 站同时接受本级卫生及计生部门业务指导，在管理上接受卫生局、人口与计划生育局及政府多重管理。政府主要负责本辖区内人口与计生行政管理工作，以及对合并后机构的协调与督查。

合并后的机构为本区内人口与计划生育计划服务指标的完成负全部责任，接受卫生计生双重考核和监督。乡镇政府成立人口和计划生育管理服务办公室，主要负责计划生育宣传教育、人口信息、人口控制等计生行政管理工作及组织落实计划生育工作各项政策，负责辖区内计划生育信息的采集、汇总和上报等工作。

实行卫生计生工作联席制。青海省省级文件及西宁市市级文件指出各县应尽快建立由政府分管领导牵头的卫生计生联系会议。乡镇政府定期召开人口与计划生育工作联系会，组织乡镇计生和卫生机构专题研究人口和计划生育工作，听取工作进展情况和工作中存在的问题，并及时得到解决。

实行工作协同配合制。大通县 2012 年发文规定乡镇计生办和卫生院搞好协调和相互配合，合理配置和使用设备及服务用车等资源，使有限的资源发挥最大的效益，更好地为居民提供优质的计划生育技术服务。

实行工作一票否决制。大通县县政府与乡政府签订《人口和计划生育工作年度目标责任书》，乡镇政府将目标责任指标分解到乡镇卫生院和乡镇计划生育办公室，其中技术服务指标分解至卫生院，由卫生计生部门和乡镇政府完成考核；行政管理指标分解到乡镇计划生育办公室，由县人口和计划生育领导小组考核。对于工作完成情况差的乡镇卫生院和乡镇政府，由县卫生计生监督管理单位及县人口和计划生育工作领导小组分别实行工作考核“一票否决制”，取消年终评优资格和奖励工资，并在全县范围内通报，问题严重的一并追究责任。

三、主要结果与经验

本部分将分析 2007 年青海省基层乡镇卫生院与计划生育服务站合并结果数据及有关问题，阐述卫生计生合并对妇幼及计划生育事业的影响。

（一）整合工作结果

青海省基层妇幼保健和计生机构的整合历史悠久。从 2002 年开始探索将妇幼保健资源并入公共卫生机构，使妇幼保健业务开展受到很大影响。其后开始正式探索乡镇妇幼保健机构和计划生育机构的整合工作，2007 年建立了卫生计生整合的有关政策措施，2013 年末全省范围全面开展卫生计生资源整合。

卫生计生资源整合工作开展以来，总体对青海省妇幼保健水平、计划生育工作效率及居民健康水平带来了一定的改善和促进作用，增加了机构编制人数、业务量、设备数及利润等，利于区域内卫生及计生工作的开展。然而，个别整合措施在短期内也会产生一些问题和负面效果，值得重视。

1. 对全省妇幼及计划生育事业的影响　2002 年以来青海省妇幼计生资源整合工作的开展总体有利于妇幼保健和计生事业发展，但以计生为主的整合。2003 以来全省妇幼卫生及计划生育主要指标的变化显示：2002 年以来青海省住院分娩率及 3 岁以下儿童系统管理率呈上升趋势，孕产妇死亡率及围产儿死亡率持续下降。

然而，2007 年后孕产妇建卡率及孕产妇系统管理率却急剧下降，访谈了解到青海少数民族居多，超生现象较为严重，卫生计生合并后因宣传力度不足及居民认识不足，基层地区孕产妇误以为合并后的妇幼保健计划生育机构检查超生，为避免纠缠未去医院建卡接受管理，一定程度上削弱了孕产妇管理信息化建设，继而短期内影响了孕产妇死亡率的改善。2009 年青海启动实施基本公共卫生服务项目，注重孕产妇保健信息化建设，建卡率及系统管理率转而上升。

2007年之后青海省节育手术例数一改之前急速降低趋势，转而大幅度增加，可见2007年青海省采取的基层妇幼计生整合措施对于计生工作开展有重大推动作用（图7～图9）。

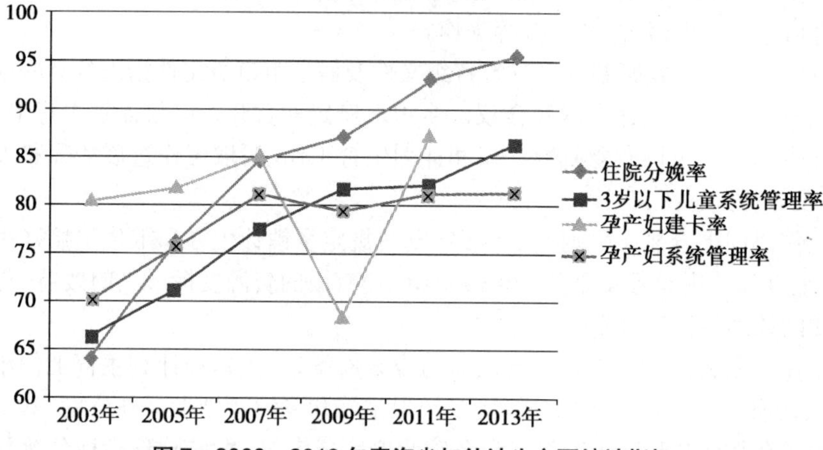

图7　2003—2013年青海省妇幼计生主要统计指标

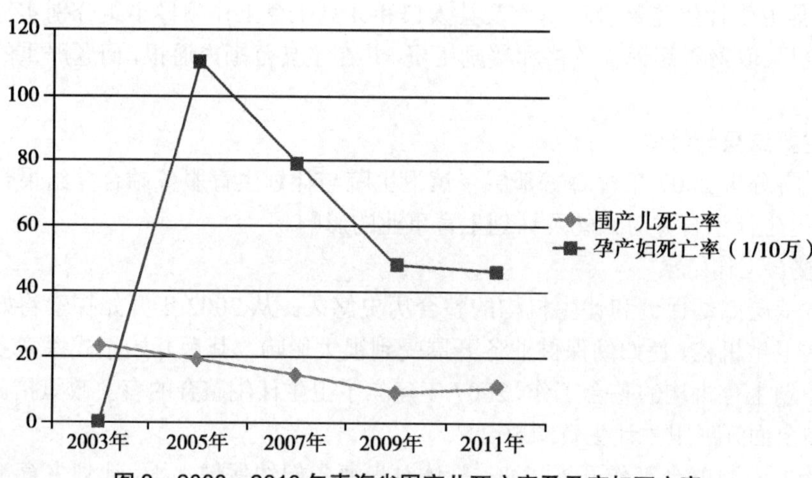

图8　2003—2013年青海省围产儿死亡率及孕产妇死亡率

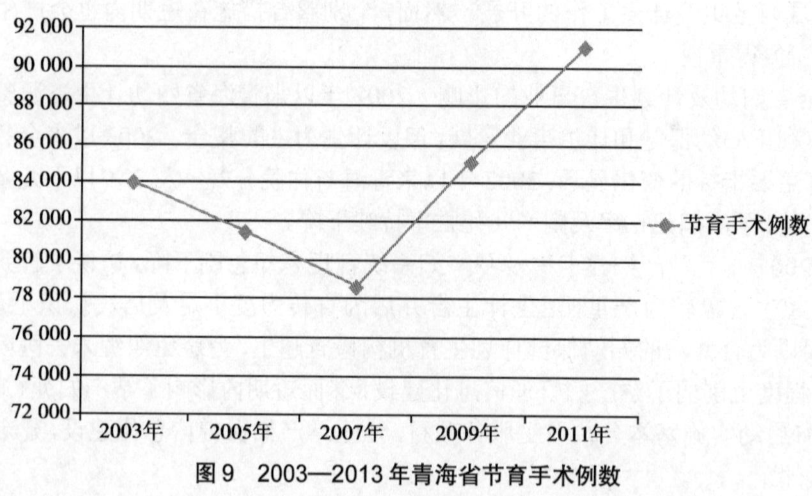

图9　2003—2013年青海省节育手术例数

2. 对居民健康的影响　青海省西宁市大通县及其朔北乡与海东市平安县及其古城乡妇幼保健及计划生育整合工作开展较早，且完成率略高于其他区域，因此本节将选择两个县作为重点分析对象，研究其整合经验对居民健康的影响情况。

西宁市大通县位于青海省东部农业区的北部，距离西宁市 35 公里，总人口 44.98 万人，为青海人口较大的县。其于 2011 年制定了乡镇计划生育服务站和卫生院整合方案，辖区内的朔北乡在同年 9 月依托卫生院完成了技术资源和服务的整合，将朔北乡计生站合并到卫生院。

海东市平安县位于青海省东部，距离西宁市 35 公里，总人口 12.3 万人，其乡镇卫生院于 2011 年开展合并工作。

调取了平安县 2008—2013 年妇幼计生主要指标数据，以及大通县朔北乡 2010—2013 年妇幼计生主要指标数据，结合访谈发现进行数据分析，有如下发现：

（1）对妇女健康的影响：整合工作虽然短期内对试点县乡妇女保健服务开展初期造成了少许的负面影响，但远期看却总体改善了本地妇女的健康。结合调研和访谈发现，影响妇幼保健服务开展的主要因素有两个，即：①居民对有关整合政策措施的不了解；②服务提供层面有关机制未曾理顺。

2011 年大通县朔北乡卫生院卫生计生服务整合后，孕产妇产前检查例数、孕产妇产后访视例数及妇女病检查例数有明显增加（图 10）。然而，因为宣传不到位以及辖区内居民的错误认识，居民因担心超生检查不敢前往卫生院就诊，导致 2011 年孕产妇产前检查例数降低。另外合并时计生专职人员调离，卫生人员接手计生服务，因对工作不熟悉，造成部分计生工作出现滑坡，引起妇女病检查例数降低。随着整合工作逐步理顺，2011 年后，各项妇女保健工作指标逐渐得以改善。

平安县乡镇 2011 年合并后孕产妇死亡率出现大幅度降低，但于 2013 年增长，可能因为平安县地理面积大，就医不便，人口稀少，孕产妇数量小，引起了较大的波动。由于居民存在对政策的误解，孕产妇住院分娩率在 2011 年整合当年下滑了，后逐年稳步增加（图 11）。

（2）对儿童健康的影响：整合工作较大促进了儿童保健事业的发展。首先，接受儿童保健服务的居民数增加。如大通县朔北乡合并后婴幼儿产后访视例数逐年增加，儿童疾病筛查数大幅度提升（图 12）。

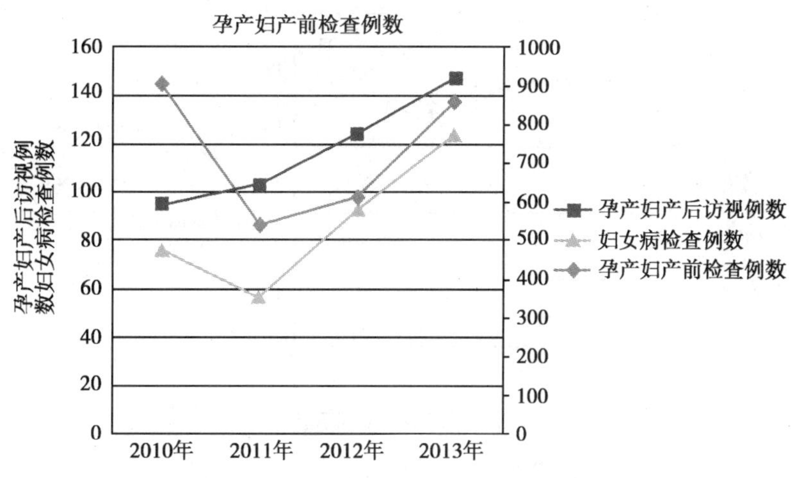

图 10　2010—2013 年大通县朔北乡卫生院妇女保健例数

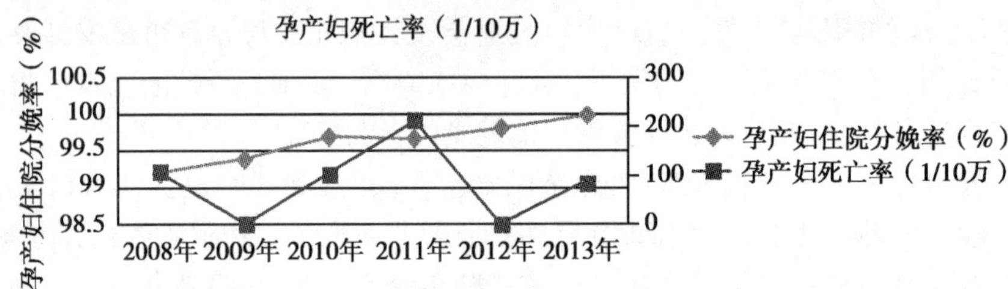

图 11　2008—2013 年平安县孕产妇死亡率及孕产妇住院分娩率

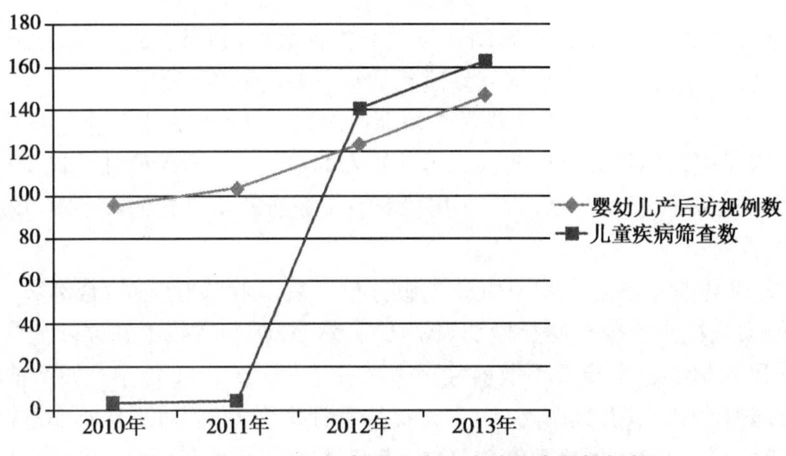

图 12　2010—2013 年朔北乡卫生院儿童保健例数

其次，儿童保健主要指标有所改善。平安县 2011 年整合后 5 岁儿童死亡率明显降低，改变了整合前大幅度增加的现象；儿童计划免疫覆盖率增加，改善了整合前逐渐减低的趋势；体弱儿管理率虽短时间内出现降低，可能与孕产妇健康管理水平降低有关，但于 2012 年快速提高(图 13)。

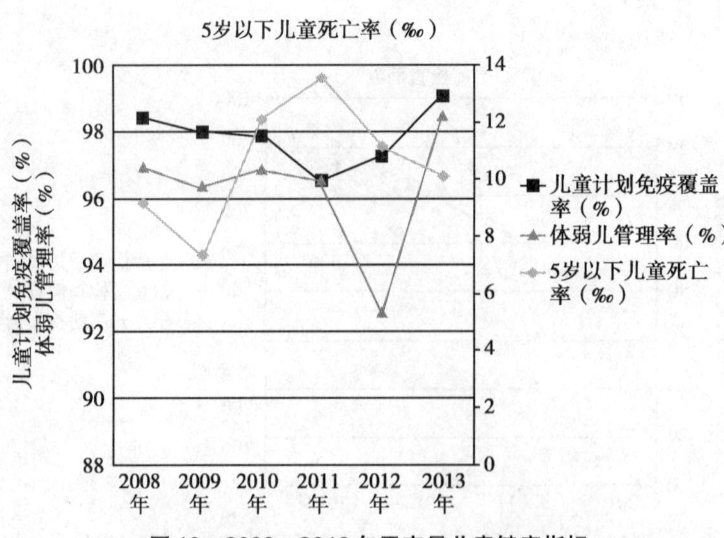

图 13　2008—2013 年平安县儿童健康指标

3．对人口管理工作的影响　2011 年以来，大通和平安县通过开展卫生和计生整合工作，借助妇幼卫生人员的技术优势，极大推动了计划生育相关工作目标的实现。首先，接受计划生育服务的居民数增加。朔北乡卫生院自整合后开展的放取宫内节育器手术例数增加幅度大于整合前（图 14）。其次，晚婚率及计划生育率提高。平安县 2008—2013 年晚婚率逐年提高，但 2011 年妇幼计生整合后增幅加大；计划生育率于整合当年降低，之后呈现增长趋势，变化波动较大，可能是因为青海省人口流动性较大（图 15）；最后，出生人口性别趋于合理，出生率呈现缓慢上升趋势（图 16）。

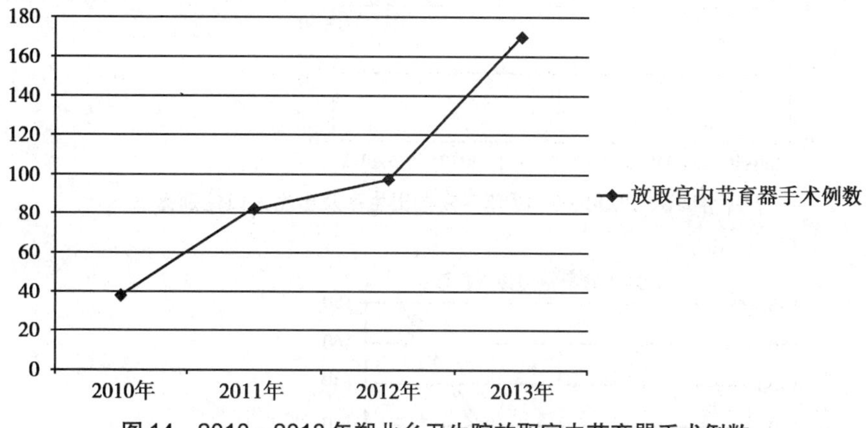

图 14　2010—2013 年朔北乡卫生院放取宫内节育器手术例数

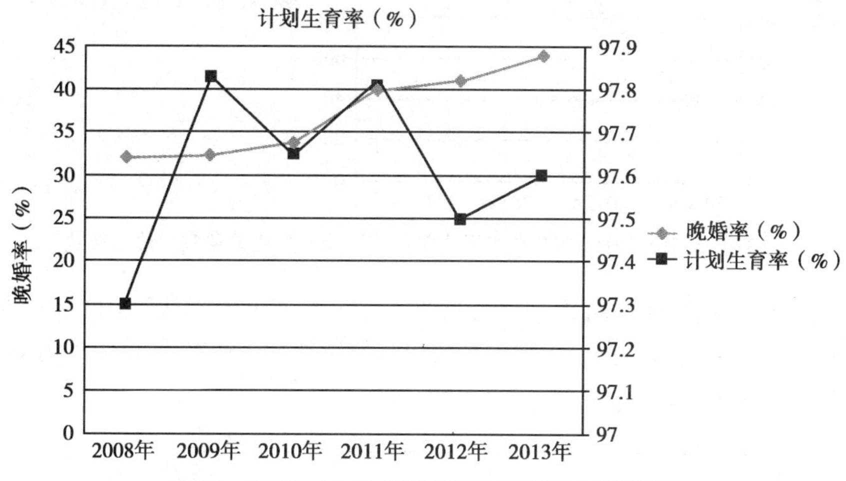

图 15　2008—2013 年平安县计划生育率及晚婚率

4．对机构运行的影响

（1）编制人员数增加：调研发现，合并后卫生计生行政部门及业务机构人员均增加，编制数直接叠加，多数地区实现“1+1=2”。平安县原妇幼保健站核定编制 22 人，原县计划生育服务站核定编制 16 人，整合后县妇幼保健计划生育服务中心共有编制 38 人。

（2）机构业务量呈增加态势：妇幼计生整合后，朔北乡卫生院同步开展卫生及计生服务，2011 年 9 月份因整合工作卫生院进行装修整改，影响了机构业务量，当年妇产科门诊人次数受到一定影响，但之后妇产和计划生育科室门诊就诊人次数有大幅增加，特别是整合一年后，可见业务科室的工作流程及机制的整合需要一定磨合期（图 17）。

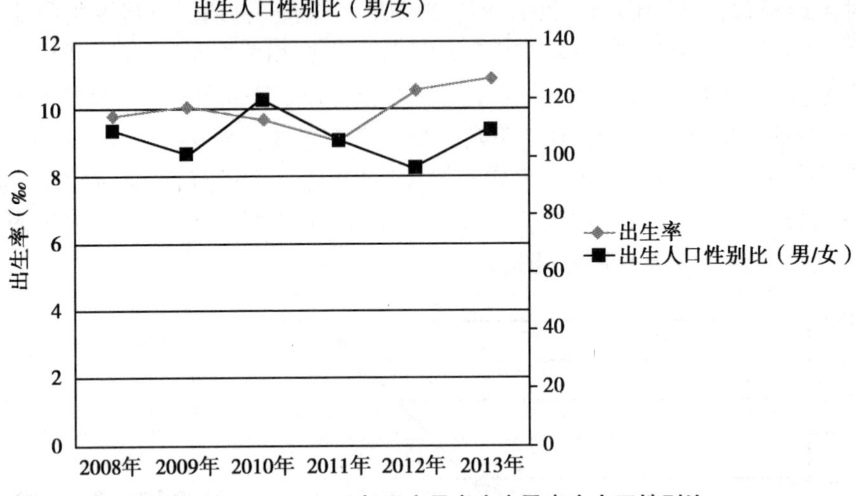

图 16　2008—2013 年平安县出生率及出生人口性别比

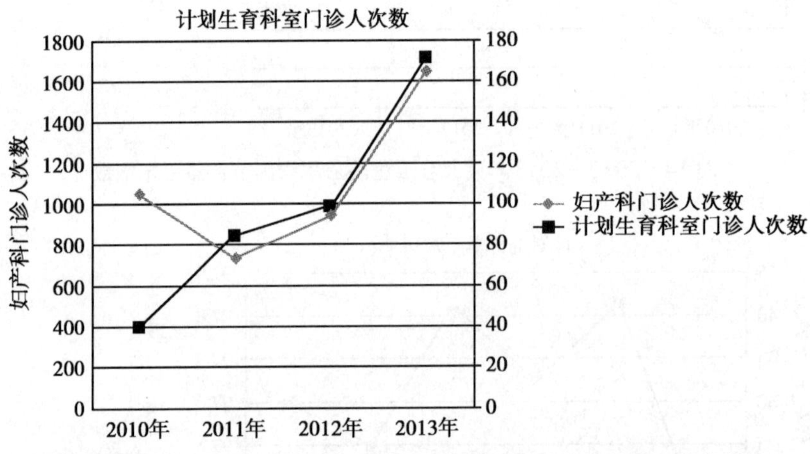

图 17　2010—2013 年朔北乡卫生院妇产科及计划生育科室门诊人次数

（3）机构收支趋于合理：机构总收入及业务收入整体增加，但因 2011 年的装修整改，2012 年机构总收入略降低。同时机构人员支出和健康教育事业支出同步增加，显示出机构的收支结构趋于合理（图 18）。

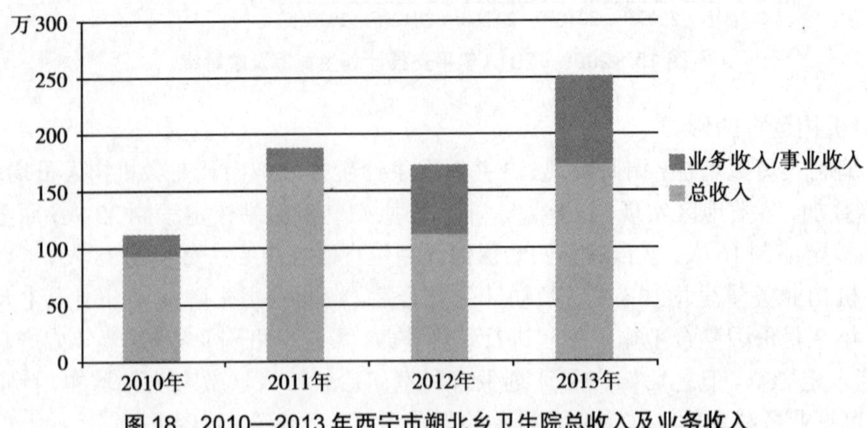

图 18　2010—2013 年西宁市朔北乡卫生院总收入及业务收入

西宁市朔北乡卫生院整合后业务收入逐年增长，收支盈余增加；人员支出占比加大，2011—2013年平均每年增长23.41%；健康教育支出增加，且增幅明显；设备设施合并后，年购置设备量降低，年设备支出降低，从2.31%降低到1.34%，见表4及图19。

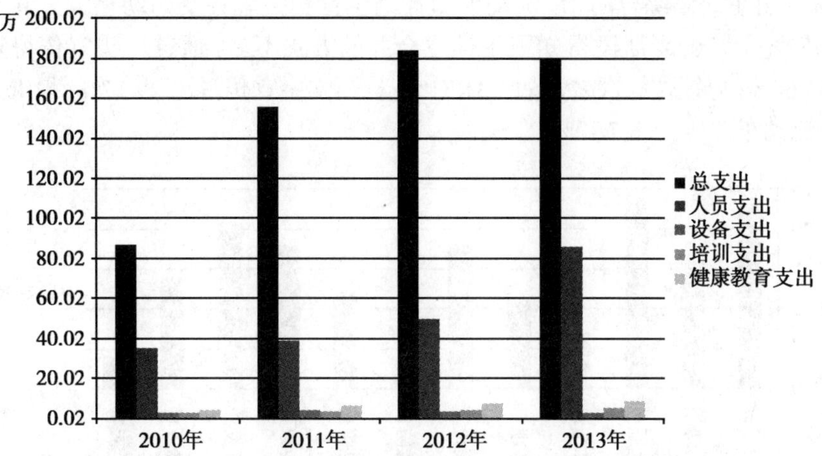

图19　2010—2013年西宁市朔北乡卫生院总支出及各项支出

表4　2010—2013年西宁市朔北乡卫生院收支情况（万元）

收支情况	2010年	2011年	2012年	2013年
收入	91.70	166.60	136.80	191.00
支出	86.50	155.50	183.90	179.20
利润	5.20	11.10	-47.10	11.80
利润增幅（%）	—	113.46	—	125.05

（4）机构设备总数及妇幼计生设备数增加：数据分析结果显示，原卫生计生机构设备全部并入整合后的机构，机构设备数增加。如朔北乡藏族乡卫生院2011年开始整合工作，同时开展卫生及计生服务，整合后机构设备数增加，2011年新购置设备3台，机构设备共增加6台，增幅为33.33%，其中妇幼计生设备数也呈现增长趋势（表5）。古城乡中心卫生院整合当年新购置设备1台，机构设备总数增加4台，全部为妇幼计生设备。

表5　2010—2013年西宁市朔北乡卫生院设备数量（台）

设备数	2010年	2011年	2012年	2013年
设备总数	18	24	31	36
妇幼计生设备数	7	12	15	15
设备年购置数	5	3	5	3
妇幼计生设备年购置数	2	1	2	0

（5）人员业务量及收入发生变化：根据访谈了解到，机构合并后，妇产科为辖区内居民提供妇幼保健及计生服务，人员业务量增加，收入略有增长，但工作付出和收入不成正比。整合前（2010年）朔北乡原计划生育机构计生科室工作人员数3人，科室年门诊量40人次，整合后2014年朔北乡卫生院计生工作人员数4人，但计生科室年门诊量172人次。2010年到2014年门诊量增长了3倍多，人员却只增加一人，年均工资增加了9000元。

5. 居民政策知晓及满意度情况　居民获知卫计整合的方式单一。分别从平安县、古城乡、大通县及朔北乡随机选择至少 10 名居民进行访谈，共收取 41 份调查表，经分析可知，接受妇幼保健、计划生育技术服务、药具发放、孕前优生健康检查及计划生育宣传教育的居民较多，接受出生缺陷综合防治、流动人口计划生育相关服务及妇幼重大公共卫生服务项目的患者较少（图 20）。居民得知卫生计生合并的方式不多，通过口头宣传得知的居民最多，占比 53.66%；电视传媒次之，占比 31.71%；标语文字宣传占比 29.17%；报纸杂志方式占比 9.76%；流动车宣传占比 7.32%。

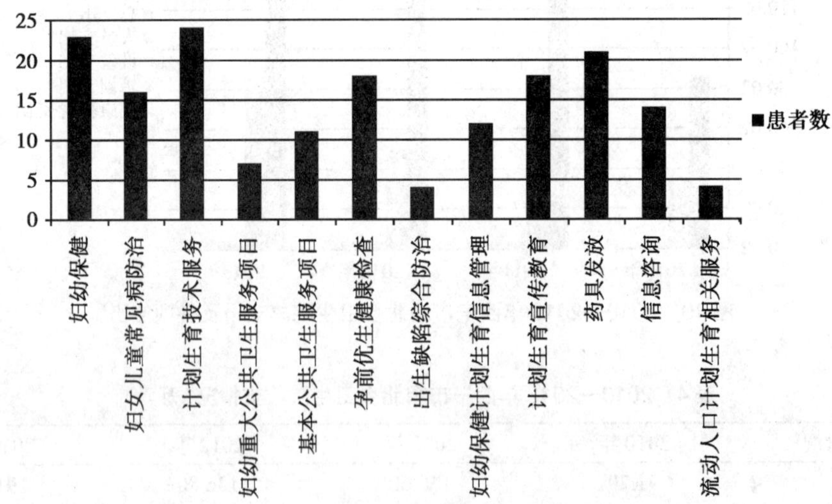

图 20　居民接受的妇幼卫生计生服务类型占比

居民对卫生计生服务较为满意。大多数居民对就医环境、设备齐全性及服务态度较为满意，对药品齐全性满意度较低（图 21）。从县乡角度分析，县级居民主要表现对就医环境及设备齐全性比较满意；县乡居民对药品齐全性均不甚满意，尤以乡级为主。

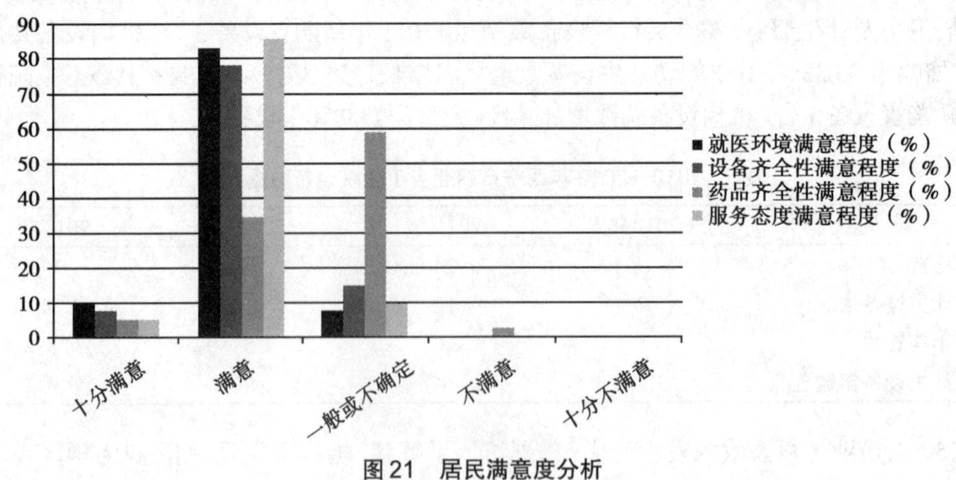

图 21　居民满意度分析

（二）青海省整合工作主要经验和措施

1. 行政部门提供政策支持，乡镇整合工作开展较早　青海省 2000 年开始探索妇幼和公共卫生服务资源的整合，2007 年开始探索选择西宁市及海东市等地区为试点对象，发布政策方案促进乡镇妇幼保健机构和计划生育机构的资源整合。且具体到县（区）及乡镇单元，制定符合当地情况的整合方案。政府等有关部门的大力支持有效促进了卫生计生整合工作的顺利开展。

2. 多部门合作，促进清资核资工作　卫生计生资源整合必定涉及到资产的整合。青海省及西宁市整合方案提出需各级组织、人社、编制、财政等部门协调指导有关编制、人事、资产清理等工作，严防国有资产流失。西宁市 2007 年合并方案中明确指出县级财政、审计、卫生、计生、固有资产管理等部门联合组成工作组进行资产整合工作。

3. 卫生为主，计生为辅，有序整合　以卫生妇幼保健服务为主，合理分配原计划生育机构人员，主次分明开展整合工作。青海省主要整合妇幼保健机构与计划生育机构，将妇幼保健机构及计划生育机构从原有的合署办公机构中剥离出，并选择业务面积较大区域作为办公地点。主要以卫生为主，卫生服务机构人力资源及医疗设备情况稍优于计生服务机构，对原计划生育服务机构的人员根据业务能力分配岗位，若为符合执业条件的技术人员，则继续从事技术岗位工作，否则从事行政岗位工作。

4. 技术业务指导和行政管理分离，实行多种工作制度　整合后妇幼保健计划生育服务机构的技术服务业务指导和行政职能管理分离。业务上主要接受本级卫生计生行政部门的指导和支持，行政管理上同时接受本级政府的双重管理，合并后的机构为本区内人口与计划生育计划服务指标的完成负全部责任，接受卫生计生双重考核和监督。且乡镇政府成立人口和计划生育管理服务办公室，负责辖区内计划生育宣传、信息统计上报、人口控制等工作。

青海省部分区域实行卫生计生工作联系会议制等，要求政府分管领导牵头，组织乡镇计生和卫生机构专题研究人口和计划生育工作，听取工作进展情况和工作中存在的问题，并及时得到解决。有效共同，共同促进卫生计生的发展。

5. 界定整合时限与阶段，明确机构目标责任　青海省省级、市级等各级整合方案中明确了辖区内各部门 / 机构整合工作时限，部分地区方案还标示了整合阶段。《关于全省县级计划生育服务机构和妇幼保健机构整合的通知》（青编办〔2013〕29 号）文件中指出各县（市、区、行委）应于 2014 年 2 月 15 日前将辖区内计划生育和妇幼保健机构的机构编制整合方案上报到州市编办。西宁市 2013 年方案指出市、县（区）卫生和计划生育委员会（局）应于 9 月 15 日之前挂牌运行。西宁市 2007 年方案划分了具体整合阶段。

机构目标责任书囊括了卫生和计生业务指标。整合后机构业务范围扩大，包括公共卫生工作、基本医疗及计划生育工作。随之三大服务业务指标也划分到合并后的机构。如大通县要求县卫生和计划生育局出面与机构签订县乡机构绩效目标考核管理责任书，自 2012 年整合后将计划生育服务工作纳入绩效考核内容之一。

6. 合并前调研和合并后督查极大提高了整合效果　西宁市于该次合并工作开展前深入辖区内区县了解机构运转情况，认真开展调研工作。于市政府办公厅相关整合方案出台后，搜集分析并参考相关资料，借鉴其他省市区卫生计生机构改革的先进经验和成功做法。

该市部分乡镇 2007 年已开始合并工作，西宁市于 2011 年督查乡镇卫生院和乡镇计生服务机构整合进展情况，形成了督查专报，汇报市内整合情况。

四、主要问题与困难

本部分通过以上对 2007 年青海省基层乡镇卫生院与计划生育服务站合并结果数据及成效经验的分析，以期总结共性问题，为当前整合工作的开展提供借鉴和参考。

1. 未建立部门及机构整合工作规范性文件　整合过程中，省级及西宁市虽有要求辖区内卫生及计生部门制定详细“三定”方案，但迟迟未出，缺乏部门处室职责、人员职责等详细标准，部分人员闲置状态。尚未出台建立各项卫生计生服务机构建设标准、服务流程等规范性文件，尤其是对新组建的妇幼保健计划生育服务机构编制、内设科室、床位编制、设施配备、工作流程规范、行业服务规范、职称晋级等标准，不利于卫生计生的整合管理和卫生计生事业的规范性依法性发展。

2. 上下级整合工作出现架空现象，服务网络体系有待完善　纵观青海省卫生计生合并，乡镇机构合并工作于2007年便已陆续开始，省级部门合并于2013年底开始。目前省级机构、部分市级部门及机构并未合并，出现断层架空，不利于政策及实施方案的上传下达。在无政策方案宏观指引下，乡镇部门及机构合并易事倍功半。同时也破坏了先前建立的卫生、计生服务网络，无法建立县、乡、村三级卫生、计生相结合的服务体制。

3. 合并后机构的职能和业务能力定位不清　合并后的基层妇幼保健计划生育服务机构是否需要在保健服务、计划生育服务基础上提供临床服务，是否应开设临床床位仍存在争议。

《计划生育技术服务管理条例》规定县级以上城市从事计划生育技术服务的机构可以在批准的范围内开展部分与计划生育有关的临床医疗服务。《妇幼保健机构管理办法》规定妇幼保健机构因以群体保健工作为基础，在切实履行公共卫生职责的同时，可开展与妇女儿童健康密切相关的基本医疗服务。

基层妇幼保健及计划生育机构合并后是否需要开展临床服务？合并后的机构，尤其是县乡卫生院是否需要过问多胎？保健服务的开展需要临床技术支撑，若开展临床服务，则与区域内妇产科等医院交叉冲突。若开展临床服务，财政补助是为全额还是差额？现有医疗机构类别中无妇幼保健计划生育服务中心，该类机构应如何归类？在增加该类医疗机构类别之前，该类机构人员执业注册时如何选择执业机构？上述问题需要国家卫生计生委牵头提出原则意见，指导各省市根据自身情况确定具体的标准。

4. 财政补助政策待落实　青海省省级及市级等相关整合方案虽明确合并后机构财政补助需“1+1=2”，但实际落实情况不甚乐观。据访谈，理论上实现了叠加，但拨付到机构的资金不多，尤其是技术服务经费严重不足，且政策宣传支出占据财政补助的一大部分。如朔北乡卫生院2011年完成卫生计生合并，但2012年及2013年补助的经费增加并不明显(图22)。

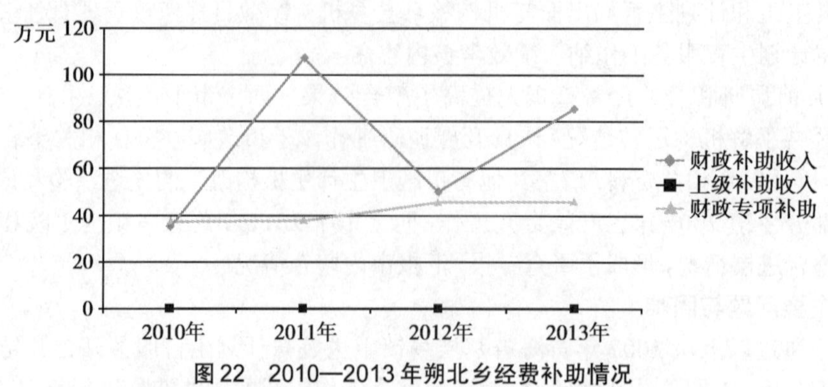

图22　2010—2013年朔北乡经费补助情况

5. 部门/机构及个人绩效考核及监管方法待完善　关于整合工作，虽有设定整合时间及步骤，但无相关奖励惩罚措施，地方整合工作开展无动力，无压力。关于业务服务，卫生计生工作性质略有不同，考核指标不同，青海省内多数地区针对合并后部门和机构的相关绩效考核、监管体系尚未更新完善。

6. 信息化程度低　调研发现，整合方案及整合实际工作尚未涉及卫生计生信息化系统资源的整合，2012 年青海省 3.46% 的妇幼保健机构无任何信息系统设备。

首先，合并后的妇幼保健计划生育服务机构如今仍需填写卫生和计生两份报表，内容重叠，工作重复，降低了人力资源利用率。

其次，信息多次统计，统计方法不一，造成部门数据不一致。根据调研数据发现，平安县 2008—2013 年卫生及计生途径统计得出的孕产妇产后访视率不一致，2013 年卫生统计的孕产妇产后访视率为 98.48%，计生统计结果为 97.50%。

最后，尚未完全发挥计划生育服务在全国建立的服务网络的功能，未实现卫生和计划生育信息共享。图 23 显示，平安县 2011 年后孕产妇建卡率和系统管理率以及 3 岁以下儿童系统管理率均呈下降趋势，一定程度上与信息系统对接不畅通有关。

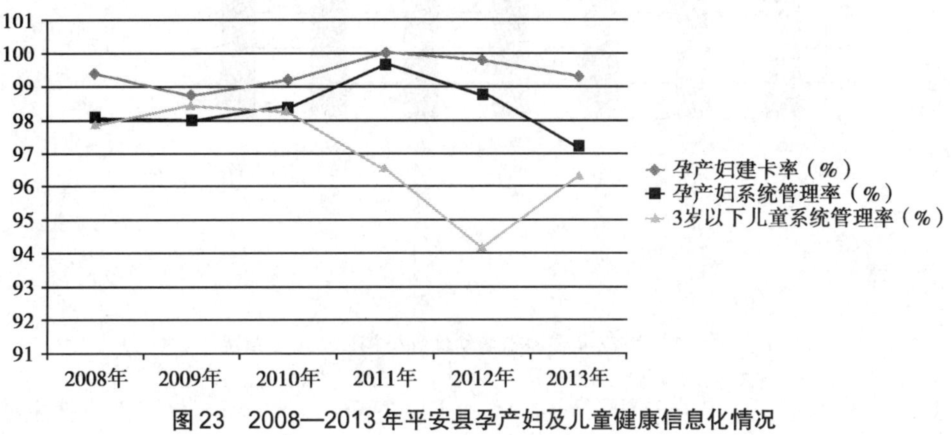

图23　2008—2013 年平安县孕产妇及儿童健康信息化情况

7. 合并后机构基础建设不合理，各方面有待提高

（1）办公及业务用房面积不足，布局不合理：合并时只考虑统一迁入面积较大区域，一处办公，用房面积变小，“1+1<2”，受房屋条件限制，业务大幅度萎缩，导致大量技术人员流失。因房屋前期只为卫生或计生机构使用，其布局规划不符合合并后机构的双重使用。如大通县妇幼保健计划生育服务机构出现业务区域无手术电梯、无消防紧急通道等现象，安全性低。

（2）人员不足，技术薄弱，工作量明显增加：人才队伍需扩大，技术力量需加强。原计划生育工作人员主要从事行政工作，技术能力不足；基层原计划生育服务人员老龄化严重、文化水平低，不能胜任合并后卫生计生工作，全省原计生服务人员中技术人员只占 42%，不足一半。虽整合方案要求人员不减、编制不减，但因退休、借调等情况部分机构人员减少。青海省 8 个州（地、市）每个妇幼保健机构平均有工作人员 15 人。调研发现，基层计划生育技术人员存在非法行医、无证上岗现象。

工作量加大。原卫生机构人员既要负责基本医疗服务、公共卫生服务，又要抓紧计生技术服务，工作量明显增加。如大通县妇幼保健计划生育服务中心合并后编制总数为 38

人，但实际开展技术服务的人员只有8人，人员不足，工作压力大。

（3）设备不足与闲置现象并存：合并后业务设备一并合并，仍旧不全且老化。就妇幼保健服务而言，按照我国妇幼保健机构评审标准的要求，各级妇幼保健机构应必备34种常用设备，但本次调查发现，多数机构设备不全，据2012年调查显示，青海省妇幼保健机构1万元以上的常用基本医用设备仅有363件，基层妇幼保健机构设备缺乏情况尤为严重，且各地没有统一的设备配备标准。青海省有保健设备的机构仅有18个，这18个机构也仅共有48件保健设备，妇科检查床及产床设备也较为缺乏。63.46%的机构无任何信息系统设备（图24）。同时据访谈可知因人员能力不足，血生化分析仪等新增设备闲置未使用。

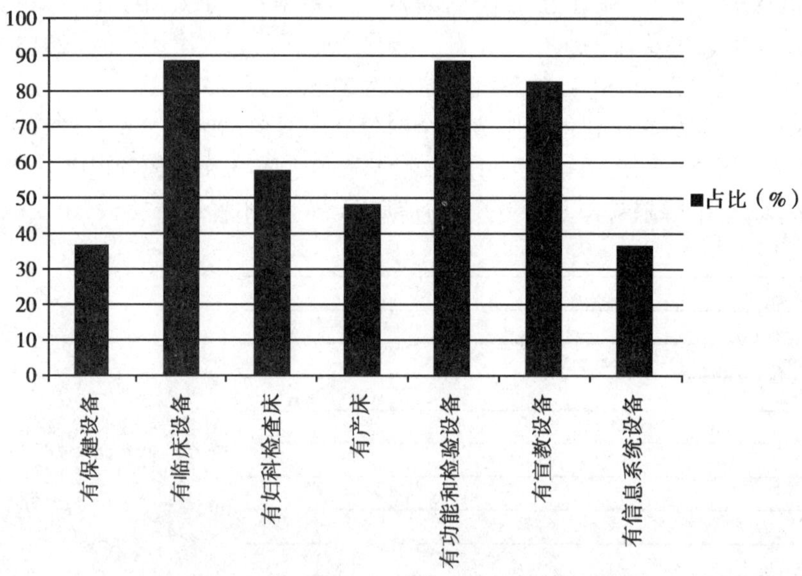

图24　2012年青海省妇幼保健机构设备配备情况

8. 针对群众的卫生整合宣传不到位，不利于服务开展　整体看，针对卫生计生整合政策和机制的宣传力度不够，居民对卫生计生合并存在误解，影响了卫生计生工作的开展，特别是妇女保健服务。据平安县古城乡工作人员反映，当地为少数民族聚集区，超生现象普遍，居民对计划生育工作有抵触情绪，卫生院挂上计划生育站牌子后，因害怕妇产科人员开始查超生，一些孕产妇有意避免去医院就诊，短期内影响了孕产妇保健服务的开展，造成合并后孕产妇建卡率和管理率下滑，死亡率显著增加。

9. 卫生领域工作人员对计划生育工作重要性的认识不足　青海省卫生计生整合工作以卫生为主，计生为辅，合并后机构卫生领域工作人员对计划生育工作重要性认识不足。本次调研发现，计生相关汇报及反应较少，因计生领域技术力量、人才配备本身较为薄弱，更易被忽视。

10. 人员培训不足　整合后工作人员业务负担量加大，时间紧，因此接受的妇幼计生培训较少。如朔北乡卫生院自2011年合并当年只有1人参加了妇幼计生培训（占机构人员总数的9.10%），2012年仅2人（占16.67%），2013年1人（占7.70%）。

五、政策建议

新一轮卫生计生整合工作应借鉴前期合并经验，卫生计生部门及部门市县级卫生计生机构在合并过程中应结合本身特点与前期乡镇卫生计生整合情况合理制定整合方案。

1. 强化卫生计生顶层制度设计，加强监督，全面完善机制。

首先，从国家层面颁布责任目标书，界定各省市卫生计生整合时限及具体责任分工，并定期督导检查，建立反馈制度。

其次，国家可将卫生计生整合工作融入到医疗服务体系大环境中，密切结合分级诊疗及防治康一体化建设等，充分发挥合并后机构在医疗体系的作用和功能。

再者，应加快卫生计生制度建设，各级卫生计生委员会/局应积极与编制、人力资源、财政等部门协调沟通，根据本地区地理人文环境特点，结合卫生计生资源情况，合理制定区域妇幼计生资源配置规划和工作机制，尽快统一步伐，协调发展。

最后，各行政机关及部门应加强监督，建立有效的奖惩机制，确保各项政策方案的落实。

2. 各省市应加快制定规范性文件，保证整合工作有效进行。

首先，各省市县等部门应发文确定辖区内部门/机构的构建标准，处室/科室的设置标准、职责标准，从宏观上把控部门/机构。

其次。确定人员编制数、人员职责、人员职称晋级标准、人员培训计划、设备标准、机构床位标准、机构财政补助标准，充实部门/机构人财物建设。通过政策方案措施，确保机构基础设施合理化、科学化，扩大机构办公及业务面积，加大卫生及计生两大领域的培训，积极探索解决培训经费来源问题，强化人员技术力量，科学核算规划地区及机构医疗设备数，避免设备不全和闲置并存的现象。

最后，确定工作流程、行业服务规范，保证卫生计生服务的质量，提高安全性。

3. 明确界定辖区内机构职能和业务能力。

首先，省市政府等行政单位应确定辖区内合并后机构的性质和医疗机构分类，便于该类机构注册登记及机构内工作人员职业考试等。

其次，结合医疗服务体系结构，明确定位该类机构，如定义分级诊疗体系中该类机构的作用及功能，定义防治康一体化医疗服务体系中该机构的作用等。

最后，明确该类机构的业务权限与财政补助标准，可同时开展临床和保健服务，临床部分采取差额补助，保健部分采取全额补助。

4. 加强机构人财物建设，提高服务能力　西部多数地区普遍面临卫生计生机构人财物不足情况，妇幼保健及卫生计生完成率有待提高，应趁此整合时机增强机构人财物建设。各级卫生计生部门应扩大辖区内机构编制人数，通过全员竞聘上岗选择技术能力较强的人员，并统筹规划并分配辖区内机构人员数量。同理，机构设备等可采取类似方式分配。

各机构可结合地区政策方案及本身特点，明文标示机构内科室种类、科室职责及人员配备，并将职责确定到个人。

5. 完善机构及个人绩效考核及奖惩措施　针对整合工作，各省市县政府等行政部门应制定详细方案之余，应明确整合开展实现、阶段，并制定严厉明确的奖惩措施，有力推进卫生计生整合工作。

各省市县等卫生及计生行政部门应制定明晰的责任和制度要求以规范机构及个人行为，结合卫生及计生两大领域工作重点、难点，制定全面、科学的绩效考核体系与奖惩体系，绩效工资与工作量、工作实绩挂钩，将责任明确到个人。明确考核及奖惩实施方、实施时间、频次及方式。

6. 重视卫生及计生信息化建设　计生部门在全国范围内建立的服务网已较为健全成

熟，可以起到服务网底的作用，应充分发挥该优势作用，及时将服务网络引进卫生体系，尽快构建覆盖全区域的卫生计划生育技术服务网络，提升卫生服务能力。另外，统一卫生计生信息化上报报表，减除重复指标，提高人力资源利用率。

7. 加大宣传，提高工作人员及居民对卫计合并的认识　以多种形式加强宣教工作，通过培训、讲座、会议形式，利用现代宣传手段，如多媒体、网络、有线电视、流动板报、墙报、标语、派发传单、精读本、举办讲座学习班等，向居民宣传卫生计生整合的相关政策信息，强化各级部门 / 机构工作人员卫生计生同等重要的意识，提高居民对卫生计生整合工作内涵及外延的认识，宣传优化整合妇幼保健等卫生服务和计划生育技术服务资源配置的长远意义，同时向居民宣传卫生计生优惠政策、优惠项目，增加服务可及性，增强信心和决心，统一思想，凝聚共识，形成全社会共同支持改革、参与改革的良好舆论环境。

附件3：

辽宁省凌海市卫生与计划生育工作整合情况调研报告

为了解辽宁省省卫生和计划生育服务整合工作进展情况，及时发现工作中的难点并总结经验，受国家卫生计生委规划与信息司委托，国家卫生计生委卫生发展研究中心特组织专家组对辽宁省凌海市整合工作进行调研考察，听取了省/市/县（区）卫生和计生生育局、卫生和计划生育机构的汇报，走访了辽宁省妇幼保健院、辽宁省计划生育科学研究院及凌海市计划生育妇幼保健服务中心，并收集了相关资料和数据。

经文献报告等多种资料可知，辽宁省内凌海市妇幼计生整合工作开展较早，2002年5月经锦州市市长办公会议决定整合计生服务站与凌海市妇幼保健所，成立凌海市计划生育服务保健服务中心，“一个机构、两块牌子、一班人马”。特选择凌海市作为重点调研城市，结合凌海市妇幼保健及计划生育指标数据、凌海市计划生育妇幼保健服务中心机构基本情况及业务数据，分析辽宁省卫生和计划生育整合工作进展情况，总结措施与结果，提出整合工作主要问题，并为进一步优化本地区妇幼保健及计生技术资源整合提供了参考意见。

一、背景情况

1. 辽宁省基本情况分析　辽宁省位于中国东北地区的南部，是中国东北经济区和环渤海经济区的重要结合部。截止2010年，全省下辖2个副省级城市（沈阳、大连）、12个地级市、56个市辖区、17个县级市、19个县、8个自治县，总面积14.59万平方公里。辽宁是中国重要的老工业基地之一，是全国工业行业最全的省份之一。2011年辽宁经济保持平稳较快增长，GDP达到22 025.9亿元实现了十二五经济社会发展的良好开局，经济总量稳居全国第7位。2013年辽宁生产总值27 077.7亿元，人均地区生产总值61 686元。

截至2010年，总人口为4374.6万人，人口性别构成比为102.54。其中性别等分布情况见表1。男性人数略高于女性，城镇居民数明显大于乡村居民。文化程度较低，以初中为主（占比45.33%），其次分别为小学程度与高中程度。15～59岁人口占比最多，达73.15%，60岁及以上人口占15.43%，其中65岁及以上人口占10.31%。截至2013年末，60岁及以上人

表1　辽宁省人口性别、居住地、文化程度及年龄分析

人口情况		人数（万人）	占比（%）
性别	男性	2214.8	50.63
	女性	2159.8	49.37
居住地	城镇居民	2716.8	62.10
	乡村居民	1657.8	37.90
文化程度*	大学（即大专以上）程度	523.4	11.69
	高中（含中专）程度	646.9	14.79
	初中程度	1982.9	45.33
	小学程度	936.5	21.41
年龄	0-14岁	499.7	11.42
	15-59	3199.9	73.15
	60岁及以上	675.1	15.43

注：*以上各种受教育程度的人包括各类学校的毕业生、肄业生和在校生。

口占比 18.2%。根据联合国的标准，60 岁及以上人口的比重超过 7%，或 65 岁及以上人口的比重超过 10% 的人口就属于年老型人口，可见辽宁省已步入老龄化。

截至 2012 年，辽宁有各类卫生机构 35 792 个。其中，村卫生室、诊所（医务室、护理站）占比较大；妇幼保健院（所、站）只有 110 个，占比 0.31%；计划生育技术服务机构共 6 个，占比 0.02%（表 2）。与全国及东部情况比较，辽宁省妇幼保健院（所、站）及计划生育技术服务机构占比明显较低（图 1、图 2）。全省医疗机构床位数 234 371 张；全省医疗机构人员数 329 035 人。

表 2　2012 年辽宁省卫生医疗机构类型及数量占比

机构类型	数量	占比（%）
机构总数	35 792	
村卫生院	21 245	59.36
诊所（医务室、护理站）	10 389	29.03
社区卫生服务中心（站）	1121	3.13
乡镇卫生院	999	2.79
医院	860	2.40
门诊部	471	1.32
疾病预防控制中心	130	0.36
妇幼保健院（所、站）	110	0.31
街道卫生院	24	0.07
健康教育站（所）	10	0.03
计划生育技术服务机构	6	0.02

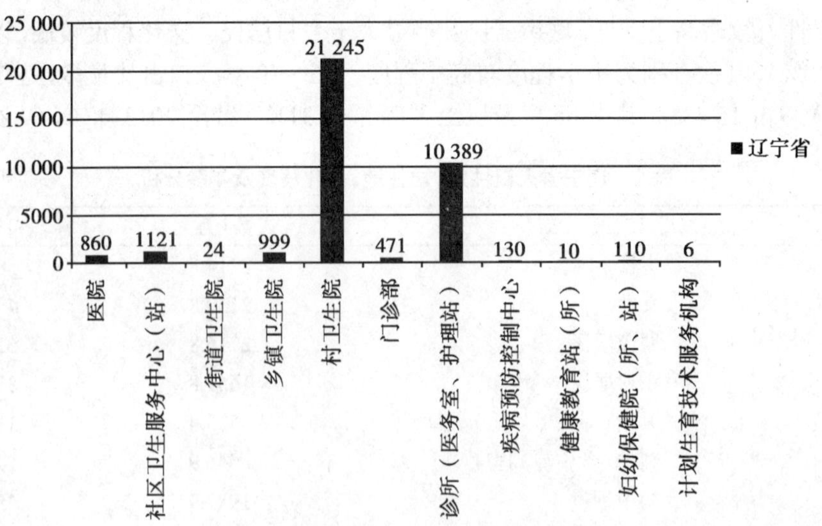

图 1　2012 年辽宁省医疗机构数量

2. 妇幼保健机构情况　截至 2012 年，辽宁省妇幼保健院（所、站）有 110 个，占全省医疗机构数 0.31%。辽宁省妇幼保健机构数、床位数及人员数见表 3，辽宁省省属妇幼保健机构 1 所，省辖市（地区）属 12 所，地辖市属 62 所，县属 29 所，其他 6 所。全省医疗机构床位数234 371张，其中妇幼保健机构占比0.52%；全省医疗机构人员数329 035人，妇幼保健机构人数占比1.48%。妇幼保健机构卫生技术人员占比78.17%。

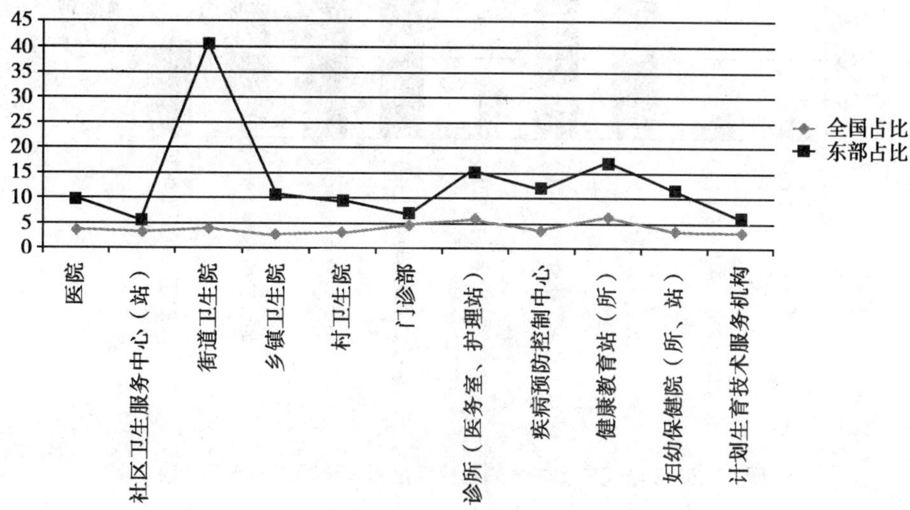

图2　2012年辽宁省医疗机构全国占比及东部省市占比分析（%）

辽宁省2012年妇幼保健总体水平较好，其中辽宁省妇女病检查率、3岁以下儿童系统管理率、孕产妇建卡率、孕产妇系统管理率等指标显著优于全国平均水平（图3）。孕产妇死亡率、婴儿死亡率均等妇幼健康指标均提前完成了辽宁省妇女健康规划及儿童健康规划中2015年工作目标。

表3　2013年省妇幼保健院机构数、床位数及人员总数

	机构数（个）	床位数（张）	人员数（人）
妇幼保健院（所、站）	110	1223	4856
省属	1	53	176
省辖市（地区）属	12	40	614
地辖市属	62	621	2464
县属	29	519	1453
其他	6	0	149

3. 计划生育机构基本情况　全省共有计划生育服务机构6所，其中省级1所。占全省医疗机构数量的0.02%。2012年全国人口出生率12.10‰，辽宁省出生率为8.10‰，低于全国平均水平。辽宁省人口性别构成比为102.54，低于全国平均水平（117.10）。辽宁省2012年计划生育手术例数在31个省市中居中；辽宁省婚前检查率低于全国平均水平，但出生缺陷发生率低于全国平均水平（1.451 VS 0.976）。

综上所述，辽宁省妇幼保健工作开展情况较好，主要妇幼保健指标均优于全国平均水平，计划生育技术服务水平较高，出生率、性别比及出生缺陷率均低于全国平均水平。然而，与全省医务工作人员相比，妇幼保健及计划生育机构工作人员数及床位数占比较小，仍存在机构数量少、人员不足的现象。

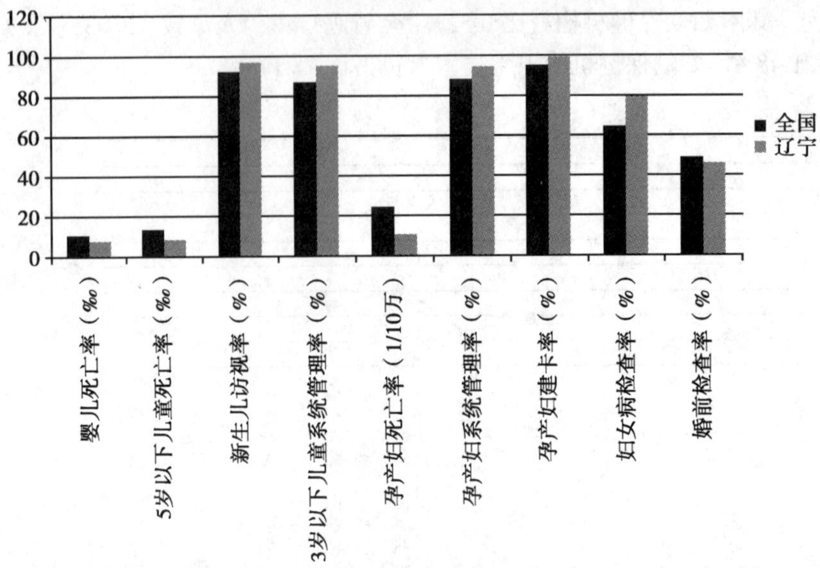

图3　2012年辽宁省主要妇幼保健指标与全国平均水平比较

二、凌海市妇幼计生整合情况分析

辽宁省凌海市地属辽宁省西南部，是辽宁省锦州市的下辖市。凌海市地处辽西走廊大、小凌河下游，历代都是辽西人口密度较大的地区。凌海市合并工作开展较早，且成效初显，于2002年5月成立计划生育妇幼保健服务中心，将计划生育、妇幼保健、生殖健康等服务在同一平台展开，形成"一套班子"、"两块牌子"的格局，人财物统一管理、统一调配、统一使用。工作层面重点整合了妇幼保健、孕前检查、优生优育、生殖保健、孕期随访、儿童保健等业务内容，实现了卫生计生技术资源的共享，有力推进了卫生计生工作同步发展，呈现出"1+1>2"的效应。

鉴于凌海市前期在妇幼计生资源与业务整合方面有丰富的经验，本部分将分析该市有效的做法和模式，提炼问题与经验，为辽宁省乃至东部地区推进妇幼计生整合提供可参考的证据。

（一）主要措施

1. 紧跟国家步伐，省级印发措施方案　辽宁省印发了省级妇幼卫生和计划生育技术服务资源整合的通知。明确了省内妇幼保健机构和计划生育机构整合的原则和方案；并积极设立独立的综合监督部门，将卫生监督转向综合监督，卫生计生合并执法；并在原有计划生育管理职能基础上，将公共卫生普惠政策宣传、组织发动及信息统计等管理职能交给乡镇计生办负责；实行妇幼健康服务机构与综合医疗卫生机构人员在职轮岗，实行综合医疗卫生机构和妇幼健康服务机构人员晋升副高职称前分别到妇幼保健服务机构和综合医疗机构服务连续半年以上的政策；同时明确了改革时间表，要求2014年上半年全省各市（县）完成机构改革，年底前实现服务资源优化整合。

2. 扩展妇幼保健服务对象年龄范围　凌海市计划生育妇幼保健服务中心自整合后扩展了服务对象范围，服务于人的整个生命周期，涉及儿童保健、青春期保健、婚前医学检查、孕前优生健康检查、孕期保健、育龄期保健以及更年期保健。文化屋也有图书38种，包括新婚期、怀孕期、育儿期、育龄期及更年期多种图书，可供服务对象随时翻阅，满足了服务对象对优生优育知识的需求。

中心成立计划生育"金秋关爱"技术服务指导小组，设立专科门诊，制定相关职责，为退出育龄期的妇女登记造册，建立档案。设立妇女保健咨询室，开展了更年期生殖保健的咨询指导和健康体检。印制了慰问卡及《更年期保健知识手册》各3000本，为即将退出育龄期的妇女发放“金秋关爱”告知卡和更年期保健知识宣传手册，免费取出宫内节育器和免费提供相关服务（包括一次B超检查和一次远红外乳腺透照检查）。

3．由专家指导建设机构科室　凌海市计划生育妇幼保健服务中心成立之初，邀请计划生育、妇幼保健等相关领域专家共同商讨确定机构内科室的种类及数量，涵盖了计划生育服务及妇幼保健服务，手术室全部按照三通道设计，现共设立了孕优诊室、女性诊室、男性诊室、彩超室等23个处室，机构功能分区布局合理，流程科学规范。

（二）主要结果

现以凌海市为例，介绍卫生计生整合工作主要成效。第一，凌海市原计生服务站和妇幼保健所资源整合之后，妇女病检查率、孕产妇住院分娩率、孕产妇产前检查率、孕产妇产后访视率整体呈现上升趋势；长期时间内婴儿死亡率及5岁以下儿童死亡率迅速降低；人口流产率降幅增加；综合避孕率整体呈现上升趋势，但对出生率、出生缺陷发生率、出生人口性别比、信息化建设影响不大，可能与凌海市人口流动性大有关。第二，整合后机构房屋面积、设备数及科室数量均增加，中级职称人员及本科学历人员增加，但业务量未得到改善，因凌海市流动人口较多，一定时期需求服务的人员数量有限且伴有变化。整体可见资源整合一定程度上加强了机构基础设备设施建设，提高了机构人力资源力量，改善了患者就医环境，促进了区域内妇女保健、儿童保健及计划生育服务水平。

1．对妇女保健的影响　2002年合并成立凌海市计划生育妇幼保健服务中心，2003年之后妇女病检查率、孕产妇住院分娩率、孕产妇产前检查率、孕产妇产后访视率整体呈现上升趋势。妇女病检查率一改2003年之前大幅降低态势，转而增加。孕产妇住院分娩率增长幅度也较为明显。因2009-2010年间凌海市孕妇较少，一定程度上降低了孕产妇产前检查率及产后访视率；地理环境上被锦州市包围，人群流动性大，凌海市孕妇较少，孕产妇基数大，再者计算孕产妇死亡率时包括内科并发症引起的死亡，因此孕产妇死亡率波动较大（图4～图6）。

2．对儿童保健的影响　由2005—2013年数据可见，2006年后婴儿死亡率及5岁以下儿童死亡率迅速降低（图7）。

3．对人口管理工作的影响　2002年后凌海市出生率仍呈降低趋势，但幅度有所减缓（图8）。

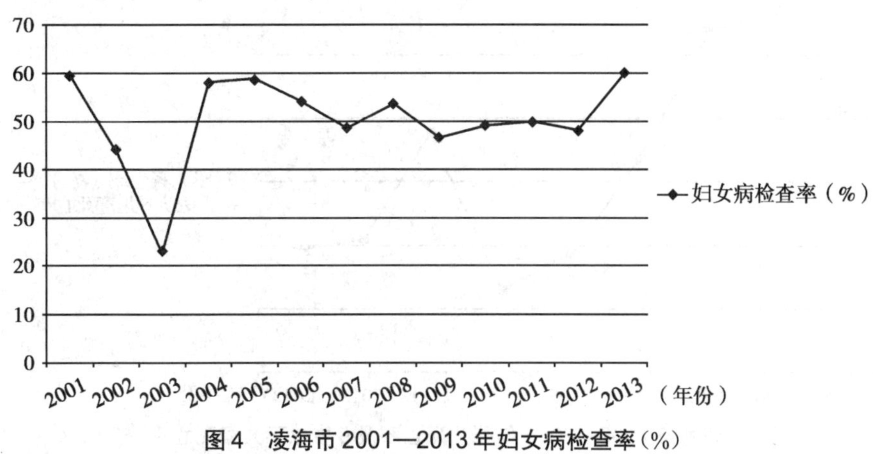

图4　凌海市2001—2013年妇女病检查率（%）

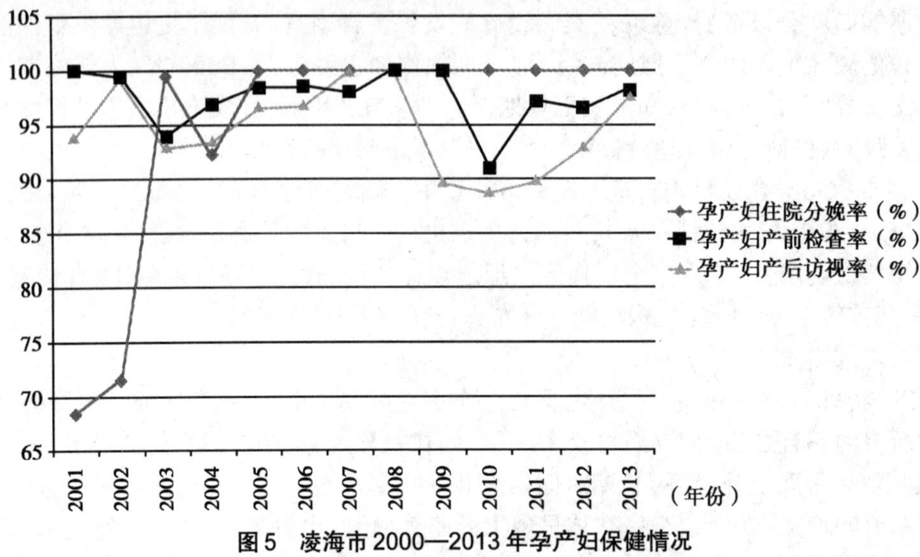

图5　凌海市2000—2013年孕产妇保健情况

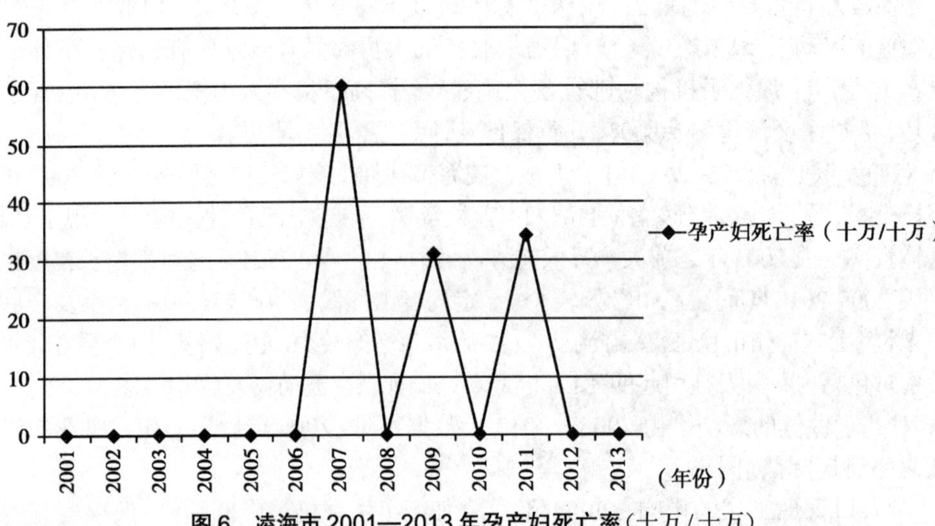

图6　凌海市2001—2013年孕产妇死亡率（十万/十万）

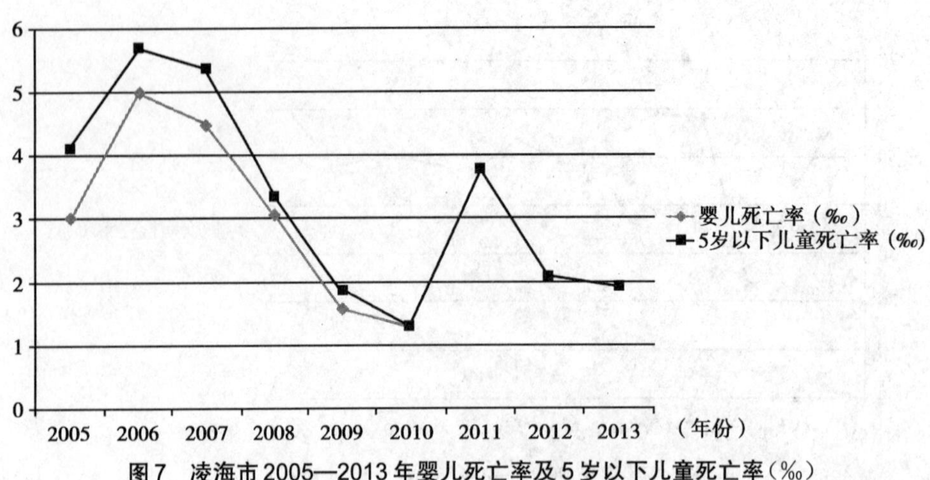

图7　凌海市2005—2013年婴儿死亡率及5岁以下儿童死亡率（‰）

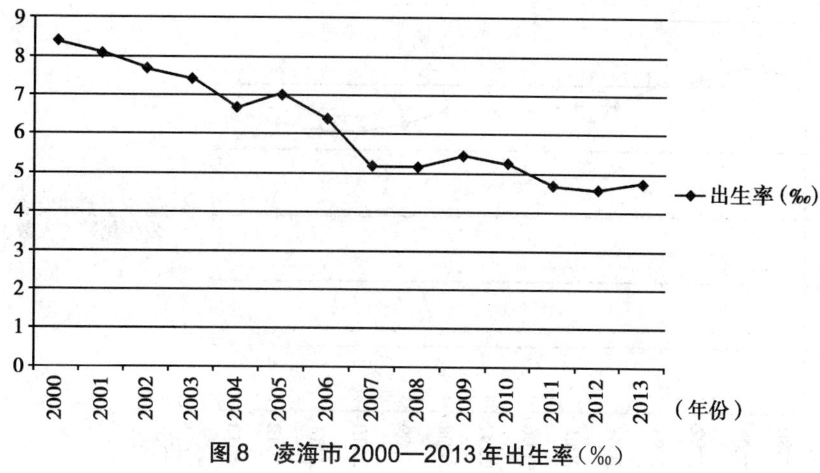

图 8　凌海市 2000—2013 年出生率（‰）

4. 对计划生育服务的影响　2002 年后凌海市人口流产率降低速度略高于资源整合前（图 9）。综合避孕率一改 2003 年之前降低趋势，整体呈现上升趋势（图 10）。避孕手术并发症发生例数仍持续降低（图 11）。

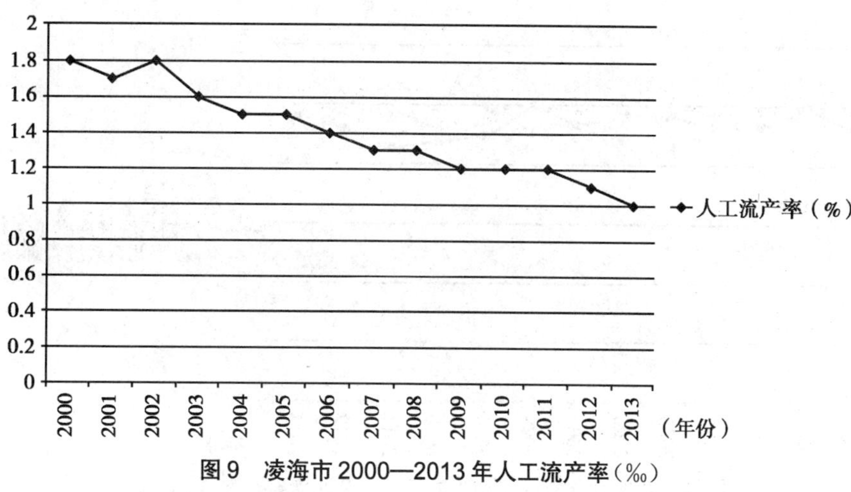

图 9　凌海市 2000—2013 年人工流产率（‰）

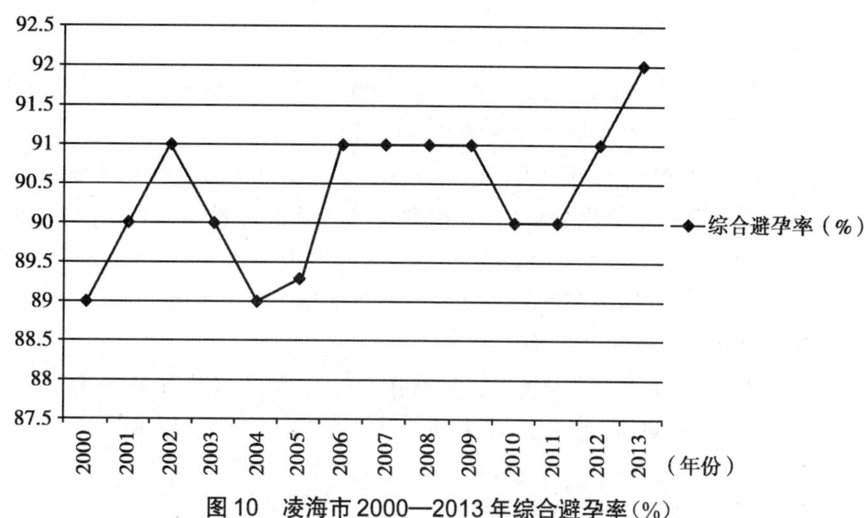

图 10　凌海市 2000—2013 年综合避孕率（%）

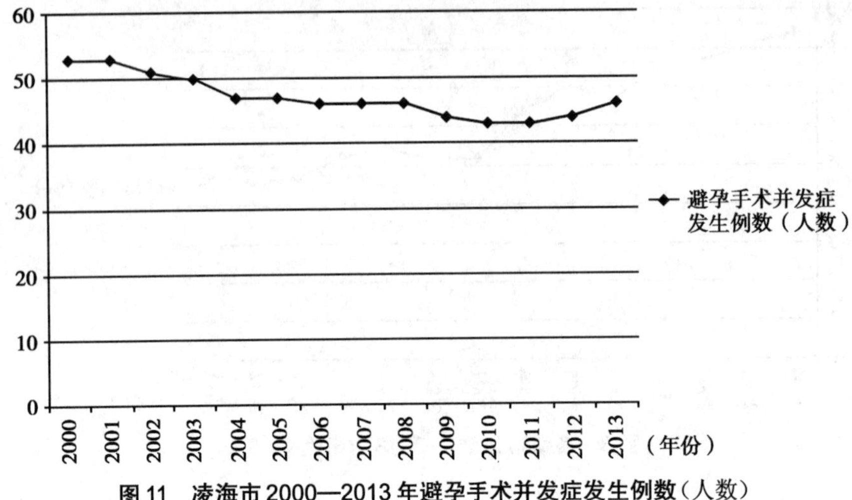

图 11　凌海市 2000—2013 年避孕手术并发症发生例数（人数）

5. 对信息化建设的影响　由图 12 可见，资源整合工作对孕产妇建卡率、孕产妇系统管理率、3 岁以下儿童系统管理率影响不大，可能与凌海市人口流动较大有关。

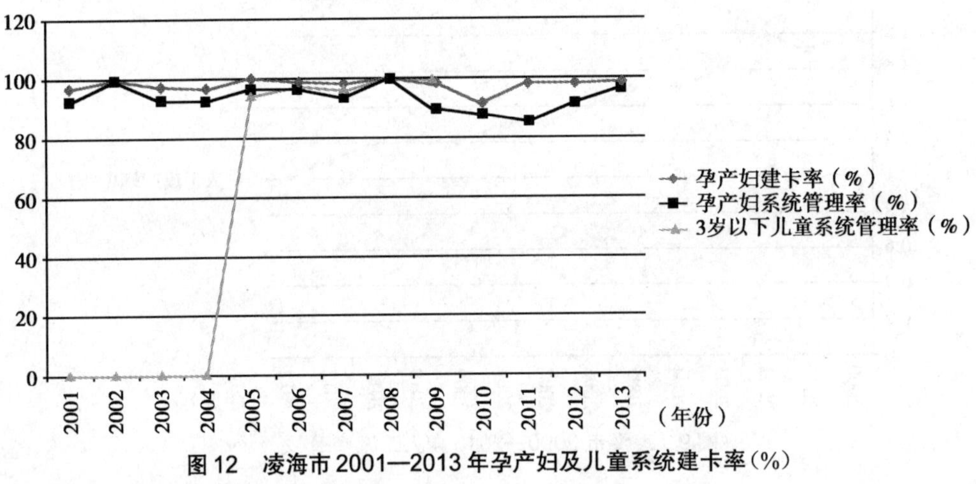

图 12　凌海市 2001—2013 年孕产妇及儿童系统建卡率（%）

6. 对机构的影响

（1）基础设施情况变化：业务用房扩大。由 2002 年的不足千平方米，整合使用国债基础设施资金后，重新兴建了 1500 余平方米的综合服务楼。

设备增加。在合并后随后的时间内，累计投资 190 万元进行改扩建和更新设备，增添了化学发光免疫分析仪、全自动生化分析仪、三维彩超等大型医疗设备，增添了流动服务车。

科室数量增加。由原来的 13 个增设至 26 个，服务范围由原来的 3 项（计划生育技术服务、孕环情检查、生殖保健）拓展至婚前检查、孕产妇保健、儿童保健、妇女保健、计划生育及生殖保健、出生缺陷三级预防及三网监测等。

（2）工作人员情况变化：人力资源技术力量增强。首先，职工总数由 31 人增至 69 人、卫生专业技术人员由 16 人增至 42 人，执业医师（执业助理医师、护士等）由原来的 10 人增至 26 人，技术人员比例提高了 9.2 个百分点。其次，中心工作人员以初级职称为主，自整合后初级职称工作人员数降低，中级职称职工数增加（图 13）。再者，整合前后中心均以高中及以下文化程度为主，自整合后高中及以下文化程度职工数大幅度降低，本科文化程度职工数增加（图 14）。最后，自整合后 35 岁及以下工作人员大幅度降低，36 岁到 55 岁职工明显增多（图 15）。

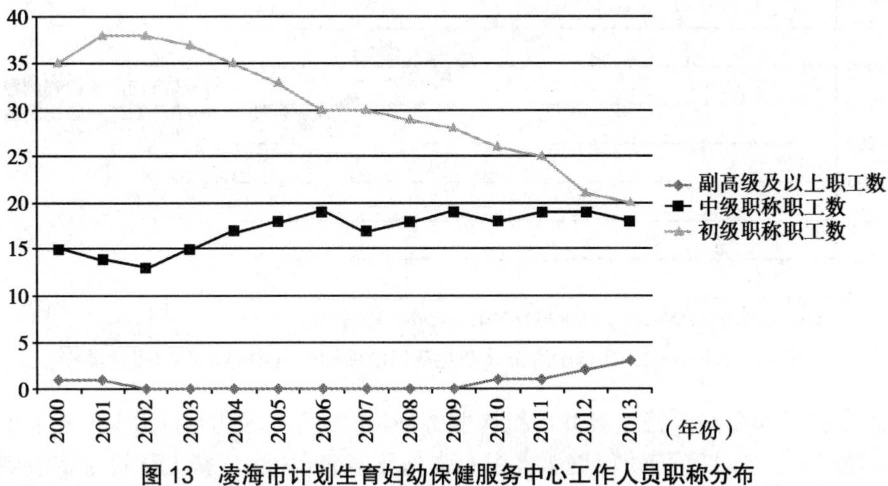

图 13 凌海市计划生育妇幼保健服务中心工作人员职称分布

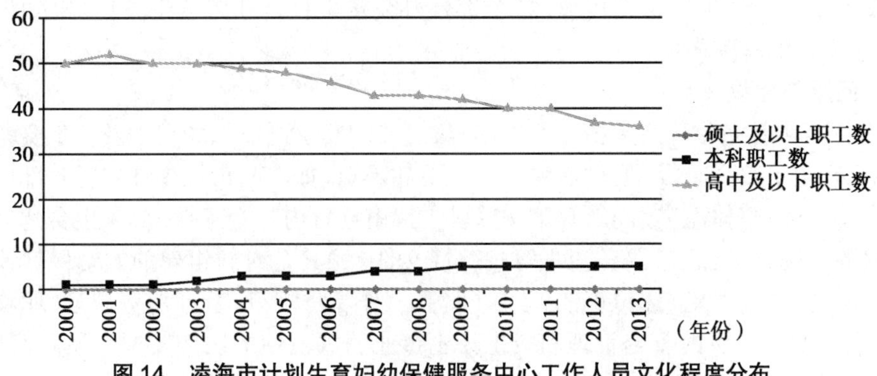

图 14 凌海市计划生育妇幼保健服务中心工作人员文化程度分布

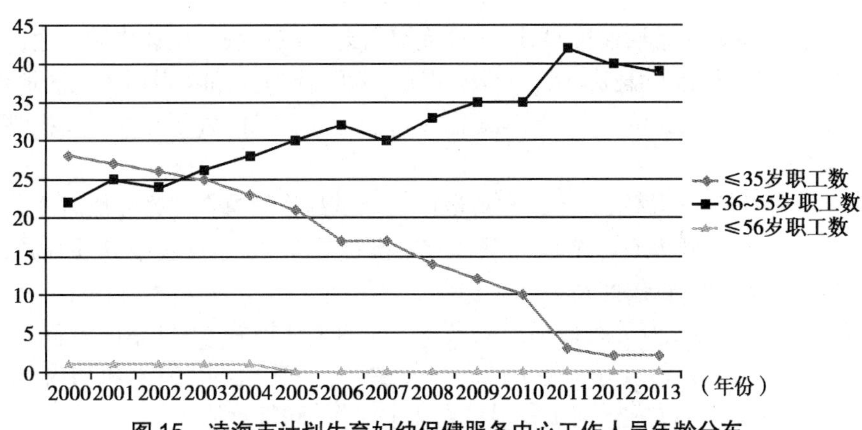

图 15 凌海市计划生育妇幼保健服务中心工作人员年龄分布

（3）业务量变化：图 16 显示，2002 年整合后孕产妇产前检查例数、孕产妇产后访视例数、孕产妇建卡率于短期内快速增加，与整合后业务力量加强有关。但 2005 年后出现降低趋势，原因有待进一步研究分析。

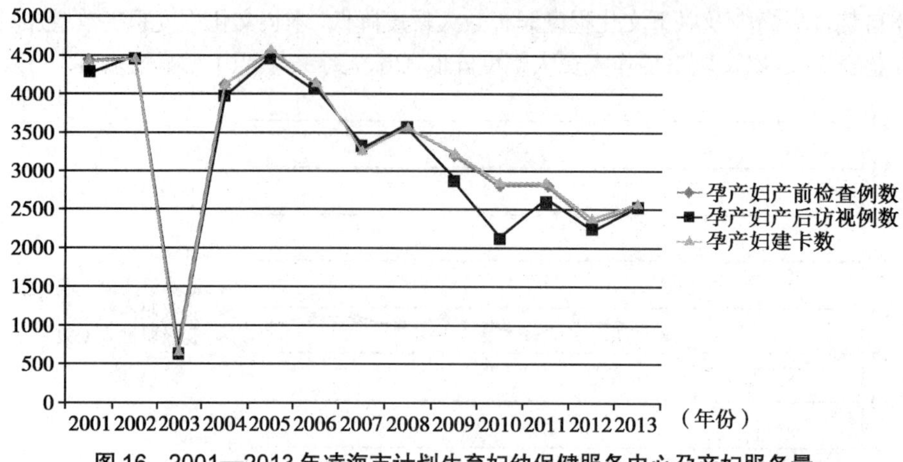

图 16　2001—2013 年凌海市计划生育妇幼保健服务中心孕产妇服务量

7. 患者就医环境的改善　合并后机构服务环境、服务形象得以优化，改善了患者就医环境。如凌海市计划生育妇幼保健服务中心强化环境建设，在一楼大厅设置宽敞明亮的休息大厅、药具展放厅，摆放了不少于 20 种的计生知识手册，方便群众读取。一楼、二楼服务区的墙壁上张挂了计生知识宣传板，整个综合办公楼集宣传和服务于一体，寓知识于环境中，营造了良好的就医环境。

三、问题与建议

1. 有待落实及完善政策措施　首先，省级虽已印发了国家妇幼卫生及计生资源整合的通知，也已确定了整合时限，但目前整合工作不甚乐观，如沈阳市卫生计生行政部门未开展整合工作。其次，整体而言，尚缺政策文件以支持引导省内整合工作，尚未出台建立各项卫生计生服务机构建设标准、服务流程等规范性文件，尤其是对新组建的妇幼保健计划生育服务机构编制、内设科室、床位编制、设施配备、工作流程规范、行业服务规范、职称晋级等标准，不利于卫生计生的整合管理和卫生计生事业的规范性依法性发展。最后，部分地区未指定整合方案却已开展整合工作，如凌海市于 2002 年整合开展至今未正式出台相关措施方案。

建议：强化卫生计生顶层制度设计，全面完善机制。应加快卫生计生制度建设，各级卫生计生委员会 / 局应积极与编制、人力资源、财政等部门协调沟通，根据本地区地理人文环境特点，结合卫生计生资源情况，合理制定区域妇幼计生资源配置规划和工作机制，尽快统一步伐，协调发展。

2. 有待建立明确的奖惩措施　辽宁省虽已明确了具体的整合工作完成时限，但未规定具体的奖惩措施，国家级及辽宁省省级整合方案出台至今，辽宁省着手开展资源整合工作的省市及机构屈指可数，积极性不足。

建议首先各省市县政府等行政部门应颁布具体的奖惩措施，促使辖区内整合工作的有序开展，并且保证强有力地执行奖惩措施。其次各卫生计生机构应针对机构内科室及工作人员制定强而有力的奖惩措施，同步开展卫生计生工作，同等对待。

3. 有待加强信息化建设　辽宁省虽大力鼓励省内信息化建设，但信息化建设实际情况亟待改善。委预算管理医院信息化能力项目建设进展情况报告指出项目启动后，各医院根据各自现有基础和实际需要，结合信息化建设标准要求，省妇幼保健院正在招标采购信息化建设软硬件设施。妇幼保健信息化建设情况亟待提高。

建议，首先充分发挥卫生计生各自优势，完善信息化建设。计生部门在全国范围内建立的服务网已较为健全成熟，可以起到服务网底的作用，应充分发挥该优势作用，及时将服务网络引进卫生体系，尽快构建覆盖全区域的卫生计划生育技术服务网络，提升卫生服务能力。其次建立奖励约束机制，加快信息化建设。居民健康卡是信息惠民工程，各地卫生计生行政部门要加大推进明确责任，将居民健康卡发卡等纳入医院院长考核、排名、等级医院评审、项目安排之中，对成绩突出者予以相关奖励，对进展不利的要建立约谈通报机制。

我国甲型 H1N1 流感联防联控措施阶段性成本-效益分析报告

国家卫生计生委卫生发展研究中心

2009 年 8 月 20 日

一、前言

20 世纪人类共发生了 3 次流感大流行，时间分别在 1918 年，1957 年和 1968 年。根据这三次大流行首次发生的地点，分别将它们命名为：西班牙流感、亚洲流感以及香港流感。这三次流感大流行分别由甲型 H1N1、H2N2 和 H3N2 亚型流感病毒引起[1]，给人类带来了巨大的灾难。其中 1918—1919 年的甲型 H1N1 西班牙流感，其毒株与本次流感病毒一致，曾波及全球近半人口，发病率达 20%～40%，致 2000 万～5000 万人死亡，病死率达 2.5%～5%[2]，主要袭击青壮年。1957—1958 年的甲型 H2N2 亚洲流感，据全球不完全统计资料表明，共造成 100 万人至 400 万人死亡[3]，死亡病例多为儿童和老年人。1968—1969 年的甲型 H3N2 香港流感的流行导致了 100 万多人死亡[4]。

自 2009 年 3 月 17 日墨西哥发现第一例甲型 H1N1 流感病例至今，各大洲先后均发现甲型流感确诊病例，新一期的流感疫情正在全球迅速蔓延。与此同时，自 5 月 12 日我国确诊首例甲型流感病例至 2009 年 7 月 29 日 15 时，我国内地累计报告 2003 例甲型 H1N1 流感确诊病例，目前尚无死亡病例。

2005 年世界卫生组织引入六级预警系统，2009 年 6 月 11 日，针对甲型 H1N1 流感世卫组织将警告级别提升至六级，这是该系统首次将预警级别提升至最高级，这就意味着甲型流感极有可能在全球内大暴发。如果这种全球范围内的蔓延和暴发态势得不到有效控制，无疑将对全球经济危机局势带来进一步的打击。美国外交关系学会研究员罗杰•库巴里奇预言，甲型 H1N1 流感对全球造成的经济损失可能大于 2003 年暴发的 SARS。亚洲发展银行和国际货币基金组织（IMF）对 SARS 暴发造成的经济损失估计在 180 亿美元到 600 亿美元之间（占该地区 GDP 的 0.6%～2%）。布鲁金斯学会经济学家、长期研究流行病对宏观经济影响的沃里克•麦金宾做出了更细致的预测，他认为，这次甲型 H1N1 流感如不幸“大流行”，最乐观的情景是降低世界产出 3300 亿美元，“拖累”全球经济增长 1 个百分点。而在“最严重”的情景中，全球市场将完全关闭，国际贸易显著收缩，发达国家需求“崩溃”，发展中国家市场全部变成“垃圾”资产。世界银行早前估计，在流感大流行的年份，全球国内生产总值可能下降 0.7%～4.8%。

一份题为《甲型 H1N1 流感疫情对中国经济影响的分析和预测》[8] 的报告，从经济学角度分析了如果甲型 H1N1 流感暴发，短期和长期内可能会对经济产生的影响，并梳理出甲型 H1N1 流感可能影响中国经济的三种传导机制。在最乐观的情况下，中国仅发生零星疫情，这时流感主要是通过进出口贸易对中国经济产生影响，将导致中国当年 GDP 相对于没有甲型 H1N1 流感而言降低 0.07 个百分点；在流感暴发的温和情况下，即甲型 H1N1 流感在中国的一定范围内传播，但得到较好控制，计算表明这种情况下对经济的影响将渗透到国内需求层面，甲型 H1N1 流感大概造成当年 GDP 降低 1.2 个百分点；在严重情况下，即甲型 H1N1 流感在中国和世界大面积传播，大概造成中国当年 GDP 降低 4.75 个百分点。报告指出，只要中国将甲型流感疫情控制在零星感染程度，那么此次流感对于中国经济的影响就能控制在最低范围内。

20 世纪 3 次流感大流行对人类健康和经济造成的损失，以及在全球经济衰退背景下此次流感流行对经济的潜在威胁，使得国际社会和各国政府在 H1N1 流感暴发伊始便给予了密切的关注。在中国，党和国家领导人对疫情的发展高度重视。国务院总理温家宝于 4 月 28 日主持召开国务院常务会议，研究部署我国加强人感染猪流感预防控制工作。会议建立了卫生部、质检总局、农业部及其他有关部门参加的应对人感染猪流感联防联控机制。国家卫生计生委（原中华人民共和国卫生部）从四月下旬开始针对国务院常务会议指导精神，先后制订了《人感染猪流感预防控制技术指南（2009 版试行）》，《甲型 H1N1 流感诊疗方案（2009 年试行版第一版）》，《甲型 H1N1 流感确诊病例出院标准（试行）》，《甲型 H1N1 流感密切接触者中相关人员预防性用药指南（2009 年试行版）》，并将甲型 H1N1 流感纳入《中华人民共和国传染病防治法》和《中华人民共和国国境卫生检疫法》中[5]。在各项方针政策的指导下，从中央到地方投入相应的人力，物力和财力对甲型流感进行了科学、有效、严密的联防联控和统一标准化治疗。

国家卫生计生委卫生发展研究中心（原卫生部卫生经济研究所）于 6 月初接受国家卫生计生委的委托对前一阶段内地甲型流感病例实际治疗费用、甲型 H1N1 流感联防联控措施发生费用及由此所避免的经济损失进行了实地调研。在此基础上做出全国范围内的甲型流感联防联控措施的成本 - 效益分析。

二、分析理论框架

本研究是从全社会的角度来考察此次甲型 H1N1 流感联防联控措施的成本收益，即成本 - 效益分析（cost-benefit analysis）。该分析是比较项目的资源消耗与项目可能节省的资源。资源消耗就构成了该项目的成本，可节省的资源构成了该项目的效益。

项目资源消耗包括卫生部门和其他联防联控部门的资金投入、物质等有形资源消耗、病人和家庭及密切接触者人力成本。

所节省的资源包括节省的医疗资源、避免的误工、死亡和医院经济损失。这些避免的资源消耗和经济损失就是收益。本研究对收益的估算采用虚拟状态思维模式（counterfactual），即估算不采取任何防控措施情况下可能发生的资源消耗和经济损失。这种虚拟假设情景即是：如果我国不采取任何防控措施，那么甲型流感将在全球蔓延的趋势下在我国自然散发甚至暴发，并有可能出现死亡病例，这将会导致大量的治疗费用和相关费用发生，流感病人的就诊也将影响其他病人前来就诊，从而导致医院收入下降。同时，因病和治病导致了误工，甚至一些劳动力将会丧失，这不仅给个人和家庭带来经济损失，同时带来社会劳动力的减少，以及国内生产总值的下降。事实上，在我国采取联防联控措施后，这些虚拟的资源消耗和经济损失都得到了有效避免，因此节省了资源，避免了损失发生。这些就构成了本项目的收益（图 1）。

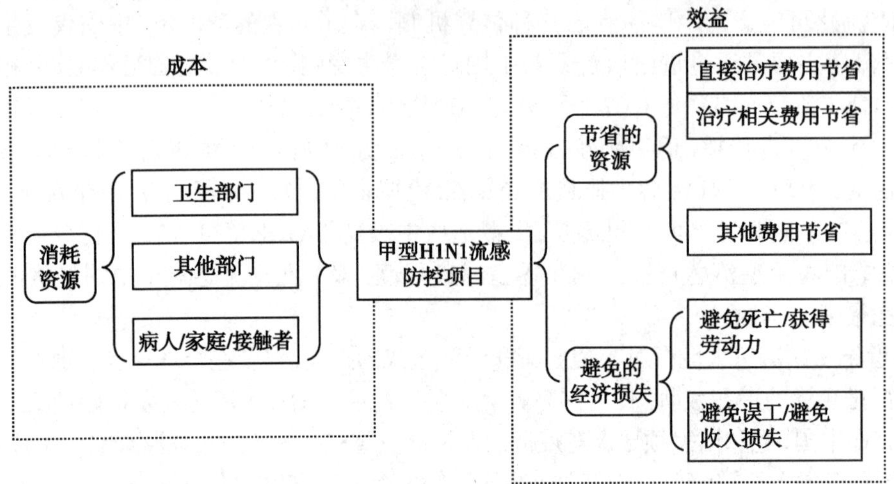

图1　成本-收益图

三、资料与方法

1. 调查的时间范围　此次甲型H1N1流感数据收集的时间范围是4月25日至6月10日，成本和效益测算的时间范围均在该时间段内。其中4月25日是国家联防联控措施开始的日期，6月10日是本课题调研结束日期。共计45天。

2. 调查样本的确定　本课题采取典型抽样方法。即根据甲型流感疫情情况、交通枢纽状况和口岸特征抽取具有平均水平的、典型的城市作为样本。

确定样本的三个原则：一是样本城市具有确诊病例，二是样本城市含有口岸，三是样本城市覆盖全国东中西部地区。依据以上原则选取广州、深圳、上海、北京、济南、青岛、成都和乌鲁木齐8个城市为调研的样本地区。

其中，成都是内地首例甲型流感确诊病例发生地；上海、北京、广州是调研时期内主要疫情地区而且是世界上最繁忙的航空港之一，同时上海又是国内外重要的水运，铁路和公路枢纽；深圳不仅是香港（主要疫情区）的门户同时也是国内水运，铁路和公路枢纽；济南是一般疫区，它和青岛也是内地主要的口岸城市；乌鲁木齐是内地重要的西部口岸城市之一。

3. 调查对象与工具　调查对象包括三方面：一是卫生相关部门的调查，包括当地卫生局、急救中心、疾病预防控制中心、病人定点医院、集中医学观察驻地，设发热门诊的综合医院；二是卫生领域以外的其他部门的访谈，包括发改委、财政局、药监局、教育局、公安局、出入境检疫局、铁路局、交通运输管理局、民航局、市委宣传部、旅游局、中医局；三是针对直接受影响的个体，包括病人、家庭、密切接触者进行了电话访谈。

调研组在前期对国家卫生计生委，国家疾病预防和控制中心（CDC），国家质检总局等部门进行了预调查。在此预调查基础上，完善调查问卷和访谈提纲（见附件1和2）。

4. 资料来源

（1）费用资料：联防联控措施的人均检疫、筛查、隔离、流调、检验和治疗费用均以样本城市现场调研有效数据的平均值作为基础参考值（见表3）。截止6月10日内地甲型流感确诊病例数来源于国家CDC统计数据。确诊病人的诊疗周期来源于卫生部资料。内地城市地区医院数和农村地区县医院数来源于《2008年中国卫生统计年鉴》。隔离观察人群数目均来自于卫生部资料。口岸出入境人群数根据地方检验检疫局每天入境人数推算。全国城镇人口数和农村地区人口数来源于《2008 年中国统计年鉴》。每日飞机班次，国际列车每日入境次数，每日入境船舶分别来源于民航局，铁路局和海事部门数据。国内公共场所检疫费用，来源于样本城市现场调研数据。

（2）效益资料：直接效益测算的人均治疗费用节省同成本资料中确诊病人人均费用数据。间接效益测算的确诊病人和死亡病人日均工资收入来源于《2008 年中国统计年鉴》；定点医院和发热门诊的保安保洁人员配备比例和补助标准以样本城市现场调研有效数据的平均值作为基础参考值。定点医院和发热门诊的经济损失数据以样本城市现场访谈信息作为参考值。美国人口数来源于《国际统计年鉴》。

5. 测算方法

（1）测算依据：成本 - 效益分析是用货币值计算成本和效益。该分析的费用测算按照卫生服务功能分类，收集、整理样本地区各项防控措施费用数据，以现场调研的各项指标有效数据的平均值作为基础参考值估算内地甲型流感防治过程中所实际发生的各项费用。

本次甲型流感防治措施效益的测算参照美国同期防控情况和发病率情况。经专家咨询，美国面对此次甲型 H1N1 流感采取了很宽松的边境检疫政策。对于疫情高发区墨西哥，美国允许公民自由来往墨西哥。美国 CDC 对于墨西哥依然保持自由来往做了一次民意调查，结果显示美国民众不希望在口岸因检疫而减少和墨西哥的来往。另一方面，美国民众对国家的医疗体制很自信。国家对于民众与患者的接触采取较为宽松的政策。本文以美国甲型 H1N1 流感的发病率为基础，结合甲型 H1N1 流感的致病性和传播性以及在其他国家暴发情况，构建出中国在自然状态下疾病的发病模型，所谓自然状态指中国在不采取防控措施的情况下，内地甲型 H1N1 流感的发病状态。发病模型涵盖了散发和暴发两种情形。散发以美国甲型 H1N1 流感的发病率作为参照。暴发以发病乘数作为计算依据，发病乘数引自于《The New England Journal of Medicine》[9]。模型中间接效益部分的误工和死亡等生命价值用人力资本方法估计个人未来收入的现值。期望寿命减少年引自于《Emerging Infectious Disease》[10] 中的相关信息。

（2）测算假设：为测算甲型流感联防联控措施的成本和收益，一些测算参数假设如下：

甲流感在没有任何防控措施下散发发病率为 0.4/ 万。

甲流感的发病乘数为 1.8。

平均期望寿命减少年平均为 12 年。

全国城市地区每个发热门诊每天筛查人数为样本点的 40%；农村地区县医院为样本点的 10%。

县医院次均直接筛查费用为城市医院的 60%。

全国 10% 的城市居民和 4% 的农村居民可以获得甲流感宣传材料。

（3）成本测算方法

1）成本指标解释：本次甲型 H1N1 流感防治措施成本测算按功能法进行。实际发生费用涵盖内地城市和农村共九个方面，具体测算指标见表 1：

其中：直接治疗费用包括对病人的治疗与会诊费用；治疗相关费用包括医护人员防护与补助；其他费用包括病人食宿费用、医院消毒费用等。直接筛查费用主要为化验和检查项目费用；筛查其他费用包括发热门诊的消毒和防护等。隔离人群的观察隔离费用包括宾馆住宿费、饮食费、通讯费、消毒防护费、体检费、驻地人员补助等。口岸出入境人群检疫费用包括健康申报卡、工作人员防护与消毒、人员补贴等费用。

表1　费用测算指标

成本测算的维度	具体指标
确诊病人	直接治疗费用
	治疗相关费用
	其他费用
发热筛查人群	直接筛查费用
	筛查其他费用
隔离观察人群	居家隔离人群
	宾馆驻地隔离人群
	医院驻地发热观察人群
口岸出入境人群检疫	口岸出入境人群检疫费用
密切接触者追踪	密切接触者追踪费用
重点人群转运	重点人群转运费用
样本采集与检测	标本采集费用
	实验室检测费用
	标本上送费用
流行病学调查	流行病学调查费用
其他	宣传教育费用
	出入境货物与交通工具检验检疫费用
	国内公共场所检疫费用

2）费用计算方法：确诊病人的费用＝直接治疗费用＋治疗相关费用＋其他费用。其中：每项费用＝平均每病人费用×内地确诊病例数。平均每病人费用为诊疗周期内每病人的实际花费。该实际花费是以样本城市现场调研有效数据的平均值作为基础参考值。

发热筛查人群费用＝直接筛查费用＋筛查其他费用。截止调查日，全国县级以上医院均设置了发热门诊。直接筛查费用＝平均每个发热被筛查人员费用×持续天数×（内地城市医院数×0.4×样本医院每天筛查的人数＋内地县医院数×0.1×县医院每天筛查人数×0.6），筛查其他费用＝平均每天每个发热门诊费用×持续天数×（内地城市医院数×0.4+内地县医院数×0.1）。其中：样本点医院每天筛查人数约为10人，县医院每天筛查人数预测为5人，平均每个发热被筛查人员费用和平均每天每个发热门诊费用是以样本城市现场调研有效数据的平均值作为基础参考值。

隔离观察人群费用＝居家隔离人群费用＋宾馆驻地隔离人群费用＋医院驻地发热观察人群费用。其中居家隔离人群费用＝平均每被观察隔离人员费用×内地居家隔离例数；宾馆驻地集中医学观察人群费用＝平均每被观察人员费用×内地宾馆集中医学观察人数；医院驻地发热观察人群费用＝平均每被观察隔离人员费用×内地医院驻地隔离例数。平均每被观察隔离人员费用是以样本城市现场调研有效数据的平均值作为基础参考值。

口岸出入境人群检疫费用＝平均检疫每个入境人员所需费用×内地每天入境人数×持续天数。平均检疫每个入境人员所需费用来自样本城市现场调研有效数据的平均值。

密切接触者追踪费用＝平均追踪每个密切接触者费用×内地密切接触者追踪例数。其中内地密接者追踪例数＝内地居家隔离人群例数＋内地宾馆驻地隔离人群例数。平均追踪每个密切接触者费用是以样本城市现场调研有效数据的平均值作为基础参考值。

重点人群转运费用=平均转运每个人所需费用×内地转运例数。其中内地转运例数=内地隔离观察人群总人数。均转运每个人所需费用是以样本城市现场调研有效数据的平均值作为基础参考值。

样本采集与检测费用=标本采集费用+实验室检测费用+标本上送费用。其中样本采集费用=平均采集每例样本费用×内地样本检验次数；实验室检测费用=平均检测每例样本费用×内地样本检验次数；标本上送费用=平均上送每例样本费用×内地确诊病例数。平均每例样本费用是以样本城市现场调研有效数据的平均值作为基础参考值。内地样本检验次数按确诊病人与检测次数之间的比例关系进行推算。

流行病学调查费用=平均每个确诊病人分摊的流调费用×内地确诊病例数。

其他费用=宣传教育费用+出入境货物与交通工具检验检疫费用+国内公共场所检疫费用。其中宣传费用目前主要计算大众宣传教育费用。根据现场调查，样本城市覆盖人口占总人口比重均在20%以下，假定全国10%的城市居民，4%的农村居民可以获得宣传材料。所以宣传费用=平均每份宣传资料费用×(全国城镇人口数×0.1+全国农村人口数×0.04)；出入境货物与交通工具检验检疫费用=货物检疫费用+交通工具检疫费用。其中货物与交通工具检疫费用=平均每交通工具或货物检疫费用×每天入境班次数×持续天数。国内公共场所检疫费用以从八个城市现场调研数据平均值为基础参考值。

(4) 效益测算方法

1) 效益指标说明：由于确诊病例主要发生在中国城镇地区，所以本次甲型流感防控措施效益测算只涵盖中国城镇人口。测算分两方面，具体指标见表2。

表2 效益测算指标

效益测算维度	收益一级指标	收益二级指标
直接效益	直接医疗费用节省	治疗直接费用节省
		治疗相关费用节省
		治疗其他费用节省
间接收益	间接医疗费用节省	定点医院收入损失的避免
		新增保安保洁人员补助费节省
	避免的经济损失	误工费用节省
		通讯费节省
		疾病死亡经济负担避免

直接效益指中国内地因采取防治措施所避免的直接经济损失，即节省的直接医疗费用，包括治疗直接费用节省、治疗相关费用节省和治疗其他费用节省；间接效益指中国内地因采取防治措施所避免的间接医疗费用和间接经济损失，包括定点医院收入损失的避免、新增保安保洁人员补助费节省、病人误工费和通讯费用节省、疾病死亡经济负担避免。

2) 效益指标的计算方法：直接效益=病人的治疗直接费用节省+治疗相关费用节省+其他费用节省。其中病人的直接治疗费用=平均每病人费用×(自然状态下发病例数－实际确诊病例数)×(1+发病乘数)。治疗相关费用和其他费用计算公式与其相同。平均每病人费用是以样本城市现场调研有效数据的平均值作为基础参考值。从2009年4月25日至6月10日，自然状态下中国内地疫情模型为：甲型H1N1流感确诊病例数=中国城镇人口数

× 美国甲型 H1N1 流感同期发病率 ×（1+1.8），其中：发病乘数为 1.8，美国甲型 H1N1 流感发病率 = 同期美国流感确诊人数 / 美国人口数。

间接效益 = 综合医院收入损失的避免 + 定点医院收入损失的避免 + 新增保安保洁人员补助费节省 + 病人误工费和通讯费用节省 + 疾病死亡经济负担避免。

综合医院门诊收入损失 = 综合医院平均每日门诊收入 × 市级医院占全国医院数的比例 × 0.4（调整参数）×0.2（收入下降比例）×45 天 + 综合医院平均每日门诊收入 × 县级医院占全国医院数的比例 ×0.1（调整参数）×0.2（收入下降比例）×45 天

定点医院住院收入损失 = 定点医院平均每日住院收入 × 定点医院占全国医院数的比例 × 0.4（调整参数）×2/3（收入下降比例）×45 天

新增保安保洁人员补助 = 日均保安保洁人员补助 × 新增保安保洁人员数 × 定点医院数量 ×0.4×45 天 + 日均保安保洁人员补助 × 新增保安保洁人员数 × 市级医院数 ×0.4×45 天 + 日均保安保洁人员补助 × 新增保安保洁人员数 × 县级级医院数 ×0.1×45 天。

确诊病人误工费用 = 确诊病人日均工资收入 × 诊疗周期 ×（自然状态下确诊病例数 − 实际确诊病例数）×（1+1.8）。因甲型流感死亡的病例其误工费也计算在内。

通讯费用 = 确诊病人日均通讯费 × 诊疗周期 ×（自然状态下确诊病例数 − 实际确诊病例数）×（1+1.8）。其中日均通讯费用是以样本城市现场调研有效数据的平均值作为基础参考值。

疾病死亡经济负担 = 死亡病人年均工资收入 × 平均寿命减少年数 × 确诊病人数 × 病死率（0.8%）。其中寿命减少年为 12 年。

四、结果

1. 甲型流感防治效果　截至 2009 年 6 月 10 日格林威治时间 6 时，WHO 共接到 74 个国家累计报告甲型 H1N1 流感确诊病例 27 713，死亡 141 人[6]。

截至北京时间 6 月 10 日中国累计报告甲型 H1N1 流感确诊病例 192 例，其中内地 12 个省（直辖市）报告 111 例（58 例已治愈出院，53 例在医院接受治疗），中国香港 49 例，中国台湾 32 例[7]。

2. 甲型流感防治费用

（1）甲型流感防治措施人均费用测算结果：防治措施的人均费用以八个样本城市现场调研有效数据的平均值作为基础参考值，测算后的结果见表 3。

表 3　甲型流感防治措施人均费用

防治措施类别	人均费用类别	人均费用（元）
确诊病人		
直接治疗费用	平均每病人	6191.9
治疗相关费用	平均每病人	22 565.6
其他费用	平均每病人	3349.7
发热筛查人群		
直接筛查费用	平均每个发热被筛查人员	102.5
筛查其他费用	平均每天每个发热门诊	152.2

续表

防治措施类别	人均费用类别	人均费用（元）
隔离观察人群		
居家隔离人群	平均被观察隔离人员	447.8
宾馆驻地隔离人群	平均被观察隔离人员	5888.7
医院驻地发热观察人群	平均被观察隔离人员	3368.0
口岸出入境人群检疫	平均每个被检疫人数	5.0
密切接触者追踪	平均每个被追踪人员	223.4
重点人群转运	平均转运人员	518.0
样本采集与检测		
标本采集	平均每例样本	106.6
实验室检测	平均每例样本	1521.1
标本上送	平均每例上送样本	2000.0
流行病学调查	平均确诊每个患者	6.16
其他费用		
宣传教育	每份宣传资料	1
出入境货物与交通工具检验检疫		
货物	平均每交通工具	100
交通工具	平均每交通工具（飞机/轮船/火车）	440/1040/500

（2）确诊病人费用构成：确诊病人的费用主要集中在治疗服务上，占总体费用的70.3%，病人的直接治疗费用相对较低，占19.3%，详见表4。

表4　确诊病人治疗费用构成

费用类别	总费用（万元）	构成比（%）
直接治疗费用	68.7	19.3
治疗相关费用	250.5	70.3
其他费用	37.2	10.4
合计	356.4	100.0

（3）发热病人筛查费用构成：发热病人筛查费用包括病人的直接筛查费用和筛查其他费用，其中直接筛查费用占总体比例较高，达86.3%，详见表5。

表5　发热病人筛查费用构成

费用类别	总费用（万元）	构成比（%）
直接筛查费用	25 817.1	86.3
筛查其他费用	4107.0	13.7
合计	29 924.1	100.0

（4）隔离观察人群费用构成：在隔离观察费用构成中，居家隔离人群花费较低，仅占总体的0.8%，详见表6。

表6　隔离观察人群费用构成

费用类别	总费用(万元)	构成比(%)
居家隔离	14.2	0.8
宾馆驻地隔离	993.4	55.6
医院发热观察	778.0	43.6
合计	1785.7	100.0

(5)样本采集与检测费用构成:在这部分,相对于样本采集和标本上送费用,花费主要集中在实验室检测上,占总体费用的91.8%,详见表7。

表7　样本采集与检测费用构成

费用类别	总费用(万元)	构成比(%)
标本采集	81.7	6.4
实验室检测	1165.0	91.8
标本上送	22.2	1.8
合计	1268.9	100.0

(6)其他费用构成:在其他费用构成中,全国用在宣传教育上的花费远高于出入境货物与交通工具检验检疫费用和国内公共场所检疫费用,达88.3%,详见表8。

表8　其他费用构成

费用类别	总费用(万元)	构成比(%)
宣传教育费用	8847.9	88.3
出入境货物等检疫	1012.9	10.1
国内公共场所检疫	160.3	1.6
合计	10021.1	100.0

(7)全国防治措施费用支出构成:在九项防治费用中,确诊病人费用为356.4万元,发热筛查人群费用29924.1万元,隔离观察人群费用1785.7万元,口岸出入境人群检疫费用10398.9万元,密切接触者追踪费用44.8万元,重点人群转运费用223.5万元,样本采集与检测费用1268.9万元,流行病学调查费用679.5万元,其他费用10021.1万元,总计花费54702.8万元。花费居前三位的是发热筛查人群费用,占总体的54.7%,口岸出入境人群检疫费用占总体的19.0%,其他费用占总体的18.3%,如图2所示。

3. 甲型H1N1流感防治效益

(1)虚拟状态下甲型流感预测结果:截止到北京时间2009年6月10日14时,美国甲型流感确诊病例累积13217例[7],美国人口数为302841000人,美国甲型H1N1流感发病率=13217/302841000×10000/万=0.4/万,即万分之零点四。中国城镇人口数为593790000人,若传播乘数为1.8,那么中国在自然状态下同期甲型H1N1流感确诊病例数=593790000×0.4/万×(1+1.8)=6.64万人。

(2)直接效益测算结果:甲型H1N1流感直接效益为213175.75万元,其中因防治措施所节省的治疗相关费用占总体比例最高,达70.3%。意味着将节省了大量的医护人员防护与补助费用。详见表9。

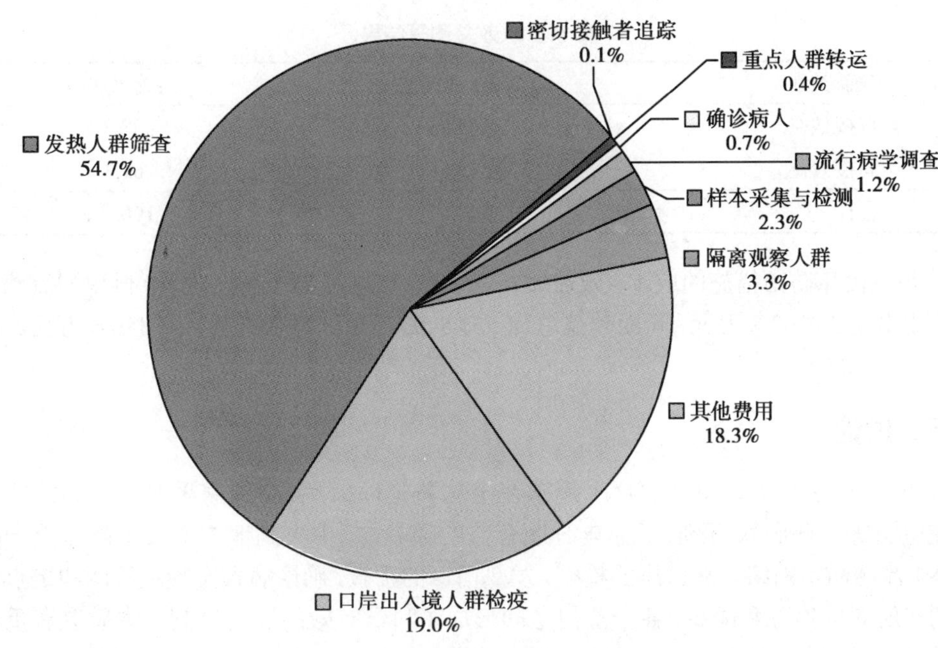

图2 全国防治措施费用支出构成图

表9 直接效益测算结果

直接效益类别	直接效益(万元)	构成比(%)
直接治疗费用节省	41 111.12	19.3
治疗相关费用节省	149 824.30	70.3
其他费用节省	22 240.33	10.4
合计	213 175.75	100

(3)间接效益测算结果:甲型H1N1流感间接效益为338 373.65万元,其中因防治措施所避免的发热门诊医院的业务收入损失占总体比例最高,达86.9%,避免劳动力损失占7.2%,而误工费占4.7%. 详见表10。

表10 间接效益测算结果

间接效益类别	间接效益(万元)	构成比(%)
医院收入损失避免	294 081.30	86.9
保洁保安补助节省	24 488.58	7.2
死亡经济负担避免	15 820.07	4.7
误工费用避免	3611.89	1.1
通讯费用避免	371.81	0.1
合计	338 373.65	100

(4)总效益测算结果:甲型H1N1流感直接效益为551 549.41万元,其中直接效益占总效益的38.7%,间接效益占到61.3%。数据显示这次防控措施带来了更大的间接费用节省。详见表11。

表11　从效益测算结果

效益类别	效益值(万元)	构成比(%)
直接效益	213 175.75	38.7
间接效益	338 373.65	61.3
合计	551 549.41	100

4. 甲型流感防治措施的成本-效益比　从2009年4月25日至6月10日甲型流感防治措施的成本是54 702.8万元，同期效益总计551 549.4万元，净效益为496 846.6万元。成本效益比为1∶10.08。

五、讨论

自2009年3月中旬甲型H1N1流感在全球蔓延以来，各个国家采取了不同的防治策略。在中国等一些国家，汲取了非典时期有益的经验，从中央到地方形成了高效统一的甲型H1N1流感防治网络。从口岸的检疫，发热门诊的筛查，确诊病人实验室检测和定点治疗到密切接触者的追踪和隔离，各个部门之间形成了科学有效的联动机制。本研究着重从甲型流感联防联控措施阶段性的成本和效益角度测算了2009年4月25日至6月10日中国内地防治甲型流感的投入和取得的效益。截至2009年6月10日格林尼治时间6时，世界卫生组织共接到74个国家累计报告甲型H1N1流感确诊病例27 713，死亡141人。其中中国内地12个省(直辖市)累计报告甲型H1N1流感确诊病例111例。这次甲型流感联防联控措施阶段性总费用为54 702.8万元，同期总效益为551 549.4万元，净效益为496 846.6万元。成本效益比为1∶10.08。这些数字充分地显示中国现阶段所采取的甲型流感联防联控策略是有效的，而且是具有成本效益的，即为防控甲型流感投入1元钱，可以带来10.08元经济上的收益。这些收益包括了医疗卫生资源节省的3.89元和避免掉的相关经济损失6.19元。

该研究是在中国内地甲型流感联防联控措施实行近一个多月时间进行的，也正是社会各界和国际社会对我国所采取的甲型流感联防联控措施有疑惑和争议的情况下完成的。这项研究结果为中央和地方甲型流感联防联控领导小组提供了非常及时、科学、有效的证据，证明了我国内地在现阶段应对甲型流感疫情所采取的相应防控措施是具有成本效益的。研究的总费用和总效益数值为联防联控领导小组制定下一步防控工作计划和策略提供了重要的经济学参考信息。即甲型流感在内地蔓延的第45天时，我国投入了近5.6亿元用于甲型流感的联防联控，有效地堵住排查了输入病例，及时地筛查发热病人、隔离密接者和治疗确诊病人。这些联动机制有效地控制了疫情的迅速蔓延，避免了6.64万人患病，从而避免了55.2亿元医疗资源的消耗和相关的经济损失。这些经济学信息显示：对可预防的传染病采取相应的预防和控制措施是具有成本效益的。

该研究是国内首次新发传染病和重大公共卫生事件干预措施的成本效益分析。这项研究在方法学和数据信息建立填补了国内该领域空白。2003年波及全球的SARS事件，为中国和世界人们对新发传染病的认识敲响了警钟。中国在SARS期间积累了许多关于传染病预防、治疗及干预措施方面的宝贵经验。但由于当时疾病突然爆发，大量病人涌现，人们更多地关注疾病的防控、治疗及重症抢救，较少地考虑当时防控措施的成本和收益问题。即使在疫情后期，人们想要分析成本收益时，又由于疫情当时没有系统地记录这方面的信息和收集所发生的费用数据，导致人们对那场疾病的认识停留在病毒学、传染病学和流行病学层面；对那场疾病防控措施的经济学评价留下遗憾。然而自然界又一次向人类社会发出了挑战，甲型H1N1流感以其全球蔓延态势威胁着人类健康和生命。中国从4月25日开始实施甲型流感全国联防联控措施，于5月12日首次在成都发现确诊病例。于6月3日组建甲型流感联防联控措施成本收益测算调研组，奔赴广东、四川、上海、北京、山东和新疆等口岸城市进行实地考察和调研。目的是收集当前甲型流感联防联控措施的花费和所带来的效益，为下一步防控决策提供参考；同时建立甲型流感防控措施的经济信息数据库，为今后突发重大公共卫生事件的成本收益测算奠定基础。

本次研究采用了虚拟状态思维模式（counterfactual thinking）即估算不采取任何防控措施情况下可能发生的资源消耗和经济损失。这种虚拟假设情景即是：如果我国不采取任何防控措施，那么甲型流感将在全球蔓延的趋势下在我国自然散发甚至暴发，并可能产生死亡病例。这将会导致大量的治疗费用和相关费用发生。这种研究设计是依据成本效益分析原理，比较项目的资源消耗与项目可能节省的资源。由于当时美国没有对甲型流感采取防控措施，所以本研究以美国当时的散发发病水平为基础，结合代表甲流病毒传播强度的发病乘数来预测我国虚拟状态下的发病人数。这种设计思想是对新发传染病和突发重大公共卫生事件防控措施成本收益分析方法学上的大胆尝试和有意探索，填补了国内在该领域研究中的一项空白。

本研究在费用数据收集和测算上也遇到了挑战。课题组在6月3～10日期间进行现场数据收集，但一些城市由于忙于应对甲型流感的防控和治疗疏忽当时所发生费用的统计。如：宾馆的隔离观察费用，定点医院实际发生的防护消毒设施费用，储备的防护和消毒设施用品费用等，导致现场统计和工作时间拖延。另外，由于样本城市居民消费水平差异较大，在宾馆隔离观察上样本城市间存在等级之差。在测算全国的隔离观察费用时，由于所掌握的城市隔离观察水平的信息限制，没有考虑加权平均是以样本城市现场调研有效数据的算术平均值作为基础参考值。因此在这方面的费用测算上存有一定的缺陷。

本研究在间接收益测算上也存在一定缺欠。如疾病的死亡负担测算是引用了1918年西班牙甲型流感大流行的疾病的死亡负担数据。这个数据是目前关于甲型流感大流行死亡负担的唯一发表的数据。值得注意的是1918年的科学技术水平和生活水平远远低于现在。这个死亡负担参数的引入会导致对这次甲型流感大流行死亡负担的过高估计。另外对医院收入损失的影响是通过现场定点医院访谈得到的估计参数，难免有些高估。因此在间接收益测算上存在高估的可能性，但直接收益测算是根据现场实际发生数据作为参考值，应该是最接近事实数据的。

考虑到本研究的上述局限性，成本收益比值可以界于保守估计和最大估计这样一个区间。保守估计可以是只记入成本与直接收益比，而最大估计是记入总成本与总收益比。那么这个成本收益比的范围为1∶3.7 ～1∶9.7。这个区间显示如果不考虑其他经济资源节省和相关经济损失避免，甲型流感联防联控措施最保守估计是投入1元钱可以带来3.7元的医疗资源节省；若考虑其他资源节省和相关经济损失的避免，这个防控措施可以带来9.7元经济上的好处。

由于目前疫情继续在全球蔓延，中国和其他国家确诊病例不断增加，各国依据疫情的变化相应地调整了防控措施。这些情况将导致防控成本和收益发生改变，成本收益比也将有相应的变化。因此本研究结果只是适应于4月25日6月10日间的防控措施的成本收益分析；若要进一步测算目前防控措施的成本收益，由于防控措施的调整和病人数量的增加，有必要重新定义数据收集口径与时间，重新测算成本和效益。同时在效益测算过程中引入多个模型，进行灵敏度分析，使效益的测算更加科学和准确。

参 考 文 献

1. 杜宁，杨霄星，蓝雨，等. 1968年香港流感（H3N2）病原学概述[J]. 病毒学报，2009，25：17-20.
2. Crosby A W.America's Forgotten Pandemic：The Influenza of 1918[N]. Cambrid-Ge，UK：Cambridge University Press，1989.
3. Infuenzapandemic[EB/OL]. http://en.wikipedia.org/wiki/Influenza_pandemic#A-sian_Flu.281957.E2.80.931958.29[DB]. [2009-05-11].
4. Wiebenga N H，Chang W K，French G R，etal，Epidemic disease in Hong Kong，1968，associated with an antigenic variant of Asian influenza virus[J]. Am J Public Health Nations Health，1970，60（9）：1806-1812.
5. 卫生部甲型H1N1流感防控工作部门动态[EB/OL]. http://61.49.18.65/publicfi-les/business/htmlfiles/mohwsyjbgs/s9990/index.htm
6. Influenza A（H1N1）-update 46[EB/OL]. http://www.who.int/csr/don/2009_06_10a/en/index.html.
7. 中国疾病预防控制中心甲型H1N1流感疫情更新. [EB/OL]. http://www.chinac-dc.net.cn/n272442/n272530/n273736/n273781/n4624704/n4624712/31820.html.
8. 刘涛雄，吴晓明，等. 甲型H1N1流感疫情对中国经济影响的分析和预测. 清华大学战略与政策研究中心，2009.
9. Shanta M.Zimer，Donald S. Burke. Historical Perspective—Emergence of influenza A（HINI）Viruses. The New England Journal of Medicine，2009，16：361-363.
10. Taubenberger J K，Morens D. 1918 Influenza：the mother of all pandemics. Emergency Infection Disease，2006，12（1）：15-22.

社会组织开展艾滋病防治工作费用测算研究报告

国家卫生计生委卫生发展研究中心

2013 年 11 月 24 日

摘要

研究目的：从政府购买服务的角度，对社会组织开展高危行为人干预和病人关怀服务进行费用测算，为政府有效利用财政转移支付资金推动社会组织开展艾防工作提供预算决策参考。

研究方法：本研究从政府购买角度，秉持以艾滋病防治工作需求为导向，以标准化活动为基础，以保障社会组织工作可持续开展为目标的三大原则对社会组织开展艾滋病防治工作进行费用测算。测算内容和范围包括社会组织开展艾防工作的服务包费用、社会组织管理运营费用以及枢纽组织管理费用三大类。服务包开发及标准配置主要应用文献回顾、现场调研和专家咨询法。基于服务包，应用作业成本法建立费用测算模型并进行敏感度分析和预算影响分析。

结果：考虑不同社会组织规模、目标人群规模和地区经济差异等因素，目前我国社会组织针对 4 类人群开展服务的单位成本分别为：暗娼人群干预为 102～126 元 / 人年（能力建设 17%、外展干预 62%，检测前咨询和陪同检测 21%），注射吸毒者干预为 102～126 元 / 人年（能力建设 17%，外展干预 62%，检测前咨询和陪同检测 21%），男男性行为者干预为 106～136 元 / 人年（能力建设 16%，外展干预 58%，检测前咨询和陪同检测 19%、互联网干预 6%），感染者关怀服务的单位成本约为 212～217 元 / 人年（能力建设 20%、抗病毒治疗培训 11%，群组交流 11%，关怀服务 51%，信息管理 8%）。

以全球基金 2012 年实际干预的 4 类人群规模（暗娼 6.8 万人，吸毒人群 4.1 万人，男男性行为者 25.4 万人，感染者 6.9 万人）估计，所需社会组织提供服务包费用为 5258 万～6686 万元 / 年；规模为 2 倍时，预算为 10 515 万～13 372 万元 / 年；规模为 3 倍时，预算为 15 773 万～20 058 万元 / 年。如果未来国家财政能够提供每年 1 亿元人民币支持社会组织参与艾滋病防治工作，政府可购买社会组织艾防服务人群规模为 82.2 万人。其中，暗娼 12.9 万人，男男性行为者 7.8 万人，注射吸毒人群 48.3 万人，感染者 13.1 万人。为暗娼、男男性行为者、注射吸毒人群的购买艾防服务内容为：①每人每年 4 次外展或同伴干预，包括健康教育、安全套发放、检测动员及转介等；②每年 50% 以上人群至少 1 次检测前咨询和陪同检测。购买的感染者艾防服务基本内容为每人每年关怀 6 次，具体包括：①健康教育；②心理支持与关怀；③ $CD4^+$ 和病毒载量检测促进随访；④美沙酮维持治疗和针具交换等转介服务。

结论：本研究基于社会组织开展艾滋病防治工作的基本服务内容，应该国际通用的作业成本法进行单位费用测算，其结果与相关国际项目的支付价格具可比性，预算影响分析结果可为政府购买服务提供合理依据。

一、研究背景

艾滋病，即获得性免疫缺陷综合征（acquired immunodeficiency syndrome，AIDS）是由人类免疫缺陷病毒（human immunodeficiency virus，HIV）引起的全身免疫系统损害的传染性疾病，仍是目前世界上最重大的公共卫生问题之一。

近 10 年来，我国艾滋病防治（以下简称“艾防”）工作取得了显著进展，艾滋病疫情快速上升的势头有所减缓，病死率有所下降。但是当前艾滋病流行形势仍然严峻，社会歧视广泛存在，局部地区和高危行为人群疫情严重，还有相当数量的感染者和病人未被发现，梅毒等性病疫情上升，艾滋病传播的危险因素广泛持续存在，感染者陆续进入发病期，病人明显增多，死亡增加[1]。

在有限的防治资源不能满足艾滋病流行发展需求的矛盾下，社会组织（community based organization，CBO）成为基层艾防服务体系的重要补充力量。社会组织利用其易于深入接触特殊社会群体、工作方式灵活、效率较高等优势，在高危行为人群宣传教育、行为干预、检测咨询以及感染者和病人关怀等艾防领域发挥了重要作用，其本质就是应用综合方式充分动员社会力量向目标人群提供效益最大化的服务[2]。

《中国遏制与防治艾滋病“十二五”行动计划》明确指出，“各级财政要加大投入，通过委托、招标等购买服务或提供技术服务、物资方式，逐步扩大社会组织开展防治工作的覆盖面。”从 2014 年起，支持我国社会组织参与艾防工作的国际合作项目将陆续终止，政府将承担起社会组织艾防工作的投资任务。投入多少，往哪儿投，是当前政府财政投入最为关心的问题。本研究将从政府购买角度，应用作业成本法对社会组织开展艾防工作费用进行测算，并进行预算影响分析，从而为政府预算决策提供依据。

二、研究目的

从政府购买服务的角度，对社会组织开展高危行为人群宣传教育、行为干预、检测咨询以及感染者和病人关怀服务进行费用测算，为政府有效利用财政转移支付资金推动社会组织开展艾防工作提供预算决策参考。

三、研究内容

1. 社会组织开展艾防服务包的开发及活动标准配置。
2. 社会组织艾防服务包费用和单位费用测算。
3. 政府购买社会组织艾防服务的预算影响分析。

四、技术路线

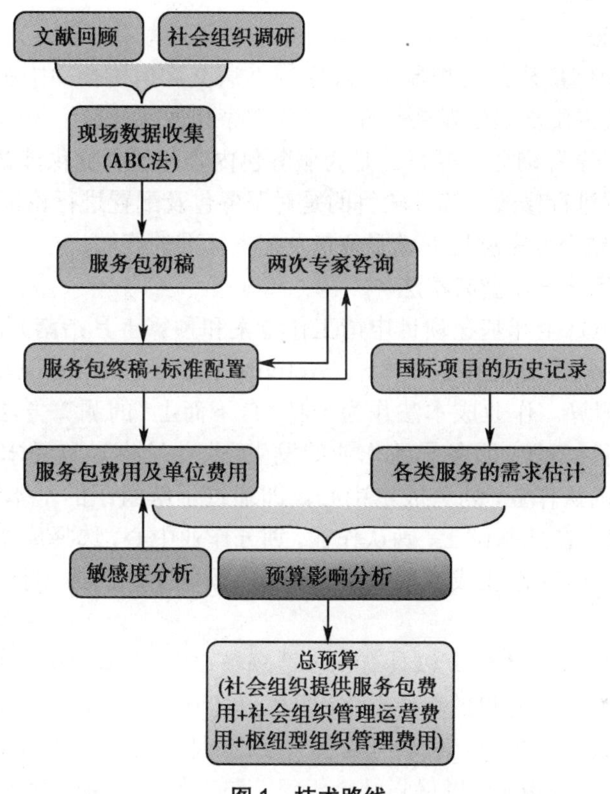

图1　技术路线

五、研究方法

本研究主要应用文献综述、现场调查和专家咨询法进行社会组织艾防服务包的开发、活动标准配置以及费用成本类别的确定。在此基础上，应用作业成本法对社会组织艾防服务包费用进行测算；对于社会组织管理运营费用，参考国际项目管理惯例，按服务包费用的20%提取获得[3]；对于枢纽组织管理费用，按照国际项目管理惯例，按服务包费用与社会组织管理运营费用总和的5%进行提取[4]；为解释和识别开展艾防服务的社会组织规模、目标人群规模、地区经济水平等参数对单位费用结果的影响程度，特进行了敏感度分析；最后，基于测算的单位费用和2012年社会组织实际干预人群规模数、及其2倍和3倍进行了预算影响分析，并针对1亿元人民币预算框架下可能购买的社会组织艾防服务量进行了估算。

（一）文献综述

查阅国内外关于社会组织开展艾防工作相关指南、技术规范和成本测算等相关文献[5-8]，以了解并确定社会组织开展艾防工作的主要范围、服务对象和工作内容，并根据综述和社会组织定性访谈结果制作现场调查问卷。

（二）现场调查和小组访谈

选取不同类型相对成熟的社会组织（由中国性病艾滋病协会推荐：北京1个、天津1个、保定1个、昆明3个）进行现场调研并对社会组织负责人、社会组织成员和当地CDC相关人员等进行访谈。收集社会组织基本情况包括成员数、办公场所面积、设备和服务量等和社会组织开展艾防具体工作内容、服务流程、每个流程包括的作业类型和作业数量。根据调查结果制作服务包初稿。

(三)专家咨询法

组织开展了由中国疾病预防控制中心、中国性病艾滋病协会、中国全球基金艾滋病项目社会组织项目组及卫生部卫生发展研究中心的专家和多家社会组织的代表组成的两轮专家咨询会。第一轮专家咨询会主要目的是为服务包内容和配置提供建议,并根据专家意见对服务包初稿和配置进行修改。第二轮目的是对服务包及配置进行论证并对敏感度较高参数的赋值进行讨论,结合专家意见形成服务包及配置标准的终稿。

(四)费用测算方法—作业成本法

本研究采用 WHO《全球基金项目申请工作方案和预算工具指南》[9] 和其他艾滋病项目成本测算指南 [10-12] 中均推荐的作业成本法(Activity Based Costing,ABC),对社会组织艾防服务包费用进行测算。作业成本法作为一种"自下而上"的测算方法,其基本思想为服务消耗作业,作业消耗资源,服务导致作业的发生,作业发生导致成本的发生 [13]。其基本步骤如下 [14]:首先,确认作业,划分成本中心。即通过了解组织的基本情况和组织的工作流程,进行作业分析。在此基础上,确认作业,划分作业中心,选择成本动因。第二步,将资源费用按资源动因归入作业成本库。最后,将作业成本库的成本按作业动因分配给成本目标。

根据以上步骤和思路,本研究以具有代表性规模(5 人规模,10 人规模)的社会组织艾防服务包为基础上,计算服务包的单位费用,即社会组织每年每覆盖一名干预对象的费用。

1. 测算角度和原则　本研究从政府购买角度,秉持以艾防工作需求为导向,以社会组织艾防工作标准化活动为基础,以保障社会组织艾防工作的可持续性为目标的三大原则对社会组织开展艾防工作进行费用测算。

2. 测算内容和范围　参考 WHO《全球基金项目申请工作方案和预算工具》[9] 等相关指南 [10-12] 并结合国内实际情况,确定本研究测算内容和范围包括社会组织开展艾防工作的服务包费用、社会组织管理运营费用以及枢纽组织管理费用三大类。

服务包费用即社会组织开展暗娼人群(Female sex workers,FSW)、男男性行为者(Men who have sex with men,MSM)、注射吸毒人群(Injection drug users,IDU)等高危行为人群宣传教育、行为干预、检测咨询以及感染者和病人(people living live with HIV/AIDS,PLWHA)关怀服务中各项活动的费用,包括各项活动消耗的人力费用、补助和材料费等。

参考相关国际项目管理 [3, 15],社会组织管理运营费用包括租赁费、办公费、水电费、邮电费等。费用中不包括员工福利待遇。

枢纽型组织管理费用包括培育发展、监督管理社会组织、提高改善社会组织工作规范性、有效性、工作能力和工作机制,加强社会组织间信息沟通和交流等重要工作所需费用。费用分类及其内容解释详见表 1。

3. 费用测算模型的建立和费用测算

(1) 测算模型建立

首先,根据一个具有代表性规模的社会组织开展艾滋病高危人群干预和感染者及病人关怀的年工作负荷(即服务包中各项活动),估计该社会组织每年可提供的服务量和年覆盖目标人群数。公式见表 2、表 3。

表1　费用分类及其内容解释

费用分类		内容解释
服务包费用	人力费用	指消耗于各项艾防活动的工作时间成本。
	补助	包括(1)在外展活动和陪同检测活动中社会组织成员的交通通讯补助;(2)在培训活动中参与者的交通伙食补助和专家讲课费等。
	材料费	包括(1)干预材料的开发和印刷费用;(2)外展活动和感染者/病人关怀服务中提供干预对象的宣传品或慰问品费用等。
社会组织管理运营费用	租赁费	办公用房的租赁费用
	办公费	日常办公用品和设备费用
	水电费	办公场所的水费和电费
	邮电费	各类邮寄费、办公电话费和网络通信费
枢纽组织管理费用	管理费	培育发展、监督管理社会组织所需费用

表2　社会组织开展高危人群干预年服务量及覆盖人数计算公式

参数	公式
社会组织年外展干预次数	每周外展干预次数×每年工作周数
社会组织年外展干预人次	每周外展干预次数×每年工作周数×每次外展干预的干预人次
社会组织每年覆盖高危人群数	(每周外展干预次数×每年工作周数×每次外展干预的干预人次)/每名高危人群每年需要被干预的次数。
社会组织每年促成检测人数	每年覆盖高危人群数×需要检测的比例

表3　社会组织开展感染者及病人关怀年服务量及覆盖人数计算公式

参数	公式
每年提供关怀服务次数	(每名社会组织成员每天提供关怀服务的时间/每次关怀服务需要的时间)×每年的工作日×提供关怀服务的社会组织成员数
年覆盖感染者或病人数	(每名成员每天提供关怀服务的时间/每次关怀服务需要的时间)×每年的工作日数×提供关怀服务的社会组织成员数/每年每名感染者或病人需要提供的关怀服务次数

然后，根据工作负荷和服务包的标准配置计算活动的资源消耗，应用EXCEL建立三类高危人群（FSW、IDU和MSM）干预以及感染者和患者（PLWHA）关怀服务包费用测算模型。其中，服务包费用和各项资源消耗的计算公式如表4所示。

表4　服务包费用及各项资源消耗的计算公式

参数	公式
服务包费用	人力费用+补贴+材料费
人力费用	活动消耗的时间(小时)×该项活动需要的人员数×小时工资×该项活动年开展频次
补贴	活动每年开展次数×该项活动需要的人员数×补助标准
材料费	材料每年的消耗量×单位价格

（2）费用测算的参数选择、参数值设定及应用：经文献回顾研究、现场调研和小组访谈以及专家咨询会，确定本研究成本测算的三大类主要参数，参数赋值及其来源详见表5。

表5 服务包相关参数

参数	取值	来源
1. 四类服务包基础参数		
月工资水平	1100元	参考云南省最低月工资
每月工作日数	22天	365日扣除双休日和法定节假日
每日工作时长	8小时	法定每日工作时
小时工资水平	6.25	1100元/月÷22天/月÷8小时/天
出差标准	30元/人/天	《中央国家机关会议费管理办法》
会议标准	210元/人/天	《中央国家机关会议费管理办法》
2. 高危人群服务包特异性参数		
社会组织成员数	5人	《2012年中国艾滋病社会组织名录》中，社会组织的平均规模
每周外展次数	4次	现场调研结合专家咨询会确定
每次外展干预人次	20人次	现场调研结合专家咨询会确定
每年工作周	50个	365日扣除双休日和法定节假日
每年外展次数	200次	4次/周×50周/年
每年干预人次	4000人次	200次/年*20人次/外展
每名干预对象每年需要被干预的次数	4次	《全球基金艾滋病项目管理手册》
社会组织每年覆盖高危人群数	1000人	4000人次/年÷4次/年/干预对象
年覆盖高危人群的检测比例	0.5	《全球基金艾滋病项目管理手册》
每年接受检测高危人群数	500人	1000人/年×0.5
3. 感染者和病人关怀服务包特异性参数		
社会组织成员数	5人	《2012年中国艾滋病社会组织名录》中，社会组织的平均规模
每天提供关怀服务的社会组织人员数	4人	现场调研结合专家咨询会确定
每天每名社会组织成员提供关怀服务时间	6小时	现场调研结合专家咨询会确定
每次关怀服务服务耗时	2小时	现场调研结合专家咨询会确定
每天每名社会组织成员能提供的关怀服务次数	3次	6小时/天/成员÷2小时/次
每年工作日	250天	365日扣除双休日和法定节假日
每年社会组织提供的关怀服务次数	3000次	4人/天×3次/天×250天/年
每年每名感染者及病人需要接受关怀服务次数	6次	现场调研结合专家咨询会确定
每年社会组织覆盖PLWHA人数	500人	3000次/年÷6次/年/PLWHA

其中，基础参数有6个，分别为：地区月工资水平、每月工作日数、每日工作时长、小时工资水平、出差标准、会议标准，参数值确定的主要来源是国家法定文件规定。

高危人群服务包特异性参数有10个，分别为社会组织成员数、每周外展次数、每次外展干预人数、每年工作周数、每年外展次数、每年干预人次数、每名干预对象每年需要被干预的次数。参数值来源主要为现场调研（表6）、专家咨询、《2012年中国艾滋病社会组织名录》以及《全球基金艾滋病项目管理手册》。

表6　现场调研6家社会组织基本情况介绍

名称	小组类型	人员（人）	工作室（平方米）	设备（台）	年支出（万元）	服务情况
紫罗兰	FSW 基于社区	5	150	—	10万	外展：1000人次/月； 促进检测：800人/年
戴托普	IDU 基于戒毒中心	31	1750	电脑25台 打印机7台 投影3台	200万	外展：640人次/月 同伴教育：180人/月 促进检测：300人次/年
深蓝	MSM 基于社区	11	220	电脑13台 打印机2台 投影2台 照相机3台	120万	外展：800人次/月 促进检测：6000人次/年
恬园	PLWHA 基于医院	5	80	电脑3台 打印机1台	25万	新发感染者：350人 新治疗者：400人 既往感染者：1800人
爱之光	PLWHA 基于社区	3	135	电脑3台 打印机1台 投影1台	10万	新发感染者：150人 新治疗者：70人 既往感染者：600人
中国爱之关怀	PLWHA 基于医院	4	50	电脑2台 打印机1台	16万	新发感染者：300人 新治疗者：200人 既往感染者：2800人

感染者及病人关怀的特异性参数有9个，分别为每天提供关怀服务的社会组织人员数、每天每名社会组织成员提供关怀服务时间、每次关怀服务服务耗时、每天每名社会组织成员能提供的关怀服务次数、每年每名感染者及病人需要接受关怀服务次数、每年社会组织覆盖感染者及病人数。

此外，考虑到社会组织规模和各地区经济水平差异对费用具有重要影响，调整社会组织规模和东部、中部和西部的最低工资水平以获得多个水平下的单位费用。参数赋值如表7所示：

（3）费用测算：根据参数的基础值，应用测算模型计算具有代表性规模的社会组织一年内提供服务包的费用即服务包费用（详细测算过程见表8～表10）。基于服务包费用计算出服务包单位费用，社会组织管理运营费用和枢纽组织管理费用。

表 7　不同规模和地区工资水平赋值说明

参数	赋值说明
社会组织规模	
5 人社会组织	高危人群干预包：一支外展队伍（3 名社会组织成员 / 外展队伍），人员招募培训 2 次 / 年，每年覆盖 1000 名高危人群，其中 500 人进行检测； 感染者和病人关怀服务包：每天 4 人提供关怀服务，培训会和交流会 4 次 / 年，每年覆盖 500 名感染者 / 病人
10 人社会组织	高危人群干预包：两支外展队伍（3 名社会组织成员 / 外展队伍），人员招募培训 4 次 / 年，每年覆盖 2000 名高危人群，其中 1000 人进行检测； 感染者和病人关怀服务包：每天 8 人提供关怀服务，培训班和交流会 8 次 / 年，每年覆盖 1000 名感染者 / 病人
地区	
东部	工资水平：1380/ 月，参照 2013 年东部省份的最低工资水平的中位数
中部	工资水平：1230/ 月，参照 2013 年中部省份的最低工资水平的中位数
西部	工资水平：1100/ 月，参照 2013 年西部省份的最低工资水平的中位数

表 8　FSW/IDU 服务包费用测算明细

一级作业	二级作业	测算过程及说明	费用测算结果（元）
1. 能力建设	(1) 制作干预计划	6.25 元 / 小时 ×16 小时 / 次（2 天）×1 次 / 年 ×3 人 / 次 +30 元 / 人 / 天 ×2 天 ×3 人	480
	(2) 制作干预宣传材料	1 次 / 年 × 宣传册 5 元 / 份 × 每年制作 1000 份（包括开发和印刷）	5000
	(3) 支持性环境建立	6.25 元 / 小时 ×4 小时 / 次 ×2 次 / 年 ×5 人 / 次 +210 元 / 人 / 天 ×2 次 ×15 人 / 次	6550
	(4) 外展 / 同伴教育人员招募与培训	6.25 元 / 小时 ×8 小时 / 次 ×2 次 / 年 ×5 名人员 / 次 + 210 元 / 人 / 天 ×2 次 ×15 人 / 次 +500 元 / 专家 / 天 ×2 次 ×1 名专家 / 次	7800
2. 外展干预 / 同伴干预（一对一）	(1) 健康教育与行为干预	6.25 元 / 小时 ×0.5 小时 /FSW/ 外展 ×4000 人次 / 年 ×1 名 /FSW+30 元 / FSW / 年（宣传品）×1000 名 FSW/ 年 +30 元 / 人 / 次 ×200 次 / 年 *3 人	60 500
	(2) 检测动员及转介	6.25 元 / 小时 ×0.5 小时 /FSW/ 外展 ×4000 人次 / 年 × 1 名 /FSW	12 500
3. 陪同检测和咨询（一对一）	(1) 检测前咨询和陪同检查	6.25 元 / 小时 ×3 小时 /FSW×1 名 /FSW×1000 名 FSW/ 年 ×50%+30 元 / 人 / 次 ×1000 名 FSW/ 年 ×50%	24 375
	(2) 后续咨询和随访	根据社会组织能力和与当地 CDC 合作情况可选开展	未测算

表 9　MSM 服务包作费用测算明细

一级作业	二级作业	测算过程及说明	费用测算结果（元）
1. 能力建设	(1) 制作干预计划	6.25 元 / 小时 ×16 小时 / 次（2 天）×1 次 / 年 ×3 人 / 次 +30 元 / 人 / 天 ×2 天 ×3 人	480
	(2) 制作干预宣传材料	1 次 / 年 × 宣传册 5 元 / 份 × 每年制作 1000 份（包括开发和印刷）	5000
	(3) 支持性环境建立	6.25 元 / 小时 ×4 小时 / 次 ×2 次 / 年 ×5 人 / 次 +210 元 / 人 / 天 ×2 次 ×15 人 / 次	6550
	(4) 外展 / 同伴教育人员招募与培训	6.25 元 / 小时 ×8 小时 / 次 ×2 次 / 年 ×5 名人员 / 次 + 210 元 / 人 / 天 ×2 次 ×15 人 / 次 +500 元 / 专家 / 天 × 2 次 ×1 名专家 / 次	7800
2. 外展干预 / 同伴干预（一对一）	(1) 健康教育与行为干预	6.25 元 / 小时 ×0.5 小时 /FSW/ 外展 ×4000 人次 / 年 ×1 名 /FSW+30 元 / FSW / 年（宣传品）×1000 名 FSW/ 年 +30 元 / 人 / 次 ×200 次 / 年 ×3 人	60 500
	(2) 检测动员及转介	6.25 元 / 小时 ×0.5 小时 /FSW/ 外展 ×4000 人次 / 年 × 1 名 /FSW	12 500
3. 陪同检测和咨询（一对一）	(1) 检测前咨询和陪同检查	6.25 元 / 小时 ×3 小时 /FSW×1 名 /FSW×1000 名 FSW/ 年 ×50%+30 元 / 人 / 次 ×1000 名 FSW/ 年 *50%	24 375
	(2) 后续咨询和随访	根据社会组织能力和与当地 CDC 合作情况可选开展	未测算
4. 互联网干预	(1) 投放网络宣传品、发布健康资讯	6.25 元 / 小时 ×8 小时 / 次 ×12 次 / 年 ×3 人 / 次	1800
	(2) 开展交流和咨询干预	6.25 元 / 小时 ×4 小时 / 次 ×250 天 / 年 ×1 人 / 次	6250

表 10　PLWHA 服务包工作费用测算明细

一级作业	二级作业	测算过程说明	费用测算结果（元）
1. 能力建设	(1) 支持性环境建立	6.25 元 / 小时 ×4 小时 / 次 ×2 次 / 年 ×5 人 / 次 +210 元 / 人 / 天 ×2 次 ×15 人 / 次	6550
	(2) 制作干预材料	1 次 / 年 × 宣传册 5 元 / 份 × 每年制作 500 份（包括开发和印刷）	2500
	(3) 人员招募与培训	6.25 元 / 小时 ×8 小时 / 次 ×4 次 / 年 ×5 名人员 / 次 + 210 元 / 人 / 天 ×4 次 / 年 ×15 人 / 次 +500 元 / 专家 / 天 ×4 次 ×1 名专家 / 次	15 600
2. 抗病毒治疗教育培训班	(1) 培训会准备	6.25 元 / 小时 ×8 小时 / 次 ×4 次 / 年 ×3 名人员 / 次 + 210 元 / 人 / 天 ×4 次 / 年 ×15 人 / 次	13 200
	(2) 交流活动开展	6.25 元 / 小时 ×8 小时 / 次 ×4 次 / 年 ×2 名人员 / 次	400

续表

一级作业	二级作业	测算过程说明	费用测算结果（元）
3．群体交流活动	开展群体交流活动	6.25元/小时×8小时/次×4次/年×2名人员/次+210元/人/天×4次/年×15人/次	13 000
4. PLWHA关怀服务（一对一）	（1）健康教育	6.25元/小时×500名PLWHA×6次/年×2小时/人+500名PLWHA×50元/年/PLWHA	62 500
	（2）心理支持与关怀		
	（3）随访检测促进		
	（4）单阳家庭预防		
	（5）转介服务		
5．信息管理	信息管理	6.25元/小时×6小时/次×250天/年×1名人员/次	9375

此外，调整各地区的经济水平（东部、中部和西部平均最低月工资）和社会组织的规模（5人规模和10人规模）参数，形成2行3列的单位费用矩阵以供参考。

（五）敏感度分析

敏感度分析是从定量分析的角度研究有关因素发生某种变化对某一个或一组关键指标影响程度的一种不确定分析技术。其实质是通过逐一改变相关变量数值的方法来解释关键指标受这些因素变动影响大小的规律[16]。

由于本研究测算模型参数取值不确定性的存在，因此本研究对主要参数进行单因素敏感度分析（one-way sensitivity analysis）。将各项主要参数的取值±20%[17]逐一代入模型，获得相应测算结果的变化范围（即最大值与最小值的差值），按差值从大到小排列绘制暴风图（tornado chart），参数排名越靠前说明对测算结果的影响越大。

（六）预算影响分析

预算影响分析（budget impact analysis）是用于分析在不同的情境下，政府购买服务对政府财政预算的影响。

本研究参考《中国全球基金艾滋病项目社会组织项目2012年年度总结报告》中2012年社会组织的实际服务人数估计我国社会组织艾防的服务需求，然后以需求乘以单位费用计算出政府购买社会组织服务的费用。同时，分析服务需求分别扩大至其2倍、3倍时的费用变化。此外，本研究针对1亿元人民币预算框架下可能购买的社会组织艾防服务量进行了估算。

六、结果

（一）四类服务包及其标准配置

文献综述、现场调研和专家咨询结果显示，当前我国社会组织开展艾滋病服务的主要内容是暗娼、男男性行为者和注射吸毒者的健康教育、外展和同伴行为干预、促进检测与咨询以及心理支持，以及抗病毒治疗转介和感染者随访关怀等服务。

其中，暗娼、注射吸毒者人群的主要服务活动以外展和同伴干预为主，男男性行为人群干预活动在此基础上突出了互联网干预活动，而感染者和病人管理服务则以抗病毒治疗随访和促进检测等关怀服务为主。四类人群服务包及标准配置详见表11～表14。

表 11　暗娼人群（FSW）服务包及标准配置

服务包（社会组织成员 5 人，年覆盖 1000 名 FSW）			配置				备注
一级作业	二级作业	作业内容	频次	人员	耗时	标准	
1. 能力建设	（1）制作干预计划	绘制目标人群活动场所分布图和社交网络图，制定外展和同伴干预计划	1 次 / 年	3 人 / 次	16 小时 / 次	出差补助标准 30 元 / 人 / 天	
	（2）制作干预宣传材料	设计宣传标志、宣传口号及其宣传材料（包括 PPT、影像资料、宣传手册和展板等）	1 次 / 年	—	—	宣传册 5 元 / 份（包括开发和印刷）	每年制作 1000 份。
	（3）支持性环境建立	与疾控、医疗机构和目标人群活动场所负责人建立良好的合作关系	2 次 / 年	5 人 / 次	4 小时 / 次	会议补助标准：210 元 / 人 / 天	每次会议邀请 15 人
	（4）外展 / 同伴教育人员招募与培训	动员和招募符合条件的外展 / 同伴干预员并对其进行培训；培训内容包括相关知识，艾防策略和措施，心理支持，信息沟通，提供转介的能力	2 次 / 年	5 名人员 / 次；1 名专家 / 次	8 小时 / 次	会议补助标准 210 元 / 人 / 天；专家费标准：500 元 / 人 / 天	每次培训 15 人
2. 外展干预 / 同伴干预（一对一）	（1）健康教育与行为干预	包括艾滋病 / 性病相关知识宣传、安全性行为促进和求医行为改变等	200 次 / 年；	一对一服务	0.5 小时 /FSW/ 次外展	出差补助标准：30 元 / 人 / 外展；宣传品（促进干预）：30 元 / FSW / 年	根据社会组织工作负荷估计，每次外展需要 3 名成员，干预 20 名 FSW/ 次外展，200 次外展 / 年。社会组织每年覆盖 1000 名 FSW
	（2）检测动员及转介	鼓励 HIV 检测，提供检查前咨询和提供转诊单；根据需求提供性病治疗转介等服务	200 次 / 年	一对一服务	0.5 小时 /FSW/ 外展		
一级作业	二级作业	作业内容	频次	人员	耗时	标准	备注
3. 陪同检测和咨询（一对一）	（1）检测前咨询和陪同检查	对在外展活动和同伴教育中成功动员的干预对象提供包括保密问题、检测意义和心理评估等咨询，提示窗口期对检查结果的影响。探讨感染 HIV 的可能帮助对方做好阳性的准备和应对方法并陪同到 CDC 进行检测	500 次 / 年	1 名 /FSW	3 小时 /FSW	出差补助标准 30 元 / 人 / 次陪同检查	促进 50% 干预人群的进行检测，即促进 500 人进行检测
	（2）后续咨询和随访	检测中咨询、检测后咨询、确诊前随访和确诊后随访	—	—	—	—	根据社会组织能力和与当地 CDC 合作情况可选开展

表 12　吸毒人群（IDUs）服务包及标准配置

服务包（社会组织成员 5 人，年覆盖 1000 名 IDU）			配置				备注
一级作业	二级作业	作业内容	频次	人员	耗时	标准	
1. 能力建设	（1）制作干预计划	绘制目标人群活动场所分布图和社交网络图，制定外展和同伴干预计划	1 次 / 年	3 人 / 次	16 小时 / 次	出差补助标准 30 元 / 人 / 天	
	（2）制作干预宣传材料	设计宣传标志、宣传口号及其宣传材料（包括 PPT、影像资料、宣传手册和展板等）	1 次 / 年	—	—	宣传册 5 元 / 份（包括开发和印刷）	每年制作 1000 份。
	（3）支持性环境建立	与疾控、医疗机构和目标人群活动场所负责人建立良好的合作关系	2 次 / 年	5 人 / 次	4 小时 / 次	会议补助标准：210 元 / 人 / 天	每次会议邀请 15 人
	（4）外展 / 同伴教育人员招募与培训	动员和招募符合条件的外展 / 同伴干预员并对其进行培训；培训内容包括相关知识，艾防策略和措施，心理支持，信息沟通，提供转介的能力	2 次 / 年	5 名人员 / 次；1 名专家 / 次	8 小时 / 次	会议补助标准 210 元 / 人 / 天；专家费标准：500 元 / 人 / 天	每次培训 15 人
2. 外展干预 / 同伴干预（一对一）	（1）健康教育与行为干预	包括艾滋病 / 性病相关知识宣传、安全性行为促进和求医行为改变等	200 次 / 年	一对一服务	0.5 小时 / IDU / 外展	出差补助标准：30 元 / 人 / 外展；宣传品（促进干预）：30 元 / IDU / 年	根据社会组织工作负荷估计，每次外展需要 3 名成员，干预 20 名 IDU/ 次外展，200 次外展 / 年。社会组织每年覆盖 1000 名 IDU
	（2）检测动员及转介	鼓励 HIV 检测，提供检查前咨询和提供转诊单；根据需求提供美沙酮治疗、针具交换、性病治疗等转介服务	200 次 / 年	一对一服务	0.5 小时 / IDU / 外展		
一级作业	二级作业	作业内容	频次	人员	耗时	标准	备注
3. 陪同检测和咨询（一对一）	（1）检测前咨询和陪同检查	对在外展活动和同伴教育中成功动员的干预对象提供包括保密问题、检测意义和心理评估等咨询，提示窗口期对检查结果的影响。探讨感染 HIV 的可能帮助对方做好阳性的准备和应对方法并陪同到 CDC 进行检测	500 次 / 年	一对一服务	3 小时 / IDU	出差补助标准 30 元 / 人 / 次陪同检查	促进 50% 干预人群的进行检测，即促进 500 人进行检测
	（2）后续咨询和随访	检测中咨询、检测后咨询、确诊前随访和确诊后随访	—	—	—	—	根据社会组织能力和与当地 CDC 合作情况可选开展

表 13　男男性行为人群（MSM）服务包及标准配置

服务包 （社会组织成员 5 名，年覆盖 1000 名 MSM）			配置				备注
一级作业	二级作业	作业内容	频次	人员	耗时	标准	
1. 准备工作	（1）制作干预计划	绘制目标人群活动场所分布图和社交网络图，制定外展和同伴干预计划	1 次 / 年	3 人 / 次	16 小时 / 次	出差补助标准 30 元 / 人 / 天	
	（2）制作干预宣传材料	设计宣传标志、宣传口号及其宣传材料（包括 PPT、影像资料、宣传手册和展板等）	1 次 / 年	—	—	宣传册 5 元 / 份（包括开发和印刷）	每年制作 1000 份。
	（3）与相关机构召开工作沟通会	与疾控、医疗机构和目标人群活动场所负责人建立良好的合作关系	2 次 / 年	5 人 / 次	4 小时 / 次	会议补助标准：210 元 / 人 / 天	每次会议邀请 15 人
	（4）外展 / 同伴教育人员招募与培训	动员和招募符合条件的同伴干预员并对其进行培训；培训内容包括相关知识，艾防策略和措施，心理支持，信息沟通，提供转介和的能力	2 次 / 年	5 名人员 / 次；1 名专家 / 次	8 小时 / 次	会议补助标准 210 元 / 人 / 天；专家费标准：500 元 / 人 / 天	每次培训 15 人
2. 外展干预 / 同伴干预（一对一）	（1）健康教育与行为干预	包括艾滋病 / 性病相关知识宣传、安全性行为促进和求医行为改变等	200 次 / 年	一对一服务	0.5 小时 / MSM/ 外展	出差补助标准：30 元 / 人 / 外展；宣传品（促进干预）：30 元 / MSM / 年	根据社会组织工作负荷估计，每次外展需要 3 名成员，干预 20 名 MSM/ 次外展，200 次外展 / 年。社会组织每年覆盖 1000 名 MSM
	（2）检测动员及转介	鼓励 HIV 检测，提供检查前咨询和提供转诊单；根据需求提供性病治疗转介等服务	200 次 / 年	一对一服务	0.5 小时 / MSM / 外展		
一级作业	二级作业	作业内容	频次	人员	耗时	标准	备注
3. 陪同检测和咨询（一对一）	（1）检测前咨询和陪同检查	对在外展活动和同伴教育中成功动员的干预对象提供包括保密问题、检测意义和心理评估等咨询，并陪同到 CDC	500 次 / 年	1 名 /MSM	3 小时 / MSM	出差补助标准 30 元 / 人 / 次陪同检查	促进 50% 干预人群的进行检测，即促进 500 人进行检测
	（2）后续咨询和随访	检测中咨询、检测后咨询、确诊前随访和确诊后随访	—	—	—	—	根据社会组织能力和与当地 CDC 合作情况可选开展
4. 互联网干预	（1）投放网络宣传品、发布健康资讯	制作并发布服务资源地图、网络宣传画和视频宣传材料，收集、编辑健康艾防咨询并在本地 MSM 网站发布；	12 次 / 年	3 人 / 次	8 小时 / 次	—	文字编辑 1 人、美工编辑 1 人、校对质控 1 人
	（2）开展交流和咨询干预	通过聊天室和 QQ 群进行交流并进行健康教育和行为干预	每个工作日	1 人 / 次	4 小时 / 次	—	

表 14　艾滋病感染者和病人（PLWHA）服务包及标准配置

服务包（社会组织成员 5 人，年覆盖 500 名 PLWHA）			配置				备注
一级作业	二级作业	作业内容	频次	人员	耗时	标准	
1. 能力建设	(1) 支持性环境建立	建立工作机制，加强转介合作关系，完善医疗转介服务网络	1 次 / 年	5 人 / 次	4 小时 / 次	会议补助标准：210 元 / 人 / 天	每次共 15 人参会
	(2) 制作干预材料	制作社区关怀服务、实用信息手册等	1 次 / 年	—	—	宣传册：5 元 / 份（包括开发和印刷）	每年制作 500 份
	(3) 人员招募与培训	动员和招募符合条件的同伴干预员并对其进行培训：国家相关政策信息，抗病毒治疗知识，同伴干预技巧，关怀和转介服务能力等	4 次 / 年	5 名成员 / 次 1 名专家 / 次	8 小 / 次	会议补助标准：210 元 / 人 / 天 专家标准：500 元 / 人 / 次	每次培训 15 人
2. 抗病毒治疗教育培训班	(1) 培训会准备	动员和联系参加培训交流的感染者 / 病人，邀请专家授课	4 次 / 年	3 人成员 1 名专家	8 小时 / 次	会议补助标准：210 元 / 人 / 天 专家标准：500 元 / 人 / 次	每次 15 名接受抗病毒治疗的 PWLHA 参加
	(2) 交流活动开展	专家授课及现场会诊，开展治疗教育活动	—	2 人	8 小时 / 次		
3. 群体交流活动	(1) 开展群体交流活动	组织既往感染者 / 病人骨干与新感染者就生活、健康和心理等方面经验进行分享和交流	4 次 / 年	2 人	8 小时 / 次	会议补助标准：210 元 / 人 / 天	每次 15 名 PWLHA 参加

续表

服务包（社会组织成员 5 人，年覆盖 500 名 PLWHA）			配置				备注
一级作业	二级作业	作业内容	频次	人员	耗时	标准	
3. PLWHA 关怀服务（一对一）	（1）健康教育	艾防基础知识、相关政策、治疗和服药依从性、阳性配偶或性伴告知和检测、机会感染的预防、感染者和病人的日常护理知识、安全性行为的倡导等	6 次 / 年	一对一服务	2 小时	宣传品（促进关怀）：50 元 / 年 /PLWHA	根据服务需求提供 3.1～3.5 中的各项服务。
	（2）心理支持与关怀	危机识别与干预、治疗的心理支持、家庭护理和关怀、社区关怀、感染者和病人家属的心理疏导、妇女儿童关怀、病人临终关怀等					
	（3）随访检测促进	动员和督促感染者和病人定期进行 CD4+ 和病毒载量的检测					
	（4）单阳家庭预防	配偶和性伴间安全套使用促进、健康教育、动员子女和配偶进行 HIV 检测、提供转介服务等					
	（5）转介服务	帮助失访感染者重建在疾控机构随访检测关系、感染者和病人检测转介、机会感染者治疗的转介就诊、性病检测治疗转介、预防母婴传播的转介指导、美沙酮治疗维持或针具交换等转介服务。					
4. 信息管理	（1）信息管理	管理感染者 / 病人随访数据信息，不断更新完善数据信息。	250 个工作日	1 人 / 次	6 小时	—	1 人专职负责 500 名 PLWHA 的档案管理

（二）费用测算结果

1. 服务包费用测算结果　根据四类服务包及配置进行测算，暗娼人群和吸毒人群的服务包费用均为11.7万元（能力建设占17%、外展干预占62%、检测前咨询和陪同检测占21%），男男性行为人群服务包费用为12.5万元（能力建设占16%、外展干预占58%、检测前咨询和陪同检测占19%、互联网干预占6%），艾滋病感染者和病人关怀服务包费用为12.3万元（能力建设占20%、抗病毒治疗培训占11%、群组交流占11%、关怀服务占51%、信息管理占8%）。详见表15～表17。

表15　FSW/IDU服务包费用测算结果

一级作业	费用（元）	构成比
能力建设	19 830	0.17
外展干预	73 000	0.62
检测前咨询和陪同检测	24 375	0.21
合计	117 205	—

表16　MSM服务包费用测算结果

一级作业	费用（元）	构成比
能力建设	19 830	0.16
外展干预	73 000	0.58
检测前咨询和陪同检测	24 375	0.19
互联网干预	8050	0.06
合计	125 255	—

表17　PLWHA服务包费用测算结果

一级作业	费用（元）	构成
能力建设	24 650	0.20
抗病毒治疗培训班	13 600	0.11
群组交流会	13 000	0.11
关怀服务	62 500	0.51
信息管理	9375	0.08
合计	123 125	—

2. 单位费用测算结果　如表18所示，根据服务包的标准配置测得四类服务包单位费用分别为：117.2元/FSW，117.2元/IDU，125.3元/MSM和246.3元/PLWHA。

表18　单位费用测算结果

	服务包费用（元）	年覆盖人群	单位费用（元/干预对象）
FSW	117 205	1000人	117.2
IDU	117 205	1000人	117.2
MSM	125 255	1000人	125.3
PLWHA	123 125	500人	246.3

上述单位费用是基于5人社会组织和云南省最低工资水平进行测算获得。考虑到社会组织规模和各地区的经济水平差异对单位费用具有重要影响。调整社会组织规模和不同地区最低工资水平获得四类服务包单位费用的变化范围：102.2～126.3元/FSW，102.2～126.3元/IDU，106.3～136.3元/MSM和212.3～271.4元/PLWHA；总体上，10人社会组织下的单位费用低于5人社会组织下的单位费用，东部单位费用高于中部和西部的单位费用（表15）。

表19 不同社会组织规模和地区下的单位费用（元/干预对象）

参数	东部	中部	西部
5人社会组织			
FSW/IDU	126.3	121.4	117.2
MSM	136.3	130.4	125.3
PLWHA	271.4	257.9	246.3
10人社会组织			
FSW/IDU	111.2	106.3	102.2
MSM	116.2	110.8	106.3
PLWHA	234.8	222.7	212.3

3. 社会组织运营管理费用和枢纽型组织管理费用测算结果　社会组织为非盈利组织，考虑其运营的可持续，参考全球基金项目经验按20%从服务包中提取获得运营管理费，结果如表20所示。

枢纽型社会组织如协会在社会组织开展艾防工作中扮演着重要的角色，其承担培育、发展、监督管理社会组织，提高社会组织的工作规范性、有效性、工作能力和工作机制，加强社会组织间的信息沟通和交流等重要工作。因此，在政府购买服务的情况下，应同时考虑枢纽型社会组织的服务。本研究根据全球基金项目管理经验，从社会组织服务包费用和社会组织管理运营费用总和中提取5%的比例，结果如表20所示。

表20 社会组织运营管理费和枢纽组织费用测算结果

	服务包费用（元）	社会组织运营管理费用（元）	枢纽组织管理费用（元）
FSW	117 205	23 441	7032
IDU	117 205	23 441	7032
MSM	125 255	25 051	7515
PLWHA	123 125	24 625	7387

4. 单因素敏感度分析结果　将参数的基础值±20%代入测算模型，获得单位费用的最大值和最小值，其差值越大表示模型对该参数越敏感，对结果的影响程度越大。对四类服务包单位费用的敏感度排名前三位的参数如表21所示。暴风图如图2所示，排名越靠前表示参数对结果的影响程度越大。

表 21 敏感度分析结果总结表

服务包	单位费用变化范围（元 / 干预对象）	敏感度排名前三位参数		
		第一位	第二位	第三位
FSW/IDU	104.6～129.7	每名干预对象每年需要干预次数	每次外展干预的干预人次	出差标准
MSM	117.6～136.7	每次外展干预的干预人次	出差标准	宣传品单价
PLWHA	207.0～285.5	每次关怀的时间	每名成员每天提供关怀服务的时间	每年需向每名 PLWHA 提供关怀的次数

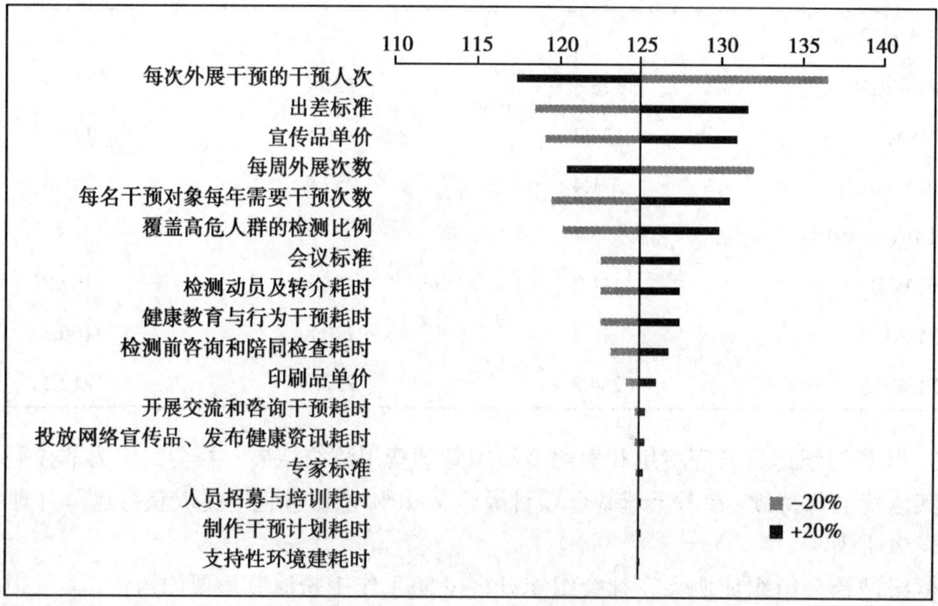

（1）FSW/IDU 服务包单位费用

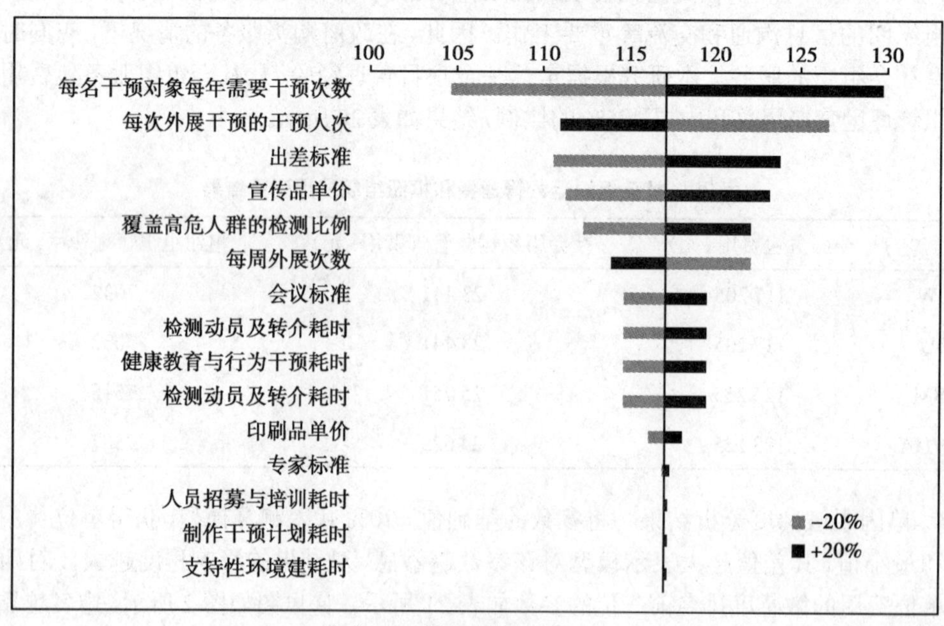

（2）MSM 服务包单位费用

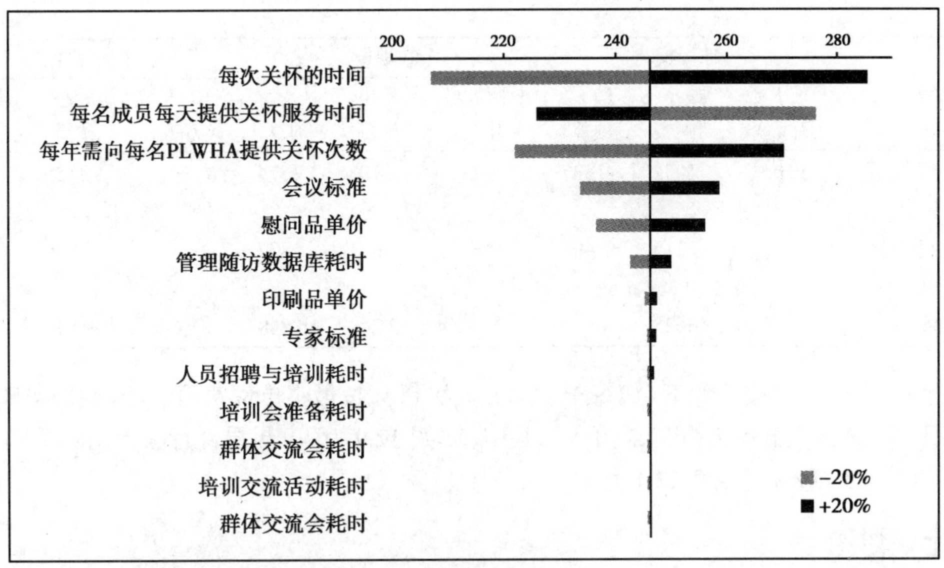

（3）MSM 服务包单位费用

图 2 单因素敏感度分析暴风图

5. 预算影响分析结果 以全球基金 2012 年实际干预的 4 类人群规模（暗娼 6.8 万人，吸毒人群 4.1 万人，男男性行为者 25.4 万人，感染者 6.9 万人）估计，所需社会组织提供服务包费用为 5258 万～6686 万元 / 年；规模为 2 倍时，预算为 10 515 万～13 372 万元 / 年；规模为 3 倍时，预算为 15 773 万～20 058 万元 / 年。预算影响分析参数设定和分析结果详见表 22 和表 23。

表 22 预算影响分析参数取值表

人群	单位费用（元 / 干预对象）		人群规模（万人）		
	最小值	最大值	基础规模	2 倍规模	3 倍规模
FSW	123	152	6.8	13.6	20.4
IDU	123	152	4.1	8.1	12.2
MSM	127	163	25.4	50.7	76.1
PLWHA	255	326	6.9	13.8	20.7

表 23 预算影响分析结果（单位：万元）

类别	基础规模			2 倍规模			3 倍规模		
	干预人数（万人）	最小预算	最大预算	干预人数（万人）	最小预算	最大预算	干预人数（万人）	最小预算	最大预算
服务包费用	43.2	5258	6686	86.4	10 515	13 372	129.6	15 773	20 058
其中：FSW	6.8	695	858	13.6	1716	1389	20.4	2575	2084
IDU	4.1	414	511	8.2	1022	827	12.3	1533	1241
MSM	25.4	2689	3450	50.8	6900	5378	76.2	10 350	8067
PLWHA	6.9	1460	1867	13.8	3733	2920	20.7	5600	4381

续表

类别	基础规模			2倍规模			3倍规模		
	干预人数（万人）	最小预算	最大预算	干预人数（万人）	最小预算	最大预算	干预人数（万人）	最小预算	最大预算
社会组织管理运营费用	—	1052	1337	—	2103	2674	—	3155	4012
枢纽组织管理费用	—	315	401	—	631	802	—	946	1203
总预算	—	6625	8424	—	13 249	16 848	—	19 874	25 273

此外，在固定财政预算下（如每年1亿元人民币），按最小单位费用估计，政府可购买社会组织艾防服务人群规模为82.2万人。其中，暗娼12.9万人，男男性行为者7.8万人，注射吸毒人群48.3万人，感染者13.1万人。

七、讨论

鉴于财政资源的有限性，在艾防工作上我们必须致力于覆盖最关键的服务，改善服务的提供方式，并按照需求进行重点投入，则可能实现更高的配置效率。因此，在分析艾滋病疫情的严重程度、规模、范围和影响的基础上，科学制定服务包范围并明晰各项活动所需的成本，可以引导我们利用有限的资源，发挥最大的效果。本研究在国内首次从政府购买角度出发，应用作业成本法对社会组织开展艾防工作成本进行估算，并进行了敏感度分析和预算影响分析。

（一）服务包与活动的确定

1. 政府购买基本艾防工作服务视角　鉴于国内社会组织发展水平和开展艾防工作能力参差不齐，开展艾防工作范围和层次也不尽相同，本研究从政府购买卫生服务角度出发，着眼于社会组织在国家艾滋病防控优先领域能够有效开展的艾防项目，包括健康教育、促进检测与咨询，促进抗病毒药物治疗依从性等。这与世界其他国家的艾滋病防控策略和资金分配原则一致。例如，美国白宫2012财年在财政资金吃紧的情况下仍保留或扩大了对艾滋病项目的财政支持，其前提是重新定位了国家艾滋病防控的优先领域，突出高危人群的有效干预措施和提高艾滋病感染者和病人抗病毒治疗依从性的措施，更加强调社区层面的、有效的、结构化的干预措施和公共卫生策略。

2. 多方博弈过程　本研究服务包开发过程中参考了国内多个具关于社会组织开展高危人群艾滋病干预及感染者和病人关怀的指南或工具，其服务包和活动的确定过程体现了利益相关者博弈的结果。通过多轮专家咨询会，来自国家政府卫生行政部门、艾滋病防治领域、卫生经济学领域和中国全球基金艾滋病项目社会组织项目、中国盖茨基金会艾滋病项目以及社会组织的专家们，分别从国家防控战略、项目管理、循证医学、社区活动和组织运营、干预项目的成本效果等视角对服务包和活动的项目及其归类展开激烈讨论并提出意见和建议。最终，本研究在平衡各方意见的基础上，结合中国艾滋病疫情特点（总体感染率维持在低水平但在一些地区的特殊人群中感染率较高），确定了FSW、MSM、IDU和PLWHA四类人群的艾防服务包，包括健康教育、行为干预和关怀服务等内容。

3. 服务包适用性有待实践进一步检验　本研究的服务包和活动内容的确定是基于对

当前国内典型社会组织开展艾防工作的现场调研和几轮多学科专家咨询的结果。虽说这些服务包没得到专业机构认证，但目前其能够吻合典型的社会组织现实工作状况，助力社会组织费用测算并能为国内艾防规范化管理提供参考基础。

（二）费用估算

1. 基于作业成本法的费用估算　成本测算的主要方法有传统成本法和作业成本法。为了利用有效的资源获得最大化的艾滋病防控效果，目前无论是国际资金支持项目，还是某一国家财政支持的项目，在测算艾滋病防控项目成本时普遍采用的方法是作业成本法（ABC法）。

作业成本法是一种以作业为媒介进行产品或服务成本计算的成本核算方法。作业可以简单地理解为完成某项产品或服务而进行的活动。作业成本法的一个基本假设是："产品或服务消耗作业，作业消耗资源"（见图3），并且这些消耗可以通过成本动因去追踪。因此，总花费应该与各项独立作业水平下的成本相匹配。而传统成本法的基本假设是"产品或服务直接消耗资源"，因而更适合于机构成本的测算而不是项目的成本测算。

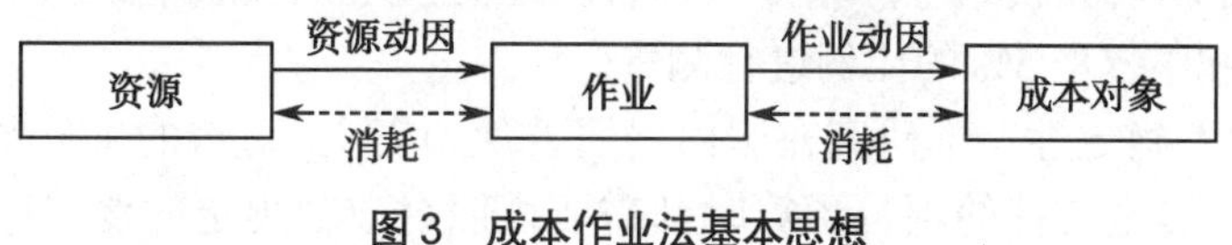

图3　成本作业法基本思想

2008年世界银行联合UNAIDS开发了"ASAP HIV/AIDS Costing Tool V1.2"选择应用了ABC法测算成本，2011年世界卫生组织发布的"COSTING GUIDLINES FOR HIV INTERVENTION STRATEGIES"沿用了世行ABC法，为全球基金申请的国家和地区提供了一个统一的成本测算工具。基于ABC法的HIV项目成本测算步骤如图4所示。

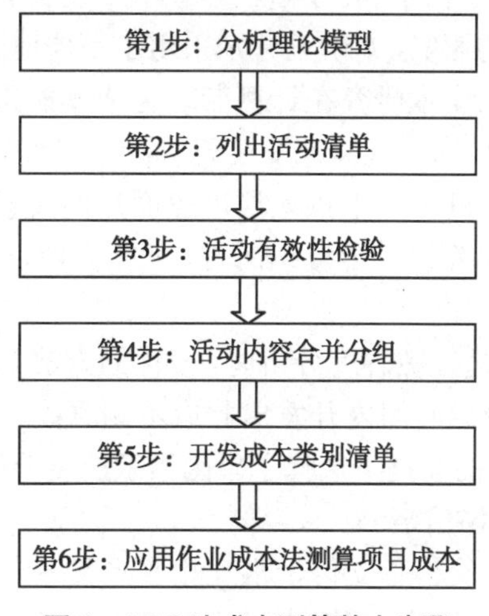

图4　ABC法成本测算基本步骤

本研究在借鉴世界卫生组织和国际艾滋病联盟等机构ABC成本测算法的基础上，首次对国内社会组织开展艾防工作的成本进行测算，其方法和思路与国际通用的艾防成本测算方法保持一致，从而保证了过程的严谨性和可比性。同时，该方法也可用于推广至其他卫生干预项目的成本测算。

2. 前瞻性结构调整　在总结国内艾滋病流行现状和以往社会组织开展艾防工作效果的基础上，考虑到中国全球基金艾滋病项目社会组织项目援助结束后国家财政的压力，优先强调关键领域的服务包和活动。针对我国艾滋病疫情中“性传播已成为主要传播途径，传播方式更加隐蔽，男性同性性行为人群疫情上升明显，配偶间传播增加的新挑战，前瞻性的考虑到未来一个时期艾滋病防控工作的重点，突出和细化 MSM 人群干预服务和活动作为艾滋病防控重点投入对象，重点强调促进检测和咨询，并完善了网络干预部分内容。因此，MSM 服务包的单位成本相对于 FSW 与 IDU 两组人群的服务包单位成本较高。

3. 可持续性的考虑　由于社会组织管理运营的特殊性，为了保证社会组织开展艾防工作的可持续性，本研究除了服务包的费用测算，还考虑并测算了社会组织的管理运营费用和枢纽组织的管理费用。社会组织管理费用的提取参考中国全球基金艾滋病项目社会组织项目经验，按工作经费的 20% 进行提取，以满足社会组织正常运作和服务可持续性。此外，枢纽型社会组织在社会组织的培育、发展、监督管理上承担重要的工作。考虑社会组织的持续壮大和发展，本研究根据全球基金项目管理经验，从社会组织服务包费用和社会组织管理运营费用总和中提取 5% 的比例进行测算。

4. 参数值的不确定性　本研究在国内尚属首次，国际上可查的供借鉴的案例也不多。一般情况下，财政资金支持的项目预算时都需要遵照财政部规定的费用标准，因而本研究服务包中涉及会议、交通、差旅、食宿等标准均参照了国家财政部的要求。但由于国家财政部发布的会议、差旅费等标准主要适用于已经具备运行经费的国家事业单位和企业等开展工作时所支付的标准，且已被社会各单位公认为偏低，而本研究的服务提供方为社会组织，不同于一般事业单位或企业，他们多无固定的机构运营和人员保障，而根据敏感度分析结果显示，以上费用标准对成本估算结果有着主要影响。财政部规定的会议、差旅费等标准是否适用于社会组织的艾防工作尚有待于进一步研究。另外，为了能体现不同省市和地区间社会经济发展水平对成本的影响，本研究分别采用了不同地区工资标准对成本进行赋权。但由于受数据的可获得性限制，本研究在计算劳动力成本时采用的小时工资参考的是“社会最低工资标准”而非“社会平均工资标准”，工资标准水平偏低。对于那些规模较大、运作成熟的社会组织来说，可能通过扩大干预人群覆盖面后的规模经济效益进行弥补；而对于那些规模小、服务开展尚不完善的社会组织而言，可能会像目前一样无法保持小组人员的稳定性。

另外，需要指出的是，在进行敏感度分析时，较优的方法是多因素的敏感度分析。但由于时间所限，课题组无法在最短时间内开发出此成本测算模型中的多因素敏感度分析宏模块，因此在保证基本研究质量的前提下选择了单因素敏感度分析。

（三）单位成本价格与支付价格

需要明确的是，单位成本价格和支付价格互相联系又各不相同。单位成本价格是基于各类服务项目的基本活动而产生的，其提供了成本发生的具体单元以及各部分所占比重等重要信息，可以为出资方选择购买的服务包和确定支付方式时提供依据，最终引导社会组织艾防服务活动的开展。而合理的支付价格的制定必须考虑到单位成本价格，并根据成本构成的特点采用最有效的支付手段，既保证社会组织艾防活动的可持续开展，又能最大限度地提高资金的使用效率。

目前国内外在确定支付方式时有基于结果的和基于绩效的等等不同的角度出发，主要的支付制度有按项目付费、按人头付费、总额预付、按绩效付费和按病例付费等等，公共卫生领域通常采取按人头付费和总额预付相结合的支付方式。出资方可根据服务项目的单位成本构成和资金支付能力，选择最有效的支付方式。

本研究测算出的三类高危人群最高单位费用分别为126元/FSW，126元/IDU，136元/MSM，比中国全球基金艾滋病项目社会组织项目的支付标准高26～36元，比中盖艾滋病项目接受HIV抗体检测的支付标准高64～72元，比中盖艾滋病项目新发现1名感染者的支付标准低364～374元。本研究中PLWHA服务包的单位成本为271元/PLWHA，比中国全球基金艾滋病项目社会组织项目和中盖艾滋病项目的支付标准分别低29元和59元（表24）。

表24　社会组织服务包单位成本价格及国际项目支付价格比较

服务对象	基本服务内容	平均单位成本（单位：元/人）	全球基金支付价格（单位：元/人）	盖茨基金支付价格（单位：元/人）
暗娼	（1）每人每年4次外展或同伴干预，包括健康教育、安全套发放、检测动员及转介等。 （2）每年50%以上人群至少1次检测前咨询和陪同检测。	126	100元/每例高危人群	62元/每成功动员1名高危人群接受HIV抗体检测； 500元/每新发现1例感染者。
注射吸毒者	同上	126		
男男性行为者	同上	136		
HIV感染者	每人每年6次感染者关怀，包括： （1）健康教育； （2）心理支持与关怀； （3）CD4+和病毒载量检测促进随访； （4）美沙酮维持治疗和针具交换等转介服务。	271	330元/PLWHA	300元/PLWHA且接受CD4检测； 500元/每动员HIV+吸毒者入组MMT且持续3个月以上。

（四）预算影响分析

1. 以发展的眼光预测政府购买服务预算　本研究是从政府购买服务角度估算了社会组织工作费用。其目的是想为政府购买社会组织艾防工作的预算决策提供参考。但在费用估算中，由于社会组织规模、覆盖高危人群规模等不同会对预算带来不同影响，为使财政预算能够发挥最大的配置效率，本研究就社会组织规模和覆盖人群的不同水平，进行预算影响分析，目的是为财政预算决策提供可参考。如根据目前公共财政能力，在最小规模的社会组织覆盖基本的高危人群服务需要多少预算，或覆盖最大高危人群时预算是多少。还可以预测未来3年、5年、10年随着艾滋病防控工作不断深入和有效，未来的财政预算是多少等等，当然这些预算影响分析，需要更多的参数和时间来构建预测模型。

2. 我国艾防工作筹资现状与挑战　2012年中国全球基金艾滋病项目社会组织项目共投资1817.2万美元[15]（约11 066万元人民币），其中用于高危人群和感染者关怀及病人管理费用约为6139万元人民币。

参考2012中国全球基金艾滋病项目社会组织项目实际干预人数，基于本研究的单位成本进行预测，则单纯用于社会组织服务工作经预算范围为5258万～6686万元，则2012年度中国全球基金艾滋病项目社会组织项目的7042万元人民币投入位于该范围之内；若考虑到社会组织的可持续性，在前面预算的基础上再纳入各个社会组织的管理运营经费和枢组组织管理费用，则其预算范围为6625万～8424万元，仍低于2012年度中国全球基金艾滋病项目社会组织项目的总投入。

中国中央政府投入艾防的预算从2003年的3.9亿元人民币（约4875万美元）已增至2011年的22亿元人民币（约3.491亿美元）。地方投资从2003年的不到1亿元人民币（约1250万美元）增至2010—2011年度的20亿元人民币（约3.174亿美元）。2010—2011年度针对中国艾防的外部资金共有约9.7亿元人民币（约1.539亿美元）。据联合国艾滋病联合署估计，在2010—2015年间中国共需28亿美元扩大开展有针对的、特定地区优先的艾防和干预，覆盖90%的高危人群（MARPs：性工作者、注射吸毒者、男男性行为者和流动人口），并向15万名艾滋病病毒感染者提供抗病毒治疗。以上还不包括向流动人口、青少年、普通大众和血液安全等领域的干预[18]。

因此，如何应对艾滋病疫情挑战，基于科学的成本测算结果制定适宜的支付制定，激励充分发挥社会组织在艾滋病防控领域的高效作用，需要进一步研究和认真探索。

参考文献

1. 国务院办公厅. 国务院办公厅关于印发中国遏制与防治艾滋病“十二五”行动计划的通知，2012.
2. Wang DB，Zhang XJ，Zhang HB，Zhang CY，Su B. A Rapid Assessment of Community-Wide HIV/STI Intervention in China. Sex Transm Infect，2005，81：47-52.
3. 中国疾病预防控制中心性病艾滋病预防控制中心中盖艾滋病项目管理办公室. 中盖艾滋病项目管理手册，2011.
4. 中国性病艾滋病防治协会. 2011年国家艾滋病防治社会动员项目管理手册，2011.
5. UNAIDS. New Handbook to Improve Design of HIV Programmes Focusing on Men Who Have Sex With Men inThe Middle East and North Africa Region. Cairo：UNAIDS，2012.
6. 成都同乐健康咨询服务中心. 成都同乐男男性行为人群艾滋病防治服务包，2012.
7. 中国疾病预防控制中心性病艾滋病预防控制中心. 男男性行为人群艾滋病预防综合技术措施研究现场干预手册，2010.
8. 中国疾病预防控制中心性病艾滋病预防控制中心. 社会组织开展高危人群艾滋病干预及感染者和病人关怀技术指南，2012.
9. WHO. Work Planning and Budgeting Tool User’s Manual-For Use in Preparing Funding Applications to The Global Fund to Fight AIDS，Tuberculosis and Malaria，2011.
10. Reformplus PfH. A Step-by-step Methodological Guide for Costing HIV/AIDS Activities，2001.
11. UNAIDS. Costing Guidelines for HIV/AIDS Intervention Strategie，2000.
12. UNAIDS. Costing Guideline for HIV Prevention Strategies，2004.
13. 陈永年，金永胜，万美霞，等. 作业成本法在社区基本公共卫生服务项目成本测算中的应用. 卫生经济研究，2011：54-55.
14. 王琨，韩玉珍. 作业成本法在医疗服务项目成本测算中的应用研究. 中国医院管理，2008：27.
15. 中国全球基金艾滋病项目社区组织项目国家级项目管理办公室. 中国全球基金艾滋病项目社区组织项目项目管理手册（试行本），2012.

16. 敏感性分析．3013.（Accessed at http://baike.baidu.com/link?url=XLm2vipHSnUMwjWM5ZC6MVYvGlUoS86hDHvk9zEauvS7r8JESIngPFou7BMXMpj0.）

17. Drommond M. Methods forThe Economic Evaluation of Health Care Programmes. Oxford：Oxford university press，2005.

18. Ministry of Health C. China AIDS Response Progress Report，2012.